Dermatología
Guía de actuación y atlas

Dermatología
Guía de actuación y atlas

Directores

Pedro Rodríguez Jiménez

Facultativo Especialista de Área, Servicio de Dermatología, Hospital Universitario de La Princesa y Hospital Ruber Internacional, Madrid.
Profesor Asociado, Departamento de Medicina, Facultad de Medicina, Universidad Autónoma de Madrid.

Pablo Chicharro Manso

Facultativo Especialista de Área, Unidad de Dermatitis Atópica, Servicio de Dermatología, Hospital Universitario de La Princesa, Madrid.
Profesor Asociado, Departamento de Medicina, Facultad de Medicina, Universidad Autónoma de Madrid.

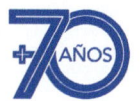
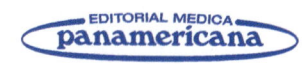

Desde 1953 formando Profesionales de la Salud

Buenos Aires - Bogotá - Madrid - México
www.medicapanamericana.com

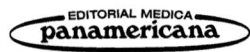

Visite nuestra página web:

http://www.medicapanamericana.com

ARGENTINA
Maipú, 1300, piso 3 (C1006ACT)
Ciudad Autónoma de Buenos Aires, Argentina
Tel.: (54-11) 5031-6919
e-mail: cinfo@medicapanamericana.com

COLOMBIA
Carrera 7a A Nº 69-19 - Bogotá DC- Colombia.
Tel.: (57-1) 235-4068
e-mail: infomp@medicapanamericana.com.co

ESPAÑA
Sauceda, 10, 5ª planta - 28050 Madrid, España
Tel.: (34-91) 131-78-00
e-mail: info@medicapanamericana.es

MÉXICO
Av. Miguel de Cervantes Saavedra, n.º 233, piso 8, oficina 801, Col. Granada, Alcaldía Miguel Hidalgo
C.P. 11520, Ciudad de México, México
Tel.: (5255) 5250 0664
e-mail: infomp@medicapanamericana.com.mx

ISBN: 978-84-1106-290-9 (Versión impresa + Versión digital)
ISBN: 978-84-1106-291-6 (Versión digital)

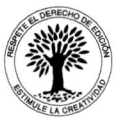

© 2025, EDITORIAL MÉDICA PANAMERICANA, S. A.
C/ Sauceda 10, 5.ª planta - 28050 Madrid, España
Depósito Legal: M-6775-2025
Impreso en España

Coordinadores

Cabezas Calderón, Víctor

Facultativo Especialista de Área,
Servicio de Dermatología, Hospital
Universitari Vall d'Hebron, Barcelona.

Estébanez Corrales, Andrea

Facultativa Especialista de Área,
Servicio de Dermatología, Hospital
Universitario Doctor Peset, València.
Colaboradora Docente, Departamento
de Dermatología, Facultad de Medicina,
Universitat de València.

Muñoz Aceituno, Ester

Facultativa Especialista de Área,
Servicio de Dermatología, Hospital
Universitario de La Princesa, Madrid.
Colaboradora Docente, Facultad de
Medicina, Universidad Autónoma de Madrid.

Revilla Nebreda, David

Facultativo Especialista de Área, Unidad
de Cirugía de Mohs y Cáncer Cutáneo
No Melanoma, Servicio de
Dermatología, Fundación Jiménez Díaz,
Madrid.

Autores

Aguado Vázquez, Álvaro

Médico Interno Residente, Servicio de
Dermatología, Hospital Universitario
Doctor Peset, València.

Aguilera Peiró, Paula

Facultativa Especialista de Área,
Servicio de Dermatología, Hospital
Clínic Barcelona.
Profesora Asociada, Departamento de
Medicina, Facultad de Medicina y
Ciencias de la Salud, Universitat de
Barcelona.

Akel Oberpaur, Thomas

Médico Interno Residente, Servicio de
Dermatología, Hospital Universitario de
Torrejón, Torrejón de Ardoz, Madrid.

Alonso Díez, Cecilia

Médica Interna Residente, Servicio de
Dermatología, Hospital Universitario
Doctor Peset, València.

Aparicio Domínguez, Mario

Médico Interno Residente, Servicio de
Dermatología, Hospital Universitario de
La Princesa, Madrid.

Colaborador Docente, Departamento de
Dermatología, Facultad de Medicina,
Universidad Autónoma de Madrid.

Arévalo Ortega, Irene

Médica Interna Residente, Servicio de
Dermatología, Hospital Universitario de
Basurto, Bilbao, Bizkaia.

Ballesteros Redondo, Manuel

Facultativo Especialista de Área, Unidad
de Dermatología Clínica, Capilar, Láser
y Estética, Servicio de Dermatología,
Insituto Médico Ricart, València.

Ballesteros Redondo, Román

Médico Interno Residente, Servicio de
Dermatología, Hospital Universitario de
Donostia, Gipuzkoa.

Berenguer Ruiz, Sonsoles

Médica Interna Residente, Servicio de
Dermatología, Hospital Universitario de
La Princesa, Madrid.

Cabezas Calderón, Víctor

Facultativo Especialista de Área,
Servicio de Dermatología, Hospital
Universitari Vall d'Hebron, Barcelona.

Capusan, Tania Marusia

Facultativa Especialista de Área, Servicio de Dermatología, Hospital Universitario de Torrejón, Torrejón de Ardoz, Madrid.

Castellanos González, María

Facultativa Especialista de Área, Servicio de Dermatología, Hospital Universitario del Sureste, Arganda del Rey, Madrid.

Cervigón González, Iván

Facultativo Especialista de Área, Servicio de Dermatología, Área Integrada de Talavera de la Reina, Hospital General Universitario Nuestra Señora del Prado, Talavera de la Reina, Toledo.

Chavarría Mur, Eva

Facultativa Especialista de Área, Servicio de Dermatología, Hospital Universitario Infanta Leonor, Madrid.

Chicharro Manso, Pablo

Facultativo Especialista de Área, Unidad de Dermatitis Atópica, Servicio de Dermatología, Hospital Universitario de La Princesa, Madrid.
Profesor Asociado, Departamento de Medicina, Facultad de Medicina, Universidad Autónoma de Madrid.

Claudio Oliva, Alejandro

Médico Interno Residente, Servicio de Dermatología y Venerología, Hospital Universitario Puerta del Mar, Cádiz.

Conde Ferreirós, Alberto

Facultativo Especialista de Área, Unidad de Oncología Cutánea, Servicio de Dermatología, Complejo Asistencial Universitario de Salamanca.
Colaborador Docente, Departamento de Medicina, Facultad de Medicina, Universidad de Salamanca.

De la Rosa Fernández, Eduardo

Médico Interno Residente, Servicio de Dermatología, Hospital Universitario Nuestra Señora de la Candelaria, Santa Cruz de Tenerife.

Díaz Calvillo, Pablo

Médico Interno Residente, Servicio de Dermatología, Hospital Universitario Virgen de las Nieves, Granada.

Díaz Corpas, Tania

Facultativa Especialista de Área, Servicio de Dermatología, Hospital Universitario Doctor Peset, València.

Dorado Fernández, María

Facultativa Especialista de Área, Servicio de Dermatología, Hospital Universitario Severo Ochoa, Leganés, Madrid.
Profesora Asociada, Departamento de Dermatología, Facultad de Medicina, Universidad Alfonso X El Sabio, Villanueva de la Cañada, Madrid.

Escolà Rodríguez, Helena

Facultativa Especialista de Área, Servicio de Dermatología, Hospital del Mar, Barcelona.

Espiga Prieto, Verónica

Facultativa Especialista de Área, Servicio de Urgencias, Hospital Universitario de La Princesa, Madrid.

Estébanez Corrales, Andrea

Facultativa Especialista de Área, Servicio de Dermatología, Hospital Universitario Doctor Peset, València.
Colaboradora Docente, Departamento de Dermatología, Facultad de Medicina, Universitat de València.

Fernández Camporro, Ángel

Médico Interno Residente, Servicio de Dermatología, Hospital Universitario de Cabueñes, Gijón, Asturias.

Fernández Domper, Leopoldo

Facultativo Especialista de Área, Servicio de Dermatología, Hospital Universitario Basurto, Bilbao, Bizkaia.
Colaborador Docente, Departamento de Dermatología, Universidad del País Vasco, Bilbao, Bizkaia.

Fernández Galván, Aurora

Médica Interna Residente, Servicio de Dermatología, Hospital Universitario de La Princesa, Madrid.

Gallo Gutiérrez, Elena

Facultativa Especialista de Área, Servicio de Dermatología, Hospital Universitario de La Princesa, Madrid. Colaboradora Docente, Departamento de Dermatología, Facultad de Medicina, Universidad Autónoma de Madrid.

Gamero Rodríguez, Ana del Rocío

Médica Interna Residente, Servicio de Dermatología, Hospital Universitario de Torrejón, Torrejón de Ardoz, Madrid.

Garbayo Salmons, Patricia

Facultativa Especialista de Área, Unidad de Hidrosaneditis Supurativa, Servicio de Dermatología, Hospital Universitari Parc Tauli, Barcelona.
Profesora Asociada Clínica, Departamento de Medicina, Facultad de Medicina, Universitat Autónoma de Barcelona.

García Mouronte, Emilio

Médico Interno Residente, Servicio de Dermatología, Hospital Universitario Ramón y Cajal, Madrid.

García Rodríguez, Víctor

Médico Interno Residente, Servicio de Dermatología Médico-Quirúrgica y Venerología, Hospital Universitari Sagrat Cor, Grupo Hospitalario Quironsalud, Barcelona.

García Zamora, Elena

Facultativa Especialista de Área, Servicio de Dermatología, Hospital Universitario Fundación Alcorcón, Madrid.
Colaboradora Docente, Departamento de Dermatología, Facultad de Ciencias de la Salud, Universidad Rey Juan Carlos, Alcorcón, Madrid.

Garriga Martina, Gustavo

Facultativo Especialista de Área, Servicio de Dermatología Médico-Quirúrgica y Venerología, Hospital Universitario Virgen de la Victoria, Málaga.

Gimeno Ribes, María Elena

Médica Interna Residente, Servicio de Dermatología, Hospital Clínic Barcelona.

Gómez Echevarría, José Ramón

Director Médico Lepra, Sanatorio San Francisco de Borja-Fontilles, La Vall de Laguar, Alicante

Gómez Tomás, Álvaro

Facultativo Especialista de Área, Servicio de Dermatología, Hospital Universitari Vall d'Hebron, Barcelona.

González Cruz, Carlos

Facultativo Especialista de Área, Servicio de Dermatología, Hospital Universitari de Vic y Hospital Universitari Vall d'Hebron, Barcelona
Profesor Asociado, Facultad de Medicina, Universitat de Vic, Universitat Central de Catalunya, Vic, Barcelona.

Grau Echevarría, Andrés

Médico Interno Residente, Servicio de Dermatología, Consorci Hospital General Universitari de València.

Guerrero Ramírez, Claudia

Facultativa Especialista de Área, Servicio de Dermatología, Hospital Universitario Torrecárdenas, Almería.

Gutiérrez Collar, Christian

Médico Interno Residente, Servicio de Dermatología Médico-Quirúrgica, Hospital Universitario 12 de Octubre, Madrid.

Guzmán Pérez, Luisa María

Médica Interna Residente, Servicio de Dermatología Médico-Quirúrgica, Hospital Universitario 12 de Octubre, Madrid.

Hernández Bel, Pablo

Facultativo Especialista de Área, Área de Dermatología y Venerología, Servicio de Dermatología, Consorci Hospital General Universitari de València.
Profesor Asociado, Departamento de Medicina, Facultad de Medicina y Odontología, Universitat de València.
Profesor Asociado, Departamento de Medicina y Cirugía, Universidad Cardenal Herrera CEU, Castelló.

Herrero Moyano, María

Facultativa Especialista de Área, Servicio de Dermatología, Hospital Universitario Nuestra Señora de la Candelaria, Santa Cruz de Tenerife.

Iglesias Puzas, Álvaro

Facultativo Especialista de Área, Servicio de Dermatología, MD Anderson Cancer Center Madrid.

Jiménez Antón, Alicia

Médica Interna Residente, Servicio de Dermatología y Venerología, Hospital Universitario Puerta del Mar, Cádiz.

Jiménez Cahué, Juan

Facultativo Especialista de Área, Servicio de Dermatología, Hospital Universitario Ramón y Cajal, Madrid.
Colaborador Docente, Departamento de Medicina y Especialidades Médicas, Facultad de Medicina y Ciencias de la Salud, Universidad de Alcalá, Alcalá de Henares, Madrid.

Juan Cencerrado, Miguel

Médico Interno Residente, Servicio de Dermatología, Hospital Universitario Reina Sofía, Córdoba.

Labrandero Hoyos, Carolina

Médica Interna Residente, Servicio de Dermatología, Consorci Hospital General Universitari de València.

Lavernia-Salelles Granell, Ernesto

Médico Interno Residente, Servicio de Dermatología, Hospital Universitari Vall d'Hebron, Barcelona.

Llamas Velasco, Mar

Profesora Asociada, Área de Dermatología, Departamento de Medicina, Facultad de Medicina, Universidad Autónoma de Madrid.

Loizate Sarrionandia, Irene

Facultativa Especialista de Área, Servicio de Dermatología, Hospital Universitario Nuestra Señora de la Candelaria, Santa Cruz de Tenerife.

López-Barrantes González, Olivia

Facultativa Especialista de Área, Área de Dermatología Pediátrica, Servicio de Dermatología, Hospital Universitario Infanta Sofía, San Sebastián de los Reyes, Madrid.

López-Pardo Rico, María

Médica Interna Residente, Servicio de Dermatología, Complejo Hospitalario Universitario de Santiago, Santiago de Compostela, A Coruña.
Colaboradora Docente, Departamento de Cirugía y Especialidades Médico-Quirúrgicas, Facultad de Medicina y Odontología, Universidad de Santiago de Compostela, A Coruña.

Martínez Fernández, Sandra

Médica Interna Residente, Servicio de Dermatología Médico-Quirúrgica y Venerología, Complejo Hospitalario Universitario de Pontevedra.
Colaboradora Docente, Departamento de Cirugía y Especialidades Médico-Quirúrgicas, Facultad de Medicina y Odontología, Universidad de Santiago de Compostela, A Coruña.

Martínez Molina, Manel

Facultativo Especialista de Área, Servicio de Dermatología, Hospital Universitari Germans Trias i Pujol, Badalona, Barcelona.

Martos Cabrera, Luisa

Facultativa Especialista de Área, Servicio de Dermatología, Hospital Universitario de La Princesa, Madrid. Colaboradora Docente, Facultad de Medicina, Universidad Autónoma de Madrid.

Mateos Rico, José Javier

Médico Interno Residente, Servicio de Dermatología, Hospital Universitario Rey Juan Carlos, Móstoles, Madrid.

Medina Migueláñez, Mario

Facultativo Especialista de Área, Servicio de Dermatología Medicoquirúrgica, Hospital Universitario de Cáceres.

Melgosa Ramos, Francisco Javier

Facultativo Especialista de Área, Servicio de Dermatología, Hospital Lluis Alcanyís de Xàtiva, València.

Mendoza Albarrán, Rafael

Médico Interno Residente, Servicio de Dermatología y Venereología, Hospital Universitario Puerta del Mar, Cádiz.

Mendoza Cediel, Pablo

Facultativo Especialista de Área, Servicio de Microbiología, Hospital Universitari Germans Trias i Pujol, Badalona, Barcelona.

Merino Molina, Sara

Médica Interna Residente, Servicio de Dermatología y Venereología Médico-Quirúrgica, Hospital Universitario Virgen de la Victoria, Malaga.

Mir Bonafè, Joan

Facultativo Especialista de Área, Servicio de Dermatología, Hospital Universitario Son Llàtzer, Palma, Illes Balears

Mir Bonafè, Marc

Facultativo Especialista de Área, Servicio de Dermatología, Hospital Universitario Son Espases, Palma, Illes Balears

Montero Menárguez, Julia

Médica Interna Residente, Servicio de Dermatología Médico-Quirúrgica, Hospital Universitario 12 de Octubre, Madrid.

Montero Vílchez, Trinidad

Facultativa Especialista de Área, Servicio de Dermatología, Hospital Universitario Virgen de las Nieves, Granada. Profesora Asociada Laboral, Departamento de Medicina, Facultad de Medicina, Universidad de Granada.

Moya Martínez, Cristina

Facultativa Especialista de Área, Área de Dermatología General e Infantil, Servicio de Dermatología, Fundación Jiménez Díaz, Madrid.

Moyano Bueno, David

Facultativo Especialista de Área, Área de Enfermedades Autoinmunes, Servicio de Dermatología, Hospital Universitario San Cecilio, Granada.

Munera Campos, Mónica

Facultativa Especialista de Área, Servicio de Dermatología, Hospital Universitari Germans Trias i Pujol, Badalona, Barcelona. Profesora Asociada Clínica, Departamento de Medicina, Facultad de Medicina, Universitat Autònoma de Barcelona.

Muñoz Aceltuno, Ester

Facultativa Especialista de Área, Servicio de Dermatología, Hospital Universitario de La Princesa, Madrid. Colaboradora Docente, Facultad de Medicina, Universidad Autónoma de Madrid.

Muñoz González, Héctor

Facultativo Especialista de Área, Servicio de Dermatología, Hospital Universitario de Getafe, Madrid.

Navarro Fernández, Íñigo

Facultativo Especialista de Área, Servicio de Dermatología, Centre Hospitalier Départemental Universitaire Saint-Denis, La Réunion, Francia.

Navarro Guillamón, Pedro

Facultativo Especialista de Área, Servicio de Dermatología y Venerología Médico-Quirúrgica, Hospital Universitario Virgen de la Victoria, Málaga.

Navarro Tejedor, Raquel

Facultativa Especialista de Área, Servicio de Dermatología, Hospital Universitario de La Princesa, Madrid.

Navarro Triviño, Francisco José

Facultativo Especialista de Área, Unidad de Eczema de Contacto e Inmunoalergia Cutánea, Servicio de Dermatología, Hospital Universitario San Cecilio, Granada.

Peñuelas Leal, Rodrigo

Médico Interno Residente, Servicio de Dermatología, Consorci Hospital General Universitari de València.

Pérez González, Luis Alfonso

Médico Interno Residente, Servicio de Dermatología, Hospital Universitario Ramón y Cajal, Madrid.

Prados Carmona, Álvaro

Médico Interno Residente, Servicio de Dermatología, Hospital Universitario San Cecilio, Granada.

Puebla Tornero, Laura

Facultativa Especialista de Área, Servicio de Dermatología, Complejo Asistencial Universitario de Salamanca. Profesora Asociada, Departamento de Medicina, Facultad de Medicina, Universidad de Salamanca.

Pujol Vallverdú, Ramón María

Jefe del Servicio de Dermatología, Hospital del Mar, Barcelona. Profesor Titular, Departamento de Medicina, Facultad de Medicina, Universitat Autònoma de Barcelona.

Recio Monescillo, Miguel

Médico Interno Residente, Servicio de Dermatología, Fundación Jiménez Díaz, Madrid.

Reolid Pérez, Alejandra

Facultativa Especialista de Área, Servicio de Dermatología, Hospital Universitario de La Princesa, Madrid. Colaboradora Docente, Departamento de Medicina, Facultad de Medicina, Universidad Autónoma de Madrid.

Revelles Peñas, Leonor

Facultativa Especialista de Área, Servicio de Dermatología, Hospital Universitario Virgen de las Nieves y Hospital de Alta Resolución de Guadix, Granada.

Riera Monroig, Josep

Facultativo Especialista de Área, Servicio de Dermatología, Hospital Clínic Barcelona. Profesor Asociado, Departamento de Medicina, Facultad de Medicina y Ciencias de la Salud, Universitat de Barcelona.

Rodríguez Jiménez, Pedro

Facultativo Especialista de Área, Servicio de Dermatología, Hospital Universitario de La Princesa y Hospital Ruber Internacional, Madrid. Profesor Asociado, Departamento de Medicina, Facultad de Medicina, Universidad Autónoma de Madrid.

Roé Crespo, Esther

Facultativa Especialista de Área, Servicio de Dermatología, Hospital de la Santa Creu i Sant Pau, Barcelona. Colaboradora Docente, Departamento de Medicina, Facultad de Medicina, Universitat Autònoma de Barcelona.

Román Cheuque, Ricardo Patricio

Médico Interno Residente, Servicio de Dermatología y Venerología, Hospital Universitario Puerta del Mar, Cádiz.

Romero Jiménez, Belén

Médica Interna Residente, Servicio de Dermatología, Hospital Universitario Severo Ochoa, Leganés, Madrid.

Ruffin Vicente, Belén

Médica Interna Residente, Servicio de Dermatología, Fundación Jiménez Díaz, Madrid.

Ruiz Janer, Sabina

Facultativa Especialista de Área, Servicio de Endocrinología, Hospital Universitari de Vic, Barcelona

Salvador Rodríguez, Luis

Facultativo Especialista de Área, Servicio de Dermatología, Hospital Universitario Virgen de las Nieves, Granada.

Sampedro Ruiz, Raquel

Facultativa Especialista de Área, Servicio de Dermatología, Hospital Central de la Defensa Gómez Ulla, Madrid.

Sánchez Díaz, Manuel

Facultativo Especialista de Área, Servicio de Dermatología, Hospital Universitario Virgen de las Nieves, Granada.

Sánchez Gilo, Araceli

Facultativa Especialista de Área, Servicio de Dermatología, Hospital Universitario Rey Juan Carlos, Móstoles, Madrid.
Colaboradora Docente, Departamento de Dermatología, Facultad de Ciencias de la Salud, Universidad Rey Juan Carlos, Alcorcón, Madrid.

Sánchez-Aguilar Rojas, María Dolores

Facultativa Especialista de Área, Servicio de Dermatología, Complejo Hospitalario Universitario de Santiago, Santiago de Compostela, A Coruña.
Profesora Asociada, Departamento de Cirugía y Especialidades Médico-Quirúrgicas, Facultad de Medicina y Odontología, Universidad de Santiago de Compostela, A Coruña.

Santos-Briz Terrón, Ángel

Facultativo Especialista de Área, Servicio de Anatomía Patológica, Complejo Asistencial Universitario de Salamanca.
Profesor Asociado, Departamento de Biología Celular y Patología, Facultad de Medicina, Universidad de Salamanca.

Sanz Cabanillas, Juan Luis

Facultativo Especialista de Área, Servicio de Dermatología, Hospital Universitario Reina Sofía, Córdoba.
Colaborador Docente, Departamento de Medicina, Facultad de Ciencias de la Salud, Universidad de Córdoba.

Sanz Cabanillas, Elena Beatriz

Médica Interna Residente, Servicio de Dermatología, Hospital Universitario Costa del Sol, Marbella, Málaga.

Sarró Fuente, Claudia

Facultativa Especialista de Área, Servicio de Dermatología, Hospital Universitario Fundación Alcorcón, Madrid.

Seguí Olmedilla, Mireia

Médica Interna Residente, Servicio de Dermatología, Hospital Universitario de La Princesa, Madrid.

Simón Gozalbo, Ana

Médica Interna Residente, Servicio de Dermatología, Hospital Universitario Infanta Leonor, Madrid.

Soto García, Diego

Facultativo Especialista de Área, Servicio de Dermatología, Complejo Universitario de Vigo, Pontevedra.

Suárez Mahugo, Gabriel

Médico Interno Residente, Hospital Universitario de Gran Canaria Doctor Negrín, Las Palmas de Gran Canaria, Las Palmas.

Suárez Valle, Ana

Facultativa Especialista de Área, Servicio de Dermatología, Hospital Universitario Ramón y Cajal, Madrid.

Tienza Fernández, Carmen

Médica Interna Residente, Servicio de Dermatología Médico-Quirúrgica y Venereología, Hospital Universitario Virgen de la Victoria, Málaga.

Torre Castro, Juan

Facultativo Especialista de Área, Servicio de Dermatología, Hospital Universitario Fundación Jiménez Díaz, Madrid.

Torres Muñoz, Pedro

Farmacéutico, Área de Microbiología, Servicio de Laboratorio, Sanatorio San Francisco de Borja-Fontilles, La Vall de Laguar, Alicante.

Vázquez Contreras, Gema

Médica Interna Residente, Servicio de Dermatología, Hospital Universitario Infanta Sofía, San Sebastián de los Reyes, Madrid.

Vela Ganuza, Miguel

Facultativo Especialista de Área, Servicio de Dermatología, Hospital Universitario Fundación Alcorcón, Madrid.
Tutor Asociado, Departamento de Dermatología, Facultad de Ciencias de la Salud, Universidad Rey Juan Carlos, Alcorcón, Madrid

Velasco Tamariz, Virginia

Facultativa Especialista de Área, Servicio de Dermatología Médico-Quirúrgica, Hospital Universitario 12 de Octubre, Madrid.

Villegas Romero, Isabel

Facultativa Especialista de Área, Servicio de Dermatología y Venereología, Hospital Universitario Puerta del Mar, Cádiz.

Prólogo

Es para mí un gran honor escribir el prólogo de esta primera edición de la obra *Dermatología. Guía de actuación y atlas*.

La dermatología ha experimentado un enorme avance en los últimos años, pasando de ser una especialidad casi meramente descriptiva a profundizar en otros campos como la genética, la anatomía patológica, la fisiología, la inmunodermatología, la microbiología, las técnicas para el diagnóstico precoz de las enfermedades cutáneas o la terapéutica, incluyendo los nuevos tratamientos farmacológicos, físicos y quirúrgicos. Se trata de una auténtica revolución en el manejo individualizado de nuestros pacientes. Por otra parte, es ingente la cantidad de información que se publica casi diariamente en el campo de la dermatología. ¿Cuáles son nuestras actuales fuentes de información? Revistas científicas, libros de texto básicos, fuentes virtuales y manuales y guías: todos son necesarios y complementarios. Un buen manual o guía de actuación debe tener claro a quién va dirigido y poseer una estructura bien organizada, sistemática, ordenada, lógica e intuitiva. Su contenido ha de ser sencillo, breve, ágil, conciso y claro, para ser fácilmente comprensible. Asimismo, tiene que ser completo y profundo, para poder adquirir un conocimiento riguroso y de fácil aplicación. Debe contener un abundante material de apoyo adicional, como tablas, esquemas, algoritmos, recomendaciones... Esta guía posee todas y cada una de las características mencionadas. Con 68 temas, agrupados en 12 secciones, abarca la casi totalidad de la dermatología y, sin duda, toda la que atendemos mayoritariamente en nuestro día a día. Destacaría algunos aspectos originales, como los puntos clave, el acceso mediante QR y un atlas con excelente iconografía, imprescindible para una especialidad que se basa fundamentalmente en el abordaje visual de la patología dermatológica.

Quisiera felicitar a los directores de la obra, así como a los coordinadores y al resto de los autores, por el enorme esfuerzo de actualización que han llevado a cabo. Han dedicado tiempo, disciplina, trabajo duro… y, sin duda, una enorme ilusión, que se percibe en cada página de la guía. Pueden sentirse satisfechos, orgullosos y gratificados por la labor realizada.

Gracias a su carácter eminentemente práctico, no tengo duda alguna de que esta guía y atlas tendrá una buena acogida, resultará útil a los lectores facilitando la toma de decisiones y se consolidará como una herramienta de referencia y uso frecuente que ayude a los profesionales de la salud a un abordaje integral de la patología dermatológica que redunde en una mejora de la atención al paciente en nuestro día a día. Decía Bronson Alcott que «un buen libro es aquel que se abre con expectación y se cierra con provecho»; ese es mi deseo para esta *Dermatología. Guía de actuación y atlas*.

Esteban Daudén Tello

Catedrático de Dermatología, Universidad Autónoma de Madrid
Jefe del Servicio de Dermatología, Hospital Universitario de La Princesa
Académico de número de la Real Academia Nacional de Medicina

Prefacio

La dermatología es una disciplina médica en constante evolución, que combina el arte de la observación clínica con los avances científicos más innovadores. Este manual de *Dermatología. Guía de actuación y atlas* nace con el propósito de convertirse en una herramienta útil y accesible para todos aquellos que buscan profundizar en el conocimiento de la piel, sus patologías y su manejo integral.

El manual ha sido concebido como una herramienta práctica y didáctica, estructurada en 12 secciones, que abordan desde los fundamentos básicos hasta las enfermedades más complejas y especializadas. Cada capítulo ha sido cuidadosamente elaborado por un equipo de expertos en dermatología, quienes han volcado su experiencia clínica y académica para ofrecer un contenido actualizado y riguroso.

La obra se distingue por su enfoque dual: por un lado, es una guía de actuación que proporciona algoritmos diagnósticos, recomendaciones terapéuticas basadas en la evidencia científica y consejos prácticos para el manejo de las enfermedades cutáneas; por otro, es un atlas ilustrado que incluye un extenso banco de imágenes clínicas e histopatológicas de alta calidad que, con acceso a través de QR o en la versión digital, facilitan el reconocimiento visual de las lesiones y refuerza el aprendizaje.

Entre sus páginas, el lector encontrará una amplia cobertura de temas, desde las dermatosis más frecuentes, como el acné, la psoriasis o el eccema, hasta patologías menos comunes, como las genodermatosis o las histiocitosis. Se han incluido secciones dedicadas a las infecciones cutáneas, las neoplasias, las manifestaciones dermatológicas de enfermedades sistémicas y las urgencias en dermatología, entre otras.

Uno de los aspectos más destacados de este manual es su enfoque en la práctica clínica diaria. Se ha priorizado la claridad y la utilidad, incorporando tablas resumen, cuadros de puntos clave y algoritmos que permiten al profesional tomar decisiones informadas de manera rápida y eficaz. Asimismo, se ha dedicado una sección completa a la terapéutica dermatológica, incluyendo tratamientos médicos, terapias físicas y técnicas quirúrgicas, así como las exploraciones complementarias que puedan ser necesarias para alcanzar o perfilar un diagnóstico. Al final de cada capítulo, se incluye una breve bibliografía con las referencias más destacadas que permiten profundizar todavía más en los temas tratados.

Este manual está dirigido no solo a dermatólogos, sino también a médicos de familia u otros especialistas, residentes, estudiantes y otros profesionales de la salud que deseen ampliar sus conocimientos en esta especialidad. Confiamos en que esta obra se convertirá en un compañero indispensable en la consulta, contribuyendo a mejorar la calidad de la atención dermatológica y, en última instancia, el bienestar de los pacientes.

Estamos profundamente agradecidos a todos los colaboradores que han hecho posible este proyecto, así como a los lectores que confíen en nuestro trabajo. Esperamos que este manual sea de utilidad e inspire a seguir explorando y aprendiendo en el apasionante mundo de la dermatología.

Los directores

Índice

Sección I. Introducción   1

Coordinador: P. Chicharro

Sección II. Enfermedades de los anejos   23

Coordinador: V. Cabezas

Sección III. Dermatosis papuloescamosas y eritematodescamativas   121

Coordinador: P. Chicharro

Sección IV. Enfermedades vesiculoampollosas y autoinflamatorias — 195

Coordinador: A. Estébanez Corrales

Sección V. Urticarias y eritemas. Toxicodermias. Dermatosis neutrofílicas y eosinofílicas. Vasculopatías — 287

Coordinador: D. Revilla Nebreda

Sección VI. Trastornos de la pigmentación y enfermedades metabólicas — 395

Coordinador: V. Cabezas

Sección VII. Trastornos del tejido conectivo y adiposo. Malformaciones vasculares — 487

Coordinador: E. Muñoz Aceituno

Introducción

I

Principios básicos en dermatología. Lesiones elementales y patrones histopatológicos

1

B. Romero-Jiménez y M. Dorado-Fernández

PUNTOS CLAVE

- Los términos que se utilizan para describir las lesiones en dermatología, tanto en la clínica como en la dermatopatología, son muy específicos y es muy importante que toda persona que se acerque al diagnóstico de la piel los conozca.
- Distinguir los diversos patrones clínicos e histopatológicos, así como conocer la correlación entre ambos, dará la clave para diagnosticar muchas enfermedades dermatológicas.

PRINCIPIOS BÁSICOS EN DERMATOLOGÍA

Para llegar a un correcto diagnóstico en dermatología es fundamental realizar una adecuada anamnesis y exploración física, acompañadas en ocasiones de determinadas pruebas complementarias. En la exploración física se reconoce el tipo de lesión elemental, así como su tamaño, color, consistencia, forma, bordes, localización, disposición y distribución.

La disposición se refiere a la relación de las lesiones elementales entre sí. Estas pueden encontrarse:

- Agrupadas: puede ser una agrupación lineal, anular, reticular, herpetiforme o serpiginosa.
- Diseminadas: son lesiones aisladas unas de otras.

La distribución se refiere a la localización de las lesiones elementales en la superficie cutánea. En este sentido, hay que valorar:

- Extensión: puede ser aislada (una lesión), localizada, regional o generalizada.
- Patrón: es posible encontrar un patrón unilateral o bilateral, simétrico o asimétrico, en superficies de extensión o flexión, en áreas expuestas o cubiertas, en zonas sometidas a presión o a traumatismos, en áreas intertriginosas, foliculares o aleatorias.

LESIONES ELEMENTALES CLÍNICAS

Lesiones elementales primarias

Aparecen sobre piel previamente sana. Se pueden distinguir las siguientes:

- **Mácula.** Área circunscrita en la piel caracterizada por un cambio de coloración, no palpable (plana) y con un diámetro < 1 cm. Puede ser:
  - Eritematosa: debida a inflamación o dilatación vascular.
  - Purpúrica: producida por extravasación hemática; por ejemplo, petequias.
  - Hiperpigmentada: por aumento de melanina o depósito de pigmento exógeno; por ejemplo, lentigo.
  - Hipopigmentada: por ausencia o disminución del pigmento melánico.
- **Mancha.** Área circunscrita en la piel caracterizada por un cambio de coloración, no palpable (plana) y con un diámetro > 1 cm. Puede ser:
  - Eritematosa.
  - Purpúrica.
  - Hiperpigmentada.
  - Hipopigmentada; por ejemplo, vitíligo.

> **!** La mácula y la mancha son lesiones planas, no palpables, mientras que las pápulas y las placas sí son palpables.

- **Pápula.** Elevación circunscrita de la piel, palpable, de < 1 cm de diámetro. Se debe a un aumento del componente celular o estromal de la dermis o la epidermis. Puede ser inflamatoria o tumoral. Ejemplos: queratosis seborreica, liquen plano, verruga vulgar o molusco contagioso.
- **Placa.** Elevación circunscrita de la piel, palpable, de > 1 cm de diámetro (**e-Fig. 1-1**). Puede aparecer desde el principio o como consecuencia de la confluencia de pápulas. Ejemplos: psoriasis, granuloma anular.
- **Nódulo.** Lesión sólida, palpable, de morfología redondeada o elíptica, de diámetro variable y cubierta por una epidermis normal (**e-Fig. 1-2**). Los nódulos pueden originarse en las diferentes capas de la piel. En ocasiones están elevados respecto a la piel normal o, en el caso de lesiones más profundas, solo se palpan como áreas con textura y consistencia diferentes respecto a la piel circundante. Ejemplo: paniculitis.
  El término *goma* se refiere a una lesión nodular que se reblandece y se ulcera, con drenaje de material purulento. Al curar, suele dejar una cicatriz deprimida. Es la lesión característica de la sífilis terciaria.
  - **Habón o roncha.** Pápula o placa eritematosa y edematosa, evanescente, que desaparece siempre en menos de 24 horas. Generalmente, suele mostrar un centro más pálido y un borde más eritematoso (**e-Fig. 1-3**). Se debe a la presencia de edema en la dermis superficial o papilar. Ejemplo: urticaria.
    Si el edema es más profundo y se localiza en la dermis reticular y el tejido celular subcutáneo, da lugar al angioedema.

> **!** El habón es una lesión evanescente, que desaparece en menos de 24 horas sin dejar lesión residual.

- **Vesícula.** Elevación circunscrita de contenido líquido de < 1 cm de diámetro. Su contenido puede ser seroso o hemorrágico. Ejemplos: herpes simple, varicela o herpes zóster, eccema dishidrótico.
- **Ampolla.** Elevación circunscrita de la piel de contenido líquido de > 1 cm de diámetro. La ampollas pueden ser tensas, como en el penfigoide ampolloso, o flácidas, como en el pénfigo vulgar. Su contenido es seroso o hemorrágico (**e-Fig. 1-4**).
- **Pústula.** Elevación circunscrita de la piel de contenido purulento, habitualmente de diámetro < 1 cm (**e-Fig. 1-5**). El pus está formado por neutrófilos y puede contener o no microorganismos. Según su localización puede ser folicular, si asienta en la desembocadura de un folículo pilosebáceo —como en la foliculitis o acné vulgar—, o extrafolicular, si se encuentra en la epidermis interanexial —como en la psoriasis pustulosa o en la pustulosis exantemática generalizada aguda—. Cuando el contenido purulento se acumula en la dermis o el tejido celular subcutáneo se denomina *absceso*.
- **Quiste.** Cavidad rodeada de una cápsula. Se localiza en la dermis y el tejido celular subcutáneo. Su contenido es variado: queratina, como en el quiste epidérmico, mucina, pelo, etc.

Lesiones elementales secundarias

Se producen por una agresión externa en la piel o como consecuencia de la evolución de las lesiones primarias.

- **Erosión.** Pérdida parcial de la epidermis que no afecta a la dermis. Se debe a la separación de las capas de la epidermis o en la unión dermoepidérmica. Cura sin dejar cicatriz. Muestra una superficie exudativa. Si la erosión se produce por rascado, se denomina *excoriación* (**e-Fig. 1-6**).
- **Úlcera.** Defecto total de la epidermis que alcanza la dermis o el tejido celular subcutáneo y, por tanto, a diferencia de la erosión, curará dejando cicatriz (**e-Fig. 1-7**). Es importante prestar atención a su localización, los bordes, el fondo, la secreción, las características de la piel circundante y la presencia o ausencia de pulsos arteriales locales.
- **Fisura o grieta.** Solución de continuidad lineal en la piel, profunda, estrecha y habitualmente dolorosa (**e-Fig. 1-8**). Suele aparecer en zonas de pliegues o de mayor movimiento debido a la pérdida de elasticidad de la capa córnea por xerosis e hiperqueratosis.
- **Escama.** Láminas de queratina de la capa córnea que se acumulan sobre la piel, ya sea por un exceso de producción o por dificultad para su desprendimiento. Se denomina *descamación* al proceso por el que se desprenden las escamas.
- **Costra.** Se produce por la desecación de líquidos orgánicos (suero, sangre o pus) sobre la superficie cutánea. Se forma por la evolución de lesiones de

contenido líquido o sobre erosiones, úlceras o excoriaciones. Las costras son de color amarillento (melicéricas, cuando contienen suero), marrones (si albergan sangre) o verdosas (si contienen pus).

- **Escara.** Membrana negruzca, seca, adherida a la base. Es resultado de la necrosis de la piel. Su grosor depende de la profundidad de la necrosis. Si es de color amarillento, se denomina *esfacelo*.
- **Atrofia.** Disminución o ausencia de alguno de los componentes cutáneos. En la atrofia epidérmica, la piel se adelgaza, pierde los pliegues y los vasos son más visibles. En la atrofia dérmica e hipodérmica, la piel está deprimida.
- **Cicatriz.** Reemplazo por tejido fibroso de un defecto previo. Puede ser hipertrófica o atrófica, en función de si el proceso de reparación es excesivo, como en la cicatriz queloide, o insuficiente (**e-Fig. 1-9**).

Otras lesiones elementales

Entre ellas cabe mencionar:

- **Esclerosis.** Endurecimiento de la piel, más palpable que visible. Puede deberse a edema, infiltración celular o aumento del colágeno en la dermis o tejido celular subcutáneo. Por ejemplo, morfea.
- **Liquenificación.** Engrosamiento de la piel con acentuación de los pliegues normales. Suele ser consecuencia del rascado repetido.
- **Poiquilodermia.** Área de piel que combina atrofia, hiperpigmentación, hipopigmentación y telangiectasias en un patrón reticulado. Por ejemplo, poiquilodermia de Civatte.

TÉRMINOS HISTOPATOLÓGICOS

A continuación se definen los principales términos histopatológicos:

- **Hiperqueratosis.** Aumento del espesor de la capa córnea:
  - Ortoqueratósica: hiperqueratosis con queratinización normal; los corneocitos no tienen núcleos en su citoplasma.
  - Paraqueratósica: hiperqueratosis con queratinización anormal; se produce una persistencia de los núcleos de los queratinocitos en la capa córnea.
- **Disqueratosis.** Queratinización individual y prematura de los queratinocitos antes de llegar a la capa córnea.
- **Hipergranulosis.** Aumento del espesor de la capa granulosa.
- **Hipogranulosis.** Disminución del espesor de la capa granulosa.
- **Acantosis.** Aumento del espesor del estrato espinoso.
- **Espongiosis.** Edema localizado entre los queratinocitos de la epidermis.
- **Balonización.** Edema en el interior de las células epidérmicas; es característico de las infecciones virales.
- **Acantólisis.** Pérdida de cohesión entre los queratinocitos por rotura o ausencia de los desmosomas.

- **Exocitosis.** Migración de las células a la epidermis; generalmente se acompaña de espongiosis.
- **Epidermotropismo.** Migración de las células malignas a la epidermis; no se acompaña de espongiosis.
- **Atrofia.** Disminución del grosor de la piel.
- **Hiperplasia.** Aumento del espesor de un tejido por incremento de la celularidad.
- **Papilomatosis.** Proyección de las papilas dérmicas sobre la superficie cutánea.
- **Elastosis.** Degeneración de las fibras elásticas.

PATRONES HISTOPATOLÓGICOS EN ENFERMEDADES INFLAMATORIAS

Dermatitis perivascular

Se define por la presencia de infiltrado inflamatorio alrededor de los vasos sanguíneos de la dermis sin causar daño en estos. Según la localización del infiltrado en la dermis se clasifica en:

- **Dermatitis perivascular superficial.** El infiltrado inflamatorio se localiza en la dermis papilar o dermis reticular superficial.
- **Dermatitis perivascular superficial y profunda.** El infiltrado inflamatorio se localiza además en capas más profundas de la dermis.

La identificación de alteraciones epidérmicas o de la unión dermoepidérmica (espongiosis, paraqueratosis o dermatitis de interfase) y la caracterización de la celularidad predominante en el infiltrado inflamatorio (linfocitos, neutrófilos, eosinófilos, células plasmáticas) son de utilidad en el diagnóstico diferencial entre las distintas entidades que pueden presentar el patrón histopatológico de dermatitis perivascular.

Dermatitis de la interfase

Se caracteriza por alteraciones en la unión dermoepidérmica consistentes en vacuolización de la membrana basal y necrosis de queratinocitos basales (cuerpos hialinos o de Civatte). Este patrón se subdivide en:

- **Dermatitis de la interfase de tipo vacuolar (degeneración vacuolar o hidrópica).** Presentan escaso infiltrado inflamatorio en la dermis papilar (**e-Fig. 1-10**). Este patrón puede observarse en el lupus eritematoso, exantemas medicamentosos, etc.
- **Dermatitis de la interfase de tipo liquenoide.** Existe un infiltrado inflamatorio denso predominantemente linfocítico dispuesto en banda en la dermis papilar (**e-Fig. 1-11**). Este patrón puede identificarse, por ejemplo, en el liquen plano.

Dermatitis espongiótica

Se manifiesta con edema entre los queratinocitos de la epidermis, con alargamiento de los puentes intercelulares (**e-Fig. 1-12**). Se subdivide en:

- **Dermatitis espongiótica aguda.** La espongiosis es intensa, pudiendo formarse vesículas intraepidérmicas.
- **Dermatitis espongiótica subaguda.** Es frecuente la paraqueratosis y la espongiosis es menos marcada.
- **Dermatitis espongiótica crónica.** Es más difícil detectar la espongiosis, lo más llamativo es la acantosis epidérmica.

Dermatitis psoriasiforme

Se define como una hiperplasia epidérmica con elongación regular de las crestas interpapilares (**e-Fig. 1-13**). Este patrón no es exclusivo de la psoriasis, ya que puede presentarse en otras entidades como en la pitiriasis *rubra pilaris,* eccemas crónicos, micosis fungoide, etc.

Dermatitis vesiculosas

Se caracterizan por la presencia de vesículas en el interior de la epidermis o en la unión dermoepidérmica. En su valoración es fundamental fijarse en la localización de la lesión, el infiltrado inflamatorio presente y el mecanismo de producción para llegar a la etiología. Según la localización de la vesícula, se dividen en:

- **Intraepidérmicas.** Se clasifican en función de los cambios epidérmicos acompañantes:
  - Espongiosis: por ejemplo, eccema.
  - Balonización: por ejemplo, infección por virus del herpes simple.
  - Acantólisis: puede ser subcórnea, como en el pénfigo foliáceo, o en capas más profundas de la epidermis, como en el pénfigo vulgar.
- **Subepidérmicas.** Según el infiltrado inflamatorio presente se subdividen en:
  - Con escaso infiltrado inflamatorio, como la epidermólisis ampollosa adquirida o la porfiria cutánea tarda.
  - Con predominio de neutrófilos, como la dermatitis herpetiforme o la dermatosis por inmunoglobulina A lineal.
  - Con predominio de eosinófilos, como el penfigoide ampolloso.
  - Con predominio de linfocitos, como el eritema multiforme.

En el estudio de las dermatosis vesiculosas es fundamental la inmunofluorescencia directa para llegar a la etiología precisa.

> **!** En la clasificación de las dermatitis vesiculosas es clave la localización de la vesícula que orienta hacia el diagnóstico etiológico. En estas dermatosis es fundamental la realización de inmunofluorescencia directa.

Dermatitis pustulosa

Consiste en la acumulación de polimorfonucleares intraepidérmicos. Este patrón puede observarse en la dermatofitosis, la pustulosis exantemática generalizada aguda, el impétigo o la psoriasis pustulosa.

Vasculitis

Es un daño inflamatorio de los vasos sanguíneos, que produce finalmente depósito de fibrina y trombosis. Las vasculitis se clasifican en función del tamaño del vaso afecto (pequeño, mediano o grande) y del infiltrado inflamatorio causante del daño (neutrófilos, linfocitos, eosinófilos o histiocitos). La vasculitis cutánea más frecuente es la vasculitis leucocitoclástica. En esta, generalmente se produce un depósito de inmunocomplejos en la pared del vaso, lo que lleva al reclutamiento de neutrófilos, produciéndose leucocitoclasia (fragmentación del núcleo), destrucción del vaso y finalmente depósito de fibrina (**e-Fig. 1-14**).

Dermatitis nodular y difusa

Se definen por la presencia de un infiltrado inflamatorio en la dermis que se dispone formando nódulos, en el caso de la dermatitis nodular, o se dispersa por toda la dermis, en el caso de la dermatitis difusa. Este patrón se puede subclasificar en función de la célula inflamatoria predominante en el infiltrado. Si predominan los histiocitos se denomina *patrón granulomatoso*. Según la estructura de los granulomas, existen varios tipos:

- **Granuloma tuberculoide.** Formado por histiocitos epitelioides rodeados de un infiltrado denso linfocitario. En el centro del granuloma puede haber necrosis caseosa.
- **Granuloma sarcoideo.** Compuesto por histiocitos epitelioides con escasos linfocitos periféricos.
- **Granuloma «en empalizada» (necrobiótico).** Los histiocitos se disponen en anillo alrededor de un área central de colágeno degenerado.
- **Granuloma supurativo.** Formado por neutrófilos dispuestos en el interior o entre los agregados de histiocitos epitelioides.

> **!** El granuloma se define por una acumulación de macrófagos activados (histiocitos).

Foliculitis y perifoliculitis

La foliculitis se define por la presencia de un infiltrado inflamatorio en la luz y la pared del folículo piloso. La perifoliculitis hace referencia a la presencia de células inflamatorias en la dermis adyacente. Pueden estar causadas por infecciones, fármacos, oclusión o ser idiopáticas. La clasificación de las foliculitis y perifoliculitis se realiza en función del tipo de infiltrado inflamatorio (linfocitos, neutrófilos o eosinófilos), el tiempo de evolución (agudas o crónicas) y la zona de afectación a lo largo del folículo piloso. Puede producirse una alopecia cicatricial en caso de daño irreversible a las células madre situadas en el bulbo piloso.

Dermatitis fibrosantes y esclerosantes

Se deben a una alteración de la producción de colágeno resultado de un proceso inflamatorio o una agresión.

- **Fibrosis.** Se produce un incremento del colágeno en la dermis acompañado de una proliferación de fibroblastos. Por ejemplo, fibrosis sistémica nefrogénica.
- **Esclerosis.** Existe un incremento y engrosamiento del colágeno en la dermis que adquiere aspecto eosinófilo acompañado de una disminución en el número de fibroblastos. Por ejemplo, morfea y esclerosis sistémica.

Estos dos patrones pueden solaparse, lo que se conoce como *fibroesclerosis*.

Paniculitis

Es una inflamación del tejido celular subcutáneo. En primer lugar, hay que determinar dónde se distribuye predominantemente el infiltrado inflamatorio; así, se puede distinguir entre paniculitis predominantemente septal (si el infiltrado inflamatorio se localiza principalmente en el septo) y paniculitis predominantemente lobulillar (si se observa sobre todo en los lobulillos del tejido adiposo). Si la biopsia se realiza de lesiones de larga duración, puede ser difícil establecer esta distinción. En segundo lugar, hay que valorar si existe o no vasculitis. En caso de detectar vasculitis, es preciso determinar el tamaño y el tipo del vaso afecto.

- **Paniculitis septal (e-Fig. 1-15):**
  - Sin vasculitis: por ejemplo, eritema nudoso, necrobiosis lipoídica.
  - Con vasculitis: por ejemplo, poliarteritis nudosa, tromboflebitis.
- **Paniculitis lobulillar (e-Fig. 1-16):**
  - Sin vasculitis: por ejemplo, paniculitis lúpica, paniculitis pancreática.
  - Con vasculitis: por ejemplo, eritema indurado de Bazin.

> **!** Las paniculitis se clasifican, en función de la localización, en septal y lobulillar, y según la presencia o ausencia de vasculitis asociada.

BIBLIOGRAFÍA

Fung MA, Barr KL. Current knowledge in inflammatory dermatopathology. Dermatol Clin. 2012;30:667-84.

High WA, Tomasini CF, Argenziano G, et al. Principios básicos de dermatología. En: Bolognia JL, Schaffer JV, Cerroni L, editores. Dermatología. 4ª ed. Barcelona: Elsevier; 2018.

Liersch J, Von Köckritz A, Schaller J. Dermatopathology 101: part 1–inflammatory skin diseases. J Dtsch Dermatol Ges. 2017;15:9-30.

Nast A, Griffiths CE, Hay R, et al. The 2016 International League of Dermatological Societies' revised glossary for the description of cutaneous lesions. Br J Dermatol. 2016;174:1351-8.

Ribera-Pibernat M. Bases del diagnóstico dermatológico. En: Ferrándiz C, editor. Dermatología clínica. 4ª ed. Barcelona: Elsevier; 2014; p. 11-8.

Aproximación al diagnóstico en dermatología

2

B. Ruffin Vicente y C. Moya Martínez

PUNTOS CLAVE

- Para una correcta aproximación al diagnóstico de las lesiones cutáneas son necesarias una historia clínica completa, dermatológica y no dermatológica, la exploración física detallada y, en ocasiones, el uso de técnicas complementarias como la dermatoscopia o la biopsia cutánea.
- Un buen diagnóstico diferencial parte de una descripción precisa de las lesiones cutáneas.
- Una misma entidad puede tener diferentes formas de presentación en función de factores como el fototipo del paciente, el estadio evolutivo de la enfermedad o los tratamientos previos realizados.

INTRODUCCIÓN

El abordaje del paciente con lesiones cutáneas implica aplicar herramientas de uso generalizado en la práctica médica, como son la historia clínica general y dermatológica, y realizar un examen físico detallado, que requerirá una observación minuciosa del paciente. Además, es fundamental conocer la terminología dermatológica de las lesiones elementales y las características detalladas de las mismas, ya que permitirán una aproximación diagnóstica inicial que orientará y permitirá establecer diagnósticos diferenciales.

ANAMNESIS

En la entrevista clínica con el paciente, se debe distinguir la historia clínica general y la historia dermatológica específica, ya que en unas ocasiones se tratará de patologías exclusivamente dermatológicas, mientras que en otras se deberá poner en contexto toda la información recibida para diagnosticar una enfermedad sistémica con afectación dermatológica. En este caso, será de especial interés realizar una anamnesis detallada, evitando cometer el error de centrarse únicamente en las lesiones cutáneas sin integrar toda la información en su totalidad. Por otro lado, en ocasiones, la morfología y las características de las lesiones acotarán las posibilidades diagnósticas, por lo que es importante valorar el tipo de lesiones para guiar una adecuada anamnesis. A continuación, se describen algunos aspectos que debe incluir la anamnesis del paciente, presentados de forma más sintetizada en la **tabla 2-1**.

Tabla 2-1. Anamnesis general del paciente con lesiones cutáneas

Antecedentes

Edad, sexo, etnia, nacionalidad

Alergias e intolerancias

Antecedentes médicos y dermatológicos generales

Antecedentes quirúrgicos e ingresos previos

Antecedentes ginecológicos

Tratamiento habitual y esporádico, productos de herbolario o tóxicos

Antecedentes familiares generales y dermatológicos

Otros dirigidos: viajes, contacto con animales, relaciones sexuales, ocupación/ aficiones, tipo de alimentación, etc.

Motivo de consulta

Estado general del paciente

Cronología y periodicidad: agudo/subagudo/crónico, abrupto/insidioso, en brotes/ continuo

Factores que puedan desencadenar o empeorar el cuadro: fármacos, infecciones, factores físicos (frío, calor, sudoración), exposición solar, menstruación, estrés, productos de cosmética o higiene, etc.

Síntomas que producen las lesiones: dolor, picor, etc.

Síntomas sistémicos por aparatos

Evolución y duración de las lesiones dermatológicas: interrogar por lesiones no presentes o cambios en las lesiones, forma de extensión

Episodios previos similares y valorar su relación con desencadenantes asociados

Tratamientos realizados (médicos y otros): respuesta, empeoramiento

Antecedentes

Hay que registrar los siguientes:

- Edad, sexo, etnia, nacionalidad.
- Alergias conocidas o intolerancias.
- Antecedentes médicos generales y dermatológicos. Serán de especial importancia algunas enfermedades crónicas que pueden presentar alteraciones dermatológicas concretas, como la diabetes mellitus o alteraciones tiroideas.
- Antecedentes quirúrgicos e ingresos previos.

- Antecedentes ginecológicos.
- Tratamiento habitual y esporádico, si lo hay, consumo de productos de herbolario o de tóxicos. Es especialmente importante si se sospechan lesiones producidas por reacciones a fármacos y otras sustancias, siendo necesario en este caso recoger información detallada del tipo de sustancia y la cronología de su consumo respecto a la aparición de las lesiones.
- Antecedentes familiares generales y dermatológicos. Preguntar expresamente por cuadros cutáneos similares en la familia, ya que en ocasiones algunas lesiones asintomáticas pueden haber pasado desapercibidas y no se ha realizado el diagnóstico en otro familiar.
- Otros datos que puedan considerarse relevantes en función del motivo de consulta, como viajes recientes, contacto con animales, relaciones sexuales de riesgo, ocupación y aficiones, tipo de alimentación, etc.

> **!** Para una anamnesis más dirigida, es preciso guiarse por el tipo de lesión elemental y su curso evolutivo, lo que habrá que integrar en los antecedentes del paciente para realizar un diagnóstico diferencial más preciso que permita guiar las pruebas complementarias y el tratamiento adecuado.

Motivo de consulta

Se harán preguntas orientadas a la patología dermatológica, pero también para valorar la presencia de una posible sintomatología asociada a otros niveles. Es recomendable comenzar con preguntas más generales que permitan al paciente explicar la evolución del cuadro y, a continuación, realizar preguntas más dirigidas en función de la orientación que sugiera el cuadro para recoger toda la información necesaria.

- **Estado general.** ¿Cómo se encuentra el paciente?
- **Cronología y periodicidad.** ¿Cómo comenzó?, ¿desde cuándo?, ¿cuál es su curso de aparición? Es importante saber si se trata de un cuadro agudo, subagudo o crónico, o si ha tenido una aparición abrupta o insidiosa, y si presenta un curso continuado o, por el contrario, si aparece en brotes. También será importante valorar si se presenta en algún período estacional concreto.
- **Factores que desencadenan o empeoran el cuadro.** ¿Ha habido una infección o se ha introducido algún fármaco nuevo recientemente? También es importante conocer si algún factor empeora el cuadro, como puede ser el caso de la exposición solar, el sudor, la menstruación, el estrés, la aplicación de algún producto cosmético o de higiene personal, el frío o el calor.
- **Síntomas que producen las lesiones cutáneas.** ¿Pican?, ¿duelen?, ¿producen algún síntoma específico?
- **Síntomas sistémicos asociados.** ¿Ha tenido fiebre, síntomas respiratorios, digestivos, constitucionales u otros? Cuando se sospechen determinadas patologías dermatológicas, no se debe olvidar preguntar por síntomas asociados concretos como, por ejemplo, la presencia de dolor articular en la psoriasis o en un brote de vasculitis cutánea, los cuales también orientarán a descartar afectación sistémica de patologías dermatológicas.

- **Evolución y duración del cuadro de las lesiones dermatológicas.** Se recomienda interrogar acerca del curso y forma de extensión de las lesiones y los posibles cambios en ellas, así como por la presencia de lesiones previas que hayan desaparecido. Este punto es muy importante, ya que se está valorando al paciente en un momento concreto de la historia evolutiva de su enfermedad, y quizá los hallazgos o síntomas que más orienten al diagnóstico no estén presentes en ese momento y el paciente no los exprese si no se pregunta por ellos. Téngase en cuenta que algunas enfermedades tienen un curso evolutivo muy característico clave en el diagnóstico; así, por ejemplo, la urticaria presenta habones que desaparecen en menos de 24 horas y pueden reaparecer en horas o días.
- **Episodios previos similares.** Si el paciente refiere episodios previos que le recuerdan al cuadro actual, se debe valorar cuidadosamente la posible relación con desencadenantes (fármacos, infecciones, estación del año, embarazos o menstruación).
- **Tratamientos realizados.** Se debe interrogar tanto por tratamientos que le hayan sido prescritos como por la aplicación de remedios naturales y productos de herbolario. Se tendrá en cuenta tanto la respuesta al tratamiento como el posible empeoramiento, como puede ocurrir en caso de una dermatitis de contacto que empeore al aplicar el alérgeno de nuevo.

EXPLORACIÓN FÍSICA

Para realizar una adecuada exploración dermatológica es importante examinar la piel de toda la superficie corporal, sin olvidar mucosas, pelo y uñas. Para una correcta exploración física será necesario un ambiente cómodo y con una temperatura adecuada, así como una iluminación óptima, ya que permitirá distinguir entre la piel normal y las lesiones que se están valorando. Un factor fundamental al evaluar a un paciente con lesiones cutáneas es saber realizar una correcta y detallada descripción de estas, pues ello será clave para realizar un diagnóstico diferencial más preciso. Para ello, es fundamental, además de una visualización detallada, la palpación de las lesiones, que proporcionará la información adicional necesaria sobre el tipo de lesión elemental, su consistencia y localización en los planos de la piel, para describirlas con precisión, como se explica a continuación.

Los principales aspectos que se han de tener en cuenta se describen en los siguientes epígrafes y, de forma resumida, en la **tabla 2-2**.

Exploración física general

Debe incluir datos como el fototipo, la coloración general de piel y mucosas, los datos antropométricos, la temperatura y las características de la piel del paciente.

Tabla 2-2. Exploración física del paciente con lesiones cutáneas
Exploración física general
Piel y mucosas
Estado global del paciente
Exploración dermatológica (puntos clave)
Tipo de lesión elemental
Coloración de las lesiones
Palpación (profundidad de afectación, textura, descamación, consistencia, temperatura, etc.)
Morfología
Cantidad y distribución
Afectación de anejos
Afectación de mucosas

Exploración dermatológica

En este examen se deben analizar:

- **Tipo de lesión elemental.** Lo primero y fundamental para comenzar el algoritmo diagnóstico será determinar qué tipo de lesión elemental se está valorando: ¿son máculas, pápulas, placas?, ¿presenta vesículas o pústulas?, ¿la lesión principal son habones? Si se identifican correctamente, el tipo de lesión elemental puede acotar mucho el diagnóstico diferencial. Algunas de estas vienen recogidas en la tabla 2-3.
- **Coloración de las lesiones.** Una descripción precisa de la coloración de las lesiones podrá orientar hacia diferentes patologías, además de proporcionar información adicional sobre si se trata de lesiones activas o más bien residuales. Por ejemplo: ¿son máculas marrón claras que puedan hacer pensar en «manchas café con leche» o de aspecto hipopigmentado como podrían verse en la esclerosis tuberosa?
- **Palpación de las lesiones.** Dará información respecto a la profundidad de la afectación (superficial o profunda) y otros aspectos como la textura (áspera, lisa), la consistencia (firme, blanda, móvil), la temperatura o alteraciones de la sensibilidad (por ejemplo, hipoestesia en lesiones de lepra). Además, puede dar información adicional si la coloración de las lesiones se modifica con la palpación, dado que, si es una lesión eritematosa que blanquea a la presión digital, se tratará de una vasodilatación, mientras que, si por el contrario, no desaparece con la presión, indicará extravasación de eritrocitos.

Tabla 2-3. Ejemplos de patologías en función de la lesión predominante

Vesiculosas y ampollosas

Pénfigo vulgar, penfigoide ampolloso, dermatitis herpetiforme, eritema multiforme, exantema fijo medicamentoso, herpes zóster, herpes simple, eccema dishidrótico, etc.

Descamativas

Dermatitis seborreica, psoriasis, dermatitis atópica, infecciones por dermatofitos, pitiriasis rosada de Gibert, pitiriasis versicolor, pitiriasis liquenoide, liquen plano, micosis fungoide

Pustulosas

Psoriasis pustulosa, acné y reacciones acneiformes, foliculitis, varicela, pustulosis exantemática generalizada aguda, etc.

Nodulares

Paniculitis (eritema nudoso, vasculitis nodular, eritema indurado de Bazin, etc.), lipomas, metástasis cutáneas, hidrosadenitis, quistes epidermoides, infiltrados tumorales, etc.

- **Morfología.** Se debe definir si las lesiones son redondeadas, anulares, arciformes, lineales, reticulares, «en diana», o si tienen una morfología que recuerde a algún objeto o causa externa. Por ejemplo: morfología típica anular en un granuloma anular en la **e-figura 2-1**.
- **Descamación.** Si las lesiones descaman, indicarán afectación epidérmica y el tipo de escama orientará al diagnóstico en determinadas patologías: ¿Aparece una escama fina al rascado como en una pitiriasis versicolor?, ¿se trata de una escama gruesa y amarillenta que haga pensar en dermatitis seborreica?
- **Cantidad y distribución de las lesiones.** ¿Cuántas lesiones hay? ¿Cómo se distribuyen? No es lo mismo que el paciente presente una lesión aislada que múltiples lesiones o lesiones generalizadas. Se valorará si se distribuyen de forma simétrica o no, si se localizan en zonas concretas como pliegues o áreas de flexión, si se distribuyen de manera aleatoria o si tienen un patrón de distribución concreto como el zosteriforme, siguiendo un dermatoma, o bien se localizan a lo largo de las líneas de Blaschko (**e-Fig. 2-2**). Se debe tener en cuenta que hay algunas dermatosis que muestran especial predilección por determinadas zonas del cuerpo, como la psoriasis, que afecta predominantemente a zonas extensoras, o la dermatitis atópica del adulto, que se manifiesta principalmente en las flexuras. También dará información relevante que las lesiones predominen en áreas expuestas al sol o, por el contrario, se limiten a áreas protegidas por la ropa. En la **tabla 2-4** se muestran ejemplos de los patrones típicos de algunas patologías.
- **Afectación de anejos.** La afectación de cuero cabelludo, zonas pilosas y uñas puede aportar información que ayude a llegar al diagnóstico. El liquen plano pilar produce característicamente inflamación peripilar, la micosis fungoide puede provocar destrucción de folículos pilosos y múltiples patologías

Tabla 2-4. Ejemplos de patologías según los patrones de morfología y la disposición de las lesiones
Tiña corporal, granuloma anular, pitiriasis rosada, eritema anular centrífugo, psoriasis
Reticuladas
Eritema *ab igne*, livedo reticular, liquen plano oral
Serpiginosas
Larva *migrans* cutánea, eritema *gyratum repens*
Umbilicadas
Molusco contagioso
Lineales
Liquen estriado, morfea, poroqueratosis lineal, dermatosis provocadas por agentes exógenos
Blaschkoides
Nevo epidérmico, incontinencia pigmentaria, morfea
Metaméricas
Herpes zóster, neurofibromatosis segmentaria
Esporotricoides
Infección por micobacterias atípicas

van a tener afectación ungueal, que en ocasiones es muy característica, como puede ser la «mancha de aceite» de la psoriasis o la muesca en forma de V de la enfermedad de Darier.

- **Afectación de mucosas.** Algunas patologías presentan lesiones mucosas típicas, como el liquen plano o el pénfigo de mucosas. En otros casos, por ejemplo ante una toxicodermia, la afectación de mucosas dará información importante respecto a la gravedad.

Toda esta información deberá englobarse, por supuesto, en la exploración y aspecto general del paciente, teniendo en cuenta su situación hemodinámica, el aspecto de gravedad, la presencia de fiebre u otros signos o síntomas asociados.

La anamnesis completa y una exploración física detallada permitirán obtener una serie de datos que se integrarán para llegar a un diagnóstico diferencial lo más acotado posible. Para ello, además, tras evaluar el conjunto de antecedentes del paciente y el motivo de consulta, será fundamental tratar de clasificar la patología del paciente en función de si se cree que se trata de una patología inflamatoria, que puede ser o no de origen infeccioso, o de una patología neoplásica; o si, por otro lado, se trata de una enfermedad sistémica que se manifiesta a través de la piel. Esto ayudará a guiar posibles pruebas complementarias que precise el paciente tras el abordaje inicial.

EXPLORACIONES COMPLEMENTARIAS

Aunque el diagnóstico dermatológico será clínico en la mayoría de los casos, existen algunas herramientas que pueden ayudar en la práctica. En general, serán complementarias a la anamnesis y exploración física, aunque en algunos casos pueden ser imprescindibles para llegar al diagnóstico correcto. A continuación se muestra una breve introducción de algunas de ellas, ya que se explicarán con más detalle en el capítulo correspondiente:

- **Dermatoscopia.** Técnica no invasiva muy útil en el diagnóstico de lesiones cutáneas, tanto tumorales como inflamatorias o infecciosas. En el contexto de lesiones tumorales, permite diferenciar entre lesiones melanocíticas y no melanocíticas, así como entre lesiones tumorales benignas y malignas, reduciendo la necesidad de biopsias o extirpaciones innecesarias. Algunos tumores, además, presentan hallazgos muy característicos como son la rueda de carro o las hojas de arce del carcinoma basocelular. Asimismo, puede ser útil para la delimitación de márgenes quirúrgicos. En enfermedades no tumorales también puede ser de gran ayuda; por ejemplo, la visualización del «signo del ala delta» permite llegar al diagnóstico de escabiosis o las estrías de Wickham, al de liquen plano.
- **Tricoscopia.** Mediante el uso de un tricoscopio o dermatoscopio es posible observar las características morfológicas del pelo y la piel del cuero cabelludo de forma no invasiva, al visualizar el pelo con un aumento desde 10 hasta 400 veces, siendo de gran ayuda en la orientación del diagnóstico y en el seguimiento de las alopecias.
- **Tricograma.** El análisis del cabello y el bulbo tras la extracción con pinzas permite valorar la fase de crecimiento (anágena, telógena, catágena) en la que se encuentra el pelo o alteraciones en su estructura, siendo útil tanto para el diagnóstico como para el seguimiento y valoración de la respuesta al tratamiento en múltiples tipos de alopecias. También en caso de sospecha de dermatofitos permite identificar las estructuras fúngicas al microscopio.
- **Examen directo.** Consiste en la visualización de las estructuras fúngicas directamente en la muestra patológica (escamas) mediante microscopia, con la ayuda de unos reactivos como hidróxido potásico con o sin colorantes. Apoya el diagnóstico de tiña u onicomicosis sin necesidad de esperar al cultivo, pudiendo empezar antes el tratamiento.
- **Cultivos.** El cultivo de hongos o bacterias, según la sospecha diagnóstica, permitirá realizar un diagnóstico de confirmación, así como evaluar la sensibilidad del patógeno a diferentes tratamientos antifúngicos o antibióticos.
- **Luz de Wood.** Lámpara de radiación ultravioleta fundamental para el diagnóstico clínico y el control evolutivo de enfermedades como trastornos de la pigmentación, infecciones cutáneas y porfirias. Así, por ejemplo, se observan

manchas blancas brillantes bien delimitadas en el vitíligo o fluorescencia rojo coral en el eritrasma.

- **Biopsia.** El estudio histopatológico de la lesión cutánea será el método de referencia en muchos casos. Para su máximo aprovechamiento hay que saber en qué momento evolutivo o en qué zona de la lesión cutánea resulta más rentable, evitando biopsiar lesiones residuales que solo mostrarán hallazgos inespecíficos. En ocasiones, el estudio anatomopatológico tendrá que ser completado con una muestra en fresco para realizar inmunofluorescencia directa, por ejemplo, en caso de sospecha de enfermedades ampollosas o autoinmunes.

BIBLIOGRAFÍA

Álvarez-Salafranca M, Ara M, Zaballos P. Dermoscopy in Basal Cell Carcinoma: An Updated Review. Actas Dermosifiliogr (Engl Ed). 2021;112(4):330-8.

Bolognia JL, Schaffer JV, Cerroni L. Dermatología. 4ª ed. Barcelona: Elsevier; 2018.

Del Boz J, Padilla-España L, Crespo-Erchiga V. Sample Taking and Direct Examination in Dermatomycoses. Actas Dermosifiliogr. 2016;107(1):65-7.

Fitzpatrick TB. Dermatología en medicina general. Tomo I. 8ª ed. Madrid: Editorial Médica Panamericana; 2005.

Griffiths CM. Rook's dermatology handbook. En: Griffiths C, Bleiker TO, Creamer D, Ingram JR, Simpson RC, editores. Hoboken, NJ, Estados Unidos de América: Wiley-Blackwell; 2022.

Morente G, Colmenero C, Pérez-López I, Sánchez J. Luz de Wood en dermatología: una técnica imprescindible. Piel. 2014;29(8).

Pérez Calonge JJ, Casado Hernández I, Santiago Nuño F. Técnica de examen directo de la onicomicosis mediante microscopía con hidróxido de potasio. Rev Esp Podología. 2017;28(1):46-52.

Rodríguez-Jiménez P. Manual de Dermatología para residentes. 2ª ed. Barcelona: Glosa; 2019.

Enfermedades de los anejos

Acné

3

G. Garriga Martina y S. Merino Molina

PUNTOS CLAVE

- El acné es una patología inflamatoria crónica de origen multifactorial que puede afectar de forma considerable a la calidad de vida de los pacientes que lo sufren.
- Es importante realizar una exploración minuciosa del tipo de lesiones que padece el paciente, así como una adecuada anamnesis para descartar la presencia de alteraciones endocrinometabólicas asociadas.
- Existen múltiples opciones de tratamiento que incluyen desde tópicos hasta sistémicos o dispositivos lumínicos.

INTRODUCCIÓN

El acné es una enfermedad inflamatoria crónica que afecta a la unidad pilosebácea. Su origen es multifactorial, con una incidencia máxima en la adolescencia, aunque puede afectar a cualquier rango de edad.

Presenta una amplia variedad clínica, desde casos leves hasta otros de evolución tórpida o fulminante. Clínicamente, se caracteriza por la presencia de comedones, pápulas, pústulas y nódulos, que pueden dar lugar a cambios en la pigmentación de la piel y cicatrices. A menudo, esto comporta alteraciones en la calidad de vida y la autoestima de los individuos afectos.

EPIDEMIOLOGÍA

El acné vulgar es una de las afecciones cutáneas más frecuentes. Su mayor prevalencia se encuentra entre los 10 y los 13 años y afecta al 80 % de los adolescentes, coincidiendo habitualmente con el desarrollo puberal.

Tras la adolescencia puede persistir, siendo más frecuente en mujeres, con una mayor prevalencia entre los 15 y los 20 años.

La prevalencia también varía entre diferentes grupos étnicos y geográficos, aunque es uno de los motivos de consulta más frecuentes en todos los grupos raciales de regiones occidentales. Sin embargo, existen poblaciones de comunidades remotas no afectadas por esta patología, lo que ha llevado a plantear si los factores medioambientales y el estilo de vida predisponen a su aparición.

Se trata de un tema aún en discusión, aunque algunos estudios apuntan que la dieta, fundamentalmente el consumo de leche desnatada y productos con alto índice glucémico, sí parece tener un papel en su predisposición. En cuanto al tabaco, fumar no ha demostrado tener impacto en el acné adolescente, pero sí en la aparición de acné comedoniano en mujeres adultas.

Finalmente, el acné puede asociarse a diferentes enfermedades endocrinometabólicas implicadas en el control de andrógenos o la resistencia a la insulina, como el síndrome de ovario poliquístico, la hiperplasia suprarrenal congénita, el hipercortisolismo o el síndrome SAHA (seborrea, acné, hirsutismo y alopecia androgénica), entre otros.

ETIOPATOGENIA

El desarrollo del acné se debe a la combinación de cuatro factores principales: la hiperqueratinización folicular, el incremento de la actividad de la glándula sebácea, la hipercolonización microbiana y la inflamación local. Además, la predisposición genética, mecanismos reguladores neuroendocrinos, la dieta y otros factores externos desempeñan un papel en su etiopatogenia multifactorial.

Hiperqueratinización folicular y formación del microcomedón

El microcomedón es considerado el precursor inicial de las lesiones de acné. Este se forma por acúmulo de corneocitos en el interior del infundíbulo, ya que debido a una proliferación excesiva no se desprenden hacia la luz del folículo y dan lugar a un tapón hiperqueratósico, que desencadena un fenómeno de cuello de botella.

Estímulo hormonal y seborrea

La producción de sebo está regulada fundamentalmente por los andrógenos, aunque intervienen otras hormonas y neuropéptidos. La producción de andrógenos no tiene lugar únicamente a nivel de las gónadas o glándulas suprarrenales, sino también en la propia glándula sebácea gracias a la acción de enzimas como la 17β-hidroxiesteroide deshidrogenasa (17β-HSD), la 3β-hidroxiesteroide deshidrogenasa o la 5α-reductasa. Además, la glándula sebácea presenta receptores de andrógenos que responden a testosterona y a 5α-dihidrotestosterona, con una mayor afinidad por esta última.

Inflamación

Aunque es bien conocido que el acné es un proceso inflamatorio, aún queda por determinar cuál es el origen de esta respuesta inmune, ya que se ha evidenciado un aumento de linfocitos T CD4 e interleucina (IL) 1 incluso antes de producirse el tapón hiperqueratósico en el infundíbulo folicular. Se propone, por tanto, que el incremento de IL-1 puede desencadenar la activación de queratinocitos y la formación del microcomedón. Además, la vía Th-17 se encuentra activada en piel afecta, junto con otros mediadores como IL-8, IL-10, factor de necrosis tumoral α, leucotrienos o prostaglandinas.

Por otro lado, la glándula sebácea presenta receptores para neuropéptidos, como la hormona liberadora de corticotropina, la β-endorfina, el neuropéptido Y, la sustancia P o las melanocortinas, los cuales modulan la producción de citocinas proinflamatorias, la proliferación de sebocitos y la regulación del metabolismo de andrógenos. Otras hormonas, como el factor 1 de crecimiento similar a la insulina, también contribuyen a fenómenos de inflamación y producción de sebo.

Con la llegada de neutrófilos, linfocitos y células gigantes, se desencadena la formación de lesiones inflamatorias (pápulas, pústulas, nódulos y quistes), así como las cicatrices residuales.

Papel de *Propionibacterium acnes*

Propionibacterium acnes es una bacteria grampositiva anaerobia/microaerófila que constituye el microorganismo predominante del microbioma facial. Actúa como comensal, aunque se han evidenciado niveles aumentados en algunos pacientes con acné, sin que esto guarde correlación con la gravedad de la enfermedad.

Por tanto, dado que la presencia de *P. acnes* es prácticamente constante, cabe plantear por qué en determinadas personas está implicado en la patogenia del acné. Se ha propuesto la existencia de diferentes cepas y una respuesta variable del huésped a estas, hallándose con mayor frecuencia los tipos 4 y 5 al comparar el microbioma de piel acneica con respecto a pacientes sanos. La patogenicidad de *P. acnes* incluye la liberación de lipasas, citocinas y enzimas que contribuyen a la rotura del comedón, desencadenando una respuesta inflamatoria.

CARACTERÍSTICAS CLÍNICAS

El acné se caracteriza por seborrea y lesiones cutáneas inflamatorias y no inflamatorias, que se presentan de forma simultánea, dando un aspecto polimorfo. El acné no inflamatorio incluye el comedón abierto y el cerrado, mientras que el acné inflamatorio se caracteriza por pápulas, pústulas, nódulos y quistes de tamaño variable (e-Fig. 3-1). Cuando las lesiones comienzan a resolverse, es habitual encontrar cambios en la pigmentación de la piel y cicatrices, que pueden ser atróficas, hipertróficas o queloides. En cuanto a su distribución, las lesiones se localizan en las áreas con mayor densidad de unidades pilosebáceas (cara, cuello y tercio superior del tronco, fundamentalmente).

La edad de inicio suele coincidir con el momento de la adrenarquia, entre los 8 y los 11 años, por lo que habitualmente comienza antes en mujeres, aunque tiende a ser más intenso en varones. Las primeras lesiones en aparecer con el desarrollo puberal son los comedones, y cuando su aparición es muy precoz se asocia con un peor pronóstico.

La clínica puede variar desde formas leves con presencia únicamente de comedones hasta el desarrollo de lesiones noduloquísticas que pueden formar placas y trayectos fistulosos. Dentro de las **formas de acné grave** destacan:

- **Acné fulminante.** Se trata de la forma más grave de acné, con la aparición brusca de nódulos inflamatorios y placas de gran tamaño, friables, con erosiones, úlceras y costras hemorrágicas, que pueden dejar importantes cicatrices (**e-Fig. 3-2**). Además, aparecen manifestaciones sistémicas como artromialgias, hepatoesplenomegalia, fiebre y malestar general, junto con anemia, leucocitosis, elevación de reactantes de fase aguda y proteinuria en la analítica. También es posible hallar lesiones osteolíticas, habitualmente en las regiones clavicular, esternal, articulaciones sacroilíacas y extremidades.

- **Acné *conglobata*.** Es una forma grave de acné noduloquístico similar al acné fulminante, pero sin asociar manifestaciones sistémicas. Afecta habitualmente a la región facial, cervical, brazos, espalda y escote (**e-Fig. 3-3**). Esta clínica forma parte de la **tétrada de oclusión folicular**, junto con la celulitis disecante del cuero cabelludo, el seno pilonidal y la hidrosadenitis supurativa. También puede asociarse a síndromes autoinflamatorios, como el síndrome PAPA (artritis piógena, pioderma gangrenoso y acné) o el síndrome PAPASH (artritis piógena, pioderma gangrenoso, acné e hidrosadenitis supurativa), así como a enfermedad inflamatoria intestinal.

Variantes clínicas

A continuación se describen las principales:

- **Acné de la mujer adulta.** Se considera como tal aquel que se presenta en pacientes mujeres mayores de 25 años de edad; llega a afectar al 25 % de las mujeres entre los 31 y los 40 años, y al 10 % de las pacientes entre los 41 y los 50. Las características clínicas son similares a las del acné juvenil, con presencia de comedones y lesiones inflamatorias, que se localizan principalmente en el área mandibular (**e-Fig. 3-4**). Es frecuente encontrar otros datos de hiperandrogenismo como menstruación irregular, hirsutismo o alopecia androgénica.

- **Acné neonatal (pustulosis cefálica neonatal).** Aparece habitualmente en el primer mes de vida, con resolución espontánea en los primeros 3 meses. Es muy frecuente, con una afectación del 20 % de los recién nacidos sanos. Se caracteriza por pequeñas pápulas y pústulas de aspecto claro y distribución no folicular, sin evidencia de comedones, localizadas en la cara y el cuello.

- **Acné infantil.** Ocurre habitualmente a partir de los 2 meses de vida y persiste hasta el año. En este caso sí aparecen comedones, a diferencia del acné neonatal, y su patogenia refleja la producción de andrógenos, hormona luteinizante y sulfato de deshidroepiandrosterona (DHEAS) que tiene lugar en esta etapa del desarrollo. A partir del año de vida, los niveles descienden y se mantienen bajos hasta el inicio de la pubertad, motivo por el cual el acné desaparece. Cabe destacar que la presencia de acné infantil se asocia a un mayor riesgo de acné grave durante la adolescencia.

- **Acné de la infancia media.** A partir del año de edad es infrecuente padecer acné, dado que la producción de andrógenos se encuentra inhibida hasta los 7-8 años. En estos casos, es importante realizar una completa evaluación endocrinológica y un seguimiento con curvas de crecimiento, para descartar patologías endocrinas o pubertad precoz como causantes de la clínica cutánea (**e-Fig. 3-5**).

- **Edema sólido facial (enfermedad de Morbihan).** Se trata de una complicación infrecuente en la que aparece una hinchazón en los tejidos blandos capaz de desfigurar la línea media. Clínicamente, se evidencia edema de aspecto leñoso, con o sin eritema.

- **Acné asociado a anomalías endocrinas.** Deben sospecharse alteraciones endocrinas en pacientes con acné a edades muy precoces, acné grave refractario al tratamiento y en mujeres con datos de hiperandrogenismo (hirsutismo, irregularidades menstruales, alopecia androgénica, clitoromegalia, voz grave o hipertrofia muscular).

Debe solicitarse mediante analítica sanguínea la determinación de testosterona total y libre, DHEAS, 17β-HSD y cortisol en orina de 24 horas. En el caso de pacientes prepúberes, es importante realizar radiografías de la mano y la muñeca para determinar la edad ósea y descartar una pubertad precoz.

Cuando la concentración de DHEAS o 17β-HSD se encuentra elevada, se evidencia un aumento de producción de andrógenos de origen suprarrenal. La causa más frecuente es la **hiperplasia suprarrenal congénita** por déficit de la enzima 21-hidroxilasa, aunque también puede deberse a la presencia de un **tumor suprarrenal**. Cuando se eleva la testosterona con niveles de DHEAS normales, la causa más habitual es el **síndrome de ovario poliquístico**. Niveles muy altos de testosterona también deben hacer sospechar la posibilidad de un **tumor ovárico**.

El **síndrome SAHA** puede obedecer a un origen idiopático, ovárico, suprarrenal o por hiperprolactinemia. El **síndrome HAIR-AN** (hiperandrogenismo, resistencia a la insulina y acantosis *nigricans*) es considerado por algunos como una quinta variante del síndrome SAHA. En este caso, la elevación de insulina y andrógenos estimula la proliferación epitelial y los cambios en la pigmentación, lo que genera la acantosis *nigricans*.

Igualmente, la elevación de cortisol en el contexto de un **síndrome de Cushing** también puede determinar un aumento en la producción de sebo. Finalmente, en los pacientes con **acromegalia**, el exceso de hormona de crecimiento y factor de crecimiento semejante a la insulina tipo 1 puede desencadenar acné por estímulo de la glándula sebácea.

Acné asociado a otras patologías

Otros tipos de acné serían:

- **Síndrome PAPA.** Se produce por mutaciones en el gen *PSTPIP1*, que dan lugar a una enfermedad autoinflamatoria. Se producen artritis asépticas recurrentes, pioderma gangrenoso, fenómenos de patergia con formación de pústulas y acné noduloquístico grave.
- **Síndrome de Apert** (acrocefalosindactilia tipo I). Se caracteriza por sinostosis deformantes en las manos, los pies, el cráneo o las vértebras, así como

por acné noduloquístico extenso con mala respuesta al tratamiento. Se produce por mutaciones activadoras del gen *FGFR2*, cuyas señales de transmisión actúan sobre los queratinocitos foliculares, la seborrea y la producción de mediadores inflamatorios.

- **Síndrome SAPHO** (acrónimo de sinovitis, acné, pustulosis, hiperostosis y osteítis). A nivel cutáneo, se producen pústulas amicrobianas en las palmas y las plantas, junto con acné grave con lesiones hemorrágicas y ulceradas en la cara y el tronco. Su etiopatogenia parece debida a una respuesta inmune frente a un antígeno inespecífico.

- **Acné inducido por fármacos.** Se caracteriza por lesiones acneiformes de aspecto monomorfo, a modo de pápulas y pústulas inflamatorias, sin presencia de comedones (**e-Fig. 3-6**). Los fármacos más implicados son los corticoides, tanto si su administración es sistémica como tópica, los esteroides anabolizantes, la corticotropina, algunos anticonvulsivos, antipsicóticos e inmunosupresores, entre otros (**Tabla 3-1**).

> **!** El acné vulgar presenta una morfología heterogénea, en contraste con el acné inducido por fármacos, que tiene un aspecto monomorfo. La secuencia temporal es clave para determinar el diagnóstico.

Tabla 3-1. Medicamentos más frecuentes implicados en el acné inducido por fármacos

Tipo de fármaco	Ejemplos
Corticosteroides	Tópicos (betametasona, clobetasol, etc.) Orales (prednisona, dexametasona, etc.)
Esteroides anabolizantes	Danazol, testosterona
ACTH	ACTH, ACTH sintética
Anticonvulsivos	Fenitoína, carbamacepina, fenobarbital, topiramato, gabapentina
Antidepresivos	Litio, sertralina
Otros antipsicóticos	Risperidona, quetiapina
Antituberculosos	Isoniacida, pirazinamida
Antivirales	Ritonavir, ganciclovir
Inhibidores EGFR	Cetuximab, erlotinib
Inhibidores MEK	Trametinib
Inmunosupresores	Ciclosporina, tacrólimus, azatioprina

ACTH: corticotropina; EGFR: receptor del factor de crecimiento epidérmico; MEK: cinasa reguladora de la cinasa mitógena extracelular.

- **Acné ocupacional y acné cosmético.** Se produce por exposición a sustancias insolubles que obstruyen la salida de la glándula sebácea, ya sea por causa ocupacional (como derivados del petróleo, hidrocarburos o alquitrán de hulla) o por aplicación de productos cosméticos comedogénicos. La clínica se manifiesta por comedones en zonas expuestas, aunque también pueden aparecer formas inflamatorias.
- **Acné excoriado.** Afecta predominantemente a mujeres jóvenes, aunque está aumentando su incidencia en edades más avanzadas. Las lesiones acneiformes son manipuladas de forma sistemática, dando lugar a excoriaciones costrosas que pueden dejar cicatrices. Se asocia a estrés y patologías psiquiátricas, como el trastorno obsesivo-compulsivo o trastornos de ansiedad.
- **Acné mecánico.** Se produce debido al roce repetido sobre la piel con instrumentos como correas, tirantes, collares u ortesis. Ello desencadena la obstrucción de los conductos pilosebáceos y la formación de comedones. La distribución lineal o de contornos geométricos permite establecer el diagnóstico.
- **Acné tropical.** Se forman pústulas foliculares en ambientes cálidos y húmedos; a menudo se asocia a climas tropicales o entornos de trabajo con temperaturas extremas.

DIAGNÓSTICO

El diagnóstico del acné es fundamentalmente **clínico**. En función de su extensión, número de lesiones y tendencia a producir cicatrices, se clasifica como **leve, moderado o grave.**

En cuanto al diagnóstico diferencial, numerosas patologías simulan o presentan lesiones acneiformes. Destacan enfermedades inflamatorias como la rosácea (**e-Fig. 3-7**), la dermatitis perioral (**e-Fig. 3-8**), la foliculitis o la hidrosadenitis supurativa; tumores anexiales, quistes miliares, hiperplasias sebáceas o quistes epidermoides, entre otros (**Tabla 3-2**).

> **!** En la foliculitis, las lesiones son monomorfas y no hay presencia de comedones. En la rosácea, las lesiones se centran fundamentalmente en áreas convexas de la región facial (mejillas, frente, zona perioral), no hay comedones y suele asociar telangiectasias y *flushing*. La hidrosadenitis supurativa aparece en zonas de pliegues como ingles, axilas, glúteos y áreas submamarias, con presencia de nódulos inflamatorios que pueden formar fístulas.

COMPLICACIONES

Se pueden clasificar en complicaciones de tipo cicatricial e inflamatorio.

Las cicatrices de acné pueden ser variadas en su morfología. Las cicatrices por déficit de volumen o cicatrices atróficas se dividen, a su vez, en tipo *ice-pick*, *boxcar* o *rolling*. En líneas generales, suelen requerir la combinación de varios tratamientos tales como láser de dióxido de carbono (CO_2) fraccionado, *peelings* químicos, radiofrecuencia, subcisión o exéresis mediante husos o *punch*, entre otros (**e-Fig. 3-9**).

Tabla 3-2. Diagnóstico diferencial del acné	
Acné comedoniano cerrado	Quistes miliares Hiperplasia sebácea Siringoma Tricoepitelioma Tricodiscomas, fibrofoliculomas Mucinosis folicular Micosis fungoide folicular
Acné comedoniano abierto	Síndrome de Favre-Racouchot Nevo comedoniano Poro dilatado de Winer Tricofoliculoma
Acné inflamatorio	Rosácea Dermatitis perioral Demodecidosis Foliculitis Forúnculo Granuloma aséptico facial idiopático Hidradenitis neutrófila ecrina Queratosis pilar Lupus miliar diseminado facial Tiña facial Angiofibromas
Acné neonatal	Miliaria *rubra* Quistes miliares Hiperplasia sebácea Candidiasis
Edema sólido facial	Linfoma o leucemia cutánea Angioedema Malformación linfática Celulitis Síndrome de Sweet Enfermedades autoinmunes del tejido conectivo (lupus, dermatomiositis) Escleromixedema, mixedema, mucinosis cutánea

Por otro lado, las cicatrices por exceso de volumen pueden ser hipertróficas o queloides. En ambos casos suele requerirse la combinación de tratamientos como infiltración intralesional de corticosteroides, bleomicina o 5-fluorouracilo, asociado a procedimientos como crioterapia, radioterapia o exéresis quirúrgica.

En el caso de cicatrices maculares, destacan las eritematosas, que suelen ser autorresolutivas o mejorar con *peelings* de ácido salicílico al 30 %, dispositivos lumínicos vasculares o timolol tópico al 5 %. Las cicatrices maculares hiperpigmentadas suelen responder a inhibidores de la tirosinasa como la hidroquinona, entre otros; mientras que las cicatrices maculares hipopigmentadas responden de forma pobre a los tratamientos, entre los cuales se pueden encontrar láseres fraccionados ablativos y no ablativos, *peelings* químicos o técnicas quirúrgicas.

En cuanto a las complicaciones inflamatorias, destaca el acné fulminante, siendo la mayor parte de los casos inducidos por el inicio del tratamiento con isotretinoína, sin llegar a experimentar síntomas sistémicos como fiebre, artralgias o malestar general. Para su manejo se recomienda suspender la isotretinoína e iniciar tratamiento con corticoides orales a dosis de 0,5-1 mg/kg/día durante 2-4 semanas, antes de reiniciar la isotretinoína oral a dosis bajas de 0,1 mg/kg/día concomitantemente al tratamiento con corticoides orales, para finalmente ir reduciendo la dosis de corticoides e ir subiendo la dosis de isotretinoína (**e-Fig. 3-10**).

TRATAMIENTO

En el abordaje del acné vulgar existe una amplia variedad de tratamientos tópicos u orales, así como otras terapias lumínicas y procedimientos que pueden ser de utilidad.

Es necesario realizar una adecuada valoración y diagnóstico previo al tratamiento, teniendo en cuenta aspectos como la gravedad del acné (leve/moderado/grave), el tipo de acné (comedoniano/inflamatorio/mixto/cicatricial), la presencia de complicaciones (acné fulminante, hiperpigmentación posinflamatoria, cicatrices atróficas, etc.) u otros factores a tener en cuenta (hiperandrogenismo, resistencia a la insulina, deseo gestacional, embarazo o lactancia).

A continuación se realiza una revisión de las diferentes opciones terapéuticas.

Tratamientos tópicos

Retinoides tópicos

Los retinoides tópicos son derivados de la vitamina A que actúan en los queratinocitos uniéndose a dos familias de receptores nucleares: receptores de ácido retinoico y receptores de retinoide X. De esta forma, estimulan la transcripción de genes diana que contribuyen a la normalización de la queratinización folicular y la disminución de la cohesión de los queratinocitos, logrando una reducción de la oclusión folicular y de la formación de microcomedones. Además, su acción antiinflamatoria los hace eficaces no solo frente al acné comedoniano, sino también en el acné inflamatorio.

Existen diferentes generaciones de retinoides tópicos, entre los cuales destacan la tretinoína o ácido retinoico, el adapaleno, el tazaroteno o el trifaroteno; además, existen opciones que se consideran cosméticos, como el retinal o retinaldehído, el retinol o los ésteres del retinol (como retinilpalmitato, retinilacetato o retinilinoleato, entre otros).

Pese a la existencia de ensayos clínicos controlados y aleatorizados, actualmente no hay evidencia que respalde el uso de un retinoide tópico sobre otro.

Respecto a su modo de uso, se recomienda su aplicación por la noche, ya que la tretinoína es un principio activo fotolábil que se degrada con la exposición solar, aunque otras formas como el adapaleno o trifaroteno son más fotoestables. A pesar de que los retinoides tópicos no son verdaderos medicamentos fotosensibilizadores (a excepción de la tretinoína), los pacientes pueden describir síntomas de aumento de la sensibilidad al sol. Se cree que ello se debe al adelgazamiento que producen en el estrato córneo.

La aplicación debe realizarse en toda el área afectada, y no en cada lesión individual por separado, siendo recomendable una cantidad equivalente a un guisante para tratar todo el rostro.

Dado que la dermatitis por retinoides es uno de los efectos adversos más frecuentes de su uso, se recomienda un inicio lento del tratamiento hasta su aplicación diaria si se tolera. En cualquier caso, es conveniente informar a los pacientes de que esta dermatitis por retinoides tiene un curso autolimitado, siendo frecuente durante el primer mes de tratamiento. En caso de descamación, se puede realizar una exfoliación suave y aplicar un humectante facial no comedogénico si es necesario.

Existen múltiples presentaciones comerciales que combinan retinoides tópicos con antimicrobianos como la eritromicina, clindamicina o peróxido de benzoílo, con mayor eficacia en comparación con su uso en monoterapia.

Se recomienda evitar el uso de retinoides tópicos durante el embarazo, aunque en una revisión sistemática y metanálisis no se encontró un aumento significativo de anomalías congénitas tras la exposición tópica a retinoides en el primer trimestre, lo que puede ser tranquilizador en mujeres que hayan tenido una exposición tópica inadvertida a retinoides durante los primeros meses del embarazo. No obstante, existen reportes de casos de malformaciones fetales en mujeres expuestas a retinoides tópicos, por lo que se aconseja evitar su uso en el embarazo.

Peróxido de benzoílo

El peróxido de benzoílo presenta acción bactericida frente a *P. acnes*, así como propiedades comedolíticas. A diferencia de lo que ocurre con otros antibióticos tópicos, no se han descrito resistencias bacterianas al peróxido de benzoílo. Se comercializa en concentraciones que varían entre el 2,5 y el 10 %, aunque por lo general se usan concentraciones más bajas —en torno al 2,5 %— porque es posible que las concentraciones superiores al 2,5 % no aporten un mayor beneficio, pero sí un mayor riesgo de irritación cutánea. Se recomienda su uso una vez al día, advirtiendo al paciente que puede producir decoloración de telas o del cabello.

Entre sus efectos adversos más frecuentes destaca la irritación de la piel, con eritema, descamación, xerosis o sensaciones de escozor, tirantez o ardor. Aunque están descritas verdaderas dermatitis de contacto alérgica al peróxido de benzoílo, esto es algo poco común.

Se debe evitar el uso concomitante de tretinoína y peróxido de benzoílo debido al efecto oxidante de este último sobre la tretinoína. En caso de usarlos de forma combinada, se recomienda el uso de peróxido de benzoílo por la mañana y de tretinoína por la noche.

Otros agentes antibacterianos tópicos

La clindamicina tópica está disponible en diferentes vehículos como gel, solución, loción, espuma o toallitas impregnadas, y existen formulaciones que la combinan con peróxido de benzoílo o un retinoide. Se recomienda su uso de forma combinada con el peróxido de benzoílo con el objetivo de disminuir el desarrollo de resistencias antibióticas y aumentar su eficacia, y puede usarse entre una y dos veces al día.

Aunque la eritromicina tópica al 2 % es una alternativa terapéutica, la tasa de resistencias de *P. acnes* frente a ella hace que se prefiera el uso de clindamicina tópica en su lugar.

Otros tratamientos tópicos

El **ácido salicílico** aporta poder comedolítico, de modo que es una opción en pacientes que no toleren los retinoides tópicos. El **ácido azelaico** tiene propiedades antimicrobianas, antinflamatorias y comedolíticas, y es útil en el acné comedoniano e inflamatorio. Además, al inhibir la tirosinasa, es eficaz frente al acné asociado a hiperpigmentación posinflamatoria, siendo apto en el embarazo.

Tratamientos por vía oral

Antibióticos orales

Los antibióticos orales son eficaces en el tratamiento del acné inflamatorio tanto por su acción antibacteriana como por sus propiedades antinflamatorias.

Por lo general, las tetraciclinas como doxiciclina, minociclina o sarecilina son los antibióticos orales de elección en el tratamiento del acné, aunque en casos especiales pueden plantearse otras opciones como macrólidos, trimetoprim-sulfametoxazol, cefalosporinas o penicilina.

No obstante, existe una tendencia creciente a limitar el uso de antibióticos orales y plantear alternativas como isotretinoína oral en caso de fracaso de los antibióticos. Con el objetivo de limitar la aparición de estas resistencias bacterianas, se recomienda realizar un ciclo de tratamiento continuo de 3-4 meses, así como el uso concomitante de peróxido de benzoílo tópico.

Se debe evitar el uso de tetraciclinas en menores de 8 años y mujeres embarazadas por el riesgo de decoloración dentaria permanente, así como en pacientes que tomen isotretinoína oral por un mayor riesgo de hipertensión intracraneal.

Otros antibióticos empleados son los macrólidos como la azitromicina o la eritromicina que, a diferencia de las tetraciclinas, no producen reacciones de fotosensibilidad, por lo que son una alternativa en momentos de mayor exposición solar. No obstante, su mayor tasa de resistencias bacterianas hace que esta familia sea una opción menos utilizada.

Tratamientos antiandrogénicos

Este grupo de tratamientos resulta especialmente útil en casos de acné en mujeres con o sin otros signos de hiperandrogenismo y con o sin elevación de andrógenos en sangre, logrando un control del acné gracias a la reducción de la acción de los andrógenos a nivel pilosebáceo.

En líneas generales, la mejoría suele ser lenta, es necesario un mínimo de 3-6 meses para ver algún resultado y es recomendable mantener el tratamiento a largo plazo.

Anticonceptivos orales

Los anticonceptivos orales combinados que contienen un estrógeno más un pro-gestágeno reducen la acción de los andrógenos gracias a una retroalimentación negativa que inhibe la liberación de gonadotropinas, reduciendo así la forma-ción de andrógenos gonadales, además de aumentar la globulina transportadora de hormonas sexuales y ejercer los estrógenos una acción opositora frente a los andrógenos en la glándula sebácea. Existen progestágenos de elección en acné dada su acción antiandrogénica (acetato de ciproterona, drospirenona, clormadinona y dienogest), mientras que los progestágenos proandrogénicos (desogestrel, levonorgestrel o gestodeno) deberían evitarse. Debe evitarse el uso de anticonceptivos orales combinados en pacientes con factores de riesgo tromboembólico.

Espironolactona

Es un diurético ahorrador de potasio con acción antiandrogénica al bloquear los receptores periféricos de andrógenos en la glándula sebácea e inhibir la síntesis de andrógenos al bloquear la enzima 5α-reductasa (convierte la dihidrotestosterona a testosterona), 17β hidroxi-deshidrogenasa (convierte la androstenediona a testoste-rona) y aumentar la síntesis de la globulina transportadora de hormonas sexuales.

Entre sus efectos adversos destacan las irregularidades menstruales, siendo habitualmente transitorias y menos frecuentes al usar dosis menores a 100 mg diarios. Pese a que la espironolactona es un diurético ahorrador de potasio, no es necesario realizar controles séricos de potasio en mujeres jóvenes menores de 45 años sin comorbilidades, estando contraindicado su uso en pacientes con insuficiencia renal o insuficiencia cardíaca grave.

Otros tratamientos antiandrogénicos

Los corticoides orales son de utilidad en pacientes con hiperandrogenismo secun-dario a hiperplasia suprarrenal congénita o adquirida, al reducir la síntesis de la hormona liberadora de corticotropina y, por tanto, la liberación de corticotropina que contribuye a la formación excesiva de andrógenos suprarrenales con aparición de acné, entre otros signos.

La metformina es un antidiabético oral del tipo biguanida, útil en pacientes que asocian resistencia a la insulina, la cual se encuentra estrechamente ligada al síndrome de ovario poliquístico. El uso de metformina oral en estos casos ha demostrado mejorar el funcionamiento ovárico, disminuyendo los andrógenos séricos, aumentando la fertilidad, mejorando signos de hiperandrogenismo como acné y reduciendo el índice de masa corporal.

Isotretinoína oral

La isotretinoína oral es un retinoide que reduce la producción de sebo en la glándula sebácea, normaliza la queratinización folicular, inhibe la proliferación de *P. acnes* y reduce la inflamación asociada. Es el tratamiento de elección en pacientes con acné grave, noduloquístico y recalcitrante.

Entre sus efectos adversos cabe destacar la teratogenia, que obliga a evitar el embarazo durante el tratamiento y hasta 1 mes después de finalizarlo.

Otros efectos adversos frecuentes son la xerosis mucocutánea, especialmente labial y ocular, que dependen de la dosis. Otros efectos adversos frecuentes son mialgias, hipertrigliceridemias, hipercolesterolemia y elevación de las transaminasas séricas. Su eficacia y seguridad no han sido testadas en pacientes menores de 12 años.

Entre los efectos adversos más controvertidos se encuentran aquellos relacionados con la salud mental. Actualmente no existe evidencia científica que establezca una relación causal entre la toma de isotretinoína y el riesgo de depresión e ideación suicida. Se ha propuesto que el impacto psicológico del acné grave pueda estar más implicado en estas comorbilidades psiquiátricas que la propia toma de isotretinoína oral.

Respecto a la enfermedad inflamatoria intestinal, existe una evidencia creciente de que la isotretinoína no es un factor de riesgo para desarrollar esta enfermedad.

Tradicionalmente se ha recomendado evitar procedimientos cutáneos durante y tras los 6 meses siguientes a la toma de isotretinoína. Actualmente no existe evidencia científica que respalde dicha recomendación, a excepción de la realización de láser ablativo clásico no fraccionado y de la dermoabrasión mecánica, que sí deberían evitarse durante ese período de tiempo.

El consumo de alcohol no está contraindicado durante el tratamiento con isotretinoína oral, aunque se recomienda evitar su consumo por el mayor riesgo de hipertrigliceridemia y elevación de las transaminasas séricas.

Se aconseja la realización de una analítica basal previamente al inicio del tratamiento con isotretinoína que incluya prueba de embarazo, transaminasas (alanino-aminotransferasa) y triglicéridos. La realización de otras pruebas como hemograma y otros parámetros de función hepática y dislipemias es controvertida.

Asimismo, tradicionalmente se ha recomendado una monitorización analítica mes a mes durante todo el tratamiento con isotretinoína, con prueba de embarazo, y pruebas completas de función hepática y dislipemias. Sin embargo, en pacientes jóvenes, asintomáticos y sin comorbilidades asociadas parece no ser necesario realizar pruebas tan frecuentes y extensas.

Actualmente se recomienda realizar pruebas de embarazo mensuales en mujeres que puedan quedarse embarazadas, así como repetir transaminasas en sangre (alanino-aminotransferasa) y triglicéridos 1 mes después de alcanzar la dosis máxima diaria de isotretinoína, no siendo necesario repetir estas pruebas en más ocasiones si la medición basal y de control son normales, siempre que no se aumente la dosis diaria de isotretinoína. En general, no es necesaria la medición de la creatina-cinasa en ausencia de dolor muscular ni la medición de hemograma en pacientes sin factores de riesgo de leucopenia.

La toma de isotretinoína debe realizarse preferentemente con alimentos grasos para aumentar su biodisponibilidad, con una dosis diana objetivo acumulada de 120-150 mg/kg en total, habitualmente iniciando el tratamiento a dosis de 0,5 mg/kg/día y subiendo hasta un total de 1 mg/kg/día. No obstante, cada vez es más frecuente el uso de dosis bajas de isotretinoína en torno a 0,1-0,3 mg/kg/día, lo que mejora la tolerancia al tratamiento.

Al iniciar el tratamiento con isotretinoína es frecuente la aparición de brotes iniciales de acné, especialmente en los más casos graves. Estos casos pueden prevenirse con el uso de corticoides orales concomitantemente al inicio de isotretinoína oral.

En ocasiones, pueden ocurrir brotes abruptos e intensos de acné fulminante tras el inicio de isotretinoína, a veces con erosiones, úlceras y nódulos/placas hemorrágicas. En estos casos, se recomienda la interrupción temporal de isotretinoína y el inicio de corticoides orales como prednisona a dosis de 0,5-1 mg/kg/día hasta lograr la resolución de las erosiones y costras hemorrágicas.

En casos refractarios pueden ser necesarios tratamientos alternativos como dapsona, ciclosporina o biológicos.

Tratamiento del acné con terapias lumínicas

La luz pulsada intensa de 400 a 1.200 nm, el láser de colorante pulsado de 585 a 595 nm y los láseres de potasio-titanil-fosfato de 532 nm son eficaces en el tratamiento del acné activo gracias a su acción inhibitoria sobre *P. acnes* y la producción de sebo en la glándula sebácea. Otras opciones en el acné activo son los láseres infrarrojos (1.320 y 1.450 nm), la radiofrecuencia, la terapia fotodinámica y la terapia con luz roja y azul. En cuanto a las cicatrices de acné atróficas, estas pueden tratarse con láser de CO_2 fraccionado o clásico o radiofrecuencia.

PRONÓSTICO Y SEGUIMIENTO

El acné adolescente suele tener buen pronóstico, remitiendo de forma permanente con el paso de los meses/años. Actualmente, la isotretinoína oral es el único tratamiento que ha demostrado poder modificar permanentemente el curso natural de la enfermedad. Existen factores predictores de recaídas y nuevos brotes de acné, entre los cuales destaca el uso de dosis acumuladas de isotretinoína menores de 120 mg/kg, acné que afecta al tronco, sexo masculino, inicio de isotretinoína en menores de 16 años de edad, acné en mujeres mayores de 25 años, mujeres con síndrome de ovario poliquístico o que no toman tratamientos antiandrogénicos.

BIBLIOGRAFÍA

Etminan M, Bird ST, Delaney JA, et al. Isotretinoin and risk for inflammatory bowel disease: a nested case-control study and meta-analysis of published and unpublished data. JAMA Dermatol. 2013;149(2):216.

Halvorsen JA, Stern RS, Dalgard F, et al. Suicidal ideation, mental health problems, and social impairment are increased in adolescents with acne: a population-based study. J Invest Dermatol. 2011;131(2):363.

Layton AM, Eady AE, Zouboulis CC. Acne. En: Griffiths CEM, Barker J, Bleiker T, Chalmers R, Creamer D, editores. Rook's Textbook of Dermatology. 9ª ed. John Wiley & Sons, Inc.; 2016; p. 90.1-90.65.

Williams HC, Dellavalle RP, Garner S, et al. Acne vulgaris. Lancet. 2012;379:361-72.

Zaenglein AL, Thiboutot DM. Acné vulgar. En: Bolognia JL, Schaffer JV, Cerroni L, editores. Dermatología. 4ª ed. Barcelona: Elsevier; 2018; p. 588-603.

Rosácea

A. Reolid

4

PUNTOS CLAVE

- El principal factor que desencadena la aparición de rosácea es la hiperfunción de la glándula sebácea.
- Otros factores que pueden influir en su aparición y evolución serán la dieta y el estilo de vida, factores emocionales, la genética, la alteración de la microbiota cutánea e intestinal, así como ciertas afecciones intestinales.
- La rosácea debe tratarse para evitar su cronificación. Un correcto abordaje de la enfermedad, entendiendo bien su fisiopatología y aplicando de forma correcta el amplio arsenal terapéutico disponible, conseguirá restaurar la función barrera de la piel, controlando la enfermedad y minimizando el número de brotes.

INTRODUCCIÓN

Tradicionalmente se ha considerado la rosácea como una enfermedad inflamatoria crónica de etiopatogenia desconocida. Siempre se ha clasificado como una enfermedad distinta al acné, pero se debe entender que tanto el acné como la rosácea son dos patologías cutáneas estrechamente relacionadas entre sí, pudiendo considerarse como dos estadios evolutivos diferentes dentro de una misma enfermedad. En esta nueva visión —avalada por la Dra. Cristina Eguren— el origen, tanto del acné como de la rosácea, radica en la hiperfunción de la glándula sebácea. En el caso del acné, este exceso de grasa será más denso, favoreciendo la aparición de lesiones retencionales, mientras que en la rosácea la grasa es más fluida e irritante e induce la aparición de una inflamación crónica difusa junto con debilidad de la función barrera de la piel y posterior deshidratación por incapacidad de retención hídrica que conduce a la mal denominada *piel sensible*. La rosácea cursa en brotes, pero se debe abandonar la idea de enfermedad irremediablemente crónica y sin apenas tratamiento. Hoy en día, se dispone de nuevos abordajes terapéuticos que, si bien no permiten eliminar los brotes en su totalidad o «curar» la enfermedad, ayudan a disminuir estos brotes, tanto en número como en intensidad, restaurando la función cutánea y evitando que la enfermedad se cronifique y condicione la vida del paciente.

EPIDEMIOLOGÍA

La rosácea es una de las patologías más frecuentes en la consulta dermatológica. A pesar de un interés creciente en entender su fisiopatología, homogeneizar clasificaciones y formas clínicas, así como conocer los tratamientos más eficaces, caracterizar su epidemiología es difícil, pues la metodología de los estudios epidemiológicos es variable, lo que puede afectar a la validez externa de los resultados. En 2018, una revisión sistemática y metanálisis de más de 26 millones de pacientes de todo el mundo situó la prevalencia global de la rosácea en el 5,46 % (intervalo de confianza del 95 % [IC 95 %]: 4,91-6,04), siendo del 5,41 % en mujeres (IC 95 %: 3,85-7,23) frente al 3,90 % en hombres (IC 95 %: 3,04-4,87). La prevalencia en fototipos altos es aparentemente menor que en fototipos más bajos, pero se debe considerar que existe un infradiagnóstico debido a las dificultades para valorar el eritema y el *flushing* que pueden quedar enmascarados por el propio fenotipo, y que podría ser la causa de que fuera un motivo menos frecuente de consulta. Tampoco es descartable que existan diferencias étnicas que desempeñen algún papel en la incidencia de esta patología, como variaciones en la estructura y la función de la microvascularización.

ETIOPATOGENIA

El principal factor que desencadena la aparición de rosácea es el aumento de la actividad de la glándula sebácea. El sebo producido es más fluido que en el acné (donde tiende más a la obstrucción) e irritante, generando inflamación y alterando el equilibrio de la superficie cutánea:

- **Alteración de la capa córnea y función barrera de la piel.** Sin capacidad de retener correctamente el agua.
- **Disregulación del sistema inmune.** Los pacientes con rosácea tienen unos niveles de catelicidina (LL37) y calicreína 5 (KLK5) aumentados, y esto promueve la angiogénesis, la quimiotaxis de neutrófilos y la liberación de mediadores inflamatorios. Asimismo, los pacientes con rosácea muestran niveles más elevados de TLR2, proteína transmembrana que es capaz de reconocer y unirse a múltiples patrones moleculares asociados a patógenos, desencadenando la liberación de mediadores inflamatorios de la respuesta inmune innata. Esta inflamación cronificada en el tiempo llevará a la aparición de rojez difusa y lesiones inflamatorias.
- **Alteración de la microbiota cutánea.** Se ha descrito una mayor prevalencia de colonización y densidad por centímetro cuadrado de *Demodex folliculorum* (un ácaro que reside de manera habitual en las glándulas sebáceas) en pacientes con rosácea frente a controles sanos, provocando un aumento de la inflamación (la quitina del exoesqueleto del ácaro es capaz de activar el receptor de TLR2) y una mayor alteración de la función de barrera. El aumento de temperatura cutánea secundario a la inflamación en pacientes con rosácea modifica el comportamiento de *Staphylococcus epidermidis*, con una mayor secreción de proteínas antigénicas que al ser también reconocidas por el receptor TLR2 producirán una activación de la respuesta inflamatoria.

- **Alteración de la microbiota intestinal.** Existe asociación entre la rosácea y algunas enfermedades del tracto gastrointestinal como celiaquía, gastritis, enfermedad inflamatoria intestinal o síndrome de sobrecrecimiento bacteriano intestinal (SIBO). La infección por *Helicobacter pylori* podría conllevar la liberación de agentes angiogénicos o vasomotores, siendo importante en pacientes con mayor componente de *flushing* o eritema. En el SIBO existe un aumento de la permeabilidad intestinal que favorece la liberación de citocinas proinflamatorias y la translocación bacteriana, lo que conlleva una mayor respuesta inflamatoria. Parodi *et al.* demostraron mayor prevalencia de SIBO en pacientes con rosácea con remisión de las lesiones tras la erradicación del SIBO con rifaximina. Asimismo, un desequilibrio de la microbiota o disbiosis puede conllevar afectación del estado de ánimo y de las emociones, pues la microbiota intestinal se comunica con el cerebro a través de señales bioquímicas. Todo esto demuestra la existencia del eje intestino-cerebro-piel, pues la comunicación entre estos órganos y sistemas es constante, de modo que un desequilibrio en alguno de estos sistemas (por ejemplo, el estrés) puede afectar negativamente a los otros dos.
- **Genética.** Diferentes estudios estiman que el factor genético constituye aproximadamente la mitad (46 %) del riesgo de desarrollar la enfermedad.
- **Exposoma y estilo de vida.** Se han descrito múltiples factores ambientales relacionados con la patogenia de la rosácea: factores térmicos (como exposición intensa a radiación ultravioleta, cambios bruscos de temperatura), ejercicio físico intenso (inflamación y neoangiogénesis), contaminación ambiental y hábito tabáquico (daño citotóxico), factores emocionales (sentimientos de rabia, enfado, vergüenza) y estrés crónico (favorecen la vasodilatación y liberación de mediadores proinflamatorios), dieta (alimentos que favorezcan la vasodilatación: que contengan capsaicina o cinamaldehído, alcohol, alimentos muy calientes; alimentos proinflamatorios con elevado índice glucémico y grasas saturadas), falta de sueño, sedentarismo, etc.

CARACTERÍSTICAS CLÍNICAS

La forma más habitual de presentación es una mujer adulta joven de fototipo claro, que consulta por malestar en la piel con sensación de tirantez, escozor, picor («piel sensible o intolerante») con eritema centrofacial persistente. Sobre esta base, es frecuente apreciar espiculaciones blanquecinas foliculares (sugestivas de infestación por *D. folliculorum*) y que aparezcan brotes de lesiones inflamatorias papulopustulosas.

- **Hiperplasia de la glándula sebácea con daño textural consecuencia del aumento progresivo de tamaño de la glándula sebácea.** Inicialmente, se aprecia dilatación del poro en la zona centrofacial, que con el tiempo se extiende a la periferia; esta dilatación tiende a confluir, convirtiéndose en pequeñas depresiones lineales (patrón punto-raya) que evolucionan a un patrón de línea discontinua (**e-Fig. 4-1**), siendo más evidente con la edad, pues se suma la pérdida de colágeno y elastina en la dermis como consecuencia del fotoenvejecimiento asociado.

- **Eritema y telangiectasias.** Ante una función sebácea incrementada que conduce a una inflamación cutánea crónica de baja intensidad, aumentan las demandas vasculares y aparecerá en consecuencia un eritema centrofacial persistente de mayor o menor grado, acompañado de vasos dilatados visibles o telangiectasias (e-Figs. 4-2A y 4-2B). Se puede acompañar de episodios de mayor enrojecimiento súbito e intenso (*flushings*) asociados a cualquier factor desencadenante que induzca vasodilatación (cambios de temperatura, alimentos picantes, ejercicio físico, etc.).
- **Papulopústulas.** Lesiones inflamatorias de menor tamaño que en el acné y sin presencia de comedones, habitualmente de distribución periorificial resultado de la inflamación del folículo pilosebáceo (v. e-Figs. 4-2A y 4-2B).
- **Espinulosis.** Aunque habitualmente no sea visible, cuando hay una excesiva cantidad del ácaro *D. folliculorum* puede llegar a ser visible a simple vista o al dermatoscopio como pequeñas espículas blanquecinas o puntos blancos en los folículos que corresponden a las colas del *Demodex* (introducido en el folículo boca abajo) y que confieren a la piel un tacto áspero (e-Fig. 4-3).
- **Fimas.** Se corresponden con tejido exuberante resultado de un crecimiento desmesurado de las glándulas sebáceas que se encuentran hiperplasiadas e hipertrofiadas rodeadas de tejido fibroso. Suelen afectar a la pirámide nasal con mayor frecuencia (rinofima), pero también pueden presentarse en el mentón (gnatofima), la frente (metofima), los párpados (blefarofima), etc. En casos graves, el aumento de la glándula sebácea es tal que pueden aparecer bultos en la superficie, con importante repercusión emocional y posible obstrucción de la vía aérea (rinofima) o hipoacusia (otofima). Se acompaña de seborrea evidente y telangiectasias, secundarias al aumento de las demandas vasculares de la zona.
- **Afectación ocular.** Secundaria a una hiperfunción de las glándulas de Meibomio que cursa con episodios de inflamación, orzuelos y blefaritis de repetición. *Demodex* puede estar presente en los folículos de las pestañas y desencadenar o empeorar la sintomatología ocular. También se puede acompañar de conjuntivitis, queratitis, sequedad y sensación de cuerpo extraño.
- **Síntomas subjetivos.** Es frecuente que el paciente con rosácea asocie síntomas de intensidad y frecuencia variable como prurito, escozor, sensación de ardor, escozor, tirantez, etc.
- **Rosácea granulomatosa.** Cuando se acompaña de pápulas o placas amarillentas/marronáceas en las mejillas y zonas periorificiales con histopatología característica.

> La mayor producción de grasa de la glándula sebácea en la rosácea origina una irritación e inflamación crónica de bajo grado que debilita la función de barrera y genera una activación de la respuesta inmune, con aparición de eritema difuso y lesiones inflamatorias. Además, facilita el sobrecrecimiento de *D. folliculorum*, siendo la espinulosis facial un marcador clínico de su proliferación. El aumento de la demanda vascular secundario a todo lo anterior condicionará la aparición de vasos dilatados que, ante determinados factores desencadenantes, provocarán enrojecimientos intensos súbitos o *flushings*.

DIAGNÓSTICO

En la clasificación tradicional de la rosácea propuesta en el año 2002 se distinguen cuatro subtipos clínicos perfectamente diferenciados (eritematotelangiectásica, papulopustulosa, fimatosa y ocular). En el año 2017, y posteriormente en 2019, esta clasificación fue actualizada por el ROSCO (Global ROSacea COnsensus), y se distinguen fenotipos diagnósticos, fenotipos mayores y fenotipos menores, siendo necesario al menos un fenotipo diagnóstico o dos mayores para el diagnóstico de la enfermedad (**Tablas 4-1** y **4-2**). Los fenotipos menores no son específicos de rosácea y, por tanto, no son diagnósticos de ella.

Tabla 4-1. Clasificación por fenotipos propuesta por el panel ROSCO (2019) para la rosácea cutánea	
	Eritema centrofacial persistente
	Cambios fimatosos
Acné comedoniano abierto	Eritema episódico o *flushing*
	Papulopústulas
	Telangiectasias
Fenotipos menores	Quemazón
	Picor
	Edema
	Sequedad

Tabla 4-2. Recomendaciones diagnósticas de rosácea ocular (ROSCO 2019)	
Rosácea ocular	Telangiectasias en el borde libre del párpado
	Blefaritis
	Queratitis
	Conjuntivitis
	Uveítis

Diagnóstico diferencial

Se debe realizar una correcta historia clínica y establecer un diagnóstico diferencial con enfermedades inflamatorias que puedan tener afectación facial y especial implicación del folículo piloso:

- **Acné vulgar.** En el acné existe una mayor influencia hormonal que en la rosácea. El sebo es más denso y obstructivo, lo que lleva a la aparición de lesiones retencionales y comedones. Las lesiones inflamatorias son más intensas, con aparición de nódulos y quistes, y pueden afectar a la zona pectoral y a la espalda. Hay también una menor alteración de la función barrera, menor o escaso componente vascular, y el sobrecrecimiento bacteriano es por *Cutibacterium acnes*.
- **Dermatitis periorificial.** Algunos autores como el Dr. Obagi consideran que es una variante del acné y de la rosácea. Se presenta como papulopústulas similares a la rosácea de distribución periorificial (ojos, nariz y boca), y donde el principal desencadenante es la aplicación de corticoide tópico. Normalmente, no se evidencian el resto de las manifestaciones de la rosácea, aunque en ocasiones pueden coexistir.
- **Cuadro neurovascular.** A diferencia de la rosácea, son cuadros que pueden aparecer desde edades tempranas y no existe un aumento excesivo de la función sebácea. Se presenta una reactividad cutánea secundaria a una alteración de la vascularización y de las terminaciones nerviosas de los vasos cutáneos. La rojez o *flushing* se exacerba ante determinadas situaciones de estrés emocional, pudiendo afectar a cara, cuello y escote. Normalmente, se acompañan de sensación de malestar, angustia, etc., que generan un círculo vicioso, y empeoran y perpetúan la rojez.
- **Demodecidosis.** Es el sobrecrecimiento puro del ácaro *D. folliculorum* sin una rosácea subyacente. Si se elimina *Demodex*, el cuadro se resolverá, mientras que, en la rosácea, aunque el cuadro mejorará tras su eliminación, habrá que controlar también otros factores.
- **Dermatitis seborreica.** Descamación más gruesa y evidente que en la rosácea. Se debe buscar la afectación del cuero cabelludo, los pabellones auriculares y retroauricular y, en ocasiones, el pecho y la espalda. En algunos casos también coexiste con una rosácea subyacente.

TRATAMIENTO

Tratamiento tópico

- **Agonistas adrenérgicos α (brimonidina y oximetazolina).** Funcionan como vasoconstrictores temporales de las vénulas poscapilares del plexo vascular de la dermis superficial, y por ello solo actuarán sobre el rubor facial relacionado con la dilatación de estos vasos sanguíneos (no telangiectasias establecidas). Su aplicación es una vez al día por las mañanas. Su uso ha ido reduciéndose progresivamente debido a que tiene un efecto máximo a las 3 horas, pero a partir de las 9 horas va disminuyendo paulatinamente hasta desaparecer por completo a las 12 horas. Pueden ser interesantes en casos de eritema neuro-vascular y para uso puntual en ocasiones o eventos especiales.

- **Timolol tópico.** Es un bloqueante β no selectivo que podría tener cierto beneficio sobre el eritema de origen inflamatorio secundario a la presencia de pápulas y pústulas.
- **Ácido azelaico.** Se presenta en gel al 15 % y en crema al 20 %, y su aplicación es 1-2 veces al día. A partir de concentraciones del 15 % se considera medicamento. En la rosácea, se utiliza sobre todo por su efecto antinflamatorio, y ayuda a reducir las pápulas y las pústulas. Suele indicarse en casos leves, tratamiento de mantenimiento interbrotes y en embarazadas.
- **Ivermectina.** La ivermectina tópica al 1 % es un antiparasitario con un triple mecanismo de acción: mecanismo acaricida sobre *D. folliculorum,* antinflamatorio y sobre la inmunidad implicada en la patogenia de la rosácea. Se aplica una vez al día por la noche (pues es cuando *Demodex* sube desde el fondo del folículo piloso a la superficie de la piel para alimentarse del sebo). Su acción es muy rápida y debe posicionarse como el tratamiento tópico de elección.
- **Metronidazol tópico.** El metronidazol tópico al 0,75-1 %, aplicado 1-2 veces al día, es un antibiótico que actúa en la rosácea por su efecto antinflamatorio. Su efecto es más lento que el de la ivermectina, y en ocasiones puede tener cierta capacidad irritante.
- **Antibióticos tópicos (eritromicina tópica al 2 %, clindamicina al 1-2 %, etc.).** Su eficacia se debe a su efecto antinflamatorio más que a su actividad antimicrobiana. No deben usarse en monoterapia para no generar resistencias.
- **Retinoides.** A pesar de que *a priori* se considere evitar su uso por miedo a irritación en una piel sensible con una función de barrera alterada, los retinoides tópicos deben emplearse en la rosácea por su alta capacidad para reforzar esa función de barrera alterada y activar la función celular. Se debe instruir al paciente sobre las posibles reacciones de irritación que pueden aparecer al inicio de su uso.

Tratamiento oral

- **Antibióticos.** Existen diversos antibióticos: tetraciclinas (doxiciclina y minociclina), azitromicina, eritromicina, etc. Actúan de forma rápida y se utilizan especialmente por su efecto antinflamatorio, mejorando de forma temporal el brote y las lesiones inflamatorias; sin embargo, al no actuar sobre el origen de la rosácea, solo ejercen su efecto mientras se toman. Se debe valorar su prescripción en casos de búsqueda de embarazo, lactancia, intolerancia o no deseo de tomar isotretinoína.
- **Isotretinoína.** Fármaco más eficaz en el tratamiento de la rosácea, pues actúa como antinflamatorio, pero también reduce el tamaño y la actividad de la glándula sebácea. Esta disminución de la secreción sebácea originará un menor sobrecrecimiento de *Demodex* y una menor demanda vascular. Se utiliza a dosis menores a las del acné, 0,2-0,3 mg/kg/día. Se trata de un uso fuera de ficha técnica y es importante informar a las pacientes de la necesidad de evitar el embarazo durante el tratamiento y hasta 1 mes después de este.

- **Bloqueantes β**. Se emplean bloqueantes β no selectivos como el propranolol o el carvedilol. Pueden ser una opción terapéutica para cuadros neurovasculares y para aquellos pacientes con eritema facial transitorio o *flushing* intenso que no respondan al tratamiento convencional. Están contraindicados en pacientes asmáticos, y entre sus efectos secundarios destacan bradicardia, hipotensión, broncoespasmo, disnea y disfunción sexual en varones. Sin embargo, no existen ensayos clínicos sobre su uso, que se fundamenta más en la experiencia clínica y publicaciones de casos. En comparación con otros bloqueantes β, el carvedilol y el propranolol parecen tener propiedades antioxidantes y antinflamatorias adicionales, lo cual puede ser beneficioso en el tratamiento de la rosácea. El carvedilol se emplea a dosis de 6,25 mg/8-12 horas, suele tolerarse bien y produce menos efectos adversos que los bloqueantes β tradicionales. El propranolol se usa a dosis de 10-40 mg/8-12 horas; puede causar diarrea adicional y **náuseas**, y se recomienda que se inicie a una dosis más baja en pacientes geriátricos y en aquellos con enfermedad renal o hepática.

Fuentes de luz

- **Componente vascular (eritema, *flushing* y telangiectasias).** Los láseres vasculares o la luz pulsada intensa son el tratamiento de elección. Este componente vascular es secundario al aumento de la función sebácea, por lo que tendrá sentido utilizarlos cuando se hayan controlado la inflamación, la hiperfunción de la glándula sebácea y *Demodex*, así como restaurado la función de barrera con los tratamientos previamente descritos. El cromóforo en este tipo de lesiones será la oxihemoglobina, y sus picos de absorción están en el rango de la luz visible a 542 y 577 nm. Se producirá una fotocoagulación de los vasos sanguíneos, con destrucción de los vasos sanguíneos, y secundariamente se mejorarán los *flushings* asociados a la rosácea. Los láseres más utilizados son el láser de colorante pulsado (585-595 nm), el láser de potasio-titanil-fosfato (532 nm) y los sistemas de luz pulsada intensa (500-1.200 nm). Recientemente, han aparecido los láseres amarillos (577 nm), que también tendrían como diana la oxihemoglobina y un efecto reductor de *Demodex*. Para tratar lesiones vasculares más profundas o de mayor calibre se utilizan láseres como el diodo (960-980 nm) o Nd:YAG (1.064 nm).
- **Inflamación y lesiones papulopustulosas.** Si bien los láseres vasculares y la luz pulsada intensa ayudan a reducir la inflamación, la terapia biofotónica o Kleresca® es una buena opción para reducir rápidamente la inflamación de forma inicial en cuadros de rosácea muy inflamatorios. Puede combinarse con otras opciones de tratamiento. Se aplica un gel fotoconversor que contiene un cromóforo; a continuación, durante 9 minutos se aplican unas lámparas de luz azul (rango: 415-447 nm). Esta luz llega al cromóforo y es transformada en luz fluorescente, que es la que actúa en la piel produciendo efectos antinflamatorios (las pacientes suelen referir mejoría, además, en el prurito y la quemazón), reduciendo la población de *Demodex* y *C. acnes* (pues es útil también en el acné) y aumentando la producción de colágeno.

- **Componente fimatoso.** Con el fin de intentar reducir o eliminar el exceso de tejido generado, se utilizan sistemas de láser ablativos (dióxido de carbono o erbio) junto con procedimientos de cirugía o electrocoagulación.

! Se debe abandonar el concepto de la rosácea como enfermedad crónica e incurable, pues es posible llegar a controlarla de tal manera que el número e intensidad de los brotes sea prácticamente inexistente. Existe un gran número de herramientas terapéuticas para conseguirlo. Comprender bien las causas de la rosácea y cómo puede ayudar cada uno de los tratamientos será la clave del éxito para un control global de la enfermedad.

BIBLIOGRAFÍA

Chang YS, Huang YC. Role of Demodex mite infestation in rosacea: A systematic review and meta-analysis. J Am Acad Dermatol. 2017;77:441-7.e6.

Chauhan R, Loewenstein SN, Hassanein AH. Rhinophyma: Prevalence, Severity, Impact and Management. Clin Cosmet Investig Dermatol. 2020;13:537-51.

Eguren C. El acné y la rosácea: como nunca antes te lo habían explicado. Cristina Eguren Michelena; octubre 2022.

Gallo RL, Granstein RD, Kang S, et al. Standard classification and pathophysiology of rosacea: The 2017 update by the National Rosacea Society Expert Committee. J Am Acad Dermatol. 2018;78:148-55.

Johnson SM, Berg A, Barr C. Recognizing Rosacea: Tips on Differential Diagnosis. J Drugs Dermatol. 2019,1;18:888-94.

Lee GL, Zirwas MJ. Granulomatous Rosacea and Periorificial Dermatitis: Controversies and Review of Management and Treatment. Dermatol Clin. 2015;33:447-55.

Logger JGM, Olydam JI, Driessen RJB. Use of beta-blockers for rosacea-associated facial erythema and flushing: A systematic review and update on proposed mode of action. J Am Acad Dermatol. 2020;83:1088-97.

Pelle MT. Rosácea. En: Goldsmith WF. Dermatología y medicina general. 7ª ed. Madrid: Editorial Médica Panamericana; 2009; p. 703-9.

Schaller M, Almeida LMC, Bewley A, et al. Recommendations for rosacea diagnosis, classification and management: update from the global ROSacea COnsensus 2019 panel. Br J Dermatol. 2020;182:1269-76.

Two AM, Wu W, Gallo RL, et al. Rosacea: part I. Introduction, categorization, histology, pathogenesis, and risk factors. J Am Acad Dermatol. 2015;72:749-58.

Hidradenitis supurativa

P. Garbayo Salmons y Á. Gómez Tomás

5

PUNTOS CLAVE

- La hidradenitis supurativa es la dermatosis inflamatoria con mayor impacto sobre la calidad de vida de los pacientes.
- Su diagnóstico es clínico, y de gran ayuda el uso de la ecografía cutánea como prueba complementaria.
- Entre sus manifestaciones clínicas destaca la aparición de nódulos, abscesos y túneles recurrentes y dolorosos.
- Para un adecuado abordaje terapéutico del paciente con hidradenitis supurativa se recomienda combinar el uso de las terapias farmacológicas y quirúrgicas con un enfoque multidisciplinar.

INTRODUCCIÓN

La hidradenitis supurativa (HS), también conocida como acné inverso o hidrosadenitis, es una dermatosis inflamatoria crónica de la unidad pilosebácea que habitualmente se presenta después de la pubertad. Desde el punto de vista clínico, se caracteriza por la formación de nódulos, abscesos, trayectos fistulosos/túneles y cicatrices que afectan a áreas anatómicas ricas en glándulas sudoríparas apocrinas como las axilas, las ingles o la región perianal. Cuando la afectación es grave o extensa, puede ser una enfermedad muy incapacitante, con un gran impacto sobre la calidad de vida debido al dolor, la supuración y la estigmatización social que conlleva.

La HS históricamente también se conoció como enfermedad de Verneuil, dado que fue este cirujano francés quien a mediados del siglo XIX relacionó la enfermedad con las glándulas apocrinas. Posteriormente, su patogenia se atribuyó a la oclusión del folículo, y se relacionó por tanto con otras enfermedades como el acné *conglobata*, la celulitis disecante del cuero cabelludo o el seno pilonidal, formando parte inicialmente de la tríada y, posteriormente, de la tétrada de oclusión folicular.

EPIDEMIOLOGÍA

La HS es una enfermedad dermatológica común, con una prevalencia poblacional estimada en torno al 0,7-1,2 %, siendo unas tres veces más frecuente en las mujeres (si bien en los hombres suele ser más grave). Se considera la dermatosis inflamatoria con mayor impacto sobre la calidad de vida.

En cuanto a la distribución por edades, es común que la enfermedad comience después de la pubertad, generalmente en la tercera década de vida, y se mantenga activa durante las décadas tercera y cuarta. Se ha observado que, por lo general, son los varones quienes, en mayor medida, continúan padeciendo la enfermedad después de los 50 años, mientras que en las mujeres es habitual experimentar una mejoría tras la menopausia.

Entre las comorbilidades que se asocian con mayor frecuencia a la HS cabe destacar el consumo de tabaco, la obesidad y el sobrepeso, el síndrome metabólico, la espondiloartritis y la enfermedad inflamatoria intestinal —sobre todo la enfermedad de Crohn—, el síndrome de Down, la enfermedad de Dowling-Degos, trastornos de salud mental y de abuso de sustancias.

> **!** La HS es la dermatosis inflamatoria que causa mayor impacto sobre la calidad de vida y puede asociar múltiples comorbilidades.

ETIOPATOGENIA

A diferencia de lo que se creía inicialmente, la HS no es una enfermedad infecciosa, sino que es un **trastorno inflamatorio del folículo piloso** secundario a una disregulación del sistema inmunológico, especialmente de la inmunidad innata. La mayoría de los autores la enmarcan en el grupo de las dermatosis neutrofílicas, como el síndrome de Sweet, el pioderma gangrenoso o la pustulosis subcórnea, siendo posiblemente la dermatosis neutrofílica más frecuente. Su etiología se atribuye tanto a factores genéticos e inmunológicos como ambientales.

La HS se caracteriza por la presencia de fragilidad, obstrucción y dilatación del conducto seboglandular, lo que posteriormente provoca la ruptura del folículo con exposición de señales de patrones moleculares dañinos y patógenos. Estas señales de peligro son reconocidas por las células de la inmunidad innata, como los neutrófilos y los macrófagos, a través de los receptores tipo *toll-like*, lo que provoca la activación del complejo del inflamasoma. En una fase inicial, la interleucina (IL) 1 y el factor de necrosis tumoral α son los elementos principalmente implicados en el proceso inflamatorio. Posteriormente, la presentación de antígenos por parte de las células dendríticas conduce a la diferenciación de los linfocitos T *naïve* hacia las subpoblaciones Th1 y Th17, con la participación de la inmunidad adaptativa. Además, se ha demostrado un aumento en la expresión de IL-12 e IL-23 entre los macrófagos que infiltran la dermis, así como una implicación de la vía del complemento, a través de C3a y C5a, que actuarían como activadores y reclutadores de los neutrófilos.

En cuanto a los factores genéticos, aproximadamente un 30 % de los pacientes con HS presentan antecedentes familiares. Se han identificado defectos principalmente en dos vías de señalización: Notch y γ-secretasa (*PSENEN, NCSTN y PSEN1, POFUT1 y POGLUT1*), así como defectos en la función del inflamasoma (*NLRP3, MEFV, NOD2, NLRP12 y LPIN2*).

Ciertos factores ambientales pueden actuar como desencadenantes y/o agravantes. En este sentido, varios estudios han demostrado una relación entre el hábito tabáquico y la HS. El porcentaje de fumadores y exfumadores entre los pacientes con HS es del 70-89 %. Por otro lado, se considera que el tabaquismo condiciona la evolución de la HS debido a la acción de la nicotina como inductor de la sobreproducción de IL-10, por alteraciones moleculares en la γ-secretasa y la vía de señalización Notch, por la alteración de la quimiotaxis de los neutrófilos y por la hiperqueratosis y acantosis que induce en el epitelio folicular. El segundo factor de riesgo asociado a la HS es el sobrepeso y la obesidad, debido al estímulo en la sobreproducción de citocinas proinflamatorias, la irritación mecánica, la oclusión y la maceración. Aproximadamente, el 75 % de los pacientes con HS presentan sobrepeso u obesidad, y se ha demostrado una asociación entre el índice de masa corporal y la gravedad de la HS. Asimismo, la HS también se ha relacionado con el síndrome metabólico y de forma independiente con la dislipemia y la hiperglucemia. Por último, si bien todavía se está discutiendo, el predominio de casos femeninos, la existencia de brotes premenstruales, el inicio después de la menarquia y la mejora experimentada por algunas pacientes durante el embarazo con el uso de anticonceptivos hormonales o después de la menopausia sugieren que el factor hormonal podría desempeñar un papel relevante en algunos pacientes.

> **!** La HS es una enfermedad de etiología multifactorial caracterizada por un trastorno de la oclusión folicular y una disregulación de la inmunidad innata y adaptativa.

CARACTERÍSTICAS CLÍNICAS

Las manifestaciones clínicas de la enfermedad son muy heterogéneas, pero se suele manifestar con lesiones inflamatorias, dolorosas y profundas que incluyen nódulos, abscesos, túneles (fístulas y sinus) y cicatrices (e-Figs. 5-1, 5-2, 5-3, 5-4 y 5-5). Algunos autores señalan al **nódulo** como la lesión primigenia que dará lugar al resto de las lesiones. Los seudocomedones dobles y triples son característicos de la HS y se han descrito como el resultado de lesiones inflamatorias (e-Fig. 5-6).

Las localizaciones más frecuentes son las axilas, las ingles, los glúteos y las áreas perianal, perineal, mamaria e inframamaria. Esta distribución de localizaciones varía según el sexo, siendo en las mujeres más frecuente la inframamaria, la axilar y la inguinal, mientras que en los hombres las zonas más afectadas son la región glútea, la perianal y las localizaciones atípicas (como la nuca y la zona retroauricular).

Existen diferentes clasificaciones que intentan agrupar a los pacientes con HS según las características clínicas (fenotipos) o según el mecanismo etiopatogénico subyacente (endotipos). La clasificación más conocida es la de Canoui-Poitrine: LCA-I (*latent class analysis*) o axilar-mamaria (mujeres con sobrepeso), LCA-II o folicular (hombres de normopeso con antecedentes de acné grave en el tronco) y LCA-III o glúteo (afectación glútea y perianal predominante). Martorell *et al.*, en cambio, diferencian dos fenotipos: el **folicular,** que se caracteriza por la presencia de foliculitis y/o nódulos, y el **inflamatorio-progresor,** que se caracteriza por la presencia de abscesos y/o túneles. En ocasiones, se describe un tercer fenotipo mixto que presenta características de ambos fenotipos a lo largo de su evolución clínica. Por último, González-Manso *et al.* establecieron dos endotipos diferenciales que se corresponden con los fenotipos previamente descritos. El endotipo C1 correspondería a los pacientes con HS folicular, donde predomina la oclusión folicular, y en el endotipo C2 (HS inflamatoria) predomina una activación de la inmunidad innata y adaptativa, con una activación de la vía Th1 y Th17. El interés en la clasificación de los pacientes basada en sus características clínicas reside en la búsqueda de subgrupos clínicamente relevantes en una enfermedad muy heterogénea. Conocer estos subgrupos probablemente facilite la predicción de respuesta a diferentes tratamientos y proporcionará información pronóstica valiosa.

DIAGNÓSTICO

El diagnóstico es clínico. Entre los criterios diagnósticos de la HS se incluye la: historia de más de dos lesiones dolorosas y supurativas recurrentes durante 6 meses con presencia de nódulos, abscesos, fístulas y cicatrices en las regiones axilar, genitofemoral, perineal, glútea o inframamaria. La historia familiar de HS y un exudado con presencia de flora cutánea habitual van a favor del posible diagnóstico de HS. En el diagnóstico diferencial se deben considerar múltiples entidades, como infecciones cutáneas estafilocócicas, adenopatías, tejido mamario ectópico, enfermedad de Crohn metastásica, neoplasias y enfermedades de transmisión sexual, como el linfogranuloma venéreo. Cuando un paciente con HS asocia lesiones de pioderma gangrenoso, se debe descartar un síndrome autoinflamatorio: PAPA (artritis piógena estéril, pioderma gangrenoso y acné), PASH (pioderma gangrenoso, acné e hidradenitis), PAPASH (artritis piógena, pioderma gangrenoso, acné e hidradenitis), PASS (espondilitis anquilosante, pioderma gangrenoso, acné e hidradenitis), PsAPSAHS (artritis psoriásica, pioderma gangrenoso, acné e hidradenitis) y SAPHO (sinovitis, acné, pustulosis, hiperostosis y osteítis).

La ecografía cutánea ha demostrado ser una herramienta complementaria útil en el diagnóstico, la estadificación, el seguimiento de las lesiones de la HS y su demarcación previa a la cirugía, incluso con mayor sensibilidad y con menor variabilidad interobservador e intraobservador que la exploración física. Por tanto, habitualmente se recomienda su uso durante el diagnóstico y seguimiento de los pacientes con HS (**e-Figs. 5-7** y **5-8**). En la afectación perianal y glútea de la HS, especialmente cuando coexiste con enfermedad inflamatoria intestinal, resulta de gran utilidad el uso de la resonancia magnética para determinar el trayecto de los túneles y fístulas en esta localización.

> **!** El diagnóstico de la HS es clínico: se basa en brotes recurrentes de lesiones características (nódulos, abscesos y túneles) en localizaciones típicas (axilas, ingles, glúteos, periné, etc.). La ecografía es de gran utilidad para caracterizar las lesiones y delimitar su extensión.

Sistemas de estadificación y clasificación de gravedad

La evaluación precisa y objetiva de la afectación cutánea en la HS es, en muchas ocasiones, un desafío, pues las lesiones son heterogéneas, múltiples, confluentes y aparecen en profundidad. Por este motivo, se ha tratado de desarrollar distintos sistemas para cuantificar la afectación cutánea en la HS. A continuación se exponen los más relevantes.

La **estadificación de Hurley,** inicialmente utilizada solo para la valoración prequirúrgica de un área anatómica con HS, es de las más empleadas por su sencillez, y se suele utilizar para estadificar, no solo regiones corporales, sino al paciente de forma global tomando como referencia el área anatómica de mayor estadio Hurley. El sistema consta de tres estadios: el estadio I se caracteriza por la presencia de abscesos o nódulos aislados, ya sean solitarios o múltiples, sin la formación de cicatrices ni trayectos fistulosos; el estadio II implica abscesos y nódulos recurrentes, y lesiones solitarias o múltiples separadas, con la formación de trayectos fistulosos y cicatrices; por último, el estadio III se refiere a una afectación más extensa, con la presencia de múltiples trayectos fistulosos interconectados con abscesos, nódulos y cicatrices en la zona afectada (**e-Figs. 5-9, 5-10** y **5-11**). El problema de este sistema es que incluye lesiones no reversibles como las cicatrices, lo que da una imagen estática y no resulta especialmente útil para el seguimiento de la carga inflamatoria del paciente.

Para mejorar este aspecto se han desarrollado otros sistemas que consideran el número de lesiones inflamatorias, como el International Hidradenitis Suppurativa Severity Score System (IHS4) y el Hidradenitis Suppurativa Clinical Response (HiSCR); entre otros menos utilizados en la actualidad cabe mencionar: Hurley modificado, Sartorius, Hidradenitis Suppurativa Physician Global Assessment, etc. El IHS4 se calcula mediante una fórmula que cuenta el número de nódulos inflamatorios, el número de abscesos multiplicado por 2 y el número de túneles inflamatorios/drenantes multiplicado por 4. Esto proporciona una puntuación que indica la carga inflamatoria de la enfermedad, siendo baja si es menor de 4, moderada si está entre 4 y 10, y alta si es mayor de 10. Por otro lado, el HiSCR (o HiSCR50) se utiliza fundamentalmente como *endpoint* en ensayos clínicos en HS, y se define como una reducción del 50 % o más en el número basal de nódulos y abscesos, sin un aumento en el número de abscesos o fístulas inflamatorias. Recientemente, algunos autores abogan por el uso del IHS4-55 en lugar del HiSCR. El IHS4-55 correspondería a una reducción de la puntuación IHS4 de al menos un 55 %.

Finalmente, se han descrito sistemas de estadificación en función de los hallazgos ecográficos. El Clinical-sonographic Scoring System in HS (SOS-HS), descrito por Wortsman et al., sea probablemente de los sistemas de estadificación más sensibles al emplear la ecografía en la identificación de lesiones, si bien su uso está aún poco extendido.

Dado el profundo impacto en la calidad de vida que acompaña a la HS, los resultados percibidos por el paciente adquieren una relevancia significativa; estos engloban la valoración del dolor, el cual se cuantifica mediante una escala visual analógica o una escala numérica (0-10), y la medición de la calidad de vida, que se puede evaluar mediante el uso del Dermatology Life Quality Index, si bien se prefiere la adopción de cuestionarios específicos validados para HS como el Hidradenitis Suppurativa Quality of Life.

COMPLICACIONES

Se han descrito varias complicaciones; entre las agudas destacan las sobreinfecciones, que suelen ser polimicrobianas y causadas por estafilococos coagulasa negativos y anaerobios. Se desaconseja la toma de cultivos seriados de los exudados en la HS excepto si se sospecha una sobreinfección asociada. Entre las complicaciones crónicas, destacan las locales, como la obstrucción linfática con linfedema, o la formación de túneles y fístulas profundas. Secundariamente a la inflamación crónica, en los pacientes con HS se ha descrito una tasa más elevada de carcinomas escamosos, anemia de trastorno crónico, hipoproteinemia y amiloidosis respecto a la población sana.

Además de las complicaciones físicas, en la HS aparecen «complicaciones» psicosocioeconómicas, como horas de trabajo pérdidas, mayores tasas de desempleo, menores ingresos anuales y mayor gasto sanitario, mayor aislamiento social, así como mayores tasas de ansiedad, depresión y suicidio.

TRATAMIENTO

El tratamiento de la HS ha experimentado avances significativos en los últimos años, en especial con la introducción de tratamientos biológicos dirigidos específicamente a las vías inflamatorias implicadas en la enfermedad. Estos tratamientos han demostrado mejorar los síntomas, la calidad de vida y reducir la progresión de la enfermedad en pacientes con HS moderada o grave. Este aspecto se refleja en el concepto de la «ventana de oportunidad» en HS, que recuerda que si se inicia un tratamiento temprano, se logrará prevenir la progresión a estadios más avanzados en los que los tratamientos van a tener tasas menores de éxito.

El tratamiento de la HS debe ser individualizado y dependerá del estadio Hurley del paciente, el tipo de lesión y las preferencias del profesional y el paciente. Las guías terapéuticas actuales recomiendan un tratamiento combinado (médico y quirúrgico) y multidisciplinar para tratar de abordar, además de las lesiones cutáneas, las comorbilidades físicas y mentales asociadas a la HS (**e-Figs. 5-12** y **5-13**).

Tratamiento médico no biológico

Los **antibióticos tópicos** se consideran el primer escalón terapéutico; concretamente, la clindamicina tópica al 0,1 % aplicada dos veces al día ha demostrado su eficacia en pacientes en estadio Hurley I-II con pocas lesiones, especialmente en ausencia de lesiones inflamatorias profundas. Otros tratamientos tópicos que pueden ser útiles ante las lesiones inflamatorias son el ácido fusídico, la mupirocina y la betametasona combinada con gentamicina dos veces al día. Algunos estudios demuestran que el resorcinol al 15 % aplicado una o dos veces al día puede ser útil en pacientes en estadio Hurley I y II debido al mecanismo queratolítico, antipruriginoso y sus propiedades antisépticas.

Los antibióticos orales son una parte importante del tratamiento. Los más recomendados son las **tetraciclinas,** principalmente la minociclina o la doxiciclina en dosis de 100-200 mg al día durante un máximo de 3 meses. La combinación de clindamicina (300 mg dos veces al día) y rifampicina (300 mg dos veces al día) durante 10-12 semanas ha demostrado buenos resultados en pacientes con HS en estadio Hurley II-III para el tratamiento de los brotes intercurrentes o incluso pautas con únicamente clindamicina con la misma posología.

También se ha evaluado el uso de la minociclina (100 mg una vez al día) junto con colchicina (0,5 mg dos veces al día), con buenos resultados. El triple régimen con rifampicina (10 mg/kg una vez al día), moxifloxacino (400 mg una vez al día) y metronidazol (500 mg tres veces al día) en combinación durante 12 semanas, con discontinuación del metronidazol en la sexta semana, puede ser útil en pacientes en estadio Hurley I-II. Otra combinación que ha demostrado un resultado favorable es el uso de ertapenem intravenoso (1 g diario durante 6 semanas) y posteriormente rifampicina (10 mg/kg una vez al día), moxifloxacino (400 mg una vez al día) y metronidazol (500 mg tres veces al día) en combinación durante 6 semanas y finalmente 6 semanas más de tratamiento con rifampicina y moxifloxacino.

La dapsona es un fármaco con propiedades antibacterianas y antiinflamatorias indicada como tratamiento de pacientes con HS en estadio Hurley I o II a dosis de 25-200 mg/día. Por otro lado, la acitretina actúa normalizando la diferenciación celular, reduciendo la proliferación de los queratinocitos y disminuyendo la inflamación dérmica y epidérmica a través de la inhibición de la quimiotaxis y la liberación de sustancias proinflamatorias. Se indica en pacientes en estadio I-II de Hurley con HS crónica con predominio de nódulos y pústulas, y se desaconseja en pacientes con lesiones inflamatorias tipo abscesos y túneles. Habitualmente, se administran dosis diarias de 10-25 mg/día.

El tratamiento con inyecciones intralesionales de acetónido de triamcinolona 5-10 mg/mL en los nódulos o fístulas, en combinación con otros tratamientos, puede ser útil para mejorar de forma rápida la inflamación asociada a estas lesiones. Los corticoides orales a dosis altas (por ejemplo, prednisona 0,5-1 mg/kg/día) durante cortos períodos de tiempo también se pueden recomendar para tratar los brotes agudos de la enfermedad. Algunos autores han tenido éxito con corticoterapia oral a dosis bajas (por ejemplo, prednisona 10 mg/día) utilizada como terapia adyuvante durante meses.

Otros fármacos que se han probado en el tratamiento de la HS con escasa evidencia son: apremilast y roflumilast, colchicina, metformina, finasterida y acetato de ciproterona.

Tratamiento médico biológico

Adalimumab fue el primer tratamiento biológico con indicación en HS; se trata de un anticuerpo monoclonal humano que actúa neutralizando la actividad del factor de necrosis tumoral α. Se ha demostrado su eficacia en varios estudios clínicos controlados en el tratamiento de la HS; se inicia con una pauta de inducción y otra de mantenimiento que puede variar entre los 80 mg cada 2 semanas y los 40-80 mg semanales. Infliximab es otra alternativa dentro de la inhibición del factor de necrosis tumoral α que permite el ajuste de dosis por peso, aunque no tiene indicación aprobada para la HS. Secukinumab es un anticuerpo monoclonal que actúa bloqueando la IL-17A, una citocina proinflamatoria implicada en diversas enfermedades autoinmunitarias e inflamatorias. Este fármaco ha sido aprobado recientemente por la Agencia Europea del Medicamento para el tratamiento de la HS moderada-grave. El inhibidor dual de la IL-17A y IL-17F, bimekizumab, también ha mostrado eficacia en la HS en ensayos clínicos aleatorizados en fase III. Ustekinumab es un anticuerpo monoclonal que bloquea la acción de IL-12 e IL-23, citocinas involucradas en la respuesta inmunitaria y la inflamación, que ha mostrado cierta efectividad en series de casos. Los inhibidores de las cinasas de Jano, como upadacitinib, son una nueva clase de tratamientos que actúan bloqueando la actividad de estas enzimas implicadas en la señalización de las citocinas proinflamatorias.

Además de los mencionados, hay otros tratamientos biológicos en estudio para el tratamiento de la HS. Estos incluyen inhibidores de IL-1, inhibidores de IL-23 y terapias dirigidas a moléculas como fosfodiesterasas 4 y 5, y el ligando inductor de la apoptosis relacionado con el factor de necrosis tumoral, entre otros.

Tratamiento quirúrgico

La cirugía está indicada cuando hay nódulos y túneles o fístulas aisladas, y en casos graves o extensos que no responden al tratamiento médico, por lo que se debe considerar a lo largo de toda la evolución natural de la enfermedad. De hecho, algunos autores estiman que el 90 % de los pacientes con HS se van a beneficiar de una técnica quirúrgica en algún momento de su enfermedad. No hay un consenso sobre qué técnica y método de cierre quirúrgico se debe elegir en cada caso, por lo que actualmente la elección depende en gran medida del enfoque quirúrgico de cada centro y profesional.

La anestesia puede ser local, regional o general, según la extensión de las lesiones. Entre las técnicas quirúrgicas descritas se incluyen: incisión y drenaje, destechamiento mediante láser ablativo o bisturí frío, técnica *skin-tissue-sparing excision with electrosurgical peeling* (STEEP), escisiones simples y escisiones amplias. Además, se pueden utilizar diferentes técnicas de cierre quirúrgico: cierre primario, por segunda intención, uso de colgajos (locales o libres) e injertos.

El destechamiento o *deroofing* es una técnica sencilla y muy utilizada que se reserva para localizaciones en estadio Hurley II-III con lesiones fistulosas superficiales, especialmente las localizadas en la región axilar o glútea. Consiste en levantar el techo del túnel o fístula, limpiar la masa gelatinosa del fondo de la fístula (*biofilm*) y finalmente dejar que cierre por segunda intención. Se puede realizar mediante bisturí, electrocoagulador o láser ablativo. Generalmente, las lesiones se reepitelizan en una media de 4-6 semanas (**e-Fig. 5-14**). Entre las complicaciones posquirúrgicas descritas, las más frecuentes son las cicatrices retráctiles que limitan la movilidad posterior. La tasa de recurrencias se estima en el 17 %.

La escisión por STEEP consiste en la eliminación tangencial por capas, mediante electrobisturí, de todo el tejido afectado para preservar al máximo la piel sana a partir de la cual se producirá la reepitelización. Se indica en regiones anatómicas en estadios Hurley II-III que presentan túneles o trayectos fistulosos complejos y profundos. Normalmente, requiere anestesia general y las lesiones curan por segunda intención. Blok *et al.* recopilaron los resultados de un amplio estudio retrospectivo de 363 pacientes sometidos a destechamiento (HS en estadio Hurley I-II) o STEEP (HS en estadio Hurley II-III) mediante anestesia general. Entre sus resultados destaca un 16 % de complicaciones, la mayoría en la región axilar, siendo la más frecuente la hipergranulación de la herida (7 %).

La escisión local habitualmente se reserva para áreas anatómicas con HS en estadio Hurley I y II con lesiones de tipo nodular o pequeñas fístulas superficiales. Consiste en la exéresis de las lesiones de forma aislada con cierre directo. Las escisiones regionales consisten en la escisión del tejido afectado con un margen lateral y profundo de tejido sano en muchas ocasiones, extirpando la totalidad de la piel de dicha área anatómica. Este tipo de escisiones amplias se asocian con una tasa de recurrencias más baja (< 3 %), pero mayor comorbilidad posoperatoria, por lo que se deberían reservar para regiones con HS en estadio Hurley II-III y suelen requerir la implicación de otras especialidades quirúrgicas. Por lo general, si el defecto resultante supone menos del 50 % del área anatómica, se puede plantear curación por segunda intención, pero en defectos mayores se suele indicar la reconstrucción con colgajos o bien injertos.

Tratamiento paraquirúrgico y otras terapias

Recientemente se ha introducido el uso de setones/*vessel loops* como técnica paraquirúrgica para el tratamiento de las fístulas drenantes con el fin de favorecer su reepitelización y drenaje, pudiendo usarse como adyuvante a la cirugía o al tratamiento farmacológico (**e-Fig. 5-15**). En cuanto a la terapia fotodinámica, se han empleado ácido aminolevulínico o azul de metileno como sustancias fotoactivables con buenos resultados. Esta se puede aplicar de forma intralesional en el caso de fístulas, o bien sobre la superficie de lesiones nodulares (terapia fotodinámica convencional).

> **!** El tratamiento adecuado de la HS requiere de un abordaje médico-quirúrgico y multidisciplinar para tratar tanto las lesiones cutáneas como las comorbilidades físicas, mentales y socioeconómicas.

PRONÓSTICO Y SEGUIMIENTO

El pronóstico de la HS viene determinado por la carga genética, los factores ambientales y el estilo de vida del paciente, así como por las complicaciones asociadas durante el seguimiento. Habitualmente, el pronóstico mejora con una intervención terapéutica precoz y empeora cuando hay un retraso diagnóstico y terapéutico. En relación con el seguimiento, se debe tener en cuenta la velocidad de progresión de los pacientes intentando ofrecer seguimientos más estrechos a aquellos pacientes con fenotipos inflamatorios-progresores para no perder la ventana de oportunidad de tratamiento. Idealmente, los pacientes deberían ser visitados en unidades multidisciplinares que integren a distintos especialistas de forma coordinada para el diagnóstico, seguimiento y tratamiento de las comorbilidades asociadas a la HS.

BIBLIOGRAFÍA

Garbayo-Salmons P, Romaní de Gabriel J. New horizons in the medical treatment of hidradenitis suppurativa. Piel. 2023;38(3):155-8.

Martorell A, García FJ, Jiménez-Gallo D, et al. Update on Hidradenitis Suppurative (Part II): Treatment. Actas Dermosifiliogr. 2015;106(9):716-24.

Martorell A, García-Martínez FJ, Jiménez-Gallo D, et al. An Update on Hidradenitis Suppurativa (Part I): Epidemiology, Clinical Aspects, and Definition of Disease Severity. Actas Dermosifiliogr. 2015;106(9):703-15.

Zouboulis CC, Desai N, Emtestam L, et al. European S1 guideline for the treatment of hidradenitis suppurativa/acne inversa. J Eur Acad Dermatol Venereol. 2015;29(4):619-44.

Trastornos de la queratinización folicular y de las glándulas sudoríparas

6

R. Ballesteros Redondo y M. Ballesteros Redondo

TRASTORNOS DE LA QUERATINIZACIÓN FOLICULAR

> **PUNTOS CLAVE**
> - Este grupo de dermatosis tiene un amplio abanico de presentaciones clínicas, y todas se caracterizan por un tapón prominente de queratina dentro del orificio folicular.
> - Se desconoce la causa de las anomalías de la queratinización en la mayoría de estas entidades.
> - Generalmente, se diferencian en función del tamaño, la extensión y la distribución de las lesiones queratósicas, así como por la presencia o ausencia de eritema perifolicular y cicatrización asociada.

Queratosis folicular

Se denomina *queratosis folicular* a la hiperqueratosis del orificio y el infundíbulo foliculares, que conduce a la dilatación de estos y, en ocasiones, a la formación de pápulas foliculares que confieren a la piel un tacto áspero «en papel de lija».

Queratosis folicular común o queratosis pilar

La queratosis folicular común es un trastorno muy frecuente que se caracteriza por pápulas foliculares queratósicas con un halo de eritema o un fondo de eritema irregular, que se localizan sobre todo en las caras laterales de los brazos y muslos y en las mejillas. En casos muy extensos puede afectar también al tronco. El inicio normalmente es en la infancia, sin predilección por sexos, y puede mejorar después de la pubertad. Aun así, en ocasiones puede persistir o desarrollarse durante la edad adulta. Su etiopatogenia no está bien establecida, habiéndose relacionado con un trastorno de la queratinización y del folículo piloso. Lo que sí está claro es que existe cierta predisposición genética, ya que en un 30-50 % de los casos hay antecedentes familiares de queratosis folicular. Es también conocida su asociación con la dermatitis atópica y la ictiosis vulgar.

Se trata de un cuadro asintomático, pero que puede suponer una limitación a nivel estético por el aspecto rugoso de la piel y el eritema asociado. El

61

diagnóstico es eminentemente clínico y fácil de reconocer. Histológicamente, se caracteriza por hiperqueratosis, dilatación del orificio folicular y presencia de tapones córneos, además de un leve infiltrado linfocítico perivascular y perifolicular.

La variante **queratosis folicular rubra** se caracteriza por numerosas pápulas queratósicas foliculares diminutas superpuestas a un eritema confluente prominente. Afecta a las mejillas, la frente, el cuello y la región proximal de las extremidades, y suele persistir tras la pubertad; la presencia de eritema en vez de hiperpigmentación distingue a la queratosis folicular rubra de la eritromelanosis folicular de la cara y el cuello, y la ausencia de atrofia en la queratosis folicular rubra la distingue de la queratosis pilar atrófica.

Eritromelanosis folicular de la cara y el cuello

Es un trastorno poco frecuente que afecta a la parte lateral de las mejillas y, a veces, a las partes laterales del cuello.

Se caracteriza por múltiples pápulas foliculares puntiformes superpuestas con marcado eritema e hiperpigmentación, sin atrofia ni cicatrices, y se presenta a menudo en combinación con queratosis pilar de los brazos y los muslos, siendo más frecuente en las personas de ascendencia asiática.

Liquen espinuloso o queratosis folicular espinulosa

Se trata de una entidad que se caracteriza por múltiples pápulas foliculares queratósicas del color de la piel, y cada una de ellas tiene una espina queratósica. Afecta más al cuello, los hombros y las superficies extensoras de los brazos, así como al abdomen y las nalgas, confiriendo una textura similar a la de un rallador de nuez moscada. Generalmente, no afecta a la cara, a las manos ni a los pies. Las lesiones suelen aparecer repentinamente en brotes, se extienden en 1 semana y luego permanecen estacionarias. El liquen espinuloso idiopático, por lo general, se presenta durante la infancia y la adolescencia, y es asintomático, aunque en algunos pacientes las lesiones son pruriginosas y las placas pueden estar rodeadas de un leve eritema. La espinulosis de la cara (pequeñas espículas queratósicas foliculares en las mejillas) puede ser una manifestación del liquen espinuloso. Histológicamente, el liquen espinuloso se asemeja más a la queratosis folicular.

Queratosis folicular atrófica

El diagnóstico de queratosis folicular atrófica abarca un grupo de entidades, generalmente de origen genético, en las que la hiperqueratosis folicular desencadena una atrofia del folículo, con un resultado variable de alopecia del área afectada y cicatrices deprimidas. Suele afectar predominantemente a niños, presentándose en la cara.

Uleritema ofriógeno o queratosis folicular atrófica de la cara

Es la forma de queratosis folicular atrófica de inicio en las cejas, con afectación variable de la frente, las sienes y las mejillas. Suele manifestarse en la primera infancia y, por lo general, remite en la adolescencia. Cursa con eritema y pápulas foliculares hiperqueratósicas que progresivamente presentan alopecia cicatricial de la parte lateral de las cejas, y puede asociar queratosis folicular común de las áreas típicas.

La mayoría de los casos son esporádicos, aunque hay casos de herencia autosómica dominante.

Se han descrito asociaciones ocasionales con el síndrome de Noonan, el síndrome cardiofaciocutáneo, el pelo lanoso y el síndrome de Cornelia de Lange.

Atrofodermia vermiculada

Esta entidad tiene inicio en las mejillas y característicamente produce depresiones cutáneas en panal debido a la atrofia folicular. Comienza en la infancia y se caracteriza por un eritema difuso asociado a la formación de tapones córneos foliculares que se inician de forma simétrica en las mejillas y pueden extenderse a la zona preauricular, las orejas y la frente. Por tanto, la oclusión folicular desencadena una inflamación crónica que desemboca en un fenómeno de atrofia en forma de depresiones en un patrón vermiculado (aspecto «carcomido» o «de panal»). Suele respetar las cejas, las pestañas y el cuero cabelludo. La enfermedad sigue un curso progresivo y en general responde mal al tratamiento.

Puede presentarse como una manifestación cutánea aislada, aunque existen casos que forman parte de desórdenes genéticos más complejos, como el síndrome de Rombo o el síndrome de Loeys-Dietz, o asociada a cataratas congénitas ipsilaterales. Histológicamente, se manifiesta como atrofia de la epidermis y la unidad pilosebácea, dilatación capilar y esclerosis dérmica.

Queratólisis folicular espinulosa decalvante

Es un raro trastorno hereditario vinculado al cromosoma X, aunque también se han descrito casos de herencia autosómica dominante o esporádicos. Afecta principalmente a varones, aunque también se han descrito casos en mujeres. Se trata de una anomalía de la queratinización del folículo piloso con alteraciones oculares que puede asociar queratodermia palmoplantar. Recientemente, se ha descrito la mutación en el gen *MBTPS2* como causante de queratosis folicular espinulosa decalvante. El trastorno se inicia en la lactancia con queratosis folicular del cuero cabelludo, que pronto se manifiesta también en las cejas y pestañas, y en el dorso de las manos y los dedos. La enfermedad progresa en años a atrofia folicular con alopecia cicatricial de las áreas afectadas, en general parcheada, siendo excepcional la alopecia completa. Otros hallazgos cutáneos asociados con este cuadro incluyen queratodermia palmoplantar, hipertrofia de las cutículas e hiperqueratosis del talón y las rodillas. Las manifestaciones oculares incluyen blefaritis, queratitis, distrofia corneal o fotofobia. Los hallazgos histológicos son similares a los de otras formas de queratosis folicular atrófica: hiperqueratosis y un grado variable de atrofia folicular junto con inflamación perifolicular y perivascular.

Tratamiento

La evidencia científica para el tratamiento de la queratosis folicular y sus variantes es escasa, habiéndose descrito varias opciones de tratamiento. No existe la monoterapia eficaz. En general, los tratamientos consisten en combinaciones de varios de ellos, encaminados al reblandecimiento de los depósitos duros de queratina. Entre las opciones terapéuticas encontramos:

- Lociones emolientes.
- Exfoliantes tópicos (que contengan ácido láctico, ácido salicílico o urea).
- Corticoides tópicos (de baja o media potencia) o inhibidores de la calcineurina.
- Retinoides tópicos, como el tazaroteno, o sistémicos, que pueden ser útiles en algunos casos.
- *Peelings* químicos o mecánicos y microabrasiones.

Se han descrito también casos tratados con varios láseres con resultados variables, incluyendo *pulsed dye laser* (PDL), alejandrita, diodo y láser fraccional de dióxido de carbono. En cuanto al tratamiento de la eritromelanosis folicular de la cara y el cuello, también se han utilizado hidroquinona y metronidazol tópicos, además de recomendarse medidas de fotoprotección solar. Las opciones de tratamiento para la queratosis folicular atrófica son relativamente similares a las de la queratosis folicular común, pudiéndose utilizar también trasplantes capilares para mejorar la alopecia.

Es importante recordar que un correcto trato de la piel y una buena higiene ayudan a mejorar los síntomas. Las recomendaciones van dirigidas a mantener una adecuada humedad en la piel; por ejemplo, evitar una excesiva fricción al secar la piel, incluso es recomendable dejar esta un poco húmeda, tras el secado. Se recomienda cambiar los hábitos de ducha; por ejemplo, limitar el tiempo de esta (no más de 10-15 minutos) y utilizar agua tibia. Además, se aconseja el uso de cremas hidratantes tras el baño.

TRASTORNOS DE LAS GLÁNDULAS SUDORÍPARAS ECRINAS Y APOCRINAS

PUNTOS CLAVE

- Sudoración excesiva.
- La hiperhidrosis primaria es el tipo más frecuente y afecta generalmente a las palmas de las manos, las plantas de los pies y/o las axilas.
- La hiperhidrosis secundaria se debe a un trastorno subyacente (por ejemplo, síndrome genético, infección, tumor) o a fármacos y puede ser localizada o generalizada.

Existen tres tipos de glándulas sudoríparas en la piel:

- Ecrinas: son las más numerosas; entre 1,5 y 4 millones de glándulas ecrinas se distribuyen por toda la superficie cutánea, con una mayor concentración en las palmas de las manos, las plantas de los pies, las axilas y la región facial. Se activan por estímulos emocionales y térmicos y son necesarias para la termorregulación. La inervación depende de fibras simpáticas posganglionares, que utilizan acetilcolina como principal neurotransmisor.
- Apocrinas: son poco numerosas, de tamaño grande y se localizan en zonas cutáneas de alto contenido piloso como las axilas, las regiones anogenital y periumbilical, la areola, el pezón, el bermellón labial, el conducto auditivo externo y el párpado. Producen el olor característico de estas zonas, se activan durante la pubertad y están reguladas por fibras nerviosas adrenérgicas.
- Apoecrinas: localizadas de forma exclusiva en la axila, muestran características intermedias de las anteriores.

Hiperhidrosis

La hiperhidrosis es la producción de sudor en cantidades superiores a las que se necesitan fisiológicamente para la termorregulación. Habitualmente, es un trastorno crónico primario (idiopático), pero puede ser secundario a enfermedades subyacentes o fármacos. Se denomina *generalizada* cuando afecta a toda superficie corporal y *focal* si se limita a zonas concretas. También puede ser unilateral o bilateral, simétrica y asimétrica.

La sudoración térmica es una respuesta fisiológica de las glándulas ecrinas al aumento de temperatura corporal y se considera normal cuando es proporcional al calentamiento del cuerpo. Suele ser generalizada, asocia vasodilatación y puede aparecer en cualquier momento del día, incluso durante el sueño. Por el contrario, la hiperhidrosis emocional habitualmente es localizada, afecta sobre todo a las axilas, las palmas y las plantas, asocia vasoconstricción (que causa que las manos y los pies estén fríos) y no aparece durante el sueño o la sedación.

La hiperhidrosis corporal es un problema muy generalizado en la sociedad, afecta al 1-5 % de la población, es igual de frecuente en hombres y mujeres, y su prevalencia de edad oscila entre los 20 y los 55 años.

Hiperhidrosis primaria

> ❗ La hiperhidrosis se debe al aumento de la estimulación cortical, se produce solo durante el día y cede por la noche. Los pacientes están por lo demás sanos. Hasta el 80 % de las personas afectadas tienen antecedentes familiares de hiperhidrosis.

La hiperhidrosis primaria, el tipo más frecuente de hiperhidrosis, se define como sudoración excesiva en áreas localizadas (generalmente, palmas, plantas y/o axilas) de forma bilateral y simétrica, y no se asocia a un trastorno sistémico.

Tabla 6-1. Criterios para el diagnóstico de la hiperhidrosis primaria
1. Sudoración excesiva, visible y focal
2. Presente durante al menos 6 meses
3. No hay causas secundarias evidentes
4. Al menos dos de los siguientes: • Bilateral y simétrica • Afecta negativamente a las actividades de la vida diaria • Al menos un episodio a la semana • Edad de inicio < 25 años • Antecedentes familiares positivos • Se detiene durante el sueño

Afecta por igual a hombres y mujeres de todas las razas. En la **tabla 6-1** se enumeran los criterios de diagnóstico.

Una emoción intensa o el estrés pueden provocar sudoración en cualquier persona. Es más frecuente en las palmas, las plantas o las axilas, y también puede afectar a la cara, especialmente la frente y el labio superior cutáneo.

La hiperhidrosis primaria clínicamente significativa se produce en dos patrones principales: palmoplantar y axilar, que pueden coexistir, aunque generalmente predomina uno de los dos. La hiperhidrosis palmoplantar suele iniciarse en la infancia, mientras que la hiperhidrosis axilar habitualmente se desarrolla en la pubertad o poco después, generalmente presente a los 25 años de edad. La hiperhidrosis primaria se observa tanto en entornos fríos como calurosos. Es característico el curso crónico e incesante, con poca o ninguna variación asociada a la edad, la enfermedad o el estado hormonal.

La hiperhidrosis palmoplantar es la forma más frecuente de hiperhidrosis primaria y afecta a alrededor del 50-60 % de los pacientes. Se observa sudoración en toda la palma y la planta, así como en las caras laterales, las puntas y la piel dorsal distal de los dedos. Claramente, puede tener un impacto en la calidad de vida (**e-Fig. 6-1**).

La hiperhidrosis axilar es la segunda forma más frecuente de hiperhidrosis primaria y afecta al 30-50 % de los pacientes. Excepcionalmente, una axila puede ser hiperhidrótica mientras que la axila opuesta es hipohidrótica o prácticamente anhidrótica. No suele producirse olor (bromhidrosis axilar); las cantidades excesivas de sudor ecrino posiblemente aclaran o diluyen las gotas de sudor apocrino y las bacterias que causan olor.

Hiperhidrosis secundaria

La hiperhidrosis secundaria está causada por otro trastorno sistémico o asociada a él. Puede ser localizada o generalizada. Existen muchas causas, que se dividen en categorías según el origen del impulso neural que dirige la respuesta: cortical, hipotalámico, bulbar, de la médula espinal o local. Algunos fármacos también se asocian a hiperhidrosis.

Trastornos asociados a hiperhidrosis cortical (emocional)

La sudoración aislada de las palmas y las plantas de debe principalmente a la excitación cortical por estímulos emocionales o sensitivos. Existen varios trastornos de la cornificación y otras genodermatosis que se asocian a hiperhidrosis. También los pacientes con neuropatías autónomas hereditarias pueden presentar hiperhidrosis cortical.

- **Asociada a trastornos de la queratinización.** Queratodermias palmoplantares, paquioniquia congénita e ictiosis epidermolítica.
- **Asociada a otras genodermatosis.** Epidermólisis ampollosa simple, disqueratosis congénita, síndrome uña-rótula.
- **Asociada a neuropatías sensitivas y autónomas hereditarias.** Disautonomía familiar o síndrome de Riley-Day, disautonomía autónoma congénita con pérdida de dolor universal, neuropatía sensitiva congénita.

Hiperhidrosis hipotalámica

Puede ser:

- **Fisiológica o termorreguladora.** Disipación de la temperatura corporal.
- **Patológica.** La hiperhidrosis hipotalámica puede acontecer tanto de día como de noche (la cortical emocional es siempre diurna, con cese característico durante la noche). Las causas son múltiples, entre las que destacan: farmacológicas, infecciosas (enfermedad febril, tuberculosis, brucelosis, etc.), metabólicas (hiperpituitarismo, hipertiroidismo, etc.), vasomotoras, neurológicas y otras como feocromocitoma, síndrome carcinoide, linfoma, etc.

Hiperhidrosis bulbar o gustativa

Los receptores del gusto localizado en la boca son el origen de los impulsos aferentes que estimulan la sudoración:

- **Hiperhidrosis bulbar fisiológica.** Sudoración localizada en zonas de la cara minutos después de la ingesta de comidas o bebidas muy condimentadas o fuertes.
- **Hiperhidrosis bulbar patológica.** Se produce cuando los nervios para el sudor, debido a una alteración, se conectan erróneamente con los nervios para la salivación. Hay tres tipos diferentes:
  - Lesión local o enfermedad de la glándula parótida. Pocas semanas o meses después de una intervención quirúrgica, traumatismo, absceso o cualquier enfermedad (herpes zóster). Las fibras nerviosas del simpático y parasimpático se transponen al reconectarse. Al experimentar una estimulación salival al comer, beber o incluso masticar, se produce vasodilatación y sudoración en la mejilla y en la piel adyacente del cuello. En ocasiones, también se acompaña de dolor localizado unilateral. Se conoce como síndrome auriculotemporal o de Frey, y está presente en más del 40 % de los pacientes

sometidos a cirugía de parótida. Los estímulos salivales inducen ahora sudoración sobre la barbilla y la línea mandibular inferior.

– Ciertos trastornos del sistema nervioso central (siringomielia o encefalitis).
– Traumatismo o alteración del tronco torácico simpático. Ocurre en cualquier trastorno que dañe el nervio vago y el tronco simpático, que se encuentran en íntimo contacto en el tórax (simpatectomía, carcinoma de pulmón, aneurisma de la subclavia, tiroidectomía, osteoma de la espina dorsal, etc.).

Hiperhidrosis espinal

Sección medular transversal completa o parcial, como en la tabes dorsal y la siringomielia. Siempre es patológica. En un primer momento, se produce anhidrosis frente a la estimulación térmica por debajo del nivel de la sección. Posteriormente, aparecen episodios de sudoración segmentaria con diferentes patrones, acompañados en muchas ocasiones por otras respuestas autónomas, sensitivas y motoras. Se inician brotes de «sudoración refleja en masa», son impredecibles en cuanto a su comienzo y duración, y generan importantes molestias al paciente. Se muestran en la piel situada por debajo del nivel de la interrupción medular y suelen ser más intensas y más frecuentes en los segmentos cercanos al nivel de la sección transversal. No aparece en secciones por debajo de T8 a T10.

Puede existir otro tipo de alteración en la sección a la altura de T6 o por encima de este nivel denominada *disreflexia autonómica,* caracterizada por ataques de sudoración por encima del nivel de la sección acompañados de dolor de cabeza, hipertensión, rubor facial, bradicardia o taquicardia, piloerección y parestesias.

Además, en la piel perilesional (4 cm de diámetro) de algunas alteraciones cutáneas inflamatorias es posible apreciar sudoración.

Hiperhidrosis no neural

Se produce por estimulación directa de las glándulas ecrinas. Puede ser:

- **Intrínseca** (alteraciones en el flujo sanguíneo —aumentado— o glándulas sudoríparas). Nevo organoide y sudoríparos, síndrome de Maffucci, fístula arteriovenosa, síndrome de Klippel-Trénaunay o tumores glómicos, entre otros.
- **Extrínseca.** Calor local y fármacos.

Hiperhidrosis compensatoria

Existe un funcionamiento coordinado de las glándulas ecrinas del organismo. Así, las glándulas sudoríparas de una zona se vuelven hiperactivas en un intento de compensar la hipohidrosis o la anhidrosis en otra. Las formas clínicas más conocidas en las que se produce este fenómeno son:

- **Miliaria.** Generalmente, la miliaria rubra o profunda produce hiperhidrosis compensatoria de la cara.

- **Diabetes mellitus.** La alteración del sistema nervioso autónomo debido a la neuropatía periférica suele causar hipohidrosis o anhidrosis de la piel afectada, especialmente en las piernas. En este caso, se produce un aumento de la sudoración térmica en el tronco.
- **Postsimpatectomía cervicodorsal.** Suele producirse hiperhidrosis térmica en el tronco.

Evaluación del paciente con hiperhidrosis

> **!** Es importante diferenciar la hiperhidrosis primaria de la secundaria. La hiperhidrosis puede documentarse con métodos colorimétricos y gravimétricos.

Deben realizarse una historia clínica completa y un examen físico exhaustivo para su evaluación, que permitirán al médico diferenciar entre hiperhidrosis primaria focal e hiperhidrosis secundaria generalizada. La exploración clínica de órganos y sistemas debe ser completa para descartar cualquier tipo de hiperhidrosis secundaria y documentar posibles contraindicaciones para algunos tipos de tratamiento. Los síntomas asociados como la fiebre, los sudores nocturnos, la pérdida de peso, las linfadenopatías, la cefalea o las palpitaciones deben alertar para investigar más a fondo la existencia de posibles causas secundarias.

El examen físico debe estar dirigido (además de para descartar cualquier posibilidad de hiperhidrosis secundaria) para tratar de confirmar el patrón de distribución del exceso de sudor. Dado que no existe una práctica bien establecida ni una definición cuantitativa de hiperhidrosis, es razonable aplicar una escala de gravedad para diagnosticar esta alteración en las personas que aprecien sudoración excesiva que interfiera en las actividades de la vida diaria.

La técnica del yodo-almidón de Minor es una prueba simple como método cualitativo para estimar el volumen de producción de sudor. La técnica también ayuda a definir las regiones hiperhidróticas de la superficie corporal antes de establecer cualquier tratamiento. Esta prueba también es útil para identificar la persistencia de zonas de sudor tras tratamientos como la aplicación de toxina botulínica. Antes de practicar la prueba se debe limpiar y secar cuidadosamente la zona corporal en la que se va a llevar a término; primero se aplica una solución del 1-5 % de yodo en alcohol, que se deja secar al aire libre, y a continuación se espolvorea almidón de maíz sobre la zona que se va a analizar. El almidón y el yodo, en presencia de sudor, producen una reacción que provoca la aparición de unos sedimentos de color púrpura. Así, el área de coloración violeta identifica el orificio de las glándulas sudoríparas.

Hay disponibles otros métodos de evaluación cuantitativos. Para documentar la cantidad de sudor producida pueden hacerse mediciones gravimétricas (con un papel de filtro que se pesa antes y después de aplicarlo a la piel) y evaporativas (con un dispositivo que evalúa la pérdida de vapor de agua en la piel) en localizaciones palmoplantares o axilares. La termografía infrarroja es otro método para evaluar la función de las glándulas sudoríparas, que permite la comparación entre las áreas anatómicas e incluso las glándulas individuales.

Tabla 6-2. Hyperhidrosis Disease Severity Scale	
	Nivel 1
Mi sudoración es tolerable, pero a veces interfiere en mis actividades diarias	**Nivel 2**
Mi sudoración es apenas tolerable y frecuentemente interfiere en mis actividades diarias	**Nivel 3**
Mi sudoración es intolerable y siempre interfiere en mis actividades diarias	**Nivel 4**

Escalas de calidad de vida específicas

Para valorar la gravedad de la hiperhidrosis se utiliza la Hyperhidrosis Disease Severity Scale (**Tabla 6-2**), basada en la sensación subjetiva del propio paciente sobre la repercusión de la hiperhidrosis en las actividades diarias. Consta de cuatro niveles. Con esta escala se puede valorar, además, la utilidad de un tratamiento, consiguiendo en los mejores resultados llegar al nivel 1.

Tratamiento de la hiperhidrosis

> **!** Las opciones de tratamiento para la hiperhidrosis incluyen cloruro de aluminio tópico, fármacos orales (anticolinérgicos, bloqueantes α o β, agonistas α_2-adrenérgicos), onabotulinumtoxina A, iontoforesis, tratamiento por microondas e intervenciones quirúrgicas.

Tratamiento de la hiperhidrosis generalizada

Lo principal es el tratamiento de la enfermedad de base. Se usan los **anticolinérgicos orales**, que reducen la sudoración en la mayoría de los pacientes. El fármaco con el que se tiene más experiencia es la oxibutinina, aunque se usa también el glicopirrolato. Cuando se necesitan dosis altas para controlar la hiperhidrosis, suelen aparecer efectos secundarios como xeroftalmía y xerostomía, principalmente, y en menor medida insomnio, cambios de estado mental, palpitaciones, visión borrosa, retención urinaria e hipertensión. Se inicia con dosis bajas, 1,25-5 mg cada 24 horas, que se puede aumentar hasta 15 mg cada 24 horas. La dosis máxima más empleada suele ser de 10 mg al día, siendo necesarias esas dosis en épocas de más calor, como el verano. También se han utilizado con cierto éxito la clonidina, la fenoxibenzamina, el propranolol y el clonazepam.

Tratamiento de la hiperhidrosis localizada

Las opciones de tratamiento disponibles para la hiperhidrosis se describen en la **tabla 6-3**. Los principales productos tópicos son los **antitranspirantes** y los **desodorantes**;

Tabla 6-3. Tratamiento de la hiperhidrosis localizada

Hiperhidrosis craneofacial

Tratamiento	Dosis recomendada y frecuencia

Primera línea:
1. Cloruro de aluminio hexahidratado
Segunda línea:
2. Anticolinérgicos orales:
    2.1. Oxibutinina
    2.2. Glucopirrolato
3. Toxina botulínica A
	1. 6-20 % en etanol anhidro. Aplicar por la noche, 3 o 4 noches consecutivas y posteriormente 1 o 2 veces por semana. Hidrocortisona si irritación
	    2.1. Cápsulas de 5 mg. Comenzar con 2,5 mg/día 1 semana e ir subiendo 2,5 mg semanalmente hasta la dosis efectiva. Dosis usual efectiva: 5-15 mg diarios
	    2.2. Cápsulas de 1-2 mg. Comenzar con 1 mg/día. Subir 1 mg/día hasta la dosis efectiva. Dosis usual efectiva: 1-4 mg diarios
	3. Aplicar anestésico tópico la noche antes en oclusión. Delimitar la zona de sudoración. La zona de tratamiento suele ser una banda por delante de la línea de implantación capilar. Repetir sesiones cada 4 a 12 meses

Hiperhidrosis axilar

Tratamiento	Dosis recomendada y frecuencia

Primera línea:
1. Cloruro de aluminio hexahidratado
Segunda línea:
2. Toxina botulínica A
3. Glicopirronio tópico. Axhidrox®
4. Termólisis por microondas. MiraDry®
5. Anticolinérgicos orales
    5.1. Oxibutinina
    5.2. Glucopirrolato
6. Ablación quirúrgica local
7. Simpatectomía torácica endoscópica
	1. 6-35 % en etanol anhidro (misma posología que la indicada en la primera sección)
	2. Crema anestésica la noche antes en oclusión y 30-60 min antes de la intervención. Se delimita la zona y se divide en recuadros de 1-2 cm y se administra con inyecciones intradérmicas, con jeringas de 1 mL y aguja de 30 G, administrando 0,1 mL en cada recuadro. Dosis habitual de 50 UI de toxina botulínica por axila
	3. Dos pulsaciones por axila por la noche durante 1 mes y después 2 veces/semana. Apto para embarazadas
	4. Dos sesiones de tratamiento, separadas entre sí un mínimo de 3 meses
	5. Misma posología que la indicada en la primera sección
	6. Tras localizar el área principal de sudoración con técnicas de yodo-almidón, se extirpa
	7. Cirugía torácica

(Continúa)

Tabla 6-3. Tratamiento de la hiperhidrosis localizada *[cont.]*

Hiperhidrosis palmoplantar

Tratamiento	Dosis recomendada y frecuencia

Primera línea:
1. Cloruro de aluminio hexahidratado
2. Iontoforesis
Segunda línea:
1. Toxina botulínica A
2. Anticolinérgicos orales:
  • Oxibutinina
  • Glucopirrolato
3. Simpatectomía torácica endoscópica
	1. 20-50 % en etanol anhidro (misma posología que la indicada en la primera sección)
	2. Con agua de grifo, de 15 a 20 min, 3 o 4 veces/semana. Tras 6 o 10 tratamientos, repetir cada 1 o 4 semanas
	3. Bloqueo troncular regional previo de nervios mediano, cubital y radial a la altura de la muñeca. Se delimita la zona y se divide en recuadros de 1-2 cm y se administra con inyecciones intradérmicas, con jeringas de 1 mL y aguja de 30 G, administrando 0,1 mL en cada recuadro, salvo en la eminencia tenar (0,05 mL). Dosis habitual: 100 UI de toxina botulínica por palma/planta
	4. Misma posología que la indicada en la primera sección
	5. Cirugía torácica

estos últimos tienen en su composición sustancias antimicrobianas, mientras que ambos contienen fragancias que enmascaran el olor. El principal ingrediente activo de los antitranspirantes tópicos son las sales de aluminio, que se depositan dentro del conducto sudoríparo y lo bloquean temporalmente. Deben aplicarse en las superficies secas durante la noche, cuando disminuye la sudoración. La oclusión aumenta la penetración de las sales. Se recomienda su aplicación de tres a cinco noches consecutivas, y después de una a dos veces a la semana según sea necesario para controlar la sudoración. La piel tratada puede lavarse a la mañana siguiente. La dermatitis de contacto irritativa y la quemazón son efectos secundarios frecuentes, en particular en las mujeres que se depilan las axilas y cuando las concentraciones de sales son elevadas, pudiéndose tratar con corticoide tópico.

Los **anticolinérgicos tópicos** como el glicopirrolato a dosis del 1-2 % se han usado con éxito en hiperhidrosis craneofacial, y también en la axilar y la palmoplantar. Recientemente, se ha comercializado glicopirronio tópico en pulsación crema (Axhidrox®) para la hiperhidrosis axilar primaria grave en adultos, que no es apto para su uso en otras zonas del cuerpo.

Los **anticolinérgicos orales** como la oxibutinina también se usan en hiperhidrosis localizada.

La **iontoforesis** con agua del grifo durante 20 minutos de dos a tres veces por semana es útil para localizaciones accesibles como las palmas y las plantas. No se conoce el mecanismo de acción, pero se cree que favorece la obstrucción del conducto sudoríparo en el estrato córneo. Los efectos secundarios son mínimos y consisten en hormigueo en la piel durante el tratamiento. Está contraindicado en portadores de marcapasos, embarazadas, portadores de prótesis metálicas o dispositivos intrauterinos.

La **toxina botulínica A** impide la liberación de acetilcolina de las neuronas colinérgicas. La inyección en la piel hiperhidrótica produce casi anhidrosis durante 4-6 meses. Los efectos secundarios, si los hay, son de corta duración. Se ha observado debilidad muscular, especialmente de los músculos intrínsecos de las manos y los pies, que se resuelve espontáneamente en 2-5 semanas. No se ha observado hiperhidrosis compensatoria (**e-Fig. 6-2**).

Puede realizarse la termólisis de las glándulas sudoríparas con técnicas de láser de Nd:YAG o microondas. Los dispositivos basados en microondas presentan una selectividad relativa por la dermis rica en agua y las glándulas sudoríparas. MiraDry® es un aparato aprobado por la Food and Drug Administration estadounidense para tratar la hiperhidrosis y la bromhidrosis axilar. Este dispositivo, mediante microondas, realiza un calentamiento selectivo de la interfase entre la piel y la grasa subyacente donde residen las glándulas sudoríparas, produciendo la destrucción de las glándulas ecrinas y apocrinas, que son reemplazadas por fibrosis. El procedimiento se debe realizar bajo anestesia tumescente. Está contraindicado en hidrosadenitis, ya que puede inducir un brote inflamatorio. Como efectos secundarios transitorios cabe mencionar hematoma, edema, dolor, nódulos o alteración de la sensibilidad local (**e-Fig. 6-3**).

Puede ofrecerse el tratamiento quirúrgico cuando han fracasado otras modalidades terapéuticas.

La **extirpación de las glándulas sudoríparas** suele ser eficaz para la enfermedad axilar, pero la resección de toda la piel de la axila provoca cicatrices importantes. Sin embargo, con esta forma de cirugía local no se produce hiperhidrosis compensatoria.

La **simpatectomía cervicotorácica endoscópica** obtiene una tasa de éxito del 95 %, con una índice de recaídas del 0-16 %. Entre las complicaciones agudas (< 2 %) se encuentran: neumotórax, hemotórax, sangrado de vasos intercostales, atelectasias, neumonía, infección de la herida y dolor intercostal persistente. Sin embargo, el principal problema lo constituyen las complicaciones a largo plazo, que alcanzan un 90 % en algunas series, siendo las más importantes el síndrome de Horner, la hiperhidrosis gustatoria y la compensatoria (89 % de los casos).

Hipoanhidrosis

Consiste en la falta de transpiración y constituye una amenaza para la supervivencia, ya que produce formas leves o más graves de síndromes de estrés por calor o incluso la muerte. Provoca una elevación de la temperatura, y siempre hay que tenerla en cuenta como una posible causa de fiebre de origen desconocido. Ante la sospecha clínica, siempre hay que realizar la biopsia de un área representativa. Existen tres grandes categorías etiológicas:

- **Central y neuropática.** Se produce por la alteración o interrupción de la inervación en cualquier nivel desde los centros de sudoración en el cerebro hasta las glándulas sudoríparas. Existen numerosas causas de hipohidrosis central y neuropática: enfermedades o tumores del hipotálamo, puente, médula, columna vertebral, ganglios simpáticos, nervios simpáticos (degeneración en enfermedades como lepra, amiloidosis, alcoholismo, diabetes, gota), síndromes degenerativos, síndrome de Horner, fármacos.

- **Alteraciones glandulares:**
  - Trastornos genéticos: displasias ectodérmicas, incontinencia pigmentaria, enfermedad de Fabry, síndrome de Bazex.
  - Defectos adquiridos de las glándulas: piel senil, enfermedades cutáneas destructivas, infiltrativas o inflamatorias, fármacos y tóxicos químicos.
  - Obstrucción de los conductos sudoríparos: causa más frecuente. Miliaria, ictiosis, psoriasis, dermatosis eccematosas, enfermedades ampollosas. Fármacos como el aluminio tópico y las sales de zirconio aplicadas en oclusión y con glutaraldehído, formaldehído e iontoforesis de agua destilada.
- **Idiopáticas o indeterminadas.** Recién nacidos (prematuros, hasta que los centros nerviosos maduran), daño tisular por radiación calórica local o presión (escayola), deshidratación, sustancias tóxicas o venenos, enfermedades sistémicas (cáncer visceral, uremia, cirrosis, cetoacidosis diabética) y enfermedades hereditarias poco frecuentes (enfermedad de Fabry, etc.).

Bromhidrosis ecrina u olor característico del sudor ecrino

Suele estar causada por la maceración del estrato córneo y la degradación bacteriana de la queratina:

- **Queratinogénica.** Sudoración y maceración de la piel.
- **Metabólicas.** Fenilcetonuria (olor a ratón), deficiencia de metionina adenosiltransferasa (olor a repollo cocido), síndrome de malabsorción de metionina (olor a cerveza), trimetilaminuria (olor a pescado).
- **Exógena.** Alimentos (ajo, espárragos, etc.), fármacos y compuestos químicos.

Cromhidrosis ecrina o sudoración ecrina coloreada

Contaminación del sudor incoloro por un cromógeno, como un colorante (pinturas, ropa, etc.), pigmento de un microorganismo (*Piedraia* o *Corynebacterium*), fármacos (rifampicina o clofamizimina) y otras sustancias químicas.

Enfermedad por retención de sudor: miliaria

Afecta hasta al 60 % de los recién nacidos y su prevalencia disminuye con la edad. Está presente en el 70-90 % de los adultos en ambientes de calor y humedad crónicos y extremos. El manejo de todos los tipos consiste en situar al paciente en un ambiente fresco y seco, y utilizar preparados de almidón de maíz y otros polvos ligeros que absorben la humedad o evitan la maceración, lanolina tópica que evita el desarrollo de miliaria profunda y en casos complicados corticoides o antibióticos tópicos. Existen tres tipos:

- **Cristalina.** Localizada en el estrato córneo. Son vesículas de 1 mm, no pruriginosas, claras y frágiles. Más frecuentes en neonatos y el resto de la población en climas calurosos. Se centra sobre todo en la cara y el tronco.
- **Rubra.** Afecta a la mitad de la epidermis. Son pápulas de 1-3 mm, pruriginosas, eritematosas. Puede haber pústulas (miliaria pustulosa). Es más frecuente en neonatos y en el resto de la población en climas calurosos. Se observa en el cuello y la parte superior del tronco (**e-Fig. 6-4**).
- **Profunda.** Afecta a la unión dermoepidérmica. Pápulas blancas de 1-3 mm, no pruriginosas. Se produce en adultos en climas calurosos, con frecuencia con brotes múltiples de miliaria rubra. Se centra sobre todo en el tronco y las extremidades proximales.

Enfermedades de las glándulas apocrinas: enfermedad de Fox-Fordyce o miliaria apocrina

Alteración crónica y pruriginosa causada por la obstrucción de las glándulas sudoríparas apocrinas. Afecta a mujeres entre los 15 y los 35 años. Se manifiesta en forma de pápulas foliculares monomorfas, del color de la piel, en la axila y en la piel anogenital y periareolar, y menos frecuentemente en la parte media de los muslos, el ombligo y la región esternal. Se observa escasez de pelo en las áreas afectadas. Suele remitir espontáneamente tras la menopausia. El tratamiento es difícil, aunque existen diferentes opciones: corticoides tópicos, tretinoína tópica, pimecrólimus, clindamicina, anticonceptivos orales, isotretinoína, terapia con psoraleno y radiación ultravioleta de longitud de onda A, electrocoagulación, extirpación, etc. (**e-Fig. 6-5**).

BIBLIOGRAFÍA

Liu V, Farshchian M, Potts GA. Management of Primary Focal Hyperhidrosis: An Algorithmic Approach. J Drugs Dermatol. 2021;20(5):523-8.

Lowe N, Naumann M, Eadie N. Treatment of hyperhidrosis with Botox (onabotulinumtoxinA): Development, insights, and impact. Medicine (Baltimore). 2023;102(S1):e32764.

Nawrocki S, Cha J. The etiology, diagnosis, and management of hyperhidrosis: A comprehensive review: Etiology and clinical work-up. J Am Acad Dermatol. 2019;81(3):657-66.

Nawrocki S, Cha J. The etiology, diagnosis, and management of hyperhidrosis: A comprehensive review: Therapeutic options. J Am Acad Dermatol. 2019;81(3):669-80.

Wang JF, Orlow SJ. Keratosis Pilaris and its Subtypes: Associations, New Molecular and Pharmacologic Etiologies, and Therapeutic Options. Am J Clin Dermatol. 2018;19(5):733-57.

Introducción a la tricología. Alopecias

7

V. Cabezas y V. Velasco

PUNTOS CLAVE

- La tricología es la rama de la dermatología que se encarga del estudio de las alopecias y las alteraciones del cuero cabelludo.
- Debe diferenciarse entre el efluvio, que hace referencia a la caída capilar, y la alopecia, que implica una pérdida de densidad capilar.
- Las alopecias se clasifican fundamentalmente en no cicatriciales, siendo la más frecuente la alopecia androgenética, y las cicatriciales, de las cuales la más habitual es la alopecia frontal fibrosante.
- Dentro de las técnicas diagnósticas en tricología, la tricoscopia se posiciona como la herramienta no invasiva más importante en la valoración de las alopecias.

INTRODUCCIÓN

La tricología es una rama de la dermatología que se especializa en el estudio y tratamiento de los trastornos del cabello y el cuero cabelludo.

CICLO CAPILAR

El ciclo folicular es el proceso por el cual el cabello crece, se desarrolla y se renueva de manera continua. Este ciclo se divide en tres fases principales:

- Fase anágena o de crecimiento: aproximadamente el 85-90 % del cabello en el cuero cabelludo se encuentra en esta fase, que tiene una duración de 2-7 años.
- Fase catágena: es una fase de transición breve que marca el final del crecimiento activo del cabello, dura aproximadamente 2-3 semanas y solo alrededor del 1-3 % del cabello se encuentra en esta etapa.
- Fase telógena o de reposo: alrededor del 10-15 % del cabello en el cuero cabelludo se encuentra en esta fase, y su duración es de 2-3 meses.

Después de la fase telógena, el cabello se desprende y uno nuevo comienza a crecer en su lugar, marcando el inicio de un nuevo ciclo folicular. Es normal que se caigan alrededor de 50-100 cabellos al día como parte de este ciclo.

HERRAMIENTAS DIAGNÓSTICAS EN TRICOLOGÍA

Las herramientas diagnósticas en tricología pueden clasificarse en:

- No invasivas: anamnesis, exploración física y tricológica, fotografía y tricoscopia.
- Seminvasivas: tricograma, microscopia electrónica, fototricograma y analítica de sangre.
- Invasivas: biopsia cutánea.

La **tricoscopia** es un método no invasivo de diagnóstico utilizado en tricología para examinar y analizar el cabello y el cuero cabelludo a nivel microscópico. Esta debe realizarse sobre las áreas de pérdida de densidad capilar, en primer lugar en seco para valorar la descamación y la hiperqueratosis perifolicular, y a continuación con líquido de inmersión para valorar los patrones vasculares.

Esta técnica ha desplazado a la **biopsia cutánea** en gran medida, de forma que esta se realiza en pocos casos, sobre todo en aquellos en los que se sospecha una alopecia cicatricial. La muestra debe obtenerse de la zona donde se sospeche actividad (generalmente guiada por tricoscopia) e incluirá grasa subcutánea para abarcar el folículo en su totalidad. Deben tomarse, en la medida de lo posible, dos muestras para corte horizontal y otro transversal.

EFLUVIOS

El término *efluvio* procede del latín *effluvium* y significa «desprender» o «soltar». En tricología, hace referencia a un recambio acelerado del ciclo capilar, que provoca una mayor caída de cabello que la considerada fisiológica (entre 100 y 150 pelos/día).

Según la fase del ciclo que esté alterada, hay que diferenciar entre dos tipos de efluvio: telógeno y anágeno.

Efluvio anágeno

Efluvio anágeno agudo

Se produce por una detención del crecimiento de los folículos en fase anágena, lo cual da lugar a una caída difusa y prácticamente total del cabello. La causa fundamental en nuestro medio es medicamentosa (tratamientos quimioterápicos).

Efluvio anágeno crónico

Corresponde a una enfermedad típica de la edad escolar (síndrome del cabello en anágeno suelto) en la que hay una insuficiente adhesión del tallo piloso al folículo, produciéndose un desprendimiento fácil del cabello con la tracción.

Efluvio telógeno

Efluvio telógeno agudo

Se produce por el paso sincronizado y prematuro de numerosos folículos pilosos de fase anágena a fase telógena que provoca su caída tras aproximadamente 3-4 meses de la exposición al desencadenante.

Las causas más habituales son: cirugías, infecciones (una de los motivos más habituales en los últimos años ha sido la infección por el coronavirus del síndrome respiratorio agudo grave), embarazo, fármacos y dietas. No tiene un tratamiento específico y es reversible tras el cese del desencadenante.

Clínicamente, se manifiesta con una caída incrementada del cabello que va a dar lugar a un volumen capilar disminuido, aunque la densidad capilar puede ser normal, excepto cierta disminución en ambas zonas temporales. La pilotracción es positiva y en ocasiones asocia tricodinia.

Efluvio telógeno crónico

Se trata de una caída capilar crónica, superior a 6 meses, que suele manifestarse clínicamente como una disminución de la densidad en las áreas temporales (**e-Fig. 7-1**), un descenso generalizado del volumen capilar y una pilotracción positiva. Puede utilizarse la prueba de Rébora: el recuento de cabellos tras 5 días sin lavado se considera positivo con una caída de más de 200 cabellos; si estos son mayores de 5 cm se tratará de un efluvio telógeno agudo y si son menores de 3 cm, será un efluvio telógeno crónico.

Es uno de los motivos de consulta más frecuentes en tricología y obliga a descartar posibles causas corregibles (solicitar una analítica con perfil tiroideo y perfil férrico). Es importante descartar en la consulta una *alopecia areata* difusa y la presencia de una alopecia androgenética concomitante, ya que esto modificará el tratamiento.

> **!** En el efluvio telógeno crónico es fundamental hacer un cribado de posibles causas corregibles (se recomienda mantener los niveles de ferritina por encima de 30 mg/dL).

ALOPECIAS

La alopecia se define como una pérdida de densidad capilar, que puede ser localizada o generalizada. Constituye un motivo muy frecuente de consulta en dermatología.

> **!** La alopecia conlleva una pérdida de densidad capilar, mientras que en el efluvio hay caída de cabello sin que implique necesariamente una disminución de la densidad capilar.

De forma general, las alopecias se clasifican en cicatriciales o no cicatriciales, según estén dañados o no de forma irreversible los folículos pilosos (**e-Fig. 7-2**).

Alopecias no cicatriciales

Alopecia androgenética

La alopecia androgenética es la forma más común de pérdida de cabello y afecta tanto a hombres como a mujeres. Está causada principalmente por factores genéticos y hormonales.

Alopecia androgenética masculina

En la alopecia androgenética se produce una pérdida de densidad capilar progresiva debida fundamentalmente a un proceso de miniaturización de los folículos pilosos.

Información clave sobre este tipo de alopecia:

- **Etiopatogenia.** La causa es genética y hormonal. En varones genéticamente predispuestos, la dihidrotestosterona provoca un acortamiento de la fase anágena o de crecimiento y una progresiva miniaturización o adelgazamiento de los folículos pilosos. También se ha considerado el papel de la microinflamación en la etiopatogenia de la alopecia androgenética.
- **Clínica.** En los hombres, la alopecia androgenética generalmente afecta a la zona frontal, la coronilla o vértex y las áreas parietales (**e-Fig. 7-3**). Existen diferentes escalas para valorar la gravedad de la alopecia androgenética masculina, destacando entre ellas la de Hamilton-Norwood (**e-Fig. 7-4**) y la de Ebling (**e-Fig. 7-5**).
- **Diagnóstico.** Se realiza con la inspección clínica y la tricoscopia, en la que podrán observarse: anisotricosis (variación en el grosor de los tallos pilosos, que debe ser superior al 20 %), numerosas unidades foliculares con un único tallo piloso, signo peripilar y puntos amarillos.
- **Pruebas complementarias.** Aunque no se recomiendan de rutina, hay que tener en cuenta la posible asociación de la alopecia androgenética con el síndrome metabólico y realizar un cribado de este, sobre todo si los antecedentes personales del paciente lo aconsejan. Asimismo, se recomienda solicitar el antígeno prostático específico en varones de edad superior a 50 años que vayan a recibir fármacos antiandrógenos por vía oral.
- **Tratamiento.** Los únicos tratamientos aprobados para la alopecia androgenética masculina son minoxidil tópico, finasterida oral a dosis de 1 mg/día y finasterida 2,275 mg/mL por vía tópica. Sin embargo, es habitual utilizar otros tratamientos fuera de la ficha técnica en la práctica clínica habitual. La base del tratamiento de la alopecia androgenética masculina son los antiandrógenos orales inhibidores de la enzima 5α-reductasa: finasterida 1 mg/día o dutasterida 0,5 mg/día; este último se ha mostrado más eficaz y con el mismo perfil de seguridad en ensayos clínicos y metanálisis. Este tratamiento se complementa con minoxidil oral

(a dosis de 3-5 mg/día, teniendo en cuenta que en nuestro país debe formularse de forma magistral) ± tópico (al 5 % en excipiente hidroalcohólico o espuma). El trasplante capilar es una opción quirúrgica en la que se extraen folículos capilares de áreas donantes y se trasplantan en las áreas afectadas.

Alopecia androgenética femenina

Es la causa más frecuente de alopecia en las mujeres, apareciendo en aproximadamente el 40 % de las mujeres a lo largo de su vida. A continuación se describen los datos fundamentales:

- **Etiopatogenia.** Es multifactorial, e influyen factores hormonales y genéticos. Hay una mayor sensibilidad en el folículo piloso al efecto de los andrógenos circulantes, produciéndose una progresiva miniaturización folicular.
- **Clínica.** Disminución de la densidad capilar en la zona frontoparietal, produciéndose un ensanchamiento progresivo de la raya del pelo. Se clasifica según la escala de Ludwig en tres grados: ensanchamiento leve, ensanchamiento moderado y disminución de densidad muy marcada en toda la región frontotemporal (**e-Fig. 7-6**).
- **Diagnóstico.** Se realiza mediante la exploración clínica y la tricoscopia, siendo las características tricoscópicas típicas: anisotricosis (variabilidad en el grosor de los tallos pilosos), miniaturización folicular (> 10 % en la zona frontal), puntos amarillos y aumento de las unidades foliculares de un solo tallo (**e-Fig. 7-7**).

  Sin embargo, en las alopecias androgenéticas femeninas premenopáusicas, sobre todo si se asocian otros signos de hiperandrogenismo, está indicado realizar un estudio analítico hormonal. Las determinaciones que se deben realizar serían:
  - Causa ovárica: δ-4 androstenediona, testosterona y dihidrotestosterona, hormona luteinizante/hormona foliculoestimulante.
  - Causa suprarrenal: deshidroepiandrosterona, sulfato de deshidroepiandrosterona, 17-hidroxiprogesterona.
  - Causa hipofisaria: prolactina, hormona luteinizante/hormona foliculoestimulante.

Es importante recordar que la analítica hormonal se realiza en los días 3 a 5 del ciclo menstrual y que debe separarse 3 meses de la toma de anticonceptivos orales y otros tratamientos hormonales.

> **!** En la alopecia androgenética femenina premenopáusica es recomendable hacer un estudio hormonal, sobre todo en pacientes que asocien otros signos de hiperandrogenismo.

- **Tratamiento.** El único tratamiento aprobado para la alopecia androgenética femenina es el minoxidil tópico, por lo que la mayoría de los tratamientos se realizan fuera de indicación. En la actualidad, se utiliza de forma muy frecuente el minoxidil oral a una dosis menor a la administrada en hombres (0,25-2,50 mg diarios).

El tratamiento con minoxidil se complementa con fármacos antiandrógenos. Hay que recordar que estos fármacos pueden inducir la feminización de un feto varón, por lo cual debe insistirse en la anticoncepción concomitante mientras se toman estos tratamientos. Pueden utilizarse inhibidores de las 5α-reductasa (finasterida a dosis de 2,5 mg/día o dutasterida a dosis de 0,5 mg/día; en mujeres jóvenes puede utilizarse espironolactona a dosis entre 50 y 150 mg/día).

Alopecia areata

La *alopecia areata*, de base autoinmune, afecta fundamentalmente al cuero cabelludo, aunque también puede presentarse en las cejas, las pestañas, la barba y el vello corporal. Afecta al 2 % de la población en algún momento de su vida, predominando en jóvenes, sin predilección por sexos.

Información clave sobre este tipo de alopecia:

- **Etiopatogenia.** Se trata de un proceso autoinmune en el que se pierde el privilegio inmunitario folicular, y también se ha observado una sobreexpresión de la vía cinasa de Jano (JAK)-transductores de la señal y activadores de la transcripción; influyen a su vez factores genéticos y factores ambientales, que actúan como desencadenantes.
- **Clínica.** Se caracteriza por la aparición brusca de una o varias placas alopécicas, con pilotracción positiva. Hay formas en placa única, multifocales, totales (con afectación del cuero cabelludo, pero respetando las cejas, las pestañas y el vello corporal), universales (afectación del cuero cabelludo y el vello corporal), de cejas y pestañas, de la barba, ofiásicas (afectación de la línea de implantación a nivel temporoccipital), incógnitas o difusas (de muy difícil diagnóstico), etc. (**e-Fig. 7-8**). Es habitual la afectación ungueal (en forma de traquioniquia, *pitting* ungueal, etc.) y la asociación con otras enfermedades autoinmunes, sobre todo patología tiroidea.
- **Diagnóstico.** Es clínico; la pilotracción será positiva y la tricoscopia ayuda a valorar la actividad de la *alopecia areata* (**Tabla 7-1**). La escala Severity of Alopecia Tool se utiliza para valorar la gravedad de la *alopecia areata* y orientar el tratamiento (**e-Fig. 7-9**).
- **Tratamiento** (**Tabla 7-2**). No existe un tratamiento curativo definitivo para la *alopecia areata*, aunque hay algunas opciones para ayudar a estimular el crecimiento del cabello y controlar la enfermedad.

> **!** Aunque el tratamiento de la *alopecia areata* no es curativo, actualmente los fármacos inhibidores de JAK han demostrado su superioridad frente al placebo y se posicionan en la primera línea de tratamiento. Baricitinib (anti-JAK1/2) es el primer tratamiento en ficha técnica para esta enfermedad.

Tabla 7-1. Tricoscopia de la *alopecia areata*

	Fase estable	Fase crónica
Puntos negros Pelos «en signo de exclamación» Pelos rotos *Tapered hairs* (pelos «en signo de exclamación» largos) Constricciones de Pohl-Pinkus (seudomonilétrix) Pelos acodados	Puntos amarillos Pelos vellosos Orificios foliculares vacíos Puntos blancos	Pelos rectos en recrecimiento *Pigtail hairs* (pelos «en cola de cerdo») Pelos vellosos

Tabla 7-2. Propuesta de tratamiento en la *alopecia areata*

Leve	Moderada	Grave (SALT > 50)
Primera línea: Corticoide tópico ± corticoide intralesional ± minoxidil tópico	Corticoide tópico ± corticoide intralesional ± minoxidil tópico Inmunoterapia tópica Minoxidil oral	**Primera línea:** Inhibidores de JAK ± minoxidil oral ± corticoide intralesional
Segunda línea: Inmunoterapia tópica Minoxidil oral Corticoides orales en pulsos Inhibidores de JAK Otros inmunosupresores sistémicos	Corticoides orales en pulsos Inhibidores de JAK Otros inmunosupresores sistémicos	**Segunda línea:** Inmunoterapia tópica Otros inmunosupresores sistémicos ± Minoxidil oral ± Corticoide intralesional

JAK: cinasa de Jano; SALT: Escala Severity of Alopecia Tool.

Tricotilomanía

La tricotilomanía es un trastorno psicológico caracterizado por un impulso recurrente e irresistible de arrancarse el propio cabello, lo que lleva a una pérdida de cabello perceptible. La Asociación Americana de Psiquiatría, en la penúltima versión de su *Manual Diagnóstico y Estadístico de los Trastornos Mentales* (DSM-IV), lo consideraba un trastorno del control de los impulsos. Sin embargo, en su última edición (DSM-5), publicada en 2013, la tricotilomanía ha pasado a clasificarse dentro de los trastornos obsesivos compulsivos y trastornos relacionados.

Debe diferenciarse de otros trastornos similares como la tricoteiromanía, o liquen simple crónico del cuero cabelludo (rascado o frotamiento del cabello), o la tricotemnomanía (cortar o afeitar el cabello).

A continuación se muestra la información fundamental sobre la tricotilomanía:

- **Diagnóstico.** Se realiza a través de la anamnesis, la exploración física y la tricoscopia, que es especialmente útil, observándose pelos rotos a diferentes alturas, tricoptilosis, pelos «en llama», pelos «en tulipán», pelos en V y polvillo residual.
- **Tratamiento.** Suele incluir un enfoque multidisciplinar que puede combinar terapia cognitivo-conductual, así como algunas estrategias como el uso de barreras físicas (guantes o vendajes) para prevenir el acceso al cabello. Los medicamentos, como los inhibidores selectivos de la recaptación de serotonina, pueden utilizarse en casos más graves o cuando hay una comorbilidad con otros trastornos psiquiátricos. Los psicofármacos más utilizados son clomipramina y N-acetilcisteína a dosis altas. En niños tiene mejor pronóstico.

Alopecias cicatriciales primarias

Liquen plano pilar

Alopecia cicatricial linfocítica que supone aproximadamente el 25 % de las alopecias cicatriciales. Se ha asociado a liquen plano cutáneo, liquen plano mucoso, hepatitis B y C, hipotiroidismo, alopecia frontal fibrosante, morfea en *coup de sabre* y medicamentos.

Información clave sobre este tipo de alopecia:

- **Etiopatogenia.** Se considera que influyen factores ambientales y genéticos; se ha descrito la pérdida de CD200 y déficits en receptor activado por proliferadores de peroxisomas γ (PPAR-γ), estearoil-COA desaturasa y citocinas. Existe una pérdida del privilegio inmune y una alteración de la transición epitelio-mesénquima.
- **Clínica.** La forma clásica se caracteriza por una alopecia cicatricial parcheada o difusa, que afecta especialmente al cuero cabelludo (vértex y parietal con mayor frecuencia), aunque ocasionalmente también puede afectar a pelos de otras localizaciones (cejas, barba, axila, pubis, extremidades). La sintomatología habitual es de prurito, dolor o quemazón. Pueden adoptar cuatro morfologías: en placas pequeñas (únicas o múltiples), en grandes placas digitiformes, en gran placa con atrofia central (**e-Fig. 7-10**) o en alopecia con expansión arboriforme. La tricoscopia se caracteriza por eritema e hiperqueratosis folicular en el borde activo, mientras que en el centro se observarán áreas de alopecia con pérdida de orificios foliculares (**e-Fig. 7-11**).

Alopecia fibrosante en patrón de distribución

La alopecia fibrosante en patrón de distribución se caracteriza por una clínica de liquen plano pilar difuso en la región parietal y sin placas, junto con una miniaturización folicular sugestiva de patrón androgénico.

Se cree que pueda ser un liquen plano pilar con afinidad por áreas con patrón androgénico o bien una alopecia androgenética con un patrón de reacción liquenoide.

Síndrome de Piccardi-Lassueur-Graham Little

Se caracteriza por una alopecia cicatricial tipo liquen plano multifocal en el cuero cabelludo, junto con alopecia no cicatricial en las axilas y/o las ingles, y presencia de pápulas foliculares en el tronco y las extremidades.

> **!** En el síndrome de Graham Little y en el liquen plano pilar se observan pápulas foliculares en el tronco y las extremidades, mientras que las pápulas faciales son frecuentes en la alopecia frontal fibrosante.

Los datos más relevantes de este síndrome se muestran a continuación:

- **Histología.** Los hallazgos característicos son una dermatitis de interfase liquenoide, linfocítica, predominantemente perifolicular sobre todo en el istmo y el infundíbulo. Este infiltrado provoca un estrangulamiento infundibular característico. Se irá produciendo una fibrosis concéntrica perifolicular y destrucción progresiva de los folículos a medida que avance. En el caso de la alopecia fibrosante en patrón de distribución, se observa además miniaturización folicular.
- **Tratamiento.** Como primera línea, se propone tratamiento con corticoides tópicos y/o intralesionales. En la alopecia fibrosante en patrón de distribución se debe considerar también añadir tratamientos para el manejo de la miniaturización asociada, como son los antiandrógenos y minoxidil. En casos más graves o refractarios, se valorará realizar tratamiento inmunomodulador oral con ciclos de corticoides, tetraciclinas orales o ciclosporina a dosis de 4-5 mg/kg/día. Como tercera línea, otros tratamientos utilizados para el liquen plano pilar son acitretina, antipalúdicos, talidomida, micofenolato de mofetilo, metotrexato y agonistas PPAR-γ. El uso de inhibidores de JAK podría ser también una opción prometedora en un futuro. Existen terapias adyuvantes que pueden tener utilidad, como el minoxidil oral, la naltrexona a dosis baja para el control de la tricodinia, el plasma rico en plaquetas o el láser de excímero.

Alopecia frontal fibrosante

La alopecia frontal fibrosante es una alopecia cicatricial primaria linfocítica y, actualmente, la más frecuente en la población. Se ha asociado a un mayor riesgo de liquen plano pigmentoso, hipotiroidismo y rosácea.

Se describen a continuación los datos más relevantes de este tipo de alopecia:

- **Etiopatogenia.** Es compleja y todavía no se conoce en su integridad. Se han implicado factores genéticos, ambientales, hormonales y autoinmunes. Entre los factores genéticos, destaca la asociación con *HLA B*07:02* y *CYP1B1* (implicado en el metabolismo de estrógenos xenobióticos). Entre los factores ambientales, podría tener relación con el uso de determinados fotoprotectores y productos faciales, aunque todavía se está debatiendo, puesto que los resultados son contradictorios.

- **Clínica.** Es más habitual en mujeres posmenopáusicas. Se produce una inflamación y destrucción de los folículos pilosos de la línea de implantación frontal y temporal, lo que condiciona un retroceso de la línea de implantación progresivo, que va siendo sustituido por un área cicatricial pálida y atrófica. Con frecuencia, se asocia a pérdida de cejas (total o parcial), y en varones puede haber afectación de la barba y el bigote. Ocasionalmente, puede afectar al pelo corporal (extremidades, axilas y pubis). En un 15-35 % de los casos se asocia a pápulas faciales, aunque no extrafaciales.

  Existen tres patrones clínicos de retroceso de la línea de implantación: lineal (**e-Fig. 7-12**), en zigzag y en doble línea (*seudofringe*).

> ! El patrón en zigzag es el que conlleva peor pronóstico, mientras que el patrón en *seudofringe* es el que suele asociarse a mejor pronóstico y respuesta a tratamientos.

La tricoscopia característica de la alopecia frontal fibrosante es el eritema y la hiperqueratosis peripilar en los pelos de la línea de implantación (**e-Fig. 7-13**). Son también característicos la pérdida de pelos vellosos y los signos tricoscópicos de alopecias cicatriciales (pérdida de orificios vellosos, *pili torti*, etc.).

- **Histología.** La histología esperable en caso de realizar biopsia es la del liquen plano pilar.
- **Tratamiento.** Dependerá del grado de inflamación, del progreso y de la repercusión estética. Es importante su monitorización para poder ajustarlo en función de la evolución, incluyendo la inflamación y las mediciones de referencia (**e-Fig. 7-14**).
  - **Control de la inflamación.** En casos leves, se podría utilizar pimecrólimus crema o tacrólimus en solución, 3-5 días por semana. Si la inflamación es moderada o intensa, valorar añadir corticoides tópicos 2-3 días por semana e incluso combinar con infiltraciones de triamcinolona intralesional. Se deben utilizar con precaución para no añadir más atrofia sobre la zona. En casos más graves, además, se puede valorar la doxiciclina por vía oral u otros inmunomoduladores. El láser de excímero o tratamientos como el *low level light therapy* (LLLT) pueden ser útiles, aunque todavía tienen poca evidencia.
  - **Control de la progresión.** Está aceptado el uso como primera línea de inhibidores de la 5α-reductasa, especialmente dutasterida oral 0,5 mg 3-7 veces por semana, siendo este el tratamiento con mayor evidencia científica publicada en la actualidad. Como alternativa, se puede valorar el uso de finasterida 1-5 mg/día. Además, resulta útil añadir minoxidil al 5 % solución en la línea de implantación. En casos refractarios, se puede considerar el uso de isotretinoína a dosis bajas 3-5 días por semana, antipalúdicos o pioglitazona.
  - **Tratamientos estéticos.** Existen tratamientos con finalidad estética, como el plasma rico en plaquetas para mejorar el aspecto de la piel cicatricial, isotretinoína a dosis bajas para la mejoría de las pápulas faciales, la micropigmentación o *microblading* en las cejas o las prótesis capilares fijas como el *follicular attachment system*. En pacientes estables y sin inflamación, se

puede plantear el trasplante capilar para repoblar determinadas áreas, aunque la viabilidad de las unidades foliculares es menor.

Foliculitis decalvante y espectro fenotípico de foliculitis decalvante-liquen plano pilaris

En orden de frecuencia, se considera la tercera alopecia cicatricial primaria más frecuente. Tradicionalmente se considera neutrofílica, aunque existen formas mixtas o incluso de predominio linfocítico.
Información fundamental sobre este tipo de foliculitis:

- **Etiopatogenia.** Todavía se desconoce. Se considera como mecanismo plausible una interrelación de una posible alteración de la inmunidad innata local junto a desequilibrios de la microbiota local, incluido *Staphylococcus aureus*, pero se desconoce con certeza el papel de dichos patógenos. En fases agudas, se produce una intensa migración neutrofílica hacia el epitelio folicular, que resulta dañado y expone los antígenos del folículo piloso. En fases más crónicas, se observa una inflamación liquenoide con fibrosis y alopecia cicatricial. En estas fases, la inflamación es de predominio linfocítico e incluso la clínica puede simular un liquen plano pilar. Recientemente se ha propuesto la denominación *espectro fenotípico de foliculitis decalvante y liquen plano pilar* para referirse a esta entidad como un continuo entre el espectro neutrofílico, que comprendería la foliculitis decalvante clásica), y el linfocítico, que se asemejaría al liquen plano pilar.
- **Clínica.** Típico de varones jóvenes, de unos 30-35 años, se inicia en forma de placa de alopecia cicatricial en el vértex, muchas veces dolorosa o pruriginosa, y con sangrado o supuración en fases más activas. Suele ocurrir en forma de placa única de alopecia cicatricial o incluso a veces múltiples (**e-Fig. 7-15**). En la tricoscopia, en las fases más inflamatorias (inflamación neutrofílica) es característica la presencia de pelos «en penacho», pústulas y costras (**e-Fig. 7-16**). En fases más crónicas o liquenoides, los hallazgos tricoscópicos pueden recordar a los del liquen plano pilar, aunque no es infrecuente encontrar la presencia de pelos «en penacho».
- **Histología.** Muestra un infiltrado inflamatorio mixto de predominio neutrofílico. En fases avanzadas existe fibrosis dérmica perianexial.

> **!** El tratamiento de la foliculitis decalvante dependerá de si existen datos de inflamación neutrofílica/aguda o si la inflamación es crónica.

- **Tratamiento.** Es una enfermedad crónica y con carácter destructivo. El tratamiento pretende el control de los síntomas y la evitación de la destrucción de nuevos folículos, y dependerá de la fase inflamatoria en la que se encuentre la enfermedad. En fases neutrofílicas, se preferirán tratamientos antibióticos, mientras que en fases linfocíticas se opta por tratamientos inmunomoduladores.
Corticosteroides:
  - Tópicos: propionato de clobetasol al 0,05 % en solución o espuma. Uso 2-3 días por semana para mantenimiento en formas leves y moderadas.

- Intralesionales: acetónido de triamcinolona 40mg/mL; se pueden realizar infiltraciones mensuales en casos de brotes muy inflamatorios y bajar a cada 2-3 meses como mantenimiento en pacientes con formas desde leves hasta graves.
- Sistémicos: en casos de brotes agudos graves y que no mejoran con antibióticos, se puede valorar añadir minipulsos de dexametasona (0,1 mg/kg/día, dos veces por semana) o pautas de prednisona.

Antibióticos:
- Dapsona al 5 % en gel (tópico): útil en formas leves y estables, aplicado como mantenimiento 2-3 días por semana.
- Doxiciclina 100 mg, 1 comprimido cada 24 horas durante 2-3 meses: de elección para el tratamiento de brotes moderados.
- Clindamicina-rifampicina, 300 mg cada 12 horas durante 1-2 meses: de elección en casos más graves.
- Dapsona 100 mg cada 24 horas: puede ser útil para el mantenimiento de pacientes con brotes muy recurrentes; mantener hasta conseguir la mejoría.
- Otros antibióticos que pueden ser útiles: azitromicina, ácido fusídico, etc., aunque de segunda o tercera línea.

Otros tratamientos:
- En pacientes con brotes moderados o graves con mucha recurrencia: se puede valorar el uso de terapias de mantenimiento como isotretinoína 10-30 mg/día, metotrexato 15-20 mg/semana, antifactor de necrosis tumoral o, incluso, cirugía de zonas localizadas.
- Tratamientos adyuvantes: se puede considerar el uso de plasma rico en plaquetas, láser de excímero y minoxidil tópico u oral.

Celulitis disecante del cuero cabelludo (perifoliculitis abscedens et suffodiens de Hoffman)

La celulitis disecante del cuero cabelludo es una alopecia cicatricial de tipo neutrofílico con baja prevalencia y más característica de varones de raza negra.

A continuación se describen los datos fundamentales:

- **Etiopatogenia.** Se produce una hiperqueratosis en el folículo, que lo ocluye y favorece la acumulación de secreciones y colonización bacteriana, que acabará con su rotura, provocando una reacción inmunitaria local que termina destruyendo el folículo. La exposición a hidrocarburos y derivados, así como el tabaco, se han asociado a empeoramiento de la patología. Se ha relacionado con otras patologías de la tétrada de oclusión folicular.
- **Histología.** Infiltrado neutrofílico y dilatación folicular en los casos incipientes. Los casos más avanzados muestran infiltrados inflamatorios mixtos con granulomas a cuerpo extraño perifoliculares.
- **Clínica.** Se caracteriza por brotes de nódulos inflamatorios en el cuero cabelludo, especialmente en el vértex y occipital, que se asocian a dolor y muchas veces supuración. Si la inflamación es suficientemente intensa, cura posteriormente dejando áreas de alopecia cicatricial, en ocasiones con cicatrices hipertróficas. A medida que progresan los nódulos, van confluyendo para formar abscesos y trayectos fistulosos. La tricoscopia más característica es la presencia

de puntos amarillos en «3D», representando los infundíbulos foliculares dilatados. Otros datos habituales son áreas amarillentas sin forma, puntos negros y pelos «en signo de exclamación».

- **Tratamiento.** En los brotes leves y moderados, la infiltración de corticoides puede ser una opción útil. En casos más intensos, es de utilidad combinar con tratamientos antibióticos orales, como la doxiciclina o tandas de rifampicina con clindamicina 300 mg cada 12 horas durante 3 meses. Como mantenimiento, se propone el uso de isotretinoína, buscando la dosis mínima eficaz para mantener sin recurrencias. Los tratamientos antifactor de necrosis tumoral son útiles en casos más refractarios. Se puede proponer cirugía para marsupializar trayectos fistulosos concretos o para corregir determinadas áreas cicatriciales.

> ! El tratamiento precoz de los brotes de celulitis disecante del cuero cabelludo puede causar una repoblación de las áreas alopécicas que aún no se han hecho cicatriciales.

Alopecia cicatricial central centrífuga

Alopecia linfocítica infrecuente en nuestro medio, pero con alta prevalencia en mujeres afroamericanas.

Este tipo de alopecia se caracteriza por:

- **Etiopatogenia.** Aunque todavía se desconoce, se ha implicado el uso de peinados traumáticos, alisadores y tratamientos físicos del cabello en su aparición. Recientemente ha cobrado importancia la influencia genética, habiéndose descrito mutaciones en el gen *PADI3*.
- **Clínica.** Se inicia en el vértex y se produce una alopecia con extensión centrífuga hacia la periferia. Habitualmente es asintomática. En la tricoscopia, se observan halos perifoliculares gris-blanquecinos, pérdida de orificios foliculares con persistencia de salidas de conductos ecrinos y leve hiperqueratosis y eritema perifolicular.
- **Histología.** Fibroplasia lamelar alrededor de los infundíbulos foliculares, tractos fibrosos sustituyendo a la unidad pilosebácea y fibras elásticas engrosadas en la dermis.
- **Tratamiento.** Es importante corregir las posibles causas, especialmente evitar peinados de contracción y alisados térmicos. Para el tratamiento de la inflamación, el manejo será similar al del liquen plano pilar, con inmunomoduladores tópicos, infiltrados o, en casos más graves, orales.

Lupus eritematoso discoide

En el cuero cabelludo, produce una alopecia de tipo cicatricial linfocítica. Es más habitual en mujeres y su patogenia es autoinmune. La radiación ultravioleta puede desencadenar brotes de la enfermedad. Se ha asociado a lupus eritematoso sistémico en un 10-20 % de los pacientes.

Información clave sobre el lupus eritematoso discoide:

- **Clínica.** Placas de alopecia ovaladas, en un inicio eritematosas e infiltradas que, si no son tratadas, van evolucionando hacia piel cicatricial y con atrofia. En la tricoscopia se observa la presencia de tapones córneos, puntos rojos (signo precoz y asociado a una posible repoblación), patrones vasculares aberrantes bien definidos y, datos de incontinencia pigmentaria, en forma de puntos azul-gris, y, en fases avanzadas, pérdida de orificios foliculares.
- **Histología.** Dermatitis de interfase vacuolar, infiltrado linfocitario foliculocéntrico, infundíbulos dilatados con queratina laminar en el interior, destrucción de fibras elásticas perifoliculares. inmunofluorescencia directa (IFD) con depósitos de inmunoglobulina G y C3 en la interfase dermis-epitelio folicular.

> **!** Los puntos rojos en la tricoscopia del lupus discoide indican posibilidad de repoblar la placa de alopecia si se instaura un tratamiento adecuado y precoz.

- **Tratamiento.** Como primera línea, considerar especialmente la hidroxicloroquina a dosis de 5 mg/kg/día. Suele combinarse con tratamiento corticoide local tópico o infiltraciones intralesionales de triamcinolona (12 mg/mL). En casos refractarios, valorar la quinacrina. Como tercera línea, considerar otros inmunomoduladores como metotrexato o micofenolato de mofetilo. Es aconsejable, además, evitar el tabaco y mantener una fotoprotección estricta.

BIBLIOGRAFÍA

Egger A, Stojadinovic O, Miteva M. Folliculitis Decalvans and Lichen Planopilaris Phenotypic Spectrum-A Series of 7 New Cases With Focus on Histopathology. Am J Dermatopathol. 2020;42(3):173-7.

Griggs J, Trüeb RM, Gavazzoni Dias MFR, Hordinsky M, Tosti A. Fibrosing alopecia in a pattern distribution. J Am Acad Dermatol. 2021;85(6):1557-64.

Olsen EA, Harries M, Tosti A, et al. Guidelines for clinical trials of frontal fibrosing alopecia: consensus recommendations from the International FFA Cooperative Group (IFFACG). Br J Dermatol. 2021;185(6):1221-31.

Vañó-Galván S, Fernández-Crehuet P, Grimalt R, et al. Alopecia areata totalis and universalis: a multicenter review of 132 patients in Spain. J Eur Acad Dermatol Venereol. 2017;31(3):550-6.

Vañó-Galván S, Jaén-Olasolo P. Manual práctico de Tricología #TricoHRC. 2ª ed. Madrid: Cuquerella Medical Communications; 2023.

Hipertricosis e hirsutismo

M. Mir Bonafè y J. Mir Bonafè

8

PUNTOS CLAVE

- La hipertricosis hace referencia a un desarrollo exagerado de pelo en cualquier lugar del cuerpo, mientras que el hirsutismo representa un crecimiento excesivo de pelo en localizaciones dependientes de andrógenos en niñas y mujeres.
- La hipertricosis puede ser generalizada o localizada, con etiologías que comprenden desde genodermatosis hasta secundaria a fármacos o al rascado.
- El hirsutismo está relacionado con factores hormonales, en particular con un aumento de los niveles de andrógenos circulantes y/o con un incremento de la sensibilidad de los folículos pilosos a estos.
- Está indicada una analítica hormonal en mujeres con hirsutismo moderado o grave e irregularidades menstruales, y en todas las mujeres con hirsutismo e irregularidades menstruales o signos clínicos de virilización.
- En cambio, en mujeres con hirsutismo moderado o grave con ciclos menstruales regulares, el diagnóstico más plausible es el de hirsutismo idiopático y no es necesaria la analítica hormonal.
- En función de su etiología, el tratamiento del hirsutismo incluye antiandrógenos, glucocorticoides, agentes reductores de insulina y/o anticonceptivos orales, en combinación con medicaciones tópicas y medidas físicas (por ejemplo, depilación con láser).

HIRSUTISMO

Introducción

El hirsutismo es la condición en la que aparece pelo excesivo terminal en mujeres en una distribución masculina por un aumento en la producción de andrógenos y/o sensibilidad aumentada a los andrógenos. Puede deberse a varias causas, entre las que destacan el síndrome de ovario poliquístico (SOP), la hiperplasia suprarrenal congénita no clásica y los tumores suprarrenales u ováricos.

Epidemiología

El hirsutismo, definido por una puntuación ≥ 8 en la escala de Ferriman y Gallwey (**Fig. 8-1**), afecta al 5-15 % de las mujeres en edad reproductiva. La variabilidad en la cantidad de pelos está influenciada por la etnia y la historia familiar. Los asiáticos, por ejemplo, con menor concentración de vello, son menos propensos al hirsutismo en comparación con los mediterráneos.

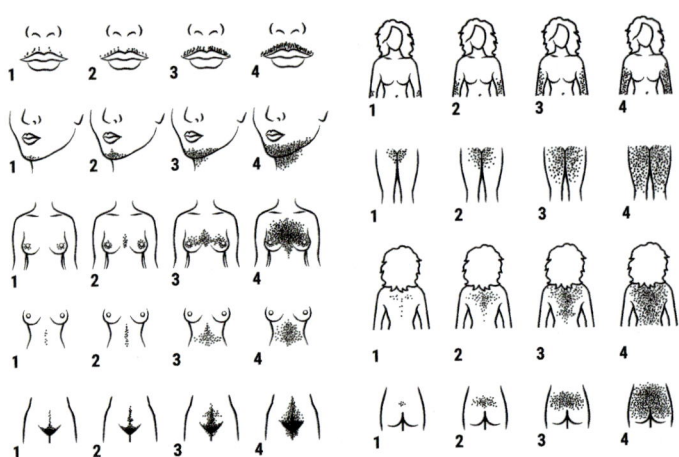

Figura 8-1. Escala de Ferriman y Gallwey.

Etiopatogenia

El crecimiento del pelo está dividido en tres fases: anágena (fase de crecimiento), catágena (involución) y telógena (fase de muerte). Este ciclo está sujeto a la influencia hormonal. La maduración del vello a pelo terminal es el resultado de la activación de los receptores de andrógenos en el folículo. Durante la pubertad hay un aumento de producción de andrógenos que conduce al pelo velloso a diferenciarse hacia pelo terminal, a la vez que se desarrolla la glándula sebácea. Por lo tanto, no solo alteran el tipo de pelo presente, sino que también aumentan la grasa de la piel y el pelo.

En las mujeres, los andrógenos son producidos por los ovarios y las glándulas suprarrenales y están sometidos a una conversión periférica. Esta conversión en el ovario está mediada por la hormona luteinizante y en la corteza suprarrenal por la hormona adrenocorticotropa (ACTH). Aunque tanto la testosterona como la dihidrotestosterona (DHT) son capaces de convertir el pelo velloso a pelo terminal, la DHT es el andrógeno más potente. La DHT se produce como resultado de la conversión enzimática periférica de la testosterona mediada por la 5α-reductasa en el folículo piloso. La unión de DHT a su receptor nuclear activa genes responsables de la conversión del vello a pelo terminal en zonas sensibles a los andrógenos del cuerpo. Este exceso de andrógenos, por tanto, conduce a un aumento del crecimiento de pelo en zonas sensibles a los andrógenos, y, a su vez, también conlleva la pérdida de cabello en el cuero cabelludo. Sin embargo, el exceso de andrógenos circulantes por sí solo no explica completamente la patogénesis del hirsutismo. Aproximadamente el 20 % de las mujeres presentan hirsutismo sin evidencia de exceso de andrógenos (hirsutismo idiopático). En estas pacientes, los factores locales y la variabilidad en la sensibilidad del órgano terminal se cree que son la causa subyacente.

> ❗ El proceso de conversión de testosterona a DHT mediado por la 5α-reductasa explica en gran parte el proceso de la alopecia androgenética, tanto en hombres como en mujeres.

Causas

Hirsutismo idiopático o constitucional

Se define como el hirsutismo asociado a ciclos ovulatorios normales, ovarios sin alteraciones y niveles normales de andrógenos circulantes en ausencia de otros hallazgos. Se estima una prevalencia en torno al 4-7 % y su diagnóstico es de exclusión. Se postula que pueda deberse a un aumento de sensibilidad folicular a los andrógenos circulantes. Generalmente, afecta a la zona facial (especialmente preauricular) y la línea alba.

El **síndrome SAHA** (seborrea, acné, hirsutismo y alopecia) es un síndrome de androgenización en el que se observa la misma constelación de hallazgos clínicos que en pacientes con SOP y otras enfermedades con exceso de andrógenos, aunque la diferencia radica en que no se asocia a alteraciones hormonales significativas (en algunas ocasiones puede haber un ligero aumento del sulfato de deshidroepiandrosterona [DHEAS] o testosterona libre), a ciclos menstruales anovulatorios ni hay evidencia ecográfica de ovarios poliquísticos (**e-Fig. 8-2**).

Hiperandrogenemia funcional

Representa el 6-15 % de los casos de hirsutismo. Se caracteriza por normalidad menstrual, ovarios de apariencia normal en la ecografía y concentraciones elevadas de andrógenos sin otra causa explicable.

Hirsutismo ovárico

Síndrome del ovario poliquístico

Se trata de un síndrome frecuente que afecta hasta al 8 % de las mujeres en edad reproductiva. Se caracteriza por, al menos, dos de los tres rasgos principales (criterios de Rotterdam): *1)* ciclos oligoovulatorios o anovulatorios; *2)* signos clínicos o bioquímicos de hiperandrogenismo, y *3)* evidencia ecográfica de ovarios poliquísticos.

El hirsutismo, presente en un 90 % de las pacientes, es de localización lateral y se observa específicamente sobre las mamas, las superficies laterales de la cara y el cuello, y el abdomen. Además, se aprecia acné en el 70 % de las pacientes.

Las mujeres con SOP tienen una mayor prevalencia de resistencia a la insulina, dislipemia, hipertensión y obesidad (al menos el 50 %). Todos ellos son componentes del «síndrome metabólico» que les confiere un mayor riesgo de enfermedad vascular aterosclerótica. Hay que realizar cribado y seguimiento de estas alteraciones, así como de esteatohepatitis no alcohólica, apnea del sueño y carcinoma de endometrio.

Analíticamente, se puede observar una disminución de la hormona foliculoestimulante y un aumento de la hormona luteinizante, así como niveles séricos elevados de estrona y testosterona.

En este contexto se ha descrito el **síndrome de HAIR-AN**, que identifica a mujeres con hiperandrogenismo, insulinorresistencia y acantosis *nigricans*. Está asociado en el 1-5 % de los casos con SOP. Estas pacientes también tienen factores de riesgo para desarrollar enfermedades cardiovasculares, hipertensión arterial, dislipemia, diabetes y algunos tipos de cáncer. Clínicamente, son pacientes obesas con acné, hirsutismo, anovulación crónica e infertilidad y síndrome metabólico. Se postula que sería la hiperinsulinemia la que conduciría a un aumento de andrógenos.

> **!** EL SOP es la endocrinopatía más frecuente en mujeres en edad reproductiva. Además de presentar signos y síntomas de androgenización, asocia comorbilidades del síndrome metabólico.

Hirsutismo ovárico tumoral

Hay que valorarlo en mujeres posmenopáusicas cuando existe un mayor componente de virilización en comparación con el hirsutismo. Se sospechará en este contexto en pacientes con un aumento muy marcado de testosterona con niveles de DHEAS normales. Los arrenoblastomas, los tumores de células hiliares, los tumores de Brenner y los gonadoblastomas pueden ser causa de hirsutismo ovárico tumoral.

Hirsutismo suprarrenal

Debe considerarse hirsutismo de origen suprarrenal en una paciente de cualquier edad que presente hirsutismo central evidente (por ejemplo, desde la parte anterior del cuello hasta el área púbica superior), junto con alopecia de patrón femenino o masculino, signos de virilización y una constitución corporal delgada.

Hirsutismo suprarrenal no tumoral: hiperplasias suprarrenales

La hiperplasia suprarrenal congénita se asocia con un defecto en la enzima responsable de la síntesis de cortisol, lo que conduce a la acumulación de precursores que son desviados hacia la síntesis de andrógenos. La de inicio tardío o no clásica es un trastorno autosómico recesivo causado por mutaciones en el gen *CYP21A2* que provoca una deficiencia parcial en el 95 % de las ocasiones de la enzima 21-hidroxilasa. A menudo, se diagnostica después de los 10 años de edad y se suele presentar con hirsutismo peripuberal, oligomenorrea, acné, infertilidad, alopecia y pubarquia prematura.

Hipercortisolismo (síndrome de Cushing)

El síndrome de Cushing puede asociarse, bien con niveles plasmáticos de ACTH elevados (hiperproducción hipofisaria o «síndrome de ACTH ectópica»), o bien con una ausencia casi completa de estos (hiperplasia suprarrenal nodular primaria, adenoma suprarrenal o carcinoma suprarrenal). Todos los pacientes presentan un aumento del cortisol plasmático, el cual es la causa de las características clínicas principales: obesidad central con «cara de luna» y «joroba de búfalo», hipertensión, intolerancia a la glucosa, estrías púrpuras y equimosis.

En los casos secundarios a un adenoma o un carcinoma suprarrenal virilizante, se puede observar un hirsutismo intenso de desarrollo rápido.

Hirsutismo hipofisiario

Este tipo de hirsutismo se debe a la secreción de hormonas por la adenohipófisis, particularmente de ACTH y prolactina. Las causas principales de hiperprolactinemia son los adenomas hipofisarios y los fármacos. Entre los fármacos que pueden cursar con niveles elevados de prolactina destacan los psicofármacos (inhibidores selectivos de la recaptación de serotonina, benzodiacepinas, antipsicóticos, etc.), estrógenos, anticonceptivos y opiáceos. Las características clínicas conducen al síndrome de amenorrea-galactorrea e infertilidad. Habitualmente, las mujeres tienen menos de 50 años de edad y presentan alopecia, acné, seborrea e hirsutismo (tanto central como lateral). Hay signos de virilización y existe galactorrea en el 30-80 % de las pacientes. Aparece amenorrea en el 70 % de los casos.

También se observa cierto grado de hirsutismo en pacientes con hipotiroidismo y acromegalia, aunque en estos casos es una característica secundaria de la enfermedad.

Hirsutismo yatrogénico

Se ha descrito que los esteroides anabolizantes (por ejemplo, danazol) y los anticonceptivos orales de tipo progestágenos no esteroideos pueden causar hirsutismo.

Diagnóstico

El diagnóstico de hirsutismo es clínico. Para medir y cuantificar el hirsutismo se utiliza la escala de Ferriman y Gallwey. La escala es una herramienta de evaluación sistemática del grado de hirsutismo de nueve lugares del cuerpo, que, cuando se combinan, permiten establecer un diagnóstico general de hirsutismo. Asigna una puntuación de 1 a 4 en nueve áreas del cuerpo, con una puntuación numérica creciente correspondiente a una mayor densidad del cabello.

La puntuación varía desde 0 (no cabello) a 4 (crecimiento extenso del cabello) en cada área. Un normal crecimiento del cabello se define con una puntuación de 8 o menos; hirsutismo leve se establece por una puntuación de 8 a 14, y una puntuación de más de 15 indica hirsutismo de moderado a grave.

En mujeres con puntuación ≥ 15 se recomienda evaluar la presencia de signos de virilización como clitoromegalia, acné, engrosamiento de la voz, calvicie y pérdida del contorno femenino típico. La progresión rápida con virilización es sugestiva de tumor ovárico o suprarrenal, mientras que el inicio peripuberal con progresión lenta y sin virilización orientan hacia SOP, hiperandrogenismo idiopático o hiperplasia suprarrenal congénita de inicio tardío.

A la hora de evaluar a una paciente con hirsutismo son fundamentales una correcta anamnesis, registrando los antecedentes familiares, y una adecuada exploración física. Se debe conocer si el crecimiento excesivo del vello comenzó antes o después de la pubertad, y si este fue de inicio rápido; además, deben registrarse datos como la historia menstrual y reproductiva, medicación androgénica, sobrepeso y cambios sugestivos de virilización como engrosamiento de la voz, aumento de la masa muscular, atrofia mamaria y cambios en la piel, así como acantosis *nigricans* o galactorrea. También hay que investigar signos de otras endocrinopatías (acromegalia, alteraciones tiroideas, etc.) y proceder a la palpación de posibles masas abdominopélvicas.

Asimismo, debe tenerse en cuenta la localización del pelo, ya que cuando el hirsutismo comienza con una localización en las aréolas y en las superficies laterales de la cara y el cuello, los andrógenos suelen proceder de los ovarios; si la localización es central y se distribuye de forma predominantemente central, desde el pubis por la región abdominal central y preesternal hasta el cuello y el mentón, el origen será generalmente suprarrenal. Cuando solo hay pelo en las superficies laterales de la cara y en la espalda, el hirsutismo es habitualmente yatrogénico. No obstante, con el tiempo, la distribución del hirsutismo puede ser tanto central como lateral.

No existe un consenso para establecer qué andrógenos son más útiles en la evaluación bioquímica de un hirsutismo. Inicialmente, se deben solicitar en los primeros 7 días del ciclo menstrual: testosterona total, testosterona libre, *sex hormone-binding globulin* (SHBG), DHEAS, androstenediona y gonadotropina coriónica humana. La testosterona constituye el principal andrógeno circulante, y su origen es generalmente ovárico; el exceso de DHEAS es normalmente suprarrenal y el de androstenediona puede ser tanto ovárico como suprarrenal. La actividad biológica de la testosterona está determinada por la cantidad de SHBG y por su fracción libre. En mujeres con hirsutismo y niveles plasmáticos normales de testosterona total, los niveles de testosterona libre suelen estar elevados.

En función de los resultados de estas pruebas, se puede aumentar más la valoración analítica. Se propone un algoritmo de aproximación diagnóstica en estas pacientes (**Fig. 8-3**).

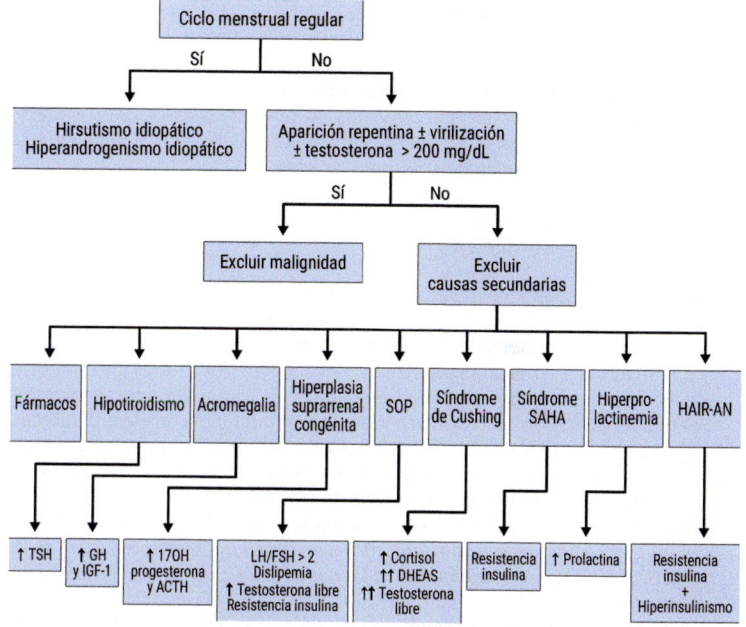

Figura 8-3. Algoritmo propuesto para la aproximación diagnóstica.
17OH progesterona: 17 hidroxiprogesterona; ACTH: hormona adrenocorticotropa; DHEAS: sulfato de deshidroepiandrosterona; FSH: hormona foliculoestimulante; GH: hormona del crecimiento; HAIR-AN: hiperandrogenismo, insulinorresistencia y acantosis *nigricans*; IGF-1: factor de crecimiento insulinoide 1; LH: hormona luteinizante; SAHA: seborrea, acné, hirsutismo y alopecia); SOP: síndrome de ovario poliquístico; TSH: tirotropina.

> ! A la hora de valorar a una mujer con hirsutismo son imprescindibles una buena anamnesis y la exploración para la búsqueda de otros signos de virilización. En función de ello, se solicitarán otras pruebas, como una analítica hormonal o una ecografía

Tratamiento

Modificación del estilo de vida

Cualquier medida terapéutica debe comenzar, tan pronto se pueda, por un intenso ajuste dietético, tendente a la normalización del índice de masa corporal, con reducción de la ingesta calórica y de los hidratos de carbono simples. Además, debe incrementarse el ejercicio físico para aumentar el gasto calórico. A la mayoría de las mujeres con SOP, la disminución del 5-10 % del peso corporal les aporta beneficios clínicos importantes, mejorando la esfera psicológica, los trastornos reproductivos (ciclos menstruales, ovulación, fertilidad) y las alteraciones metabólicas (resistencia insulínica, factores de riesgo cardiovascular y diabetes mellitus tipo 2).

Debe advertirse de que no se observará una mejoría evidente hasta al menos 3-6 meses después de iniciar el tratamiento, ya que los folículos pilosos tienen una vida media de 6 meses. La respuesta al tratamiento se puede valorar mediante una disminución en la escala de Ferriman-Gallwey.

Tratamiento médico sistémico

A continuación se muestran algunas alternativas:

- **Anticonceptivos orales (ACO).** Contienen una combinación de etinilestradiol y un progestágeno de baja androgenicidad o antiandrogénico. Hay que evitar los ACO con progestágenos androgénicos como levonorgestrel o norgestrel. Se trata de un tratamiento que produce una mejoría lenta en estas pacientes. Los ACO más usados son los de perfil antiandrogénico (drospirenona, acetato de clormadinona, norgestimato, dienogest). Están contraindicados en mujeres con antecedentes de cáncer de mama, tabaquismo (absoluta si > 35 años), enfermedad cardiovascular, antecedentes de trombosis e hipertensión arterial no controlada. Mención aparte merece el acetato de ciproterona, uno de los fármacos de elección en años pasados, auque su uso ha decaído mucho debido a sus importantes efectos secundarios, como el riesgo de trombosis o el desarrollo de meningiomas.
- **Antiandrógenos** (requieren un método anticonceptivo fiable concomitante por el elevado riesgo de feminización de un feto masculino):
  - Espironolactona: se trata de un diurético ahorrador de potasio que actúa como antagonista de la aldosterona; es el más estudiado de los bloqueadores de los receptores de andrógenos para el hirsutismo. Es un inhibidor competitivo de la 5α-reductasa, aumenta la SHBG y disminuye la síntesis de andrógenos. Generalmente, se administra junto con los ACO para ayudar a minimizar el sangrado uterino disfuncional, que es uno de los principales efectos secundarios de este medicamento. Pueden transcurrir hasta 6 meses hasta observar sus efectos beneficiosos.
  - Finasterida y dutasterida: son inhibidores de la 5α-reductasa, pueden mejorar el hirsutismo antagonizando la producción de la actividad de la DHT.
  - Bicalutamida: es un novedoso antiandrógeno puro no esteroideo potente y bien tolerado. Desarrollado en un principio para el tratamiento del cáncer de próstata, se ha demostrado eficaz en el tratamiento de pacientes con hirsutismo idiopático e inducido por el SOP. Sin embargo, se debe realizar un control analítico para monitorizar los efectos adversos del fármaco debido a su hepatotoxicidad.

Otros tratamientos:

- Glucocorticoides: inhiben la función suprarrenal y están indicados para el tratamiento del hirsutismo en pacientes con hiperplasia suprarrenal congénita no clásica que muestran una respuesta subóptima o no toleran los ACO o antiandrógenos, o que buscan la inducción de la ovulación.

- Agonistas de la hormona liberadora de gonadotropina: como el acetato de leuprorelina, en dosis de 7,5 µg por vía intramuscular al mes, con 25-50 µg de estradiol transdérmico, que suprimen la función hipofisaria y gonadal. Tiene como efectos secundarios osteoporosis, riesgo de obstrucción uretral y compresión medular.
- Metformina: 850 mg dos veces al día o 500 mg tres veces al día. Aumenta la sensibilidad a la insulina en mujeres con SOP, tanto obesas como delgadas, mejorando el componente metabólico y, en consecuencia, produce una mejoría añadida del hirsutismo. Puede producir síntomas gastrointestinales como efecto secundario más frecuente.

Tratamiento tópico

Solo hay un medicamento que haya sido aprobado para el tratamiento del vello facial no deseado en mujeres. Se trata de la eflornitina tópica, que ha demostrado que ralentiza el ciclo de crecimiento del cabello y puede utilizarse en combinación con otras técnicas de depilación. La eflornitina actúa inhibiendo la ornitina-descarboxilasa, que produce un acortamiento de la fase anágena del ciclo de crecimiento del cabello. El principal efecto adverso de la eflornitina tópica es ardor u hormigueo en la zona tratada.

Tratamiento cosmético

Desempeña un importante papel en el tratamiento global del hirsutismo. Los métodos físicos para eliminar el pelo o hacerlo menos visible (afeitado, depilación con pinzas, depilación con cera, decoloración) son efectivos y pueden usarse solos o como suplemento al tratamiento farmacológico. La depilación con sustancias químicas, como el tioglicolato cálcico al 2-4 %, tienen un resultado similar al afeitado. La electrólisis se ha ido sustituyendo por otros métodos de depilación también permanente, pero más rápidos, como la depilación con láser (alejandrita, neodimio-granate de itrio y aluminio y diodo son de elección) o la luz pulsada intensa.

 Es fundamental que todos los tratamientos farmacológicos y cosméticos se acompañen de cambios en el estilo de vida.

HIPERTRICOSIS

La hipertricosis se define como el crecimiento excesivo de pelo lanugo, velloso o terminal en cualquier localización, tanto en hombres como en mujeres. Puede ser congénita o adquirida, y entre las causas destacan factores familiares, medicaciones y alteraciones metabólicas.

Se puede clasificar la hipertricosis según su distribución (generalizada o localizada) o la edad de aparición (congénita o adquirida).

Clasificación

Hipertricosis generalizada

En la hipertricosis generalizada se observa exceso de vello, ya sea lanugo o pelo terminal, sobre una parte considerable de la superficie cutánea. Se clasifica en congénita y adquirida (**Fig. 8-4**). En la **tabla 8-1** se recogen los fármacos causantes con mayor frecuencia de hirsutismo (**e-Figs. 8-5** y **8-6**).

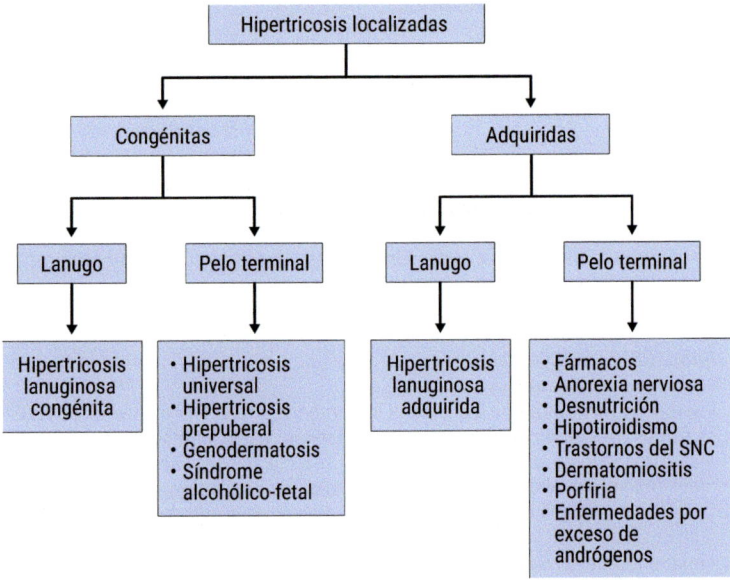

Figura 8-4. Clasificación de las hipertricosis generalizadas. SNC: sistema nervioso central.

Tabla 8-1. Fármacos causantes de hipertricosis		
Minoxidil	Estreptomicina	Glucocorticoides
Fenitoína	Acetazolamida	Anabolizantes esteroideos
Ciclosporina	Inhibidores del EGFR (cetuximab, panitimumab, erlotinib, gefitinib)	Ácido valproico

EGFR: receptor del factor de crecimiento epidérmico.

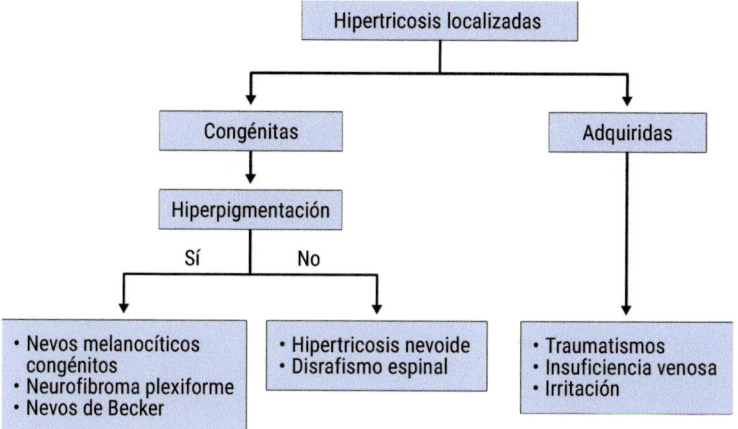

Figura 8-7. Clasificación de las hipertricosis localizadas.

Hipertricosis localizada

Se debe a la presencia de pelo excesivo (lanugo o más frecuentemente pelo terminal) en localizaciones concretas. Se clasifica también en congénita y adquirida (**Fig. 8-7**). Existen hipertricosis localizadas de probable origen hereditario que afectan a localizaciones concretas del cuerpo, como la cervical anterior, la cervical posterior o la del codo.

> **!** Es fundamental registrar los fármacos que toma la paciente ante una hipertricosis de reciente aparición.

Tratamiento

El tratamiento debe ir encaminado a resolver la causa en los casos que sea posible. En el resto de los casos, los tratamientos actualmente disponibles para la hipertricosis se limitan a cremas depilatorias, electrólisis y eliminación del pelo con luz pulsada intensa y láseres.

BIBLIOGRAFÍA

Barrionuevo P, Nabhan M, Altayar O, et al. Treatment Options for Hirsutism: A Systematic Review and Network Meta-Analysis. J Clin Endocrinol Metab. 2018;103(4):1258-64.
Bolognia J, Schaffer J, Lorenzo C. Dermatology. 4ª ed. Barcelona: Elsevier; 2017; p. 1188-202.

Matheson E, Bain J. Hirsutism in Women. Am Fam Physician. 2019;100(3):168-75.

Spritzer PM, Barone CR, Oliveira FB. Hirsutism in Polycystic Ovary Syndrome: Pathophysio-logy and Management. Curr Pharm Des. 2016;22(36):5603-13.

Unluhizarci K, Karaca Z, Kelestimur F. Role of insulin and insulin resistance in androgen excess disorders. World J Diabetes. 2021;12(5):616-29.

Trastornos ungueales

J. Jiménez Cauhé y L. A. Pérez González

9

PUNTOS CLAVE

- En este capítulo se revisan las características, diagnóstico y tratamiento de distintas patologías ungueales, incluyendo la semiología ungueal, dermatosis inflamatorias, infecciones, enfermedades sistémicas y patología tumoral.
- Más del 50 % de las onicolisis no se deben a onicomicosis, por lo que es importante una confirmación micológica previo a iniciar un tratamiento sistémico.
- La terbinafina es el antifúngico oral más eficaz para el tratamiento de las onicomicosis. La avulsión ungueal no es una técnica curativa si no se combina con tratamiento antifúngico.
- La triada de eritroniquia longitudinal fina, borde libre fisurado en V y nódulo hiperqueratósico en hiponiquio, es sugestivo de onicopapiloma.

ANATOMÍA DEL APARATO UNGUEAL

El aparato ungueal está formado por tres estructuras:

- La **placa o lámina ungueal** está formada por queratinocitos compactados que han perdido el núcleo —similar a la capa córnea de la piel—, producidos en la matriz ungueal. La velocidad media de crecimiento es de 3 mm/mes en las manos y 1 mm/mes en los pies.
- El **sistema de soporte** está compuesto por dos pliegues laterales, un pliegue proximal (eponiquio), un pliegue distal (hiponiquio) y el lecho ungueal. En el borde distal está la banda onicodérmica, que es la zona de mayor adhesión del lecho a la lámina ungueal.
- La **matriz ungueal** se sitúa bajo el pliegue proximal. Tiene forma de herradura, con un borde proximal cóncavo con dos cuernos laterales y un borde distal convexo, cuya parte visible se corresponde con la lúnula:
  - La porción proximal de la matriz produce la parte dorsal (superficie) de la placa. Posee muy escasos melanocitos, la mayoría quiescentes.
  - La porción distal produce la parte ventral de la placa. Posee melanocitos quiescentes, cuya activación y migración distal da lugar a melanoniquia.

SEMIOLOGÍA UNGUEAL

Alteraciones de la superficie de la uña

Se producen por daño en la **matriz proximal**, que origina el tercio dorsal (superficie) de la lámina ungueal.

Surcos transversales o líneas de Beau

Se deben a una detención temporal de la actividad mitótica en la matriz proximal por un daño exógeno o endógeno/sistémico (**Tabla 9-1**). La afectación de una o pocas uñas orienta a origen exógeno y mecanismo local, siendo lo más frecuente los traumatismos (**e-Fig. 9-1**), mientras que la afectación de varias uñas con surcos al mismo nivel apunta a un origen sistémico (fiebre alta, fármacos citotóxicos, etc.).

Si el daño es muy intenso, puede detenerse por completo la producción de placa ungueal. Cuando cesa el desencadenante, crece una nueva placa por debajo de la antigua, despegándola, lo que se denomina **onicomadesis**. En niños, una causa frecuente de onicomadesis en varios o todos los dedos es la enfermedad de pie-mano-boca.

Estrías longitudinales

Pueden ser fisiológicas a partir de la edad adulta por el deterioro del recambio celular de la matriz o patológicas por daño en la matriz proximal:

- Un **surco único** en una sola uña se debe generalmente a un tumor que comprime la matriz proximal, habitualmente benigno, como un fibroma, un quiste mixoide o una verruga (**e-Fig. 9-2**).
- La **distrofia canaliforme de Heller** se presenta como un surco en la línea media de uno o ambos pulgares, con prolongaciones diagonales «en forma de árbol de

Tabla 9-1. Etiología más frecuente de las líneas de Beau, según su distribución		
Un solo dedo	Traumatismo Paroniquia aguda Cirugía local	Onicotilomanía (los dos pulgares) Paroniquia crónica o recurrente Calzado (microtraumatismos)
Varios o todos los dedos, con surcos al mismo nivel	Fiebre alta (malaria, enfermedad de Kawasaki) Exantemas agudos (boca-mano-pie, escarlatina, sarampión) Eritrodermia, síndrome de Stevens-Johnson	Fármacos citotóxicos Manicuras repetidas

Navidad» y macrolúnula característica. Su causa es desconocida, aunque suele ser de origen externo.

- Los **surcos múltiples** suelen deberse a patología dermatológica inflamatoria y afectar a varias uñas. La causa más frecuente es el liquen plano, seguido de otras como *alopecia areata*, dermatitis atópica o de contacto, psoriasis o enfermedad de Darier.

- La **traquioniquia** se define como uñas frágiles, delgadas y rugosas, como si se hubieran raspado con papel de lija. Se prefiere no usar el término *distrofia de las 20 uñas,* ya que no siempre afecta a todas. Es frecuente en la *alopecia areata* y el liquen plano, y más raro en la psoriasis o eccemas. También puede aparecer sin asociarse a otras patologías.

Pitting *o piqueteado*

Refleja la presencia de queratinocitos paraqueratósicos que, posteriormente, se desprenden de la lámina dejando depresiones puntiformes. Es una manifestación ungueal típica de la **psoriasis** (*pits* más grandes, profundos y distribuidos irregularmente) y de la *alopecia areata* (más pequeños y distribuidos de forma más uniforme), aunque pueden aparecer en otras dermatosis.

Alteraciones del color de la uña

Se deben a alteraciones en la **matriz distal**, que produce los dos tercios ventrales de la lámina ungueal. Dado que la superficie de la uña no está afectada, la refracción de la luz a través de esta hace que se manifieste como alteraciones en el color de la uña.

Leuconiquia verdadera

La matriz distal produce células paraqueratósicas que permanecen en el espesor de la placa ungueal, produciendo zonas opacas y blanquecinas:

- **Leuconiquia punteada.** Pequeñas manchas blanquecinas con forma ovalada. Es el mismo concepto que el *pitting*, pero originado en la matriz distal. Es frecuente por microtraumatismos, especialmente en las manos en niños o en trabajadores manuales.

- **Leuconiquia estriada.** Bandas blanquecinas transversales en una o varias uñas. Similares a las líneas de Beau, suelen deberse a traumatismos (calzado, manicuras, onicotilomanía). La afectación de varias o todas las uñas con bandas al mismo nivel es característico de toxicidad por quimioterapia o intoxicaciones por arsénico o talio (denominadas *líneas de Mees*). Recientemente se ha descrito también asociado a la enfermedad coronavírica de 2019 (COVID-19).

- **Leuconiquia longitudinal.** Consiste en bandas blanquecinas longitudinales. Es muy poco frecuente y muy característica de disqueratosis acantolíticas

Tabla 9-2. Diagnóstico diferencial de la leuconiquia y etiología más frecuente

Patogenia	Agente externo sobre la superficie de la lámina	Focos de paraqueratosis en el espesor de la lámina	Edema en el lecho ungueal, por debajo de la lámina
Clínica	Se desprende con el raspado o curetaje	No desaparece; avanza al crecer al uña	Desaparece con la presión; no avanza al crecer la uña
Etiología	**Onicomicosis blanca superficial** > granulación de queratina por esmaltes	**Traumatismos** > quimioterapia > dermatosis	**Insuficiencia renal** > hepática, cardíaca, infección por el virus de la inmunodeficiencia humana, quimioterapia

(enfermedad de Darier y Hailey-Hailey). Cuando aparece, suele ir asociada a bandas longitudinales rosadas.
- **Leuconiquia total o uñas de porcelana.** Se debe a mutaciones en *PLCD1, GJA1* (junto con queratodermia e hipotricosis) o *GJB2* (junto con sordera, queratodermia y almohadillas en los nudillos: síndrome de Bart-Pumphrey).

La leuconiquia verdadera debe diferenciarse de la seudoleuconiquia y de la leuconiquia aparente, en las que la alteración no está en la matriz distal (**Tabla 9-2**).

Eritroniquia

La eritroniquia consiste en la aparición de manchas rosadas, ovaladas o en banda, en la lámina ungueal.
Existen varios tipos:

- **Eritroniquia longitudinal única.** Siempre debe sospecharse un tumor, siendo el más frecuente el **onicopapiloma**. Otros tumores pueden producir una banda más ancha o una mancha ovalada, como el tumor glómico, quiste mixoide o exostosis subungueal. Menos frecuentemente puede deberse a una enfermedad de Bowen o melanoma amelanótico ungueal.
- **Eritroniquia longitudinal múltiple.** Similar a las estrías longitudinales. Es poco frecuente y se asocia a dermatosis inflamatorias como la enfermedad de Darier, el liquen plano o la enfermedad de injerto contra huésped (**e-Fig. 9-3**).
- **Eritroniquia transversa.** Es muy rara y se ha descrito recientemente en pacientes con COVID-19. Una variante es el «signo de la media luna roja», en la que la banda rosada se dispone en el borde de la lúnula.
- **Lúnula moteada.** Se observan manchas puntiformes rosadas en la lúnula debido a focos de inflamación en la matriz distal. Al igual que el *pitting*, puede aparecer en dermatosis como liquen plano, psoriasis o *alopecia areata*.

> **!** De forma general, las dermatosis producen alteraciones longitudinales (surcos, leuconiquia, eritroniquia) y afectan más a las manos, mientras que las alteraciones transversales (líneas de Beau, leuconiquia estriada) son más típicas de enfermedades sistémicas o traumatismos.

Melanoniquia longitudinal

Se presenta como una o más bandas longitudinales pigmentadas en la placa ungueal. Se estima que un 5-10 % de las melanoniquias longitudinales corresponden a melanoma, por lo que requiere una anamnesis y una exploración minuciosas. La edad, la raza, el número de dedos afectos y las características de la banda de melanoniquia (color, tamaño, estructuras, paralelismo) son importantes para distinguir entre pigmento no melanocítico, activación o proliferación melanocítica (**e-Fig. 9-4**):

- **Pigmento no melanocítico (e-Fig. 9-5):**
  - **Hematoma subungueal.** Causa más frecuente de pigmentación de la uña. El color suele ser azulado o marrón-rojizo si está más evolucionado. En la dermatoscopia suele tener formas ovaladas (en lugar de líneas), globulares o en gota, y un color más homogéneo.
  - **Pigmento exógeno.** Ocurre principalmente en grandes fumadores (en los tres primeros dedos de la mano dominante) o por productos químicos (por permanganato potásico, que se usa en agricultura, lacas ungueales, etc.).
  - **«Uñas verdes».** Frecuente en paroniquias u onicólisis crónicas debido a una colonización por *Pseudomonas* (produce los pigmentos piocianina y pioverdina). Suele asociarse a humedad o trabajos manuales.
  - **Melanoniquia fúngica.** Provocada por dermatofitos productores de melanina (principalmente *Trichophyton rubrum* variedad *nigricans* y *Scytalidium dimidiatum*). Es típico en los dedos gordos de los pies, junto con otros signos de onicomicosis.
- **Activación melanocítica.** La matriz ungueal posee muy pocos melanocitos que, además, suelen estar quiescentes. En la activación melanocítica existe un número normal de melanocitos que se activan por diversas causas, produciendo una melanoniquia (**e-Fig. 9-6**). Suele ser una banda homogénea y fina de color gris o marrón claro. La afectación de varios dedos es prácticamente definitoria de activación melanocítica:
  - **Racial o fisiológica.** Prácticamente todos los afroamericanos, el 80 % de los indios, el 50 % de los latinos y el 30 % de los japoneses desarrollan melanoniquias con la edad.
  - **Sistémica.** Debida a fármacos (quimioterapia clásica, hidroxiurea, tetraciclinas, antimaláricos, zidovudina), embarazo, endocrinopatías (síndromes de Addison o Cushing), infección por virus de la inmunodeficiencia humana (VIH), síndrome de Laugier-Hunziker (junto con máculas melanóticas en la mucosa oral).
  - **Traumática.** Es muy típica la melanoniquia friccional en el cuarto y el quinto dedo del pie por calzado estrecho; onicotilomanía (frecuente en los pulgares de las manos).

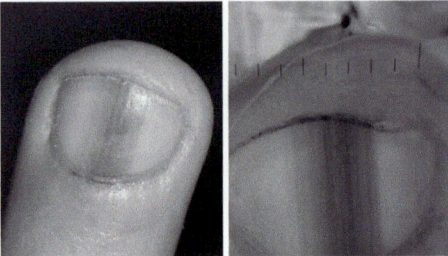

Figura 9-7. Nevos de la matriz en un niño de 8 años.

- **Proliferación o hiperplasia melanocítica.** Existe un número aumentado de melanocitos en la matriz. Suele ser una banda de color marrón oscuro o negro. Ante una banda única de melanoniquia en un solo dedo, sin otras lesiones ungueales que lo expliquen, se debe realizar diagnóstico diferencial entre **lentigo, nevo o melanoma de la matriz.**
  - En **niños**, el melanoma es excepcional. Las melanoniquias en niños pueden mostrar datos de alarma, distintos colores, bandas anchas o muy oscuras, pero, en general, casi siempre son benignas y corresponden a **nevos de la matriz** (**Fig. 9-7**).
  - Cualquier melanoniquia única de aparición en la **edad adulta** debe ser examinada de forma minuciosa y, ante la mínima duda, realizar una biopsia de la matriz. Los **datos clínicos** que pueden orientar a malignidad son la anchura (mayor de 1/3 de la uña), el color (negro o varios colores) y la forma (triangular más ancha en la zona proximal) de la banda. En la **dermatoscopia**, la presencia de líneas de distinta anchura o color, la pérdida de paralelismo entre las líneas o los bordes difuminados son otros datos sospechosos. Por supuesto, ante el **signo de Hutchinson** (extensión de pigmento a la piel periungueal) siempre se debe realizar una biopsia.

Alteraciones en la forma y el tamaño de la uña

Anoniquia y microniquia

Ausencia total o parcial de una o varias uñas. La **anoniquia congénita** se debe a mutaciones en el gen R-espondina 4 (*RSPO4*) y suele asociarse a alteraciones óseas en la falange. La forma adquirida se produce por destrucción de la matriz ungueal por agentes externos (traumatismos, quemaduras, cirugías) o dermatosis (liquen plano, epidermólisis bullosa).

Coiloniquia

La placa ungueal está adelgazada y los bordes distal y laterales evertidos, produciendo una forma cóncava «en cuchara». En **niños pequeños es fisiológico** y transitorio, especialmente en los dedos de los pies. En adultos es raro y puede asociarse a enfermedades sistémicas (**déficit de hierro**, amiloidosis), liquen plano o psoriasis.

Uña «en pinza» o «en tenaza»

Consiste en un aumento de la curvatura transversal de la placa ungueal, que adquiere forma de teja o trompeta. Es una patología frecuente, especialmente en los dedos gordos de los pies de adultos mayores, y se ha asociado a factores mecánicos (calzado y dinámica de pisada), artrosis o presencia de osteofitos. Existe una forma congénita que afecta de forma simétrica a ambos *hallux* y suele ir acompañada de una desviación congénita de las uñas.

En las manos es poco frecuente, y se deben descartar alteraciones en la falange distal (exostosis, artritis) o tumores subungueales, especialmente si solo hay un dedo afecto.

Acropaquias (dedos hipocráticos, «en palillo de tambor» o «en vidrio de reloj»)

Se trata de un aumento de la curvatura transversal y longitudinal. Dos signos clásicos son un ángulo de Lovibond (entre la placa y el pliegue proximal) mayor de 180° y el signo de Schamroth (al oponer dos dedos por la última falange, desaparece la ventana romboidal, ya que las uñas no llegan a tocarse). Un 80 % de los casos se asocia a **enfermedades pulmonares** (neoplasias, bronquiectasias, fibrosis pulmonar por asbestosis, tuberculosis o sarcoidosis). También puede aparecer en otros carcinomas, endocarditis, enfermedad inflamatoria intestinal, infección por el VIH o hemiplejia. Además, puede ser hereditario en la osteoartropatía hipertrófica primaria.

Paquioniquia y onicogrifosis

Engrosamiento difuso y compacto de la lámina ungueal, que adquiere un color amarillento. La **paquioniquia congénita** (autosómica dominante) se debe a mutaciones en genes de la queratina 6 o 17, afecta a todas las uñas y puede acompañarse de queratodermia. La forma adquirida suele afectar a los dedos gordos de los pies por una causa traumática o mecánica. Una alteración similar es la **onicogrifosis**, típica en ancianos por falta de cuidado personal, donde se produce un crecimiento excesivo y lateralizado de las uñas («uñas de carnero») (**e-Fig. 9-8**).

Desviación congénita de las uñas del dedo gordo

Se trata de una patología infradiagnosticada en la que las uñas de ambos dedos gordos de los pies crecen desviadas lateralmente. En la infancia puede ser muy sutil y pasar desapercibida, pero los microtraumatismos repetidos van empeorando la desviación y producen alteraciones distróficas en las uñas, descritas clásicamente como «uñas en ostra». Es una causa frecuente de uña encarnada en personas jóvenes. El tratamiento es complicado en la edad adulta. Como tratamiento conservador se puede realizar *taping* con esparadrapo y reducir el grosor de la uña con urea al 40-50 %. En cuanto al tratamiento quirúrgico, la matricectomía lateral consigue mejorar ligeramente la desviación y puede ser útil en pacientes mayores. Sin embargo, la cirugía de realineación ungueal es mucho más eficaz.

Alteraciones en el lecho ungueal

Onicólisis

Se produce porque la placa ungueal se separa del lecho, adquiriendo una coloración blanco-amarillenta por la presencia de aire u otro material entre ambos. Las causas más frecuentes son los traumatismos, la psoriasis y la onicomicosis subungueal distal. Entre otras causas se incluyen las dermatosis (liquen plano, dermatitis, enfermedad de Darier, pénfigo), tumores (onicopapiloma, enfermedad de Bowen, exostosis, verruga subungueal) o fármacos (tetraciclinas, psoralenos, quimioterapia clásica).

La dermatoscopia del borde proximal de la onicólisis y del borde libre de la uña es muy útil para diferenciarlas (**Fig. 9-9**). El tratamiento depende de la causa, pero siempre hay que recomendar recortar todo lo posible la zona onicolítica.

Hiperqueratosis subungueal

Se produce por la acumulación de material y queratina en el lecho ungueal, que provoca una elevación de la placa ungueal distal. Es típica en la **psoriasis** (por una mayor proliferación de queratinocitos; suele ser más compacta) y la **onicomicosis** (por depósito de queratina de la placa ungueal; suele ser más desorganizada o «en ruinas»). También puede ocurrir en otras dermatosis como el liquen plano, el eccema crónico o el síndrome de Reiter.

Hemorragias «en astilla»

Su apariencia se debe a la disposición longitudinal de los vasos del lecho ungueal. Habitualmente, las «astillas» distales suelen ser por traumatismos, seguidos de psoriasis, onicomicosis o fármacos, mientras que las proximales suelen tener una causa sistémica (endocarditis, oclusión microvascular, etc.). Sin embargo, esta distinción es teórica y poco relevante en la práctica clínica.

Leuconiquia aparente

La presencia de edema en el lecho ungueal da un color blanco deslustrado a la uña.

Onicomicosis

- Borde dentado, con «espigas»
- Interior con estrías longitudinales
- Varios colores: blanco, amarillo, marrón
- Hiperqueratosis subungueal «en ruinas»
- Unilateral o bilateral asimétrico
- Otros signos: tiña interdigital y plantar

Unilateral o bilateral asimétrico

Otros signos: tiña interdigital y plantar

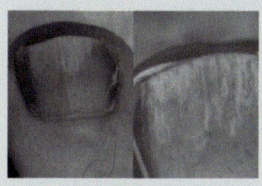

Psoriasis

- Borde lineal, ondulado, asalmonado
- Interior homogéneo
- Un color: blanco-plateado
- Hiperqueratosis compacta, plateada

Asimétrico. Más frecuente en manos

Otros signos: *pitting*, hemorragias «en astilla», «mancha de aceite», *crumbling*

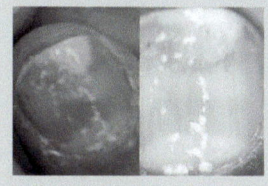

Onicólisis mecánica

- Borde lineal, ondulado. Sin espigas
- Interior homogéneo
- Un color: blanco-amarillento
- No suele tener hiperqueratosis

Frecuente bilateral y simétrico

Otros signos de traumatismos: rozaduras, hematomas, líneas transversales...

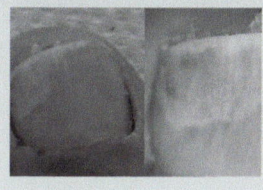

Figura 9-9. Diagnóstico diferencial de la onicólisis.

Aunque en la práctica se solapan, según su morfología se distinguen tradicionalmente:

- **Uñas de Terry.** Toda la uña es blanquecina, excepto una banda distal rosada o marrón. Es típico de pacientes con cirrosis, aunque puede aparecer en individuos sanos (**e-Fig. 9-10**).
- **Uñas de Lindsay o mitad-mitad.** La mitad o los dos tercios proximales de la uña son blanquecinos y la otra mitad es rosa-rojiza. Aparece en pacientes con insuficiencia renal avanzada o en hemodiálisis.
- **Uñas de Muehrcke.** Consiste en bandas transversales blanquecinas paralelas a la lúnula. Puede aparecer en el síndrome nefrótico, infección por el VIH, pacientes que se han sometido a trasplante o por quimioterapia.

ENFERMEDADES DERMATOLÓGICAS QUE AFECTAN A LAS UÑAS

Las uñas de las manos se afectan más frecuentemente y con signos más específicos que las de los pies, donde el diagnóstico diferencial puede ser muy difícil (Tabla 9-3) (Fig. 9-11). Si no existen otras lesiones cutáneas sugestivas, se puede confirmar el diagnóstico con una biopsia.

Conceptos generales de tratamiento:

Tabla 9-3. Alteraciones ungueales en las enfermedades dermatológicas*		
Psoriasis	Onicólisis con borde asalmonado *Pitting* (*pits* más grandes e irregulares) Hiperqueratosis subungueal Hemorragias «en astilla»	Hasta un 50 % de los pacientes Afectación más frecuente del lecho ungueal > matriz > pliegue proximal Mayor riesgo de artritis psoriásica
Liquen plano	Onicorrexis: estrías longitudinales con uña adelgazada (engrosada en las uñas de los pies) Pterigion dorsal (uña «en alas de ángel») Lúnula moteada	La mayoría no tienen liquen plano cutáneo Afectación más frecuente de la matriz El 30 % no responden al tratamiento El 60 % recidivan
Alopecia areata	*Pitting* (pequeños, regulares, geométricos) Leuconiquia punteada Lúnula moteada	En el 50 % de los niños y el 20 % de los adultos Más frecuente en formas graves de alopecia (total y universal)
Enfermedad de Darier	Bandas de eritroniquia y leuconiquia alternantes (*candy cane nails*, casi patognomónico) Muesca en borde libre con forma de V	Hasta un 90 % de los pacientes
Acrodermatitis continua de Hallopeau	Pústulas en el lecho ungueal Onicólisis y distrofia ungueal Descamación periungueal	Suele afectar a un solo dedo Cursa en brotes, sin llegar a curar completamente entre ellos
Esclerosis tuberosa	Fibromas ungueales (criterio diagnóstico) «Cometas rojos» (muy característicos) Hemorragias «en astilla»	
Eccema de contacto	Pliegues con descamación y paroniquia Onicólisis e hiperqueratosis subungueal	Suele asociarse a eccema crónico de manos Irritativo >> alérgico

*Se mencionan primero las más frecuentes y características.

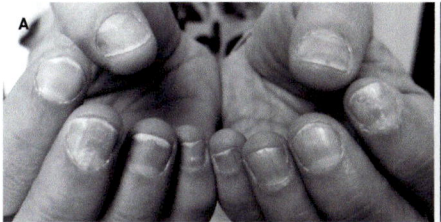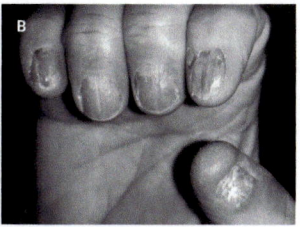

Figura 9-11. A) Psoriasis ungueal que muestra los signos clásicos como onicólisis con borde asalmonado, *pitting* y hemorragias «en astilla». B) Liquen plano ungueal que presenta onicorrexis y pterigion dorsal con inicio de anoniquia.

- Las formas limitadas a pocos dedos (de uno a tres) pueden tratarse con tratamiento local:
  - Corticoides tópicos de alta potencia (especialmente útiles si se aplican en oclusión), emolientes con urea.
  - Infiltración de corticoide intralesional (acetónido de triamcinolona diluido 4-12 mg/mL), especialmente útil en alteraciones de la matriz (*pitting*, traquioniquia).
- Las formas graves o extensas (múltiples dedos) suelen requerir tratamiento sistémico:
  - Corticoides sistémicos en el liquen plano y la *alopecia areata*.
  - Acitretina (0,2-0,3 mg/kg/día) en la psoriasis.
- Las formas asociadas a lesiones cutáneas susceptibles de tratamiento sistémico se benefician de dichos tratamientos (ciclosporina, metotrexato, biológicos, inhibidores de la cinasa de Jano, etc.).

ENFERMEDADES SISTÉMICAS Y FÁRMACOS QUE AFECTAN A LAS UÑAS

Síndrome de las uñas amarillas

Se caracteriza por uñas amarillas-verdosas, engrosadas, con desaparición de las cutículas y crecimiento detenido (los pacientes no necesitan cortarse las uñas) (e-Fig. 9-12). Suele afectar a varias o todas las uñas y asociarse a **linfedema y enfermedades respiratorias** (bronquitis, derrame pleural, sinusitis).

Dedos «en palillo de tambor»

Véase el apartado «Acropaquias (dedos hipocráticos, "en palillo de tambor" o "en vidrio de reloj"»).

Leuconiquia aparente

Véase el apartado «Alteraciones en el lecho ungueal».

Alteraciones ungueales por fármacos

Suelen afectar a varias o a todas las uñas. Generalmente, se deben a un mecanismo tóxico, por lo que suelen ser dependientes de la dosis y reversibles tras la suspensión del fármaco responsable.

Los antineoplásicos citotóxicos son los más frecuentes, en especial los taxanos, seguidos de capecitabina, antraciclinas (doxorrubicina), platinos, ciclofosfamida, etc.

Las principales alteraciones son:

- **Cambios en la superficie** (líneas de Beau, onicomadesis, fragilidad): antineoplásicos > retinoides.
- **Leuconiquia,** tanto verdadera como aparente (uñas de Muehrcke): antineoplásicos.
- **Melanoniquia:** antineoplásicos > psoralenos, minociclina, antipalúdicos, zidovudina.
- **Onicólisis:** antineoplásicos > metotrexato, sirólimus, psoralenos. La onicólisis dolorosa con hemorragias subungueales es típica por taxanos y antraciclinas.
- **Paroniquia y granulomas piógenos:** inhibidores del receptor del factor de crecimiento epidérmico (cetuximab, gefitinib), antineoplásicos (taxanos y capecitabina) > antirretrovirales (indinavir), retinoides.
- **Hemorragias «en astilla»:** inhibidores de la tirosina-cinasa y del factor de crecimiento del endotelio vascular (sorafenib, sunitinib).

> ❗ Los antineoplásicos (especialmente los taxanos) pueden producir bandas transversales tanto de leuconiquia verdadera como de leuconiquia aparente (uñas de Muehrcke).

INFECCIONES UNGUEALES

Paroniquia o panadizo agudo

Se caracteriza por inflamación, eritema y dolor en los pliegues periungueales, en ocasiones con absceso o erosiones.

A continuación se describen los tipos de paroniquia:

- **Panadizo herpético.** Típico en trabajadores dentales y en niños. Suele afectar más al pliegue lateral que al proximal y recidivar en el mismo dedo. Se confirma con la prueba de la reacción en cadena de la polimerasa o la de Tzanck, y están indicados los antivirales sistémicos.
- **Paroniquia bacteriana.** Típica en niños por microtraumatismos y colonización por *Staphylococcus aureus* o *Streptococcus pyogenes*. Suele afectar más al pliegue proximal y formar absceso. El tratamiento consiste

en drenaje y antibiótico sistémico. Puede producir una onicomadesis posterior.

Verrugas virales

Están favorecidas por traumatismos (niños, onicofagia), maceración (lavados frecuentes de manos) e inmunosupresión (infección por el VIH, pacientes trasplantados). Suelen afectar a varios dedos. Cuando afectan al pliegue proximal, simulan una cutícula hiperqueratósica. Las subungueales producen onicólisis dolorosa y levantamiento de la lámina ungueal.

En cuanto al **tratamiento**, los métodos destructivos son los más utilizados, como la crioterapia, ácidos queratolíticos, cantaridina, láser (de dióxido de carbono, de colorante pulsado, de neodimio) o terapia fotodinámica. También se ha utilizado inmunoterapia tópica con resultados variables, como imiquimod, vitamina D intralesional e incluso difenciprona.

Onicomicosis

Etiopatogenia

Las principales causas son:

- Los **dermatofitos** producen el 70-90 % de los casos, siendo los más frecuentes *T. rubrum* y *Trichophyton mentagrophytes*.
- Los **mohos no dermatofitos** y las infecciones mixtas son cada vez más frecuentes, como *Scopulariopsis brevicaulis* o *Fusarium*.
- *Candida* continúa siendo un agente infrecuente (aproximadamente un 2 % de las onicomicosis) y suele afectar a las manos.

Entre los factores predisponentes se encuentran algunos locales como traumatismos repetidos, maceración (trabajos húmedos, calzado oclusivo), tiña plantar o interdigital, y factores sistémicos como edad avanzada, inmunodepresión, diabetes y enfermedad vascular periférica.

Clasificación y manifestaciones clínicas

La localización más frecuente son los pies, y suele afectar a uno o pocos dedos, siendo el más frecuente el dedo gordo. La afectación de las manos sin afectación de los pies es rara. La tríada clásica de la onicomicosis incluye (**Fig. 9-13**):

- **Cambios en la coloración.** Es típico el color blanco-amarillento, aunque algunos hongos producen coloración verdosa o marrón. Las manchas superpuestas de varios colores son muy sugestivas de onicomicosis (**«signo de la aurora boreal»**).
- **Onicólisis distal.** La diferencia con la onicólisis traumática o psoriásica es que presenta **espículas longitudinales** en el borde y en el interior de la mancha.

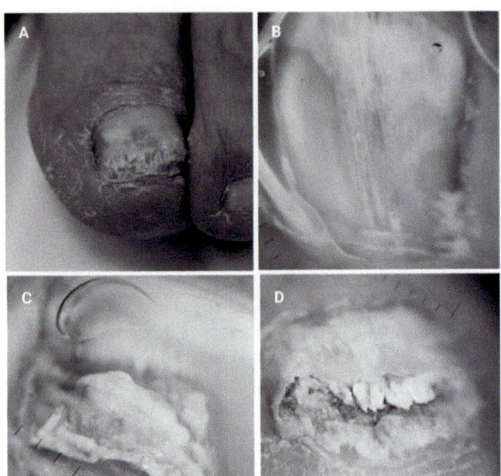

Figura 9-13. Signos clínicos y dermatoscópicos de onicomicosis. **A)** Presentación clínica clásica con onicólisis amarillenta e hiperqueratosis subungueal, además de tiña plantar. **B)** Estrías longitudinales y borde espiculado de la onicólisis. **C)** «Signo de la aurora boreal». **D)** Hiperqueratosis «en ruinas».

- **Hiperqueratosis subungueal.** Se debe a la degradación de la queratina por el avance del hongo responsable. Por ello, tiene un aspecto desordenado o **«en ruinas».**

Según la vía de penetración del hongo, la onicomicosis se puede clasificar en:

- **Onicomicosis subungueal distal.** Se trata de la forma más frecuente. El hongo penetra a través del hiponiquio y va avanzando proximalmente. El hongo más frecuente es *T. rubrum* y suele asociar tiña plantar o interdigital.
- **Onicomicosis subungueal proximal.** Es poco frecuente y suele afectar a pacientes inmunodeprimidos. Produce habitualmente dolor intenso y paroniquia.
- **Onicomicosis blanca superficial.** El hongo está en la superficie de la uña y provoca manchas blancas confluentes que se desprenden al raspado. El hongo más frecuente es *T. mentagrophytes* variedad *interdigitale*.
- **Onicomicosis distrófica total.** Forma avanzada que puede derivar de cualquiera de las anteriores. Se presenta con hiperqueratosis intensa, paquioniquia y fracturas en la lámina ungueal.

Diagnóstico

Más del 50 % de las onicólisis y distrofias de la uña no se deben a onicomicosis. Por ello, es importante realizar una confirmación micológica, especialmente si se plantea iniciar un tratamiento sistémico. Las tres técnicas diagnósticas principales son la visualización directa con hidróxido de potasio, el cultivo y la histología con tinción con ácido peryódico de Schiff o Grocott. Otras técnicas más precisas, pero con menos disponibilidad, son la reacción en cadena de la polimerasa o la citometría de flujo.

Para reducir la tasa de falsos negativos:

- El paciente no debe haber realizado tratamiento antifúngico durante el mes previo.
- Siempre se debe recortar la zona oncolítica y tomar la muestra del espacio subungueal con una cureta o cucharilla específica.

Tratamiento

El tratamiento de la onicomicosis puede ser complicado debido a la baja penetración de los fármacos en el aparato ungueal y a los largos períodos de tratamiento. La duración mínima de tratamiento son 3 meses, aunque en general suele requerir entre 6 y 9 meses (**Tabla 9-4**).

Los principales tratamientos son:

- **Antifúngicos tópicos.** Son muy seguros, pero menos eficaces. Suelen requerir períodos de tratamiento muy largos (hasta 1 año) y su adherencia terapéutica es menor.
- **Antifúngicos orales.** Son más eficaces y requieren menor tiempo de tratamiento. Hay que vigilar sus efectos adversos (principalmente hepáticos y colesterol) y la interacción con otros fármacos. Se recomienda realizar un control analítico previo. El más eficaz es la **terbinafina**.
- **Avulsión ungueal.** La avulsión de la placa ungueal —ya sea quirúrgica o química (urea 40 %)— puede ser necesaria en casos de onicomicosis distróficas.

Tabla 9-4. Tratamientos farmacológicos disponibles para onicomicosis

Indicaciones	Onicomicosis blanca superficial Menos de cinco uñas, menos del 50 % de la uña afectada Niños; adultos con contraindicación de tratamiento oral		Edema en el lecho ungueal, por debajo de la lámina	Afectación de la matriz o lúnula Cinco o más uñas, más del 50 % Hiperqueratosis subungueal grave
Fármaco	Amorolfina al 5 %	Ciclopirox al 8 %	Terbinafina	Itraconazol
Pauta	2 veces/semana 6-12 meses	1 vez/día 6-12 meses	250 mg/día 3-6 meses	200 mg/día 3-6 meses Pauta pulsátil: 400 mg/día, 1 semana al mes, 3 meses

Hay que recordar que no es curativa y siempre debe combinarse con tratamiento antifúngico.

- **Dispositivos y terapias con luz** (láser de neodimio-granate de itrio y aluminio [YAG], láser diodo, láser de erbio-YAG, dióxido de carbono, terapia fotodinámica). En el momento actual no se puede recomendar su uso en monoterapia para el tratamiento de la onicomicosis.

TUMORES UNGUEALES

Granuloma piógeno

Nódulo rojizo, blando, friable y con sangrado ocasional. Habitualmente son periungueales y se asocian a onicocriptosis, fármacos (especialmente antirreceptor del factor de crecimiento epidérmico) o traumatismos. Los subungueales suelen deberse a traumatismos y son más difíciles de diagnosticar, ya que se encuentran bajo la lámina ungueal y solo producen onicólisis. Se pueden tratar con **timolol** o con métodos destructivos (curetaje, crioterapia, nitrato de plata, cirugía, etc.).

Exostosis subungueal

Se trata de una proliferación ósea benigna que suele ser secundaria a traumatismos. Es típico un paciente joven con un nódulo duro y doloroso en el borde medial del dedo gordo del pie, que eleva de la lámina ungueal (**e-Fig. 9-14**). Se confirma con radiografía y se trata con cirugía. Son frecuentes las recidivas.

Seudoquiste mixoide (mucoso o mucoide)

Es el tumor ungueal más frecuente, típico en mujeres de edad media en las manos, asociado a artrosis. Aparece como un nódulo del color de la piel en el pliegue proximal, que puede drenar contenido viscoso. Otras veces solo se observa un surco en la uña debido a la compresión de la matriz. Se puede tratar con crioterapia, incisión y drenaje, o corticoide intralesional, con recidivas en el 30-50 % de los casos. El tratamiento más eficaz es la extirpación quirúrgica con ligadura de la conexión entre el quiste y la cápsula articular, aunque también puede recidivar.

Fibroma o fibroqueratoma

Son frecuentes y, generalmente, secundarios a traumatismos. Suele ser una masa rosada única periungueal, que produce un surco en la uña por compresión de la matriz. Los fibromas múltiples son un criterio mayor de esclerosis tuberosa y aparecen en el 50 % de los pacientes después de la pubertad. Se pueden extirpar con cirugía o vaporizar con láser de dióxido de carbono.

Tumor glómico

Tumor infrecuente que surge de los cuerpos glómicos del lecho ungueal, más frecuente en el primer y segundo dedos de las manos. Característicamente **doloroso**, produce la tríada de dolor paroxístico intenso, dolor a la palpación en un punto concreto (con un bolígrafo; prueba de Love) y aumento de dolor con el frío (prueba del hielo). Puede manifestarse como una mancha o banda rojo-azulada en la uña o ser casi imperceptible. La prueba de elección es la resonancia magnética y el tratamiento es quirúrgico.

Onicopapiloma

Tumor originado en la matriz distal, relativamente frecuente pero infradiagnosticado, ya que es asintomático. Se caracteriza por la tríada de eritroniquia longitudinal fina (< 4 mm), borde libre fisurado en forma de V y un pequeño nódulo hiperqueratósico en el hiponiquio (**e-Fig. 9-15**). Además, con dermatoscopia puede observarse que la eritroniquia hace una muesca en la lúnula y hemorragias «en astilla». El tratamiento es quirúrgico cuando produce molestias o hay dudas diagnósticas (especialmente con la enfermedad de Bowen).

Onicomatricoma

Tumor infrecuente que se manifiesta como una banda blanco-amarillenta (xantoniquia), engrosada, de anchura variable, con estrías longitudinales que alcanzan el borde libre de la uña. La dermatoscopia del borde libre de la uña es muy característica y muestra múltiples orificios «en panal de abejas» (o «agujeros de gusano»), que corresponden a los «túneles» o digitaciones del tumor que van desde la matriz hasta el borde distal de la uña. El tratamiento es quirúrgico.

Nevos de la matriz

Véase el apartado «Melanoniquia longitudinal».

> **!** Un surco irregular en la uña (con distinta anchura y profundidad) es **patognomónico de seudoquiste mixoide.**

Carcinoma epidermoide

Es el tumor maligno más frecuente del aparato ungueal. Es más habitual en hombres y en las manos (sobre todo en los tres primeros dedos). Los factores de riesgo incluyen el tabaco, la exposición crónica a rayos X y el virus del papiloma humano, especialmente el genotipo 16. Habitualmente, el diagnóstico es tardío porque no es doloroso, y la presentación clínica puede ser muy variable. La **enfermedad de Bowen** se presenta normalmente como una masa verrugosa en el pliegue lateral que produce un levantamiento de la lámina ungueal (**Fig. 9-16**). Sin embargo, se han descrito multitud de presentaciones clínicas como onicólisis simple, melanoniquia longitudinal o similar al onicopapiloma.

El **carcinoma epidermoide invasivo** produce una destrucción lenta de la placa ungueal, erosiones, exudación y/o sangrado. La presencia de dolor puede indicar invasión ósea, que ocurre en menos del 20 % de los casos. Siempre se debe realizar una radiografía.

El tratamiento es quirúrgico. Si no hay invasión ósea, la técnica de elección es la cirugía de Mohs. En otros casos, se debe realizar la extirpación en bloque del aparato ungueal o la amputación de la falange.

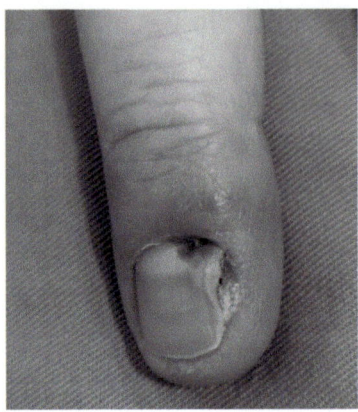

Figura 9-16. Enfermedad de Bowen del aparato ungueal. Se observa una masa verrugosa que no cura en el pliegue lateral, levantando y fracturando la placa ungueal.

Melanoma

Véase el apartado «Semiología ungueal».

BIBLIOGRAFÍA

Dany M, Fischer AS, Pei S, Rubin AI. Updates on the pathology and management of nail unit tumors and dermatoses. Surg Pathol Clin. 2021;14(2):327-39.

Gupta AK, Stec N, Summerbell RC, et al. Onychomycosis: a review. J Eur Acad Dermatol Venereol. 2020;34(9):1972-90.

Piraccini BM, Dika E, Fanti PA. Tips for diagnosis and treatment of nail pigmentation with practical algorithm. Dermatol Clin. 2015;33(2):185-95.

Tosti A, Piraccini BM. Disorders of the Hair and Nail: Diagnosis and Treatment. New York: McGraw Hill; 2023.

Dermatosis papuloescamosas y eritematodescamativas

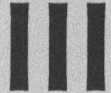

Psoriasis

M. Aparicio Domínguez y M. Llamas Velasco

10

PUNTOS CLAVE

- La psoriasis es una enfermedad cutánea eritematodescamativa crónica de base inmunológica, desencadenada por la interacción de factores ambientales en individuos genéticamente predispuestos.
- En la atención del paciente con psoriasis se ha de tener en consideración el resto de comorbilidades no cutáneas, que pueden afectar negativamente a la calidad de vida del paciente.
- El diagnóstico de la enfermedad es eminentemente clínico, reservando la biopsia para casos complejos o atípicos clínicamente.
- El tratamiento de la psoriasis engloba la terapia tópica para casos leves y un amplio arsenal de tratamientos sistémicos clásicos y tratamientos biológicos para aquellos casos de mayor gravedad.

INTRODUCCIÓN

La psoriasis es una afección cutánea eritematodescamativa crónica de base inmunológica y, generalmente, poligénica. Diversos factores desencadenantes ambientales (como traumatismos, infecciones y medicamentos) pueden favorecer la aparición de esta enfermedad en personas predispuestas genéticamente. La característica principal de la lesión psoriásica es la presencia de placas eritematosas bien definidas con escamas plateadas adherentes. Estas placas pueden manifestarse de forma localizada o afectar a gran parte de la superficie cutánea.

La psoriasis no se limita a la piel, ya que asocia distintas comorbilidades. Hasta el 20-30 % de los pacientes desarrollan afectación articular en forma de artritis psoriásica (APs). Además, las personas con psoriasis moderada o grave tienen un mayor riesgo de padecer síndrome metabólico, así como aisladamente diabetes mellitus, hipertensión arterial y obesidad, que conducen a una mayor mortalidad por enfermedades cardiovasculares ateroescleróticas. Esta enfermedad también afecta negativamente a la calidad de vida de los pacientes.

EPIDEMIOLOGÍA

La psoriasis es una enfermedad inflamatoria de la piel que afecta a más de 60 millones de individuos, tanto adultos como niños, en todo el mundo. Se estima que alrededor del 2 % de la población mundial padece psoriasis. No muestra preferencia de género y la mediana de edad de inicio es de aproximadamente 33 años. Tiene una distribución bimodal con dos picos de incidencia: a los 20-30 años y a los 55-65 años. Las mujeres presentan habitualmente una edad de inicio más temprana que los hombres. Se observa una menor prevalencia e incidencia de la enfermedad en los niños en comparación con los adultos.

ETIOPATOGENIA

Factores genéticos

La heredabilidad es el principal determinante del riesgo de desarrollar psoriasis. Hasta un 40 % de los pacientes con psoriasis presentan antecedentes familiares de la enfermedad. Además, el riesgo es dos o tres veces mayor en gemelos monocigóticos que en gemelos dicigóticos. Hasta la fecha, se ha informado de más de 80 locus de riesgo gracias a los estudios de asociación del genoma completo. Se han identificado al menos nueve regiones de predisposición a psoriasis (PSORS1-9). Sin duda, la región genética más importante es PSORS1 (en el cromosoma 6p), que se calcula que es responsable hasta de un 50 % del riesgo de psoriasis. PSORS1 contiene genes como *HLA-C* y la corneodesmosina. El alelo de riesgo HLA-C*06:02 se asocia a una enfermedad de aparición temprana, más diseminada y con recidivas más frecuentes. Algunos autores distinguen entre psoriasis de tipo I (de inicio temprano, con antecedente familiar de psoriasis y con expresión de HLA-Cw6) y psoriasis de tipo II (de inicio tardío, sin antecedente familiar y sin expresión de HLA-Cw6).

Factores ambientales

Determinados factores desencadenantes son capaces de provocar y/o exacerbar la enfermedad en individuos con predisposición genética. Entre ellos se encuentran las infecciones víricas y bacterianas (principalmente estreptocócicas), el alcohol, el tabaquismo, el estrés psicógeno y el consumo de determinados fármacos (bloqueantes β, litio, fármacos antipalúdicos antinflamatorios no esteroideos, terbinafina, agentes antifactor de necrosis tumoral α [anti-TNF-α]. Los traumatismos físicos y las quemaduras solares también pueden actuar como factores desencadenantes (fenómeno de Koebner). La aparición de brotes de psoriasis pustulosa se ha asociado con infecciones, reducción brusca de corticoides sistémicos (u otros inmunosupresores), ciertos fármacos (antibióticos, terbinafina, agentes anti-TNF-α), hipocalcemia (asociada o no a hipoparatiroidismo) y con el embarazo.

Disregulación inmunológica

Tradicionalmente, la psoriasis se consideraba esencialmente una enfermedad de hiperproliferación de queratinocitos epidérmicos. Sin embargo, en la actualidad se reconoce que la disregulación del sistema inmunitario desempeña un papel fundamental, y se considera la psoriasis como una enfermedad inflamatoria crónica inmunomediada. La acción de factores desencadenantes en individuos genéticamente predispuestos conduce a que los queratinocitos liberen ácidos desoxirribonucleico y ribonucleico, iniciando una respuesta inflamatoria que provoca la activación de las células dendríticas y la presentación de un antígeno, desconocido hasta la fecha, a los linfocitos T indiferenciados, promoviendo su maduración a linfocitos Th17 y, en menor medida, Th1 y Th22 (**e-Fig. 10-1**). La interleucina (IL) 23 promueve la diferenciación hacia un fenotipo Th17, mientras que la IL-12 lo hace hacia un fenotipo Th1. La IL-17 es una citocina fundamental en el inicio y mantenimiento de la inflamación dérmica y la proliferación de queratinocitos. Merece la pena reseñar que la concentración de IL-22 circulante se correlaciona con la gravedad de la enfermedad y con la presencia de hiperplasia psoriasiforme. Desde hace varios años están cobrando importancia las células T de memoria residentes en tejidos, que tienen la particularidad de no migrar y permanecer en los tejidos epiteliales durante largos períodos. La persistencia de estas células en la piel puede proporcionar una explicación para diversas características de la psoriasis, como la persistencia de alteraciones en piel aparentemente sana, previamente afectada por la enfermedad, y la característica tendencia de la psoriasis a reaparecer en áreas previamente afectadas.

La psoriasis pustulosa presenta una etiopatogenia diferente, en la que la inmunidad innata desempeña un papel más importante, compartiendo similitudes tanto en fisiopatología como en la clínica con varios síndromes autoinflamatorios (deficiencia del antagonista del receptor de la IL-36 y deficiencia del antagonista del receptor de IL-1). Las mutaciones del antagonista del receptor de la IL-36 constituyen el principal locus de riesgo identificado. Además, se han encontrado otras mutaciones que confieren un mayor riesgo, cuyo denominador común es la capacidad de desencadenar la hiperactivación del eje IL-36 (v. **e-Fig. 10-1B**).

CARACTERÍSTICAS CLÍNICAS

Las lesiones cutáneas de la psoriasis se caracterizan por el eritema, el engrosamiento y la descamación. Suelen mostrar unos límites precisos bien demarcados. Ante la eliminación de las escamas blanco-plateadas (micáceas), se puede observar un punteado hemorrágico característico (signo de Auspitz), que refleja la conjunción de la presencia de vasos alargados en la dermis papilar junto con el adelgazamiento de la epidermis suprapapilar. Las placas de psoriasis pueden presentar un halo blanquecino, conocido como anillo de Woronoff. Las lesiones activas se caracterizan por mostrar un borde activo con un eritema más pronunciado, que puede dar a las lesiones un aspecto anular. El fenómeno de Koebner consiste en la reproducción de las lesiones de psoriasis en áreas de traumatismo, cuya morfología refleja la causa (lineal en áreas de rascado o herida, áreas de quemaduras solares o regiones sometidas a presión, como en la cintura). La aparición de este fenómeno o de lesiones puntiformes en la periferia de las placas psoriásicas indica que la enfermedad se encuentra en una fase activa. El prurito puede estar o no presente, aunque es más frecuente durante las reagudizaciones de la enfermedad.

Tabla 10-1. Subtipos clínicos de la psoriasis

Psoriasis vulgar o en placas
Psoriasis en gotas o *guttata*
Psoriasis eritrodérmica
Psoriasis pustulosa generalizada
- De Von Zumbusch
- Impétigo herpetiforme (psoriasis pustulosa del embarazo)
- Anular
- Exantemática
- Localizada

Psoriasis pustulosa localizada
- Pustulosis palmoplantar
- Acrodermatitis continua de Hallopeau (acropustulosis)
- Sobre lesiones de psoriasis vulgar

Localizaciones especiales
- Pliegues (psoriasis invertida)
- Cuero cabelludo
- Genitales
- Palmoplantar
- Ungueal

Subtipos clínicos

En la **tabla 10-1** se muestra la clasificación por subtipos clínicos de la psoriasis, así como las localizaciones especiales.

Psoriasis en placas crónica (psoriasis vulgar)

Representa aproximadamente el 80 % del total. Se caracteriza por la aparición de placas psoriásicas de tamaño variable en una configuración generalmente simétrica. Las áreas de afectación más comunes son las zonas extensoras de las rodillas y los codos, la región lumbosacra y el cuero cabelludo (**e-Fig. 10-2**).

Psoriasis en gotas (psoriasis guttata)

Se trata de una variante de la psoriasis que se manifiesta principalmente en niños y adolescentes. A menudo se asocia con infecciones de las vías respiratorias altas, en particular, infecciones estreptocócicas como la faringitis (en más del 50 % de los casos se encuentran niveles elevados de anticuerpos antiestreptolisina O, anti-ADNasa B o estreptozima). Clínicamente, se caracteriza por la aparición abrupta de múltiples pápulas y placas escamosas pequeñas (habitualmente menores de 1 cm), que se localizan preferentemente en el tronco y las extremidades proximales. Aunque suele aparecer en individuos jóvenes sin antecedentes de psoriasis, también puede manifestarse en pacientes con psoriasis en placas crónica.

Psoriasis pustulosa

Psoriasis pustulosa generalizada

Existen varios tipos:

- **Von Zumbusch.** Se caracteriza por el desarrollo abrupto de placas eritematosas dolorosas y numerosas pústulas estériles, que pueden coalescer formando «lagos de pus». Las pústulas se resuelven en varios días, dejando eritema y descamación extensa. La clínica cutánea se acompaña de fiebre y malestar general, pudiendo aparecer además otras manifestaciones sistémicas (artralgias, colangitis y neumonitis neutrófilas, deterioro renal, etc.), que pueden poner en peligro la vida. La enfermedad evoluciona en brotes. Puede existir o no el antecedente de psoriasis en placas.
- **Anular.** Erupción subaguda recurrente caracterizada por el desarrollo de placas eritematosas anulares que se expanden centrífugamente con pústulas en el borde de avance. También puede acompañarse de fiebre.
- **Exantemática.** Erupción pustulosa aguda en relación habitualmente con fármacos o infecciones. No suele acompañarse de clínica sistémica. Se solapa con las toxicodermias pustulosas.
- **Localizada.** Aparición de pústulas en placas psoriásicas preexistentes. Puede estar en relación con la aplicación de irritantes.
- **Impétigo herpetiforme (psoriasis pustulosa del embarazo).** Se presenta en el tercer trimestre del embarazo en forma de placas eritematosas simétricas con pústulas estériles en la periferia, en un patrón circinado. Comienza en las zonas de flexión y se propaga de forma centrífuga, afectando al tronco y a las extremidades proximales. Manos, pies y cara suelen quedar respetados. Se acompaña de síntomas sistémicos, como fiebre, malestar general, artralgias, vómitos y diarrea. La clínica suele remitir rápidamente después del parto, pero puede provocar secuelas graves, como insuficiencia placentaria, restricción del crecimiento fetal, aborto espontáneo o muerte fetal.

Pustulosis palmoplantar

Se trata de la forma más prevalente de psoriasis pustulosa. Se caracteriza por la aparición de pústulas estériles en las superficies palmoplantares, que cuando se resuelven dejan máculas y costras pardo-amarillentas (**e-Fig. 10-3**). Es más frecuente en mujeres de mediana edad y en fumadores. Su evolución es crónica. Además del tabaquismo, se han identificado como factores agravantes el estrés, las infecciones y algunos fármacos (como agentes anti-TNF-α). A nivel histológico, el acrosiringio es el lugar de formación de las pústulas. Algunos pacientes pueden presentar dolor óseo, con mayor frecuencia en la pared torácica anterior, en el contexto de síndrome SAPHO (sinovitis, acné, pustulosis, hiperostosis y osteítis).

> ! Aunque tradicionalmente la pustulosis palmoplantar se ha considerado un subtipo de psoriasis pustulosa, algunos autores la describen como una entidad separada.

Acrodermatitis continua de Hallopeau

Enfermedad infrecuente, crónica y recurrente, que cursa con aparición de pústulas estériles en la región distal de los dedos de las manos y, con menos frecuencia, de los pies. Las pústulas van seguidas a menudo de descamación y formación de costras. Es más frecuente en mujeres de mediana edad. Inicialmente afecta a uno o dos dedos, aunque puede progresar hasta afectar a otros dedos o incluso extenderse proximalmente a la mano, el antebrazo o el pie. No es infrecuente que la clínica se desencadene después de un traumatismo o infección en el dedo. Las alteraciones ungueales pueden suceder como consecuencia de la aparición de pústulas en el lecho y la matriz ungueal.

Psoriasis eritrodérmica

Se caracteriza por eritema generalizado y descamación que afecta a más del 90 % de la superficie corporal. Algunos datos clínicos que pueden ayudar a diferenciarla de otras etiologías de eritrodermia son: antecedente de psoriasis en placas, afectación ungueal característica y ausencia de afectación facial. Se trata de una complicación potencialmente grave, con alto riesgo de sufrir infecciones debido a la pérdida de una barrera protectora adecuada y anomalías electrolíticas secundarias a la pérdida de líquidos.

Localizaciones especiales

Psoriasis invertida

Hace referencia a la afectación de áreas intertriginosas. Se manifiesta como placas eritematosas bien delimitadas, lisas y brillantes, con escamas mínimas o ausentes debido a la fricción y la humedad en estas regiones. A menudo se ve una fisura central. Las regiones afectadas con más frecuencia son los pliegues retroauriculares y las áreas axilares, inframamarias, inguinales e interglútea. Se usa el término *psoriasis inversa* si están afectados solamente los pliegues.

Cuero cabelludo

La afectación del cuero cabelludo se encuentra en un 50-80 % de los pacientes. Suele ser una de las primeras localizaciones, sobre todo en la infancia y la adolescencia. Las lesiones están bien delimitadas, siendo frecuente la afectación más allá de la línea de implantación y en la región retroauricular y región alta de la nuca. Las escamas pueden ser finas o gruesas, rodeando los tallos pilosos (pitiriasis amiantácea). La dermatitis seborreica suele presentarse con lesiones más difusas y peor delimitadas, aunque en ocasiones ambos trastornos coexisten (sebopsoriasis), con mayor frecuencia en el cuero cabelludo, regiones seborreicas de la cara (cejas y pliegues nasolabiales) y áreas posauricular y preesternal.

Genitales

Se encuentra afectación genital en aproximadamente el 40 % de los casos.

Palmoplantar

Se presenta como placas eritematosas hiperqueratósicas que pueden asociar fisuras, en muchas ocasiones dolorosas e incapacitantes.

Ungueal

Se encuentra presente en el 30-70 % de los pacientes con psoriasis. En la mayoría de los casos aparece de forma posterior o simultánea a la afectación de la piel. Es más frecuente en el sexo masculino. En aquellos casos con múltiples uñas afectadas o alteraciones funcionales, puede existir un importante impacto negativo en la calidad de vida. Además, se asocia con riesgo incrementado de afectación articular (el 90 % de los pacientes con Aps presentan onicopatía). Es más común la afectación de las uñas de las manos que de los pies. La afectación ungueal puede causar dolor y limitación funcional, y sus manifestaciones se pueden dividir en función de la localización de la afectación:

- **Matriz ungueal.** Piqueteado o *pitting* (depresiones puntiformes en la lámina ungueal), leuconiquia (coloración blanca de la lámina ungueal), manchas rojas en la lúnula, *crumbling* (fragilidad y desintegración de la lámina ungueal), líneas de Beau (surcos transversos) y traquioniquia (uñas ásperas y con aspecto deslustrado por la presencia de abundantes estriaciones longitudinales).
- **Lecho ungueal.** Hemorragias «en astilla» (áreas lineales de hemorragia visibles a través de la lámina ungueal), onicólisis (separación distal de la lámina ungueal del lecho ungueal), «manchas de aceite» o mancha color salmón (áreas irregulares de coloración amarillenta o asalmonada) e hiperqueratosis subungueal.
- **Hiponiquio.** Onicorrexis (crestas longitudinales y división distal de la placa ungueal).
- **Pliegue ungueal.** Paroniquia (inflamación de los tejidos periungueales) y acropustulosis (pústulas, que pueden confluir, alrededor de las uñas).

En las manos, la manifestación más frecuente es el *pitting*, mientras que en los pies son la onicólisis y la hiperqueratosis subungueal. Los pacientes con onicopatía psoriásica presentan un mayor riesgo de onicomicosis, coexistiendo ambos trastornos en un 30 % de los pacientes. Por ello, se recomienda realizar cultivos ungueales ante cambios clínicos, datos de sospecha o previamente a un tratamiento sistémico en los casos dudosos.

COMORBILIDADES

Artritis psoriásica

La APs es una enfermedad inflamatoria crónica que padece el 20-30 % de los pacientes con psoriasis cutánea. Afecta por igual a ambos sexos y suele debutar en la tercera o cuarta décadas de la vida. Una mayor gravedad de la afectación cutánea, la afectación ungueal, del cuero cabelludo y de pliegues (fenotipo inverso), y la obesidad se han asociado con un mayor riesgo de artritis. Más del 80 % de los pacientes con APs presenta manifestaciones cutáneas antes de la primera manifestación clínica evidente a nivel articular. Existe evidencia de que el retraso en el diagnóstico se asocia con peores resultados funcionales y físicos para los pacientes. El cuestionario PURE-4 es una herramienta de cribado sencilla de emplear en la práctica clínica diaria en consulta, que se basa en los cuatro dominios con mayor valor diagnóstico de la APs en pacientes con psoriasis (**Tabla 10-2**). En la **e-figura 10-4** se ilustra un algoritmo de cribado y control clínico de la APs en consultas de dermatología. La APs se considera una enfermedad con manifestaciones en seis dominios clínicos: articulaciones periféricas, entesis, dactilitis (o dedo «en salchicha»), esqueleto axial, uñas y piel. El dolor articular presenta un ritmo inflamatorio (datos de inflamación articular, rigidez de más de 30 minutos tras un período de reposo que mejora con la actividad). Las entesis afectadas con mayor frecuencia son el tendón aquíleo y la fascia plantar. Tradicionalmente, la APs se clasifica en cinco patrones clínicos:

Tabla 10-2. Cuestionario PURE-4 en el cribado de la artritis psoriásica

1. Signos sugestivos de dactilitis (dedo en forma de salchicha): «¿Ha tenido alguna vez dolor e hinchazón/inflamación que afectara a todo un dedo de la mano o del pie?»

2. Dolor con inflamación en el talón: «¿Ha tenido o notado alguna vez dolor en el talón al ponerse de pie por la mañana?»

3. Dolor en los dos glúteos: «¿Ha tenido alguna vez dolor en el glúteo derecho o izquierdo, al mismo tiempo o por separado?»

4. Dolor articular periférico con hinchazón, antes de los 50 años: «¿Ha tenido alguna vez hinchazón y dolor en una articulación (manos, pies, rodillas o tobillos, por ejemplo)?»

Si ≥ 1 ítem positivo (S: sensibilidad 86 % y E: especificidad: 84 % para artritis psoriásica) está indicado remitir al paciente a consulta de reumatología. La dactilitis presenta una especificidad del 100 % para la artritis psoriásica.

- **Oligoartritis asimétrica (50 %).** Afectación de menos de cinco articulaciones. Con mayor frecuencia afecta a manos y pies, pero también puede haber afectación de articulaciones grandes.
- **Poliartritis simétrica (40 %).** Muy similar a la artritis reumatoide.
- **Axial (40 %).** Incluye tanto sacroilitis como espondilitis. Un 20 % de los casos son HLA-27 positivos, siendo este porcentaje mayor en aquellos pacientes que presentan además uveítis.
- **Artritis interfalángica distal (5 %).**
- **Mutilante (5 %).** Inflamación articular grave y rápidamente progresiva que causa la destrucción de las articulaciones y una deformidad permanente (acortamiento de los dedos, que se ensanchan y pasan a ser más blandos a la palpación por la osteólisis).

Otras comorbilidades

Se ha establecido la asociación de la psoriasis con la hipertensión, la obesidad, la diabetes tipo 2, la dislipidemia (a veces denominado colectivamente *síndrome metabólico*) y las enfermedades cardiovasculares. El infarto de miocardio se ha observado con más frecuencia en pacientes con psoriasis grave que en la población general, particularmente en personas con psoriasis grave e inicio de la enfermedad a una edad más temprana. Se han comunicado hallazgos similares sobre el riesgo de accidente cerebrovascular. Asimismo, se ha encontrado una asociación con mayor riesgo de cáncer cutáneo no melanoma, asociado principalmente con el tratamiento prolongado con fototerapia con psoralenos y rayos ultravioleta A (PUVA). Para otros tipos de cáncer, la asociación con la psoriasis es más controvertida. Se postula que el tratamiento inmunosupresor prolongado junto con el estado inflamatorio crónico puede desempeñar un papel en su génesis; sin embargo, otras comorbilidades asociadas a la psoriasis que confieren mayor riesgo de desarrollar malignidad pueden actuar como factores confusores (obesidad, síndrome metabólico, etc.). Los trastornos del estado del ánimo también son más habituales en pacientes con psoriasis, que presentan un mayor riesgo de depresión, ansiedad e ideación suicida. Otras afecciones que ocurren con más frecuencia en pacientes con psoriasis que en la población general incluyen la enfermedad inflamatoria intestinal, el hígado graso no alcohólico, la enfermedad renal crónica, la enfermedad pulmonar obstructiva crónica y la apnea obstructiva del sueño.

DIAGNÓSTICO

El diagnóstico de la psoriasis es fundamentalmente clínico. La biopsia cutánea puede ser útil en casos de difícil diagnóstico, pero generalmente no es necesaria.

Histopatología

Las características histopatológicas son secundarias a la hiperproliferación epidérmica (el tiempo de renovación epidérmica es de 4 días desde la capa de células basales hasta el estrato córneo, en comparación con 27 días en la piel normal), a la inflamación y a la angiogénesis. Es característica la acantosis epidérmica regular con hipogranulosis o agranulosis y la paraqueratosis con presencia de neutrófilos en la capa córnea. Las crestas interpapilares están alargadas, mientras que la epidermis suprapapilar se encuentra adelgazada. Los capilares de las papilas dérmicas se muestran dilatados y tortuosos, alcanzando el extremo superior de las papilas. Las acumulaciones de neutrófilos pueden encontrarse dentro de la epidermis (pústula espongiforme de Kogoj) o en el estrato córneo (microabscesos de Munro). En la dermis, el infiltrado es predominantemente linfocítico y perivascular. En las lesiones en gotas eruptivas agudas, la desgranulación de los mastocitos es una característica constante.

TRATAMIENTO

Evaluación de la gravedad

En la práctica clínica, existen varios índices validados y ampliamente utilizados para determinar la gravedad de la psoriasis. Entre estos, destacan:

- **Psoriasis Area and Severity Index (PASI).** Obtiene una puntuación de 0 (sin psoriasis) a 72 (máxima gravedad) a partir de la superficie corporal afectada y de la gravedad de los signos de la psoriasis (eritema, induración y descamación) en cada zona corporal.
- **Body Surface Area (BSA).** Cálculo del porcentaje de superficie corporal afecta mediante la regla de la palma (equivalente al 1 % de la superficie corporal) y la regla de los 9 de Wallace.
- **Physician´s Global Assessment (PGA).** Valora globalmente la psoriasis con una puntuación que va de 0 a 6, siendo: 0 = blanqueado; 1 = casi blanqueado, mínima; 2 = leve; 3 = de leve a moderada (infiltración leve, eritema y descamación moderada); 4 = moderada; 5 = de moderada a grave (infiltración, eritema o descamación marcada), y 6 = grave.
- **Dermatology Life Quality Index (DLQI).** Cuestionario rellenado por el propio paciente que consiste en 10 preguntas que abordan cómo la psoriasis ha afectado a su vida cotidiana en los últimos 7 días. Va de 0 (nula afectación) a 30 (máxima afectación).
- **Nail Psoriasis Severity Index (NAPSI).** Para medir la gravedad de la psoriasis ungueal. Para calcularlo, cada uña se divide en cuatro cuadrantes imaginarios y es evaluada para buscar signos de afectación de la matriz ungueal o del lecho:
    a) Matriz ungueal: traquioniquia, lúnula roja, leuconiquia y *pitting*.
    b) Lecho ungueal: onicólisis, hiperqueratosis subungueal, hemorragias «en astilla», «manchas de aceite».

Se evalúan de 0 a 4 en función del número de cuadrantes afectos. Como cada uña puede tener como máximo afectación tanto de la matriz como del lecho en los cuatro cuadrantes, el máximo NAPSI es de 80 si se evalúan solo las manos o 160 si se evalúan también las uñas de los pies.

De acuerdo con determinados parámetros clínicos, índices de gravedad y necesidad de tratamiento sistémico, se han definido unos criterios para clasificar la psoriasis como moderada-grave, que se detallan en la **tabla 10-3**.

Se deben considerar candidatos para tratamiento sistémico, según las últimas guías del Grupo Español de Psoriasis, y, por lo tanto, también para terapias biológicas a:

- Pacientes que cumplen al menos uno de los siguientes criterios: BSA 10 % o PASI > 10 o DLQI > 10.
- Psoriasis que afecta a áreas expuestas (región facial y dorso de las manos): palmas, plantas, genitales, cuero cabelludo, y placas recalcitrantes cuando hay impacto funcional o psicológico para el paciente.
- Psoriasis que no puede controlarse con tratamiento tópico.

Objetivos del tratamiento

La evaluación del PASI absoluto es más útil que el PASI relativo como medida de actividad para el establecimiento del objetivo terapéutico y la respuesta al tratamiento en la práctica clínica.

Los **PASI 50, PASI 75 y PASI 90** se calculan como el porcentaje de pacientes que alcanzan una mejoría respecto al PASI basal igual o superior al 50 %, al 75 % y al 90 %, respectivamente.

En la evaluación de localizaciones especiales (genital, cuero cabelludo y región palmoplantar), se recomienda utilizar el PGA, y en el caso de la psoriasis ungueal, el NAPSI, ya que el PASI no es representativo. El BSA siempre debe calcularse si se evalúa el PGA.

Tabla 10-3. Criterios de psoriasis moderada-grave
PASI > 10 o BSA > 10 o DLQI > 10
Psoriasis que precisa tratamiento sistémico en algún momento de la evolución (incluyendo tratamiento sistémico convencional, biológicos o fototerapia)
Psoriasis eritrodérmica
Psoriasis pustulosa generalizada
Psoriasis pustulosa localizada si esta se asocia a limitaciones funcionales o psicológicas
Psoriasis que afecta a áreas expuestas (p. ej., la cara), palmas, plantas, genitales, cuero cabelludo, uñas y placas recalcitrantes cuando hay impacto funcional o psicológico para el paciente
Psoriasis que se asocia a artritis psoriásica

BSA: porcentaje de superficie corporal afecta; DLQI: índice de calidad de vida en dermatología; PASI: índice de severidad del área de psoriasis.

El objetivo terapéutico debe adaptarse a las características de la enfermedad y del paciente, y establecerse independientemente del tipo de fármaco empleado.

Al establecer el objetivo terapéutico es recomendable diferenciar entre:

* Objetivos óptimos: *a)* alcanzar una respuesta PASI 100, el PASI absoluto 0 o el aclaramiento completo; *b)* ausencia de manifestaciones clínicas asociadas a la psoriasis; *c)* ausencia de impacto de la psoriasis en las esferas psicológica, emocional, social y laboral del paciente.
* Objetivos clínicamente adecuados: *a)* alcanzar una respuesta PASI 90, PASI absoluto ≤ 3, BSA < 3% y PGA 0-1, en localizaciones especiales PGA ≤ 1; *b)* minimizar el impacto en la calidad de vida.

En pacientes concretos o situaciones determinadas (fracasos previos, comorbilidades asociadas) pueden considerarse clínicamente adecuados otros objetivos terapéuticos (respuesta PASI 75, PASI ≤ 5).

> **!** La evaluación del paciente con psoriasis ha de ser integral, teniéndose en cuenta no solo la gravedad de la extensión de la afectación cutánea, sino también la afectación de localizaciones especiales que puedan suponer un mayor impacto en la calidad de vida, la presencia de comorbilidades psoriásicas y el grado de afectación psicológica.

Esquema general de tratamiento

En la **e-figura 10-5** se muestra un esquema del tratamiento general en los diferentes subtipos de psoriasis.

Terapias tópicas

Los principales tratamientos tópicos empleados en la psoriasis se resumen a la **tabla 10-4**.

Fototerapia

Los tratamientos de fototerapia empleados para la psoriasis incluyen la fototerapia con radiación ultravioleta B de banda estrecha (UVB-BE) o ancha y la fotoquimioterapia con psoraleno oral o tópico y ultravioleta A (PUVA oral o tópica). La UVB-BE resulta la terapia más apropiada para la mayoría de los subtipos de psoriasis. La PUVA tópica resulta de especial utilidad en localizaciones palmoplantares. Otra forma de terapia física con el láser de excímero a 308 nm puede resultar útil en formas localizadas (acropustulosis, formas palmoplantares, placas recalcitrantes). Asimismo, la terapia con colorante pulsado puede utilizarse como parte del tratamiento de la psoriasis ungueal, con resultados variables.

Tabla 10-4. Tratamientos tópicos empleados en psoriasis

	de acción	Posología	Efectos adversos	Comentario
Corticoides tópicos	Antinflamatorio	1-2 aplicaciones/día (2-6 semanas) Una vez alcanzado el control: 2-3 veces a la semana de mantenimiento	Atrofia cutánea, púrpura, alteraciones pigmentarias	Emplear de baja potencia en la región facial y pliegues
Inhibidores de la calcineurina	Inhibición de proliferación de linfocitos T	1-2 aplicaciones/día	Irritación local Aumento del riesgo de infecciones locales Rubefacción tras toma de alcohol (con tacrólimus)	Útil en la cara, pliegues y genitales
Derivados de la vitamina D (calcipotriol, calcitriol)	Modulación de la proliferación y diferenciación de los queratinocitos	1-2 aplicaciones/día	Irritación local Hipercalcemia	
Combinación corticoide/ calcipotriol	Análogo vitamina D + corticoide de alta potencia	1 aplicación/día	Irritación cutánea Atrofia cutánea, púrpura, estrías, alteraciones pigmentarias	Minimiza los efectos secundarios de los corticoides y favorece remisiones más prolongadas
Combinación corticoide/ ácido salicílico	Efecto antinflamatorio + efecto queratolítico (favorece la penetración del corticoide tópico)	1 aplicación/día	Irritación cutánea Atrofia cutánea, púrpura, estrías, alteraciones pigmentarias	Útil en el cuero cabelludo y en lesiones hiperqueratósicas

Tabla 10-5. Tratamientos sistémicos clásicos empleados en psoriasis

		Contraindicaciones	Posología	Monitorización	Efectos adversos
Metotrexato **Metotrexato** **(comp. 2,5 mg); (jeringa precargada 7,5/10/15/20/ 25 mg)**	Antagonista del ácido fólico. Bloquea la fase S de la mitosis celular	• Hipersensibilidad al principio activo o a alguno de los excipientes • Pacientes con insuficiencia hepática grave • Alcoholismo • Pacientes con insuficiencia renal grave • Discrasias sanguíneas preexistentes • Infecciones crónicas o agudas graves y síndromes de inmunodeficiencia • Embarazo/lactancia	5-25 mg/ semanal v.o. o s.c. Suplementación con ácido fólico o folínico	AS con HEM, función hepática y renal, y sistemático de orina. Prueba de embarazo en mujeres. Serologías para virus de la hepatitis B y C, y VIH. IGRA o prueba de Mantoux, y radiografía de tórax Seguimiento: AS con HEM, perfil hepático y renal, a las 2 semanas del inicio, luego mensual los primeros 2 meses Posteriormente cada 3 meses	Estomatitis, aftas orales, dolor abdominal, náuseas, diarrea Hepatotoxicidad Mielotoxicidad Inmunosupresión, infecciones Alopecia Neumonitis intersticial/ fibrosis pulmonar **Anticoncepción:** durante y hasta 6 meses tras finalizar en las mujeres y 3 meses en los varones
Ciclosporina A (cáps. 25/50/100 mg)	Inhibidor de la calcineurina, suprimiendo la liberación de IL-2 y bloqueando la proliferación de linfocitos T	• Alergia al principio activo o excipientes • Hipertensión no controlada • Insuficiencia renal grave • Combinación con fármacos inmunosupresores o fototerapia • Lactancia	2,5-5 mg/kg/día repartidos en dos dosis al día	Estudio inicial (igual que metotrexato). Además, medición previa de la TA y solicitar perfil lipídico Seguimiento: medición de la tensión arterial, AS con HEM, perfil hepático y renal, lípidos y electrolitos, mensual los primeros 3 meses y luego cada 1-2 meses	Nefrotoxicidad y hepatotoxicidad HTA Cefalea, temblor Hirsutismo, hiperplasia gingival Dolor abdominal, anorexia, diarrea Dislipemia, hipomagnesemia

	Mecanismo	Contraindicaciones	Dosis	Seguimiento	Efectos adversos
		• Relativas: – Embarazo – Infección grave – Inmunosupresión – Neoplasia activa			Calambres, mialgia Inmunosupresión, infecciones
Acitretina	Bloqueo del receptor RAR α/β/γ	• Alergia al fármaco • Embarazo • Dislipemia • Insuficiencia hepática • Hipervitaminosis A • Tratamiento simultáneo con tetraciclinas • Insuficiencia renal grave	25-50 mg/día	AS con HEM, lipidograma, función hepática y prueba de embarazo antes de comenzar, a las 4 y a las 8 semanas. Después cada 3 meses	
Apremilast (comp. 10/20/30 mg)	Inhibidor de PDE4	• Hipersensibilidad al fármaco • Embarazo	Subida progresiva comenzando por 10 mg/día el día 1 hasta alcanzar la dosis de mantenimiento el día 6: 30 mg cada 12 h	Estudio inicial: AS con HEM y perfil hepático y prueba de embarazo Seguimiento: no requiere monitorización analítica	Náuseas y diarrea Nasofaringitis Pérdida de peso Cefalea Ideación suicida (poco frecuente)
Dimetilfuma-rato (comp. 30/120 mg)	Inmunomodulador y antinflamatorio. Se cree que su efecto se debe a la interacción con el glutatión reducido intracelular, inhibiendo la actividad del NF-κB	• Hipersensibilidad al fármaco • Insuficiencia hepática o renal graves • Trastornos gastrointestinales graves • Embarazo/lactancia	Dosis de inicio: 30 mg/día Subida paulatina según tolerancia hasta dosis máxima: 240 mg cada 8 h	Estudio inicial: AS con HEM, perfil hepático y renal, análisis de orina, prueba de embarazo Seguimiento: AS con HEM, perfil hepático y renal cada 3 meses	Diarrea y molestias digestivas Rubefacción facial Leucopenia (linfopenia) Proteinuria

AS: analítica sanguínea; HEM: hemograma; HTA: hipertensión arterial; IGRA: ensayo de liberación de interferón γ; IL: interleucina; NF-κB: factor nuclear potenciador de la cadena ligera κ de células B activadas; PDE4: fosfodiesterasa 4; RAR α/β/γ: receptor de ácido retinoico α/β/γ; TA: tensión arterial; VIH: virus de la inmunodeficiencia humana.

Tabla 10-6. Tratamientos biológicos con indicación en psoriasis

	Mecanismo de acción	Indicación en población pediátrica	Indicación en artritis psoriásica	Contraindicaciones	Posología	Monitorización	Efectos adversos
Adalimumab	Agente anti-TNF-α	Sí, en > 4 años	Sí	• Hipersensibilidad al principio activo o a alguno de los excipientes • Tuberculosis activa u otras infecciones graves como sepsis e infecciones oportunistas • Insuficiencia cardiaca moderada a grave (menos para etanercept) **Relativas:** enfermedad desmielinizante, embarazo o lactancia (certolizumab sí está permitido), LES, neoplasia activa, tuberculosis latente	80 mg s.c. en la semana 0, seguidos de 40 mg en semana 1. Luego 40 mg cada 2 semanas	Estudio inicial (igual que metotrexato, v. **e-Fig. 10-5**)	Aumento del riesgo de infecciones Desarrollo o empeoramiento de enfermedades desmielinizantes Empeoramiento de insuficiencia cardiaca preexistente
Etanercept		Sí, en > 6 años	Sí		50 mg s.c. 2 veces a la semana durante 12 semanas. Luego 50 mg una vez a la semana hasta un periodo máximo de 24 semanas	AS con HEM y perfil hepático a los 4 y 12 meses de comenzar el tratamiento. Posteriormente cada 3-6 meses	Psoriasis paradójica Desarrollo de ANA o anti-ADN de doble hebra (ds), con menos frecuencia lupus inducido por fármacos Para infliximab: reacción a la infusión (18 %)
Infliximab		–	Sí		5 mg/kg i.v. (en 2 h) en semanas 0, 2, 6. Luego cada 8 semanas		
Certolizumab		–	Sí		400 mg s.c. en semanas 0, 2 y 4. Luego 200 mg cada 2 semanas		
Secukinumab	Anti-IL-17A	Sí, en > 6 años	Sí	• Hipersensibilidad al principio activo o a alguno de los excipientes	300 mg s.c., en semanas 0, 1, 2, 3 y 4. Luego mensualmente	Estudio inicial (igual que metotrexato, v. **e-Fig. 10-5**)	Reacción local en el sitio de inyección Infecciones de TRS

				Contraindicaciones	Dosificación	Monitorización	Efectos adversos
Ixekizumab	Anti-IL-17A e IL-17A/F	Sí, en > 6 años		• Infecciones activas importantes (p. ej., tuberculosis activa) Además, para el brodalumab: enfermedad de Crohn activa	160 mg s.c. en semana 0, seguido de 80 mg en semanas 1, 4, 6, 8, 10. Después 80 mg mensualmente	AS con HEM y perfil hepático cada 3-6 meses	Candidiasis mucocutánea Desarrollo o empeoramiento de EII Neutropenia (poco frecuente) Ideación suicida (brodalumab)
Brodalumab	Antirreceptor de la IL-17A	–	No		210 mg s.c. en semanas 0, 1 y 2. Luego 210 mg cada 2 semanas		
Bimekizumab	Anti-IL-17A, IL-17F e IL-17AF	–	Sí		320 mg s.c. en semanas 0, 4, 8, 12 y 16. Luego cada 8 semanas		
Ustekinumab	Anti-IL-12 e IL-23 (subunidad p40)	–	Sí	• Hipersensibilidad al principio activo o a alguno de los excipientes • Infecciones activas importantes (p. ej., tuberculosis activa)	45 mg s.c. en semana 0, seguido de 45 mg en semana 4. Luego 45 mg cada 12 semanas (si > 100 kg, la dosis es de 90 mg en vez de 45 mg)		Reacción local en el sitio de inyección Infecciones de TRS
Guselkumab	Anti-IL-23 (subunidad p19)	–	Sí		100 mg s.c. en semanas 0 y 4. Luego cada 8 semanas		
Risankizumab	Anti-IL-23 (subunidad p19)	–	Sí		150 mg s.c. en semanas 0 y 4. Luego cada 12 semanas		
Tildrakizumab	Anti-IL-23 (subunidad p19)	–	No		100 mg s.c. en semanas 0 y 4. Luego cada 12 semanas En algunos pacientes puede ser más eficaz la dosis de 200 mg		

ADN: ácido desoxirribonucleico; ANA: anticuerpos antinucleares; AS: analítica sanguínea; EII: enfermedad inflamatoria intestinal; HEM: hemograma; IL: interleucina; LES: lupus eritematoso sistémico; TNF-α: factor de necrosis tumoral alfa; TRS: tracto respiratorio superior.

Tratamientos sistémicos clásicos

Los principales tratamientos sistémicos no biológicos empleados en el tratamiento de la psoriasis se detallan en la **tabla 10-5**.

Tratamientos sistémicos biológicos

Infliximab, etanercept y ustekinumab están indicados para aquellos pacientes con contraindicación o intolerancia a otros tratamientos sistémicos (como metotrexato o PUVA). El resto de las terapias biológicas aprobadas en psoriasis tienen indicación según ficha técnica en primera línea de tratamiento para pacientes con psoriasis candidatos a tratamiento sistémico. La **tabla 10-6** proporciona un resumen de las principales características de las terapias biológicas aprobadas para el tratamiento de la psoriasis.

Merece la pena destacar el spesolimab para el tratamiento de la psoriasis pustulosa generalizada. Se trata de un fármaco que actúa bloqueando la señalización del receptor de la IL-36.

> **!** Las reacciones paradójicas a terapias biológicas ocurren cuando se desencadena *de novo* o se produce una exacerbación de un trastorno inmunomediado preexistente. Los agentes anti-TNF-α son los más frecuentemente relacionados con la psoriasis paradójica.

Psoriasis ungueal

Las recomendaciones del tratamiento de la psoriasis ungueal se esquematizan en la **e-figura 10-6**. Aunque no existen recomendaciones específicas que sitúen un fármaco biológico por encima de otro en el tratamiento de la psoriasis ungueal, algunos metanálisis parecen mostrar una efectividad ligeramente superior de los anti-IL-17 sobre otros fármacos biológicos.

PRONÓSTICO Y SEGUIMIENTO

La psoriasis en placas presenta una evolución crónica, con fluctuaciones en la actividad de la enfermedad, a veces en relación con factores exacerbadores. Aunque puede haber períodos de remisión completa, se han observado remisiones de 5 años en menos del 15 % de los pacientes. La psoriasis en gotas puede remitir espontáneamente (normalmente en el transcurso de semanas o varios meses), recurrir de forma intermitente (con brotes asociados en muchas ocasiones a amigdalitis estreptocócicas) o persistir y progresar hacia una psoriasis en placas crónica (20-40 % de los casos). Los pacientes con psoriasis presentan una esperanza de vida inferior a la población general, lo cual está en relación con la comorbilidad cardiovascular.

La psoriasis pustulosa generalizada presenta un curso en brotes agudos y una evolución crónica. Durante los brotes, el grado de inflamación sistémica puede

desencadenar complicaciones en otros órganos (colangitis y neumonitis neutrofílica, síndrome de dificultad respiratoria aguda o sepsis), con consecuencias
potencialmente mortales. La psoriasis eritrodérmica también puede presentar
complicaciones mortales, principalmente infecciosas.

> **!** La psoriasis es una enfermedad crónica que generalmente no constituye una
> emergencia dermatológica. Sin embargo, la presentación en forma de pso-
> riasis eritrodérmica o pustulosa generalizada puede presentar un riesgo de
> complicaciones graves y, en ocasiones, es necesario el ingreso hospitalario y
> la colaboración con otras especialidades para la prevención y manejo de estas
> complicaciones cutáneas y sistémicas.

BIBLIOGRAFÍA

Belinchón I, Salgado-Boquete L, López-Ferrer A, et al. Dermatologists' Role in the Early Diagnosis
of Psoriatic Arthritis: Expert Recommendations. Actas Dermosifiliogr. 2020;111:835-46.

Griffiths CEM, Armstrong AW, Gudjonsson JE, et al. Psoriasis. Lancet. 2021;397:1301-15.

Nast A, Smith C, Spuls PI, et al. EuroGuiDerm Guideline on the systemic treatment of Psoriasis vulgaris - Part 1: treatment and monitoring recommendations. J Eur Acad Dermatol
Venereol. 2020;34:2461-98.

Puig L, Choon SE, Gottlieb AB, et al. Generalized pustular psoriasis: A global Delphi consensus on clinical course, diagnosis, treatment goals and disease management. J Eur Acad
Dermatol Venereol. 2023;37:737-52.

Rigopoulos D, Baran R, Chiheb S, et al. Recommendations for the definition, evaluation, and
treatment of nail psoriasis in adult patients with no or mild skin psoriasis: A dermatologist
and nail expert group consensus. J Am Acad Dermatol. 2019;81:228-40.

Dermatitis atópica

P. Chicharro

11

 PUNTOS CLAVE

- La dermatitis atópica es una compleja enfermedad inflamatoria de la piel que surge de la interacción entre factores genéticos, ambientales, microbiológicos e inmunológicos.
- Es una enfermedad de alta prevalencia, sobre todo en la infancia, con manifestaciones clínicas muy heterogéneas.
- Su diagnóstico es principalmente clínico, precisando pruebas complementarias en situaciones especiales.
- Existe un amplio arsenal terapéutico que depende de la gravedad de la enfermedad.

INTRODUCCIÓN

La dermatitis atópica (DA) es una dermatosis inflamatoria de curso crónico y alta prevalencia, asociada frecuentemente a otras comorbilidades atópicas como la rinoconjuntivitis alérgica, el asma o las alergias alimentarias. Con un origen genético, las dos principales alteraciones de la DA son: una disfunción en la barrera cutánea y una disregulación del sistema inflamatorio local (predominantemente de la vía linfocitaria Th2). Si bien es una enfermedad especialmente prevalente en la infancia, la afectación e incluso el diagnóstico en la edad adulta son cada vez más frecuentes. El síntoma principal de la DA es el prurito y la lesión predominante el eccema, con una presentación habitual en brotes que puede depender de distintos desencadenantes externos como el estrés o el entorno medioambiental. Su tratamiento oscila desde el empleo de antinflamatorios tópicos hasta los fármacos de última generación como la terapia biológica o los inhibidores de la cinasa de Jano.

EPIDEMIOLOGÍA

La DA tiene una prevalencia actual estimada del 10-30 % en niños y del 2-10 % en adultos, siendo más frecuente en el entorno urbano y con una incidencia en claro aumento en las últimas décadas. Aunque la mayoría de los pacientes presentan una actividad leve o moderada de la enfermedad, aproximadamente el 1 % muestran una DA grave. Actualmente, se describen tres formas de inicio características de la DA:

- Inicio temprano: en los primeros 2 años de vida. Es la forma más frecuente. El 50-60 % de estos pacientes entran en remisión clínica a los 10-12 años de edad.
- Inicio tardío: en la adolescencia o la edad adulta.
- Inicio en pacientes mayores de 60 años: es el tipo menos frecuente, exige un mayor esfuerzo para descartar otros diagnósticos diferenciales y suele tener un manejo terapéutico más complejo.

> **!** Aunque la DA es una enfermedad más frecuente en la infancia, también puede afectar a adultos, incluso en edad tardía. En estos últimos, habrá que descartar habitualmente otras patologías como procesos linfoproliferativos.

ETIOPATOGENIA

Sobre una compleja base genética, la DA se origina de la interacción entre distintos factores etiológicos que forman un complicado círculo patogénico. Estos factores son: una alteración en la función de la barrera epidérmica, una disregulación en la respuesta inflamatoria mediada por la respuesta inmunitaria cutánea y un microbioma local alterado. A su vez, distintos desencadenantes «externos» como el estrés, la exposición a contactantes o determinadas situaciones ambientales pueden influir sobre estos factores provocando un aumento en la actividad de la enfermedad que se traduce en brotes clínicos (**Tabla 11-1**).

Los **genes** principalmente implicados en la DA son aquellos codificantes de proteínas funcionales de la barrera epidérmica y de la respuesta inmunitaria, siendo los factores genéticos responsables de la inmensa mayoría de los casos de DA de inicio temprano. No obstante, la DA es genéticamente compleja y depende en muchos casos de la interacción gen-factores medioambientales.

La **disfunción de la barrera epidérmica** se debe a la alteración de distintos factores: la filagrina u otras proteínas estructurales, los lípidos del estrato córneo y las proteasas y sus inhibidores. Esta disfunción conlleva una mayor pérdida de agua transdérmica y la mayor penetración de alérgenos, agentes microbiológicos o contactantes irritativos.

En la DA existe una disregulación inmunológica en la que participan los sistemas innato y adquirido, aunque el protagonismo patogénico pertenece a la vía

Tabla 11-1. Posibles desencadenantes de un brote en dermatitis atópica	
Psicológicos	Estrés, rascado psicógeno
Ambientales	Baja humedad, temperaturas extremas
Irritantes	Contactantes irritativos, detergentes, lana, agua
Infecciones	Cutáneas (bacterianas, virales o fúngicas) y sistémicas
Irritantes	Eccema alérgico de contacto, alérgenos alimentarios (fundamentalmente en la infancia)

linfocitaria Th2, con la participación de distintas citocinas como las interleucinas 4, 13 o 31. En distintas fases de la enfermedad, y con una gran heterogeneidad entre edades y origen geográfico, este perfil se puede modificar con un predominio, por ejemplo, de citocinas Th1 y Th22. Esta alteración inflamatoria es la responsable de los brotes de actividad de la DA en forma de eccemas y de gran parte de la sintomatología atópica.

Por último, el microbioma cutáneo en la DA está modificado, con una mayor colonización de agentes potencialmente patológicos (destacando *Staphylococcus aureus*) y con una mayor respuesta inmunitaria (predominantemente Th2) frente a los superantígenos de origen microbiológico.

CARACTERÍSTICAS CLÍNICAS

El **prurito** es el síntoma predominante en la DA y se presenta de forma consistente en todas sus expresiones, pudiendo tener un gran impacto en la calidad de vida de los pacientes. Por otra parte, el **eccema** (agudo, subagudo o crónico) es la lesión más definitoria de la actividad inflamatoria de la DA. La manifestación del eccema será diferente de acuerdo con distintos aspectos; en este sentido, se ha establecido una clasificación clásica según la edad del paciente:

- DA del lactante: predilección por la cara y el cuello, con predominio de lesiones agudas, con vesículas, exudación y habitual formación de costras (**e-Figs. 11-1** y **11-2**).
- DA infantil (hasta los 12 años): predilección por las flexuras antecubitales y poplíteas, aunque cualquier área se puede afectar (**e-Fig. 11-3**). Es habitual la presencia de eccema subagudo o crónico, incluso con liquenificación.
- DA del adulto y adolescente: es similar a la anterior, pero con una mayor presencia de eccemas liquenificados (**e-Fig. 11-4**) y con presentaciones habitualmente más intensas en localizaciones específicas, como las manos o los párpados. No es rara la formación de excoriaciones graves con pápulas erosionadas (**e-Fig. 11-5**).
- DA del adulto mayor o senil (por encima de 60 años): caracterizada comúnmente por una xerodermia muy intensa (**e-Fig. 11-6**), es también frecuente la presencia de excoriaciones graves con lesiones papulosas.

Según la forma y la localización de las lesiones, la DA se puede manifestar también como eccema dishidrótico, dermatitis de cabeza y cuello, prurigo atópico o eccema numular, entre otras. Existen una serie de signos físicos habituales en los pacientes con DA, denominados *estigmas atópicos*, que se enumeran en el apartado de diagnóstico.

Más allá de la afectación cutánea, es importante recordar que los pacientes atópicos pueden incorporar, a lo largo del proceso denominado *marcha atópica*, otras comorbilidades atópicas como son la rinoconjuntivitis estacional, las alergias alimentarias, el asma bronquial o la esofagitis eosinofílica, con la afectación clínica consecuente. Asimismo, en ocasiones la DA se asocia a otras enfermedades, por ejemplo, de la esfera psicológica, como la ansiedad y la depresión.

> **!** En el paciente atópico hay que realizar un cribado dirigido de comorbilidades atópicas y, a veces, no atópicas. En ocasiones, la anamnesis será suficiente, pero otras veces habrá que recurrir a pruebas complementarias o a la valoración por otros especialistas.

DIAGNÓSTICO

El diagnóstico de la DA es fundamentalmente clínico. Hay distintas recomendaciones para este diagnóstico, aunque los **criterios** más empleados son los **de Hanifin y Rajka** (Tabla 11-2). Entre los criterios menores se encuentran los denominados *estigmas atópicos*.

Solo en determinadas situaciones habrá que plantear la realización de pruebas diagnósticas, principalmente pruebas epicutáneas para descartar un eccema

Tabla 11-2. Criterios diagnósticos de Hanifin y Rajka

Criterios mayores: deben estar presentes tres o más	
Prurito	Carácter crónico o recidivante
Morfología y distribución típicas (flexuras en adultos, cara y flexuras en niños)	Historia familiar o personal de atopia (dermatitis o comorbilidades)

Criterios menores: deben estar presentes tres o más	
Xerosis	Queratocono, catarata anterior subcapsular, conjuntivitis recurrente
Ictiosis, hiperlinealidad palmar o queratosis *pilaris*	Hiperpigmentación orbitaria, eritema o palidez faciales
Reactividad a pruebas cutáneas inmediata	Curso influenciado por factores ambientales o emocionales
Inmunoglobulina E sérica elevada	Pitiriasis alba (e-Fig. 11-8)
Comienzo a temprana edad	Intolerancia a lana y solventes orgánicos
Predisposición a presentar infecciones cutáneas	Pliegues anteriores cervicales
Dermatitis de manos y pies inespecífica	Prurito con la sudoración
Eccema del pezón	Acentuación folicular
Queilitis	Intolerancia a alimentos
Pliegue infraorbitario de Dennie-Morgan (e-Fig. 11-7)	Dermografismo blanco

alérgico de contacto o una biopsia para el estudio histopatológico (por ejemplo, en pacientes mayores de 60 años para descartar procesos linfoproliferativos). La histopatología del eccema atópico varía según la fase evolutiva:

- Eccema agudo: destaca la espongiosis, con la presencia de edema dérmico e infiltrados linfocitarios perivasculares.
- Eccema subagudo: aparición de acantosis, hiperqueratosis y paraqueratosis.
- Eccema crónico (liquenificado): importante engrosamiento epidérmico con patrón que puede ser psoriasiforme.

Determinación de la gravedad

En el abordaje clínico de la DA se utilizan distintas herramientas que valoran la gravedad o la repercusión sobre la calidad de vida de los pacientes.
Escalas objetivas:

- Eczema Area and Severity Index (EASI): integra la intensidad de los eccemas con el área afectada por territorios anatómicos (e-Fig. 11-9). Oscila entre 0 y 72.
- Investigator Global Assessment (IGA): evalúa la apariencia global de las lesiones (Tabla 11-3). Oscila entre 0 y 4.
- Body Surface Area (BSA): porcentaje de la superficie corporal afectada (0-100 %).

Tabla 11-3. IGA (Investigator Global Assesment). Seleccionar la mejor descripción de la apariencia general de las lesiones en un momento concreto. No es necesario que estén presentes todas las características	
Puntuación	**Descripción morfológica global**
0: Aclaramiento	Sin signos inflamatorios de dermatitis atópica (sin eritema, sin induración/papulación, sin liquenificación, sin supuración/formación de costras). Puede haber hiperpigmentación y/o hipopigmentación posinflamatoria
1: Mínimo	Eritema apenas perceptible, induración/papulación apenas perceptible y/o liquenificación mínima. Sin supuración ni costras
2: Leve	Eritema leve pero definido (rosa), induración/papulación leve pero definida y/o liquenificación leve pero definida. Sin supuración ni costras
3: Moderado	Eritema claramente perceptible (rojo apagado), induración/papulación claramente perceptible y/o liquenificación claramente perceptible. Puede haber supuración y costras
4: Grave	Eritema marcado (rojo intenso o brillante), induración/papulación marcada y/o liquenificación marcada. La enfermedad está muy extendida. Puede haber supuración o costras

Escala mixta:

- SCORing Atopic Dermatitis (SCORAD): evalúa la intensidad y el área de afectación, así como la repercusión sobre el sueño y la intensidad del prurito (0-103 puntos).

Escalas subjetivas (resultados percibidos por el paciente):

- Escala Visual Analógica (EVA) o Numeric Rating Scale (NRS) de prurito: el paciente posiciona la máxima intensidad de prurito, de 0 a 10, en las últimas 24 horas.
- Dermatology Life Quality Index (DLQI) y Patient-Oriented Eczema Measure (POEM): ambos son cuestionarios de calidad de vida, con valores de 0-30 y de 0-28, respectivamente.

> ! La valoración de gravedad de la DA no se podrá sostener sobre una única escala o esfera de enfermedad, hay que integrar escalas tanto objetivas como subjetivas, siendo fundamentales los resultados percibidos por el paciente.

Diagnóstico diferencial

Los principales diagnósticos diferenciales se resumen en la tabla 11-4.

COMPLICACIONES

Las complicaciones más habituales en la DA son las infecciones, principalmente bacterianas o víricas. La impetigización (e-Fig. 11-10) es la sobreinfección

Tabla 11-4. Principales diagnósticos diferenciales de la dermatitis atópica	
Frecuentes	
Psoriasis	Escabiosis
Dermatitis seborreica	Dermatofitosis
Eccema de contacto (alérgico o irritativo)	Impétigo
Eccema xerodérmico	Liquen simple crónico
Menos frecuentes	
Eccema numular (no atópico)	Pitiriasis rosada de Gibert
Linfoma T cutáneo (mucosis fungoide)	Dermatitis herpetiforme
Sífilis	Reacciones medicamentosas
Dermatomiositis	Pénfigo foliáceo
Lupus eritematoso cutáneo	Enfermedad de injerto contra huésped
Acrodermatitis enteropática	Histiocitosis de células de Langerhans
Déficits nutricionales	Genodermatosis
Inmunodeficiencias primarias	Dermatitis actínica crónica

(habitualmente por *S. aureus*) de eccemas atópicos y precisa tratamiento antibiótico tópico o, en ocasiones, oral (v. **Cap. 44**). Las infecciones víricas son frecuentes
en la piel atópica, destacando las producidas por el virus del herpes simple y por
molluscum contagiosum. Es habitual su presentación en forma de lesiones víricas
diseminadas sobre una placa de eccema más o menos extensa, en lo que se denomina *eccema herpeticum* (**e-Fig. 11-11**) o *eccema molluscum*, respectivamente. El
tratamiento debe abordar tanto el eccema como la infección vírica, precisando en
ocasiones tratamiento oral antiviral en el caso de la infección herpética (v. **Cap. 47**).

TRATAMIENTO

El tratamiento de la DA es complejo y varía en gran medida según la gravedad
de la enfermedad. Existen una serie de **medidas básicas generales** aplicables a la
mayoría de los pacientes, independientemente de la gravedad:

• Identificar y evitar factores desencadenantes (contactantes, ambientales, etc.).
• Aprender a reconocer los brotes de la enfermedad y a establecer un tratamiento precoz.
• No realizar restricciones dietéticas, salvo en casos de relación directa diag-
  nosticada.
• Reforzar la función de la barrera cutánea con emolientes tópicos (solo en piel
  sin actividad inflamatoria clínica).
• El baño o la ducha deben ser cortos y con agua templada, empleando, preferiblemente, detergentes sintéticos (*Syndet*).

En la **tabla 11-5** se resumen las principales opciones terapéuticas recomendadas según la gravedad (de acuerdo con las distintas escalas descritas en el
apartado «Diagnóstico»). Los tratamientos recomendados en estadios más leves
se pueden mantener en siguientes líneas de gravedad. El tratamiento tópico es la
base terapéutica de la DA, especialmente en fases menos graves de la enfermedad.

Tabla 11-5. Opciones terapéuticas de la dermatitis atópica según la gravedad	
Grave	Terapias biológicas: dupilumab, tralokinumab, lebrikizumab Inhibidores de la JAK-cinasa: abrocitinib, baricitinib, upadacitinib Tratamientos sistémicos convencionales: ciclosporina, azatioprina, metotrexato, corticoides sistémicos
Moderada	Corticoides tópicos (proactivo) Inhibidores de la calcineurina tópicos (proactivo) Fototerapia
Leve	Corticoides tópicos (reactivo) Inhibidores de la calcineurina tópicos (reactivo) Curas húmedas

JAK: jano cinasa.

Tabla 11-6. Opciones terapéuticas de la dermatitis atópica según la gravedad

	Tratamientos sistémicos convencionales			Terapias biológicas			Inhibidores de la JAK-cinasa		
	Ciclosporina	Metotrexato	Azatioprina	Dupilumab	Tralokinumab	Lebrikizumab	Abrocitinib	Baricitinib	Upadacitinib
Indicaciones relevantes	DA, > 16 años en FT Otras: ARe, psoriasis	DA, fuera de FT Otras: ARe, psoriasis, APso	DA, fuera de FT Otras: EII, ARe	DA, > 6 meses en FT Otras: asma grave, RSCcPN	DA, > 12 años en FT	DA, >12 años en FT	DA, adultos en FT	DA, adultos en FT Otras: ARe, AA	DA, > 12 años en FT Otras: Are, APso, EA
Mecanismo de acción	Inhibición de la calcineurina	Inhibición de la dihidrofolato-reductasa	Análogo de la purina	Inhibición de IL-4/IL-13	Inhibición de IL-13	Inhibición IL-13	Inhibición de JAK1	Inhibición de JAK1/2	Inhibición de JAK1
Dosificación en adultos	2,5-5 mg/kg/día dividido en 2 tomas	5-15 mg/semana	1-3 mg/kg/día	600 mg s.c. de carga, 300 mg s.c. cada 2 semanas	600 mg s.c. de carga, 300 mg s.c. cada 2-4 semanas	500mg s.c. de carga en semanas 0 y 2. 250mg s.c. cada 2-4 semanas.	100 o 200 mg/día (según respuesta y características individuales)	4 mg/día (reducción a 2 mg según respuesta)	15 o 30 mg/día (según respuesta y características individuales)
Tiempo medio de respuesta (semanas)	1-2	8-12	8-12	4-6	4-6	4-6	1-2	1-2	1-2

Monitorización	Tensión arterial, hemograma, perfil renal y magnesio	Hemograma, perfil hepático	Hemograma, perfil hepático y renal, actividad TPMT (antes del inicio)	No precisa	No precisa	No precisa	Hemograma, perfil hepático, lipídico, cribado de infecciones (antes del inicio)	Hemograma, perfil hepático, lipídico, cribado de infecciones (antes del inicio)	Hemograma, perfil hepático, lipídico, cribado de infecciones (antes del inicio)
Efectos adversos más relevantes	↑ creatinina sérica, ↑ tensión arterial	Náuseas, ↑ enzimas hepáticas, mielotoxicidad	Disfunción gastrointestinal, hipersensibilidad idiosincrásica	Inflamación de la superficie ocular	Inflamación de la superficie ocular	Inflamación de superficie ocular	Citopenias, ↑ colesterol, infecciones herpéticas, ↑ riesgo tromboembólico	Citopenias, ↑ colesterol, infecciones herpéticas, ↑ riesgo tromboembólico	Citopenias, ↑ colesterol, infecciones herpéticas, ↑ riesgo tromboembólico, acné

AA: *alopecia areata*; APso: artritis psoriásica; ARe: artritis reumatoide; DA: dermatitis atópica; EA: espondilitis anquilosante; EII: enfermedad inflamatoria intestinal; FT: ficha técnica; IL: interleucina; JAK: cinasa de Jano; RSCcPN: rinosinusitis crónica con poliposis nasal; TPMT: tiopurina metiltransferasa.

Actualmente se emplean corticoides tópicos e inhibidores de la calcineurina tópicos (v. **Cap. 64**). El abordaje reactivo con estos tratamientos implicará el tratamiento de los brotes hasta su resolución, mientras que el abordaje proactivo implica el empleo de pautas semanales (2 días consecutivos a la semana), entre brotes, tratando aquellas zonas con eccemas habitualmente recurrentes. Las curas húmedas consisten en la aplicación de tratamiento tópico (principalmente corticoides), con la cobertura posterior empleando prendas de algodón humedecidas con agua, cubiertas a su vez con una segunda capa seca.

Los principales tratamientos sistémicos, recomendados y disponibles actualmente, se exponen junto con sus características en la **tabla 11-6**. El tratamiento con corticoterapia sistémica se deberá reservar como terapia de rescate en los brotes agudos de DA.

> **!** El tratamiento tópico puede ser una estrategia suficiente en muchos pacientes con DA leve o moderada y debería acompañar, si es preciso, al resto de terapias más avanzadas en pacientes graves.

BIBLIOGRAFÍA

Ferrucci SM, Tavecchio S, Marzano AV, Buffon S. Emerging systemic treatments for atopic dermatitis. Dermatol Ther (Heidelb). 2023;13(5):1071-81.
Langan SM, Irvine AD, Weidinger S. Atopic dermatitis. Lancet. 2020;396:345-60.
Ständer S. Atopic Dermatitis. N Engl J Med. 2021;384:1136-43.
Wollenberg A, Kinberger M, Arents B, et al. European guideline (EuroGuiDerm) on atopic eczema: part I - systemic therapy. J Eur Acad Dermatol Venereol. 2022;36(9):1409-31.
Wollenberg A, Kinberger M, Arents B, et al. European guideline (EuroGuiDerm) on atopic eczema: part II - non-systemic treatments and treatment recommendations for special AE patient populations. J Eur Acad Dermatol Venereol. 2022;36(11):1904-26.

Dermatitis de contacto alérgica e irritativa

 **12**

Á. Prados-Carmona y F. J. Navarro-Triviño

 PUNTOS CLAVE

- La dermatitis de contacto es una enfermedad común de incidencia creciente causada por el contacto de la piel con alérgenos (dermatitis de contacto alérgica) o irritantes (dermatitis de contacto irritativa).
- Es una afección cutánea inflamatoria de patogénesis compleja en la que progresivamente se están caracterizando mejor los mecanismos de respuesta inmune.
- La dermatitis de contacto irritativa es la forma más común de la enfermedad, pero constantemente se reconocen nuevas causas de dermatitis de contacto alérgica.
- Es una condición con enorme potencial para deteriorar la calidad de vida del paciente, tanto en sus formas agudas como crónicas, en parte por su gran prevalencia en el contexto de las dermatosis profesionales.
- La clínica, junto con una historia clínica compatible, es altamente sugestiva de la enfermedad. Las pruebas del parche son el método diagnóstico de referencia para la dermatitis alérgica de contacto.
- El objetivo terapéutico fundamental debe ser la identificación y evitación del agente desencadenante. El tratamiento de primera línea son los corticoides.

INTRODUCCIÓN

La dermatitis de contacto (DC) alérgica e irritativa engloba un grupo de trastornos cutáneos prevalentes y de relevancia clínica. Estas afecciones se originan por la exposición de la piel a sustancias irritantes o alérgenos, desencadenando una respuesta inflamatoria que a través del curso evolutivo de la enfermedad puede generar un elevado impacto en la calidad de vida de los pacientes, ya sea por las áreas de piel afectas o por la relación de los desencadenantes con actividades de la vida diaria o profesional. De hecho, a pesar de que la gravedad de la enfermedad puede variar ampliamente, incluso las formas más leves pueden tener un impacto perjudicial en la calidad de vida, afectando no solo al bienestar personal y la autoestima de los pacientes, sino también a las relaciones sociales, los *hobbies* y el empleo. El objetivo de este capítulo es proporcionar a los profesionales de la salud una comprensión integral de la dermatitis de contacto alérgica e irritativa que permita su conocimiento en profundidad, la identificación de sus características clínicas, el diagnóstico definitivo con pruebas pertinentes, así como el manejo de las complicaciones y el diseño de planes de tratamiento y seguimiento oportunos, contribuyendo así a mejorar la calidad de vida de los pacientes.

EPIDEMIOLOGÍA

El eccema de contacto, también llamado *dermatitis de contacto*, es una de las dermatosis más frecuentes, con una incidencia creciente y una prevalencia de hasta un 8,2 %. Se estima que el 4-7 % de las consultas dermatológicas están relacionadas con este proceso. Es una enfermedad inflamatoria causada por la exposición a alérgenos exógenos (dermatitis de contacto alérgica [DCA]) e irritantes (dermatitis de contacto irritativa [DCI]). La incidencia de la DC está aumentando en parte debido al cambio en el estilo de vida actual, que incluye desde cambios en las actividades laborales a cambios en las rutinas higiénicas, ya que, por ejemplo, el uso de cosméticos y productos de cuidado personal constituye un factor de riesgo adicional para el desarrollo de la DC. De hecho, los eccemas relacionados con exposiciones ambientales y ocupacionales representan hasta el 70-90 % de todas las enfermedades cutáneas profesionales en los países industrializados. Los trabajadores identificados con un mayor riesgo de desarrollar DC por exposición repetida a alérgenos e irritantes comunes son peluqueros; cocineros y manipuladores de alimentos; limpiadores, albañiles, obreros de la industria del metal y trabajadores en fábricas; profesionales de la salud, y floristas. Desde el punto de vista epidemiológico, las mujeres tienen más probabilidades de padecer DC y, aunque es más frecuente en adultos, cada vez se diagnostican más niños con la enfermedad. Las comorbilidades que implican un deterioro de la función de barrera de la piel, como la dermatitis atópica, también pueden aumentar el riesgo de desarrollar DC o facilitar que esta se perpetúe.

> **!** El principal factor de riesgo aislado para el desarrollo de DC es la actividad profesional.

El eccema de contacto puede afectar a personas de cualquier edad, sexo y etnia. Aproximadamente, el 80 % de los casos de DC son DCI, ya que puede ocurrir prácticamente en cualquier persona debido a que los irritantes van desde jabones y detergentes hasta disolventes o incluso ingredientes alimentarios. Sin embargo, la DCI es en muchos casos un diagnóstico de exclusión que requiere pruebas cutáneas negativas para la DCA. La prevalencia de DCA se sitúa en el 15-20 % de los pacientes testados con pruebas del parche. Otros subtipos menos frecuentes de DC incluyen reacciones cutáneas inmediatas, DC fotoinducidas (fotoalérgica y fototóxica), DC sistémica y DC no eccematosa. El conocimiento de la epidemiología y el impacto en la calidad de vida de las DCA y las DCI es crucial para calibrar adecuadamente el problema y desarrollar estrategias de prevención y abordaje terapéutico efectivas.

> **!** La DC es una dermatosis con una incidencia creciente, en parte por los cambios en nuestro estilo de vida y el mayor consumo de productos. Existen, igualmente, factores genéticos y comorbilidades cutáneas que afectan a la función de barrera que pueden predisponer al desarrollo, agravamiento o cronificación de las DC.

ETIOPATOGENIA

La DC surge debido a la respuesta inflamatoria de la piel ante la exposición a sustancias específicas, ya sean alérgenos o irritantes. Comprender la etiología de la DCA y la DCI es crucial para establecer un diagnóstico preciso, un manejo adecuado y una prevención secundaria efectiva.

Dermatitis alérgica de contacto

La etiopatogenia de la DCA involucra una compleja interacción entre el sistema inmunitario y los alérgenos ambientales. Principalmente, consiste en una reacción de hipersensibilidad tardía (tipo IV de Gell y Coombs) que ocurre en individuos que se han sensibilizado a un alérgeno específico, previamente inocuo, tras una primera exposición. El desarrollo de la DCA comprende, por tanto, dos fases distintas: sensibilización y elicitación.

Sensibilización o fase aferente

En la exposición inicial al alérgeno, el sistema inmunitario de la piel reconoce la sustancia extranjera como dañina e inicia un proceso de sensibilización. Esto se produce tras la unión de la sustancia exógena a proteínas propias de la piel y a la formación de un complejo antigénico. Los actores clave en este proceso son las células especializadas en la presentación de antígenos, como las células de Langerhans ubicadas en la epidermis y los dendrocitos dérmicos. Estas captan el alérgeno y migran hacia los ganglios linfáticos regionales, donde presentan el antígeno a las células T nativas (Th1, Th2, Th17 y células T reguladoras). Esta interacción del complejo alérgeno-complejo mayor de histocompatibilidad activa las células T específicas, dando lugar a la formación de células T de memoria para el alérgeno que proliferan y circulan en la sangre.

Elicitación o fase eferente

La fase de elicitación de la DCA involucra a una cascada de mediadores inmunológicos y citocinas que orquestan la intensa respuesta inmunitaria local durante la reexposición al alérgeno. La activación de las células T de memoria hapteno-específicas, previamente sensibilizadas durante la exposición inicial, desempeña un papel crucial en esta fase. Aunque la DCA se considera tradicionalmente una enfermedad impulsada por las células Th1, algunos alérgenos también inducen la actividad de las células Th2, habiéndose demostrado además un aumento en la actividad de la interleucina (IL) 17 y la IL-22, así como una actividad inmunitaria innata continua importante, por lo que el resultado puede ser una respuesta inflamatoria muy heterogénea con diferencias importantes entre los alérgenos de contacto. En la reexposición al alérgeno, los queratinocitos actúan como activadores del sistema inmunitario innato liberando IL-1α, IL-1β, factor de necrosis tumoral α (TNF-α), IL-8, IL-18 y factor estimulante de colonias de granulocitos y macrófagos.

Las células T de memoria específicas, por su parte, reconocen el antígeno a través de sus receptores de células T, se activan y migran a la piel. Recientemente se ha demostrado que la respuesta inmunitaria en la DCA es específica del hapteno, con respuestas que pueden ser tanto de tipo Th1 como Th2. Por ejemplo, el níquel activa predominantemente vías mediadas por Th1 y Th17, mientras que el caucho y las fragancias inducen principalmente vías mediadas por Th2.

En cualquier caso, la activación de estas vías desencadena la liberación en cascada de diversas moléculas señalizadoras que regularán las respuestas inmunitarias, que acontecen en aproximadamente 48 horas desde el contacto. Entre ellas destacan el interferón γ, el TNF-α y otras citocinas como la IL-1, IL-2, IL-6, IL-8 e IL-17. La liberación de estas citocinas y quimiocinas conduce al reclutamiento y activación de varias células del sistema inmunitario en el sitio de exposición al alérgeno. Los neutrófilos están entre las primeras células en responder, migrando al área afectada y liberando moléculas proinflamatorias adicionales. Los macrófagos, como células fagocíticas, engullen y eliminan las partículas extranjeras, contribuyendo a la resolución del proceso inflamatorio. En conjunto, estos mediadores inmunológicos y células orquestan la intensa respuesta inmunitaria local.

Adicionalmente, la posterior activación de los linfocitos B, estimulados por las células T de memoria, desencadena la producción de anticuerpos inmunoglobulina E (IgE) específicos contra el alérgeno. Los anticuerpos IgE, a su vez, se unen a mastocitos y basófilos, sensibilizándolos al alérgeno. En la reexposición, el alérgeno se une a la IgE en estas células, lo que provoca la liberación de histamina y otros mediadores inflamatorios, causando prurito y contribuyendo a la respuesta inflamatoria más allá de los límites de la piel que ha estado en contacto con el alérgeno.

En resumen, la fase de elicitación de la DCA implica la activación de células T de memoria, lo que lleva a la liberación de diversas citocinas y quimiocinas que promueven una intensa respuesta inmunitaria local.

> **!** Aunque en la DCA el papel principal lo desempeñan las células presentadoras de antígenos y las células T específicas, también se reclutan otras células del sistema inmunitario, como macrófagos y neutrófilos, hacia el sitio afectado, dando lugar a eritema, edema y prurito. Además, los linfocitos B se estimulan para producir anticuerpos IgE específicos contra el alérgeno, exacerbando aún más la respuesta inmunitaria.

Dermatitis de contacto irritativa

La DCI es una afección cutánea común causada por los efectos tóxicos directos de irritantes físicos o químicos en la piel. A diferencia de la DCA, la DCI no requiere sensibilización previa y puede afectar a cualquier persona expuesta a sustancias irritantes. La etiopatogenia de la DCI involucra diversos mecanismos complejos que alteran la función de barrera de la piel y causan daño celular. Diferentes irritantes atacan a diferentes estructuras en la epidermis. Previamente, se pensaba que la patogénesis de la DCI era una reacción no inmunológica; sin embargo, ahora se reconoce que el sistema inmunológico innato desempeña un papel vital en ella, destacando la función de citocinas inflamatorias en la cascada que subyace a esta condición. Esta nueva forma de entender la enfermedad ha arrojado luz sobre la intrincada interacción entre diversos factores:

- **Alteración de la barrera epidérmica.** Uno de los principales mecanismos que inducen DCI es la alteración de la barrera epidérmica al exponerse a irritantes fuertes como ácidos, álcalis, solventes y detergentes. Como resultado, la piel pierde su capacidad para retener humedad, lo que provoca un aumento en la pérdida transepidérmica de agua.
- **Daño celular directo.** La DCI también puede ser el resultado del daño celular directo causado por los irritantes, desencadenando la liberación de mediadores inflamatorios como histamina, prostaglandinas y leucotrienos. Asimismo, los queratinocitos actúan como «transductores de señales» y son responsables de propagar la cascada inflamatoria cutánea mediante la conversión de estímulos exógenos en la secreción de citocinas, moléculas de adhesión y factores quimiotácticos. Cuando los queratinocitos se dañan, se produce una sobrexpresión de citocinas primarias como IL-1α, IL-1β y TNF-α, lo que desencadena la proliferación de queratinocitos y la formación de lípidos para restaurar la barrera epidérmica. Paralelamente, también se segregan citocinas adicionales como factor estimulante de colonias de granulocitos y macrófagos, IL-6 e IL-8, activando las células de Langerhans, las células dendríticas dérmicas y las células endoteliales, lo que recluta más células inflamatorias en el sitio del traumatismo químico, contribuyendo a los signos característicos de eritema, edema y prurito de la DCI.
- **Alteración de las proteasas de la matriz y estrés oxidativo.** Ciertos irritantes pueden activar enzimas proteolíticas endógenas, presentes normalmente en la piel, como las metaloproteinasas de matriz. Estas enzimas degradan proteínas de adhesión celular, lo que provoca una posterior alteración de la estructura de la piel. Este proceso exacerba aún más la respuesta inflamatoria.
- **Efectos osmóticos y de pH.** En algunos casos, los irritantes pueden alterar el equilibrio osmótico de las células de la piel, lo que provoca edema y daño celular. Además, las alteraciones en el pH cutáneo inducidas por los irritantes pueden afectar a la actividad de enzimas y proteínas en la piel, promoviendo aún más la inflamación.
- **Activación inmune.** Cuando los irritantes interactúan directamente con la piel, pueden activar diversas células inmunitarias, incluidas las células dendríticas y las células inmunitarias residentes. Estas células activadas segregan una amplia variedad de citocinas y quimiocinas proinflamatorias (TNF-α, interferón γ, IL-1, IL-8, IL-10, CCL2, CCL3, CXCL10 y CCL21).

Factores de riesgo y susceptibilidad

Varios factores influyen en la susceptibilidad de un individuo tanto a la DCA como a la DCI. La predisposición genética tiene su papel en la determinación de la respuesta inmunitaria de un individuo a los alérgenos e irritantes. Las personas con antecedentes familiares de patologías atópicas, como asma o rinitis alérgica, pueden ser más propensas a desarrollar DCA. Además, las dermatosis previas o ciertas variaciones genéticas relacionadas, por ejemplo, con la producción y función de la filagrina o con el papel de moléculas como el complejo mayor de histocompatibilidad y el TNF-α, pueden hacer a las personas más suscepti-bles a los irritantes. Además, el grado de exposición a irritantes puede tener un peso significativo. Las agresiones físicas repetidas como traumatismos, oclusión, vibración o fricción pueden desencadenar DCI a la par que facilitan la entrada de alérgenos y el desarrollo de DCA. La exposición ocupacional es un factor de riesgo importante para las DC. En particular, el trabajo húmedo se considera el mayor factor predisponente para la DCI. Este se define como:

- Exposición de la piel a líquidos durante más de 2 horas al día.
- Uso de guantes oclusivos durante más de 2 horas al día o cambio de guantes más de 20 veces al día.
- Lavado frecuente de manos más de 20 veces al día o uso de desinfectantes de manos más de 20 veces al día.

Asimismo, la potencia de un irritante químico y su capacidad para penetrar la piel serán determinadas por propiedades como el tamaño molecular, el estado de ionización y la liposolubilidad.

> **!** La etiopatogenia de la DCA y la DCI incluye complejas respuestas inmunitarias e inflamatorias a estímulos ambientales. La DCA se caracteriza por una reac-ción de hipersensibilidad retardada después de la sensibilización a alérgenos específicos, mientras que la DCI es el resultado de los efectos tóxicos directos de los irritantes en la piel.

CARACTERÍSTICAS CLÍNICAS

La DCA puede presentarse de distintas formas en la piel y las mucosas, en función de las características químicas del agente culpable, el tipo y la forma de expo-sición, y las particularidades clínicas y anatómicas del área de piel afectada. El principal síntoma es el prurito, que puede ocurrir incluso dentro de las primeras 24 horas tras la exposición a un alérgeno. Aunque el rubor y el dolor son más típicos de la DCI, también pueden producirse en casos raros de DCA. La presenta-ción clínica más común de la DCA es el eccema, que requiere aproximadamente 5-7 días después del primer contacto con el alérgeno culpable y alrededor de 24-48 horas tras el contacto elicitante (e-Fig. 12-1).

La expresividad de la DCI típicamente está relacionada con diferentes factores ya mencionados como la concentración y las propiedades fisicoquímicas del agente irritante, la duración y frecuencia del contacto, el tiempo entre contactos, las condiciones ambientales (humedad, temperatura y radiación ultravioleta) y las características de la piel (edad, sexo, presencia o no de comorbilidades asocia-das, presencia o no de sudor, etc.). Agua, jabones, disolventes y detergentes son agentes irritantes comunes y, como localización prínceps, destacan los espacios entre los dedos. Desde el punto de vista clínico, el eccema no es tan evidente como en la DCA y suelen predominar la descamación y la xerosis, con formación de grietas que condicionan la presencia de dolor. La DCI suele cursar de forma aguda o subaguda. En la **forma aguda**, los síntomas y signos debutan con su máxima intensidad y se produce un descenso progresivo del cuadro (a diferencia de lo que ocurre en la DCA, en la que la sintomatología escala progresivamente hasta alcanzar su máximo a pesar de la retirada del agente causal). En la **forma subaguda**, la reacción inflamatoria está retardada 24 horas desde el contacto, pudiendo en ocasiones requerir un diagnóstico diferencial con la DCA. Existen formas clínicamente poco expresivas de DCI en las que la clave diagnóstica la aporta la sintomatología (disestesias locales, rubor, prurito o dolor) y que pueden tener relación con agresiones repetidas por debajo del umbral de la inflamación o con sequedad en el contexto de una falta de humedad en el ambiente de forma mantenida (**dermatitis asteatósica**). En estos casos, es posible que se evolucione a un estadio crónico de la enfermedad, con liquenificación e hiperqueratosis sin haber tenido una respuesta local franca mantenida previamente.

En el caso de la DCA, el eccema se desarrolla característicamente en el área del cuerpo donde se produce el contacto con los alérgenos (**e-Figs. 12-2** y **12-3**), pero a menudo se extiende más allá del sitio de aplicación, con márgenes mal definidos. Sin embargo, existen formas de extensión de los signos y síntomas que siguen trayectos de los vasos linfáticos, con el desarrollo de lesiones eritematosas o eritematovesiculosas, menos pronunciadas que las ubicadas en el sitio primario, en lo que se conoce como **DCA regionales**. La diseminación hematógena del antígeno puede dar lugar a dos patrones adicionales de presentación, conocidas como **reacción ide** y **DC sistémica**, respectivamente. Las reacciones ide son lesiones eritematoedematosas simétricas, raramente descamativas o vesiculosas, que se manifiestan en zonas alejadas de la piel. La DC sistémica consiste en una erupción cutánea simétrica que se produciría en aquellos casos de absorción sistémica de un alérgeno al que el sujeto había sido previamente sensibilizado a través de la piel.

La **fase aguda** de la DCA típicamente adquiere una forma eccematosa, que se presenta con eritema, edema, vesículas, descamación y prurito intenso. Las vesículas, que generalmente se desarrollan unas pocas horas después del eritema y el edema, tienden a romperse rápidamente debido a su localización superficial, lo que deriva en múltiples erosiones confluyentes con abundante exudación en casos graves. En la **fase subaguda**, el eritema disminuye y aparecen pequeñas costras serohemáticas frágiles y escamas fácilmente desprendibles. Si el alérgeno culpable persiste porque no se ha encontrado o eliminado, puede seguirse de una **fase crónica** con el desarrollo de liquenificación, caracterizada por la sequedad, el endurecimiento y la acentuación de los surcos de la piel. Aunque menos frecuentemente, también se han descrito formas no eccematosas de DC, algunas de las cuales están estrechamente relacionadas con desencadenantes concretos. Ejemplos de DC no eccematosas son: **urticarial**, **numular** (eccemas en forma de moneda bien definidos en los brazos y el dorso de las manos), **liquenoide** (con un infiltrado inflamatorio en banda en la histopatología, similar al liquen plano y a las toxicodermias liquenoides), **eritema multiforme-***like* (más propia de la DCA que de la DCI), **ampollar** (con inmunofluorescencia directa negativa), **púrpura** (petequias normalmente en las regiones distales de las piernas), **pigmentada** (coloración punteada o reticulada que persiste tras la resolución del brote, similar a la melanosis de Riehl), **linfomatoide** (pápulas y nódulos que recuerdan a lesiones de la micosis fungoides), **granulomatosa** (con desarrollo local de granulomas sarcoideos en las semanas posteriores a la erupción), **pustular** (pústulas estériles sin relación con el folículo) y **acneiforme** (típica de las

DCI por cosméticos). Otros patrones menos típicos son: hiperqueratósico, prurigo nodular, granuloma anular, eritema anular centrífugo, eritema discrómico *perstans* y pustulosis exantemática generalizada aguda-*like*.

Además, es conveniente destacar por sus particularidades la DC aérea y la DC fotoalérgica como subtipos diferenciados de DC. La **DC** aérea puede ser causada por varios alérgenos (DCA) e irritantes (DCI) volátiles y, en consecuencia, se desarrolla en áreas expuestas al aire. Los sitios más comúnmente involucrados son la cara, el cuello, el escote, las manos, las muñecas, los brazos y los párpados (que también pueden edematizarse), detrás de las orejas y debajo de las regiones de la mandíbula. Las lesiones cutáneas en ocasiones van acompañadas de lagrimeo, fotofobia y eritema conjuntival. Si un alérgeno está compuesto de partículas sólidas capaces de deslizarse en la ropa, el eccema también puede afectar a áreas del cuerpo cubiertas por la ropa y tiende a desarrollarse en los pliegues flexurales. Las plantas son las culpables más comunes en la DC aérea, especialmente aquellas de la familia *Asteraceae*, quinonas (*Tectona*, palo de rosa), fenoles (*Anarcardiaceae*) y terpenos (*Frullania*, *Pinus*). La **DC fotoalérgica** es, de nuevo, una reacción cutánea de tipo IV retardada (DCA) —a diferencia de la DC fototóxica, en la que la sustancia desencadenante es inocua para la piel hasta que se expone a la luz solar, adquiriendo propiedades citotóxicas— inducida por el contacto de la piel con un fotoantígeno. Precisa, por tanto, de una sensibilización previa a pesar de estar desencadenada por la radiación ultravioleta. Afecta a áreas cutáneas expuestas al sol, respetando típicamente áreas como la retroauricular y la inframandibular. Las lesiones cutáneas, que aparecen habitualmente dentro de las 24 horas posteriores a la exposición al sol, generalmente se presentan como una dermatitis eccematosa muy pruriginosa con posibles reacciones ide. La **dermatitis actínica crónica**, también conocida como *reticuloide actínico*, es una posible complicación de la DC fotoalérgica; se caracteriza por una fotosensibilidad anormal persistente a pesar de la eliminación del agente causante. Los fotoantígenos más comunes son productos tópicos, como fragancias, antimicrobianos y medicamentos antiinflamatorios no esteroideos.

> **!** Durante la fase aguda eccematosa es esperable observar eritema (más extenso y con bordes peor definidos en la DCA), edema, vesiculación (a veces ampollas, dependiendo de la gravedad de la reacción alérgica) y exudado con formación de costras serosas. El edema suele ser mayor cuando están involucrados la cara, los párpados y la zona genital, debido a la mayor laxitud de los tejidos cutáneos y subcutáneos en estas localizaciones. En la DCI hay un predominio de la xerosis y la descamación.

DIAGNÓSTICO

El estudio de la DC se basa principalmente en la realización de **pruebas epicutáneas** (sensibilidad del 70 % y especificidad del 80 %). Estas pruebas reproducen una reacción de hipersensibilidad retardada al alérgeno en cuestión cuando el paciente se ha expuesto previamente al mismo y ha desarrollado la alergia. La metodología para realizarlas debe regirse por las recomendaciones del International Contact Dermatitis Research Group (ICDRG). Los alérgenos comercializados pueden encontrarse ya preparados en el TRUE Test®, o bien mediante series de alérgenos comercializados que garantizan la calidad del producto (AllergEAZE® y Chemotechnique Diagnostics®). Las series de alérgenos están diseñadas tanto por el grupo de DC del país concreto (por ejemplo, en España se utiliza la serie propuesta por el Grupo Español de Investigación en Dermatitis de Contacto y Alergia Cutánea de la Academia Española de Dermatología y Venereología) como por profesiones (por ejemplo, peluquería o panadería) o grupos de alérgenos (corticoides, fragancias, etc.). Todas ellas pueden consultarse en las páginas web oficiales de AllergEAZE® y Chemotechnique Diagnostics®. Por suerte, se dispone de múltiples baterías para realizar las pruebas epicutáneas, aunque obviamente no están comercializados todos los alérgenos que existen. De forma continua van incorporándose alérgenos emergentes —tras varias publicaciones de casos aislados o series de casos relacionadas—, que se desarrollan a distintas concentraciones para analizar la mejor forma de comercializarlos para su uso en la práctica clínica.

Se deben considerar la situación laboral y las medidas de protección del paciente, las aficiones, las tareas domésticas, así como los productos de higiene y los tratamientos tópicos utilizados (**Tabla 12-1**). Toda esta información permitirá

Tabla 12-1. Anamnesis recomendada ante la sospecha de una dermatitis de contacto

Antecedentes familiares	Dermatitis atópica, psoriasis, ictiosis, dermatitis de contacto
Antecedentes personales	Rinitis, asma, urticaria, alergia a alimentos, alergias medicamentosas, dermatitis de contacto alérgica
Aficiones	Deporte, jardinería, manualidades, etc.
Animales	Gato, perro, conejo, caballos, pollos, etc.
Ocupación e historia laboral	Trabajo actual y trabajos previos, jornada laboral, medidas de protección, productos de contacto, otros compañeros de trabajo afectos, etc.
Productos químicos do contacto	Limpiadores del hogar, limpieza del coche, etc.
Productos de cuidado personal	Gel de ducha, champú, emolientes, cosméticos capilares, cosméticos ungueales, geles íntimos, etc.
Historia clínica de la dermatitis	Inicio: localización, patrón clínico (vesículas, etc.), síntomas (prurito, quemazón) Cronología: relación entre exposición y desarrollo de la dermatitis, mejoría en vacaciones o fines de semana, etc.
Tratamientos previos	Número de tratamientos, vía de administración, respuesta terapéutica (mejoría o empeoramiento), tratamientos no farmacológicos, medicina natural o remedios caseros, etc.

enfocar adecuadamente la selección de las series de alérgenos más adecuados para cada paciente. No se recomienda realizar las pruebas epicutáneas si el paciente está sufriendo un episodio de dermatitis, dado que existe el riesgo de reaccionar a las pruebas epicutáneas de forma exagerada, imposibilitando su interpretación (fenómeno conocido como *angry back*). Tampoco se realizan las pruebas si el paciente está tomando o ha tomado corticoides orales durante las últimas 3 semanas, refiere la aplicación tópica de corticoides o inhibidores de la calcineurina en la zona de aplicación del parche la semana previa, o hay exposición a fototerapia en las 2 semanas anteriores al estudio; los antihistamínicos, en cambio, no influyen en la realización de las pruebas epicutáneas.

La espalda es la localización más frecuentemente utilizada, por superficie y comodidad para el paciente, pero en ocasiones los brazos y los muslos también pueden utilizarse. Durante el tiempo que dura el estudio, el paciente no deberá mojarse la espalda ni tampoco practicar deportes que aumenten la sudoración por el riesgo de que el contacto entre la piel y los alérgenos se pierda, y por tanto la validez del estudio se vea alterada. La oclusión de los parches debe mantenerse durante 48 horas, aunque la primera interpretación se hará a los 20 minutos de la retirada de estos. A las 96 horas se hará una segunda lectura o interpretación (**e-Fig. 12-4**). Alérgenos como los corticoides o los aminoglucósidos deben someterse a lecturas tardías (entre 7 y 14 días) para detectar reacciones positivas y evitar falsos negativos. La intensidad de la reacción también está clasificada por el ICDRG (**Tabla 12-2**).

Una vez interpretado el resultado de las pruebas epicutáneas, este puede ser negativo o positivo. En caso positivo, es importante determinar la relevancia del alérgeno en cuestión, porque una reacción positiva no implica causalidad necesariamente. Se debe informar de forma verbal al paciente de cada alérgeno detectado y relevante; asimismo, se le informará de las estrategias de evitación, además de entregarle un informe escrito con información relevante sobre este para que el paciente pueda consultarlo cuando precise.

Además de las pruebas epicutáneas, también se puede recurrir a variantes como la **prueba abierta o semiabierta** cuando se quieren estudiar productos propios con cierto poder irritante como champús o pasta de dientes. La interpretación de los

	Tabla 12-2. Lectura morfológica de la reacción del alérgeno durante las pruebas epicutáneas	
+/?	Eritema maculoso tenue no palpable	Reacción dudosa
+	Eritema palpable sin vesiculación	Positivo débil
++	Eritema, infiltración, vesiculación y/o pápulas	Positivo fuerte
+++	Eritema intenso, infiltración y vesiculación coalescente	Positivo muy fuerte
–	Sin reacción	Negativo
IR	Ampollas, necrosis, descamación tipo «papel de fumar»	Irritativo

resultados debe realizarse con cautela, ya que la irritación suele ser habitual. Otra opción muy utilizada en la práctica clínica es la aplicación repetida del alérgeno o repeated open application test (**ROAT**) (aplicar en la flexura antecubital o la región retroauricular dos veces al día el producto sospechoso durante 2 semanas), especialmente útil para los productos *leave-on* (que no precisan aclarado) (**e-Fig. 12-5**). Cuando se investigan alérgenos individuales no comercializados (normalmente aportados por el fabricante del producto propio a estudio), se deben realizar diluciones con recomendaciones específicas y, además, es recomendable el estudio de al menos 10-20 sujetos sanos para afianzar el diagnóstico. El *prick-by-prick* se utiliza para el estudio de DC proteínicas, que debe acompañarse siempre de un control negativo (suero fisiológico) y un control positivo (histamina). Las **pruebas intradérmicas** en distintas diluciones se suelen realizar para el estudio de toxicodermias, siendo recomendable realizarlas bajo supervisión estricta por sus posibles complicaciones.

La biopsia cutánea se reserva para aquellos casos donde se desee descartar otra entidad, ya que los datos histopatológicos no suelen ser específicos de la DC; aunque la espongiosis y un infiltrado de células presentadoras de antígenos de tipo Langerhans pueden orientar al diagnóstico, no son patognomónicos de la DC.

> **!** Las pruebas epicutáneas son el método de referencia para el estudio de la DC. Se comercializan baterías preparadas como el TRUE Test® o bien alérgenos individuales, que deben prepararse en cámaras o pocillos, existiendo también agrupaciones específicas en series o baterías determinadas. Establecer la relevancia de los resultados obtenidos en las pruebas epicutáneas es crucial para un diagnóstico de DCA que pueda beneficiarse realmente de conductas de evitación.

COMPLICACIONES

La DC puede empeorar una enfermedad dermatológica de base como la psoriasis o la dermatitis atópica y puede interferir negativamente en la vida del paciente por la presencia de síntomas como el prurito o el dolor, con una disminución del rendimiento laboral o escolar. Es necesario atender adecuadamente la DC para evitar complicaciones locales como infecciones secundarias, la liquenificación por rascado crónico, los cambios de pigmentación (hipopigmentación e hiperpigmentación), así como la presencia de cicatrices en casos más graves. La recurrencia de la dermatitis secundaria a una conducta de evitación del alérgeno inadecuada, así como el desarrollo de lesiones en nuevas áreas, también tiene un impacto negativo en la calidad de vida del paciente (**e-Fig. 12-6**). Existen alérgenos ubicuos cuya evitación puede ser prácticamente imposible (**e-Fig. 12-7**). En estos casos, se debe individualizar en cada caso cuál es la mejor estrategia terapéutica.

TRATAMIENTO Y PREVENCIÓN

Sin duda, la evitación absoluta de los alérgenos identificados y relevantes para la situación actual del paciente es la medida más eficaz para resolver la DC. En el caso de las formas irritativas, las medidas de protección son fundamentales, dado que suelen ser fuentes de contacto habituales como detergentes, donde la evitación del producto puede ser complicada (**e-Fig. 12-8**). Debido a que existe un daño de la barrera cutánea, será recomendable la aplicación de productos de higiene adecuados para la limpieza e hidratación de la piel. El manejo de la inflamación cutánea pasa por la aplicación tópica de antiinflamatorios como los corticoides o los inhibidores de la calcineurina. En ocasiones, la DC puede persistir, incluso cumpliendo las conductas evitativas recomendadas. En esta situación es necesario recurrir a tratamientos sistémicos. Dado que no existe una guía terapéutica estandarizada para el tratamiento sistémico de la DC, la actitud suele ser parecida a la empleada para la dermatitis atópica. Los corticoides sistémicos se usan durante los brotes intensos de dermatitis, pero nunca se consideran un tratamiento a largo plazo. Para el tratamiento a largo plazo, se recurrirá a inmunosupresores como ciclosporina o metotrexato y, en aquellos pacientes en los que sea posible, se puede emplear la fototerapia. La incorporación de fármacos biológicos como dupilumab o tralokinumab y los inhibidores orales de la cinasa de Jano pueden ser una opción adecuada para casos refractarios.

PRONÓSTICO Y SEGUIMIENTO

El pronóstico depende tanto de las características del alérgeno como del paciente. Los alérgenos ubicuos suelen ser más problemáticos al no poder evitarse completamente, aunque en la mayoría de los casos es posible eliminar la fuente principal de contacto, lo que ayuda a resolver el problema. Una vez realizadas las pruebas epicutáneas, identificados los alérgenos relevantes, y tras aportar información clara sobre ellos al paciente, lo ideal es programar una revisión en los siguientes meses para confirmar una adecuada evolución del caso. En aquellas situaciones donde se precise de tratamiento sistémico inmunosupresor o inmunomodulador, la actitud terapéutica estará regida por el tipo de fármaco y las recomendaciones generales que conlleve. En general, los pacientes con DC «puras», es decir, aquellas que no tienen otra dermatosis inflamatoria de base como la dermatitis atópica, suelen evolucionar de forma positiva.

BIBLIOGRAFÍA

Fonacier L, Frankel D, Mawhirt S. Contact allergens for the allergist. Annals Allergy Asthma Immunol. 2022;128:629-44.

Fowler JF, Zirwas MJ, Fisher AA. Fisher's contact dermatitis. 7ª ed. Phoenix, AZ: Contact Dermatitis Institute; 2019.

Johansen JD, Bonefeld CM, Schwensen JF, et al. Novel insights into contact dermatitis. J Allergy Clin Immunol. 2022;149:1162-71.

Patel K, Nixon R. Irritant contact dermatitis - a review. Curr Dermatol Rep. 2022;11:41-51.

Tramontana M, Hansel K, Bianchi L, et al. Advancing the understanding of allergic contact dermatitis: from pathophysiology to novel therapeutic approaches. Front Med (Lausanne). 2023;10.

Dermatitis seborreica

J. Montero Menárguez y H. Muñoz González

13

 PUNTOS CLAVE

- La dermatitis seborreica afecta principalmente a niños por debajo del año de vida y a adultos jóvenes y adolescentes.
- Clínicamente, se presenta con lesiones eritematodescamativas en zonas con alta densidad de glándulas sebáceas (cuero cabelludo, pecho, espalda, surcos nasogenianos, zona interciliar).
- Su diagnóstico es clínico.
- La etiopatogenia es desconocida. La interacción entre la respuesta inmune del paciente, la secreción de sebo, la colonización por *Malassezia* spp. y otros factores ambientales interviene en su desarrollo.
- El abordaje de primera línea son tratamientos tópicos antifúngicos y/o antinflamatorios, aunque en casos graves o refractarios puede ser necesaria la terapia oral, sobre todo antifúngicos orales o isotretinoína.

INTRODUCCIÓN

La dermatitis seborreica (DS) es una enfermedad inflamatoria crónica frecuente, que cursa en brotes que afectan sobre todo a adultos jóvenes y menos frecuentemente a niños, en forma de placas eritematodescamativas en zonas seborreicas, con mayor o menor grado de inflamación y prurito. La etiopatogenia es desconocida y multifactorial: intervienen factores individuales del paciente (sistema inmunitario, barrera cutánea, colonización por *Malassezia* spp. y secreción sebácea) y ambientales. El diagnóstico es clínico y el enfoque terapéutico en primera línea se basa en tratamientos tópicos, aunque para formas refractarias se han utilizado múltiples tratamientos orales fuera de ficha técnica, entre los que cabe destacar los antifúngicos y, más recientemente, la isotretinoína. Aunque con frecuencia se considera una patología banal, el impacto en la calidad de vida de los pacientes y su alta prevalencia justifican su estudio y tratamiento.

EPIDEMIOLOGÍA

La DS es más frecuente en varones. Aunque se puede presentar a cualquier edad, suele describirse con una distribución bimodal, con picos de incidencia en la infancia entre el primer mes y el año de vida, así como en la adolescencia y la edad adulta temprana. Se estima una prevalencia del 1-3 % en la población inmuno-competente, ascendiendo hasta un 34-83 % en pacientes inmunocomprometidos. Incluso se ha estimado una prevalencia en la edad adulta de hasta un 50 % si se incluyen las formas más leves conocidas como *pitiriasis pilar simple* o *caspa*.

> **!** La DS es más frecuente en niños y adultos jóvenes, aunque puede presentarse a cualquier edad.

ETIOPATOGENIA

La etiopatogenia de la DS es desconocida y multifactorial. Se han propuesto varios factores que contribuyen a su desarrollo:

- **Glándulas sebáceas, lípidos y hormonas.** Aunque es controvertida la relación entre la DS y los niveles de sebo, es un hecho que esta es más frecuente en zonas con mayor densidad de glándulas sebáceas y en la adolescencia, cuando estas glándulas presentan una mayor actividad. Por otro lado, la DS es más habitual en los varones, lo cual podría sugerir un posible papel de los andrógenos en su desarrollo.
- **Colonización por *Malassezia*.** Se trata de un hongo comensal en la flora cutánea. Sin embargo, en los pacientes con DS invade el estrato córneo y produce lipasas, que convierten los lípidos secretados por las glándulas sebáceas en ácidos grasos libres y peróxidos. Estos estimulan el inicio de la cascada inflamatoria causando hiperproliferación y ausencia de diferenciación queratino-cítica en el estrato córneo, lo cual debilita la barrera cutánea, facilitando la penetración de las colonias de *Malassezia*, cuyo crecimiento se favorece en este ambiente rico en lípidos. Un hecho que apoya esta teoría es la respuesta a los antifúngicos tópicos. En algunos estudios, se ha relacionado directamente la cantidad de colonias de *Malassezia* con la gravedad de la enfermedad, aunque la evidencia es controvertida. Las subespecies más frecuentes en los pacientes con DS son *M. globosa* y *M. restricta*. Sin embargo, la distribución de las distintas subespecies de *Malassezia* es variable según la localización anatómica, la edad y el área geográfica. Asimismo, se ha descrito la colonización por distintas bacterias que también podrían estar implicadas en la patogénesis, como *Acinetobacter* o *Staphylococcus aureus*.
- **Respuesta inmune.** Se cree que la cascada inflamatoria estimula una respuesta Th2, en la que se ven implicadas múltiples citocinas, y que la respuesta inmune innata tiene un papel esencial a través de la interleucina 1β y el inflamasoma. Aunque se ha observado un aumento de la incidencia en pacientes inmuno-deprimidos con virus de la inmunodeficiencia humana (VIH) y trasplanta-dos, no parece que exista un estado de inmunocompromiso predisponente en todos los pacientes.
- **Susceptibilidad genética.** Se han descrito 11 mutaciones directamente relacionadas con la DS o con fenotipos DS-*like*, tanto en humanos como en animales, sobre todo relacionadas con la función inmune (*ACT1, C5, IKBKG/NEMO, STK4, 2C TCR*) y la diferenciación epidérmica (*ZNF750, MPZL3*). Su estudio ha puesto

recientemente en evidencia la participación de la vía de la interleucina 17 en la patogénesis de esta enfermedad. Algunos estudios han encontrado subtipos de antígeno de histocompatibilidad predisponentes, algunos de los cuales se solapan con los estudiados en dermatitis atópica y psoriasis, lo que sugiere un origen común.

- **Otros factores.** Clima cálido y húmedo, estrés emocional, dieta, fármacos, etc.

> **!** Lo más probable es que los brotes sean la consecuencia de la combinación de factores individuales (predisposición genética, secreción sebácea y presencia de *Malassezia*) y ambientales, asociados a la alteración de la barrera epidérmica y de la inmunidad del paciente.

MANIFESTACIONES CLÍNICAS

La presentación clínica de la DS puede ser muy heterogénea. Las lesiones consisten en placas eritematodescamativas, generalmente bien delimitadas, presentes en zonas seborreicas (cejas, surco nasogeniano [**e-Fig. 13-1**], párpados, zona retroauricular, conducto auditivo externo [**e-Fig. 13-2**], región pectoral [**e-Fig. 13-3**], espalda o cuero cabelludo [**e-Fig. 13-4**]), aunque pueden extenderse a otras localizaciones, sobre todo a las flexuras.

La gravedad de las lesiones es muy variable en cuanto a grado de eritema y descamación, pudiendo en algunos casos ser muy inflamatorias (**e-Fig. 13-5**). Se ha relacionado la infección por el VIH con una mayor gravedad de las lesiones. Las formas más graves en el cuero cabelludo pueden acompañarse de alopecia transitoria; en cambio, las más leves presentan únicamente descamación y se conocen popularmente como *caspa*. La DS no siempre es pruriginosa, aunque las formas más inflamatorias suelen serlo, sobre todo en el cuero cabelludo. Hay que destacar que, en pacientes con fototipos altos, las lesiones pueden presentarse como placas hipopigmentadas con descamación.

Dermatitis seborreica infantil

Suele aparecer en los primeros 6 meses de vida y se autolimita a los 8 meses aproximadamente. En la infancia, son características las costras amarillentas o blanquecinas en el cuero cabelludo, también conocidas como *costra láctea*. Otra forma frecuente de presentación infantil es la dermatitis del pañal, aunque las lesiones en la zona del pañal no siempre son causadas por DS. Sin embargo, existen variantes generalizadas en las que es importante realizar un buen diagnóstico diferencial para descartar la enfermedad de Leiner o una histiocitosis de células de Langerhans, cuyo diagnóstico temprano es esencial para una intervención precoz.

COMORBILIDADES Y ASOCIACIONES

Tradicionalmente, la DS se ha asociado a estados de inmunodepresión, especialmente en pacientes con VIH, con afecciones neurológicas como la enfermedad de Parkinson, así como a fármacos como el litio, la clorpromazina, el 5-fluorouracilo o, más recientemente, los inhibidores del receptor del factor de crecimiento epidérmico. Sin embargo, se han descrito numerosas asociaciones, como con la pancreatitis alcohólica, la infección por el virus de la hepatitis C y el síndrome de Down, por ejemplo. La rosácea y el acné son comorbilidades dermatológicas frecuentes en pacientes con DS. No está claro el papel que la radiación ultravioleta tiene sobre la DS, pero parece que podría ser un factor protector, aunque también se han descrito casos de DS desencadenada por fototerapia con psoralenos. Generalmente, las lesiones empeoran en climas húmedos y calurosos, o en períodos de estrés.

DIAGNÓSTICO Y DIAGNÓSTICO DIFERENCIAL

El diagnóstico es eminentemente clínico. Sin embargo, la realización de pruebas complementarias es útil para descartar asociaciones como, por ejemplo, en casos graves o refractarios, la serología de VIH o valores de zinc para descartar déficit de zinc. Otra técnica complementaria es la dermatoscopia, en la que se observan vasos puntiformes de distribución parcheada, descamación amarillenta, tapones foliculares, áreas blanquecinas y telangiectasias. Aunque no son hallazgos específicos, pueden ser útiles en el diagnóstico diferencial (**Tabla 13-1**). Los hallazgos

Tabla 13-1. Diagnóstico diferencial de la dermatitis seborreica	
Dermatitis atópica	Lesiones liquenificadas en las flexuras, respeto del surco nasogeniano en la zona facial, lesiones en zonas extensoras en niños
Psoriasis	Placas bien delimitadas con escamas blancas nacaradas
Lupus cutáneo	Lesiones anulares en áreas fotoexpuestas, «alas de mariposa»
Tiña	Borde activo sobreelevado y centro pálido, a veces vesiculopústulas en el borde. Afectación de uñas o zona interdigital
Rosácea	Limitada a la zona facial, pápulas y pústulas, telangiectasias
Pitiriasis rosada	Respeto facial, medallón heráldico inicial, distribución «en árbol de Navidad»
Pitiriasis versicolor	Manchas o máculas eritematomarronáceas con uñada positiva
Candidiasis	Limitada a áreas intertriginosas y mucosas, fondo macerado y lesiones satélites. Pústulas

histológicos son inespecíficos y varían a lo largo de la evolución natural de la enfermedad. En formas más agudas predominan la espongiosis y los infiltrados inflamatorios mixtos en la dermis, así como un patrón psoriasiforme. En las formas crónicas, la hiperplasia psoriasiforme y la paraqueratosis son más marcadas y aparecen tapones foliculares y vénulas dilatadas. En las formas asociadas a VIH se observan hallazgos distintivos como necrosis de los queratinocitos, leucocitosis y presencia de células plasmáticas. Expresan proteínas HSP65 y HSP72 en la inmunohistoquímica.

> ! El diagnóstico de la DS es clínico y se basa en la aparición de placas eritematodescamativas en zonas seborreicas.

TRATAMIENTO

Dado que el curso de la enfermedad es crónico, es recomendable realizar un abordaje terapéutico no agresivo que incluya una terapia de mantenimiento.

Tratamiento tópico

Se utiliza como primera línea en casos leves-moderados. En los pacientes pediátricos, esta es la norma en los esquemas terapéuticos debido a su eficacia y seguridad (Tabla 13-2).

Específicamente, en el caso de la costra láctea puede ser suficiente con el uso de champús con componentes emolientes y aceites vegetales como el de oliva o almendra, asociado a la retirada manual de las costras.

Los **antifúngicos tópicos** se consideran la primera línea de tratamiento. Los **corticosteroides tópicos** se sitúan en una segunda línea terapéutica y no se recomiendan a largo plazo debido a sus efectos secundarios, aunque presentan una eficacia similar a los antifúngicos. Destacan por su rápido efecto, aunque los inhibidores de la calcineurina han demostrado en estudios una menor tasa de recidivas. La asociación de antifúngicos y corticosteroides tópicos parece aumentar la efectividad y reducir los brotes a largo plazo.

Recientemente, destacan champús combinados que incluyen un antinflamatorio (ácido glicirretínico, bisabolol) y un antifúngico tópico (lactoferrina, piroctona olamina), sobre todo para el alivio del prurito. En caso de utilizar una presentación en champú, es esencial dejarlo actuar al menos 5 minutos antes de aclarar.

El uso fuera de ficha técnica de **inhibidores de la calcineurina**, como tacrólimus al 0,1 % y pimecrólimus al 1 %, puede ser tan efectivo como los antifúngicos y los corticosteroides, con un mejor perfil de seguridad y respuesta a largo plazo. Son especialmente útiles en la zona facial.

Por último, son útiles —sobre todo en el cuero cabelludo— los agentes queratolíticos, aunque a veces pueden ser irritativos. Por ejemplo: sulfuro de selenio al 1-2,5 %, ácido salicílico al 2-5 %, coaltar, keluamida, breas o peróxido de benzoílo al 2,5 %. La mayoría tienen propiedades antinflamatorias.

Tabla 13-2. Cuero cabelludo

Ketoconazol 1[a]-2 %[b]	2-3 veces/semana[a]
Ciclopirox 1-1,5 %[b]	2-3 veces/semana[a]
Miconazol 2 %	1 vez/día 3 semanas
Clobetasol 0,05 %	2 veces/semana
Valerato de betametasona	2 veces/día 4 semanas
Propilenglicol 15 %	1 vez/día 3 semanas
Cara y cuerpo	
Ketoconazol 2 %[b]	2 veces/día 4 semanas
Ciclopirox 1 %[b]	1 vez/día 4 semanas
Clotrimazol 1 %	1 vez/día 3 semanas
Hidrocortisona 1 %	1 vez/día 4 semanas
Tacrólimus 0,1 %/pimecrólimus 1 %	2 veces/día 4-8 semanas
	1 vez/día 12 semanas (mantenimiento)

[a]Se puede utilizar una vez a la semana de mantenimiento para prevenir brotes.
[b]Más utilizados en niños.

Tratamiento oral

Se reserva para pacientes adultos en casos agudos, graves o refractarios al tratamiento habitual, generalmente como terapia a corto plazo que permita un mantenimiento a largo plazo con tratamiento tópico.

Los estudios y revisiones sobre el tratamiento sistémico en la DS son heterogéneos en cuanto a su diseño y muestra, así como a la evaluación de la eficacia (en muchos casos, sin grupo de control o placebo), por lo que la evidencia de su eficacia es relativa y pone en cuestión la necesidad de estandarizar la evaluación clínica y de eficacia en estudios futuros.

Sin embargo, sí se puede afirmar que el grupo de tratamiento sistémico más utilizado son los antifúngicos, lo que refuerza la teoría de la participación de *Malassezia* spp. en la patogenia de la DS:

• **Itraconazol.** Es el más frecuentemente utilizado en la literatura médica. Es un azol con propiedades antiinflamatorias y afinidad por el estrato córneo, donde se encuentran las colonias de *Malassezia* spp. Se han propuesto dosis de

200 mg/día durante 7 días asociado a pulsos semanales durante las 2-11 semanas siguientes con esquemas variados, por lo que no se ha podido comparar la eficacia entre los diversos esquemas terapéuticos. La mejoría clínica se ha descrito en el 58,5-93 % de los casos. Se han descrito respuestas completas aproximadamente al mes de tratamiento, con un mantenimiento variable entre 3, 6 y 14 meses.

- **Terbinafina.** Se trata de una molécula lipofílica capaz de mantener un reservorio a concentraciones terapéuticas en la piel incluso tras su retirada. Aunque no es específica, cubre algunas cepas de *M. furfur*. En algunos ensayos clínicos se ha usado un esquema continuo de 250 mg/día durante 4-6 semanas, alcanzándose respuestas mantenidas de hasta 3 meses después de finalizado el ensayo. Sin embargo, en un estudio abierto se han empleado pulsos de 250 mg/día durante 12 días/mes durante 3 meses, alcanzando mejoría clínica en el 82 % de los casos y curación completa en el 22 %. Puede provocar malestar gastrointestinal.

- **Fluconazol.** Se han descrito diferentes pautas, desde 300-400 mg semanales durante 2-4 semanas hasta 50 mg/día durante 2 semanas, en combinación o no con corticosteroides tópicos. Los resultados en cuanto a respuesta son heterogéneos, aunque se ha descrito una mayor eficacia en combinación con corticosteroides tópicos. Como efectos adversos, se han descrito alteraciones del perfil hepático.

- **Ketoconazol.** Se utiliza a dosis de 200 mg/día durante 4 semanas, con buena respuesta. También se ha empleado con esta pauta en duraciones no especificadas.

- **Primiconazol.** Se administra como dosis única de 200 mg, con mejoría clínica y reducción significativa de colonias de *Malassezia*.

- **Prednisona.** Por vía oral a dosis de 0,5 mg/kg/día se ha utilizado para el tratamiento de brotes refractarios atópicos.

- **Isotretinoína.** A dosis de 10 mg/día o 20 mg/día con una duración del tratamiento de 2-6 meses, ha mostrado buena respuesta y buen perfil de seguridad. No hubo diferencias estadísticamente significativas entre distintos esquemas terapéuticos. Faltan datos de seguimiento a largo plazo para evaluar el porcentaje de recaídas.

- **Fototerapia ultravioleta B de banda estrecha.** Se ha utilizado con éxito en un único estudio, aunque se ha demostrado *in vitro* la capacidad de la radiación ultravioleta B de inhibir el crecimiento de *Malassezia*.

> **!** Los corticosteroides y los antifúngicos tópicos son la base del tratamiento, aunque, dado el curso crónico de la enfermedad, es frecuente la utilización de inhibidores de la calcineurina.

BIBLIOGRAFÍA

Adalsteinsson JA, Kaushik S, Muzumdar S, et al. An update on the microbiology, immunology and genetics of seborrheic dermatitis. Exp Dermatol. 2020;29:481-9.

Borda LJ, Perper M, Keri JE. Treatment of seborrheic dermatitis: a comprehensive review. J Dermatolog Treat. 2019;30:158-69.

Dall'Oglio F, Nasca MR, Gerbino C, et al. An Overview of the Diagnosis and Management of Seborrheic Dermatitis. Clin Cosmet Investig Dermatol. 2022;15:1537-48.

Gupta AK, Richardson M, Paquet M. Systematic review of oral treatments for seborrheic dermatitis. J Eur Acad Dermatol Venereol. 2014;28:16-26.

King A, Tan MG, Kirshen C, et al. Isotretinoin for the management of moderate-to-severe seborrheic dermatitis: A systematic review. J Am Acad Dermatol. 2023;89:1063-6.

Otras alteraciones eritematodescamativas

14

Á. Iglesias Puzas

PUNTOS CLAVE

- En el presente capítulo se exponen un conjunto de enfermedades que destacan por su presentación clínica y epidemiológica característica.
- En algunas de estas patologías es importante conocer su asociación o posible evolución a procesos linfoproliferativos.

PARAPSORIASIS EN PLACAS

Bajo esta denominación se incluyen un conjunto de dermatosis crónicas idiopáticas que comparten características clínicas e histológicas, así como una predisposición variable al desarrollo de procesos linfoproliferativos malignos. La parapsoriasis en placas grandes (PPG) y la parapsoriasis en placas pequeñas (PPP) se consideran las dos principales entidades de este grupo. Sin embargo, la clasificación nosológica de las dermatitis relacionadas con los linfocitos T clonales ha sido fuente de controversia en la literatura médica y algunos autores incluyen también otras entidades como la pitiriasis liquenoide y la papulosis linfomatoide dentro de este grupo.

Epidemiología

Ambas formas se presentan con mayor frecuencia en pacientes de mediana edad o ancianos, con un pico de incidencia en la quinta década de la vida. La PPP es más frecuente en varones (3:1), siendo esta diferencia menos notable en el caso de la PPG. No se han observado diferencias entre razas o zonas geográficas.

Etiopatogenia

Se desconoce la etiopatogenia de la parapsoriasis. Las dos entidades se caracterizan por un infiltrado linfoide superficial constituido en su mayoría por linfocitos T CD4+. Puede existir clonalidad T en algunos casos, especialmente de PPG, lo que orienta a su origen como una forma abortiva de micosis fungoide o el de una dermatitis clonal como un paso intermedio o de transición al linfoma cutáneo, siendo las formas policlonales un subtipo de enfermedad con un comportamiento biológicamente distinto.

Características clínicas

La parapsoriasis se presenta en forma de placas finas eritematodescamativas, crónicas, asintomáticas o ligeramente pruriginosas que se localizan fundamentalmente en el tronco y los miembros superiores. Se distinguen dos formas principales:

- **PPP.** Se caracteriza por lesiones redondeadas u ovaladas, ligeramente descamativas, menores de 5 cm de diámetro. Las lesiones pueden presentar una tonalidad amarillenta y tradicionalmente se denominan *xantoeritrodermia perstans*. Una variante característica es la dermatosis digitada, que se presenta con lesiones elongadas, digitiformes o flageladas que afectan de forma simétrica a ambos flancos y a la zona proximal de los miembros inferiores. Las lesiones pueden alcanzar los 10 cm o más en su eje mayor, siendo la excepción a la regla de los 5 cm descrita previamente.
- **PPG.** Se presenta en forma de placas redondeadas o irregulares, de superficie descamativa y mayores de 5 cm de diámetro. En algunos casos, las lesiones muestran atrofia marcada, telangiectasias, hipopigmentación o hiperpigmentación, en cuyo caso recibe el nombre de *poiquilodermia vascular atrófica* (**e-Fig. 14-1**). Otra variante de PPG es la parapsoriasis *variegata* o retiforme, que cursa con placas mal definidas y diseminadas que se distribuyen a modo de red.

Diagnóstico

La sospecha clínica de parapsoriasis se debe confirmar histológicamente. La biopsia suele mostrar paraqueratosis y una dermatitis espongiótica leve inespecífica. Es importante destacar que algunas lesiones de PPG pueden ser indistinguibles del estadio placa de la micosis fungoide e, incluso, contener células linfoides atípicas. Aunque estos casos deberían diagnosticarse como linfoma, al no existir criterios universalmente aceptados para el diagnóstico diferencial, se desconoce el porcentaje que representan sobre el total. El término PPG debería reservarse únicamente para aquellas lesiones que no muestran características histológicas de micosis fungoide, siempre considerando las dificultades inherentes para el diagnóstico de esta entidad.

Complicaciones

La mayoría de las lesiones de parapsoriasis persisten estables durante años o progresan lentamente con mínimos cambios desde el punto de vista clínico e histológico. Generalmente, se acepta que la PPP presenta un riesgo de progresión mínimo o nulo (0-10 %), llegando a ser considerada como una forma frustrada de micosis fungoide. Por el contrario, la PPG se transforma en linfoma T cutáneo en aproximadamente el 30 % de los casos, mostrando algunas variantes como la parapsoriasis *variegata* un riesgo de transformación elevado o cercano al 100 %.

En los últimos años, se ha establecido una posible relación entre la parapsoriasis y la incidencia de eventos cardiovasculares (infarto agudo de miocardio, accidente cerebrovascular, enfermedad tromboembólica venosa) y riesgo de cáncer (distinto de la micosis fungoide) en los primeros años de seguimiento. Aunque son necesarios más datos, deben considerarse el diagnóstico y el tratamiento precoces de estas entidades en pacientes con un diagnóstico reciente de parapsoriasis.

Tratamiento

Los principales abordajes terapéuticos se basan en series de casos no controladas o casos aislados de escasa evidencia. En el caso de la PPP, y dado el bajo riesgo de progresión a linfoma, puede valorarse la abstención terapéutica u otros tratamientos convencionales como los corticosteroides tópicos de baja potencia o la fototerapia. La PPG requiere de un abordaje más agresivo, incluyendo, además de las posibilidades mencionadas, otros tratamientos como el bexaroteno, el imiquimod, la carmustina o la mostaza nitrogenada, entre otros.

> **!** La parapsoriasis es una dermatosis crónica con dos formas fundamentales: en placas grandes o pequeñas. En la parapsoriasis en placas grandes es habitual la progresión a linfoma T cutáneo, por lo que el control evolutivo es fundamental.

PITIRIASIS LIQUENOIDE

La pitiriasis liquenoide es considerada actualmente como un trastorno mediado por linfocitos T, a menudo clonal y con riesgo de progresión a micosis fungoide. Incluye dos variantes principales, la pitiriasis liquenoide y variceliforme aguda y la pitiriasis liquenoide crónica, que suponen los dos extremos del espectro continuo de la entidad.

Epidemiología

La incidencia global de este trastorno es desconocida. Aparece con mayor frecuencia en varones en edad pediátrica, aunque se ha descrito en todas las edades, razas y localizaciones geográficas. Se ha observado un predominio estacional, con un mayor número de casos en otoño e invierno.

Etiopatogenia

La etiología de la enfermedad permanece sin aclarar. Se ha orientado como una posible reacción a antígenos extraños como agentes infecciosos (virus de la inmunodeficiencia humana [VIH], parvovirus B19, toxoplasma, virus de Epstein-Barr, etc.) o fármacos (antifactor de necrosis tumoral, anticonceptivos, quimioterapia, contrastes yodados, etc.). La presencia de clonalidad T dominante y/o de una respuesta linfoproliferativa de células T de memoria citotóxica variable frente a uno o más antígenos extraños apoya esta teoría, al mismo tiempo que explica su asociación ocasional con otros procesos de este tipo, como el linfoma T cutáneo, la enfermedad de Hodgkin y otros linfomas.

Características clínicas

La pitiriasis liquenoide se manifiesta en forma de pápulas eritematosas o purpúricas, en ocasiones pruriginosas, que se presentan en forma de brote con una duración variable. Ya que ambas variantes representan dos polos del mismo espectro clínico, no es infrecuente encontrar lesiones con características intermedias de pitiriasis liquenoide y variceliforme aguda y pitiriasis liquenoide crónica o compatibles con cada una de las variantes en el mismo paciente. Es importante destacar además que los términos *agudo* y *crónico* hacen referencia a las características de las lesiones, sin guardar relación con el curso o duración de la enfermedad.

Las características definitorias son las siguientes:

- **Pitiriasis liquenoide y variceliforme aguda.** Se caracteriza por brotes recurrentes de pápulas eritematosas que forman vesículas, pústulas, erosiones y costras, generalmente de aspecto polimorfo y en diferente estadio evolutivo. En su curación pueden dejar cicatrices varioliformes si la lesión dérmica es extensa. Se ha empleado la denominación de *enfermedad de Mucha-Haberman ulceronecrótica febril* para las variantes más graves, en las que las lesiones agudas progresan rápidamente a ampollas y lesiones necróticas, y pueden asociarse a malestar, fiebre, linfadenopatías, artritis, bacteriemia, afectación mucosa, digestiva o pulmonar.

- **Pitiriasis liquenoide crónica.** Es la forma más frecuente de enfermedad (razón 3:1). Se presenta en forma de pápulas eritematosas con una escama micácea adherente, habitualmente asintomáticas, que remiten en semanas o meses o evolucionan de forma crónica y recidivante, con períodos de remisión. Se ha sugerido que la distribución de las lesiones tiene importancia para predecir la duración de la enfermedad, siendo más corta en los pacientes con lesiones difusas, intermedia en las localizaciones de predominio central y mayor en los pacientes con lesiones de distribución periférica (**e-Fig. 14-2**).

Diagnóstico

Al igual que sucede con la morfología clínica, la histología de la pitiriasis liquenoide puede mostrar un rango de características histológicas entre sus dos variantes principales. La mayoría de las biopsias presentan un infiltrado linfocitario en banda, siendo este más marcado, con morfología en cuña y tendencia a la formación de vesículas, costras y úlceras en las formas agudas. Pueden evidenciarse otros hallazgos como exocitosis, paraqueratosis y extravasación de hematíes o la presencia aislada de linfocitos atípicos o CD30+. La presencia de estos linfocitos en gran número debe hacer sospechar una papulosis linfomatoide y pone de manifiesto la superposición existente en ocasiones entre estas entidades.

Complicaciones

La pitiriasis liquenoide sigue un curso variable. Tradicionalmente, se ha sugerido que las formas tipo pitiriasis liquenoide y variceliforme aguda presentan una duración inferior o una posible correlación entre la distribución de las lesiones y su duración, especialmente en la población pediátrica. Con respecto al riesgo de linfoma, la pitiriasis liquenoide se considera un trastorno benigno y autolimitado, aunque se han descrito casos aislados de progresión a micosis fungoide u otras formas de linfoma cutáneo.

Tratamiento

El tratamiento se basa en corticosteroides tópicos, inhibidores de la calcineurina y diferentes modalidades de fototerapia. Se han utilizado con éxito por su efecto antiinflamatorio diferentes antibióticos como las tetraciclinas, la azitromicina o la eritromicina. Otros tratamientos como el metotrexato, la acitretina, la ciclosporina o los corticosteroides orales pueden ser adecuados para las formas agudas y con repercusión sistémica.

> **!** La pitiriasis liquenoide crónica es la forma más habitual de este tipo de pitiriasis y, aunque las lesiones tienden a la resolución (frecuentemente espontánea) en semanas, es habitual la persistencia durante años en forma de brotes.

PITIRIASIS ROSADA DE GIBERT

Se trata de una enfermedad inflamatoria papuloescamosa, aguda y autolimitada que se caracteriza por una erupción cutánea típica en ausencia de sintomatología sistémica. Su llamativo aspecto la convierte probablemente en uno de los principales motivos de consulta urgente dermatológica.

Epidemiología

La pitiriasis rosada tiene una distribución mundial, sin variabilidad aparente entre las diferentes razas. La mayoría de los casos ocurren en pacientes con una edad comprendida entre los 10 y los 35 años, con un ligero predominio femenino. Algunos autores han evidenciado una mayor incidencia de casos durante la primavera y el otoño.

Etiopatogenia

Aunque se desconoce la etiología de la enfermedad, hoy en día se plantea un posible origen en el virus del herpes humano tipo 7 (VHH-7) y, con menos frecuencia, en el virus del herpes humano tipo 6 (VHH-6). Datos como el predominio estacional de los casos, la presencia de síntomas prodrómicos, la presentación clínica similar a otros exantemas virales o la ausencia casi total de recidivas apoyan la etiología viral. Sin embargo, algunos estudios no han encontrado diferencias en la positividad de VHH-6 y VHH-7 entre pacientes afectos de pitiriasis rosada y controles sanos.

Características clínicas

En la forma clásica aparece inicialmente, en el tronco, una lesión solitaria, de forma ovalada y collarete descamativo, bien delimitada, denominada *placa* o *medallón heráldico*, que aumenta de tamaño de forma progresiva hasta alcanzar los 2-10 cm. Posteriormente, se produce la aparición de múltiples lesiones de menor tamaño (2-3 cm) que presentan características similares a la inicial y se distribuyen de forma simétrica siguiendo las líneas de Langer en el tronco y región proximal de los miembros («en árbol de Navidad»). La cara, las palmas y las plantas suelen estar respetadas (**e-Fig. 14-3**).

Las variantes atípicas como la localizada, la unilateral o la invertida pueden suponer hasta el 20 % de los casos. En el primer caso, las lesiones se limitan a una zona del tronco; en la forma unilateral, las lesiones no atraviesan la línea media, y en la forma invertida se localizan en los pliegues. Se han descrito también otras formas urticariales, similares al eritema multiforme, vesiculosas, pustulosas o purpúricas, entre otras.

Diagnóstico

El diagnóstico es fundamentalmente clínico, reservando la biopsia para los casos de duda diagnóstica. La histología es inespecífica, pero suele mostrar paraqueratosis, acantosis, espongiosis y un infiltrado linfohistiocitario perivascular e intersticial superficial. No existen grandes diferencias entre la histología del medallón heráldico y el resto de las lesiones, si bien hallazgos como la acantosis o el infiltrado inflamatorio pueden ser más pronunciados.

Complicaciones

La pitiriasis rosada no está asociada con complicaciones a largo plazo en individuos sanos. Los síntomas sistémicos, si están presentes, son inespecíficos e intrascendentes, y las lesiones remiten generalmente en un plazo de 6-8 semanas. Especial mención merece el riesgo de complicaciones cuando se diagnostica durante el embarazo, especialmente durante el primer trimestre, período en el que se ha relacionado con un riesgo aumentado de aborto. También se ha descrito la posibilidad de parto prematuro o trastornos de la motilidad tras el nacimiento, entre otros.

Tratamiento

Dado el carácter autolimitado de la entidad, es fundamental dedicar el tiempo necesario a tranquilizar al paciente y que este entienda el curso probable del proceso. Puede plantearse la abstención terapéutica, el tratamiento sintomático con antihistamínicos orales o con corticosteroides tópicos de baja potencia en caso de ser necesario. Algunos estudios han demostrado la utilidad de la fototerapia en la mejoría de los síntomas o del aciclovir a dosis altas (800 mg cinco veces al día) a la hora de disminuir la duración de las lesiones cutáneas, el picor o los síntomas sistémicos.

> **!** La pitiriasis rosada de Gibert es un cuadro frecuente y, habitualmente, autolimitado. La indicación de tratamiento se limitará al mejor control sintomático, aunque en pacientes gestantes habrá que valorar de forma individualizada el balance beneficio/riesgo de iniciar un tratamiento antiviral.

PITIRIASIS *RUBRA PILARIS*

La pitiriasis *rubra pilaris* (PRP) es una enfermedad inflamatoria, poco frecuente y de etiología desconocida que se presenta con unas características clínicas distintivas y una evolución autolimitada o crónica.

Epidemiología

La incidencia real de la enfermedad es difícil de determinar, con cifras que oscilan entre 1 de cada 5.000 pacientes nuevos y 1 de cada 50.000 pacientes. No muestra predilección por ningún sexo ni raza. La PRP se presenta principalmente entre la segunda y tercera décadas y en la sexta década de la vida, aunque existen formas familiares que pueden comenzar a edades precoces.

Etiopatogenia

Excepto en los casos familiares, en su mayoría relacionados con mutaciones de *CARD14*, la etiología del resto de las variantes es desconocida. La respuesta al tratamiento con retinoides orales sugiere una alteración en la queratinización o en el metabolismo de la vitamina A, aunque no se ha confirmado. Otras teorías la consideran como una respuesta anormal tras la activación de diversas rutas inflamatorias en el contexto de infecciones, procesos autoinmunes, exposición a la radiación ultravioleta, algunas neoplasias malignas o fármacos.

Características clínicas

La PRP es una entidad clínica heterogénea, con hasta seis formas clínicas de presentación en función de variables como la edad de inicio, la morfología, la distribución de las lesiones, la evolución y la asociación con el VIH:

- **Forma clásica del adulto (tipo I).** Es la variante más clásica y reconocible, representando el 50 % de los casos. Se presenta en forma de pápulas eritematosas que confluyen formando placas con hiperqueratosis folicular en la parte superior del tronco y que progresan en dirección caudal. Generalmente, las lesiones adquieren una tonalidad amarillenta y pueden convertirse en eritrodermia en 2-3 meses. Un hallazgo característico es la presencia de áreas bien delimitadas de piel no afecta por la enfermedad («islas de piel sana») (**e-Fig. 14-4**). Las palmas y las plantas pueden presentar una queratodermia cérea de color rojo anaranjado característico y el cuero cabelludo, una presentación que recuerda a la dermatitis seborreica. Las lesiones suelen autolimitarse a 2-3 años en la mayoría de los casos.
- **Forma atípica del adulto (tipo II).** Esta variante tiende mucho más a la cronicidad que la anterior y puede representar el 5 % de los casos. La descamación es variable y, aunque también presenta queratodermia e hiperqueratosis folicular, puede manifestar otros hallazgos como la alopecia o lesiones de morfología eccematosa o ictiosiforme.
- **Forma clásica juvenil (tipo III).** Es la forma más frecuente en la infancia, llegando a representar hasta el 10 % del total. Se considera el equivalente a la PRP tipo I en la población pediátrica, con un inicio generalmente a los 5-10 años de edad y una duración de los síntomas similar. Se han descrito transiciones a la forma circunscrita juvenil (tipo IV) o recidivas en la edad adulta (tipo III).
- **Forma circunscrita juvenil (tipo IV).** Representa hasta un 25 % del total de los casos. Se inicia en la época prepuberal y se caracteriza por placas circunscritas con hiperqueratosis folicular en los codos y las rodillas, con alguna lesión aislada en el tronco. El curso es incierto, pero diversos trabajos apuntan a una probable desaparición durante la adolescencia (**e-Fig. 14-5**).
- **Forma atípica del adulto (tipo V).** La forma familiar es la más frecuente de este grupo, presentándose en el nacimiento o durante la primera infancia. La hiperqueratosis folicular es marcada y pueden observarse otros hallazgos como la descamación ictiosiforme en las piernas o los cambios esclerodermiformes, lo que hace difícil diferenciarla de otras entidades como la ictiosis o la eritroqueratodermia.
- **Forma asociada al VIH (tipo VI).** Se produce en el contexto de la infección por VIH y es muy similar a la forma clásica del adulto (tipo I). Por lo general, responde bien al tratamiento antirretroviral, pero no al convencional para la PRP. Puede asociar pápulas eritematosas foliculares y espinas queratósicas, además de lesiones de acné noduloquístico, acné *conglobata* o hidrosadenitis supurativa.

Diagnóstico

Para el diagnóstico es fundamental una adecuada correlación clinicopatológica. La histología suele mostrar una dermatitis psoriasiforme con alternancia de hiperqueratosis (ortoqueratosis y paraqueratosis) horizontal y vertical, formando el denominado «patrón en damero». Puede observarse hipergranulosis focal, disqueratosis acantolítica o un infiltrado linfocitario aislado en la dermis.

Tratamiento

En relación con el tratamiento de la PRP, debe considerarse su naturaleza principalmente empírica, dado su carácter muchas veces autorresolutivo y la ausencia de estudios controlados, prospectivos y aleatorizados. Para las formas localizadas puede ser suficiente con la aplicación de corticosteroides tópicos de alta potencia, queratolíticos, calcipotriol o derivados del alquitrán. Los retinoides sistémicos se consideran fármacos de primera elección. Se han utilizado la acitretina (a dosis de 25-50 mg/día) y la isotretinoína (a dosis de 1 mg/kg/día) con buena respuesta. Otros tratamientos clásicos incluyen la fototerapia, el metotrexato, la ciclosporina o la azatioprina. En los últimos años se ha descrito la utilidad de los fármacos biológicos para el tratamiento de la PRP. Los resultados de las diferentes familias (antifactor de necrosis tumoral, antiinterleucina [anti-IL] 12/23, anti-IL-17, anti-IL-23) son prometedores, aunque son necesarios más estudios para una mejor evaluación de su eficacia y seguridad en estos pacientes.

> **!** La forma más habitual de PRP es la clásica del adulto, en la que existen algunas manifestaciones características como la presencia de «parches» alternantes de piel sana en las zonas afectas o la queratodermia anaranjada palmoplantar.

PARAQUERATOSIS GRANULAR

La paraqueratosis granular es un trastorno poco frecuente, descrito inicialmente como una erupción localizada en las axilas, con la paraqueratosis como hallazgo histológico principal. Algunos autores lo consideran más un patrón de reacción que una entidad en sí misma.

Epidemiología

La paraqueratosis granular parece ser más frecuente en personas de mediana o avanzada edad. Muestra un predominio femenino, sin predisposición por ninguna raza ni localización geográfica.

Etiopatogenia

El origen exacto permanece sin aclarar. Inicialmente, se consideró como una dermatitis alérgica de contacto o una reacción irritativa a los productos de higiene como desodorantes y antitranspirantes. Sin embargo, se han descrito casos en pacientes sin desencadenantes relacionados, lo que sugiere la existencia de factores adicionales como un trastorno en la queratinización subyacente (paso de profilagrina a filagrina). Estas dos teorías no son excluyentes entre sí y probablemente el origen del trastorno sea una combinación de ambos factores.

Características clínicas

La paraqueratosis granular se caracteriza por pápulas o placas queratósicas pardo-rojizas que se localizan en áreas intertriginosas, más frecuentemente en las axilas. Las lesiones pueden ser confluyentes, reticuladas, presentar lesiones satélites y persistir durante meses o recurrir.

Diagnóstico

Puede ser difícil de diferenciar de otras enfermedades como la enfermedad de Hailey-Hailey, la enfermedad de Darier, el pénfigo vegetante, la acantosis *nigricans* o el eritrasma, entre otras. El diagnóstico puede confirmarse con la biopsia, en la que es característica la retención visible de los gránulos de queratohialina en las áreas de paraqueratosis con un estrato granuloso intacto.

Tratamiento

Los datos se limitan a casos aislados o series cortas de casos que muestran resultados terapéuticos variables con corticosteroides tópicos, antifúngicos, antibióticos, análogos de la vitamina D, retinoides y lactato amónico. Además, se han empleado otros tratamientos o procedimientos como la crioterapia, la toxina botulínica o el láser de dióxido de carbono o de neodimio/granate de itrio y aluminio.

PITIRIASIS ROTUNDA

Se trata de una entidad poco común y crónica que se ha relacionado con múltiples factores independientes, siendo el más frecuente la malnutrición.

Epidemiología

La pitiriasis rotunda predomina en adultos de entre 25 y 45 años de edad y muestra un ligero predominio en mujeres. Es más frecuente en países del área mediterránea y de Extremo Oriente, especialmente Japón.

Etiopatogenia

La causa de la enfermedad permanece sin aclarar. Es frecuente la presencia de uno o varios trastornos crónicos previos (por ejemplo, malnutrición y tuberculosis), lo que apoya la idea de que la pitiriasis rotunda sea la vía final común para un grupo de pacientes con enfermedades infecciosas o neoplasias subyacentes. Sin embargo, también se ha sugerido que se trate de una variante de ictiosis adquirida menor.

Características clínicas

Las lesiones típicas tienen forma de placas circulares de 2-3 cm, bien delimitadas, pigmentadas y con descamación ictiosiforme. Pueden ser únicas o múltiples (hasta 200 lesiones), localizándose con mayor frecuencia en las nalgas, las caderas o el abdomen. Se ha propuesto clasificar la enfermedad en dos grupos: el grupo I afecta sobre todo a poblaciones africana o asiática, cursa con lesiones hiper-pigmentadas y posiblemente esté asociada a neoplasias viscerales, en ausencia de antecedentes familiares. La pitiriasis rotunda de tipo II es más frecuente en población caucásica, se presenta con lesiones múltiples (> 30), los pacientes pueden tener antecedentes familiares y no se asocia a neoplasias.

Diagnóstico

La edad de inicio, la morfología y la ausencia de signos inflamatorios sugieren el diagnóstico. Los hallazgos histológicos se asemejan a los de la ictiosis vulgar, siendo frecuentes el adelgazamiento de la capa granulosa y la hiperqueratosis ortoqueratósica. Puede observarse atrofia epidérmica, incontinencia pigmentaria o un leve infiltrado perivascular linfohistiocítico, entre otros.

Tratamiento

Se recomienda el cribado de una posible causa subyacente (malnutrición, infección o neoplasias). El tratamiento de las lesiones es generalmente insatisfactorio, aunque se ha descrito una mejoría con tretinoína tópica o retinoides sistémicos.

BIBLIOGRAFÍA

Bowers S, Warshaw EM. Pityriasis lichenoides and its subtypes. J Am Acad Dermatol. 2006;55:557-72.

Chairatchaneeboon M, Thanomkitti K, Kim EJ. Parapsoriasis-A Diagnosis with an Identity Crisis: A Narrative Review. Dermatol Ther (Heidelb). 2022;12:1091-102.

Drago F, Ciccarese G, Rebora A, et al. Pityriasis Rosea: A Comprehensive Classification. Dermatology. 2016;232:431-7.

Roenneberg S, Biedermann T. Pityriasis rubra pilaris: algorithms for diagnosis and treatment. J Eur Acad Dermatol Venereol. 2018;32:889-98.

Wang D, Chong VC, Chong WS, et al. A Review on Pityriasis Rubra Pilaris. Am J Clin Dermatol. 2018;19:377-90.

Liquen plano y dermatosis liquenoides

 **15**

J. J. Mateos Rico y A. Sánchez Gilo

PUNTOS CLAVE

- El liquen plano puede afectar a piel, mucosas y anejos. Se caracteriza por pápulas violáceas de aspecto poligonal, con estrías de Wickham, que pueden ser intensamente pruriginosas.
- Debe realizarse un seguimiento estrecho en las formas de liquen plano erosivas y cuando exista una afectación de las mucosas debido al riesgo de desarrollo de carcinomas epidermoides.
- El tratamiento de elección son los corticosteroides tópicos de alta potencia. También se han usado tratamientos alternativos como fototerapia, inhibidores de la calcineurina tópicos, retinoides tópicos u orales, antipalúdicos y otros inmunosupresores.

INTRODUCCIÓN

El **liquen plano** (LP) es una dermatosis inflamatoria que afecta a piel, mucosas (oral, genital y esofágica) y/o anejos cutáneos (folículo piloso y aparato ungueal).

La forma clásica de LP se caracteriza por la presencia de pápulas violáceas, poligonales, con un reticulado blanquecino en su superficie (estrías de Wickham). Pueden ser lesiones intensamente pruriginosas. Se localizan de forma característica sobre la superficie flexora de las muñecas y los tobillos.

Epidemiología

La prevalencia real del LP es desconocida, aunque se estima que afecta a un 0,2-1 % de la población general. Su pico de incidencia se encuentra en torno a la quinta década de la vida. Es una patología infrecuente en niños, adultos jóvenes y ancianos. En general, se admite que no existen diferencias epidemiológicas significativas entre sexos. El LP de mucosa oral se ha descrito hasta en un 4 % de la población, observándose un predominio en el sexo femenino (2:1). El LP puede manifestarse exclusivamente a nivel cutáneo o mucoso. El 30-70 % de los pacientes con LP cutáneo asocian lesiones en la mucosa oral, mientras que solo un 10-20 % de los pacientes con LP oral (LPO) asocian lesiones cutáneas compatibles con LP.

Etiopatogenia

No se conoce con exactitud su patogenia. Se piensa que los linfocitos T de la unión dermoepidérmica desempeñan un papel fundamental en su patogenia, desarrollando una respuesta inmune polarizada hacia Th1. De esta forma, ciertos virus, fármacos o alérgenos de contacto podrían actuar como antígenos con reactividad cruzada frente a los queratinocitos basales, en los que se ha observado un aumento de expresión de *intercellular adhesion molecule 1*. Como consecuencia de este fenómeno, se produciría una apoptosis de los queratinocitos basales, con la subsiguiente cascada de citocinas proinflamatorias y el desarrollo de las lesiones propias del LP.

Características y variantes clínicas

Liquen plano cutáneo

Se caracteriza por pápulas de pequeño tamaño, únicas o agrupadas en placas, de tonalidad violácea, poligonales, de superficie brillante, sobre las que suele observarse un reticulado blanquecino (estrías de Wickham, que pueden realzarse aplicando agua o aceite sobre las lesiones, u observarse con el dermatoscopio) (**e-Fig. 15-1**). Estas lesiones asientan de forma predilecta sobre la región flexora de las muñecas, los tobillos, en el dorso de las manos y las regiones lumbar y pretibial. Es infrecuente la afectación facial.

La relación entre el fenómeno isomórfico de Koebner y las lesiones de LP se conoce en profundidad. Las lesiones pueden adoptar una morfología lineal, zosteriforme (sobre lesiones de un herpes zóster previo) o blaschkoide. Aunque el LP puede ocasionar intenso prurito, son infrecuentes las lesiones secundarias al rascado. La tendencia habitual de la enfermedad es hacia su curación espontánea. Con frecuencia, las lesiones curan dejando hiperpigmentación residual posinflamatoria.

Las distintas **variantes clínicas** del LP cutáneo se encuentran resumidas en la **tabla 15-1**.

> **!** La clínica característica consiste en pápulas violáceas, poligonales, con estrías de Wickham, pruriginosas, en las muñecas y los tobillos, que curan dejando hiperpigmentación residual. Fenómeno de Koebner positivo.

Liquen plano oral

Se han descrito múltiples formas de LPO: reticular, erosivo, atrófico, ampolloso, pigmentado, papuloso, etc. La variante reticular y la erosiva son las formas de presentación más frecuentes. El LPO constituye el trastorno autoinflamatorio más habitual de la mucosa oral. Clínicamente, se presenta como placas blanquecinas de aspecto reticulado/en encaje y espinas radiadas, ligeramente sobreelevadas (**e-Fig. 15-2**). Suele afectar de forma bilateral a la mucosa yugal, aunque también puede afectar a la mucosa gingival, lingual, labial y esofágica. Un 50 % de los

Tabla 15-1. Variantes clínicas del liquen plano cutáneo

	Morfología anular de borde sobreelevado, con atrofia o hiperpigmentación del centro de la lesión. Con frecuencia presentan afectación axilar o genital
Hipertrófico verrucoso	Placas gruesas queratósicas, asimétricas y crónicas. Con frecuencia secundarias al rascado crónico de las lesiones de LP en las extremidades inferiores. Se ha descrito la aparición de carcinomas epidermoides sobre las lesiones
Atrófico	Placas con atrofia central e hiperpigmentación residual. Puede verse empeorado por el uso de corticosteroides tópicos de forma prolongada
Exantemático	Diseminación rápida de las lesiones
Ampolloso	Ampollas y vesículas sobre lesiones previas de LP
Penfigoide	Anticuerpos IgG frente a la proteína BP180. Ampollas subepidérmicas y vesículas sobre lesiones previas de LP o sobre piel sana
Inverso	Afectación de pliegues, especialmente axilar, submamario y regiones flexoras. Con frecuencia, únicamente se observa hiperpigmentación
Pigmentado	Máculas marrones/grisáceas en regiones fotoexpuestas. Más frecuente en fototipos altos
Lineal	Distribución lineal de las lesiones, sin fenómeno de Koebner desencadenante
Ulceroso	Frecuente afectación de las plantas. Úlceras muy dolorosas que pueden dificultar la deambulación. Se ha descrito la aparición de carcinomas epidermoides sobre las úlceras

IgG: inmunoglobulina G; LP: liquen plano.

pacientes presentan lesiones en una única localización. Las lesiones de LPO pueden ser asintomáticas. Sin embargo, en las variantes erosiva y ampollosa se acompañan generalmente de dolor o sensación urente. En el caso de la afectación esofágica, el primer síntoma puede ser la disfagia.

La afectación oral es más refractaria al tratamiento. Se debe tener en cuenta que un 0,4-5,3 % de los casos de LPO presenta transformación neoplásica, especialmente en la variante erosiva.

Existe una estrecha relación entre la presencia de LPO gingival (gingivitis descamativa crónica) y el LP genital. Esta asociación recibe el nombre de **síndrome vulvovaginal-gingival.** La clínica cursa con placas erosivas en la mucosa genital. En estos pacientes es necesario realizar un seguimiento periódico por el riesgo de desarrollo de carcinomas epidermoides.

Tradicionalmente, el LPO se ha asociado con la presencia de infección por el virus de la hepatitis C. Sin embargo, el tratamiento de esta infección ha mostrado efectos variables sobre las lesiones del LPO, sin presentar mejoría en muchos casos.

Liquen plano genital

La variante clínica más frecuente es la forma erosiva con afectación de la vulva o del glande. A menudo cursa con prurito e hiperalgesia. En esta localización, también es frecuente la variante anular con distribución circinada de las lesiones, especialmente en los genitales masculinos (**e-Fig. 15-3**). En el sexo femenino suele existir afectación vaginal, a diferencia de lo ocurrido en el liquen escleroso. Con frecuencia, las lesiones evolucionan hacia la fibrosis. En esta variante también se han descrito casos de transformación neoplásica de las lesiones.

> **!** La asociación de LPO y LP vulvovaginal recibe el nombre de *síndrome vulvova- ginal-gingival*. Hasta un 70 % de las pacientes con afectación vulvovaginal pre- senta afectación oral. Por este motivo, siempre se deben explorar de forma conjunta ambas mucosas.

Liquen plano pilar y alopecia frontal fibrosante

El folículo piloso es uno de los anejos cutáneos afectados por el LP. Se distinguen tres formas clínicas principales: LP pilar (LPP) clásico, alopecia frontal fibrosante y síndrome de Graham-Little-Piccardi-Lasseur.

En el **LPP** se afectan el infundíbulo y el istmo folicular (células madre foliculares), produciéndose una alopecia cicatricial de predominio linfocítico. Afecta predominantemente a mujeres en edad perimenopáusica y posmenopáusica. La localización más frecuente es el cuero cabelludo, afectando sobre todo al vértex y a la región parietal. Cualquier región en la que existan folículos pilosos es susceptible de verse afectada (**e-Fig. 15-4A**). En la exploración, se observa eritema violáceo e hiperqueratosis perifolicular, y en las lesiones evolucionadas se constata ausencia de *ostium* foliculares (volviéndose indistinguible de otras causas de alopecia cicatricial). Los signos dermatoscópicos son atrofia perifolicular y puntos blancos. Se observan placas únicas o múltiples que forman un patrón reticulado. Puede coexistir con lesiones cutáneas, mucosas o ungueales de LP.

La **alopecia frontal fibrosante** se caracteriza por un retroceso de la línea de implantación capilar, con afectación predominantemente frontotemporal y, en menor medida, de las cejas y pestañas (**e-Fig. 15-4B**). Presenta un claro predominio en el sexo femenino y en edades posmenopáusicas. Se ha descrito el beneficio de los inhibidores de la enzima 5α-reductasa (dutasterida) en el tratamiento de la alopecia frontal fibrosante, por el papel androgénico en el desarrollo de esta patología.

El **síndrome de Graham-Little-Piccardi-Lasseur** consiste en la asociación de LPP con alopecia cicatricial del cuero cabelludo junto con alopecia no cicatricial axilar y/o pubiana y una erupción cutánea de características liquenoides. Tiene mala respuesta a los distintos tratamientos empleados.

> ❗ El LPP es causa de alopecia cicatricial linfocítica. La clínica se caracteriza por eritema e hiperqueratosis perifolicular, con pérdida del *ostium* folicular.

Liquen plano ungueal

El LP afecta de forma predominante a la matriz ungueal, produce la fibrosis de esta y alteraciones en la estructura ungueal. Se estima que alrededor de un 10 % de los pacientes afectos de LP presentan onicopatía asociada. Con frecuencia, puede objetivarse afectación de varias uñas. Se conoce como distrofia de las 20 uñas cuando existe afectación de todas las uñas, siendo más frecuente en población pediátrica. La manifestación ungueal más común es la traquioniquia.

Los hallazgos más habituales al explorar a los pacientes, aunque no patognomónicos, son: adelgazamiento lateral de la lámina ungueal, estriación, crestas longitudinales, traquioniquia y onicólisis distal. Se produce una imagen típica «en tienda de campaña», con abombamiento de la lámina ungueal. Debido a la afectación del lecho ungueal se puede observar: hiperqueratosis subungueal, hemorragias «en astilla» y eritroniquia. El daño sostenido sobre la matriz ungueal puede desembocar en el desarrollo de pterigion dorsal (**e-Fig. 15-5**) y, finalmente, pérdida de la lámina ungueal (anoniquia).

> ❗ Dentro de la afectación ungueal, los hallazgos más específicos de LP son la presencia de pterigion dorsal y traquioniquia.

Diagnóstico

El diagnóstico del LP es eminentemente clínico, mediante reconocimiento de las lesiones típicas.

En casos de duda diagnóstica se recurre a la confirmación histológica mediante biopsia de las lesiones.

La **histología** del LP cutáneo se caracteriza por (**e-Fig. 15-6**):

- Hiperqueratosis sin paraqueratosis.
- Acantosis irregular que adopta una morfología en dientes de sierra.
- Denso infiltrado linfocítico en banda en la unión dermoepidérmica.
- Vacuolización de la capa basal y espacios dermoepidérmicos (espacios de Max-Joseph).

- Queratinocitos apoptóticos conformando los cuerpos citoides eosinofílicos, también denominados *cuerpos hialinos* o *de Civatte*.
- Incontinencia de pigmento.

Las variantes penfigoide y ampollosa del LP cutáneo presentan, a nivel histológico, una ampolla subepidérmica y abundantes eosinófilos. Cabe recordar que en el LP penfigoide se encuentran anticuerpos inmunoglobulina G circulantes frente a la proteína BP180 y que la edad de inicio suele ser menor que en el penfigoide ampolloso clásico.

Las lesiones de LPO pueden presentar hiperqueratosis con paraqueratosis y una degeneración liquenoide de la membrana basal. Se recomienda realizar el cribado de infección por el virus de la hepatitis C en pacientes con afectación de la mucosa oral, como se ha comentado anteriormente.

En el LP vulvovaginal se encuentra una histología clásica de LP, con frecuencia acompañada de células plasmáticas.

La histología del LPP muestra un taponamiento folicular, junto con una dermatitis de interfase con cambios liquenoides y fibrosis del istmo e infundibular, que en último término acaba por formar trayectos fibrosos que remplazan al folículo piloso.

> **!** La histología típica del LP consiste en hiperqueratosis, acantosis en dientes de sierra, infiltrado linfocítico en banda, vacuolización de la capa basal y queratinocitos necróticos (cuerpos hialinos).

Complicaciones

Como se ha comentado anteriormente, el LP vulvovaginal, la variante erosiva del LPO y las variantes ulcerada y verrugosa del LP cutáneo se han asociado con el desarrollo de carcinomas epidermoides. En algunos estudios, este riesgo de malignidad varía, según la localización y la variante clínica, entre menos de un 1 % y hasta un 5,3 % de los casos. La relación entre el LP y otras entidades de etiología autoinmune (por ejemplo, tiroiditis autoinmune) no se ha demostrado.

Tratamiento

Se debe informar al paciente de las expectativas del tratamiento. Se han descrito remisiones espontáneas de LP cutáneo y LPO. En el caso del LPP y sus variantes, los folículos pilosos fibrosados no se recuperan, y el objetivo terapéutico es disminuir la actividad de la enfermedad y evitar su progresión. Siempre debe excluirse la posibilidad de una erupción medicamentosa liquenoide (v. más adelante).

El tratamiento de primera línea para el LP lo conforman los **corticosteroides** tópicos de alta o muy alta potencia y los corticosteroides intralesionales (especialmente en lesiones hipertróficas). Los retinoides tópicos también están indicados como tratamiento de primera línea en la mucosa oral, siempre que no se trate de formas erosivas. En el caso del LPP y la alopecia frontal fibrosante, las mejores galénicas parecen ser aquellas en formato solución, champú o espuma, aunque pueden recomendarse otras en función de la clínica. En el LPO puede emplearse acetónido de triamcinolona al 0,1 %, en galénicas adecuadas para la mucosa oral como el orabase. Pueden emplearse inhibidores de la calcineurina tópicos (tacrólimus al 0,1 %), con buena respuesta y alivio de la sintomatología. Algunos autores advierten de su uso cautelar en el LPO y variantes erosivas de LP genital por el riesgo de neoplasias.

En los casos refractarios al tratamiento tópico, existen otras líneas disponibles. La fototerapia se ha utilizado con éxito en casos de LP recalcitrantes o con afectación de una gran superficie corporal. Tanto la fotoquimioterapia como la radiación ultravioleta B de banda estrecha (UVB-BE) han demostrado ser eficaces. Debe tenerse en consideración el riesgo de carcinogénesis en pacientes de fototipos bajos. La fototerapia está contraindicada en el LP pigmentado y en el LP actínico (v. más adelante).

Los **tratamientos sistémicos** se resumen en la **tabla 15-2**.

Tabla 15-2. Tratamientos sistémicos disponibles en el liquen plano	
Corticosteroides sistémicos	Posología: 0,5-1 mg/kg/día, durante 4-6 semanas y posterior pauta descendente Indicado en LP que no responde a tratamiento tópico
Acitretina	Posología: 25-30 mg/día, durante 8 semanas Son frecuentes las recidivas al suspender el tratamiento
Ciclosporina	Posología: 1-4 mg/kg/día Indicado en LP resistente a corticosteroides y retinoides orales. También buena respuesta en LPP
Metronidazol	Posología: 500 mg/12 h, durante 3-9 semanas
Sulfasalacina	Posología: 1,5-3 g/día, durante 4 semanas Descrita mejoría en LP cutáneo, no en LPO
Hidroxicloroquina	Posología: 200 mg/12 h Indicado en LPP y AFF
Dutasterida	Posología: 0,5 mg/día Indicado en AFF
Anti-TNF	Indicado en LP resistente a tratamiento. Pueden inducir erupciones medicamentosas liquenoides y psoriasiformes paradójicas
Otros fármacos	Dapsona, micofenolato de mofetilo, azatioprina, apremilast, inmunoglobulinas intravenosas

AFF: alopecia frontal fibrosante; LP: liquen plano; LPO: liquen plano oral; LPP: liquen plano pilar; TNF: factor de necrosis tumoral.

ERUPCIÓN MEDICAMENTOSA LIQUENOIDE

La erupción medicamentosa liquenoide es uno de los principales diagnósticos diferenciales de las lesiones de LP y siempre se debe excluir ante un cuadro de lesiones generalizadas. Es necesaria una buena historia clínica, ya que puede existir un largo período de latencia entre la exposición al fármaco y el desarrollo de la clínica, encontrándose casos descritos con hasta 2 años de latencia.

La erupción medicamentosa liquenoide presenta algunas diferencias clínico-epidemiológicas con respecto al LP, como su distribución más generalizada, en ocasiones fotodistribuida y con afectación de zonas atípicas de LP. Las lesiones tienden a ser más eritematosas y descamativas que violáceas y, generalmente, no se ven acompañadas de estrías de Wickham. En raras ocasiones existe afectación de las mucosas.

Histológicamente, se observa paraqueratosis focal y una mayor presencia de eosinófilos y células plasmáticas con respecto al LP. Además, puede existir un infiltrado linfocítico perivascular profundo.

Se han descrito múltiples fármacos relacionados con la erupción medicamentosa liquenoide, como inhibidores de la enzima convertidora de angiotensina, bloqueantes β o diuréticos tiacídicos. Merecen especial mención los fármacos inhibidores del factor de necrosis tumoral, con los que se han descrito reacciones paradójicas, tanto de erupción medicamentosa liquenoide como psoriasiformes, y que se han empleado como tratamiento de pacientes con LP extenso resistente a otras líneas.

LIQUEN ESTRIADO

El liquen estriado se considera un mosaicismo somático. Cursa con pápulas únicas o agrupadas de coloración eritematosa-marronácea que se distribuyen siguiendo las líneas de Blaschko, generalmente en una extremidad (**e-Fig. 15-7**). No suele afectar a más de una región de forma simultánea. Se produce principalmente en población pediátrica, predominantemente a los 5-15 años. Aparece con mayor frecuencia en primavera y verano, lo que sugiere un agente viral como posible desencadenante. La dermatitis atópica se ha asociado como un factor de riesgo, aunque no existen evidencias claras al respecto. Suele cursar de forma asintomática. Las lesiones aparecen de forma aguda en el transcurso de pocos días y suelen resolverse de forma espontánea tras varios meses, dejando una hipopigmentación residual. La presencia de vesiculación es un hallazgo poco frecuente.

Los corticosteroides tópicos pueden acelerar la resolución del cuadro, aunque el curso del liquen estriado es autolimitado.

> **!** El liquen estriado se diferencia del LP variante lineal en que, en este último, las lesiones presentan un mayor tamaño y curan dejando una hiperpigmentación residual.

LIQUEN NÍTIDO

El liquen nítido es una dermatosis infrecuente de curso crónico. Se presenta en forma de micropápulas múltiples «en cabeza de alfiler», brillantes, planas, de tonalidad similar a la piel circundante o hipopigmentadas/hiperpigmentadas (**e-Fig. 15-8**).

Las lesiones aparecen sobre las superficies flexoras de las extremidades superiores, el dorso de las manos, el tronco y la región genital. En raras ocasiones se afectan las mucosas, la cara, el cuello o las extremidades inferiores. Puede desarrollarse sobre áreas de traumatismos o dermatosis previas, presentando el fenómeno de Koebner. En ocasiones, se objetiva onicodistrofia de forma similar al LP, aunque suele ser menos grave y por lo general no progresa a la formación de pterigion ni a la destrucción completa del aparato ungueal. El liquen nítido tiende a ser asintomático, aunque se han descrito casos intensamente pruriginosos.

Se trata de una entidad de curso autolimitado. En su tratamiento se emplean corticosteroides tópicos. Cuando el liquen nítido afecta a una gran superficie corporal o en casos resistentes, la fototerapia (fotoquimioterapia, UVB-BE) puede ser una buena opción terapéutica.

LIQUEN NÍTIDO ACTÍNICO

Cursa como pápulas de aspecto liquenoide o micropápulas similares al liquen nítido. Las lesiones pueden confluir formando placas de mayor tamaño. Afecta generalmente a regiones fotoexpuestas. Histológicamente, las lesiones son similares al liquen nítido, mostrando paraqueratosis, ausencia de capa granulosa y cambios liquenoides.

Algunos autores consideran esta entidad como una variante clínica del LP, denominada *LP actínico*, aunque este término debería reservarse para lesiones no miliariformes con histología similar al LP. En esta patología, la fototerapia está contraindicada.

ERITEMA DISCRÓMICO *PERSTANS*

También se conoce como *dermatosis cenicienta*. Generalmente, se trata de una dermatosis más frecuente en fototipos altos. Presenta características histológicas similares a las del LP pigmentado, pero difiere en la clínica de las lesiones cutáneas típicas.

Los pacientes presentan máculas/manchas, pápulas o placas asintomáticas en la cara, el cuello, el tronco y las extremidades superiores de forma bilateral y simétrica, de coloración grisácea-azulada (color cenizo), y puede observarse en ocasiones un borde activo eritematoso.

El curso es crónico, pudiendo persistir durante varios años. Dada la refractariedad al tratamiento, se han empleado múltiples fármacos como corticosteroides, retinoides tópicos, exfoliantes o dapsona.

QUERATOSIS LIQUENOIDE CRÓNICA

Se caracteriza por pápulas de aspecto liquenoide, de superficie queratósica o violácea, con un patrón reticular característico. Se localizan predominantemente en el tronco y las extremidades, siguiendo un patrón lineal. En ocasiones, se acompaña de lesiones eritematosas centrofaciales que recuerdan a la dermatitis seborreica o a la psoriasis. Puede presentar afectación de mucosas.

Histológicamente, es muy similar al LP. Debido a su escasa respuesta al tratamiento, no existe consenso en cuanto a su tratamiento. Se han empleado retinoides orales y fotoquimioterapia o UVB-BE con éxito.

BIBLIOGRAFÍA

Cheraghlou S, Levy LL. Fixed drug eruptions, bullous drug eruptions, and lichenoid drug eruptions. Clin Dermatol. 2020;38:679-92.

Le Cleach L, Chosidow O. Clinical practice. Lichen planus. N Engl J Med. 2012;366:723-32.

Sehgal V, Srivastava G, Sharma S, et al. Lichenoid tissue reaction/interface dermatitis: Recognition, classification, etiology, and clinicopathological overtones. Indian J Dermatol Venereol Leprol. 2011;77:418.

Shiohara T, Mizukawa Y. Liquen plano y dermatosis liquenoides. En: Bolognia JL, Schaffer JV, Cerroni L. Dermatología: principales diagnósticos y tratamientos. 2ª ed. Barcelona: Elsevier; 2016; p. 44-63.

Wagner G, Rose C, Sachse MM. Clinical variants of lichen planus. JDDG J der Dtsch Dermatologischen Gesellschaft. 2013;11:309-19.

Enfermedades vesiculoampollosas y autoinflamatorias

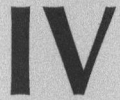

Dermatosis ampollosas autoinmunes

16

Á. Aguado Vázquez y A. Estébanez Corrales

PUNTOS CLAVE

- Las enfermedades ampollosas autoinmunes se producen como resultado de la presencia de autoantígenos circulantes que se dirigen contra dianas específicas de la epidermis y la unión dermoepidérmica.
- La lesión elemental clave es la vesícula o ampolla. El tipo de ampolla, la localización de las lesiones, la afectación o no de membranas mucosas y el modo de curación difieren en función de cada enfermedad.
- El conocimiento de los componentes que integran la estructura de la epidermis y la membrana basal es fundamental para entender las manifestaciones clínicas de las enfermedades de este grupo, que dependen del antígeno diana de los autoanticuerpos específicos de cada una de ellas.
- Algunas de ellas son enfermedades potencialmente mortales y otras, altamente limitantes en la calidad de vida de los pacientes. Además, pueden asociarse a neoplasias, de las que son a veces la primera manifestación.
- El diagnóstico de todas ellas se basa en una combinación de los hallazgos clínicos, los estudios histológicos y los inmunopatológicos, incluyendo la inmunofluorescencia directa e indirecta y el enzimoinmunoanálisis de adsorción principalmente, que hay que conocer y saber interpretar.
- El grupo de los pénfigos se caracteriza por la formación de ampollas intraepidérmicas secundaria a la pérdida de adhesión intercelular de los queratinocitos debido a la inhibición funcional de las desmogleínas.
- En el grupo de los penfigoides se forman ampollas subepidérmicas por una alteración de los complejos de adhesión de la unión dermoepidérmica.
- La dermatitis herpetiforme y la dermatosis ampollosa por inmunoglobulina A lineal son enfermedades ampollosas autoinmunes subepidérmicas producidas por depósitos de inmunoglobulina A que se distinguen por una presentación clínica característica presente en la mayoría de las ocasiones.

INTRODUCCIÓN

Las dermatosis ampollosas autoinmunes son un grupo de enfermedades caracterizadas por la presencia de autoanticuerpos circulantes que se dirigen contra antígenos que son parte de la estructura normal tanto de la sustancia intercelular epidérmica como de la membrana basal o unión dermoepidérmica. El mejor conocimiento de las proteínas que conforman ambas regiones ha permitido identificar los antígenos diana de los autoanticuerpos circulantes y, consecuentemente, definir las diferentes entidades que conforman este grupo.

La acción de los autoanticuerpos circulantes sobre sus proteínas diana produce alteraciones en la adhesión intercelular, que clínicamente se manifiestan como erosiones, vesículas y ampollas (en función de la localización de la alteración de la adhesión), que son las lesiones elementales características de estas dermatosis.

PRUEBAS COMPLEMENTARIAS EN EL DIAGNÓSTICO DE LAS DERMATOSIS AMPOLLOSAS AUTOINMUNES

El conocimiento del conjunto de pruebas complementarias utilizadas en el diagnóstico de las enfermedades ampollosas autoinmunes es fundamental —pues ayuda en parte a conocer su fisiopatogenia— y determinante para entender los resultados y su interpretación.

Histología

La toma de una biopsia cutánea para el estudio histológico mediante tinción con hematoxilina-eosina es la prueba inicial que permite diagnosticar una dermatosis ampollosa, y está indicada su realización siempre ante la sospecha de enfermedad ampollosa. En ella, el hallazgo fundamental es la presencia de acantólisis en las dermatosis ampollosas intraepidérmicas y ampollas subepidérmicas en aquellas en las que se afecta la unión dermoepidérmica. En lesiones en fases no ampollosas, la histología puede ser inespecífica.

Es preferible realizar la biopsia de las lesiones en la fase inicial para evitar el fenómeno de reepitelización, fundamentalmente en las dermatosis ampollosas autoinmunes que afectan a la membrana basal. De manera ideal, la biopsia se debe tomar de forma que se incluyan el borde de la vesícula o ampolla y el borde inflamatorio, lo cual permite determinar a qué profundidad exacta se produce el despegamiento.

Inmunofluorescencia directa

La inmunofluorescencia directa (IFD) permite detectar la presencia de autoanticuerpos ya adheridos a su antígeno en la piel. En función de la localización del autoanticuerpo y su antígeno diana, se establecen dos patrones: patrón intraepidérmico (propio del grupo de los pénfigos) y patrón en membrana basal (propio del grupo de los penfigoides, dermatitis herpetiforme, dermatosis ampollosa por inmunoglobulina [Ig] A lineal y epidermólisis ampollosa adquirida). La presencia de diferentes inmunoglobulinas y fracciones del complemento depositados, la localización del depósito dentro de cada patrón y el tipo de depósito (lineal o granular) permiten también diferenciar entre las distintas entidades de cada grupo de dermatosis (v. más adelante).

Es la prueba diagnóstica más fiable y sensible en el diagnóstico de enfermedades ampollosas autoinmunes. Tanto es así que, si la sospecha clínica es elevada y el resultado es negativo, está indicado repetir la técnica para descartar un falso negativo.

La toma de muestra para IFD debe incluir piel perilesional en vez de lesional, con el objetivo de evitar un falso negativo secundario a la degeneración de los antígenos diana y de los autoanticuerpos producida por la inflamación en la lesión.

De forma diferencial, en caso de que la sospecha clínica sea de dermatitis herpetiforme, la muestra para IFD se debe tomar de piel sana adyacente a la lesión (e-Fig. 16-1).

Dentro del estudio de IFD en el grupo de enfermedades que afectan a la membrana basal, otra técnica de utilidad es la prueba de separación de piel inducida por sal (salt-split), en la que la IFD es examinada después de tratar la piel con una solución de cloruro de sodio (NaCl) con una molaridad de 1 molar (1 M), lo cual produce una separación de la membrana basal en su punto más frágil, la lámina lúcida. En función de la localización del antígeno diana en la membrana basal, tras separar la piel en la zona de la lámina lúcida, la positividad de la IFD puede evidenciarse en el lado epidérmico (techo de la ampolla) o en el lado dérmico (suelo de la ampolla). Esto puede determinarse de forma indirecta sin realizar la separación en sal analizando minuciosamente el patrón de fluorescencia en la membrana basal visualizando si se produce un patrón **serrado en n** (penfigoide ampolloso y dermatosis ampollosa IgA lineal) o **serrado en u** (epidermólisis ampollosa adquirida).

Inmunofluorescencia indirecta

La inmunofluorescencia indirecta (IFI) permite detectar la presencia de autoanticuerpos IgG circulantes en el suero del paciente. Para optimizar su sensibilidad se utilizan los sustratos recomendados para cada anticuerpo en particular (Tabla 16-1).

Tabla 16-1. Sustratos recomendados para la realización de inmunofluorescencia indirecta en cada una de las enfermedades ampollosas autoinmunes

Enfermedad	Sustrato recomendado
Pénfigo vulgar	Esófago de mono
Pénfigo foliáceo	Piel humana o esófago de cobaya
Pénfigo paraneoplásico	Esófago de mono y vejiga de rata
Penfigoide ampolloso Dermatosis ampollosa por inmunoglobulina A lineal	Piel humana separada con sal
Penfigoide de membranas mucosas	Piel humana separada con sal

El resultado de la IFI es cuantitativo, ya que arroja un título de anticuerpos (1:8, 1:16, 1:32, etc., sin repercusión diagnóstica o pronóstica según el título) e informa de la localización de la inmunofluorescencia diferenciando entre intraepidérmica y a nivel de la unión dermoepidérmica; sin embargo, no permite determinar el antígeno diana contra el que se dirige el autoanticuerpo.

La información proporcionada por el *salt-split* se asemeja a la obtenida mediante IFI si se utiliza como sustrato comercializado piel separada con NaCl 1 M indicando si el depósito es en el techo o en el suelo de la ampolla en el caso de enfermedades ampollosas subepidérmicas.

ELISA y otros estudios inmunopatológicos

Actualmente, la principal prueba inmunopatológica utilizada para el diagnóstico en enfermedades autoinmunes ampollosas es el enzimoinmunoanálisis de adsorción (*enzyme linkedimmunosorben assay* [ELISA]). Esta prueba permite detectar el autoanticuerpo concreto causante de la enfermedad y, además, emite un resultado cuantitativo expresado en unidades/mililitro (U/mL) que permite hacer un seguimiento de las cifras de positividad, lo cual en algunos casos tiene importancia pronóstica y en el manejo de la enfermedad.

Tiene la limitación de que los paneles de ELISA utilizados de forma rutinaria no incluyen el 100 % de los autoanticuerpos patógenos conocidos, pero sí los determinados de forma más habitual. Lo más frecuente son los *kits* comercializados que incluyen BP180/230, desmogleína 1/3, envoplaquina y colágeno VII.

El empleo de técnicas de inmunoprecipitación e inmunotransferencia ha quedado relegado a un segundo plano debido al cada día mayor acceso a estas pruebas de ELISA, y los estudios de inmunoblot solamente se utilizan para casos de diagnóstico complejo por ser una técnica compleja y disponible en pocos laboratorios. En estas pruebas se detecta la presencia de dianas antigénicas según su peso molecular.

> **!** El diagnóstico de todas las dermatosis ampollosas autoinmunes nace de la suma de hallazgos clínicos, histológicos, de IFD e IFI y, si están disponibles, estudios inmunopatológicos. De todos ellos, la prueba más sensible es la IFD.

DERMATOSIS AMPOLLOSAS AUTOINMUNES INTRAEPIDÉRMICAS: PÉNFIGOS

Los pénfigos son enfermedades autoinmunes en las que los autoanticuerpos se dirigen contra moléculas de adhesión intercelular de los queratinocitos. Histológicamente esto se manifiesta como acantólisis y clínicamente, como erosiones y ampollas flácidas.

Estructura de la epidermis

Las principales moléculas de adhesión implicadas en la patogénesis del pénfigo se localizan en los desmosomas, un complejo de proteínas que media la adherencia firme entre los queratinocitos intraepidérmicos. Estas son las desmogleínas 1 y 3 (Dsg1 y Dsg3) en el pénfigo vulgar (PV) y el pénfigo foliáceo (PF), y la familia de las plaquinas (plectina, epiplaquina, desmoplaquinas, envoplaquinas, periplaquinas, etc.) en el pénfigo paraneoplásico, entre otras.

Para entender las diferencias clínicas que se producen entre el PV y el PF es necesario comprender la teoría de la compensación de las desmogleínas. Las Dsg1 y Dsg3 se compensan entre sí cuando son expresadas en la misma célula. En pacientes con PF, únicamente se afecta la Dsg1, mientras que en pacientes con PV mucoso solo se afecta la Dsg3 y en los pacientes con PV cutaneomucoso se afectan tanto la Dsg1 como la Dsg3.

Estas Dsg1 y Dsg3 se expresan de forma diferente en la piel y en las membranas mucosas. En la piel, la Dsg1 se encuentra en todo el espesor de la epidermis, pero mucho más intensamente en las capas superficiales, mientras que la Dsg3 se expresa en las capas basales. Por otro lado, en la mucosa ambas Dsg se expresan en la capa escamosa, pero la Dsg3 mucho más que la Dsg1.

Con todo ello, pacientes con solo IgG anti-Dsg1 consiguen compensar mediante la Dsg3 a nivel de las capas basales, y solamente aparecen ampollas en la epidermis superficial; tampoco aparecerán lesiones en la mucosa por el predominio de Dsg3.

En caso de que solo presenten IgG anti-Dsg3, aparecerán predominantemente lesiones mucosas por el predominio de Dsg3 en esta zona, mientras que las lesiones cutáneas serán limitadas o nulas por compensación de la Dsg1 en la piel.

Finalmente, en pacientes con IgG anti-Dsg1 y Dsg3, se producirá la formación extensa de lesiones tanto en la mucosa como en la piel (**e-Fig. 16-2**).

Pénfigo vulgar

Es la enfermedad más frecuente dentro de los pénfigos. Su epidemiología, etiopatogenia, características clínicas, diagnóstico y pronóstico, y seguimiento se resumen en la **tabla 16-2** (**e-Fig. 16-3**).

El tratamiento tiene como objetivo frenar la producción de autoanticuerpos patógenos para que se produzca la remisión de la enfermedad.

La terapia de primera línea siguen siendo los glucocorticoides orales con dosis variables entre 0,5 y 1 mg/kg/día según la gravedad de la enfermedad. En el pénfigo moderado o grave, el tratamiento de primera elección (tras un tratamiento inicial con corticoides) es rituximab 1 g en dos dosis separadas entre sí 15 días. El uso de inmunosupresores clásicos como azatioprina, micofenolato de mofetilo o ciclofosfamida está indicado en algunos casos en los que no se pueda plantear el tratamiento con rituximab (**e-Fig. 16-4**).

Es imprescindible en todos los casos acompañar los tratamientos médicos con terapias tópicas que ayuden a evitar sobreinfecciones (glucocorticoides asociados a antibióticos) y medidas de limpieza y asepsia, así como tratar posibles complicaciones intercurrentes como infecciones y alteraciones hidroelectrolíticas.

Tabla 16-2. Epidemiología, etiopatogenia, características clínicas, diagnóstico y pronóstico, y seguimiento de las principales entidades del grupo de los pénfigos (pénfigo vulgar, pénfigo foliáceo y pénfigo paraneoplásico)

	Pénfigo vulgar	Pénfigo foliáceo	Pénfigo paraneoplásico
Epidemiología	Enfermedad infrecuente Media de edad: 40-60 años Dentro de los pénfigos es el más frecuente	Media de edad: 40-60 años	Entidad infrecuente La edad de presentación varía en función de la neoplasia subyacente
Etiopatogenia	Autoantígenos patógenos predominantemente tipo IgG dirigidos contra Dsg3 y de forma variable contra Dsg1	Autoanticuerpos circulantes patógenos tipo IgG anti-Dsg1	Se asocia a proceso neoplásico (hematológico > sólido) En un tercio de los casos, el PP es la primera manifestación o incluso precede a la aparición de la neoplasia
Características clínicas	Casi todos los pacientes presentan afectación de la mucosa oral (PV tipo mucoso dominante), y más de la mitad de los pacientes asocian también lesiones cutáneas (PV tipo mucocutáneo) Predomina el dolor, y el prurito es infrecuente Lesiones mucosas: • Suelen ser el primer signo clínico • Erosiones dolorosas de bordes irregulares y mal definidos que evolucionan a costras hemorrágicas. Ampollas intactas infrecuentes • Mucosa palatina y borde del bermellón • Pueden afectarse: orofaringe, esófago, conjuntiva, vagina, pene o ano	Erosiones cutáneas superficiales que evolucionan a costras sobre base eritematosa La visualización de ampollas es infrecuente Signo de Nikolsky positivo Se acompaña de ardor y dolor Inicio lento y progresivo de lesiones que se distribuyen fundamentalmente en áreas seborreicas (cara, cuero cabelludo, tronco superior, etc.), que pueden generalizarse produciendo eritrodermia	La manifestación más característica y constante es una estomatitis grave recalcitrante que afecta a gran parte de la cavidad oral hasta el borde del bermellón Erosiones y úlceras Pueden verse afectadas otras mucosas, especialmente la conjuntiva en forma de conjuntivitis seudomembranosa grave con riesgo de cicatrización A nivel cutáneo, clínica polimorfa. Ampollas flácidas y erosiones similares a PV, ampollas tensas similares a PA, erupciones liquenoides o lesiones dianiformes similares a eritema multiforme

	Lesiones cutáneas: • Ampollas flácidas sobre piel sana o base eritematosa que se rompen fácilmente, dejando erosiones dolorosas y costrosas • En todo el cuerpo, pero más frecuente en cabeza, tronco y axilas • Signo de Nikolsky positivo	La ausencia de IgG anti-Dsg3 condiciona que la afectación mucosa sea infrecuente o inexistente	La bronquiolitis obliterante es una complicación característica y potencialmente mortal. En fases iniciales no se detecta en las pruebas de imagen, y son precisas pruebas de función pulmonar que evidencian una obstrucción de las vías aéreas respiratorias menores
Diagnóstico	Histología: acantólisis intraepidérmica suprabasal, pudiendo existir o no ampolla suprabasal. Imagen en «fila de lápidas» al perderse el contacto entre células basales y mantenerse la unión a la membrana basal. En la dermis, moderado infiltrado de células mononucleares perivasculares con eosinófilos. En fases iniciales, espongiosis eosinofílica IFD: depósitos de IgG y/o C3 en la superficie de los queratinocitos de pie y mucosa. Ocasionalmente, IgA IFI: positividad con patrón intraepidérmico «en panal de abeja» con predominio suprabasal (anti-Dsg3) o en toda la epidermis (anti-Dsg3 y anti-Dsg1). El sustrato recomendado es el esófago de mono ELISA: positiva en el 95 % de PV para IgG anti-Dsg3, con positividad variable para anti-Dsg1	Histología: acantólisis subcórnea. Puede ser difícil de detectar y solo visualizarse queratinocitos acantolíticos en la parte superior o suelo de la ampolla, que suele presentar neutrófilos en su interior. En la dermis, infiltrado moderado de células inflamatorias con frecuentes eosinófilos IFD: positividad similar a PV con depósitos de IgG y/o C3 en la sustancia intercelular de los queratinocitos IFI: positividad con patrón intraepidérmico «en panal de abeja» con mayor positividad en las capas superficiales de la epidermis. El sustrato ideal es piel humana o esófago de cobaya ELISA: autoanticuerpos anti-Dsg1	Histología: gran variabilidad de la mano del polimorfismo clínico. Ampollas con acantólisis suprabasal, queratinocitos necróticos aislados y cambios en la dermis asociados, como dermatitis de interfase, degeneración vacuolar de la membrana basal o densos infiltrados linfocitarios IFD: muestra característicamente un patrón de positividad intraepidérmico de IgG y C3 que puede asociar de forma variable positividad granular para C3 en la membrana basal. Este patrón mixto es muy característico del PP, y su presencia obliga a descartar la enfermedad IFI: positividad intraepidérmica, en la membrana basal o mixta de IgG antiplaquina (más características). Otros anticuerpos asociados más infrecuentemente son anti-Dsg1 y anti-Dsg3, anti-BPAG1 y anti-A2ML1). El sustrato recomendado es vejiga de rata ELISA: autoanticuerpos IgG antiplaquina, envoplaquina y periplaquina. Para detectar otros anticuerpos causantes son precisas técnicas de inmunoblot o inmunoprecipitación

(Continúa)

Tabla 16-2. Epidemiología, etiopatogenia, características clínicas, diagnóstico y pronóstico, y seguimiento de las principales entidades del grupo de los pénfigos (pénfigo vulgar, pénfigo foliáceo y pénfigo paraneoplásico) *[cont.]*

	Pénfigo vulgar	Pénfigo foliáceo	Pénfigo paraneoplásico
Pronóstico y seguimiento	Sin tratamiento, el PV es una enfermedad potencialmente mortal debido a infecciones bacterianas y la pérdida de líquido transepidérmica	La determinación de anti-Dsg1 se relaciona con la actividad de la enfermedad. Aumentos en sus títulos pueden suponer por sí solos una indicación de reanudar/ intensificar el tratamiento. Se recomienda una determinación previa al tratamiento, a los 3 meses del mismo y posterior cada 3 o 6 meses según la evolución. Pronóstico más favorable que el PV, pero igualmente puede ser mortal sin tratamiento	En pacientes diagnosticados de PP, se debe hacer búsqueda activa de neoplasia subyacente y, en caso de no encontrarla, realizar pruebas de forma periódica para descartar su posible aparición *a posteriori*. El pronóstico difiere en función de la neoplasia de base. El pronóstico cutáneo es malo debido a la naturaleza recalcitrante y resistente a los tratamientos de la enfermedad

Dsg1: desmogleína 1; Dsg3: desmogleína 3; ELISA: enzimoinmunoanálisis de adsorción; IFD: inmunofluorescencia directa; IFI: inmunofluorescencia indirecta; IgA: inmunoglobulina A; IgG: inmunoglobulina G; PP: pénfigo paraneoplásico; PV: pénfigo vulgar.

Pénfigo foliáceo

Se trata de una entidad algo más infrecuente que el PV, a excepción de áreas endémicas de fuego salvaje, en la que el PF es la enfermedad más frecuente del grupo de los pénfigos. El subtipo fuego salvaje presenta una clínica, histología e inmunopatogenia similares a las del PF. Suele afectar a pacientes adultos jóvenes y niños, y se ha relacionado con picaduras de insectos que actúan como desencadenantes de la respuesta inmune en pacientes genéticamente predispuestos, aunque esto no se ha llegado a confirmar.

Su epidemiología, etiopatogenia, características clínicas, diagnóstico y pronóstico, y seguimiento se resumen en la **tabla 16-2** (**e-Fig. 16-5**).

El tratamiento del PF sigue las mismas premisas que las aportadas en el PV. A modo diferencial, la dapsona tiene utilidad en casos de PF moderado en presencia de infiltrado inflamatorio neutrofílico en el estudio histológico, cosa que no ocurre en el PV.

Pénfigo paraneoplásico

Enfermedad cutaneomucosa de expresión clínica variable que aparece en el seno de una neoplasia subyacente. Las neoplasias más frecuentemente asociadas (por orden decreciente) son: linfoma no Hodgkin, leucemia linfática crónica, enfermedad de Castleman, timomas benignos y malignos, sarcomas y gammapatías monoclonales, aunque también puede aparecer asociado a tumores comunes de forma más infrecuente.

En los últimos años, se ha incluido como parte del síndrome multiorgánico autoinmune paraneoplásico, de tal manera que el pénfigo paraneoplásico puede ser solo una parte de un proceso autoinmune paraneoplásico más amplio.

Su epidemiología, etiopatogenia, características clínicas, diagnóstico y pronóstico, y seguimiento se resumen en la **tabla 16-2**.

El tratamiento del pénfigo paraneoplásico es el de la entidad causal de base. En caso de tumores resecables, el pronóstico es bueno, pero si la enfermedad es incurable, este puede cronificarse, y no hay un régimen terapéutico estandarizado, aunque el rituximab se posiciona como una alternativa eficaz y segura, pese a asociarse a neoplasia sólida o hematológica. Se deben evitar la ciclosporina o la ciclofosfamida por el riesgo de progresión del proceso neoplásico de base debido a la mayor inmunosupresión que producen. La quimioterapia o los tratamientos dirigidos al tumor pueden inducir también la resolución completa de las lesiones cutáneas.

La resolución completa de las lesiones orales posterior a la curación de la enfermedad de base puede ser lenta —puede llegar a prolongarse hasta los 6-18 meses—, a diferencia de la clínica cutánea, que suele resolverse rápidamente.

Pénfigo por inmunoglobulina A

La principal diferencia respecto al resto de pénfigos es la presencia de autoanticuerpos IgA fijos y circulantes *in vivo* dirigidos contra la superficie de los queratinocitos en ausencia de autoanticuerpos IgG.

Suele afectar a pacientes de mediana edad o avanzada, y se han descrito dos presentaciones en función de la localización predominante del depósito de IgA: el tipo dermatosis pustulosa subcórnea y el tipo neutrófilo intraepidérmico. Ambos se presentan con pústulas o vesículas flácidas sobre piel eritematosa o normal que tienden a confluir, dando un aspecto anular o circinado, que se localizan fundamentalmente en las axilas y las ingles, aunque también pueden afectarse otras localizaciones. Cuando estas se rompen, dejan erosiones y costras que predominan en el centro de la lesión, dando una configuración similar a un girasol de pústulas.

No suele haber afectación de mucosas y clínicamente predomina el prurito, a diferencia de otros tipos de pénfigo.

En el estudio histológico, se aprecian pústulas intraepidérmicas de neutrófilos en el estrato córneo en el subtipo dermatosis pustulosa subcórnea y en el estrato espinoso en el subtipo neutrófilo intraepidérmico. La acantólisis es infrecuente.

La prueba clave en el diagnóstico es la IFD, en la que se evidencian depósitos intraepidérmicos de IgA. En la forma dermatosis pustulosa subcórnea, estos autoanticuerpos se dirigen contra la desmocolina 1, mientras que en la forma neutrófilo intraepidérmico la diana es —a día de hoy— desconocida.

Es fundamental el diagnóstico diferencial con la psoriasis pustulosa y la enfermedad de Sneddon-Wilkinson, en las que el cuadro clínico e histológico puede ser idéntico y la diferencia radica en que la IFD será negativa en estas dos entidades.

El tratamiento de elección, dado el predominio neutrofílico del cuadro, es la dapsona. Otras alternativas si la respuesta es insuficiente o no hay tolerancia incluyen acitretina, fotoquimioterapia con psoralenos y rayos ultravioleta A o colchicina.

Pénfigo vegetante

Se considera un patrón reactivo cutáneo más que una entidad en sí misma. Se produce en el contexto de un PV una proliferación papilomatosa sobre lesiones previamente erosivas o ampollosas localizada fundamentalmente en áreas intertriginosas, aunque también en el cuero cabelludo o la cara. Se distinguen una variedad grave (tipo Neumann) y una leve (tipo Hallopeau).

Pénfigo inducido por fármacos

Clínica, histológica e inmunopatológicamente es indiferenciable de casos esporádicos de PV y PF, sobre todo asociado al uso de penicilamina y captopril. Existen evidencias de que por sí mismos pueden inducir acantólisis, si bien en pacientes con pénfigo inducido por fármacos se evidencia también la presencia de autoanticuerpos circulantes contra las mismas moléculas del pénfigo esporádico.

La interrupción del fármaco causante produce la remisión de la patología en la mayoría de los casos, aunque se han descrito casos de persistencia.

Pénfigo eritematoso

Variante localizada de PF en la región malar que asocia, adicionalmente, rasgos inmunitarios del lupus eritematoso al combinar los depósitos de IgG y C3 de la sustancia intercelular propios del PF con positividad también en la membrana basal propia del lupus. Además, se presenta con anticuerpos antinucleares circulantes positivos.

Clínicamente, se manifiesta como escamas y costras sobre una base eritematosa en la región malar bilateral.

Pénfigo herpetiforme

La mayoría de los casos se han descrito en el contexto de PF, aunque también hay casos de PV. Se caracteriza por la conjunción de placas urticariales eritematosas con vesículas tensas en disposición herpetiforme, espongiosis eosinófila y pústulas subcórneas con acantólisis mínima o inexistente, y autoanticuerpos IgG dirigidos contra la superficie de los queratinocitos, siendo el antígeno diana en la mayoría de los casos la Dsg1.

Se cree que la capacidad inductora de patología por los autoanticuerpos del pénfigo herpetiforme es más débil que en las formas clásicas de PF y PV.

DERMATOSIS AMPOLLOSAS AUTOINMUNES DERMOEPIDÉRMICAS: PENFIGOIDES

En el caso de los penfigoides, los autoanticuerpos se dirigen contra componentes de la membrana basal o unión dermoepidérmica. Esto se traduce histológicamente en ampollas subepidérmicas que se manifiestan clínicamente en forma de ampollas tensas.

Estructura de la membrana basal

Para poder interpretar correctamente algunas pruebas complementarias que se utilizan en el diagnóstico de este subgrupo de enfermedades, es preciso conocer las estructuras de la unión dermoepidérmica implicadas en la patogenia de los subtipos de enfermedades autoinmunes ampollosas dermoepidérmicas.

La membrana basal está dividida —según las observaciones en la microscopia electrónica— en cuatro regiones: el citoesqueleto asociado a los hemidesmosomas y membranas plasmáticas de los queratinocitos basales, la lámina lúcida, la lámina densa y la región sublámina densa. Dentro de cada una de ellas existen múltiples proteínas de adhesión, algunas de las cuales se han identificado como diana de autoantígenos de enfermedades autoinmunes ampollosas. En la **figura 16-6** se representa la membrana basal con las principales proteínas implicadas en la patogenia de las dermatosis ampollosas autoinmunes dermoepidérmicas y su localización en ella.

La lámina lúcida es el punto de unión más débil de la unión dermoepidérmica, lo cual genera que al exponer la piel a NaCl 1 M (*salt-split*) la membrana basal se

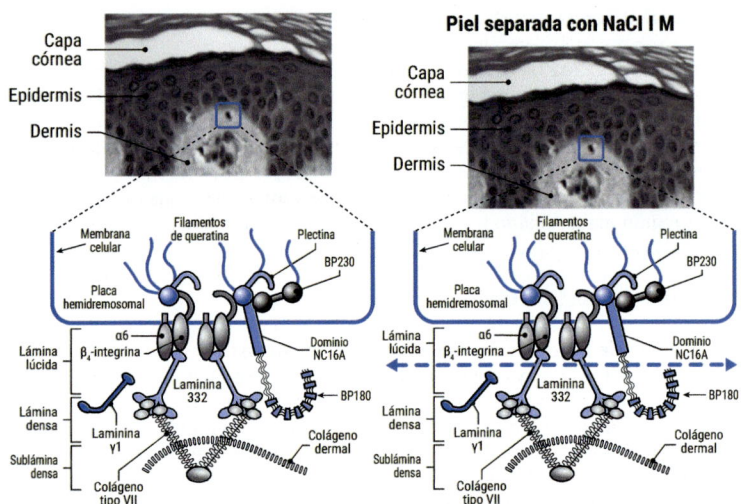

Figura 16-6. Estructura laminar de la membrana basal y proteínas implicadas en la patogenia de las dermatosis ampollosas autoinmunes localizadas en cada una de las capas de la membrana basal, y localización del plano de clivaje tras la prueba de piel separada con sal.

separe en este punto. Esto va a permitir, al realizar pruebas de inmunofluorescencia sobre piel separada, determinar si la fluorescencia queda en el lado epidérmico (techo de la ampolla) o en el lado dérmico (suelo de la ampolla) según el antígeno diana del autoanticuerpo. Por ello, es fundamental conocer qué antígenos quedan por encima y por debajo del punto de separación de la lámina lúcida para poder interpretar esta prueba complementaria, ya que, dentro de una misma entidad, el antígeno diana puede quedar tanto localizado en el lado epidérmico como dérmico, y esto tiene implicaciones pronósticas (v. **Fig. 16-6**).

Penfigoide ampolloso

Es la enfermedad ampollosa autoinmune más frecuente. Está producida por autoanticuerpos dirigidos contra componentes de los hemidesmosomas, presentes tanto en la piel como en las mucosas.

Su incidencia se encuentra además en aumento durante las últimas décadas debido a varios factores:

- Reconocimiento de variantes no ampollosas de penfigoide ampolloso (PA).
- Aumento de la supervivencia media de la población asociado a la clara relación con trastornos neurológicos (enfermedad de Parkinson, demencia, esclerosis múltiple, etc.), que se cree debido a la expresión de variantes neuronales del antígeno BP230 en el sistema nervioso central y periférico.

- Introducción de nuevos fármacos que se han relacionado con riesgo de inducción de PA, como son los inhibidores de *check-point* inmunitario y los antidiabéticos orales del grupo de las gliptinas (utilizados muy frecuentemente en la práctica clínica diaria).

En el caso del PA de lactantes y niños, las lesiones son clínicamente idénticas a las del adulto, con la característica diferencial de la localización. En estos pacientes, las ampollas tienden a aparecer inicialmente en zonas acras para posteriormente generalizarse a otras localizaciones. En niños, es característica la afectación de la región genital.

Su epidemiología, etiopatogenia, características clínicas, diagnóstico y pronóstico, y seguimiento se resumen en la tabla 16-3 (e-Fig. 16-7).

La elección del tratamiento depende de la gravedad de la enfermedad y de las comorbilidades del paciente. El objetivo es el control de la actividad y los síntomas, con lo que mejora la calidad de vida y se evitan en lo posible los efectos secundarios. El tratamiento de primera línea son los corticosteroides tópicos de alta potencia (que bien aplicados tienen una eficacia similar a los orales, evitando la yatrogenia), y si el control es incompleto o no es una opción factible, orales (prednisona 0,5-1 mg/kg/día), que permiten controlar la actividad de la enfermedad, aunque posteriormente se debe reducir progresivamente la dosis durante largos períodos.

La presencia de rebrotes durante la bajada de dosis de los corticosteroides hace imperativo asociar otras medicaciones inmunosupresoras a modo de ahorradores de corticosteroides. Tanto los corticosteroides como estas medicaciones ahorradoras de corticosteroides tienen efectos secundarios que son especialmente frecuentes en pacientes con PA debido a su edad y sus enfermedades concomitantes (e-Fig. 16-8).

> **!** La afectación cutánea por el PA es característicamente muy pruriginosa, a diferencia del grupo de los pénfigos, en los que el síntoma predominante es el dolor.

Penfigoide de membranas mucosas

También se conoce como *penfigoide cicatricial* por su tendencia a producir cicatrices en las áreas afectas. Más que una entidad en sí misma, es un fenotipo de enfermedad compartido por un grupo heterogéneo de enfermedades ampollosas con afectación fundamentalmente de las mucosas.

Su epidemiología, etiopatogenia, características clínicas, diagnóstico y pronóstico, y seguimiento se resumen en la tabla 16-3 (e-Fig. 16-9).

El tratamiento es complejo y en muchos casos poco satisfactorio. En casos leves de afectación mucosa y/o cutánea, el tratamiento local con corticosteroides tópicos potentes puede ser suficiente. La presencia de enfermedad ocular, traqueal, faríngea o esofágica hace imperativo un tratamiento más agresivo para evitar complicaciones graves. En cuadros moderados, la dapsona está considerada como primera línea, pero en la enfermedad grave o de progresión rápida se debe considerar el tratamiento con inmunosupresores (metotrexato, ciclofosfamida,

Tabla 16-3. Epidemiología, etiopatogenia, características clínicas, diagnóstico y pronóstico, y seguimiento del penfigoide ampolloso y el penfigoide de membranas mucosas

	Penfigoide ampolloso	Penfigoide de membranas mucosas
Epidemiología	Afecta a pacientes de edad avanzada (> 60 años) con prevalencia creciente de forma progresiva según aumenta la edad Pueden afectarse niños, aunque es infrecuente	Afecta más frecuentemente a los 60-80 años. Más habitual en mujeres Las mucosas más afectadas son la oral y la conjuntival, pero pueden afectarse todas
Etiopatogenia	Autoanticuerpos en su mayoría IgG bien tipificados localizados en la placa hemidesmosómica: • BP180 (BPAG2 o colágeno XVII). Presente en la mayoría de los casos, dirigidos contra el dominio NC16A • BP230 (BPAG1). Dirigidos contra la región C-terminal La unión del autoanticuerpo al antígeno se traduce en la activación de la cascada del complemento y reclutamiento de células inflamatorias Posible fármaco desencadenante (gliptinas, inmunoterapia)	Existen múltiples dianas antigénicas en el PMM que condicionan el fenotipo clínico y tienen implicaciones pronósticas: • Autoanticuerpos contra dianas del PA (BP180: 80 %; BP230: 10-30 %) • Autoanticuerpos antilaminina 332: 10-20 % de PMM. Riesgo aumentado de neoplasia concomitante (× 6) • Autoanticuerpos antiintegrina α6β4: PMM ocular. Afectación exclusiva o predominantemente ocular • Autoanticuerpos anticolágeno VII (5 %): más grave El cuarto grupo incluye pacientes con afectación únicamente mucosa sin determinación del autoanticuerpo
Características clínicas	Recientemente se han descrito formas no ampollosas de PA, lo que hace si cabe aún más polimorfa la presentación clínica de la enfermedad: • Fase prodrómica: prurito intenso. Lesiones urticariformes de forma característica, pero también lesiones de prurigo por rascado o eccema. Pueden persistir durante tiempo e incluso ser la única manifestación de la enfermedad	La afectación oral ocurre en el 90 % de los casos en forma de gingivitis descamativa, erosiones en el paladar y laterales de la lengua. Son infrecuentes las ampollas intactas. Termina produciendo adherencias, retracciones y pérdidas dentarias

• Fase ampollosa: ampollas tensas y vesículas de contenido transparente o sanguinolento sobre piel previamente afecta. Al romperse dejan una zona erosiva y costrosa. Mayoría en áreas de flexión de las extremidades, abdomen y grandes pliegues • Afectación mucosa: aproximadamente en el 30 % de los casos. Principalmente oral, pero pueden afectarse otras mucosas. Generalmente solo se evidencian erosiones, pero, a diferencia del pénfigo vulgar, puede haber ampollas intactas Variantes del PA clásico que pueden aparecer de forma solitaria o asociadas a lesiones típicas: • Penfigoide dishidrosiforme: vesículas y ampollas palmoplantares • Penfigoide vegetante: proliferación papilomatosa de lesiones en áreas intertriginosas • Penfigoide nodular: lesiones cupuliformes excoriadas similares a prurigo nodular	La afectación conjuntival ocurre en el 50 % de los casos. Puede ser la única localización afecta. Generalmente es bilateral. Conjuntivitis inespecífica que termina produciendo en formas agresivas neovascularización, fibrosis y ceguera. Secundariamente a la fibrosis se produce entropión y triquiasis, con posterior traumatismo corneal con úlceras y ceguera también La mucosa nasal se afecta en el 30 % de los casos, produciendo úlceras costrosas, epistaxis y adherencias La afectación esofágica, traqueal o faríngea es infrecuente. Pueden ser asintomáticas hasta fases avanzadas, en las que pueden comprometer la vida del paciente. Se debe pensar en ellas en caso de disfagia o tos persistente Solo un 25-40 % de los pacientes presentan afectación cutánea, siendo frecuentes las placas eritematosas que evolucionan a ampollas y erosiones que curan dejando cicatriz, fundamentalmente en cuero cabelludo, cara, cuello y tronco Variante de Brunsting-Perry: subtipo con afectación cutánea de la cabeza y el cuello que puede producir alopecia cicatricial con mínima afectación cutánea
Diagnóstico	
Se considera diagnóstica una clínica compatible con IFD positiva e IFI/ELISA positiva. En ausencia de clínica compatible, tanto IFI como ELISA deben ser positivos Clínica compatible: debe cumplir 3/4 de los siguientes: 1) edad > 70 años, 2) ausencia de cicatrices atróficas, 3) ausencia de afectación mucosa, 4) ausencia de lesiones en cabeza y cuello	La evolución clínica con tendencia a la cicatrización es clave para diferenciar del PA, ya que pueden ser idénticos clínica e histológicamente Histología: ampollas subepidérmicas con mayor predominio neutrófilo sobre los eosinófilos

(Continúa)

Tabla 16-3. Epidemiología, etiopatogenia, características clínicas, diagnóstico y pronóstico, y seguimiento del penfigoide ampolloso y el penfigoide de membranas mucosas [cont.]

	Penfigoide ampolloso	Penfigoide de membranas mucosas
Diagnóstico	Histología: en la fase prodrómica es inespecífica y se observa espongiosis eosinofílica o patrones compatibles con la lesión clínica. En la fase ampollosa, ampolla subepidérmica que puede contener eosinófilos e infiltrado dérmico rico en eosinófilos y neutrófilos IFD: depósitos lineales de IgG y C3 (70 %) o solo C3 (30 %) en la membrana basal epidérmica IFI: positiva en el 60-80 %. Se detecta IgG fijada al lado epidérmico. Es posible una positividad conjunta tanto epidérmica como dérmica. El sustrato ideal es piel separada en sal ELISA: positividad para BP180 y/o BP230	IFD: positiva en el 80-95 % de los pacientes con patrón lineal continuo de IgG y/o C3 en la unión dermoepidérmica. Es mucho más frecuentemente positiva en muestras mucosas que cutáneas. La toma de muestra en mucosa sana parece igual de sensible que la perilesional, lo que puede tener interés en casos de penfigoide ocular, tomándose la muestra para IFD en mucosa oral sana con la misma rentabilidad IFI: solo es positiva en el 20-30 % de los casos. Existen bajos títulos de anticuerpos circulantes. El estudio en piel separada en sal permite distinguir el PMM antilaminina 332 del resto de PMM, ya que en este la fluorescencia es positiva en el lado dérmico, mientras que el resto son positivos en el lado epidérmico de la ampolla ELISA: véase etiopatogenia
Pronóstico y seguimiento	Los valores de BP180 son clave en el manejo y seguimiento, ya que se han correlacionado con la actividad de la enfermedad. Se deben determinar los días 0, 60 y 150 desde el diagnóstico, lo cual ayuda a predecir el riesgo de recidiva La mortalidad en pacientes ancianos es elevada por las comorbilidades asociadas y los efectos adversos de los tratamientos empleados Dudosa relación con neoplasias internas. Está indicado el cribado si el debut se produce a edades muy tempranas o en formas atípicas de la enfermedad	La tendencia a la cronicidad y el potencial devastador de las complicaciones pueden producir importantes limitaciones de la calidad de vida, aunque rara vez es mortal

ELISA: enzimoinmunoanálisis de adsorción; IFD: inmunofluorescencia directa; IFI: inmunofluorescencia indirecta; IgG: inmunoglobulina G; PA: penfigoide ampolloso; PMM:

micofenolato de mofetilo, azatioprina o rituximab) asociado a corticosteroides orales, que suelen resultar insuficientes en monoterapia en el penfigoide de membranas mucosas (PMM), ya que son menos eficaces para la afectación mucosa que para la cutánea.

En pacientes con cicatrices establecidas y de forma ideal, una vez controlada la actividad inflamatoria, se pueden plantear correcciones quirúrgicas.

Pronóstico y seguimiento

La tendencia a la cronicidad y el potencial devastador de las complicaciones pueden producir importantes limitaciones de la calidad de vida, aunque rara vez es una enfermedad mortal.

Epidermólisis ampollosa adquirida

Enfermedad ampollosa subepidérmica adquirida de manifestaciones clínicas heterogéneas, que puede simular una epidermólisis ampollosa hereditaria o manifestarse como un PA o un PMM.

Epidemiología

Puede aparecer tanto en adultos como en niños, aunque es una entidad infrecuente.

Etiopatogenia

Se debe a la producción de autoanticuerpos IgG patógenos dirigidos contra el colágeno VII, que es parte de las fibrillas de anclaje en la región sublámina densa. Los títulos de anticuerpos son equivalentes a los de la actividad de la enfermedad.

Características clínicas

La presentación clásica es la de una enfermedad mecanoampollosa no inflamatoria con desarrollo de ampollas acras sobre piel sana en superficies propensas a traumatismos que se resuelven con cicatrización atrófica, formación de quistes de milios y despigmentación. Un 20 % asocian afectación del cuero cabelludo con posible evolución a alopecia cicatricial.

El segundo tipo de epidermólisis ampollosa adquirida es el subtipo inflamatorio. Puede ser más frecuente que la forma mecanoampollosa y clínicamente simula un PA. Se producen vesículas y ampollas pruriginosas extensas sobre una base eritematosa que afectan a la piel y/o la mucosa oral y curan sin dejar cicatrices.

Otras formas infrecuentes simulan el PMM o la dermatosis ampollosa por IgA lineal con una banda lineal de depósito de IgA en la unión dermoepidérmica. En el curso de la enfermedad, las características clínicas pueden solaparse o incluso pasar de una variante a otra.

La afectación de mucosas ocurre en casos similares al PMM, pero también en un 50 % de los casos con presentaciones mecanoampollosas o similares al PA con curso recidivante y tendencia a producir complicaciones en forma de disfagia, estenosis o incluso ceguera si la afectación es ocular.

Diagnóstico

La histología puede variar en función del subtipo clínico de epidermólisis ampollosa adquirida. Lo más frecuente es la visualización de una ampolla subepidérmica con un infiltrado inflamatorio variable, apenas presente en las formas mecanoampollosas e intenso en las formas inflamatorias con neutrófilos, eosinófilos y linfocitos.

La IFD detecta depósitos de IgG lineales en la unión dermoepidérmica con patrón serrado en u o que característicamente en el *salt-split* se localizan en el lado dérmico de la separación. Los depósitos de C3, IgA o IgM pueden producirse, aunque son menos frecuentes.

Solo en un 50 % de los casos la IFI es positiva, mostrando un depósito de IgG que en piel separada se deposita —al igual que en la IFD— en el lado dérmico de la separación.

Actualmente, las pruebas de ELISA permiten detectar con elevada especificidad la presencia de autoantígenos anticolágeno VII (que, aunque no son más sensibles que la IFI, sí permiten determinar los títulos de autoanticuerpos, circunstancia que se ha correlacionado con la gravedad de la enfermedad).

Tratamiento

En muchos casos, especialmente en las formas mecanoampollosas, el tratamiento no es satisfactorio. Se utilizan habitualmente combinaciones de corticosteroides sistémicos y fármacos inmunodepresores clásicos (azatioprina, metotrexato, micofenolato de mofetilo). Recientemente, se ha descrito el rituximab y las Ig intravenosas como alternativa en casos refractarios. La colchicina y la dapsona son alternativas útiles en casos moderados y en casos de epidermólisis ampollosa adquirida infantil, al presentar menor riesgo de efectos secundarios.

Pronóstico y seguimiento

El pronóstico dependerá de la forma predominante y la respuesta al tratamiento. De forma similar al PMM, la mortalidad es baja, pero sí puede condicionar una considerable limitación de la calidad de vida.

Se ha descrito la asociación de epidermólisis ampollosa adquirida con múltiples enfermedades sistémicas, siendo la enfermedad inflamatoria intestinal (especialmente la enfermedad de Crohn) la más frecuentemente asociada. Otras son artritis reumatoide, lupus eritematoso sistémico, tiroiditis o diabetes mellitus.

Penfigoide gestacional

Enfermedad autoinmune ampollosa del embarazo que aparece fundamental-mente hacia el final del embarazo o en el período posparto inmediato. Dentro de las dermatosis del embarazo, es la única que puede afectar también al recién nacido (un 10 % de los recién nacidos de madres con penfigoide gestacional) debido al paso transplacentario de IgG patógenas, lo que puede condicionar también un riesgo aumentado de prematuridad y de recién nacido pequeño para la edad gestacional.

Además de durante el embarazo, puede aparecer asociado a tumores trofo-blásticos o a la toma de anticonceptivos hormonales orales.

Los autoanticuerpos de tipo IgG se dirigen contra el antígeno BP180 y con-cretamente contra el mismo dominio que en el PA, el NC16A, lo cual produce la activación del complemento y consecuentemente las manifestaciones clínicas de la enfermedad.

El penfigoide gestacional puede aparecer en cualquier momento del embarazo, aunque es más frecuente durante el segundo y el tercer trimestres, o inmediatamente después del parto. Se manifiesta con lesiones cutáneas de predominio en el abdo-men que característicamente afectan al ombligo o inmediatamente adyacentes a él, y posteriormente avanza con rapidez, pudiendo generalizarse. Se forman pápu-las y placas urticariales pruriginosas sobre las que aparecen vesículas o ampollas tensas. Las mucosas no se ven afectadas. Se produce una mejoría espontánea hacia el final del embarazo, con un elevado riesgo de reagudización durante el parto. Finalmente, la actividad remite espontáneamente semanas después del parto en la mayoría de los casos, aunque infrecuentemente puede cronificarse o producirse rebrotes asociados a la menstruación.

En pacientes que han padecido penfigoide gestacional durante un embarazo, el riesgo de recidiva en embarazos siguientes es bastante elevado, habitualmente con un inicio más precoz y peor evolución.

En los estudios de microscopia es frecuente observar un infiltrado mixto de predominio eosinófilo, siendo poco habitual la presencia de ampolla subepi-dérmica. La IFD es esencial para el diagnóstico, ya que en ella se observa un depósito lineal de C3 en la unión dermoepidérmica en el 100 % de los casos y de IgG en un 30 %, mientras que en el *salt-split* el depósito queda localizado en el lado epidérmico. En pruebas de ELISA se detectan los mismos autoanti-cuerpos anti-BP180 del PA.

El tratamiento es en muchos casos únicamente sintomático a la espera de la resolución con el fin del embarazo. Los corticosteroides tópicos asociados a antihistamínicos son de primera elección, y en casos graves pueden ser necesarios ciclos de corticosteroides sistémicos. Durante el parto, se puede considerar un aumento de dosis para evitar el rebrote característico. Si la enfermedad persiste tras el parto, se debe manejar como el PA.

! A diferencia de otras dermatosis del embarazo —como la erupción atópica del embarazo y la erupción polimorfa del embarazo—, el penfigoide gestacio-nal asocia riesgo fetal en forma de riesgo de prematuridad y de recién nacido pequeño para la edad gestacional

OTRAS DERMATOSIS AMPOLLOSAS AUTOINMUNES

Dermatitis herpetiforme

Es la manifestación cutánea de la hipersensibilidad al gluten. Hasta un 90 % de los casos asocian enteropatía, pero solo un 20 % experimentan enfermedad celíaca (**Fig. 16-10**).

Su epidemiología, etiopatogenia, características clínicas, diagnóstico y pronóstico, y seguimiento se resumen en la **tabla 16-4** (**e-Fig. 16-11**).

El tratamiento fundamental es la dieta libre de gluten. Al principio, mientras la supresión del gluten se produce o en casos persistentes a pesar de la dieta, la dapsona es la primera elección terapéutica, empezando por dosis bajas de 25-50 mg/día que pueden aumentarse —una vez comprobada la tolerancia— hasta 200 mg/día. La respuesta a la dapsona es rápida, pero es preciso realizar un cribado de déficit de glucosa-6-fosfato deshidrogenasa previamente para evitar el desarrollo de anemia hemolítica grave, lo cual puede retrasar el inicio del tratamiento.

Otras alternativas en casos recalcitrantes incluyen la sulfapiridina, la sulfasalacina o tetraciclinas.

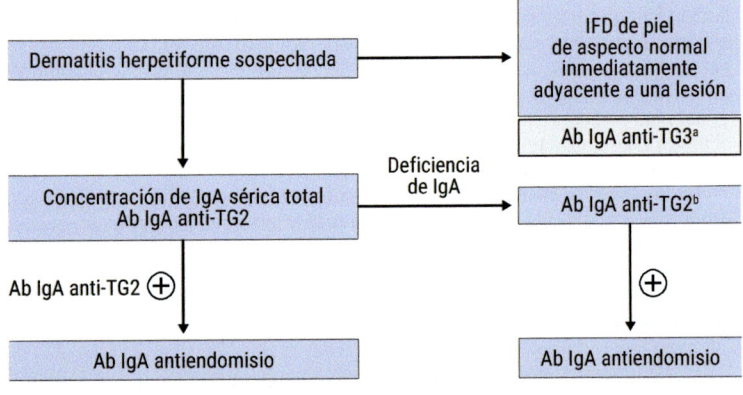

^aPrueba disponible en pocos laboratorios, por ejemplo, en:
http://medicine.utah.edu/dermatology/labservices/immunodermatology/
^bPrueba sérica poco fiable; consideración de biopsia de intestino delgado.

Figura 16-10. Algoritmo diagnóstico de la dermatitis herpetiforme y la enfermedad celíaca. Ab: anticuerpos; IFD: inmunofluorescencia directa; IgA: inmunoglobulina A; TG2: transglutaminasa tisular; TG3: transglutaminasa epidérmica.

Tabla 16-4. Epidemiología, etiopatogenia, características clínicas, diagnóstico y pronóstico, y seguimiento de la dermatitis herpetiforme y de la dermatosis ampollosa por inmunoglobulina A lineal

	Dermatitis herpetiforme	Dermatosis ampollosa por IgA lineal
Epidemiología	Edad media: 40 años, a diferencia de la EC, que suele debutar en adolescentes y adultos jóvenes	La forma infantil debuta alrededor de los 4-5 años La forma del adulto lo hace con una edad media de 60 años
Etiopatogenia	Importante predisposición genética relacionada con genes que codifican para el HLA-DQ2 y DQ8 presentes en el 90 % y 10 %, respectivamente, en pacientes con DH Al consumir gluten, este se desamina por la transglutaminasa tisular (TG2) produciendo gliadina, que se une al HLA-DQ2 y estimula los linfocitos B a producir IgA que se dirige contra múltiples dianas, entre ellas la transglutaminasa epidérmica (TG3), causando la enfermedad	Autoanticuerpos patógenos tipo IgA dirigidos contra el BP180, pero reconocen un dominio diferente al del PA localizado en el extremo C-terminal Se ha relacionado con múltiples fármacos. La vancomicina es la más frecuentemente relacionada, junto con las vacunas. También se ha relacionado con neoplasias, patología digestiva y enfermedades autoinmunitarias
Características clínicas	Erupción simétrica en codos, rodillas, regiones extensoras de antebrazos, espalda y nalgas en forma de placas, pápulas y vesículas agrupadas Muy pruriginosa El patrón de distribución es muy característico. Se debe sospechar DH incluso en presencia solo de costras hemorrágicas o lesiones por rascado si las localizaciones lo sugieren El grado de enteropatía es variable. En muchos casos, el curso es subclínico. Solo un 20 % cumplen criterios clínicos y analíticos de EC	Manifestaciones cutáneas heterogéneas, pudiendo ser similares a DH o presentar ampollas tensas La forma más característica es la disposición de las lesiones vesiculoampollosas formando placas anulares expansivas con ampollas tensas en la periferia de disposición circular «en collar de perlas» La afectación mucosa es muy infrecuente, pero se han descrito algunos casos

(Continúa)

Tabla 16-4. Epidemiología, etiopatogenia, características clínicas, diagnóstico y pronóstico, y seguimiento de la dermatitis herpetiforme y de la dermatosis ampollosa por inmunoglobulina A lineal *[cont.]*

	Dermatitis herpetiforme	Dermatosis ampollosa por IgA lineal
Diagnóstico	Histología: infiltración neutrófila en forma de microabscesos en las papilas dérmicas con formación de vesículas o edema en la unión dermoepidérmica	Histología: dermatosis ampollosa subepidérmica de predominio neutrofílico. En fase no ampollosa, los neutrófilos se alinean en la membrana basal, produciendo cambios vacuolares e infrecuentemente microabscesos de neutrófilos en las papilas dérmicas
	IFD: depósito de IgA granular en las papilas dérmicas en la piel normal adyacente a una lesión. Presente en el 85 % de los casos	IFD: positividad lineal de IgA en la unión dermoepidérmica que es clave en el diagnóstico
	Además de estas pruebas complementarias asociadas a la clínica y distribución característica, la respuesta al tratamiento con dapsona apoya también el diagnóstico	IFI y ELISA: los autoanticuerpos IgA se detectan en un 60-70 % de los casos
Pronóstico y seguimiento	El pronóstico es excelente si se sigue una dieta estricta	El pronóstico es favorable. Suele persistir durante varios años y finalmente remite. Se debe intentar reducir la medicación progresivamente cada cierto tiempo ante la posibilidad de que la enfermedad haya remitido
	Riesgo aumentado de enfermedad tiroidea, especialmente tiroiditis de Hashimoto, y otras enfermedades autoinmunes como diabetes mellitus o anemia perniciosa	
	En pacientes con enteropatía hay riesgo aumentado de linfoma de linfocitos T si no se sigue una dieta estricta	
	Los anticuerpos antiendomisio son positivos en el 80 % de los pacientes con DH y > 95 % si se asocia EC. Sus concentraciones indican la gravedad de la enteropatía y se asocian al grado de cumplimentación de la dieta	

DH: dermatitis herpetiforme; EC: enfermedad celíaca; ELISA: enzimoinmunoanálisis de adsorción; IFD: inmunofluorescencia directa; IFI: inmunofluorescencia indirecta; IgA: inmunoglobulina A; PA: penfigoide ampolloso.

> ! La presencia de microabscesos de neutrófilos en las papilas dérmicas es característica de tres entidades: la dermatitis herpetiforme, el lupus ampolloso y la dermatosis ampollosa por IgA lineal (esta última más infrecuentemente).

Dermatosis ampollosa por inmunoglobulina A lineal

Se trata de une enfermedad ampollosa autoinmune definida a partir de un patrón inmunopatológico específico basado en el depósito lineal de IgA en la unión dermoepidérmica con hallazgos clínicos similares a la dermatitis herpetiforme o PA en algunos casos y en otros casos rasgos cutáneos característicos.

Su epidemiología, etiopatogenia, características clínicas, diagnóstico y pronóstico, y seguimiento se resumen en la **tabla 16-4**.

La mayoría de los pacientes responden al tratamiento con dapsona y, además, la respuesta clínica es rápida. En casos recalcitrantes puede ser necesario añadir prednisona oral para conseguir un control completo de la enfermedad. Los pacientes con peor respuesta a la dapsona son aquellos con positividad mixta IgG e IgA en la membrana basal.

Otras opciones de tratamiento son antibióticos como la doxiciclina, la eritromicina o la tetraciclina, habiéndose notificado casos de respuesta satisfactoria.

BIBLIOGRAFÍA

Bolognia J, Jorizzo JL, Schaffer JV. Dermatology. Philadelphia: Elsevier Saunders; 2017.

Borradori L, Van Beek N, Feliciani C, et al. Updated S2 K guidelines for the management of bullous pemphigoid initiated by the European Academy of Dermatology and Venereology (EADV). J Eur Acad Dermatol Venereol. 2022;36(10):1689-704.

Joly P, Horvath B, Patsatsi A, et al. Updated S2K guidelines on the management of pemphigus vulgaris and foliaceus initiated by the European Academy of Dermatology and Venereology (EADV). J Eur Acad Dermatol Venereol. 2020;34(9):1900-13.

Schmidt E, Kasperkiewicz M, Joly P. Pemphigus. Lancet. 2019;394(10201):882-94.

Schmidt E, Zillikens D. Pemphigoid diseases. Lancet. 2013;381(9863):320-32.

Aproximación al diagnóstico de las enfermedades autoinflamatorias

17

M. López-Pardo Rico y M. D. Sánchez-Aguilar Rojas

 PUNTOS CLAVE

- Las enfermedades autoinflamatorias son un grupo de enfermedades crónicas en las que existe una alteración en el sistema inmunitario innato.
- Cursan con episodios febriles periódicos inexplicados, acompañados de inflamación a nivel dermatológico, oftalmológico, articular y de otras serosas.
- La complicación más frecuente es la amiloidosis secundaria.
- La introducción de los inhibidores de la interleucina 1 ha supuesto una revolución en el tratamiento de estas enfermedades.

INTRODUCCIÓN

Las enfermedades autoinflamatorias (EAI) son un grupo de enfermedades crónicas en las que existe una **alteración en el sistema inmunitario innato;** se presentan con episodios recurrentes de fiebre, inflamación multisistémica y una gran variedad de manifestaciones dermatológicas.

El concepto de autoinflamación se acuñó por primera vez a finales de la década de 1990, cuando Michael F. McDermott y Daniel L. Kastner describieron el síndrome periódico asociado al receptor del factor de necrosis tumoral (TRAPS). En los últimos años, se ha identificado y caracterizado un amplio abanico de estas enfermedades, incluyendo entidades monogénicas raras que a menudo se manifiestan en la infancia temprana, así como enfermedades multifactoriales o poligénicas complejas que pueden mostrar un inicio de síntomas variable en el tiempo.

El subgrupo mejor conocido es el de las «fiebres recurrentes hereditarias», que incluye cuatro EAI dependientes de la interleucina (IL) 1:

- Fiebre mediterránea familiar (FMF).
- Síndrome de fiebre periódica asociado a la criopirina, también conocido como *enfermedad autoinflamatoria asociada a NLRP3.*
- Deficiencia de mevalonato cinasa/síndrome hiperinmunoglobulina D (MKD/HIDS).
- TRAPS.

EPIDEMIOLOGÍA

Las EAI tienen una prevalencia muy baja y son consideradas **enfermedades raras**. La edad de presentación de las enfermedades monogénicas hereditarias es temprana, desde el período neonatal hasta la adolescencia. Sin embargo, los cuadros adquiridos debutan en la edad adulta y suelen pasar desapercibidos. Habitualmente, estos pacientes son estudiados por múltiples especialistas hasta que logra establecerse un diagnóstico definitivo. En la tabla 17-1 se especifica la edad de presentación de cada entidad.

Las EAI más frecuentes son la FMF y el TRAPS. La mayor prevalencia de FMF se encuentra en judíos sefardíes, turcos, armenios y árabes, mientras que el TRAPS afecta con mayor frecuencia a la población alemana. Las otras EAI son todavía más infrecuentes y algunas solo se han descrito en grupos familiares aislados.

ETIOPATOGENIA

Las EAI son el resultado de una regulación anormal del sistema inmunitario innato que condiciona una inflamación exagerada no dependiente de antígeno. Dicha inflamación siempre es estéril y, por lo tanto, no están involucrados microorganismos patógenos. Asimismo, no se detectan autoanticuerpos ni células T específicas, propias de la inmunidad adaptativa, lo que distingue a este grupo de las enfermedades autoinmunes.

La **inmunidad innata** constituye la primera línea de defensa frente a agentes externos y se activa cuando los patrones moleculares asociados a patógenos y los patrones moleculares asociados a daño son reconocidos por los receptores de reconocimiento de patrones. Estos incluyen los receptores tipo *toll*, los receptores tipo NOD, los receptores tipo lectina C y los receptores tipo ácido retinoico inducible 1. Cuando los patrones moleculares asociados a patógenos y los patrones moleculares asociados a daño se unen a los receptores tipo NOD, se forma el complejo proteico citosólico conocido como *inflamasoma*. La activación del inflamasoma conduce a la escisión de la pro-IL-1β y la conversión en IL-1β activa, una citocina proinflamatoria que desencadena una inflamación multisistémica.

En la actualidad, la vía de señalización clásica de activación del inflamasoma ha sido ampliada por muchos otros mecanismos fisiopatológicos, y se ha propuesto la existencia de un espectro de trastornos inmunológicos para integrar la compleja interacción de la respuesta inmune innata y la adaptativa (e-Fig. 17-1).

CARACTERÍSTICAS CLÍNICAS

Para identificar las EAI es necesario un alto nivel de sospecha clínica. Es fundamental diagnosticar precozmente a estos pacientes, ya que el tratamiento con las nuevas terapias dirigidas es muy efectivo y ha mejorado enormemente su pronóstico y calidad de vida.

La presentación clínica típica incluye episodios febriles recurrentes inexplicados (> 38 °C), generalmente acompañados de inflamación dermatológica,

Tabla 17-1. Enfermedades autoinflamatorias

Enfermedad	Gen	Herencia	Edad de instauración	Manifestaciones multisistémicas	Manifestaciones dermatológicas	Tratamiento
Mediadas por IL-1						
Síndromes febriles hereditarios (monogénicos)						
Síndromes periódicos asociados a criopirinas, de menor a mayor gravedad: FCAS, MWS, CINCA/ NOMID	NLRP3	AD	FCAS: escolar MWS y CINCA/ NOMID: neonatal/ preescolar	Brotes desencadenados por frío (24 h en FCAS, continuos en MWS y CINCA/ NOMID) Fiebre, astenia, artralgias/ mialgias En MWS es frecuente el desarrollo de sordera neurosensorial	Exantema urticarial evanescente, no pruriginoso Prueba del hielo negativa	Anti-IL-1
Fiebre mediterránea familiar	MEFV	AR	Escolar/ adulto joven	Brotes de 48-72 h Fiebre elevada y serositis (dolor abdominal y torácico)	Placas erisipeloides dolorosas, unilaterales o bilaterales, en la región anterior de los miembros inferiores	Colchicina (1ª elección) Anti-IL-1 (si refractario o intolerancia)
Hiperinmunoglobuli- nemia D con síndrome de fiebre periódica	MVK	AR	Preescolar	Brotes de 3-7 días Fiebre, organomegalias, aftas orales, artritis/artralgias y dolor abdominal	Exantema maculopapular inespecífico, de predominio acral	Anti-IL-1

(Continúa)

Tabla 17-1. Enfermedades autoinflamatorias [cont.]

Enfermedad	Gen	Herencia	Edad de instauración	Manifestaciones multisistémicas	Manifestaciones dermatológicas	Tratamiento
Enfermedades monogénicas						
Deficiencia del receptor del antagonista para IL-1	IL1RN	AR	Neonatal/ preescolar	Fiebre y osteomielitis multifocal estéril con afectación epifisaria. Menos frecuente dificultad respiratoria, trombosis y conjuntivitis. Elevada mortalidad	Placas eritematodescamativas y pústulas. *Pitting* ungueal y onicomadesis. Aftas orales	Anti-IL-1
Majeed syndrome	LPIN2	AR	Preescolar	Osteomielitis crónica multifocal recurrente. Anemia diseritropoyética congénita	Dermatosis neutrofílicas y placas eritematodescamativas	AINE Glucocorticoides Anti-TNF Anti-IL-1
Síndrome de artritis piógena estéril, pioderma gangrenoso y acné	PSTPIP1	AD	Escolar	Artritis erosiva en codos, rodillas y tobillos	Pioderma gangrenoso. Acné en la adolescencia	Glucocorticoides Anti-TNF Anti-IL-1
Enfermedades adquiridas/poligénicas						
Síndrome de Schnitzler	Poligénico/ NLRP3	*De novo*	Edad adulta (5ª-6ª décadas)	Fiebre, artralgias/mialgias, dolor óseo, hemopatía (pico monoclonal sobre todo IgM)	Dermatosis urticarial neutrofílica	Anti-IL-1
Mediadas por IL-36						
Deficiencia del antagonista del receptor para IL-36 (DITRA)	IL36RN	AR	Escolar/ edad adulta	Fiebre elevada y astenia. Brotes desencadenados por infecciones, embarazo, menstruación	Eritema generalizado con pústulas y posterior descamación, simulando una psoriasis pustulosa generalizada	Anti-IL-1 Anti-TNF Ustekinumab Secukinumab

Mediadas por NFκB

Síndrome de Blau/ sarcoidosis de aparición temprana	*NOD2/ CARD15*	*AD/de novo*	Durante la 1ª década de la vida	Brotes de fiebre, uveítis y artritis no erosiva	Exantema maculopapular con granulomas no caseificantes a nivel histológico	Glucocorticoides Anti-TNF
Psoriasis pustulosa mediada por *CARD14*	*CARD14*	AD	Preescolar/ escolar	No suele presentar sintomatología sistémica	Psoriasis en placas o pustulosa y pitiriasis *rubra pilaris*. Extensión variable, puede presentarse como una eritrodermia	El mismo que en DITRA y psoriasis vulgar
Síndrome autoinflamatorio mediado por *OTULIN*	*OTULIN*	AR	Neonatal	Fiebre, artralgias, dolor abdominal, diarrea y linfadenopatías	Exantema doloroso y lesiones nodulares	Anti-TNF

Mediadas por TNF-α

Haploinsuficiencia A20	*TNFAIP3*	AD	Escolar/ adolescente	Brotes de poliartritis no erosiva, dolor abdominal, faringitis, pericarditis, vasculitis retiniana y del sistema nervioso central	Úlceras orales, genitales y gastrointestinales que curan sin dejar cicatriz. Pueden presentar fenómeno de patergia	Colchicina Metotrexato Glucocorticoides Anti-TNF Anti-IL-1 e IL-6
Síndrome periódico asociado al receptor del TNF	*TNFRS-F1A*	AD	Escolar/ adulto joven, excepcionalmente instauración tardía	Brotes > 7 días Fiebre elevada y mialgias, artralgias, dolor abdominal, afectación ocular y cutánea	Placa eritematosa, dolorosa, indurada y bien delimitada, migratoria	Anti-IL-1

(Continúa)

Tabla 17-1. Enfermedades autoinflamatorias [cont.]

Enfermedad	Gen	Herencia	Edad de instauración	Manifestaciones multisistémicas	Manifestaciones dermatológicas	Tratamiento
Interferonopatías						
Deficiencia de adenosina-desaminasa 2	*CECR1*	AR	Escolar	Fiebre recurrente, neuropatía periférica y lesiones vasculares secundarias a isquemia, con afectación cerebral. Aftas orales, artralgias y hepatoesplenomegalia	Livedo reticular y racemosa. Nódulos subcutáneos	Anti-TNF (etanercept) Alotrasplante de precursores hematopoyéticos
Síndromes asociados a *PLCG2*	*PLCG2*	AD	Preescolar	Brotes desencadenados por exposición al frío con alteraciones a nivel inmunitario → Infecciones recurrentes	Urticaria inducida por frío	Evitar exposición a bajas temperaturas
Síndromes autoinflamatorios asociados al proteasoma/síndrome de dermatosis neutrofílica atípica, lipodistrofia, temperatura elevada	*PSMB8*	AR	Neonatal	Brotes de fiebre elevada, artralgias, atrofia muscular, organomegalias, afectación ocular, meningitis, epididimitis, parotiditis	Placas eritematovioláceas anulares en tronco y extremidades. Eritema violáceo periocular y perioral Lipoatrofia en fases tardías	Inhibidores de JAK

Vasculopatía con inicio en el lactante asociada al gen *STING*	*TMEM173*	AD	Neonatal	Brotes recurrentes de fiebre y enfermedad pulmonar intersticial	Exantema telangiectásico/ ampolloso/pustular en zonas acras y mejillas. Progresa a nódulos y placas violáceas que se necrosan. Empeora con el frío	Inhibidores de JAK
Ubiquitinopatías						
Síndrome VEXAS (vacuolas, enzima E-1, ligado al cromosoma X, autoinflamatorio, somático)	*UBA1*	*De novo*/ ligado al cromosoma X	Edad adulta (> 50 años)	Fiebre recurrente, afectación pulmonar, anemia macrocítica, alteraciones de la hematopoyesis, vacuolas intracitoplasmáticas en precursores mieloides y eritroides en el aspirado de médula ósea	Dermatosis neutrofílicas y vasculitis	Glucocorticoides Anti-IL-1 Anti-IL-6 Inhibidores de JAK (mejores resultados con ruxolitinib)

AD: autosómico dominante; AINE: antinflamatorios no esteroideos; AR: autosómico recesivo; CINCA/ NOMID: síndrome articular cutáneo neurológico crónico infantil; FCAS: síndrome autoinflamatorio familiar inducido por frío; IgM: inmunoglobulina M; IL: interleucina; JAK: cinasa de Jano; MWS: síndrome de Muckle-Wells; NFκB: factor nuclear κB; TNF: factor de necrosis tumoral.

oftalmológica, articular y de otras serosas. Entre los episodios, los pacientes suelen estar asintomáticos, aunque puede persistir una inflamación subclínica, objetivándose una elevación de los reactantes de fase aguda en el estudio analítico.

Las manifestaciones dermatológicas son muy variables en cuanto a tipo de lesión elemental, gravedad y extensión. Se han descrito exantemas maculopapulares, urticariales y pustulares, placas inflamatorias, dermatosis neutrofílicas, paniculitis, vasculitis y vasculopatía, lesiones hiperqueratósicas, lesiones hiperpigmentadas, lesiones ampollosas, aftas, etc.

En la **tabla 17-1** se recogen las manifestaciones clínicas de las EAI mejor conocidas.

DIAGNÓSTICO

El diagnóstico de las EAI monogénicas se basa en el análisis genético y la identificación de una mutación patogénica. Para el diagnóstico de EAI complejas (multifactoriales o poligénicas) es necesario el conocimiento exhaustivo del fenotipo clínico y, si están disponibles, el cumplimiento de criterios diagnósticos específicos (como los criterios de Yamaguchi para la enfermedad de Still del adulto o los criterios de Estrasburgo para el síndrome de Schnitzler). Hay que tener en cuenta que al menos el 25 % de los pacientes con alta sospecha de EAI no encajan en ninguna condición descrita; son las denominadas *EAI indiferenciadas*.

Para orientar los estudios genéticos es crucial recoger una historia clínica detallada. Se aconseja realizar un árbol genealógico familiar para elucidar el patrón de herencia e interrogar sobre consanguinidad y origen geográfico (cuenca mediterránea en caso de FMF, por ejemplo). Además, también se deberá interrogar por antecedentes familiares de fallecimiento por fallo renal o padecimiento de otras enfermedades inflamatorias (psoriasis, espondilitis, enfermedad inflamatoria intestinal, etc.).

En cuanto a la historia personal, deben recogerse la edad de comienzo y la duración de los brotes. La anamnesis por aparatos ha de centrarse en la clínica cutánea, sintomatología oftalmológica, afectación articular, dolor abdominal y de otras serosas, manifestaciones neurológicas (cefalea, meningitis aséptica crónica) y sordera neurosensorial.

A nivel analítico, es habitual que los pacientes presenten anemia de trastorno crónico. Durante los brotes, normalmente se evidencia leucocitosis con neutrofilia y marcada elevación de los parámetros inflamatorios: proteína C reactiva, velocidad de sedimentación globular, proteína A amiloide sérica y ferritina. En períodos asintomáticos, dichos parámetros pueden normalizarse o permanecer ligeramente elevados. Se aconseja realizar análisis de sangre seriados tanto durante las crisis como en los períodos de remisión. El grupo de las interferonopatías constituye una excepción, dado que en estos casos no se evidencia elevación de la proteína C reactiva durante los brotes.

Siempre que sea posible, debe realizarse una biopsia de las lesiones cutáneas. No existe una alteración histológica común a todas las EAI, pero sí se han descrito hallazgos histológicos típicos para algunas de ellas. Por ejemplo, el exantema urticarial en el contexto de episodios febriles recurrentes, con evidencia de infiltrados neutrofílicos dérmicos en la biopsia cutánea, se ha denominado *dermatosis urticarial neutrofílica* y es criterio diagnóstico para el síndrome de Schnitzler (**Fig. 17-2**).

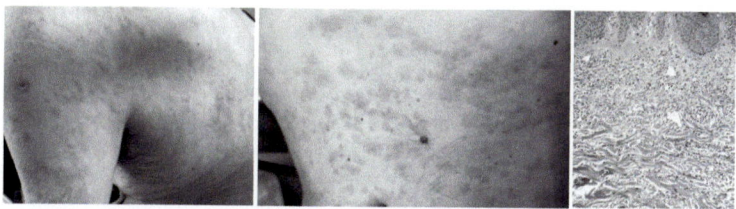

Figura 17-2. Paciente con síndrome de Schnitzler: presenta placas eritematoedematosas de aspecto urticarial en las extremidades superiores **(A)** y el tronco **(B).** Histológicamente, se aprecia en la dermis un infiltrado neutrofílico denso a nivel intersticial y perivascular, sin datos de vasculitis **(C).** Estos hallazgos son compatibles con una dermatosis urticarial neutrofílica.

El diagnóstico diferencial de las EAI es muy amplio y depende en gran medida del contexto clínico. En general, en niños deberán descartarse inmunodeficiencia, infección y enfermedades genéticas raras, mientras que en adultos será fundamental el estudio de patología autoinmune, vasculitis, sarcoidosis y enfermedad neoplásica maligna.

COMPLICACIONES

La complicación más temida de las EAI es la **amiloidosis secundaria,** ya que el riesgo a lo largo de la vida es de un 60 % en ausencia de tratamiento. Las mejoras en el diagnóstico y los avances terapéuticos han disminuido enormemente la incidencia en los últimos 25 años. La amiloidosis secundaria afecta fundamentalmente al riñón y es muy poco probable si la función renal es normal y no hay proteinuria. En caso de detectarse un cociente proteínas/creatinina alterado, deberá confirmarse en orina de 24 horas. Si se evidencia un empeoramiento de la función renal o una proteinuria en rango patológico, estaría indicado realizar una biopsia renal o, en su defecto, una biopsia rectal, labial, de grasa subcutánea o una gammagrafía con amiloide P sérico marcado con yodo-123 (método altamente sensible para la detección de amiloidosis sistémica).

Otra complicación potencialmente mortal pero extremadamente rara es la **linfohistiocitosis hemofagocítica,** un síndrome de hiperinflamación sistémica descontrolada. Esta se caracteriza por una proliferación de linfocitos y macrófagos morfológicamente benignos que secretan niveles elevados de citocinas inflamatorias, y se clasifica como un síndrome de tormenta de citocinas. La linfohistiocitosis hemofagocítica puede presentarse como un fenómeno secundario a una amplia variedad de trastornos subyacentes, incluyendo EAI hereditarias y adquiridas.

TRATAMIENTO

El tratamiento de las enfermedades autoinflamatorias es un campo en constante evolución gracias al mejor conocimiento de las alteraciones genéticas y de los mecanismos fisiopatogénicos subyacentes.

El fármaco clásico más utilizado es la **colchicina,** que constituye la primera línea de tratamiento en pacientes con FMF, ya que ha demostrado reducir la gravedad, duración y frecuencia de los brotes. Además, previene el desarrollo de amiloidosis secundaria.

Los antinflamatorios no esteroideos son efectivos para el alivio sintomático durante los brotes, pero no modifican el curso de las EAI. Los glucocorticoides sistémicos, generalmente utilizados a dosis medias o altas, pueden ser eficaces cuando se administran a demanda (en ciclos cortos) en la mayoría de las enfermedades monogénicas. En algunos pacientes con TRAPS, la administración continua de glucocorticoides también puede ser útil.

Con respecto a las terapias biológicas, los anti-IL-1 son los fármacos más efectivos en el tratamiento de las principales EAI, especialmente en las inflamasomopatías. También se han utilizado con éxito en enfermedades complejas adquiridas como el síndrome de Schnitzler. Actualmente, los fármacos anti-IL-1 disponibles son anakinra, canakinumab y rilonacept.

Los antifactor de necrosis tumoral, en particular el etanercept, parecen ejercer cierto beneficio en pacientes con FMF con mucha afectación articular y también en pacientes con TRAPS y MKD/HIDS. Sin embargo, son menos eficaces que los anti-IL-1 y se reservan como tratamiento de segunda línea. En pacientes con deficiencia de adenosina-desaminasa 2, la administración a largo plazo de antifactor de necrosis tumoral ha demostrado ser eficaz para la prevención de accidentes cerebrovasculares, y en este caso es el tratamiento de primera elección.

El tocilizumab (anti-IL-6) ha conseguido controlar la actividad de la enfermedad y mejorar la proteinuria en pacientes con amiloidosis asociada a la FMF y también en pacientes aislados con TRAPS y MKD/HIDS resistentes a otros biológicos.

Los inhibidores de la cinasa de Jano son especialmente útiles en el grupo de las interferonopatías. Concretamente, se ha utilizado tofacitinib con buenos resultados, pero se reserva para casos resistentes a otros tratamientos. Para el síndrome VEXAS (vacuolas, enzima E-1, ligado al cromosoma X, autoinflamatorio, somático), el inhibidor de la cinasa de Jano ruxolitinib parece ser más efectivo que la terapia anti-IL; sin embargo, se requieren más datos.

En casos de enfermedad grave de inicio temprano con citopenia o síndrome de activación de macrófagos, se puede proponer un trasplante de médula ósea. En casos de hipogammaglobulinemia asociada, se puede considerar la administración de inmunoglobulina polivalente.

En la tabla 17-1 se especifican las recomendaciones terapéuticas para las principales EAI.

PRONÓSTICO Y SEGUIMIENTO

El pronóstico ha mejorado considerablemente desde la introducción de los tratamientos biológicos y está condicionado principalmente por la afectación renal y la destrucción articular. El seguimiento clínico de los pacientes con EAI estará determinado por la gravedad de los síntomas y la frecuencia de los brotes. Se aconseja realizar controles analíticos de sangre y orina como mínimo cada 6 meses, incluyendo hemograma, perfil hepático, función renal, reactantes de fase aguda (proteína C reactiva y velocidad de sedimentación globular) y, si está disponible, el amiloide A sérico (AAS). Los niveles elevados de este último pueden detectarse durante episodios inflamatorios y se han descrito discrepancias con respecto a los niveles de proteína C reactiva. En función de la afectación que presente el paciente, serán necesarias pruebas complementarias más específicas, y a menudo requieren atención médica multidisciplinaria, que puede incluir la participación de reumatólogos, dermatólogos, oftalmólogos, internistas y otros especialistas según las manifestaciones clínicas de la enfermedad.

BIBLIOGRAFÍA

Figueras-Nart I, Mascaró JM Jr, Solanich X, Hernández-Rodríguez J. Dermatologic and Dermatopathologic Features of Monogenic Autoinflammatory Diseases. Front Immunol. 2019;10:2448.

Hernández-Ostiz S, Prieto-Torres L, Xirotagaros G, Noguera-Morel L, Hernández-Martín Á, Torrelo A. Autoinflammatory Diseases in Pediatric Dermatology-Part 1: Urticaria-like Syndromes, Pustular Syndromes, and Mucocutaneous Ulceration Syndromes. Actas Dermosifiliogr. 2017;108:609-19.

Hernández-Ostiz S, Xirotagaros G, Prieto-Torres L, Noguera-Morel L, Torrelo A. Autoinflammatory Diseases in Pediatric Dermatology-Part 2: Histiocytic, Macrophage Activation, and Vasculitis Syndromes. Actas Dermosifiliogr. 2017;108:620-9.

Meier-Schiesser B, French LE. Autoinflammatory syndromes. J Dtsch Dermatol Ges. 2021;19:400-26.

Soriano A, Soriano M, Espinosa G, et al. Current Therapeutic Options for the Main Monogenic Autoinflammatory Diseases and PFAPA Syndrome: Evidence-Based Approach and Proposal of a Practical Guide. Front Immunol. 2020;11:865.

Lupus eritematoso sistémico y cutáneo

 **18**

D. Moyano Bueno y L. Salvador Rodríguez

 PUNTOS CLAVE

- El lupus eritematoso cutáneo se define por un grupo de lesiones específicas que permiten por sí mismas el diagnóstico, independientemente de que se cumplan o no otros criterios para el diagnóstico de lupus eritematoso sistémico.
- Las diferentes variantes de lupus cutáneo se clasifican según sus características clínicas y hallazgos histopatológicos.
- La lesión del lupus eritematoso cutáneo agudo más característica es la aparición de un eritema malar bilateral «en alas de mariposa».
- Dentro del lupus eritematoso cutáneo crónico, las lesiones más frecuentes son las de lupus eritematoso discoide.
- El diagnóstico es eminentemente clínico, aunque se basa en la anamnesis, el examen físico, las pruebas de laboratorio y los hallazgos histopatológicos e inmunohistológicos.
- El tratamiento sistémico se basa en antipalúdicos, inmunosupresores clásicos, retinoides e incluso biológicos, siendo las vías más estudiadas la del linfocito B y la del interferón.

LUPUS ERITEMATOSO CUTÁNEO

El lupus eritematoso (LE) es una enfermedad autoinmunitaria multisistémica, más frecuente en el sexo femenino, cuya fisiopatología es compleja; se relaciona con factores genéticos y ambientales, que provocan una disfunción de los linfocitos T y B con formación de autoanticuerpos. El LE cutáneo se define por un grupo de lesiones específicas que permiten por sí mismas el diagnóstico de LE, independientemente de que se cumplan o no otros criterios para el diagnóstico de LE sistémico (LES).

En cuanto al LE cutáneo, se han establecido varias clasificaciones a lo largo de los años, siendo pionera la realizada por Gilliam y Sontheimer en 1981. En esta se diferenciaba entre manifestaciones específicas e inespecíficas. Las lesiones específicas eran aquellas que presentaban una dermatitis de la interfase dermoepidérmica en la biopsia, presentando o no síntomas de LES, lo cual era específico del lupus. Así, estableció tres tipos de LE cutáneos específicos: agudo, subagudo y crónico.

Más tarde esta clasificación se modificó, y se describió el lupus túmido como un tipo de LE cutáneo intermitente (anteriormente considerado un tipo de LE cutáneo crónico). Además, dado que la dermatitis de la interfase no está presente en todos los casos (como en el lupus túmido o la paniculitis lúpica) y que no es específica del lupus, estando presente en otras patologías como dermatomiositis, enfermedad injerto contra huésped y toxicodermias, en 2010 Lipsker propuso una nueva clasificación basada en características clínicas y hallazgos histopatológicos. De esta forma, se diferencia entre lesiones específicas de lupus (con histopatología característica) e inespecíficas, ambas resumidas en la **tabla 18-1**.

Lupus eritematoso cutáneo agudo

La lesión del LE cutáneo agudo más característica es la aparición de un eritema malar bilateral «en alas de mariposa» (**e-Fig. 18-1**). Estas lesiones suelen ser transitorias, se producen tras la exposición solar y se resuelven sin cicatrices (aunque pueden dejar discromía). En estos pacientes hay que descartar afectación sistémica, que es una manifestación típica del LES. El diagnóstico diferencial se hará con la dermatitis seborreica o la rosácea eritematotelangiectásica, mucho más frecuentes.

Lupus eritematoso ampolloso

El LE ampolloso es una dermatosis ampollosa subepidérmica autoinmune, siempre asociada a LES, mediada por autoanticuerpos contra el colágeno VII. Se manifiesta como vesículas tensas y ampollas que aparecen repentinamente sobre piel sana o sobre placas eritematosas e infiltradas, mostrando eventualmente una configuración anular. Muestran predilección por la cara, la parte superior del tronco, el cuello, las regiones supraclaviculares y los ángulos axilares, pero pueden extenderse a otras áreas no expuestas. Pueden debutar antes, concomitantemente y, con menor frecuencia, después del diagnóstico de LES, y pueden ser un marcador de actividad sistémica intensa, con un mayor riesgo de nefritis lúpica y manifestaciones neuropsiquiátricas. Las lesiones no dejan cicatriz ni quistes de milios, aunque sí discromía. Debe diferenciarse de la epidermólisis ampollosa adquirida, la dermatosis ampollosa lineal por inmunoglobulina (Ig) A, la dermatitis herpetiforme y el penfigoide ampolloso.

Lupus eritematoso cutáneo subagudo

Las lesiones del LE cutáneo subagudo pueden adoptar una configuración anular policíclica (**e-Fig. 18-2**), con bordes eritematosos elevados y aclaramiento central, o manifestarse con un patrón papuloescamoso, con apariencia psoriasiforme o eccematosa crónica. Estas lesiones presentan fotosensibilidad característica y aparecen sobre todo en la cara, la zona superior del tronco y las zonas extensoras de los miembros superiores. Las lesiones son mínimamente palpables, ya que no presentan gran infiltrado inflamatorio. Tampoco dejan cicatriz ni atrofia, pero sí discromías, sobre todo hipopigmentación.

Tabla 18-1. Lesiones específicas e inespecíficas del lupus eritematoso

LE cutáneo agudo

- Eritema malar «en alas de mariposa»
- Exantema generalizado
- Tipo necrólisis epidérmica tóxica (NET-*like*)
- Lupus ampolloso

LE cutáneo subagudo

- Anular policíclico
- Papuloescamoso o psoriasiforme
- Con lesiones de eritema multiforme-*like* (síndrome de Rowel)
- Neonatal

LE cutáneo crónico

- LE discoide localizado
- LE discoide diseminado
- LE discoide de mucosas
- LE hipertrófico o verrugoso
- LE profundo o paniculitis lúpica
- LE pernio o lupus sabañón de Hutchinson (*chilblain* lupus)[a]
- Lupus liquen plano-*like*
- LE comedogénico

LE intermitente

- Lupus túmido

Lesiones inespecíficas

Vasculares

- Fenómeno de Raynaud
- Livedo reticular
- Livedo racemosa
- Vasculitis cutánea
- Vasculopatía livedoide
- Enfermedad de Degos tipo papulosis
- Necrosis cutánea

(Continúa)

Tabla 18-1. Lesiones específicas e inespecíficas del lupus eritematoso *[cont.]*

Lesiones inespecíficas

- Hemorragia «en astilla»
- Tromboflebitis

Neutrofílicas

- LE ampolloso
- Urticaria-vasculitis
- Pustulosis amicrobiana de los pliegues
- Síndrome de Sweet
- Pioderma gangrenoso

Indefinidas

- Alopecia difusa no cicatricial
- Úlceras mucosas
- Dermatitis granulomatosa intersticial
- Dermatofibroma eruptivo
- Nódulos reumatoides
- Anetodermia
- Mucinosis papular de Gold

ªEl LE pernítico es considerado también un lupus cutáneo de difícil clasificación.
Lesiones inespecíficas: perniosis y fenómeno de Raynaud, vasculitis y úlceras, livedo reticular y alopecia no cicatricial.
Enfermedades relacionadas: LE ampolloso, mucinosis, anetodermia, dermatosis pustulosa de las flexuras.
LE: lupus eritematoso.

Neonatal

Es la afectación del recién nacido y del lactante por el paso de anticuerpos transplacentarios anti-SSA/anti-Ro de la madre al bebé. Clínicamente, las lesiones son idénticas, pero en este caso presentan predilección por la cara, afectando sobre todo al cuero cabelludo y a la región periorbitaria. Aunque existe fotosensibilidad, las lesiones pueden aparecer sin exposición solar. Al igual que en el adulto, las lesiones se resuelven sin dejar cicatriz ni atrofia, aunque sí pueden dejar discromías e incluso telangiectasias.

Dentro de las principales manifestaciones sistémicas se encuentran el bloqueo cardíaco congénito, la enfermedad hepatobiliar y las citopenias, sobre todo la trombocitopenia.

Lupus eritematoso cutáneo crónico

Lupus eritematoso discoide

Dentro del LE cutáneo crónico, las lesiones más frecuentes son las del LE discoide. Estas se presentan de forma localizada, sobre todo en la cara, el cuero cabelludo y las orejas, aunque también pueden ser más diseminadas y afectar a los miembros superiores e incluso al tronco. Además, se pueden presentar en las mucosas, sobre todo en los labios (**e-Fig. 18-3**) y la mucosa nasal, aunque también se observan en la mucosa conjuntival y en la vaginal.

A pesar de que las lesiones suelen estar influidas por la exposición solar, en algunas lesiones de zonas no fotoexpuestas no hay una asociación clara entre la exposición solar y su aparición.

Las lesiones discoides consisten en placas eritematodescamativas, a veces ulceradas, que pueden dejar cicatrices, atrofia, hipopigmentación en la zona central e hiperpigmentación residual en la periferia.

Los pacientes que presentan lesiones discoides pueden tener artralgias asociadas, aunque con el tiempo solo un 10-20 % de ellos llegan a cumplir los criterios de clasificación para el LES. Existe un riesgo incrementado de presentar LES en aquellos pacientes con LE discoide diseminado.

Paniculitis lúpica

Se trata de lesiones nodulares eritematosas que presentan una distribución característica, afectando principalmente a la cara, el cuero cabelludo (**e-Fig. 18-4**), la parte superior de los brazos, la parte alta del tronco, las mamas, los muslos y las nalgas. Estas lesiones se resuelven dejando cicatriz, atrofia y discromías.

Lupus eritematoso *pernio (lupus sabañón de Hutchinson o* chilblain *lupus)*

Cursa con pápulas eritematosas o purpúricas en los dedos de las manos y los pies (**e-Fig. 18-5**), siendo menos frecuente que afecte a la nariz, los codos y las rodillas. Las lesiones aparecen o se exacerban por el frío, sobre todo en los climas fríos y húmedos. El diagnóstico diferencial se establece con la perniosis y con el síndrome de Aicardi-Goutières.

Lupus eritematoso intermitente o lupus túmido

Se caracteriza por presentar placas eritematoedematosas (semejantes a la urticaria) que no son evanescentes ni tan pruriginosas como la urticaria, pero que afectan a la cara y el tronco, siendo menos frecuentes en las extremidades. No presentan descamación ni taponamiento folicular. Las lesiones se resuelven en semanas sin dejar cicatriz ni discromías. El diagnóstico diferencial principal es el de urticaria-vasculitis. También debe diferenciarse de la erupción lumínica polimorfa, de la mucinosis eritematosa reticular y de los seudolinfomas. Desde el punto de vista histológico, la epidermis no suele estar afectada, aunque sí existe un intenso infiltrado inflamatorio perivascular y perianexial dentro de la dermis, así como depósito de mucina. Algunos autores consideran que la infiltración linfocítica de Jessner y el LE túmido son en realidad la misma entidad.

Dado que en los pacientes con LE túmido la prevalencia de LES es muy baja, se ha cuestionado si realmente se trata de una variante de lupus cutáneo o una entidad independiente.

DIAGNÓSTICO

El diagnóstico de LE cutáneo es inminentemente clínico, aunque se basa en la anamnesis, el examen físico, las pruebas de laboratorio (**Tabla 18-2**) y los hallazgos

Tabla 18-2. Pruebas de laboratorio recomendadas en pacientes con sospecha o diagnóstico de lupus eritematoso

Exámenes de rutina (sospecha de LE)

Hemograma completo

Proteína C reactiva o velocidad de sedimentación globular

Anticuerpos antinucleares (HEp-2)

Enzimas hepáticas (AST, ALT, AP, GGT)

Función renal (urea, creatinina)

Análisis de orina

Exámenes especiales (CLE confirmado)

Anticuerpos específicos (anti-ADNds, anti-Sm, anti-Ro/SS-A, anti-La/SS-B, anti-RNPn)

Complemento sérico (C3, C4)

Anticuerpos antifosfolípidos (anticuerpos anticardiolipina IgG e IgM, anticoagulante lúpico, 2-glicoproteína 1)

Factor reumatoide

Inmunoglobulinas (inmunoelectroforesis)

Tirotropina, tiroxina, anticuerpos antitiroideos

Proteínas en orina de 24 h

Aclaramiento de creatinina

Glucosa-6-fosfato deshidrogenasa

ALT: alanina-aminotransferasa; anti-ADNds: anticuerpos frente al ácido desoxirribonucleico de doble cadena; anti-La/SS-B: anticuerpos frente a la inmunoglobulina de la proteína La de 45KD; anti-RNPn: anti-RNPn: anticuerpos anti ribonucleoproteína nuclear; anti-Ro/SS-A: anticuerpos frente al antígeno A del síndrome de Sjögren; anti-Sm: anticuerpos frente una inmunoglobulina dirigida frente a ribonucleoproteínas nucleares pequeñas; AP: fosfatasa alcalina; AST: aspartato-aminotransferasa; CLE: lupues eritematoso cutáneo; GGT: γ-glutamiltransferasa; HEp-2: human epidermoid cancer cells (cultivo de células neoplásicas utilizadas en investigación científica); IgG: inmunoglobulina G; IgM: inmunoglobulina M; LE: lupus eritematoso.

histopatológicos e inmunohistológicos, todo lo cual permite definir el subtipo clínico.

Las pruebas de laboratorio dependen de si el LE está confirmado o simplemente es una valoración inicial.

HISTOPATOLOGÍA

Dado que los distintos tipos de LE cutáneo comparten los hallazgos histopatológicos —salvo, como se ha puntualizado anteriormente, el LE túmido y la paniculitis lúpica—, es necesario establecer una correcta correlación clinicopatológica. En el estudio histológico, el LE podría clasificarse en reciente (LE cutáneo agudo, LE cutáneo subagudo y LE discoide temprano), completamente desarrollado (LEC discoide) y tardío (LE discoide atrófico-cicatricial).

Las características histológicas del lupus son:

- Atrofia epidérmica y aplanamiento de las crestas epiteliales.
- Degeneración de las vacuolas de la membrana basal.
- Dermatitis de interfase (linfocitos en la unión dermoepidérmica), con engrosamiento de la membrana basal y queratinocitos apoptóticos.
- Infiltrado inflamatorio linfocitario perivascular y perianexial de la dermis superficial y profunda.
- Depósito de mucina de intensidad variable.

En cuanto a las peculiaridades de otros tipos de lupus cutáneos:

- La **paniculitis lúpica** se presenta como una paniculitis linfocítica de predominio lobulillar, con nódulos linfoides paraseptales y necrosis hialina de los adipocitos, presencia de células plasmáticas, además de depósito de mucina en la dermis reticular y ocasionalmente en la hipodermis
- En el **LE túmido** hay un intenso infiltrado linfocitario perivascular en la dermis superficial y profunda, además de abundante depósito de mucina, sin presencia de alteraciones epidérmicas ni dermatitis de interfaz.

Inmunohistopatología

La inmunofluorescencia directa se considera positiva cuando hay depósito de material granular en banda a lo largo de la zona de la membrana basal, generalmente IgM o IgG asociado o no a C3. Es una prueba que puede ayudar al diagnóstico si la histopatología no es concluyente, aunque no es específica. También se observa en otras afecciones dermatológicas, como la dermatomiositis, e incluso en piel normal o fotodañada, principalmente en la cara. La inmunofluorescencia directa suele ser positiva en la piel lesionada en casi el 100 % de los casos de LE cutáneo agudo, el 60 % de LE cutáneo subagudo y en el 90 % de LE cutáneo crónico.

Criterios de lupus eritematoso sistémico

Para el diagnóstico de LES, se han establecido también varios sistemas de clasificación, como el Systemic Lupus International Collaborating Clinics de 2012 y el European League Against Rheumatism/American College of Rheumatology (EULAR/ACR) 2019, con el objetivo de obtener uniformidad diagnóstica en la selección de pacientes para ensayos clínicos. En cuanto a la de 2019, se resume en la **tabla 18-3**.

TRATAMIENTO

El tratamiento del LE implica medidas farmacológicas y no farmacológicas. Elegir la terapia más eficaz para cada caso puede ser un desafío y requiere atención a las manifestaciones clínicas y familiaridad con las terapias disponibles.

Medidas generales

La fotoprotección es un pilar fundamental en el tratamiento del LE, ya que los protectores solares pueden prevenir la aparición de lesiones en estos pacientes, así como el uso de sombreros, gafas de sol y prendas con protección solar.

Se debe fomentar el abandono del hábito tabáquico en cada visita.

La suplementación con vitamina D en pacientes con deficiencia puede ser beneficiosa para el control de la enfermedad, aunque esta afirmación es algo controvertida para algunos autores.

En caso de LE inducido por fármacos, la medicación sospechada debe suspenderse de inmediato.

Tratamiento tópico

Los corticosteroides se consideran la primera línea de tratamiento tópico. Los corticosteroides potentes, como el clobetasol, son más efectivos para controlar la enfermedad que los de baja potencia, aunque es preciso considerar que en la cara en ocasiones provocan una dermatitis perioral. También se pueden utilizar inyecciones intralesionales de acetónido de triamcinolona para lesiones hipertróficas localizadas o para el control de la paniculitis lúpica.

Los inhibidores tópicos de la calcineurina, tanto el tacrólimus al 0,1 % en pomada como el pimecrólimus al 1 % en crema, pueden utilizarse como sustitutos de los corticosteroides en casos que requieran un tratamiento prolongado o con mayor riesgo de efectos secundarios, como lesiones en la cara en los niños. Los efectos secundarios relacionados con el uso de estos medicamentos incluyen sensación de ardor, prurito y eritema en el sitio de la aplicación.

Tabla 18-3. Criterios de clasificación European League Against Rheumatism/American College of Rheumatology (EULAR/ACR) 2019*		
Dominios clínicos		**Puntuación**
Constitucionales	Fiebre inexplicada > 38,5 °C[b]	2
Hematológicos	Leucopenia	3
	Trombocitopenia	4
	Anemia hemolítica	4
Neuropsiquiátricos	Delirio	2
	Psicosis	3
	Convulsiones	5
Mucocutáneos	Alopecia no cicatricial	2
	Úlceras orales	2
	Lupus cutáneo subagudo o lupus eritematoso discoide[c]	4
	Lupus cutáneo agudo[c]	6
Serosos	Efusión pericárdica o pleural	5
	Pericarditis aguda	6
Musculoesqueléticos	Enfermedad articular	6
Renales	Proteinuria > 0,5 μg/día	4
	Biopsia renal con nefritis lúpica clase II o V	8
	Biopsia renal con nefritis lúpica clase III o IV[d]	10
Dominios inmunológicos		**Puntuación**
Anticuerpos antifosfolípidos	Anticardiolipina o anti-β2GP1 o anticoagulante lúpico	2
Proteínas del complemento	Nivel bajo de C3 o C4	3
	Nivel bajo de C3 y C4	4
Anticuerpos específicos de LES	Anti-ADNds o anti-Sm	6

ANA: anticuerpos antinucleares; anti-ADNds: anticuerpos frente al ácido desoxirribonucleico de doble cadena; anti-Sm: anticuerpos frente una inmunoglobulina dirigida frente a ribonucleoproteínas nucleares pequeñas.
* Criterio indispensable: ANA a títulos ≥ 1/80. Criterios aditivos: se requiere al menos un criterio clínico y 10 puntos o mása

Tratamiento sistémico

Los pacientes con lesiones localizadas refractarias al tratamiento tópico o con lesiones diseminadas generalmente requieren tratamiento sistémico.

Antipalúdicos

Los antipalúdicos son la primera línea de tratamiento sistémico.

La hidroxicloroquina es el más utilizado debido a su mejor perfil de seguridad en cuanto a toxicidad ocular en comparación con la cloroquina. La dosis recomendada de hidroxicloroquina es de 5 mg/kg/día (200-400 mg/día) y la de cloroquina, de 3,5 mg/día (125-250 mg/día).

En casos refractarios, se puede añadir quinacrina (mepacrina) a dosis de 50-200 mg/día, que mejora la eficacia sin aumentar el riesgo de retinopatía. En España no se comercializa, por lo que es necesario solicitarla como medicación extranjera.

La retinopatía es el efecto secundario más relevante. Los pacientes deben ser evaluados al inicio y, si no tienen factores de riesgo adicionales, anualmente después del quinto año de uso. Se recomienda especial seguimiento en pacientes con insuficiencia renal, en uso concomitante de tamoxifeno o con antecedentes de maculopatía retiniana.

Otros efectos secundarios son molestias gastrointestinales, discromías, mareos, cefalea, ototoxicidad y neuropatía periférica.

Se sabe que los pacientes fumadores tienen peor respuesta a los antipalúdicos, por lo que se debe hacer hincapié en la deshabituación tabáquica.

Metotrexato

El metotrexato es la primera opción entre los medicamentos de segunda línea.

En dermatología se suele usar a dosis de entre 7,5 y 15 mg por semana, por vía oral o subcutánea. Se añade al día siguiente 5 mg de ácido fólico para reducir los efectos adversos, sobre todo los gastrointestinales.

Los efectos secundarios incluyen náuseas, vómitos, dolor abdominal, hepatotoxicidad, ulceración de la mucosa y supresión de la médula ósea.

Debe evitarse el metotrexato en pacientes alcohólicos, aquellos que toman simultáneamente fármacos hepatotóxicos, con esteatosis hepática grave, insuficiencia renal o enfermedad hepática subyacente, incluyendo hepatitis viral, enfermedades que deben ser investigadas antes de iniciar la administración de este fármaco.

Es importante recordar que el metotrexato es teratogénico y se debe recomendar un método anticonceptivo adecuado.

Retinoides sistémicos

Son útiles sobre todo en el LE discoide verrucoso o hipertrófico.

La dosis de acitretina e isotretinoína es de 0,2-1 mg/kg/día. La respuesta suele ser rápida y se produce en un plazo de 2-6 semanas. Los pacientes que usan retinoides deben ser controlados regularmente para detectar el riesgo de hepatotoxicidad y el aumento de los niveles séricos de triglicéridos. Otros efectos secundarios son xerosis mucocutánea y fotosensibilidad.

Debido al riesgo de teratogenia, las mujeres en edad fértil deben recibir métodos anticonceptivos adecuados durante y después de finalizar el tratamiento (isotretinoína, hasta 1 mes, y acitretina, hasta 2-3 años).

Dapsona

Puede usarse sola o en combinación con antipalúdicos, a dosis de 50-200 mg al día. En España no se comercializa, por lo que es necesario solicitarla como medicación extranjera. Se considera el tratamiento de primera elección del LE ampolloso y otras manifestaciones neutrofílicas de LE.

Antes de empezar es obligatorio evaluar la función de la enzima glucosa-6-fosfato-deshidrogenasa (G6PDH). Los efectos secundarios pueden ser graves, desde un síndrome de DRESS hasta agranulocitosis, siendo fundamental evaluar la hemólisis incluso en pacientes con la enzima G6PDH normal. Puede utilizarse durante el embarazo y la lactancia.

Talidomida o lenalidomida

La talidomida es un fármaco que se utiliza como terapia de rescate en casos graves y refractarios. Debido a que presenta un elevado riesgo de efectos adversos, sobre todo de polineuropatía y de tromboembolismo, y una alta tasa de recidiva tras su suspensión, cada vez se utiliza menos. Dada la repercusión mediática que ha tenido este fármaco en cuanto a la teratogenia, uno de los efectos secundarios más temidos, su uso en mujeres en edad fértil debe ser una excepción. El ácido acetilsalicílico, en dosis bajas, se asocia a la talidomida o lenalidomida en pacientes con alto riesgo cardiovascular o presencia de anticuerpos antifosfolípidos.

Corticosteroides sistémicos

Los corticosteroides sistémicos se pueden utilizar al inicio del tratamiento de las formas agresivas y diseminadas de lupus eritematoso cutáneo (CLE), hasta que otros medicamentos inicien su acción terapéutica. Deben reducirse y suspenderse lo antes posible. La dosis habitual es de 0,5-1 mg/kg/día. Las últimas recomendaciones de EULAR instan a utilizar los corticosteroides sistémicos cuando sea necesario. Si bien aconsejan disminuir la dosis a una dosis de mantenimiento de 5 mg o menos al día y cuando sea posible suspenderlos.

Terapias biológicas

Las principales dianas terapéuticas son las vías de activación de células B, células T, citocinas proinflamatorias, sus receptores y las vías de señalización intracelular:

- Belimumab es un anticuerpo monoclonal de inmunoglobulina humana G1k que se une al BLyS soluble, evitando así la unión a sus receptores en las células B. Como resultado, belimumab inhibe la supervivencia de las células B, incluidas las células B autorreactivas, y reduce la diferenciación de las células B en células plasmáticas productoras de Ig. Está indicado en el tratamiento del LES con claros signos de actividad, con anticuerpos anti-ADN de doble cadena positivo y consumo de complemento.
- Rituximab, un anticuerpo monoclonal anti-CD20, ha mostrado eficacia en pacientes con LE cutáneo refractarios a tratamientos habituales.
- Anifrolumab es un anticuerpo monoclonal humano de tipo IgG1κ que se une a la subunidad 1 del receptor del interferón de tipo I con gran especificidad y afinidad, inhibiendo su señalización. La inhibición del interferón de tipo I bloquea la diferenciación de las células plasmáticas y normaliza los subgrupos de linfocitos T periféricos, restableciendo el equilibrio entre la inmunidad adaptativa e innata que está alterado en el LES. Está recientemente aprobado su uso intravenoso para el lupus sistémico, con muy buena respuesta a nivel cutáneo. Se están llevando a cabo ensayos clínicos para evaluar su eficacia en lupus cutáneo.
- Inhibidores de la cinasa de Jano/transductores de la señal y activadores de la transcripción, como baricitinib y ruxolitinib, están en ensayos clínicos, aunque algunos de ellos han finalizado, sin mostrar resultados favorables.

En la tabla 18-4 se resumen las diferencias entre belimumab y anifrolumab.

Tabla 18-4. Diferencias entre anifrolumab y belimumab

	Anifrolumab	Belimumab
Clase	IgG1κ	IgG1κ
Diana	Receptor de interferón tipo 1	BAFF
Vías de administración	i.v.	i.v., s.c.
Posología	300 mg/4 semanas	10 mg/kg días 0, 14 y 28; posteriormente, cada 4 semanas (i.v.) 200 mg/semana (s.c.)
Indicaciones según ficha técnica	Tratamiento de LES con autoanticuerpos positivos, activo de moderado a grave en pacientes adultos, en combinación con el tratamiento estándar	Tratamiento adyuvante en pacientes de 5 años y mayores con LES activo, con autoanticuerpos positivos, con un alto grado de actividad de la enfermedad (p. ej., anti-ADNds positivo y bajo nivel de complemento) a pesar del tratamiento estándar. Tratamiento de pacientes adultos con nefritis lúpica activa en combinación con terapias inmunosupresoras de base

anti-ADNds: anticuerpos frente una inmunoglobulina dirigida frente a ribonucleoproteínas nucleares pequeñas; BAFF: factor activador de células B.; IgG1κ: inmunoglobulina G 1κ; LES: lupus eritematoso sistémico.

BIBLIOGRAFÍA

Arias Santiago S, Salvador Rodríguez L, Aceituno Madera P, et al. Manual de dermatología para residentes. Editorial Glosa. Barcelona. 2019;264-77.

Bolognia J, Schaffer JV, Cerroni L. Dermatology. Philadelphia: Elsevier; 2018; p. 662-80.

Fanouriakis A, Kostopoulou M, Andersen J, et al. EULAR recommendations for the management of systemic lupus erythematosus: 2023 update. Ann Rheum Dis. 2024;83(1):15-29.

Primer informe Innovatser sobre anifrolumab en LES. Sociedad Española de Reumatología; 2022 [consulta el 15 de juliio de 2023]. Disponible en: https://www.ser.es/disponible-el-primer-informe-innovatser-sobre-anifrolumab-en-les/

Serra-García L, Barba PJ, Morgado-Carrasco D. RF-2019 Classification Criteria for Systemic Lupus Erythematosus. Actas Dermosifiliogr. 2022;113(3):310-2.

Vale ECSD, Garcia LC. Cutaneous lupus erythematosus: a review of etiopathogenic, clinical, diagnostic and therapeutic aspects. An Bras Dermatol. 2023;98(3):355-72.

Dermatomiositis y esclerodermia

19

M. Castellanos González y C. Gutiérrez Collar

DERMATOMIOSITIS

> **PUNTOS CLAVE**
>
> - Ante un paciente con coloración violácea en los párpados y eritema fotodis-tribuido, hay que pensar siempre en una dermatomiositis.
> - En los pacientes con dermatomiositis es muy importante descartar la afec-tación pulmonar. Es recomendable siempre realizar pruebas de imagen.
> - Actualmente, un paciente con dermatomiositis tendrá una clínica y un pro-nóstico diferentes en función del anticuerpo presente.

Introducción

La dermatomiositis es una enfermedad autoinmunitaria, perteneciente al grupo de dermopatías inflamatorias idiopáticas. Cursa con afectación cutánea, muscular y/o pulmonar, principalmente.

Clasificación

En la **tabla 19-1** se muestran los subtipos de dermatomiositis.

Clínica

Manifestaciones cutáneas

Las principales manifestaciones de la enfermedad son (**e-Fig. 19-1**):

- **Patognomónicas.** Pápulas de Gottron: pápulas eritematosas o violáceas, simé-tricas, localizadas en el dorso de las articulaciones metacarpofalángicas e interfalángicas. Pueden descamar y ulcerarse.
- **Muy característica.** Eritema «en heliotropo»: coloración eritematoviolácea de los párpados o la región periorbitaria. Puede asociar edema y descamación.

Tabla 19-1. Subtipos de dermatomiositis	
Tipos de dermatomiositis	**Características**
Adulto	Inicio en la edad adulta
Juvenil	Inicio antes de los 18 años
Asociada a neoplasia	Se asocia a cáncer en el 15-25 %: ovario > pulmón > mama > colorrectal > estómago > páncreas, entre otros. Puede preceder, ser concomitante o aparecer después del cáncer. Su evolución es independiente del tumor, aunque se han descrito casos de diagnóstico de recaída gracias al empeoramiento cutáneo. *Ver esquema para el cribado. Realizar siempre hasta 3 años después del diagnóstico*
Asociada a conectivopatía	Lupus eritematoso sistémico, Ssc. anticuerpos *overlap*
Amiopática	Sin clínica de afectación muscular ni datos analíticos o de imagen de afectación muscular. Para poder denominarla así hay que demostrar la ausencia de hallazgos durante al menos 2 años. Tienen algo menor de riesgo de malignidad

En ocasiones, se extiende a las mejillas y simula un lupus eritematoso, pero normalmente no respeta los surcos nasogenianos, como sí lo hace el lupus.

- **Características:**
  - Eritema fotodistribuido.
  - Poiquilodermia.
  - Erupción «en capelina, «signo de la V del escote» y «signo de las pistoleras»: eritema violáceo pruriginoso en la zona superior de la espalda, el escote o la cara lateral de los muslos y las caderas, respectivamente.
  - Signo de Gottron: pápulas eritematovioláceas similares a las del dorso de las manos, pero en la superficie extensora de los miembros (sobre todo en codos, rodillas o tobillos).
  - Afectación periungueal: eritema, hiperqueratosis de la cutícula y hemorragias (se ven vasos dilatados en la zona del pliegue ungueal proximal con dermatoscopia y suele indicar actividad de la enfermedad).
  - «Manos de mecánico»: hiperqueratosis, fisuras e hiperpigmentación en las palmas y las caras laterales de los dedos. Ante este signo: descartar un síndrome antisintetasa. Las «manos de mecánico» a día de hoy se consideran marcador de miositis en general, no solo de dermatomiositis. Las lesiones similares en las caras laterales de los pies se conocen como «pies de excursionista».
- **Otras manifestaciones.** Calcinosis *cutis*, lipodistrofia, lesiones ulcerosas, eritrodermia, paniculitis, hiperqueratosis folicular intensa, mucinosis folicular, malacoplaquia, erupciones flageladas, urticaria, vasculitis leucocitoclástica,

cuadros que se asemejan a pitiriasis *rubra pilaris*, ampollas. Placas eritemato-descamativas en el cuero cabelludo indistinguibles de psoriasis o dermatitis seborreica. Telangiectasias gingivales. Eritema en lúnula. Dermatomiosis tipo Wong (hiperqueratosis folicular).

Las alteraciones periungueales indican actividad de la enfermedad, pero no el signo de Gottron o el eritema «en heliotropo».

Manifestaciones musculoesqueléticas

Es típica la **afectación de la musculatura escapular y pélvica**, con debilidad bilateral y simétrica de los músculos de los hombros, cadera y muslos, que implica incapacidad para subir escaleras adecuadamente, levantarse de la silla, abrocharse el delantal o levantar los brazos por encima de la cabeza (con dificultad para peinarse, por ejemplo). Los pacientes pueden referir mialgias y empastamiento, pero lo que predomina es la debilidad. La atrofia muscular es rara, aunque puede ocurrir en estadios avanzados.

Menos frecuente es la afectación de la **musculatura faríngea** (disfagia), **laríngea** (disfonía) u **ocular** (estrabismo).

Manifestaciones sistémicas

A continuación se describen las principales:

- **Pulmonares (5-60 %).** Neumonitis intersticial: tos y disnea. Algunos pacientes son asintomáticos y solo se detecta al realizar pruebas de función respiratoria y pruebas de imagen. Fibrosis pulmonar. Hipoventilación por debilidad muscular.
- **Síndrome antisintetasa:** afectación pulmonar + artralgias o artritis + fenómeno de Raynaud + «manos de mecánico» + anticuerpos antisintetasa, sobre todo anti-Jo-1.
- **Digestivas.** Disfagia (es frecuente, ya que la presentan hasta un 30-40 % de los pacientes). Reflujo gastroesofágico, divertículos esofágicos y colónicos. En niños puede ocurrir perforación gástrica por vasculitis.
- **Articulares.** Artralgias y artritis no erosivas de pequeñas articulaciones (manos, muñecas y tobillos, principalmente).
- **Cardíacas.** Normalmente son asintomáticas, pero si se piden pruebas la prevalencia alcanza hasta un 50 %. Arritmias (lo más frecuente), pericarditis, mio cardiopatía restrictiva, enfermedad valvular.

Diagnóstico

Tradicionalmente, el diagnóstico se realizaba con los criterios propuestos por Bohan y Peter en 1975.

En 2017 se establecieron unos nuevos criterios para la clasificación y diagnóstico de las miopatías inflamatorias idiopáticas (European League Against

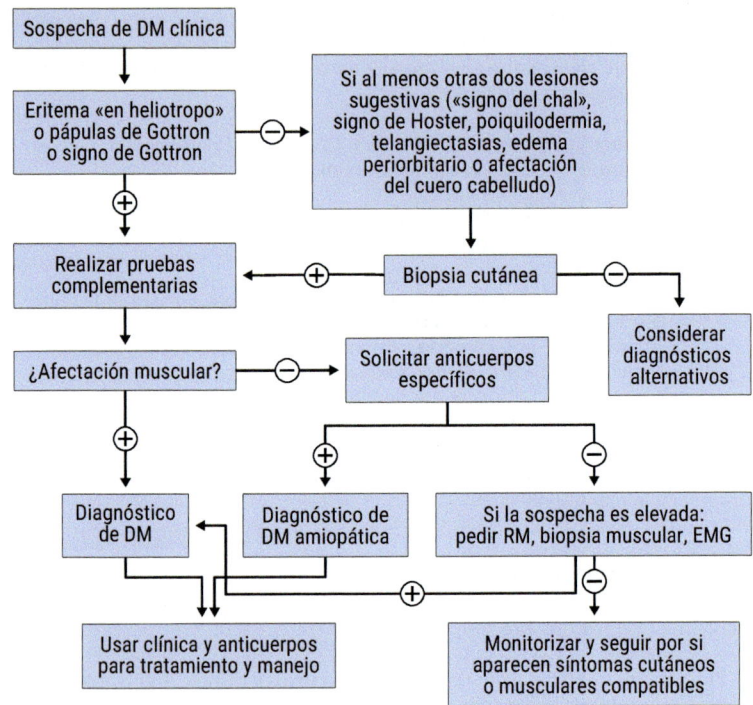

Figura 19-2. Algoritmo diagnóstico de dermatomiositis propuesto por Waldman *et al.* DM: dermatomiositis; EMG: electromiografía; RM: resonancia magnética.

Rheumatism/American College of Rheumatology). Sin embargo, la sensibilidad de estas guías es baja para el diagnóstico de la dermatomiositis amiopática y, además, el único anticuerpo específico incluido es el anti-Jo-1, porque el resto de los anticuerpos no estaban ampliamente disponibles en el momento en el que se elaboraron las guías. Por este motivo, a pesar de que no está validada, existe una propuesta realizada por Waldman *et al.* muy interesante, porque incluye los anticuerpos en el algoritmo (**Fig. 19-2**).

Hallazgos en pruebas complementarias

Se describen a continuación los hallazgos más relevantes:

- **Hemograma, bioquímica y orina.** Puede haber elevación de enzimas hepáticas, lactato-deshidrogenasa. La velocidad de sedimentación globular suele estar moderadamente elevada incluso en pacientes con mucha actividad.

- **Enzimas musculares.** Elevación de creatina-cinasa y aldolasa.
- **Biopsia cutánea.** Hallazgos no específicos. Atrofia moderada en la epidermis con cambios vacuolares en la lámina basal. Infiltrado perivascular linfocitario en la dermis. Puede haber mucina en la dermis.
- **Autoinmunidad.** Puede haber anticuerpos antinucleares positivos (60-80 %) y factor reumatoideo positivo (no guarda relación con la enfermedad).
  - **Específicos** (son muy específicos de la miositis autoinmune):
    - **Anticuerpos antisintetasa** (el más conocido **anti-Jo-1** [25 %], Zo, OJ, PL12, PL7, Ha, etc.). Artritis, miositis, fenómeno de Raynaud, enfermedad pulmonar intersticial, «mano de mecánico» (síndrome antisintetasa). Suelen ser pacientes con peor respuesta al tratamiento, sobre todo condicionado por su afectación pulmonar frecuente.
    - **Mi-2** (15 %). Cuadros típicos, clásicos, de dermatomiositis. Poco sensible, muy específico. Normalmente se encuentran en la dermatomiositis de inicio brusco. Afectación cutánea clásica: eritema en chal, pápulas de Gottron o eritema «en heliotropo». Responden normalmente bien al tratamiento. Buen pronóstico a largo plazo. Menor asociación a cáncer (< 5 %). Pulmón generalmente respetado.
    - **Anti-SRP** (5 %). Cuadros **muy bruscos, afectación cardíaca**, disfagia. Suele indicar afectación muscular muy intensa y de difícil control (se consideran específicos de la miositis), con niveles de creatina-cinasa muy elevados.
    - **Anti-TIF1γ.** Se observan en un 15-20 % de los adultos con dermatomiositis. Miositis, ausencia de neumopatía. Se asocian a mayor riesgo de cáncer en adultos (> 50 %), pero no en la dermatomiositis juvenil, y a afectación cutánea y sistémica más grave; cuadros más extensos. Se han descrito algunas manifestaciones cutáneas específicas, como placa en paladar eritematosa, signo de Gottron invertido, placas psoriasiformes, pápulas de Gottron hiperqueratósicas y máculas hipopigmentadas con máculas eritematosas foliculares en la frente.
    - **Anti-MDA-5.** Muy específicos de la dermatomiositis amiopática o con mínima afectación muscular (pero también pueden verse en la dermatomiositis clásica). Están estrechamente asociados con enfermedad intersticial pulmonar rápidamente progresiva y lesiones cutáneas graves, con dolor, ulceraciones y/o artritis. Se han descrito algunas manifestaciones cutáneas asociadas con la presencia de este anticuerpo, entre las que destacan: la ulceración cutánea, oral y las pápulas palmares (frecuentemente dolorosas). Los títulos del anti-MDA-5 y los niveles de ferritina se correlacionan con la actividad de la enfermedad. Parece estar relacionado con riesgo bajo de cáncer.
    - **Anti-NXP-2** (25 % de las dermatomiositis). Frecuente en la dermatomiositis en la juventud, manifestaciones cutáneas extensas (incluyendo calcinosis) y contracturas musculares. Se asocia con neoplasias en adultos, especialmente en hombres y con calcinosis.
    - **Anti-SAE** (8 % de las dermatomiositis en adultos). Manifestaciones cutáneas graves, disfagia y afectación sistémica. Pronóstico favorable.
    - **Anti-HMGCR.** Marcador de miopatía necrosante, a menudo inducida —pero no siempre— por estatinas. Son típicos la debilidad muscular proximal, una marcada elevación de la creatina-cinasa, datos de miopatía

en el electromiograma y respuesta favorable al tratamiento. Es característica la degeneración de fibras musculares en la biopsia muscular.
- **Asociados.** Son típicos de síndrome de *overlap*, es decir, cuando la polimiositis (PM) o la dermatomiositis ocurren en el contexto de otras enfermedades autoinmunes: anti-Ro y anti-La (solapamiento con lupus eritematoso sistémico, síndrome de Sjögren, esclerodermia), PM/scl (solapamiento con esclerodermia, frecuente presencia de fenómeno de Raynaud, artritis, enfermedad pulmonar intersticial, miositis y «manos de mecánico»). Anti-Ku (también se considera marcador de PDM/SSc, afectación muscular leve que responde bien a corticosteroides, pero la pulmonar suele ser refractaria al tratamiento) y U1-RNP (solapamiento con otras conectivopatías: EMTC, PDM/lupus eritematoso sistémico y asociados con anti-Jo-1. Típico en este *overlap*: miositis, artritis erosiva, alopecia, enfermedad pulmonar intersticial, úlceras orales. Es muy rara la afectación renal).

Tratamiento y manejo

> **!** En el adulto, hay que descartar siempre neoplasia hasta 3 años después del diagnóstico; se debe repetir el cribado una vez al año durante 3 años.

- Realizar una anamnesis y examen físico completo, y:
  - En varones:
    - Antígeno prostático específico.
    - Tomografía computarizada toracoabdominopélvica.
    - Análisis de sangre y orina.
    - Prueba de sangre oculta en heces.
  - En mujeres:
    - Tomografía computarizada toracoabdominopélvica.
    - Análisis de sangre y orina.
    - Prueba de sangre oculta en heces.
    - CA 125.
    - Mamografía y ecografía transvaginal.
- En ambos casos, solicitar una colonoscopia si hay anemia ferropénica, síntomas favorables o la prueba de sangre oculta en heces es positiva. Si la colonoscopia es negativa, pero hay cualquiera de las tres entidades citadas, se debe hacer una gastroscopia.

Normas generales de tratamiento

Las principales son: protección solar, fisioterapia, ejercicio físico activo, vacunas según el calendario vacunal previamente al inicio de la terapia inmunosupresora, protección de la osteoporosis con calcio y vitamina D. Hay que valorar el tratamiento del prurito inicialmente con antihistamínicos, gabapentina o mirtazapina. Se aconseja profilaxis de la infección por *Pneumocystis jirovecii* en pacientes con linfopenia, corticoterapia con dosis iguales o superiores a 20 mg de prednisona al día o asociados a inmunosupresores.

Tratamientos sistémicos

El tratamiento sobre todo dependerá del tipo de lesión: si es o no vasculítica, del grado de afectación muscular, de la presencia de síntomas sistémicos, del tipo de anticuerpos presentes y de la edad del paciente, y se mantendrá en función de la respuesta. Se puede plantear suspender el tratamiento si se observa un buen control de la enfermedad, pero con cuidado. Aproximadamente, la mitad de los pacientes van a necesitar tratamiento a largo plazo.

A continuación se exponen los puntos clave del tratamiento cutáneo:

- **Manifestaciones leves. Corticosteroides tópicos/inhibidores de calcineurina:** son la primera línea de tratamiento para las manifestaciones cutáneas.
- **Manifestaciones graves o sistémicas.** El **tratamiento sistémico** consistirá en:
  - **Corticosteroides orales. Primera elección.** Son el *gold standard*. Constituyen la terapia de inicio siempre. En general, se recomienda asociar desde el principio ahorradores de corticosteroides. Pueden darse a dosis de 1 mg/kg (máximo: 80 mg/día) durante 4-6 semanas descendiendo posteriormente o pulsos de metilprednisolona por vía intravenosa 1.000 mg durante 3 días consecutivos en pacientes con debut grave.
  - **Hidroxicloroquina/cloroquina.** Aunque tradicionalmente se han considerado de primera línea, son controvertidas, ya que en algunos casos pueden provocar brotes de lesiones cutáneas. Normalmente, se considera un tratamiento adyuvante cuando la enfermedad no está controlada con otros tratamientos sistémicos.
  - **Micofenolato de mofetilo o metotrexato.** Ambos se consideran de primera línea para manifestaciones cutáneas, aunque a veces se requieren dosis elevadas (3 g de micofenolato de mofetilo y 25 mg semanales de metotrexato). Metotrexato se considera eficaz para la piel, las articulaciones y las mialgias. En el caso de que haya afectación pulmonar, se prefiere micofenolato de mofetilo, que también es eficaz para manifestaciones musculoesqueléticas.
  - **Rituximab.** Se considera de segunda línea cuando han fallado los anteriores, aunque en pacientes con lesiones vasculopáticas, calcinosis, adultos con anti-MDA-5 pueden considerarse como primera línea.
  - **Inmunoglobulinas intravenosas.** A dosis de 1 g/kg/día 2 días al mes durante 3-6 meses o bien 400 mg/kg/día durante 5 días se consideran muy eficaces para manifestaciones cutáneas, y están indicadas si la afectación muscular es grave. También se pueden tener en cuenta para la afectación pulmonar.
  - **Otros tratamientos. Azatioprina** (es preferible al metotrexato en aquellos pacientes con patología pulmonar intersticial, hepática), **Inhibidores de la cinasa de Jano** (muy prometedores; son útiles en formas refractarias, ahorran corticosteroides, pueden usarse en monoterapia y su posología es cómoda; además de ser eficaces para la piel, han demostrado eficacia también para disminuir el prurito, las vasculopatías y la paniculitis), **leflunomida, sulfona y apremilast**.

> Los corticosteroides tópicos y sistémicos siguen siendo la primera línea de tratamiento, pero se recomienda empezar desde el principio con otros inmunosupresores ahorradores de corticosteroides.

Pronóstico

Lo marca la edad, la asociación con neoplasia, la presencia de enfermedad pulmonar intersticial, enfermedad cardíaca y esofágica. El mejor pronóstico corresponde a las formas juveniles.

ESCLERODERMIA

 PUNTOS CLAVE

- Trastorno autoinmune poco frecuente, de etiología desconocida y con elevada mortalidad.
- Suele estar precedido por el fenómeno de Raynaud, y pueden producirse úlceras digitales.
- Posibilidad de afectación de órganos internos, siendo la más grave la pulmonar.
- No existe tratamiento eficaz para la esclerosis cutánea; el tratamiento se centra en las manifestaciones de órganos internos.

Introducción

La esclerodermia es un trastorno autoinmunitario del tejido conjuntivo de etiología desconocida que afecta a la piel, los vasos sanguíneos y los órganos internos. Se caracteriza por un engrosamiento y endurecimiento de la piel. Es la enfermedad reumatológica con la mortalidad más alta.

Se distinguen varias formas clínicas en función de la extensión cutánea y su asociación a síntomas sistémicos:

- Esclerosis sistémica:
  - Esclerosis sistémica cutánea difusa.
  - Esclerosis sistémica cutánea limitada.
- Esclerosis localizada (morfea).

En este capítulo se estudia la esclerosis sistémica, puesto que la localizada se aborda en el **capítulo 20**.

Epidemiología

La esclerosis sistémica es una enfermedad poco frecuente. Su prevalencia varía entre las etnias, géneros y áreas geográficas. Es más habitual en mujeres que en hombres (ratio 4,6:1). Puede ocurrir a cualquier edad, pero es raro que se produzca en la infancia o en la vejez; el pico de prevalencia se sitúa en torno a los 30-50 años.

Etiopatogenia

Se describen tres mecanismos primarios que contribuyen al desarrollo de la esclerodermia: anomalías vasculares, exceso de fibrosis y autoinmunidad.

Las interacciones anómalas entre células endoteliales, fibroblastos y linfocitos (tanto B como T) generan una alteración en la microcirculación. Las células endoteliales producen gran cantidad de endotelina 1, causando vasoconstricción y activación de los fibroblastos. Además, los fibroblastos y las células endoteliales activadas producen especies reactivas de oxígeno que aceleran el remodelado vascular, que acaba provocando la obliteración de los pequeños vasos. Los fibroblastos activados se pueden diferenciar fácilmente en miofibroblastos, que tienen incrementada la capacidad para sintetizar colágeno.

Manifestaciones clínicas

Fenómeno de Raynaud

El fenómeno de Raynaud se produce por el vasoespasmo de las arterias distales tras la exposición al frío o a cambios de temperatura. Ocurre en el 95 % de los pacientes con esclerodermia. En algunas ocasiones precede en años al resto de los síntomas.

Cursa en tres fases: palidez con anestesia limitada a varios dedos, posteriormente cianosis y parestesia, y finalmente eritema y dolor.

Se pueden producir trastornos tróficos que conduzcan a úlceras digitales como principal complicación (un 50 % de los pacientes con esclerodermia van a sufrir como mínimo un episodio de úlceras digitales).

Asocia alteraciones en la capilaroscopia.

Manifestaciones cutáneas

En la **e-figura 19-3** se muestran algunas de las manifestaciones cutáneas de la esclerosis sistémica.

Muchos pacientes comienzan con una fase **edematosa** precoz, que a menudo cursa con edema con fóvea de los dedos. Posteriormente, la piel se vuelve más dura y desarrolla un aspecto tirante y brillante (fase indurada). Finalmente, se produce una disminución gradual del grosor de la piel (fase atrófica tardía).

Los dedos pueden desarrollar **contracturas** en flexión y úlceras, mientras que la afectación facial produce una nariz en forma de pico, microstomía y un aspecto más juvenil.

Es frecuente observar una **despigmentación** en las zonas de esclerosis. En algunos casos, la despigmentación respeta la piel perifolicular, produciendo el **«signo de sal y pimienta»**. Además, a veces se produce hiperpigmentación difusa, sobre todo en superficies expuestas al sol y a la presión.

Son bastante frecuentes la aparición de **telangiectasias**, sobre todo en la cara, los labios y las palmas de las manos.

Tabla 19-2. Subtipos clínicos principales de esclerosis sistémica*

Esclerosis sistémica cutánea limitada (45,5 %)	Esclerosis sistémica cutánea difusa (32,7 %)
Afectación cutánea distal a codos y rodillas y afectación facial	Afectación cutánea rápidamente progresiva proximal a codos y rodillas, con afectación de cara y tronco
Síndrome CREST (calcinosis, fenómeno de Raynaud, disfunción esofágica, esclerodactilia y telangiectasias)	
El fenómeno de Raynaud precede a la fibrosis	Fenómeno de Raynaud simultáneo a la fibrosis
Capilaroscopia: dilatación más que pérdida	Capilaroscopia: pérdida más que dilatación
Afectación sistémica poco frecuente y tardía	Afectación sistémica más frecuente y precoz
Hipertensión pulmonar	Más riesgo de neumopatía intersticial, gastrointestinal, cardíaca, renal y neoplasias
Afectación gastrointestinal y cirrosis biliar primaria	Asociación con anti Scl-70 (30 %) y anti-ARN polimerasa III
Asociación con anticentrómero (70-80 %)	Peor pronóstico

*No se incluyen en la tabla los síndromes *overlap* (10,9 %) o la esclerosis sistémica sin esclerodermia (1,5 %).

La **calcinosis cutánea** aparece con mayor frecuencia en las extremidades, sobre todo en articulaciones y zonas distales.

Es común la **pérdida de anejos** en la piel indurada; por ello, se produce un menor crecimiento del pelo en las zonas afectas y una disminución de la sudoración, lo que genera una piel seca con intenso prurito.

Por último, son habituales las **úlceras cutáneas**, tanto en las puntas de los dedos (por isquemia distal) como en las articulaciones interfalángicas (por microtraumatismos). Estas úlceras pueden causar osteomielitis e incluso amputación.

Se distinguen varios subtipos clínicos, como se muestra en la **tabla 19-2**.

Manifestaciones extracutáneas

Destacan las siguientes:

- **Pulmonares.** Constituyen la principal causa de muerte. Dos principales afectaciones:
  - Hipertensión arterial pulmonar: ocurre en el 13 % de los casos, fundamentalmente en la forma limitada.
  - Enfermedad pulmonar intersticial: ocurre en el 90 %; es más frecuente en la forma difusa.

- **Gastrointestinales.** Ocurren en el 75-90 % de los pacientes. Se trata de alteraciones que afectan a todo el tracto digestivo: reflujo gastroesofágico, alteraciones de la motilidad, gastroparesia, sobrecrecimiento bacteriano, malabsorción, seudoobstrucción, incontinencia fecal, etc.
- **Cardíacas.** Son bastante comunes, pero solo un 15 % de los casos son sintomáticos y tienen alta mortalidad. Fundamentalmente, se producen enfermedad del miocardio, pericardio, trastornos en el sistema de conducción y arritmias.
- **Renales.** La complicación más grave es la crisis renal esclerodérmica, que se caracteriza por hipertensión súbita y fallo renal agudo oligoanúrico/anúrico. Es más común en la forma difusa que tiene anticuerpos anti-ARN polimerasa III. Gracias a los inhibidores de la enzima convertidora de angiotensina ya no es la complicación más mortal.
- **Musculoesqueléticas.** Afectación articular, tendinosa y muscular. Se producen trastornos funcionales por contracciones en flexión y por calcinosis.
- **Otras.** Como neuropatías, trastornos genitales, asociación a neoplasia de pulmón, esófago, mama, hematológicas.

> **!** La principal causa de muerte en los pacientes con esclerosis sistémica es la afectación pulmonar.

Histología

Las zonas de induración cutánea se caracterizan por la presencia de colágeno compacto o hialinizado, depósito excesivo de colágeno, atrofia de los anejos, pérdida de grasa subcutánea y un infiltrado linfocítico escaso en la dermis y el tejido subcutáneo.

En los estadios finales, las zonas de esclerosis pueden no diferenciarse histológicamente de otros trastornos que se caracterizan por el depósito de colágeno.

Autoanticuerpos y criterios diagnósticos de la esclerosis sistémica

Se pueden consultar en las **tablas 19-3** y **19-4**.

Diagnóstico diferencial

Debe realizarse con trastornos que cursen con induración cutánea: morfea generalizada, fascitis eosinofílica, escleredema, escleromixedema, fibrosis sistémica nefrógena, enfermedad del injerto contra el huésped crónica, porfiria cutánea tarda, amiloidosis, síndrome POEMS (polineuropatía, visceromegalia, endocrinopatía, proteína M y alteraciones cutáneas), síndromes de superposición, etc. Además, debe realizarse un diagnóstico diferencial con el fenómeno de Raynaud, el cual no es exclusivo de la esclerosis sistémica y puede observarse de forma aislada (mujeres jóvenes, capilaroscopia normal) o bien secundario a otras conectivopatías, trastornos hematooncológicos, alteraciones

Tabla 19-3. Autoanticuerpos asociados a la esclerosis sistémica y su correlación clínica

Autoanticuerpo	Subtipo cutáneo	Correlación clínica
Anticentrómero	ESCL	Hipertensión arterial pulmonar
Anti-Scl 70	ESCD	Enfermedad pulmonar intersticial
Anti-ARN polimerasa III	ESCD	Crisis renal y malignidad
Anti-U1 ribonucleoproteína	ESCL	Enfermedad mixta del tejido conjuntivo
Anti-U3 ribonucleoproteína	ESCD	Hipertensión arterial pulmonar y miositis
Anti-Pm-Scl	ESCL	Miositis
Anti-Th/To	ESCL	Enfermedad pulmonar intersticial e hipertensión arterial pulmonar

ESCD: esclerosis sistémica cutánea difusa; ESCL: esclerosis sistémica cutánea limitada.

vasculares, neurológicas, endocrinas, así como sustancias químicas o factores ambientales.

> **!** No todo trastorno que cursa con induración cutánea es una esclerodermia, ni todo fenómeno de Raynaud lleva asociada una causa secundaria.

Evaluación en el paciente con esclerosis sistémica

Cuando se sospecha una esclerosis sistémica, es básico confirmar el diagnóstico, así como buscar complicaciones. Por ello, para confirmar el diagnóstico se deben realizar:

- Capilaroscopia.
- Analítica completa con autoinmunidad.
- Ecocardiograma transtorácico.
- Tomografía computarizada de alta resolución pulmonar.
- Espirometría y prueba de difusión del monóxido de carbono.
- Radiografía de la mano.
- Manometría esofágica.

Tras llegar al diagnóstico, se recomienda realizar periódicamente distintas pruebas complementarias durante el seguimiento con el fin de identificar de forma temprana posibles complicaciones:

Tabla 19-4. Criterios diagnósticos de esclerosis sistémica de la European League Against Rheumatism/American College of Rheumatology de 2013*

Elemento	Subelemento	Puntos
Engrosamiento de la piel de los dedos de ambas manos que se extiende hasta la zona proximal a las articulaciones metacarpofalángicas		9
Engrosamiento de la piel de los dedos	Hinchazón de dedos	2
	Esclerodactilia	4
Lesiones en los dedos a partir de IFP	Úlceras	2
	Cicatrices deprimidas	3
Telangiectasias en zonas típicas		2
Alteraciones capilaroscópicas típicas (pérdida y dilatación)		2
Hipertensión arterial pulmonar y/o neumopatía intersticial		2
Fenómeno de Raynaud		3
Autoanticuerpos característicos		3

IFP: articulaciones interfalángicas proximales.
*Se considera diagnóstico cuando la suma de los puntos alcanza un valor mayor o igual a 9.

- Electrocardiograma y ecocardiograma.
- Analíticas sanguíneas para valorar: funciones renal y hepática, creatina-cinasa, velocidad de sedimentación globular, propéptido natriurético B, marcadores tumorales, troponinas, etc.
- Analítica de orina y control de la tensión arterial.
- Espirometría y prueba de difusión del monóxido de carbono.
- Manometría y endoscopia esofágica.

Para evaluar la afectación cutánea se utiliza la escala de Rodnan modificada, que divide la superficie cutánea en 17 áreas, cada una de ellas con una puntuación desde 0 (piel normal) hasta 3 (engrosamiento máximo). Este índice ha demostrado una mayor sensibilidad diagnóstica que la biopsia cutánea para el diagnóstico de la enfermedad.

Tratamiento

El objetivo del tratamiento es reducir los síntomas y ralentizar el curso natural de la enfermedad, ya que no existe un tratamiento curativo.

Para reducir la induración cutánea, se emplea fundamentalmente metotrexato o fototerapia, quedando relegados a segunda línea los inmunosupresores clásicos. Se está empezando a emplear con éxito el apremilast. Se deben evitar los corticosteroides a altas dosis por el aumento del riesgo de crisis renal esclerodérmica.

En cuanto al **fenómeno de Raynaud**, hay que evitar los desencadenantes (protección del frío, dejar de fumar, evitar bloqueantes β). Se utilizan los antagonistas del calcio, aunque en casos graves, con trastornos tróficos y úlceras digitales, se puede usar inhibidores de la fosfodiesterasa 5, bosentán o iloprost intravenoso.

Para evitar la **calcinosis** *cutis*, se recomienda evitar roces y traumatismos de la piel, protegiéndola convenientemente. No hay ningún tratamiento eficaz, aunque se están empleando con resultados dispares: tiosulfato (tanto tópico como sistémico), calcioantagonistas, diltiazem, colchicina y bisfosfonatos. En algunos casos se puede realizar cirugía o láser de dióxido de carbono.

El láser también es el tratamiento de elección para las **telangiectasias** cutáneas, junto con la luz pulsada intensa.

En cuanto a la **hipertensión arterial pulmonar**, se usan vasodilatadores (bosentán, inhibidores de la fosfodiesterasa 5, epoprostenol), oxigenoterapia y anticoagulación. Por otra parte, la **enfermedad pulmonar intersticial difusa** se trata con inmunosupresores como ciclofosfamida o micofenolato. Ambos procesos pueden derivar en la necesidad de un trasplante de pulmón.

Los inhibidores de la enzima convertidora de angiotensina son útiles para el tratamiento de la **crisis renal esclerodérmica**, pero no están indicados como prevención. Estos mismos fármacos pueden usarse para la afectación **cardíaca** derivada de la esclerosis sistémica.

Por último, son útiles los procinéticos y los inhibidores de la bomba de protones para el tratamiento de los trastornos de la **motilidad esofágica**.

> **!** La esclerosis sistémica no tiene tratamiento específico, por ello es fundamental identificar las complicaciones e instaurar tratamientos precoces para estas.

Pronóstico

La esperanza de vida en la esclerosis sistémica depende de la extensión y gravedad de la afectación de órganos internos. Se ha postulado que los pacientes con esclerosis sistémica tienen un riesgo de muerte 3,5 veces mayor que los sujetos sanos de la misma edad. Aumentan la mortalidad los siguientes factores: edad avanzada al diagnóstico, pacientes varones, gran afectación cutánea o afectación visceral, siendo la afectación pulmonar la que peor pronóstico tiene. También los autoanticuerpos muestran valor pronóstico, siendo de peor pronóstico tener anti-ARN polimerasa III con respecto a los anti-Scl70 o a los anticentrómero.

BIBLIOGRAFÍA

DeWane ME, Waldman R, Lu J. Dermatomyositis: Clinical features and pathogenesis. J Am Acad Dermatol. 2020;82(2):267-81.

Fiorentino DF, Kuo K, Chung L, Zaba L, Li S, Casciola-Rosen L. Distinctive cutaneous and systemic features associated with antitranscriptional intermediary factor-1γ antibodies in adults with dermatomyositis. J Am Acad Dermatol. 2015;72(3):449-55.

Jerjen R, Nikpour M, Krieg T, Denton CP, Saracino AM. Systemic sclerosis in adults. Part I: Clinical features and pathogenesis. J Am Acad Dermatol. 2022;87(5):937-54.

Kurtzman DJB, Vleugels RA. Anti-melanoma differentiation-associated gene 5 (MDA5) dermatomyositis: A concise review with an emphasis on distinctive clinical features. J Am Acad Dermatol. 2018;78(4):776-85.

Volkmann ER, Andréasson K, Smith V. Systemic sclerosis. Lancet. 2023;401(10373):304-18.

Waldman R, DeWane ME, Lu J. Dermatomyositis: Diagnosis and treatment. J Am Acad Dermatol. 2020;82(2):283-96.

Morfea y liquen escleroso

A. Simón Gozalbo y E. Chavarría Mur

20

 PUNTOS CLAVE

- La morfea es una enfermedad rara autoinmune en la que se produce induración de la piel y en algunas ocasiones también de los tejidos profundos.
- Los pacientes con morfea no asocian afectación de órganos internos, como en la esclerodermia sistémica, salvo la morfea lineal en *coup de sabre*, que sí puede asociar alteraciones del sistema nervioso central.
- El tratamiento de la morfea es multidisciplinar y engloba terapias tópicas y sistémicas cuyo objetivo es frenar la actividad de la enfermedad, puesto que una vez instauradas las complicaciones no es posible revertirlas.
- El liquen escleroso es una enfermedad inflamatoria inmunomediada con riesgo de malignización en la que se produce atrofia y esclerosis progresiva del área anogenital.
- La oclusión, la fricción y el contacto con secreciones forman parte de los factores inductores y agravantes más importantes del liquen escleroso.
- El tratamiento de elección del liquen escleroso son los corticosteroides tópicos potentes, que también se recomiendan de forma proactiva para prevenir recurrencias y el riesgo de evolución a carcinoma escamoso.

MORFEA

Introducción

La morfea o esclerodermia localizada es una enfermedad inflamatoria crónica del tejido conectivo en la que se produce una induración o esclerosis progresiva de la piel. Además de la piel, se pueden afectar tejidos más profundos como la fascia, el músculo, el hueso o incluso órganos internos como el sistema nervioso central. A diferencia de la esclerodermia sistémica, los pacientes con morfea no asocian fenómeno de Raynaud, esclerodactilia, alteraciones capilaroscópicas ni afectación pulmonar, cardíaca, digestiva o renal.

Epidemiología

La morfea es una enfermedad rara. Se describe en todas las razas, pero es más prevalente en la caucásica. Es más frecuente en mujeres que en hombres, con una razón mujer:hombre de 2,4-4:1. Su incidencia en adultos es de 4-27 casos/millón habitantes/año y en la infancia, de 3,4-9 casos/millón habitantes/año. La morfea tiene dos picos de incidencia: a los 2-14 años y en la quinta década de la vida.

Etiopatogenia

La morfea se considera una enfermedad autoinmune de causa desconocida. En su patogenia influyen factores como la predisposición genética, modificaciones epigenéticas, disregulación del sistema inmunitario y factores ambientales. Se ha descrito asociación con genes HLA de clase I y II como *HLA DRB1*04:04* y *HLA B*37*. Entre los factores ambientales figuran radioterapia, traumatismos locales, intervenciones quirúrgicas, algunos microorganismos (virus de Epstein-Barr, virus de la varicela-zóster, *Borrelia burgdorferi*) y algunas vacunas. La relación de la morfea con el coronavirus del síndrome respiratorio agudo grave de tipo 2 y sus diferentes vacunas aún no se ha confirmado. La primera etapa en el desarrollo de la morfea es la fase inflamatoria, en la que se produce activación de las vías Th1 y Th17 con la consiguiente liberación de interferón γ, interferón α, factor de necrosis tumoral α y otras citocinas proinflamatorias. Posteriormente, se desarrolla la fase esclerótica, en la que los linfocitos T CD4+ se polarizan a linfocitos Th2 que liberan interleucinas (IL) 4, 5, 6, 10 y 13, y factor de crecimiento transformante β. Finalmente, aparece la tercera fase, caracterizada por la atrofia.

Características clínicas

Al principio, las lesiones activas de morfea son unas placas eritematovioláceas más o menos infiltradas que progresivamente se esclerosan en la zona central. En la periferia de estas placas se observa un anillo periférico violáceo (*lilac ring*), a veces edematoso, con la zona central más clara e indurada (**e-Fig. 20-1**). Más tarde, aparece una hiperpigmentación posinflamatoria periférica, y la zona central persiste más o menos esclerótica con una coloración marfil de aspecto brillante (**e-Fig. 20-2**). En algunos pacientes se observa solo la hiperpigmentación posinflamatoria sin la induración cutánea, sobre todo en las formas clínicas más superficiales. La fase cicatricial final es ya irreversible (**e-Fig. 20-3**). La morfea se considera una enfermedad cutánea y generalmente no tiene repercusión sistémica, salvo en caso de afectación más profunda, extensa o cuando se afectan la cara o las extremidades. En tales casos, pueden aparecer manifestaciones musculoesqueléticas, oculares e incluso neurológicas. En la mayoría de los pacientes, la enfermedad es autolimitada, con un período de actividad de unos 3 a 5 años. Sin embargo, en el 35 % de los casos el curso es lentamente progresivo con períodos de reactivación y remisión. Este hecho es más frecuente en la infancia.

En general, la morfea se clasifica en circunscrita, generalizada, lineal, profunda y mixta (**Tabla 20-1**). La morfea circunscrita o limitada incluye la morfea en placas, la morfea en gotas, la atrofodermia de Pasini y Pierini, la morfea nodular o queloide y la morfea ampollosa.

La **morfea en placas** es la forma clínica más frecuente en adultos. Es una variante superficial en la que la esclerosis afecta a la epidermis y la dermis. Se

Tabla 20-1. Clasificación de la morfea	
Morfea circunscrita	Morfea en placas Morfea en gotas Atrofodermia de Pasini y Pierini Morfea nodular o queloideMorfea ampollosa
Morfea profunda	
Morfea generalizada	Morfea generalizada isomórfica Morfea generalizada simétrica Morfea panesclerótica (infancia)
Morfea lineal	Morfea en *coup de sabre* Síndrome de Parry-Romberg
Morfea mixta	
Fascitis eosinofílica[a]	

[a]Algunos autores no incluyen en esta clasificación la fascitis eosinofílica.
Adaptada de: Kreuter, 2016.

caracteriza por la aparición de placas asintomáticas, de 2-15 cm de diámetro, redondeadas u ovaladas y muy bien delimitadas, con una distribución asimétrica y que afectan a uno o dos territorios anatómicos.

La **morfea en gotas** es una forma superficial que se caracteriza por múltiples pápulas o placas numulares, blanquecinas y brillantes, que suelen localizarse en el tronco (**e-Fig. 20-4**).

La **atrofodermia de Pasini y Pierini** es una forma superficial en la que aparecen placas atróficas deprimidas parduzcas o grisáceas. Estas placas no están induradas y no tienen el anillo violáceo periférico típico de la morfea. Se localizan de forma simétrica en la espalda, pudiendo afectar al resto del tronco y a las extremidades. Si estas placas siguen las líneas de Blaschko, se denomina *atrofodermia de Moulin*.

La **morfea nodular o queloide** es una forma rara de morfea en la que las lesiones son nódulos o bandas lineales de coloración rosada o parduzca similares a queloides.

La **morfea ampollosa** constituye una forma rara de morfea en la que aparecen ampollas tensas en el interior de las placas de morfea.

La **morfea profunda** representa en torno al 5 % de todos los casos de morfea. Puede afectar a adultos y niños. Suelen aparecer pocas placas, que se localizan en la parte superior de la espalda o en la zona distal de las extremidades de forma bilateral y simétrica. En este tipo de morfea, la esclerosis afecta a la epidermis, la dermis, la grasa, la fascia y a veces incluso al músculo.

La **morfea generalizada** se caracteriza por presentar cuatro o más lesiones de más de 3 cm de diámetro que afectan a dos o más regiones anatómicas. La cara, las manos y los pies suelen estar respetados. Existen dos variantes de morfea generalizada: la morfea generalizada isomórfica, en la que las lesiones son superficiales y aparecen en áreas de fricción, y la morfea generalizada simétrica, más profunda, en la que se afectan el tronco y las extremidades (**e-Fig. 20-5**).

La **morfea panesclerótica de la infancia** es una variante agresiva y mutilante que suele comenzar en la infancia, aunque también puede afectar a adultos. Se caracteriza por la aparición de placas de morfea extensas que llegan hasta la fascia, el músculo e incluso el hueso.

La **morfea lineal** es una morfea profunda que puede llegar hasta el hueso. Es el subtipo clínico más frecuente en la infancia y adolescencia. Se presenta en forma de una banda lineal, generalmente unilateral, que puede seguir las líneas de Blaschko. La zona más frecuentemente afectada es la cabeza, seguida del tronco y las extremidades (**e-Fig. 20-6**). Cuando afecta al polo cefálico se conoce con el nombre de *morfea «en coup de sabre»* y se suele localizar en el cuero cabelludo o la cara, especialmente en las regiones frontoparietal y mediofrontal. La piel afectada queda deprimida y asocia alopecia cicatricial que simula el corte producido por una espada.

La **hemiatrofia facial progresiva o síndrome de Parry-Romberg** es una atrofia de los tejidos profundos de una hemicara que sigue el trayecto del nervio trigémino y llega a alcanzar el hueso, produciendo deformidad y asimetría en el macizo facial. Suele aparecer más frecuentemente en mujeres en las dos primeras décadas de la vida. Se piensa que es una entidad diferente de la morfea, puesto que no se produce esclerosis, sino atrofia.

En la **morfea mixta**, se combinan distintas variantes de morfea en el mismo paciente, siendo la asociación más frecuente entre la morfea circunscrita y la morfea lineal.

La **fascitis eosinofílica** es una entidad que se ha clasificado como una forma de morfea generalizada, como una forma de morfea profunda y como síndrome esclerodermiforme. Se caracteriza por la aparición de eritema y edema dolorosos simétricos en las cuatro extremidades, pero respetando la cara, los pies y las manos. En poco tiempo, aparecen tractos fibrosos o induraciones leñosas que dan a la piel un aspecto «abollonado» o «en piel de naranja». En casos graves se afectan el cuello y el tronco. En el estadio final, la piel está indurada, adherida a planos profundos, y los trayectos venosos forman surcos lineales (signo de Groove o «signo del surco»). La afectación cutánea puede acompañarse de síntomas generales como astenia, mialgias y pérdida de peso. Es muy raro que los pacientes asocien fenómeno de Raynaud, anticuerpos antinucleares (ANA) positivos, manifestaciones sistémicas o tengan una capilaroscopia alterada. Hasta en un 30 % de los casos existe el antecedente de una actividad física intensa. Algunos casos se han asociado a aplasia medular y neoplasias malignas.

Diagnóstico

Ante un paciente con sospecha de morfea, se debe determinar el subtipo y su grado de actividad. Existen diferentes escalas para medir la actividad y el daño. Las más empleadas son el DIET Score (despigmentación, induración, eritema y telangiectasias), el LoSSI (Localized Scleroderma Severity Index), el LoSDI (Localized Scleroderma Skin Damage Index) y el LoSCAT (Localized Scleroderma Assesment Tool).

Es importante explorar el área anogenital, ya que hasta la mitad de los pacientes con morfea asocian liquen escleroso, tanto anogenital como extragenital. De hecho, algunos autores consideran que el liquen escleroso extragenital es una variante de la morfea superficial.

Los pacientes con morfea presentan un mayor riesgo de asociar otras enfermedades autoinmunes, especialmente los pacientes con morfea generalizada. Las enfermedades autoinmunes más frecuentemente asociadas son hipotiroidismo, vitíligo, artritis reumatoide, enfermedad celíaca, diabetes tipo 1, hepatitis autoinmune y enfermedad inflamatoria intestinal.

La morfea se puede confundir con múltiples procesos, sobre todo en la fase inflamatoria inicial. En la tabla 20-2 se muestran los principales diagnósticos diferenciales de la morfea.

El diagnóstico de la morfea es clínico. En casos dudosos o atípicos, se deberá realizar una biopsia. La biopsia debe alcanzar el tejido celular subcutáneo, e incluso la fascia y el músculo si hay sospecha de una variante profunda o de una fascitis eosinofílica. Los cambios histopatológicos no son patognomónicos y no diferencian los subtipos de morfea. En la fase inicial, se observa un engrosamiento y edema de la pared endotelial de los vasos de la dermis, acompañado de un infiltrado linfocítico de predominio en la dermis papilar, perivascular y perianexial, con presencia de eosinófilos, células plasmáticas e histiocitos. En las lesiones más avanzadas, el infiltrado inflamatorio y el número de vasos disminuyen, y las fibras de colágeno se hialinizan y compactan ocupando todo el espesor de la dermis con una distribución paralela a la epidermis. Con el tiempo, se pierden todos los anejos cutáneos y la unión dermoepidérmica aparece aplanada, con atrofia de la epidermis. En la morfea profunda, se observa una esclerosis extensa que llega hasta la fascia muscular. En el caso de la fascitis eosinofílica, aparece un infiltrado inflamatorio compuesto también por eosinófilos que llegan hasta la dermis profunda y la fascia.

En cuanto a las pruebas complementarias, se debe solicitar una analítica completa que incluya enzimas musculares (creatina-cinasa, aldolasa), proteinograma, proteína C reactiva, velocidad de sedimentación globular y ANA.

Tabla 20-2. Diagnóstico diferencial de la morfea

Morfea en placas	Morfea generalizada	Morfea lineal
Mastocitosis cutánea	Esclerodermia sistémica	Lipodistrofia localizada
Granuloma anular	Escleredema	Paniculitis lúpica
Eritema crónico migratorio	Escleromixedema	Hipoplasia dérmica focal
Micosis fungoide	Enfermedad de injerto contra huésped	Distrofia simpática refleja
Vitíligo	Porfiria cutánea tarda	
Poroqueratosis de Mibelli	Amiloidosis sistémica primaria	
Necrobiosis lipídica	Fibrosis sistémica nefrogénica	
Lipodermatoesclerosis	Sarcoidosis	
Mixedema pretibial	Síndromes esclerodermiformes	
Eritema discrómico *perstans*		
Sarcoidosis		

En la morfea no existen parámetros analíticos diagnósticos, pero determinadas alteraciones, como la eosinofilia periférica y los reactantes de fase aguda elevados, indican actividad. En formas graves de morfea puede aparecer una hipergammaglobulinemia policlonal. Las enzimas musculares elevadas indican afectación muscular en las morfeas lineales y profundas. Hasta un 70 % de los pacientes con morfea pueden tener ANA positivos, sobre todo los niños. En algunas formas de morfea es necesario realizar pruebas de imagen, como ecografía y resonancia magnética, para evaluar el grado de afectación interna. En el caso de morfeas lineales que afecten a las extremidades, será necesaria la evaluación por un ortopeda.

Complicaciones

La morfea más grave es la morfea panesclerótica de la infancia. Este tipo se asocia frecuentemente a contracturas articulares, deformidades, úlceras extensas y calcificaciones que pueden dificultar la movilidad y alterar las funciones esofágica y respiratoria. Tiene una importante mortalidad, siendo las principales causas de muerte la sepsis, la gangrena y la enfermedad cardiopulmonar. En la morfea profunda, las principales complicaciones son las contracturas articulares y la calcinosis cutánea distrófica. En el caso de la morfea lineal, si esta afecta a las extremidades, puede interferir con el crecimiento del miembro y producir atrofia muscular, deformidades, dismetrías, contracturas articulares en flexión y limitación funcional importante. Cuando afecta al polo cefálico, puede llegar a producir daño cerebral con manifestaciones neurológicas.

Tratamiento

No existe un tratamiento eficaz y universal para la morfea. Una vez establecidas las complicaciones, el tratamiento no es eficaz para revertirlas. Las opciones terapéuticas incluyen medidas generales no farmacológicas, tratamiento tópico y tratamiento sistémico (**Tabla 20-3**).

El tratamiento tópico está indicado en el caso de que el paciente presente de una a tres lesiones de morfea circunscrita superficial. La primera línea de tratamiento son los **corticosteroides tópicos de alta y media potencia** aplicados de 1 a 3 meses, considerando la terapia oclusiva inicial para aumentar la eficacia. También se pueden inyectar en el borde activo de las placas. Como inmunomodulador ahorrador de corticosteroides se recomienda la pomada de **tacrólimus al 0,1 %**. En pacientes refractarios se pueden emplear **imiquimod al 5 %** o bien **calcipotriol al 0,005 % con betametasona** en gel, crema o espuma.

La **fototerapia** se puede combinar con el tratamiento tópico y con alguno de los fármacos sistémicos. La fototerapia más eficaz son los rayos ultravioleta A (UVA) de banda ancha combinada (PUVA) o no con psoralenos. La fototerapia con rayos ultravioleta B (UVB) de banda estrecha únicamente ha demostrado eficacia en casos aislados con lesiones superficiales.

El tratamiento sistémico se emplea en las morfeas más extensas y/o profundas, o bien cuando fallan el tratamiento tópico y/o la fototerapia. El **metotrexato** es

Tabla 20-3. Tratamiento de la morfea		
Tratamiento tópico	**Fototerapia**	**Tratamiento sistémico**
Corticoides de alta potencia Tacrólimus Imiquimod Calcipotriol + betametasona	UVA de banda ancha PUVA (psoraleno en baño, tópico u oral) UVB de banda estrecha	Metotrexato ± corticoides Micofenolato Hidroxicloroquina Otros: ciclosporina, azatioprina, plasmaféresis, inmunoglobulinas intravenosas, infliximab, rituximab apremilast, tracrólimus, everólimus, imatinib, iloprost, tocilizumab, sarilumab, tofacitinib, baricitinib, abatacept Trasplante autólogo de médula ósea

PUVA: fotoquimioterapia con psoralenos y rayos ultravioleta A; UVA: rayos ultravioleta A; UVB: rayos ultravioleta B.

el fármaco de primera línea tanto en adultos como en niños. La dosis recomendada es de 12,5-25 mg semanales en adultos y 0,3-0,6 mg/kg/semana en niños por vía oral o subcutánea durante 1-2 años. La segunda línea de tratamiento es el **micofenolato de mofetilo** a dosis de 2 g/día durante al menos 1 año. La combinación de metotrexato y micofenolato no aumenta la eficacia y no se recomienda. En casos refractarios, se puede pautar **hidroxicloroquina**. También se han descrito casos tratados con ciclosporina, azatioprina, plasmaféresis, inmunoglobulinas intravenosas, infliximab, rituximab, apremilast, tacrólimus, everólimus, tocilizumab, sarilumab y abatacept. En cuanto a los inhibidores de la vía de señalización de las cinasas de Jano/transductores de la señal y activadores de la transcripción, se desconoce aún su papel, si bien hay casos con buena respuesta a tofacitinib y baricitinib. El trasplante autólogo de células madre se ha empleado con éxito en algunos casos de morfea panesclerótica y en algún caso de morfea generalizada grave refractaria.

Una parte importante del tratamiento de la morfea son las medidas generales no farmacológicas como el soporte psicosocial, la fisioterapia, el drenaje linfático o el tratamiento quirúrgico.

Pronóstico y seguimiento

En los pacientes con morfea es fundamental evaluar la actividad de la enfermedad, las comorbilidades asociadas y las posibles complicaciones a largo plazo para instaurar el tratamiento lo más precozmente posible. Esto es particularmente importante en la infancia por la posibilidad de desarrollar lesiones más graves y tener una evolución con mayor riesgo de recidivas. En todos los pacientes se recomienda un seguimiento estrecho, mensual o cada 3 meses, en función del grado de afectación y del tipo de tratamiento que se decida pautar.

LIQUEN ESCLEROSO

Introducción

El liquen escleroso es una dermatosis mucocutánea inflamatoria crónica inmuno-mediada con tendencia a la cicatrización y alteración en las funciones urinaria y sexual, con riesgo de malignización, que normalmente afecta al área anogenital. Desde que fue descrito en 1887 por Hallopeau, ha recibido diferentes nombres a lo largo de la historia: *craucosis vulvar, balanitis xerotica obliterans, enfermedad de las manchas blancas, leucoplaquia* y *liquen escleroso y atrófico*. En 1976, la International Society of the Study of Vulvovaginal Disease aceptó el término *liquen escleroso*.

Epidemiología

El liquen escleroso puede afectar a cualquier edad y a ambos sexos. Es más frecuente en mujeres que en hombres, con una razón que varía de 3:1 a 10:1. El liquen escleroso tiene una distribución bimodal. En el caso de las mujeres, se observa un pico de incidencia en la prepubertad —entre los 4 y 6 años— y un segundo pico en la perimenopausia y posmenopausia —entre los 40 y 60 años—. En el caso de los hombres, se suele diagnosticar a los 7-8 años y entre los 30 y los 50 años. El liquen escleroso extragenital se reporta en el 6-20 % de los pacientes con liquen escleroso genital. Normalmente, va asociado a este y solo en el 6 % de los casos se presenta de forma aislada.

Etiopatogenia

Se piensa que existen múltiples factores que intervienen en la aparición del liquen escleroso: genéticos, epigenéticos, inmunológicos, químicos, hormona-les, traumáticos e irritativos. El 12 % de las mujeres con liquen escleroso tienen familiares mujeres de primer grado afectadas, aunque el tipo de herencia no se ha establecido. Existe una asociación positiva con los genes que regulan los antígenos de histocompatibilidad de clase II, especialmente con el haplo-tipo HLA-DQ7. En el liquen escleroso existe una infiltración en la dermis de linfocitos de perfil Th1. Sin embargo, en el liquen escleroso asociado a fimosis congénita se ha demostrado un aumento de la IL-4, una citocina propia de la respuesta Th2. El micro-ARN-155 está sobreexpresado de forma aberrante en el liquen escleroso, y a través de la IL-10 y el factor de crecimiento transformante β promueve la proliferación de fibroblastos y la síntesis de colágeno. En algunos pacientes se detectan anticuerpos no patogénicos contra ECM1 (proteína 1 de la matriz extracelular), BP180, BP230 y otros antígenos de la membrana basal. Uno de los factores de riesgo más importantes en los hombres es la ausencia de circuncisión. La oclusión, la fricción, el rascado, los procedimientos qui-rúrgicos previos (cistoscopias, uretroscopias, prostatectomía radical, cirugías vesicales, colocación de prótesis de pene, *piercings* genitales), la multiparidad, la exposición del epitelio a la orina (por incontinencia urinaria, escasa higiene genital), un elevado índice de masa corporal, las anomalías anatómicas como hipospadias, los abusos sexuales durante la infancia y la radioterapia previa son factores inductores y agravantes. El papel de las hormonas en el liquen escleroso es controvertido. El liquen escleroso es refractario al tratamiento con estrógenos. Algunos estudios demuestran que hay una reducción en la actividad de la 5α-reductasa y una reducción en la densidad de receptores a andrógenos. Se ha demostrado que los anticonceptivos orales con propiedades antiandrógenas favorecen el desarrollo de liquen escleroso vulvar. El uso de métodos anticonceptivos con progesterona sola parece ser protector, efecto que se pierde si se asocia con estrógenos.

Características clínicas

El síntoma más característico es el prurito intenso que produce en el área anogenital, especialmente en las mujeres. Al inicio, solo se observa eritema, pero con el tiempo aparecen hiperqueratosis, fisuración, erosiones, úlceras, equimosis o púrpura, atrofia y esclerosis. Las lesiones son pequeñas manchas de aspecto céreo blanquecinas o de color marfil, planas, que tienden a confluir en placas finas hiperqueratósicas arrugadas. La aparición de erosiones y úlceras indica gravedad. A veces, pueden llegar a formarse incluso ampollas.

Liquen escleroso anogenital en mujeres

Las manifestaciones clínicas iniciales son inespecíficas: prurito (a veces incoercible, que obliga al rascado y que empeora por las noches dificultando el sueño), escozor, edema y dolor durante las relaciones sexuales. Posteriormente, la piel y la mucosa se vuelven frágiles y atróficas, y empiezan a aparecer áreas eritematosas, blanquecinas, hiperpigmentadas, fisuras y erosiones dolorosas (**e-Fig. 20-7**). Las fisuras se suelen localizar entre el clítoris y la uretra, y entre los surcos interlabiales. El rascado crónico y el prurito provocan la aparición de equimosis y lesiones hiperqueratósicas (**e-Fig. 20-8**). Las zonas más frecuentemente afectadas son el capuchón del clítoris, los labios menores, la parte interna de los labios mayores, el perineo y la zona perianal. Cuando se afecta toda el área perianal, perineal y genital se puede observar la «figura del ocho», llamada también «ojo de cerradura» o «en reloj de arena» (**e-Fig. 20-9**). Cuando el liquen escleroso va progresando, se produce la fusión de los labios menores con los mayores o la reabsorción completa de los labios menores y la pérdida del capuchón del clítoris. El introito vaginal puede estrecharse, y cuando se afecta el área perianal se puede producir estenosis con dolor durante la defecación. En casos graves aparece estenosis del meato urinario.

En las niñas prepuberales, los síntomas son similares a los de las mujeres adultas. La afectación perianal con fisuras anales dolorosas y el estreñimiento son más frecuentes en las niñas. Las manifestaciones clínicas típicas en las niñas pueden confundirse con signos de abuso sexual (sobre todo las fisuras y las erosiones perianales). Por otra parte, la gravedad y la extensión de las lesiones no se correlacionan con la intensidad de los síntomas.

Liquen escleroso anogenital en hombres

En los hombres, el liquen escleroso es menos sintomático que en las mujeres. Afecta especialmente a hombres no circuncidados. No siempre el prepucio está afectado, pero es clave en la patogenia. La circuncisión previene el liquen escleroso en la mayoría de los hombres. Los síntomas consisten en prurito, escozor, a veces disuria y en algunos casos disfunción eréctil por el dolor y la progresiva fimosis. Las localizaciones más frecuentes, tanto en hombres como en niños, son el glande y el prepucio. La afectación del área perianal es rara, porque el escroto protege dicha zona del contacto con la orina. Clínicamente, se observa esclerosis blanquecina en la zona distal del prepucio, que da lugar a fimosis o adherencia de la piel del prepucio al glande (**e-Fig. 20-10**). En algunos casos aparecen erosiones, úlceras, equimosis, ampollas y fimosis grave con fisuras (**e-Fig. 20-11**). Si se afecta el área perimeatal, puede aparecer estenosis del meato urinario. En niños, el liquen escleroso puede comenzar con un leve eritema y despigmentación, pudiendo ser confundido con vitíligo o eccema. El dolor y el prurito son síntomas que en los niños deben hacer sospechar siempre un liquen escleroso.

Liquen escleroso extragenital

Las lesiones de liquen escleroso extragenital son raras y más frecuentes en las mujeres con una razón hombre:mujer de 1:6 o 1:10. También se han descrito casos en la infancia. Las lesiones de liquen escleroso extragenital pueden ser localizadas o generalizadas. El síntoma más habitual es el prurito, aunque suele ser asintomático. Las localizaciones típicas son el área submamaria, el cuello, los hombros, la cara interna de los muslos, las muñecas, la espalda superior y el abdomen. El fenómeno de Koebner es frecuente, y las lesiones suelen aparecer en áreas de presión, traumatismos y cicatrices previas. Se ha descrito algún caso de lesiones lineales siguiendo las líneas de Blaschko. Las lesiones consisten en múltiples pápulas poligonales de coloración marfil o blanquecino, de aspecto cicatricial, similar a confeti, aisladas o agrupadas, que en fases avanzadas adoptan un aspecto atrófico o esclerótico, pudiendo formar ampollas que al romperse dejan una superficie erosiva o ulcerada (**e-Fig. 20-12**).

Las alteraciones histológicas del liquen escleroso son muy inespecíficas en las fases iniciales. Al principio, hay un infiltrado inflamatorio de linfocitos T que lesiona la epidermis y provoca degeneración vacuolar de la membrana basal con exocitosis de linfocitos hacia la epidermis. Posteriormente, aparecen hiperqueratosis ortoqueratósicas y atrofia epidérmica con degeneración de los queratinocitos basales. Con el tiempo, se produce la esclerosis en banda de la dermis superior. Por encima de dicha banda quedan algunos linfocitos residuales que siguen provocando daño vacuolar en la membrana basal y la epidermis, mientras que la mayor parte del infiltrado inflamatorio se encuentra por debajo de la banda. A diferencia de la morfea, existe destrucción de las fibras elásticas. A medida que se forma la banda de esclerosis dérmica, se ocluyen los vasos linfáticos y se produce un escape de linfa hacia la zona subepidérmica. Aparece entonces edema entre la epidermis y la dermis más superior, que puede dar lugar a la formación de ampollas. En las fases más tardías, los anejos acaban desapareciendo.

En cuanto a la asociación del liquen escleroso con enfermedades autoinmunes, se ha observado que más del 25 % de los pacientes con liquen escleroso tienen alguna enfermedad autoinmune, más las mujeres que los hombres. Se ha reportado asociación con enfermedad autoinmune tiroidea (la asociación más frecuente), vitíligo, *alopecia areata*, artritis reumatoide, lupus eritematoso sistémico, síndrome de Sjögren, anemia perniciosa, esclerosis múltiple, pénfigo vulgar y esclerodermia sistémica. Los autoanticuerpos más frecuentes son los antitiroideos y los ANA, y su título no guarda relación con la gravedad ni con la duración del liquen escleroso. También se han descrito casos de liquen escleroso anogenital asociado a dermatitis atópica y psoriasis. Actualmente, se piensa que la morfea y el liquen escleroso tienden a coexistir más frecuentemente de lo que se pensaba. En pacientes con morfea es habitual la coexistencia de lesiones de liquen escleroso tanto anogenital como extragenital. Sin embargo, en pacientes con liquen escleroso no es habitual la asociación con lesiones de morfea.

Diagnóstico

El diagnóstico del liquen escleroso es clínico. Existe una herramienta validada que evalúa su gravedad (**Tabla 20-4**). Con una puntuación superior a 4, hay un 90 % de

Tabla 20-4. Sistema de puntuación validado para establecer la gravedad del liquen escleroso

Signo clínico	Grado 1 (cambios moderados)	Grado 2 (cambios graves)
Erosiones	1-2 erosiones pequeñas casi imperceptibles macroscópicamente	Más de 2 erosiones y/o erosiones confluentes y/o erosiones visibles macroscópicamente
Hiperqueratosis	Afecta a ≤ 10 % de la vulva y el perineo	Afecta a > 10 % de la vulva y el perineo
Fisuras	En el introito posterior	Generalizadas en toda la vulva
Aglutinación (adherencia de labios menores o mayores)	Parcialmente afectando al capuchón del clítoris y los labios menores	Fusión completa de ambos
Estenosis	Estrechamiento del introito, pudiendo pasar solo dos dedos	Estrechamiento del introito sin poder pasar dos dedos
Atrofia	Contracción (disminución del tamaño) de los labios menores y el clítoris	Desaparición de los labios menores y del clítoris

Tabla 20-5. Diagnóstico diferencial del liquen escleroso anogenital, de mucosa oral y extragenital

Liquen escleroso anogenital	Liquen escleroso de mucosa oral	Liquen escleroso extragenital
Liquen plano erosivo de mucosas	Liquen plano erosivo de mucosas	Liquen plano atrófico
Vitíligo		Vitíligo
		Morfea en gotas y placas
Penfigoide de mucosas	Penfigoide de mucosas	
Dermatitis de contacto irritativa y alérgica	Dermatitis de contacto irritativa y alérgica	
Liquen simple crónico		
Candidiasis	Candidiasis	
Leucoplaquia	Leucoplaquia	
Psoriasis invertida		
Vulvitis/balanitis de células plasmáticas		
Enfermedad de injerto contra huésped	Enfermedad de injerto contra huésped	Enfermedad de injerto contra huésped
Neoplasia intraepitelial de vulva/pene		
Carcinoma escamoso	Carcinoma escamoso	
	Nevo blanco esponjoso	
	Lupus eritematoso	Lupus eritematoso
		Micosis fungoide hipopigmentada
Atrofia posmenopáusica		
Enfermedad de Paget extramamaria		Enfermedad de Paget extramamaria
Vulvitis seborreica		
Exantema fijo medicamentoso	Exantema fijo medicamentoso	

probabilidad de padecer liquen escleroso. En todos los pacientes se recomienda realizar un cribado de patología autoinmune, especialmente patología tiroidea autoinmune. El estudio histológico se recomienda si aparecen manifestaciones clínicas atípicas, fallo a la primera línea de tratamiento, progresión de la enfermedad a pesar del tratamiento y si se sospecha una neoplasia maligna. No se recomienda biopsiar las lesiones tempranas, porque los cambios histológicos son muy inespecíficos. En la **tabla 20-5** se pueden consultar los principales diagnósticos diferenciales del liquen escleroso.

Complicaciones

Hay tres tipos de complicaciones: las cicatrices, la transformación maligna y el impacto psicosocial.

En las mujeres, puede producirse fusión de labios mayores y/o menores, pérdida completa de la anatomía vulvar, atrapamiento del clítoris en forma de fimosis con dolor asociado, estrechamiento del introito vaginal con dispareunia, retención urinaria y estenosis anal con estreñimiento. En los hombres, el liquen escleroso genital puede llegar a ocasionar fimosis progresiva, constricciones del frenillo, adherencias transcoronales y subcoronales, y microincontinencia urinaria.

El 3,5-7 % de las mujeres con liquen escleroso vulvar desarrollarán carcinoma escamoso vulvar, mientras que de las mujeres con carcinoma escamoso de vulva el 65 % tienen antecedentes previos de liquen escleroso. En el caso de los hombres, el 12 % de todos los carcinomas escamosos de pene tienen el antecedente de liquen escleroso genital previo, mientras que el 4-13 % de los hombres con liquen escleroso genital progresan a carcinoma epidermoide de pene. El tiempo de latencia entre el diagnóstico del liquen escleroso genital y el diagnóstico del carcinoma escamoso es de 10-23 años. Se desconoce el mecanismo patogénico por el que el liquen escleroso genital evoluciona a un carcinoma epidermoide. Se sabe que la mayoría de los casos de liquen escleroso asociados a carcinoma epidermoide no están relacionados con el virus del papiloma humano, y, si se detecta, no es de tipo oncogénico.

El liquen escleroso impacta de manera negativa en la salud psicosexual de hombres y mujeres. Más de la mitad de los casos experimentan dolor durante las relaciones sexuales, llegando incluso a evitarlas. A pesar de la remisión del liquen escleroso, la vulvodinia y la sensación de ardor pueden persistir en el tiempo.

Tratamiento

El objetivo del tratamiento es conseguir la remisión clínica, prevenir la cicatrización, preservar la calidad de vida, la anatomía, la función urinaria y la función sexual. Además del tratamiento farmacológico, se debe informar al paciente de una serie de recomendaciones higiénico-saludables (**Tabla 20-6**). En la **tabla 20-7** se muestran los tratamientos para el liquen escleroso.

La primera línea de tratamiento son los corticosteroides tópicos ultrapotentes. La mayoría de los estudios recomiendan el **propionato de clobetasol al 0,05 % en pomada** una o dos veces al día al menos durante 3 meses. Este tratamiento

Tabla 20-6. Medidas higiénico-saludables recomendadas en el liquen escleroso

Evitar productos irritantes con perfumes o fragancias

Utilizar jabones de higiene íntima en crema o de tipo emoliente

Usar papel higiénico suave, no húmedo

Secar bien la zona después de orinar de forma suave, evitando toallitas limpiadoras húmedas

Usar emolientes o parafina para mantener la zona hidratada varias veces al día, antes y después de orinar y tras el contacto con el agua

Usar ropa interior de seda más que de algodón

No usar ropa muy ajustada

Evitar deportes que traumaticen o generen fricción en la zona anogenital

Evitar el tabaco

Perder peso si el paciente está obeso

Usar lubricantes durante las relaciones sexuales

Cortar el vello púbico para evitar el roce y la irritación

Autoexploración

Tabla 20-7. Tratamiento del liquen escleroso

Primera línea	Propionato de clobetasol al 0,05 % en pomada Tacrólimus al 0,1 % en pomada[a] Pimecrólimus al 1 % en crema[a]
Segunda línea	Fototerapia (UVA-1, UVB-BE, PUVA tópico) Terapia fotodinámica
Tercera línea	Tratamientos sistémicos: metilprednisolona i.v., acitretina, etretinato, ciclosporina, metotrexato, hidroxicloroquina, sulfasalacina, vitamina D, penicilina G benzatina, doxiciclina, ceftriaxona, baricitinib, vitaminas A y E, calcipotriol tópico
Tratamiento quirúrgico	Circuncisión Dilatación del meato urinario Uretroplastia
Otras terapias	PRP[a] Ecografía de ultrasonidos focalizados de alta intensidad

[a]Tratamiento experimental no validado.

PRP: plasma rico en plaquetas; PUVA: fotoquimioterapia con psoralenos y rayos ultravioleta A; UVA-1: rayos ultravioleta 1; UVB-BE: rayos ultravioleta B de banda estrecha.

se aconseja incluso en pacientes con liquen escleroso asintomático. En las niñas es también el tratamiento de elección y en los niños previene la circuncisión hasta en un 35 % de los casos. El riesgo de efectos adversos es muy bajo, y no empeoran la atrofia ni favorecen la aparición de infecciones ni de dermatitis de contacto. El tratamiento de mantenimiento proactivo ha demostrado que es capaz de prevenir las recurrencias y el desarrollo de neoplasias malignas. En el caso de los hombres, si a los 3 meses no se observa mejoría se recomienda la **circuncisión completa**.

La aplicación de **tacrólimus al 0,1 % en pomada** y **pimecrólimus al 1 % en crema** se puede considerar en caso de fallo o intolerancia al propionato de clobetasol tópico.

La **fototerapia con UVA-1** es el tratamiento de primera línea para el liquen escleroso extragenital. Hay casos de liquen escleroso vulvar tratados con UVA-1, UVB de banda estrecha y PUVA tópico con éxito. La **terapia fotodinámica con ácido 5-aminolevulínico tópico** puede ayudar a tratar el prurito incoercible cuando han fracasado otros tratamientos.

El tratamiento sistémico solo se recomienda en casos de liquen escleroso extragenital extenso o en el liquen escleroso anogenital refractario al tratamiento tópico convencional. Se han empleado pulsos de metilprednisolona por vía intravenosa, acitretina, etretinato, ciclosporina, metotrexato, hidroxicloroquina, sulfasalacina, vitamina D, penicilina G benzatina, doxiciclina, ceftriaxona, baricitinib, vitaminas A y E, y calcipotriol tópico.

No existe un tratamiento quirúrgico de primera línea para adultos con liquen escleroso anogenital. En el caso de los niños, la circuncisión temprana puede mejorar el pronóstico sin necesidad de un tratamiento antiinflamatorio posquirúrgico. En la mitad de los casos se produce recidiva en la piel del prepucio residual si la circuncisión no es completa. En el caso de los hombres, las técnicas quirúrgicas que se suelen plantear son la circuncisión, la dilatación del meato, diferentes técnicas de uretroplastia y *resurfacing* del glande con láser de dióxido de carbono. En cuanto a las mujeres, el tratamiento quirúrgico se realiza en casos muy seleccionados y si hay riesgo de obstrucción urinaria, estenosis del introito vaginal grave, disfunción sexual importante y en casos graves de alteración de la anatomía del aparato genital externo.

Pronóstico y seguimiento

Se recomienda realizar iconografía seriada para valorar la respuesta al tratamiento y la progresión del liquen escleroso. El seguimiento debería ser de por vida, dado el riesgo de recurrencias y transformación maligna. Se debe evaluar al paciente cada 3 meses si el liquen escleroso está activo, pudiendo espaciar las visitas cada 6 meses si se consigue controlar los síntomas y se observa mejoría de las lesiones.

BIBLIOGRAFÍA

Arif T, Fatima R, Sami M. Extragenital lichen sclerosus: A comprehensive review. Australas J Dermatol. 2022;63(4):452-62.

Arthur M, Fett NM, Latour E, et al. Evaluation of the Effectiveness and Tolerability of Mycophe-nolate Mofetil and Mycophenolic Acid for the Treatment of Morphea [published correction appears in JAMA Dermatol. 2021 May 1;157(5):605]. JAMA Dermatol. 2020;156(5):521-8.

Braud A, Mahé A, Michel C, Cribier B, Lipsker D, Lenormand C. Isomorphic and symmetric adult-onset generalized morphea are associated with distinctive clinical features: A retros-pective multicenter study. J Am Acad Dermatol. 2021;84(6):1701-3.

Chung ASJ, Suarez OA. Current treatment of lichen sclerosus and stricture. World J Urol. 2020;38(12):3061-7.

De Luca DA, Papara C, Vorobyev A, et al. Lichen sclerosus: The 2023 update. Front Med (Lausanne). 2023;10:1106318.

Khan Mohammad Beigi P. The Immunogenetics of Morphea and Lichen Sclerosus. Adv Exp Med Biol. 2022;1367:155-72.

Kreuter A, Krieg T, Worm M, et al. German guidelines for the diagnosis and therapy of loca-lized scleroderma. J Dtsch Dermatol Ges. 2016;14(2):199-216.

Kumar AB, Blixt EK, Drage LA, El-Azhary RA, Wetter DA. Treatment of morphea with hydroxychloroquine: A retrospective review of 84 patients at Mayo Clinic, 1996-2013. J Am Acad Dermatol. 2019;80(6):1658-63.

Mertens JS, Seyger MMB, Thurlings RM, Radstake TRDJ, De Jong EMGJ. Morphea and Eosi-nophilic Fasciitis: An Update. Am J Clin Dermatol. 2017;18(4):491-512.

O'Brien JC, Nymeyer H, Green A, Jacobe HT. Changes in Disease Activity and Damage Over Time in Patients With Morphea. JAMA Dermatol. 2020;156(5):513-20.

Promm M, Rösch WH, Kirtschig G. Lichen sclerosus im Kindesalter [Lichen sclerosus in children]. Urologe A. 2020;59(3):271-7.

Otras enfermedades reumatológicas y autoinmunes

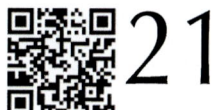

21

E. Roé Crespo e I. Cervigón González

◉ **PUNTOS CLAVE**

- El síndrome de Sjögren se caracteriza por la infiltración linfoplasmocitaria de glándulas exocrinas. Un 20-30 % de los pacientes desarrollan manifestaciones extraglandulares. Desde el punto de vista dermatológico, además del síndrome seco, puede cursar con fenómeno de Raynaud, fotosensibilidad, eritema anular y vasculitis. La presencia de anticuerpos anti-SS-A/Ro es frecuente.
- La enfermedad mixta del tejido conjuntivo presenta rasgos clínicos de artritis reumatoide, lupus, (dermato)miositis y/o esclerosis sistémica, así como títulos elevados de anticuerpos anti-U1RNP. Manifestaciones dermatológicas frecuentes son el fenómeno de Raynaud y el edema de manos. La hipertensión arterial pulmonar es una complicación que ensombrece el pronóstico.
- Se considera enfermedad indiferenciada del tejido conjuntivo aquella situación clínica sugestiva de enfermedad autoinmune sistémica, pero que no cumple criterios de ninguna colagenopatía definida. Sus manifestaciones son leves e inespecíficas.
- En la policondritis recidivante, la inflamación del cartílago de la oreja es el signo clave. La poliartritis y la afectación del cartílago nasal son también hallazgos habituales. Las complicaciones son secundarias a la afectación ocular, renal y cardiorrespiratoria.
- La artritis idiopática juvenil sistémica y la enfermedad de Still del adulto son variantes de la misma enfermedad. El bloqueo de la cascada de citocinas en la fase autoinflamatoria inicial constituye una ventana de oportunidad para su control.
- La enfermedad de Behçet es una patología multisistémica con manifestaciones clínicas heterogéneas. El tratamiento dirigido al fenotipo de cada paciente constituye la mejor estrategia terapéutica.
- El síndrome antifosfolípido se caracteriza, en lo dermatológico, por lesiones tipo livedo racemosa y atrofia blanca. Para su diagnóstico se requieren criterios clínicos y de laboratorio.

SÍNDROME DE SJÖGREN

Es una enfermedad autoinmune sistémica crónica, primaria o asociada a otras enfermedades inmunes, que suele afectar a las glándulas exocrinas, fundamentalmente a las lacrimales y salivales.

Un 20-30 % de los pacientes presentan manifestaciones extraglandulares y un 5 % terminarán desarrollando un linfoma.

Predomina en mujeres entre los 40 y los 60 años y su prevalencia en España es del 0,25 %.

> **!** Suele cursar con xeroftalmía y/o xerostomía (**e-Fig. 21-1**), siendo también frecuentes la xerodermia y la sequedad de otras mucosas.

La **xeroftalmía** se manifiesta con enrojecimiento ocular, sensación de arenilla/cuerpo extraño, fotofobia, dolor al parpadeo e, incluso, alteraciones en la visión. La hiposecreción lagrimal se puede objetivar mediante distintas técnicas, siendo la de Schirmer una prueba sensible y sencilla que puede realizar el dermatólogo.

La **xerostomía** provoca reducción de saliva infralingual, lengua «en empedrado» con pérdida de papilas filiformes, queilitis angular, labios secos y descamativos, aftas, caries y candidiasis. Además, puede ocasionar orodinia, disgeusia, disfagia para sólidos e incluso alteraciones en el habla. A veces, las glándulas parótidas o submandibulares están engrosadas.

Es posible objetivar la hiposecreción de saliva mediante sialometría; la gammagrafía y la ecografía salival también son útiles para el diagnóstico.

La **xerodermia** suele producir prurito y lesiones de rascado, mientras que la sequedad vaginal puede producir dispareunia.

Las manifestaciones extraglandulares son muy variadas: articulares, mucocutáneas, neurológicas, pulmonares, renales, digestivas, hepatobiliares, tiroideas, etc. Dermatológicamente, destacan el fenómeno de Raynaud, las vasculitis (**e-Fig. 21-2**), la fotosensibilidad y el eritema anular (**e-Figs. 21-3** y **21-4**).

El fenómeno de Raynaud es frecuente y leve, y cuando es grave hay que valorar la posibilidad de síndrome de Sjögren secundario.

Las vasculitis cutáneas suelen ser de pequeño vaso y manifestarse en forma de púrpura —palpable o no—, aunque también se han descrito placas urticariformes. Menos frecuentes son lesiones tipo panarteritis nudosa o endarteritis obliterante. La vasculitis en el síndrome de Sjögren se asocia a enfermedad activa con marcadores de inflamación, manifestaciones extraglandulares y daño orgánico.

La fotosensibilidad y el eritema anular (que es indistinguible de las lesiones anulares/policíclicas del lupus eritematoso cutáneo subagudo) se asocian a la presencia de anticuerpos anti-SS-A/Ro.

También se han descrito lesiones cutáneas del espectro lúpico como lupus sabañón, lupus túmido o eritema multiforme (síndrome de Rowell).

Otras manifestaciones dermatológicas que se pueden encontrar son púrpura livedoide/racemosa (en ocasiones, asociada a antifosfolípido), eritema nudoso, síndrome de Sweet, dermatitis granulomatosa intersticial o amiloidosis nodular.

Entre las alteraciones de laboratorio destaca la presencia de autoinmunidad (ANA, anti-SS-A/Ro, anti-SS-B/La), factor reumatoide, aumento de la velocidad de sedimentación globular con escasa elevación de la proteína C reactiva, hipergammaglobulinemia policlonal y citopenias. En ocasiones hay hipocomplementemia, crioglobulinemia o gammapatía monoclonal.

Los criterios de clasificación se actualizaron en 2016 y parten de una sospecha de síndrome de Sjögren por síndrome seco o por afectación de algún dominio del índice de actividad de la enfermedad (EULAR Sjögren's Syndrome Disease

Activity Index). Se deben sumar 4 o más puntos, que se obtienen objetivando la xerostomía y/o xeroftalmía, con la presencia de anticuerpos anti-SS-A/Ro y/o con la biopsia de glándula salival.

El tratamiento de la xerostomía, que en muchas ocasiones compete al dermatólogo, se basa en la hidratación constante de la cavidad oral, la estimulación de la salivación (farmacológica o no) y el uso de salivas artificiales.

El eritema anular se trata con fotoprotección, corticosteroides tópicos y antipalúdicos, siendo necesario en ocasiones el uso puntual de corticosteroides sistémicos o inmunosupresores.

Las vasculitis se manejan según su gravedad y afectación extracutánea. Habitualmente, se emplean corticosteroides sistémicos, inmunosupresores y rituximab.

ENFERMEDAD MIXTA Y ENFERMEDAD INDIFERENCIADA DEL TEJIDO CONJUNTIVO

Hasta un 25 % de los pacientes con manifestaciones sugerentes de enfermedad autoinmune sistémica no se pueden diagnosticar de una colagenopatía específica, ya que no cumplen los criterios de clasificación/diagnósticos de una patología definida (enfermedad indiferenciada) o cumplen criterios de más de una entidad (síndromes de superposición o solapamiento).

> **!** La enfermedad mixta del tejido conjuntivo afecta más a mujeres en la tercera década de la vida. Suele comenzar con fenómeno de Raynaud (e-Fig. 21-5), edema de manos y clínica sistémica inespecífica (artromialgias, malestar general, febrícula, astenia). Cuando la enfermedad evoluciona, cursa con manifestaciones mixtas de diversas colagenopatías, pero que no tienen por qué aparecer de forma simultánea.

El **fenómeno de Raynaud** es muy frecuente y puede preceder en años a otros síntomas. En ocasiones es grave, con úlceras digitales e isquemia. La capilaroscopia suele mostrar un patrón de esclerodermia, aunque puede ser inespecífica. También es frecuente la tumefacción edematosa de los dedos o las manos. Otras manifestaciones dermatológicas que es posible observar son las habituales de la esclerosis sistémica, la dermatomiositis y el lupus.

Desde el punto de vista sistémico, destacan artritis, miositis, hipomotilidad esofágica, neuropatía sensitiva del trigémino, meningitis aséptica, enfermedad pulmonar intersticial e hipertensión arterial pulmonar (que es la principal causa de mortalidad). La afectación renal y del sistema nervioso central es menos frecuente y mucho más leve que en el lupus sistémico.

En el laboratorio se suele detectar leucopenia, anemia, hipergammaglobulinemia policlonal y factor reumatoide. Los anticuerpos antinucleares son positivos a títulos muy altos y con un patrón de inmunofluorescencia nuclear moteado. El anticuerpo específico característico es el anti-U1RNP. También pueden ser positivos anticuerpos antipéptido citrulinado, anti-SS-A/Ro, anti-SS-B/La, anticardiolipina (que no se asocia a trombosis ni complicaciones obstétricas). El complemento no suele disminuir y la presencia de anti-ADN y/o anti-Sm es infrecuente y, si aparece, suele ser transitoria.

Hay diversos criterios de clasificación de la enfermedad mixta del tejido conjuntivo, aunque en todos ellos es condición necesaria tener niveles elevados de anti-U1RNP.

El tratamiento, ante la falta de ensayos clínicos controlados, se extrapola del manejo terapéutico de otras enfermedades autoinmunes sistémicas.

La enfermedad indiferenciada del tejido conjuntivo se caracteriza por presentar manifestaciones clínicas leves e inespecíficas.

Los pacientes suelen presentar manifestaciones articulares (artralgias, artritis no erosiva), fenómeno de Raynaud, síndrome seco, lesiones mucocutáneas, alteraciones hematológicas y/o enfermedad pulmonar intersticial.

El fenómeno de Raynaud es frecuente, no suele ser grave ni provocar isquemia ni úlceras digitales. La capilaroscopia puede ser normal, inespecífica o con patrón de esclerodermia.

Otras manifestaciones dermatológicas habituales son síndrome seco, fotosensibilidad, aftas orales y lesiones similares a las del lupus eritematoso cutáneo subagudo (e-Fig. 21-6). Las lesiones tipo lupus subagudo se localizan habitualmente en los miembros inferiores, la raíz de los miembros superiores y la zona superior de la espalda.En la analítica, se suele encontrar leucopenia, anemia y ANA positivos, siendo los específicos más frecuentes anti-SS-A/Ro y anti-U1RNP.

En los primeros años es posible una evolución a una enfermedad autoinmune definida (30 % de los pacientes), por lo que no hay que etiquetar de enfermedad indiferenciada del tejido conjuntivo estable a cuadros de menos de 3 años de duración. La evolución es sobre todo a lupus, aunque es posible que terminen cumpliendo criterios de otras enfermedades autoinmunes. La remisión espontánea también se ha descrito.

Factores que parecen asociarse a progresión a enfermedad definida son ANA a títulos altos, citopenias y capilaroscopia con patrón de esclerodermia que empeora en el tiempo.

Como las manifestaciones suelen ser leves, el tratamiento, que no siempre es necesario, se basa en los antinflamatorios no esteroideos, los antipalúdicos de síntesis y los corticosteroides tópicos.

Se ha descrito una entidad denominada *neumonía intersticial con rasgos de autoinmunidad*, en la que predomina la afectación pulmonar intersticial difusa, hay marcadores serológicos de autoinmunidad y no se llegan a cumplir criterios de colagenopatía. Las manifestaciones extrapulmonares son posibles. A nivel dermatológico, destacan el fenómeno de Raynaud y el edema de manos. Menos habituales son las «manos de mecánico», el signo de Gottron y las acropaquias.

POLICONDRITIS RECIDIVANTE

La policondritis recidivante es una enfermedad sistémica inmunomediada que se caracteriza por episodios inflamatorios recurrentes de los cartílagos y tejidos ricos en proteoglicanos.

Se suele presentar en la edad media de la vida, con una incidencia similar en ambos sexos.

En el 80 % de los pacientes se manifiesta con condritis auricular (e-Fig. 21-7) asociada a poliartritis que, hasta en un tercio de los casos, precede a la afectación de la oreja.

También son frecuentes la clínica oftalmológica, la inflamación de cartílagos nasales (que puede provocar deformidad «en silla de montar») y la afectación laringotraqueobronquial (que, aunque no es una manifestación inicial, aparece en la mitad de los enfermos). Menos comunes son la afectación audiovestibular, la enfermedad cardiovascular, la disfunción renal y la clínica neurológica.

Manifestaciones dermatológicas posibles son aftas, vasculitis de pequeño vaso, eritema nudoso, placas anulares urticariales y livedo racemosa/reticular.

La policondritis recidivante se ha asociado hasta en un 30 % de los casos a otras enfermedades autoinmunes y síndromes mielodisplásicos.

La presencia concomitante de úlceras orales y genitales más policondritis se conoce como síndrome de MAGIC (*mouth and genital ulcers with inflamed cartilage*), considerándose un *overlap* entre la enfermedad de Behçet y la policondritis recidivante.

En los pacientes varones de edad avanzada con policondritis que desarrollan anemia macrocítica y trombocitopenia debe descartarse el síndrome de VEXAS (vacuolas, enzima E1, ligada a cromosoma X, autoinflamatorio, somático).

El diagnóstico se basa en las manifestaciones clínicas, ya que no existen marcadores de laboratorio ni histológicos específicos.

> ❗ Los criterios diagnósticos más recientes son los de Miche *et al.*, que requieren la confirmación de la inflamación en tres cartílagos (auricular, nasal y laringotraqueal) o inflamación en un cartílago junto con dos criterios menores (pérdida auditiva, inflamación ocular, disfunción vestibular o artritis seronegativa).

En las fases inflamatorias iniciales, los principales diagnósticos diferenciales son la erisipela y la celulitis. La condritis infecciosa, la condritis traumática, la granulomatosis con poliangitis, la vasculitis de pequeño vaso y la sífilis congénita pueden imitar la destrucción del cartílago producida por la policondritis recidivante.

Las formas leves se manejan con antinflamatorios no esteroideos, colchicina, dapsona o bajas dosis de corticosteroides. Las formas más graves o con afectación orgánica pueden requerir tratamiento con corticosteroides a altas dosis, inmunosupresores o biológicos.

ENFERMEDAD DE STILL

El solapamiento clínico de la artritis idiopática juvenil y la enfermedad de Still del adulto sugiere que ambas entidades son manifestaciones de un continuo fenotípico en diferentes rangos de edad.

La patogénesis se basa en un modelo bifásico donde inicialmente predominan la autoinflamación y la disregulación del sistema inmune innato, pudiendo progresar a una artritis destructiva en la que la alteración de los mecanismos adaptativos de la inmunidad desempeña un rol principal.

La clínica característica incluye fiebre, exantema, afectación articular, linfadenopatías y serositis.

El exantema, que se presenta en el 90 % de los pacientes durante el episodio febril agudo, puede estar precedido o acompañado de artralgias. La erupción es normalmente transitoria, eritematosa y no pruriginosa. Se localiza preferentemente en las axilas y las caderas, y pueden aparecer lesiones lineales (**e-Fig. 21-8**) secundarias a un fenómeno de Koebner. En el estudio histopatológico, se observa un infiltrado mixto perivascular e intersticial, que es un hallazgo que también se ha descrito en otras enfermedades autoinflamatorias (dermatosis neutrofílica urticarial). Otras manifestaciones cutáneas menos frecuentes incluyen placas persistentes (**e-Figs. 21-9**), que pueden ser lineales, y edema y eritema periorbitario.

Los hallazgos de laboratorio son inespecíficos, pero habitualmente se manifiesta con leucocitosis, granulocitosis, trombocitosis, elevación de enzimas hepáticas, incremento de la velocidad de sedimentación globular e hipergammaglobulinemia policlonal. Es característico el aumento de ferritina sérica, que puede llegar a niveles muy elevados en el síndrome de activación macrofágica, que ocasionalmente aparece en esta enfermedad.

Los diagnósticos diferenciales principales incluirían la fiebre reumática, la urticaria-vasculitis, los síndromes de fiebres periódicas hereditarias y la enfermedad del suero.

El pronóstico es variable, con una resolución de la artritis de alrededor del 50 % de los casos. En el resto de los pacientes, la situación puede cronificarse, presentando complicaciones sistémicas. La persistencia de los síntomas más allá de 6 meses implica peor pronóstico.

> **!** La primera línea de tratamiento al diagnóstico son los corticosteroides sistémicos. Los fármacos antirreumáticos modificadores de la enfermedad suelen combinarse con los corticosteroides orales. Las terapias biológicas con inhibidores de las interleucinas 6 y 1 son más específicas en cuanto a mecanismos de acción y reducen la actividad de la enfermedad, permitiendo la disminución o supresión de los esteroides.

ENFERMEDAD DE BEHÇET

> **!** Se trata de una enfermedad inflamatoria crónica multisistémica que suele clasificarse como vasculitis de vaso variable, afectando tanto a venas como a arterias.

La mayor incidencia de la enfermedad ocurre entre la segunda y la tercera década, y no existen diferencias entre sexos. La mayor parte de los pacientes proceden de regiones de la antigua Ruta de la Seda, siendo Turquía el país con mayor prevalencia. Existe una alta correlación entre la frecuencia de la enfermedad y la distribución geográfica del HLA-B51.

En la patogenia participan factores ambientales que van a actuar sobre sujetos genéticamente susceptibles, desencadenando fenómenos inflamatorios en los que están implicados tanto el sistema inmune innato como el adaptativo.

Las **aftas orales** (**e-Fig. 21-10**) suelen ser la forma de debut de la enfermedad de Behçet y pueden preceder en años al resto de las manifestaciones. Las úlceras genitales afectan a la vulva, el escroto y el pene. Las lesiones papulopustulosas (e-Figs. 21-11 y 21-12) están constituidas por pústulas estériles de base eritematosa que pueden asemejarse a lesiones acneiformes; suelen distribuirse en el tronco, las extremidades inferiores y la cara. Las lesiones tipo eritema nudoso aparecen en un tercio de los pacientes y predominan en el sexo femenino. El estudio histopatológico de las lesiones cutáneas puede ser de ayuda, ya que muestra una reacción vascular neutrofílica o una vasculitis.

Las afectaciones extracutáneas pueden afectar a diferentes órganos, como las articulaciones, los ojos, el sistema nervioso, el aparato digestivo y los vasos sanguíneos.

La enfermedad de Behçet presenta diferentes fenotipos, que difieren en la epidemiología, la distribución geográfica, la clínica, el manejo terapéutico y el pronóstico.

Los criterios internacionales para la enfermedad de Behçet (International Criteria for Behçet's Disease son los más utilizados para el diagnóstico, sumando 2 puntos las úlceras genitales, las aftas orales y la afectación ocular, y 1 punto las manifestaciones dermatológicas, neurológicas, vasculares y la prueba de patergia (e-Fig. 21-13). Los pacientes con 4 o más puntos son diagnosticados de la enfermedad.

El tratamiento está enfocado al control de la inflamación y a evitar daño orgánico irreversible, y debe ir dirigido al fenotipo y a las manifestaciones específicas de cada paciente. El manejo de las lesiones cutáneas se basa principalmente en la colchicina, los corticosteroides tópicos y orales, y el apremilast.

La enfermedad de Behçet tiene un curso clínico variable, con remisiones y exacerbaciones imprevisibles. Las formas con afectación orgánica, más frecuentes en varones jóvenes, están asociadas a una mayor morbimortalidad. La afectación de grandes vasos, sistema nervioso central, aparato digestivo y corazón es la principal causa de muerte. La tasa de mortalidad y la gravedad de la clínica tienden a disminuir con el tiempo.

SÍNDROME ANTIFOSFOLÍPIDO

El síndrome antifosfolípido es una enfermedad sistémica autoinmune que se caracteriza clínicamente por trombosis venosa, arterial o de pequeños vasos y pérdidas fetales recurrentes o morbilidad gestacional. Analíticamente, cursa con la presencia de anticuerpos antifosfolípidos, que incluyen el anticoagulante lúpico, los anticuerpos anticardiolipina y el anticuerpo anti-β^2-glucoproteína 1. Es más frecuente en el sexo femenino y suele presentarse en individuos jóvenes o de edad media.

Tiene una forma primaria y una forma secundaria que se asocia principalmente al lupus eritematoso sistémico. El síndrome antifosfolípido catastrófico es una forma infrecuente (< 1 %) que suele desencadenarse por infecciones y conlleva una alta mortalidad.

> **!** Las manifestaciones cutáneas más frecuentes son la livedo racemosa, las ulceraciones cutáneas, las lesiones seudovasculíticas, la gangrena digital, la necrosis cutánea y las hemorragias «en astilla» (e-Figs. 21-14, 21-15 y 21-16). Histológicamente, las lesiones agudas suelen presentar trombosis no inflamatoria de los vasos pequeños de la dermis, mientras que las lesiones tardías muestran inflamación seguida de necrosis.

El diagnóstico se realiza mediante los criterios de Sapporo, debiendo cumplir un criterio clínico (trombosis vascular o complicación del embarazo) y presencia de anticuerpos antifosfolípidos. En el año 2023 se propusieron unos nuevos criterios, donde se incluyen manifestaciones cutáneas secundarias a la afectación microvascular (livedo racemosa, vasculopatía livedoide).

El tratamiento se realiza con anticoagulantes y antiagregantes plaquetarios y, en los casos asociados a lupus, pueden añadirse antimaláricos que mejoran las lesiones tipo atrofia blanca y son protectores frente a las trombosis arteriales y venosas. Existen casos graves en los que pueden valorarse otras terapias como rituximab y eculizumab.

BIBLIOGRAFÍA

Alpsoy E, Bozca BC, Bilgic A. Behçet Disease: An Update for Dermatologists. Am J Clin Dermatol. 2021;22(4):477-502.

Borgia F, Giuffrida R, Guarneri F, Cannavò SP. Relapsing Polychondritis: An Updated Review. Biomedicines. 2018;6(3):84.

Martínez-Barrio J, Valor L, López-Longo FJ. Facts and controversies in mixed connective tissue disease. Med Clin (Barc). 2018;150(1):26-32.

Rubio J, Kyttaris VC. Undifferentiated Connective Tissue Disease: Comprehensive Review. Curr Rheumatol Rep. 2023;25(5):98-106.

Sammaritano LR. Antiphospholipid syndrome. Best Pract Res Clin Rheumatol. 2020;34(1):101463.

Shiboski CH, Shiboski SC, Seror R, et al.; International Sjögren's Syndrome Criteria Working Group. 2016 American College of Rheumatology/European League Against Rheumatism classification criteria for primary Sjögren's syndrome: A consensus and data-driven methodology involving three international patient cohorts. Ann Rheum Dis. 2017;76(1):9-16.

Zaripova LN, Midgley A, Christmas SE, Beresford MW, Baildam EM, Oldershaw RA. Juvenile idiopathic arthritis: from aetiopathogenesis to therapeutic approaches. Pediatr Rheumatol Online J. 2021;19(1):135.

Urticarias y eritemas. Toxicodermias. Dermatosis neutrofílicas y eosinofílicas. Vasculopatías

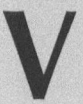

Urticaria y angioedema

P. Navarro Guillamón y C. Tienza Fernández

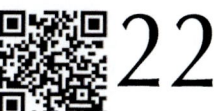 22

 PUNTOS CLAVE

- La urticaria y el angioedema son problemas dermatológicos comunes, con una prevalencia aproximada del 8-22 % a lo largo de toda la vida.
- Se caracterizan por la aparición de habones que desaparecen en un plazo máximo de 24 horas, con la manifestación posterior de otros habones en diferentes localizaciones.
- Las causas más frecuentes de urticaria aguda son la idiopática (50 %), infecciones de las vías respiratorias altas (40 %), fármacos (9 %) y alimentos (1 %).
- El elemento fundamental a la hora de diagnosticar una urticaria es una anamnesis exhaustiva. En algunas guías se recomienda el marcado de las lesiones para comprobar su evanescencia.
- En la mayoría de los casos no es necesario un estudio con pruebas complementarias, si el cuadro clínico es claro y no existen otros datos de interés en la anamnesis.
- El diagnóstico diferencial de la urticaria es amplio y debe incluir todas aquellas patologías que cursan con lesiones eritematoedematosas circunscritas.
- El tratamiento de primera línea de la gran mayoría de los pacientes con urticaria aguda son los antihistamínicos H1, incluso llegando a cuadruplicar las dosis estándar.
- La urticaria es un trastorno episódico y autolimitado en la mayoría de los casos. Los factores asociados a mayor persistencia de la enfermedad son una enfermedad más grave, la presencia de angioedema y la autoinmunidad tiroidea positiva.

INTRODUCCIÓN

La urticaria es una patología muy frecuente y un motivo de consulta habitual tanto en atención primaria y urgencias como en dermatología general.

La urticaria se caracteriza por la aparición de habones, lesiones edematosas con halo periférico eritematoso. Generalmente, estas lesiones desaparecen en un plazo máximo de 24 horas, con la aparición posterior de otros habones en otras localizaciones diferentes.

Por su parte, el angioedema se refiere a la formación de habones, pero a un nivel más profundo. En otras palabras, si en la urticaria los habones se forman en las capas más externas de la piel (dermis y epidermis), en el angioedema el habón se manifiesta a un nivel más profundo, en el tejido celular subcutáneo o submucoso.

Existen diferentes formas clínicas de urticaria, y prácticamente todas ellas pueden acompañarse de angioedema. Sin embargo, la aparición de un angioedema de manera aislada (sin habones en la piel circundante) tiene una importancia especial, pues estos pacientes podrían tener una deficiencia del inhibidor de la fracción esterasa de C1 (C1 inh). En cualquier paciente con angioedema aislado debe descartarse la deficiencia de esta fracción del complemento porque, aunque sea infrecuente y hereditaria en la mayoría de los casos, es potencialmente mortal sin tratamiento.

Un buen tratamiento de la urticaria pasa siempre por un reconocimiento de sus causas, su clínica, sus factores desencadenantes y agravantes, así como por el conocimiento de los tratamientos farmacológicos y no farmacológicos más adecuados.

> **!** Los habones son lesiones pruriginosas, edematosas, de color pálido o rosa, que se localizan en las capas más superficiales de la piel. Su número y tamaño son variables, y se caracterizan por aparecer y desaparecer en un plazo máximo de 24 horas.
> Por su parte, la tumefacción presente en el angioedema se localiza más profundamente en la piel; en concreto, en el tejido celular subcutáneo o bajo la submucosa. Suele ser doloroso en lugar de pruriginoso, y la definición de los límites de la lesión es peor que la de los habones. Suele desaparecer en un plazo de 2-3 días.

EPIDEMIOLOGÍA

La urticaria y el angioedema son problemas dermatológicos comunes, con una incidencia aproximada de entre el 8 y el 22 % a lo largo de toda la vida. La prevalencia de la urticaria crónica oscila entre el 2 y el 3 % y puntualmente entre el 0,1 y el 0,9 %. La incidencia de los diferentes subtipos de urticaria crónica es más baja. Se trata de una patología de distribución mundial y no se han aportado datos en cuanto a su frecuencia en determinados grupos raciales, aunque existen estudios que sugieren un aumento de la prevalencia en población asiática. Puede presentarse a cualquier edad, y la máxima incidencia depende tanto de la causa como de la exposición a los diferentes factores desencadenantes, infecciones o neumoalérgenos. En la mayoría de los casos, es difícil establecer una relación causa-efecto para los pacientes diagnosticados de urticaria, lo que lleva, en determinados pacientes, a buscar una enfermedad sistémica desencadenante.

La urticaria es más frecuente en mujeres, con una relación 2:1 a favor de estas, aunque esta relación varía con los distintos tipos de urticaria. Por ejemplo, las mujeres tienen más prevalencia de dermografismo y urticaria por frío. Sin embargo, la urticaria retardada por presión es más frecuente en varones.

Por su parte, el angioedema hereditario es una patología poco habitual de herencia autosómica dominante que afecta a 1:50.000, con un rango que varía desde 1:20.000 hasta 1:60.000.

ETIOPATOGENIA

En este apartado se ofrecen unas pinceladas de los principales elementos implicados en la fisiopatología de la urticaria y el angioedema.

Mastocitos

Los mastocitos son las principales células implicadas en el desarrollo de la urticaria. Estos expresan receptores de alta afinidad para la inmunoglobulina E (IgE) (FcRI) y son, por tanto, capaces de participar en las reacciones alérgicas dependientes de IgE mediante la desgranulación en respuesta a diferentes estímulos.

Estímulos desgranuladores

La desgranulación consiste en el entrecruzamiento entre dos o más FcRI adyacentes situados en la membrana del mastocito, lo que llevará a la formación de una cadena que finalizará con la fusión de los gránulos en la membrana celular y la exteriorización de su contenido.

Existen estímulos desgranuladores inmunitarios y no inmunitarios. Dentro de los inmunitarios, que son aquellos que actúan a través del receptor de IgE, están los anti-IgE y los anti-FcRI; aunque se han identificado anticuerpos funcionales anti-IgE y anti-FcRI en pacientes con otras patologías como lupus eritematoso sistémico e incluso en controles sanos, el papel de estos autoanticuerpos en la urticaria ha sido objeto de debate. También existen estímulos desgranuladores no inmunitarios, y dentro de este grupo se incluirían algunos neuropéptidos, el factor de célula progenitora, los opioides o la anafilotoxina C5a, que desencadenarían la desgranulación del mastocito uniéndose a receptores específicos independientes del FcRI.

Mediadores proinflamatorios

Los gránulos de los mastocitos contienen mediadores proinflamatorios. Se ha identificado una gran variedad de citocinas en los gránulos de los mastocitos, como el factor de necrosis tumoral, las interleucinas (IL) o el factor estimulante de colonias de granulocitos y macrófagos, siendo la histamina el más importante de todos en el desarrollo de la patología que se estudia en este capítulo.

Otros importantes agentes proinflamatorios son las prostaglandinas y los leucotrienos, derivados de los fosfolípidos de la membrana celular. Se ha observado que la prostaglandina E2, en concreto, presenta un efecto antinflamatorio, ya que inhibe la desgranulación del mastocito, ejerciendo de este modo una función protectora en la urticaria.

Vasos sanguíneos

La histamina y otros mediadores proinflamatorios se unen a la pared de las vénulas poscapilares, aumentando la permeabilidad y la vasodilatación. Además, la histamina, el factor de necrosis tumoral y la IL-8 aumentan la expresión de moléculas de adhesión situadas en las células endoteliales, lo que promueve la migración de las células inflamatorias circulantes como eosinófilos, basófilos, neutrófilos y linfocitos Th0 desde la sangre a la lesión urticarial. De esta forma, se perpetúa el ciclo inflamatorio.

Mecanismos de formación de la urticaria

Urticaria dependiente de mastocitos

La urticaria dependiente de mastocitos es la forma más frecuente de urticaria, y dentro de ella existen dos grupos bien diferenciados por el papel que desarrollan los autoanticuerpos en la formación de los habones. Así, en la urticaria dependiente de mastocitos se encontraría la forma autoinmunitaria (autoanticuerpos contra FcεRI o IgE), la dependiente de IgE (alérgica) o la inducida por inmunocomplejos (vasculítica).

Por otro lado, estaría la no inmunitaria por sustancias liberadoras directas sobre el mastocito (por ejemplo, opiáceos) por estímulos vasoactivos directos (como picaduras de ortiga), el ácido acetilsalicílico, otros antinflamatorios no esteroideos, otros seudoalérgenos presentes en la dieta o los inhibidores de la enzima conversora de la angiotensina.

Urticaria no dependiente de mastocitos

Es necesario considerar a este tipo de urticaria de forma especial, pues su diagnóstico, pronóstico y tratamiento son diferentes. En estos pacientes, se produce una mejora significativa de la clínica con la administración de anakinra (antagonista del receptor de IL-1), rilonacept (captador de IL-1) o canakinumab (anti-IL-1b,28) lo que apunta al papel principal del inflamasoma de la criopirina y su formación de IL-1b. Dentro de este grupo, se estudiará la urticaria por déficit de factor C1-inhibidor.

Deficiencia del inhibidor de la fracción esterasa de C1

La deficiencia de C1 inh es generalmente de herencia autosómica dominante, aunque también puede ser adquirida en una minoría de los casos. Es la responsable del angioedema hereditario. Existen tres tipos de angioedema hereditario: el tipo I (85 %), que se debe a una disminución de la concentración de C1 inh; el tipo II (15 %), secundario a una disminución de la actividad de C1 inh, y el tipo III, mucho menos frecuente y con actividad normal de C1 inh.

La deficiencia de C1 inh conduce a una pérdida de funcionalidad del factor XII, que a su vez genera bradicinina, sustancia proinflamatoria implicada en la patogenia del angioedema hereditario. Se produce, además, la activación constante del componente C1 del complemento, lo que lleva a la disminución de la concentración de C4 en el suero de estos pacientes de forma constante.

En estos casos, el estrés físico o emocional puede desencadenar la crisis, que tiene una duración de unas 48-72 horas, seguida de un período refractario. En muchas ocasiones, estos pacientes tienen antecedentes familiares, edema laríngeo asociado o dolor abdominal de tipo cólico. En estos casos, la presencia de habones recurrentes excluye el diagnóstico.

CARACTERÍSTICAS CLÍNICAS

Es importante distinguir la urticaria de las dermatosis urticariales. El habón de la urticaria desaparece en menos de 24 horas, y el número y el tamaño pueden variar de forma considerable (**e-Figs. 22-1** y **22-2**). Por su parte, el angioedema se fusiona en ocasiones con los habones, haciendo que sea difícil de diferenciar (por ejemplo, en el caso de la urticaria en zonas de piel fina, como los párpados). A su vez, el angioedema (**e-Figs. 22-3** y **22-4**) puede formar parte de la anafilaxia si afecta a la faringe, por lo que los habones, el angioedema y la anafilaxia forman parte de un mismo espectro clínico.

Debido a que en la mayoría de los casos se desconoce la causa de la urticaria, casi todas las clasificaciones se enfocan en las características clínicas más que en la etiología del cuadro.

Urticaria aguda

Todas las urticarias son en principio agudas, y solo se considera urticaria crónica aquella que dura más de 6 semanas. Las causas más frecuentes de urticaria aguda son la idiopática (50 %), infecciones de las vías respiratorias altas (40 %), fármacos (9 %) y alimentos (1 %). Así, la mayoría de estos pacientes podrían encuadrarse dentro de las urticarias espontáneas, porque las urticarias físicas y las vasculíticas suelen cronificar y las urticarias de contacto generalmente no son motivo de consulta al especialista.

Urticaria espontánea

Es un tipo de urticaria aguda en la que aparecen habones de forma eruptiva muy pruriginosos de cualquier tamaño y en cualquier localización, y posteriormente desaparecen en un plazo de 2-24 horas sin dejar señal. Puede asociar o no angioedema, que, en los casos más graves, dura hasta 72 horas. Los habones aparecen a cualquier hora del día, pero es frecuente que lo hagan por la tarde, empeorando el prurito por la noche e incluso, en algunos casos, impidiendo el descanso nocturno. Generalmente, no se acompaña de sintomatología sistémica, aunque en las crisis intensas van asociados a astenia, sudoración, tiritona, mialgias, artralgias o fiebre.

Urticaria de contacto

Es aquella que se produce por el contacto de la piel o las mucosas con una sustancia irritante y que conlleva la producción de habones; como en el caso de la urticaria espontánea, desaparecen en menos de 24 horas y tienen una duración menor de 6 semanas. Es frecuente que los pacientes con urticaria por contacto no acudan al hospital por el hecho de que el diagnóstico suele ser evidente para ellos. Este tipo de urticaria puede ser inmunitaria o no inmunitaria, dependiendo de que el factor desencadenante genere el cuadro a través de la IgE o no. La urticaria de contacto no inmunitaria se debe a los efectos directos de las sustancias urticantes sobre los vasos sanguíneos sin intervención de la IgE. Ejemplo de ello sería la microinyección de histamina, acetilcolina o serotonina por picaduras de ortiga, o el contacto con el ácido sórbico y el ácido benzoico presentes en los colirios.

Urticaria crónica

La urticaria crónica es, por definición, aquella que aparece al menos dos veces a la semana durante un período de al menos 6 semanas seguidas. No debe aplicarse este término a aquellas urticarias que se presentan con menor frecuencia, y en este caso es mejor denominarla *urticaria episódica* o *recurrente*.

El 75 % de las urticarias crónicas son idiopáticas (relacionada con infecciones víricas, autoinmunitaria, seudoalérgica o idiopática) y el resto (25 %) tienen una causa inducible.

Urticarias inducibles o urticarias físicas

En este grupo se incluyen aquellas urticarias que son inducibles por cualquier estímulo exógeno —en lugar de aparecer de forma espontánea—, y se clasifican en función del estímulo que desencadena los habones, el angioedema o la anafilaxia. Las urticarias físicas suelen aparecer a los pocos minutos de la exposición al desencadenante y desaparecen en un plazo de 2 horas, aunque existen excepciones a esta regla. Cualquier tipo de urticaria inducible puede acompañarse de angioedema, excepto en el dermografismo. Además, pueden coexistir diferentes tipos de urticarias físicas en un mismo paciente.

En la tabla 22-1 se exponen los diferentes tipos de urticarias inducibles (en este capítulo solo se describen aquellas que por su frecuencia o gravedad se consideran más relevantes).

Urticaria debida a estímulos mecánicos

Destacan los siguientes tipos:

- **Dermografismo.** Se caracteriza por habones lineales en lugares de roce o fricción (e-Fig. 22-5). Es más frecuente en adultos jóvenes y empeora a lo largo del día. El curso es impredecible, aunque tiende a la mejoría paulatina a lo

Tabla 22-1. Clasificación de las urticarias inducibles

Urticaria debida a estímulos mecánicos

- Dermografismo
  - Inmediato simple
  - Inmediato sintomático
  - Retardado
- Urticaria retardada por presión
- Angioedema vibratorio
  - Hereditario
  - Adquirido

Urticaria debida a cambios de temperatura

- Calor
  - Urticaria de contacto por calor
- Frío
  - Urticaria de contacto por frío primaria y secundaria (crioglobulinas)

Urticaria debida a sudoración o estrés

- Urticaria colinérgica
- Urticaria adrenérgica
- Urticaria inducida por ejercicio

Urticaria de contacto

Urticaria solar

Urticaria por agua (acuagénica)

Adaptada de: Bolognia, 2018.

largo de los años. Es el único tipo de urticaria física que no se asocia a edemas de mucosas, aunque sí se ha descrito el edema de vulva con las relaciones sexuales. No se relaciona con ninguna enfermedad sistémica, ni con la atopia o la autoinmunidad.

- **Urticaria retardada por presión.** Se caracteriza por la aparición de tumefacciones profundas en la piel sometida a presión de forma continua, aparece a los 30 minutos-12 horas después del estímulo y puede persistir varios días; generalmente estas urticarias son pruriginosas y dolorosas. Puede asociar manifestaciones sistémicas como malestar general, artralgias o síntomas seudogripales. Generalmente, los pacientes con esta afección asocian una urticaria espontánea, por lo que es frecuente que no la relacionen con la presión, a no ser que se indague en la historia clínica.

- **Angioedema vibratorio.** Se define como una reacción inflamatoria pruriginosa a los pocos minutos de aplicar un estímulo vibratorio. Se ha descrito una variante autosómica dominante, el angioedema vibratorio hereditario, en forma de angioedema prolongado (de horas a días de duración) tras la aplicación de estímulos vibratorios, y una forma esporádica más frecuente, el angioedema vibratorio adquirido idiopático, de clínica similar. El diagnóstico se basa en la historia clínica y la prueba de provocación del vórtice. Se debe excluir dermografismo, lo cual en ocasiones es difícil. El tratamiento consiste en evitar la exposición a estímulos vibratorios o, si no fuera factible (entornos ocupacionales), antihistamínicos.

Urticaria debida a cambios de temperatura

Se distinguen varios tipos:

- **Urticaria de contacto por calor.** Muy infrecuente. Consiste en la aparición de habones tras el contacto con calor de cualquier fuente, suele durar en torno a unas horas y puede asociar síntomas generales como mareo, cefalea, náuseas o dolor abdominal.
- **Urticaria por exposición al frío:**
  - **Urticaria de contacto por frío primaria.** Es la forma más frecuente de urticaria debida a cambios de temperatura. Se caracteriza por la aparición de habones en zonas expuestas al frío poco después de producirse el recalentamiento de estas. Aparece generalmente tras el contacto con objetos fríos o después de beber líquidos fríos. Puede asociar síntomas sistémicos como enrojecimiento, cefalea, dolor abdominal o síncopes en los casos graves. Deben evitarse los baños fríos y la natación por el riesgo de anafilaxia asociado. Este tipo de urticaria puede relacionarse con infecciones respiratorias, picaduras, mordeduras de insectos o incluso con la infección por el virus de la inmunodeficiencia humana.
  - **Urticaria de contacto por frío secundaria.** Muy infrecuente, se debe a las crioglobulinas circulantes y generalmente asocia sintomatología sistémica propia de las crioglobulinas como el fenómeno de Raynaud o la púrpura.
  - **Urticaria refleja por frío.** La disminución de la temperatura corporal de forma generalizada hace que se reproduzcan los habones.
  - **Urticaria familiar por frío.** Es un síndrome autoinflamatorio familiar que se incluye dentro del grupo de los síndromes periódicos asociados a criopirinas.

Urticaria debida a sudoración o estrés

Existen los siguientes tipos:

- **Urticaria colinérgica.** Es aquella en la que la aparición de los habones ocurre aproximadamente unos 15 minutos después de la exposición a factores que promueven la sudoración (ejercicio, estrés emocional, baños calientes, beber alcohol o alimentos picantes). Se caracteriza por la aparición de prurito, a la que sigue la aparición de habones monomorfos sobre todo en la parte superior del cuerpo. Puede asociar angioedema y sintomatología sistémica como mareo, cefalea, palpitaciones, dolor abdominal o sibilancias. La urticaria colinérgica grave es susceptible de evolucionar a anafilaxia. En ocasiones, este tipo de urticaria puede condicionar una incapacidad social y laboral. Es más frecuente en adultos jóvenes y excepcional en el anciano.

- **Urticaria adrenérgica.** Es similar a la urticaria colinérgica, de la que se distingue por un halo blanco de vasoconstricción alrededor del habón rosado, al contrario que el resto de las urticarias, que se caracterizan por un halo eritematoso alrededor de un habón pálido.
- **Anafilaxia inducida por el ejercicio.** Se trata de una entidad que constituye un síndrome por sí misma. La anafilaxia inducida por alimentos o el ejercicio puede producirse sin los habones típicos que se observan en otros tipos de urticaria. La anafilaxia inducida por el ejercicio se diferencia de la urticaria colinérgica en que no es necesario un aumento de la temperatura corporal para que se produzca.

Urticaria debida a otras exposiciones

Dos son los tipos que pueden observarse:

- **Urticaria solar.** Los habones aparecen tras la exposición a las ondas ultravioletas, sin necesidad de un aumento de la temperatura.
- **Urticaria por agua.** Los habones se reproducen al contacto con el agua a cualquier temperatura.

Angioedema sin habones

En la mayoría de los casos ocurre de forma esporádica, pero ante la presencia de angioedema sin habones es importante descartar la reacción a fármacos y el déficit de C1 inhibidor.

Reacciones a fármacos

Los fármacos más frecuentes que pueden provocar angioedema son los antinflamatorios no esteroideos y los inhibidores de la enzima conversora de la angiotensina. Del grupo de los primeros, cabe destacar el ácido acetilsalicílico, cuya intolerancia puede dar lugar a urticaria, angioedema o anafilaxia. Por otro lado, cabe destacar que los inhibidores de la enzima conversora de la angiotensina están contraindicados en pacientes con angioedema hereditario.

Angioedema hereditario tipos I, II y III

Ya se ha explicado anteriormente.

DIAGNÓSTICO

El elemento fundamental a la hora de diagnosticar una urticaria es, sin duda, una anamnesis exhaustiva, que debe incluir la duración del cuadro y de cada lesión por separado, la sintomatología asociada, la frecuencia de la crisis, las alergias o reacciones adversas a medicamentos conocidas, las patologías asociadas, las actividades laborales y de ocio desempeñadas por el paciente, así como una aproximación de la repercusión de la enfermedad en la calidad de vida.

Además, se realizará una exploración física completa en busca de la lesión elemental. En algunas guías se recomienda el marcado de las lesiones con rotulador para demostrar la evanescencia de este tipo de lesiones (**Tabla 22-2**).

En algunos pacientes, además, estarán recomendadas pruebas complementarias específicas en función de las características clínicas de la enfermedad. Así, en todo paciente con lesiones de una duración superior a 24 horas se recomienda la biopsia cutánea. En otros casos, en función de la anamnesis, se realizarán pruebas de provocación específicas como la provocación del dermografismo, los aditivos alimentarios o el consumo de fármacos desencadenantes. Otras pruebas menos frecuentemente realizadas serían las pruebas de alergia o la medición de autoanticuerpos liberadores de histamina.

Tabla 22-2. Manejo inicial del paciente con urticaria
Anamnesis en urticaria
Duración del cuadro
Duración de cada lesión aislada
Sintomatología asociada
Frecuencia de las crisis
Alergias o reacciones adversas a medicación conocida
Patologías asociadas
Actividades laborales o de ocio
Antecedentes infecciosos o de nueva medicación
Exploración en urticaria
Exploración física completa
Marcaje de lesiones para demostrar evanescencia
Pruebas complementarias en urticaria
En general no son necesarias
Si duración > 24 h de lesiones aisladas: realizar biopsia cutánea
Si sospecha de urticaria inducible: pruebas de provocación
Si urticaria crónica:
• Inmunoglobulina E total
• Velocidad de sedimentación globular/proteína C reactiva
• Plaquetas
• Dímero-D
• Autoanticuerpos tiroideos

Sin embargo, en la mayoría de los casos no es necesario un estudio con pruebas complementarias, sobre todo cuando se trata de urticarias sensibles a antihistamínicos. Otra prueba que se debe realizar en el estudio de una urticaria crónica (siempre en función de las características específicas de la enfermedad del paciente aportadas por la anamnesis) es la analítica con IgE, en la que resultaría esencial incluir la velocidad de sedimentación globular, que estará elevada en la mayoría de las urticaria-vasculitis y prácticamente en todos los síndromes periódicos asociados a criopirinas. Otros parámetros que se pueden incluir son los autoanticuerpos tiroideos, que orientan hacia una urticaria autoinmune, o la medición de eosinófilos.

En cuanto al diagnóstico del angioedema sin habones, siempre que se sospeche un síndrome familiar, a la anamnesis y exploración física debe añadirse una prueba sanguínea con niveles de C4. Como se explicaba anteriormente, estos pacientes tendrán activado el complemento de forma constitutiva debido a una disminución de la concentración o de la actividad de C1 inh, lo que dará lugar de forma casi constante a una disminución de los niveles de C4. Posteriormente, pueden realizarse estudios inmunohistoquímicos que demuestren la disminución o la falta de actividad de C1 inh.

> **!** A la hora de diagnosticar una urticaria, el principal elemento es una anamnesis exhaustiva, además de una exploración física detallada.

Diagnóstico diferencial

El diagnóstico diferencial de la urticaria es amplio y debe incluir todas aquellas patologías que cursan con lesiones edematosas circunscritas, como la dermatitis de contacto aguda (e-Fig. 22-6), las reacciones a picaduras, la urticaria-vasculitis (e-Fig. 22-7), el granuloma anular diseminado (e-Fig. 22-8), las reacciones urticariformes asociadas, la urticaria pigmentosa o la fase precoz del penfigoide ampolloso (antes de que aparezcan las ampollas). En todas estas entidades, las lesiones habonosas forman parte de un cuadro clínico inflamatorio más prolongado en el tiempo (o bien de una proliferación de mastocitos en el caso de la urticaria pigmentosa), y se distinguen bien por la persistencia de las lesiones en el tiempo. También es necesario en ocasiones realizar diagnóstico diferencial con algunas enfermedades eritematodescamativas, como la pitiriasis rosada de Gilbert (e-Fig. 22-9) o la psoriasis (e-Fig. 22-10).

En niños, se hará el diagnóstico diferencial con el eritema multiforme, ya que, en estos, la zona central de la lesión puede adoptar una coloración violácea característica; se diferenciará también por la duración de las lesiones.

Asociaciones

Se ha encontrado asociación entre la autoinmunidad tiroidea y la urticaria (12-14 % frente al 6 % en población control). En los niños y adolescentes con urticaria grave se ha observado una relación con la enfermedad celíaca. Se ha propuesto además una asociación entre la urticaria crónica e infecciones ocultas como abscesos o candidiasis, aunque con poca evidencia.

TRATAMIENTO

A la hora de poner tratamiento a un paciente con urticaria, resulta fundamental emplear tiempo en los principales factores desencadenantes y en la importancia de cumplir el tratamiento. En algunos pacientes, la eliminación del factor desencadenante será suficiente para el tratamiento de la patología, pero en la mayoría de las ocasiones será preciso un tratamiento sistémico. Este se puede dividir en primera, segunda y tercera líneas.

Tratamiento de la urticaria aguda, crónica espontánea e inducible

Tratamiento de primera línea

El tratamiento de primera línea de la gran mayoría de los pacientes con urticaria aguda es con antihistamínicos H1. Son medicamentos seguros, con excelente perfil de seguridad. Cabe destacar que no todos los pacientes responden, y que solo un 40 % (aproximadamente) conseguirá una remisión completa. Algunos pacientes requerirán hasta cuadruplicar las dosis estándar para conseguir el control. Los antihistamínicos deben tomarse a diario y no en función de la clínica, con un intervalo entre las tomas que depende de la semivida del fármaco utilizado. A pesar de no conseguir una remisión completa, en la mayoría de los pacientes estos sí ayudan a la disminución del prurito, la reducción del número de habones y su aplanamiento, por lo que resulta interesante exponer estos beneficios a los pacientes que ya los han probado y alegan que no les han funcionado. Según las últimas guías, los antihistamínicos de elección en el tratamiento de la urticaria son los de segunda generación (mínimamente sedantes).

Antihistamínicos durante el embarazo

Ningún antihistamínico se considera 100 % seguro durante el embarazo. Los últimos estudios recomiendan el uso de desloratadina y cetirizina, especialmente durante el segundo y tercer trimestre de embarazo. La clorfenamina debe evitarse durante el final del embarazo y la lactancia por el posible efecto sedante sobre el niño.

Tratamiento de segunda línea

Se planteará en el caso de que la urticaria no responda a los tratamientos de primera línea, y siempre deben ser tratamientos adyuvantes a los antihistamínicos, nunca alternativos.

Fármacos de segunda línea

El tratamiento con corticosteroides por vía oral se considera de segunda línea y puede utilizarse especialmente en el brote agudo de urticaria o angioedema. Debe ser un tratamiento de rescate hasta que los antihistamínicos a dosis plenas comiencen a hacer efecto. La dosis debe ser de 0,5-1 mg/kg diarios para conseguir un buen control de la enfermedad inicial intensa, y posteriormente se prescribirá una pauta descendente hasta que el paciente solo quede con el tratamiento de primera línea. No deben mantenerse como tratamientos a largo plazo, y el rebrote con su suspensión es frecuente.

La doxepina es un antidepresivo tricíclico con acción anti-H1 y anti-H2, puede resultar útil en el tratamiento de estos pacientes; sin embargo, debido a sus propiedades sedantes debe prescribirse por la noche.

El montelukast es un antagonista del receptor de leucotrienos que se ha usado ampliamente en las urticarias por ácido acetilsalicílico, ya que se ha comprobado la asociación de este tipo de urticaria con el aumento de los leucotrienos.

La sulfasalacina se ha utilizado en aquellos pacientes en los que predomina la urticaria retardada por presión. Sin embargo, no se debe pautar este medicamento en aquellos pacientes con reacciones de hipersensibilidad al ácido acetilsalicílico y déficit de glucosa-6-fosfato-deshidrogenasa.

La colchicina puede ser beneficiosa cuando en la biopsia se detecta un aumento del número de neutrófilos (urticaria neutrofílica).

Por otro lado, cabe mencionar la adrenalina en inyección intramuscular o subcutánea, que será el tratamiento de elección en las reacciones anafilactoides graves; este medicamento puede ser necesario también en el angioedema con afectación de las vías respiratorias, aunque no resulta útil ante un angioedema hereditario.

Otros tratamientos para pacientes con urticaria crónica refractaria incluyen inmunomoduladores o inmunosupresores como metotrexato, dapsona, azatioprina, tacrólimus o micofenolato de mofetilo.

Sin embargo, las últimas guías recomiendan el omalizumab ante el fallo de dosis cuádruples de antihistamínicos en casos de urticaria crónica. Omalizumab es un anticuerpo monoclonal dirigido contra la IgE y se prefiere a los medicamentos anteriormente descritos debido a su eficacia demostrada en diferentes ensayos y también a su seguridad frente a los medicamentos inmunosupresores. La dosis en ficha técnica de omalizumab es de 300 mg cada 4 semanas inicialmente; se mantendrán los antihistamínicos a dosis cuádruples y posteriormente se irán reduciendo en función de la tolerancia si existe buena respuesta al omalizumab. Existen diferentes esquemas de intensificación/desintensificación de dosis en función del control clínico. Todo paciente que tome omalizumab debe contar con un inyectable de epinefrina o adrenalina, pues en su ficha técnica se ha descrito la anafilaxia, aunque no con más frecuencia que con el resto de las terapias biológicas.

> **!** El tratamiento de elección en la urticaria son los antihistamínicos orales. En caso de no respuesta a dosis cuádruple de antihistamínicos, el tratamiento de elección es el omalizumab. Los glucocorticoides solo se utilizan en caso de brote agudo con gran componente inflamatorio, y siempre durante un corto período de tiempo asociados a un anti-H1.

Tratamiento del déficit de fracción esterasa de C1

Como se ha señalado anteriormente, el angioedema hereditario grave con anafilaxia asociada no responde al tratamiento con adrenalina. En el marco de una urgencia, debe administrarse concentrado de C1 inh, icatibant (antagonista del receptor de bradicinina) o ecalantida (inhibidor de la calicreína). En muchos casos, es necesario un tratamiento preventivo para evitar las crisis en momentos que generen estrés físico o emocional.

Debido a que las crisis de angioedema hereditario pueden exacerbarse con los estrógenos, los anticonceptivos o el tratamiento hormonal sustitutivo, en estos pacientes en tratamiento con este fármaco debe evitarse.

Tratamiento de la urticaria-vasculitis

El tratamiento de los pacientes con urticaria-vasculitis es todo un reto, pues no existe un abordaje estandarizado; así, en la mayoría de las ocasiones son necesarios los glucocorticoides orales para disminuir el componente inflamatorio, mientras que en algunos casos puede ser necesario el tratamiento con inmunosupresores.

Así, en la enfermedad leve se iniciará tratamiento con antihistamínicos; sin embargo, en los casos moderados se precisará tratamiento con glucocorticoides orales, dapsona, colchicina o hidroxicloroquina. En los casos más graves, se recurrirá a inmunosupresores sistémicos como micofenolato, ciclosporina, azatioprina, metotrexato, rituximab, anakinra, canakinumab u omalizumab.

PRONÓSTICO

La urticaria es un trastorno episódico y autolimitado en la mayoría de los casos. La duración de la enfermedad es de 2-5 años, aunque hasta un 30 % pueden perdurar más allá de los 5 años. Los pacientes en los que no se identifica ningún desencadenante o trastorno subyacente suelen tener un mejor curso de la enfermedad, con tasas de remisión al año en torno al 30-50 %. Estas tasas en niños pueden ser incluso más altas. Los factores asociados a mayor persistencia de la enfermedad son una enfermedad más grave, la presencia de angioedema y la autoinmunidad tiroidea.

BIBLIOGRAFÍA

Bolognia J, Jorizzo JL, Schaffer JV. Dermatología. 4ª ed. Barcelona: Elsevier; 2018.

Brewer JD, Davis MDP. Urticarial vasculitis. UpToDate [Internet]. Uptodate.com [consulta el 23 de octubre de 2023]. Disponible en: https://www.uptodate.com/contents/urticarial-vasculitis?search=TRATAMIENTO%20URTICARIA%20VASCULITIS&source=search_result&selectedTitle=1~150&usage_type=default&display_rank=1

Khan DA. Chronic spontaneous urticaria: Treatment of refractory symptoms. UpToDate [Internet]. Uptodate.com [consulta el 23 de octubre de 2023]. Disponible en: https://www.uptodate.com/contents/chronic-spontaneous-urticaria-treatment-of-refractory-symptoms?search=OMALIZUMAB%20Y%20URTICARIA&source=search_result&selectedTitle=1~150&usage_type=default&display_rank=1

Saini S. Chronic spontaneous urticaria: Clinical manifestations, diagnosis, pathogenesis, and natural history. UpToDate [Internet]. Uptodate.com [consulta el 23 de octubre de 2023]. Disponible en: https://www.uptodate.com/contents/chronic-spontaneous-urticaria-clinical-manifestations-diagnosis-pathogenesis-and-natural-history?search=PRONOSTICO%20URTICARIA&source=search_result&selectedTitle=1~150&usage_type=default&display_rank=1

Eritemas figurados

I. Arévalo Ortega y L. Fernández Domper

23

 PUNTOS CLAVE

- Los eritemas figurados representan un grupo de enfermedades heterogéneas desde el punto de vista etiopatológico y fisiológico que se definen por sus características lesiones cutáneas eritematosas anulares.
- El diagnóstico se realiza principalmente con la exploración física junto con los hallazgos histológicos; a menudo se trata de un diagnóstico por exclusión.
- Se han descrito cuatro tipos clásicos: eritema anular centrífugo, eritema *gyratum repens*, eritema *migrans* y eritema *marginatum*.
- Los diagnósticos diferenciales de los eritemas figurados son numerosos y a menudo complejos.
- Es importante identificar correctamente estas entidades, ya que algunos eritemas figurados pueden presentarse con una neoplasia maligna subyacente.

INTRODUCCIÓN

El término *eritemas figurados* fue descrito por primera vez por Fox en 1889 en el *Atlas of Rare Skin Diseases*. Desde entonces, múltiples autores han intentado subdividir este grupo de enfermedades en diferentes entidades clínicas basadas en hallazgos morfológicos y etiopatológicos variables, dando lugar a multitud de diagnósticos diferenciales.

Actualmente, los eritemas figurados de forma más restringida forman un grupo heterogéneo de enfermedades que pueden aparecer en cualquier momento a lo largo de la vida y que se definen por lesiones eritematosas anulares, circinadas, concéntricas, policíclicas o arciformes con tendencia a extenderse centrífugamente. Los patrones son no descamativos o descamativos, y suelen comenzar como pequeñas máculas eritematosas, que se expanden lentamente hasta formar una estructura anular, mientras que el centro se aclara.

Al igual que el aspecto clínico, la etiología de los eritemas figurados también es heterogénea y se han relacionado con afecciones subyacentes como infecciones, fármacos, neoplasias y enfermedades autoinmunes. Aunque se desconoce su fisiopatología exacta, se sospecha que se trata de una reacción inmunomediada a antígenos de origen infeccioso o neoplásico.

Existen cuatro eritemas figurados, denominados *clásicos*: eritema anular centrífugo (EAC), eritema *gyratum repens* (EGR), eritema *migrans* (EM) y eritema marginado, cada uno de los cuales presenta lesiones eritematosas circinadas que avanzan, pero se distinguen por sus características clínicas e histopatológicas únicas.

ANATOMÍA PATOLÓGICA

El diagnóstico de los eritemas figurados se realiza principalmente a través de la clínica, junto con los hallazgos histológicos. El patrón histológico se ha estratificado según el infiltrado celular en cuatro grupos: linfocítico, neutrofílico-eosinofílico, granulomatoso e infiltrados que contienen células plasmáticas (**Tabla 23-1**).

ERITEMA ANULAR CENTRÍFUGO

Introducción

El término *eritema anular centrífugo* (EAC) fue propuesto por Darier en 1916 y describe un eritema anular persistente. El EAC es un eritema figurado clásico, en el sentido de que las lesiones iniciales aparecen como pápulas urticariales que se extienden centrífugamente y aumentan hasta más de 6 cm de diámetro, desarrollando un aclaramiento central con la progresión de la enfermedad. Las lesiones individuales suelen durar de varios días a semanas y pueden resolverse

Tabla 23-1. Patrones histológicos de los eritemas figurados			
	Eosinofílico-neutrofílico	**Granulomatoso**	**Infiltrado de células plasmáticas**
Eritema anular centrífugo	Eritema marginado reumático	Granuloma anular	Sífilis secundaria
Eritema *gyratum repens*	Psoriasis anular	Sarcoidosis	
Eritema marginado	Eritema anular de la infancia/eritema anular eosinofílico	Lepra tuberculoide	
Eritema necrolítico	Pénfigo IgA		
Lupus eritematoso cutáneo	Urticaria-vasculitis		
Linfoma			

IgA: inmunoglobulina A.

espontáneamente mientras siguen apareciendo nuevas lesiones, especialmente con un proceso patológico subyacente coexistente.

En cuanto a la epidemiología, el EAC puede aparecer a cualquier edad, con una incidencia máxima en la edad adulta media y una proporción igual entre hombres y mujeres.

Etiopatogenia

Aunque se desconoce la patogénesis del EAC, se ha asociado a múltiples etiologías. De la categoría infecciosa, las enfermedades fúngicas, especialmente los dermatofitos, se han relacionado con el EAC, mientras que también se han descrito casos asociados a enfermedades bacterianas y víricas.

Además, enfermedades inmunológicas como la enfermedad de Crohn y ciertos fármacos se han relacionado con la aparición de EAC. También existe una conexión entre el EAC y una neoplasia subyacente, y algunos autores clasifican el EAC como un síndrome paraneoplásico cutáneo.

Los casos confirmados de EAC paraneoplásico también se denominan mediante el acrónimo inglés PEACE (*paraneoplastic erythema annulare centrifugum eruption*), que se asocia con mayor frecuencia a neoplasias linfoproliferativas, especialmente leucemia y linfoma. El **PEACE** aparece con más frecuencia en mujeres y suele preceder al diagnóstico de la neoplasia subyacente. Aunque las lesiones cutáneas suelen resolverse con la remisión de la neoplasia, la reaparición del EAC en estos casos podría indicar una recaída tumoral. Se ha propuesto que la condición maligna subyacente conduce a la formación de citocinas o antígenos, estimulando el desarrollo de erupciones cutáneas como el EAC.

Características clínicas

Se han descrito dos subtipos diferentes basados en el aspecto clínico e histológico (**Tabla 23-2**): EAC superficial y EAC profundo. El EAC de tipo superficial se caracteriza por una escama de arrastre, una fina escama en el margen interno del borde de avance (**e-Fig. 23-1**). Suele ir acompañado de prurito y ocasionalmente

Tabla 23-2. Características clínicas e histológicas de los subtipos de eritema anular centrífugo		
	Superficial	**Profundo**
Características clínicas	Descamación progresiva, prurito	Borde anular en cordón, no descamativo, no pruriginoso
Características histológicas	Espongiosis, paraqueratosis, infiltrado linfohistiocítico perivascular superficial	Sin cambios epidérmicos, infiltrado mononuclear en la dermis media e inferior

pueden observarse vesículas en el margen externo. El EAC profundo no suele ser pruriginoso y se presenta con un «borde en cordón» firme, sin descamación, y suele estar más indurado y elevado que el tipo superficial.

Anatomía patológica

Histológicamente, el EAC superficial presenta espongiosis, microvesiculación, paraqueratosis focal y un infiltrado linfohistiocítico perivascular superficial. Por su parte, la histología del EAC profundo no muestra cambios epidérmicos y aparece un infiltrado mononuclear localizado predominantemente en la dermis media e inferior.

Tratamiento

El tratamiento del EAC depende de si puede identificarse o no una enfermedad subyacente causante. Si el EAC está asociado a una enfermedad subyacente, suele desaparecer una vez que se ha tratado adecuadamente el proceso desencadenante. En los casos idiopáticos, el tratamiento se centra en los síntomas asociados, como el prurito, y en la resolución de las lesiones cutáneas. No existen ensayos controlados, aleatorizados y prospectivos que evalúen la eficacia de los distintos métodos de tratamiento del EAC.

Las opciones de tratamiento reportadas para el EAC se resumen en la **tabla 23-3** e incluyen: corticosteroides tópicos y sistémicos, inhibidores tópicos de la calcineurina, análogos tópicos de la vitamina D y eritromicina, metronidazol y fluconazol orales. Recientemente, se ha publicado una respuesta notable a azitromicina oral 250 mg una vez al día en ocho de cada diez pacientes con EAC durante un ensayo abierto; el mecanismo de la eficacia clínica se ha atribuido al efecto antiinflamatorio de dosis bajas de azitromicina.

ERITEMA *GYRATUM REPENS*

Introducción

El EGR es un eritema figurado poco frecuente y clínicamente característico con una fuerte asociación con malignidad. Fue descrito por primera vez en 1952 por

Tabla 23-3. Tratamientos tópicos y sistémicos para el eritema anular centrífugo	
Tópico	**Sistémico**
Corticosteroides	Corticosteroides
Inhibidores de la calcineurina	Eritromicina
Análogos de la vitamina D	Metronidazol
	Fluconazol
	Azitromicina

Gammel en una paciente 9 meses antes de la aparición del cáncer de mama. Epidemiológicamente, el EGR afecta principalmente a la población caucásica, con una proporción hombre:mujer de 2:1 y una edad media de aparición de 63 años.

Etiopatogenia

Desde su primera descripción, el EGR se ha relacionado con diversas neoplasias malignas, entre las que destacan con mayor frecuencia el cáncer bronquial (32 %), el esofágico (8 %) y el de mama (6 %). Las lesiones cutáneas suelen preceder a la aparición de la neoplasia en 4-9 meses. Los casos no paraneoplásicos son idiopáticos o asociados con una enfermedad cutánea subyacente: enfermedad autoinmune, infección sistémica o ingesta de fármacos.

Curiosamente, existen varios casos en la literatura médica que describen la transición de la pitiriasis *rubra pilaris* y la psoriasis a un EGR, sin que ninguno de estos casos muestre indicios de malignidad. Para los pacientes con pitiriasis *rubra pilaris*, las erupciones de EGR podrían ser un signo de remisión inminente.

Los diversos factores etiológicos posibles de EGR se enumeran en la **tabla 23-4**. En resumen, el EGR no siempre debe considerarse un síndrome paraneoplásico, y los clínicos deben estar alerta ante otras posibles causas. Sin embargo, todos los pacientes deben someterse a un cribado del cáncer considerando la edad, junto con evaluaciones de malignidad basadas en los síntomas, según esté indicado, ya que una identificación rápida del EGR paraneoplásico es esencial para disminuir la morbilidad y la mortalidad.

> **!** Las lesiones cutáneas del EGR paraneoplásico suelen preceder a la aparición de la neoplasia entre 4 y 9 meses.

Tabla 23-4. Factores etiológicos del eritema *gyratum repens*	
Cáncer	Cáncer de pulmón, cáncer esofágico, cáncer de mama, cáncer de estómago, linfoma, cáncer genitourinario
Enfermedades inflamatorias crónicas de la piel	Pitiriasis *rubra pilaris*, psoriasis, ictiosis, síndrome hipereosinofílico
Idiopático	
Enfermedades autoinmunes	Síndrome CREST, artritis reumatoide
Infección sistémica	Tuberculosis, *Helicobacter pylori*
Fármacos	Azatioprina, interferón

CREST: calcinosis, fenómeno de Raynaud, disfunción esofágica, esclerodactilia y telangiectasia.

Aunque la fisiopatología exacta del EGR sigue siendo desconocida, se han postulado tres **mecanismos inmunológicos:**

- Inducción de autoanticuerpos por el tumor que reaccionan de forma cruzada con la membrana basal de la epidermis.
- Producción de polipéptidos por el tumor que se unen a antígenos cutáneos que posteriormente se vuelven inmunogénicos.
- Depósito de complejos antígeno-anticuerpo inducidos por el tumor en la membrana basal cutánea.

Características clínicas

Clínicamente, el EGR se caracteriza por la rápida migración (aproximadamente 1 cm/día) de bandas eritematosas concéntricas pruriginosas con una configuración típica de «madera veteada» y bordes escamosos (**e-Fig. 23-2**).

Otros hallazgos incluyen queratodermia palmoplantar, hipereosinofilia e ictiosis adquirida. El EGR suele afectar a zonas extensas del cuerpo y aparece en el tronco y las extremidades, con respeto de las manos, los pies y el polo cefálico.

Diagnóstico

El diagnóstico se basa en la morfología clínica característica. Aunque la histopatología es inespecífica, mostrando paraqueratosis focal, espongiosis y un infiltrado linfocítico perivascular superficial con islas de eosinófilos, se utiliza para descartar otros posibles eritemas figurados.

Tratamiento

El manejo del EGR debe dirigirse principalmente al reconocimiento y tratamiento de la neoplasia subyacente, ya que la mayoría de los casos experimentan una remisión completa de las lesiones cutáneas —incluido el prurito, a menudo debilitante— tras la resolución de la neoplasia asociada.

Para el tratamiento de los casos no paraneoplásicos y el tratamiento sintomático del EGR paraneoplásico se han descrito varias terapias, que incluyen corticosteroides, azatioprina y retinoides. Por desgracia, estas terapias suelen ser ineficaces.

ERITEMA *MIGRANS*

Introducción y etiopatogenia

El eritema migratorio (EM) representa un eritema figurado clásico con una etiología distintiva. Es la manifestación cutánea de la enfermedad de Lyme precoz, causada por una infección por *Borrelia burgdorferi*, que se transmite por picadura de garrapata en zonas endémicas. Fue descrito clínicamente por primera vez por

Afzelius en 1909 como un eritema anular que se desarrollaba tras la picadura de garrapatas, antes de ser relacionado con las espiroquetas de *B. burgdorferi* en la década de 1980 por Burgdorfer.

La **borreliosis de Lyme** se divide en tres fases: *1)* enfermedad temprana localizada, *2)* enfermedad temprana diseminada y *3)* enfermedad crónica, siendo el EM el rasgo clínico característico de la enfermedad temprana.

> **!** El EM es la manifestación cutánea de la fase temprana localizada de la enfermedad de Lyme, causada por una infección por *B. burgdorferi*.

Características clínicas

El EM típico se caracteriza por una erupción eritematosa anular con extensión centrífuga que se desarrolla 3-30 días después de una picadura de garrapata y en el mismo lugar. Puede desarrollarse una lesión en forma de diana por aclaramiento en el centro o alrededor de este durante la expansión del EM. Otra característica del EM solitario típico es la presencia de un punto de punción visible en el centro del eritema. La expansión de las lesiones cutáneas puede durar varias semanas, y la exploración de la lesión individual puede alcanzar 70 cm de diámetro, hasta desaparecer espontáneamente tras una mediana de 4 semanas.

Para separar el EM de otras enfermedades (en particular, las reacciones inflamatorias localizadas a las picaduras de garrapatas) y aumentar la especificidad diagnóstica, el diámetro mínimo de las lesiones cutáneas debe ser superior a 5 cm.

Generalmente, las lesiones aparecen en el tronco, la ingle, la axila o el hueco poplíteo y, aunque la mayoría son asintomáticas, algunos pacientes experimentan prurito leve, dolor o entumecimiento u hormigueo transitorios.

> **!** En el EM, el diámetro mínimo de las lesiones cutáneas debe ser superior a 5 cm.

Durante la segunda fase de la enfermedad de Lyme, pueden desarrollarse lesiones tipo EM secundarias en otras zonas del cuerpo debido a la propagación de *B. burgdorferi* desde el lugar inicial de la picadura de garrapata a través de la sangre. Esto se observa en alrededor del 20-25 % de los pacientes y se denomina *EM multilocular*. Suelen ser lesiones de menor diámetro, asintomáticas, a menudo simétricas y carecen de la típica zona de punción.

Otros indicadores de diseminación hematógena son síntomas gripales como fatiga, cefalea, artralgias, mialgias y fiebre, así como linfadenopatías, que pueden acompañar tanto a las lesiones primarias como secundarias del EM. Sin embargo, los pacientes europeos son menos propensos a experimentar síntomas sistémicos en comparación con los estadounidenses, ya que *Borrelia afzelii*, la principal cepa de la enfermedad de Lyme en Europa, presenta una virulencia menor.

El correlato de la expansión centrífuga es la migración de las espiroquetas, que se extienden hacia el exterior desde el lugar de inoculación, lo que conduce a una tasa de crecimiento de 20 cm²/día para las lesiones de EM tempranas. El eritema que sigue es el correlato de una respuesta inmunitaria desencadenada por macrófagos y linfocitos a los organismos de *Borrelia*.

Anatomía patológica

Las características histológicas del EM suelen ser inespecíficas y se manifiestan con infiltrados linfoides superficiales y profundos acompañados de pocos eosinófilos y células plasmáticas. En algunos casos, el EM puede incluso presentar dermatitis de interfase focal.

Diagnóstico

En cuanto al diagnóstico del EM, hay dos posibles escenarios:

- Si hay una lesión clínica típica de EM solitario, no es necesaria ninguna otra confirmación diagnóstica de laboratorio.
- La sospecha de EM solitario atípico debe aclararse mediante una prueba serológica. Si la prueba es negativa y persiste la sospecha clínica, se utilizará la detección directa del patógeno mediante cultivo o métodos moleculares-biológicos (reacción en cadena de la polimerasa) a partir de una biopsia cutánea (cerca del borde inflamado) para aclarar el diagnóstico.

Tratamiento

Las recomendaciones de tratamiento para la enfermedad de Lyme se han publicado en numerosas directrices europeas y americanas, siendo la **doxiciclina** y la **amoxicilina** los antibióticos de elección. Según las directrices europeas, debe utilizarse doxiciclina 100 mg cada 12 horas como tratamiento de primera línea del EM (solitario: 10-14 días; multilocular: 14-21 días).

Además de la amoxicilina, otros antibióticos alternativos son la cefuroxima y la azitromicina. En caso de infección diseminada (EM multilocular), hasta un 10 % de los pacientes pueden experimentar una posible reacción de Jarisch-Herxheimer, que se manifiesta con un brote de eritema y síntomas similares a los de la gripe en las 24 horas siguientes a la toma de los antibióticos.

ERITEMA MARGINADO

Introducción y etiopatogenia

El eritema marginado, también denominado *eritema marginado reumático* (EMR), es una erupción migratoria anular y policíclica y la manifestación cutánea de la fiebre reumática aguda. La fiebre reumática es una enfermedad inflamatoria sistémica autoinmune caracterizada por una respuesta anormal a una infección por estreptococos hemolíticos del grupo A en individuos genéticamente susceptibles. Además del EMR (< 6 %), los pacientes con fiebre reumática desarrollan carditis (50-78 %), artritis (35-88 %), corea (2-19 %) y nódulos subcutáneos (< 1-13 %).

La fiebre reumática es principalmente una enfermedad de los países en vías de desarrollo, con una incidencia anual de aproximadamente 100/100.000.

Características clínicas

Con una latencia de 2-5 semanas tras la manifestación inicial de la infección estreptocócica, las lesiones del EMR aparecen como máculas eritematosas, periféricas y no descamativas que pueden evolucionar a parches o placas. Las lesiones suelen ser fluctuantes, migran, desaparecen y reaparecen en cuestión de horas (**e-Fig. 23-3**).

El EMR suele ser asintomático y afecta a las extremidades proximales, el tronco y las axilas, con respeto del polo cefálico, las palmas de las manos y las plantas de los pies. Puede persistir de forma intermitente durante semanas o meses, mientras que se asocia principalmente con la fase activa de la fiebre reumática. Existe una fuerte correlación entre el EMR y las manifestaciones de carditis. El EMR es más frecuente en niños y muy raro en adultos.

Diagnóstico

Según los criterios de Jones, el diagnóstico de fiebre reumática puede establecerse por la evidencia de infección estreptocócica del grupo A (ya sea por cultivo/prueba rápida de antígenos mediante *swap* o serológica) acompañada de dos criterios mayores (carditis, poliartritis, corea, EMR, nódulos subcutáneos) o uno mayor y dos menores (fiebre, artralgias, velocidad de sedimentación globular elevada, proteína C reactiva alta, intervalo PR prolongado en el electrocardiograma). Aunque se desconoce la patogenia exacta del EMR, se sospecha que el mimetismo antigénico entre los estreptococos y los epítopos de la piel humana desempeña un papel importante.

Tratamiento

El EMR suele resolverse espontáneamente y no se altera con el tratamiento de la enfermedad subyacente. El tratamiento de la fiebre reumática consiste en terapia antiestreptocócica (penicilina) y, en caso de afectación cardíaca, también terapia antiinflamatoria (glucocorticoides).

DIAGNÓSTICO DIFERENCIAL

Dado que múltiples enfermedades cutáneas pueden presentarse con una morfología figurada, los diagnósticos diferenciales de los eritemas figurados son numerosos y desafiantes.

Tabla 23-5. Diagnóstico diferencial del eritema figurado	
Enfermedades infecciosas	Tiña corporal, impétigo, eritema migratorio, sífilis secundaria, lepra tuberculoide
Enfermedades autoinmunes	Penfigoide bulloso, dermatosis IgA lineal, lupus eritematoso (especialmente, lupus eritematoso cutáneo subagudo, lupus eritematoso sistémico), síndrome de Sjögren, liquen plano, psoriasis pustulosa (p. ej., eritema anular centrífugo similar a la psoriasis pustulosa), pustulosis subcorneal (enfermedad de Sneddon-Wilkinson), pitiriasis *rubra pilaris*, eritema discrómico ampolloso
Enfermedades neoplásicas	Linfoma, micosis fungoide
Enfermedades metabólicas	Eritema migratorio necrolítico (síndrome del glucagonoma)
Enfermedades alérgicas y misceláneas	Urticaria, vasculitis urticarial, eritema anular infantil, eritema anular eosinofílico, púrpura anular telangiectásica, eritema palpable y arciforme, dermatitis seborreica, eritema multiforme, sarcoidosis, elastosis perforante serpiginosa, eritema anular centrífugo, eritema *gyratum repens*

IgA: inmunoglobulina A.

Los principales diagnósticos diferenciales se resumen en la tabla 23-5.

ALGORITMO DIAGNÓSTICO

El algoritmo diagnóstico propuesto se expone en la figura 23-4.

CONCLUSIÓN

Existe una gran variabilidad clínica de eritemas figurados, pero junto con la histología y las pruebas de laboratorio puede aplicarse un algoritmo que permita un diagnóstico correcto. Es importante identificar las causas desencadenantes de los distintos tipos de eritema figurado. El tratamiento se basa fundamentalmente en la eliminación o el tratamiento de los factores causantes, junto con terapias antiinflamatorias o antimicrobianas.

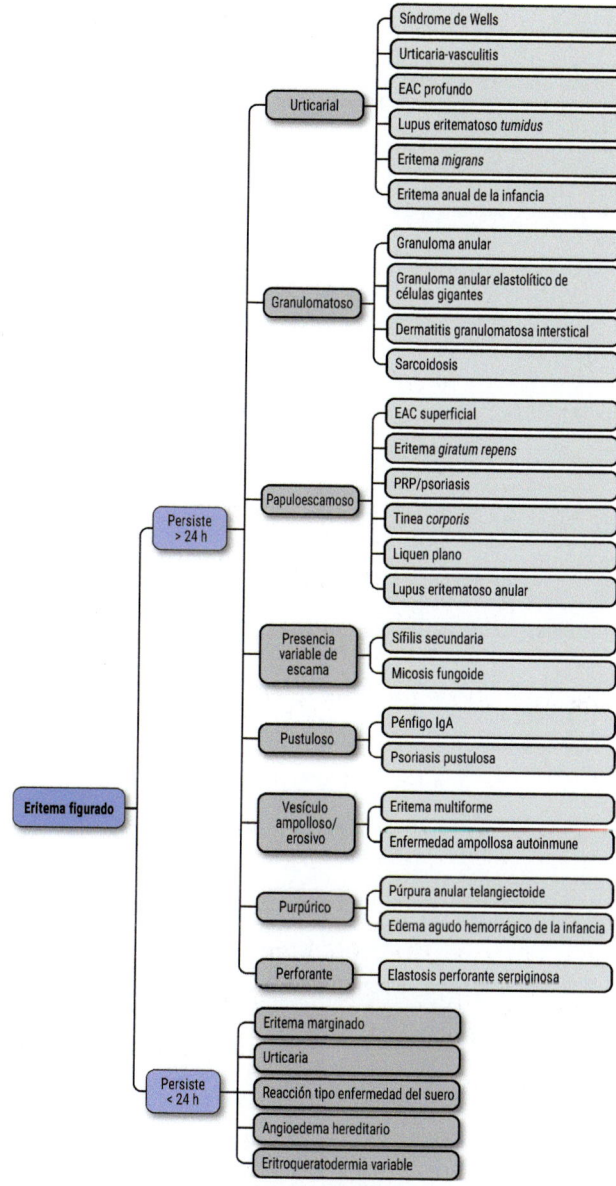

Figura 23-4. Algoritmo diagnóstico de los eritemas figurados.
EAC: eritema anular centrífugo; IgA: inmunoglobulina A; PRP: pitiriasis rubra pilaris.

BIBLIOGRAFÍA

Boehner A, Neuhauser R, Zink A, Ring J. Figurate erythemas - update and diagnostic approach. J Dtsch Dermatol Ges. 2021;19(7):963-72.

Kazandjieva J, Bogdanov G, Bogdanov I, Tsankov N. Figurate annulare erythemas. Clin Dermatol. 2023;41(3):368-75.

Lahiri S, Sanyahumbi A. Acute Rheumatic Fever. Pediatr Rev. 2021;42(5):221-32.

Mir A, Terushkin V, Fischer M, Meehan S. Erythema annulare centrifugum. Dermatol Online J. 2012;18(12):21.

Schoen RT. Lyme disease: diagnosis and treatment. Curr Opin Rheumatol. 2020;32(3):247-54.

Eritema multiforme, síndrome de Stevens-Johnson y necrólisis epidérmica tóxica

24

S. Martínez Fernández y D. Soto García

 PUNTOS CLAVE

- El factor desencadenante más frecuente del eritema multiforme (EM) es una infección (principalmente, por virus del herpes simple), a diferencia de lo que ocurre en el síndrome de Stevens-Johnson (SSJ) o la necrólisis epidérmica tóxica (NET), que son reacciones medicamentosas.
- El EM se caracteriza por pápulas «en diana» típicas (tres zonas distinguidas) y atípicas (solo dos zonas). El EM *minor* se caracteriza porque solo hay afectación cutánea, mientras que en el EM mayor también se afectan las mucosas y hay síntomas sistémicos.
- El SSJ y la NET se caracterizan por máculas eritematosas confluentes, dianas maculares atípicas, despegamiento, tono grisáceo de la piel y dolor cutáneo. Se distinguen: SSJ si se afecta a menos del 10 % de la superficie cutánea, SSJ/NET si se extiende en el 10-30 % y NET si afecta a más del 30 %.
- Tanto el SSJ como la NET son entidades graves y potencialmente mortales, que necesitan manejo en una unidad de cuidados intensivos especializada.

INTRODUCCIÓN

Hasta la década de 1990, había una gran controversia y confusión respecto a la definición de eritema multiforme (EM), síndrome de Stevens-Johnson (SSJ) y necrólisis epidérmica tóxica (NET), pues muchos autores incluían al EM mayor dentro del espectro del SSJ. En la actualidad, no hay duda de que son entidades distintas, con etiología, pronóstico y tratamiento diferentes. Existen criterios clínicos (basados en el tipo de lesión cutánea, su distribución y la presencia o no de afectación mucosa y/o sistémica) que permiten distinguir estas entidades (**Tabla 24-1**).

ERITEMA MULTIFORME

Epidemiología

Entidad infrecuente, de la que se desconoce su incidencia exacta. Las formas leves son mucho más prevalentes que las formas graves. Ocurre sobre todo en adolescentes y adultos jóvenes.

Tabla 24-1. Características fundamentales y diferenciales del eritema multiforme, el síndrome de Stevens-Johnson y la necrólisis epidérmica tóxica

	EM *minor*	EM mayor	SSJ	Solapamiento SSJ/NET	NET
Lesiones cutáneas	• Lesiones «en diana» típicas • ± Lesiones «en diana» atípicas	• Lesiones «en diana» típicas • ± Lesiones «en diana» atípicas • ± Lesiones vesiculoampollosas	• **Máculas/manchas** violáceas o rojo-**oscuras, confluentes** • Dianas atípicas **maculares** • Desprendimiento **< 10 %** superficie corporal, ampollas y erosiones • Signo Nikolsky + • **Tono gris típico** • **Dolor cutáneo**	• Igual SJJ salvo: • Desprendimiento **10-30 %** superficie corporal	• Igual SJJ salvo: • Desprendimiento **> 30 %** superficie corporal
	Topografía: acral (cara, manos, distal extremidades)	Topografía: igual EM *minor*	Topografía: tronco, proximal extremidades, cara Confluencia +	Topografía: igual SSJ Confluencia ++	Topografía: igual SSJ Confluencia +++
Lesión de la mucosa	No o mínima	Sí	Sí	Sí	Sí (muy grave; afectación mucosa respiratoria y gastrointestinal)
Síntomas sistémicos	No o mínimos	Sí (fiebre, artralgias, linfadenopatías)	Sí (igual que EM mayor, más: citopenias, hepatitis)	Sí (igual que SSJ)	Sí (igual que SJJ, más: nefritis)

Complicaciones	No	Si afectación ocular: sinequias conjuntivales, opacidades corneales	• Posible progresión a NET • Desequilibrio hidroelectrolítico, estado hipercatabólico, shock hemodinámico • Sepsis • Secuelas: hipopigmentación/hiperpigmentación, onicodistrofia, sinequias conjuntivales, entropión, fimosis, dispareunia, etc.	• Igual que SSJ • Neumonía • Hemorragia digestiva • Fallo renal
Gravedad	– +	Autorresolutiva	Mortalidad 5-50 % (espectro SSJ-SSJ/NET-NET)	
Histopatología	• Necrosis epidérmica focal de queratinocitos basales, menos llamativa que SSJ y NET • Inflamación dérmica más prominente que en el SSJ y NET (dermatitis de interfase liquenoide)		• Necrosis epidérmica extensa • Inflamación dérmica escasa (dermatitis de interfase con degeneración vacuolar de la capa basal, con mínimo infiltrado en dermis papilar)	
Etiología (desencadenantes)	Infecciones (90 %) Otros		Fármacos	

EM: eritema multiforme; NET: necrólisis epidérmica tóxica; SSJ: síndrome de Stevens-Johnson.

Etiopatogenia

Se trata de una reacción mucocutánea inmunitaria que se produce en sujetos predispuestos ante un desencadenante en la mayoría de los casos ambiental (infecciones).

Los factores desencadenantes del EM se resumen en la **tabla 24-2**. Destaca la etiología infecciosa (90 %), especialmente el virus del herpes simple (VHS). El

Tabla 24-2. Factores desencadenantes o etiológicos del eritema multiforme	
Infecciosos (90 %)	Víricos: • Virus del herpes simple tipos 1 y 2 • Virus de la varicela-zóster • Virus de Epstein-Barr • Citomegalovirus • Virus de la gripe • Adenovirus • Virus Coxsackie • Parvovirus B19 • Virus de la hepatitis • Otros: COVID-19 y su vacunación, etc.
	Bacterianos: • *Mycoplasma pneumoniae* (considerada actualmente una nueva entidad conocida como *Mycoplasm-induced rash and mucositis*) • *Yersinia enterocolitica* • *Mycobacterium tuberculosis*
	Fúngicos: • *Candida* (candidiasis vulvovaginal) • *Histoplasma capsulatum*
Fármacos (muy infrecuente; considerar SSJ/NET u otras toxicodermias cuando se sospeche como causante)	• Antinflamatorios no esteroideos • Anticonvulsivos • Sulfamidas • Penicilina y sus derivados • Otros
Enfermedades sistémicas (infrecuente)	• Lupus eritematoso (síndrome de Rowell) • Enfermedad de Behçet, aftosis complejas • Enfermedad inflamatoria intestinal • Cáncer (paraneoplásico) • Menstruación
Idiopático por coronavirus	En ocasiones no se identifica la causa. Probablemente, muchos de estos casos se deban a una infección subclínica (virus del herpes simple en su mayoría)

COVID-19: enfermedad coronavírica de 2019; NET: necrólisis epidérmica tóxica; SSJ: síndrome de Stevens-Johnson.

EM inducido por fármacos es muy raro, por lo que ante esta sospecha se debe considerar la posibilidad de que se trate de otro tipo de toxicodermia, como un SSJ/NET, un exantema fijo medicamentoso generalizado, un exantema medicamentoso polimorfo o incluso una urticaria.

> **!** La causa más frecuente es la infecciosa (90 %). Si se sospecha un fármaco como desencadenante, se debe cuestionar el diagnóstico de EM y pensar en otras toxicodermias.

Manifestaciones clínicas

El EM es una entidad caracterizada por la aparición repentina de lesiones mucocutáneas (casi todas aparecen en 24 horas y todas en 72 horas), resolviéndose en su mayoría espontáneamente en 1-4 semanas. Hay que buscar desencadenantes y preguntar al paciente por la presencia de herpes labial en las 2-3 semanas previas (la mitad de los casos asocian herpes antes del episodio, pero también es posible durante o después de este). En función de si solo hay afectación cutánea o también mucosa y sistémica, se diferencian el EM *minor* y el EM mayor, respectivamente:

- **Afectación cutánea.** Está afectada menos del 10 % de la superficie corporal. Localización acral (manos, pies, palmas, plantas, cara dorsal de los antebrazos, codos, cara y cuello) y extensión centrípeta (**e-Figs. 24-1**, **24-2**, **24-3**, **24-4**, **24-5**, **24-6** y **24-7**):
  - La lesión característica se conoce como **lesión «en diana» típica** y se define por una pápula eritematosa y edematosa redondeada, de < 3 cm de diámetro, que consta de tres zonas bien diferenciadas: dos anillos concéntricos eritematosos (color rojo de distinta intensidad) y una región circular central más oscura (incluso violácea) con signos de daño epidérmico, pudiendo verse una vesiculación o costra suprayacente. Es lo que se conoce como *lesión «en ojo de buey»*, que en su estadio más inicial —cuando solo tiene dos anillos— se denomina *lesión «en iris»*.
  - También se pueden observar **lesiones «en diana» atípicas**, que serán iguales a las anteriores pero con solo dos zonas diferenciadas y/o bordes mal definidos.
- **Afectación mucosa** (EM mayor, mínima o ninguna en EM *minor*). Caracterizada por vesiculoampollas que rápidamente se convierten en erosiones, con o sin costra (**e-Fig. 24-8**). Se pueden afectar la mucosa oral, la semimucosa labial, la conjuntiva y también la región genital y uretral.
- **Afectación sistémica-extracutánea** (EM mayor, mínima o ninguna en EM *minor*). Precediendo o acompañando a las lesiones cutáneas, se puede observar fiebre, astenia, artralgias y linfadenopatías cervicales.

> **!** Se distinguen dos formas de EM en función de si solo hay afectación cutánea (EM *minor*) o también afectación mucosa y síntomas sistémicos (EM mayor).

Evolución, complicaciones y pronóstico

Es una entidad con una importante tendencia a la recurrencia, siendo mayor en pacientes inmunodeprimidos (por ejemplo, uso de corticosteroides orales), con incluso cinco o seis episodios anuales. La intensidad y la frecuencia de los episodios tienden a reducirse con el paso del tiempo. Aunque la causa más frecuente de los EM recurrentes es el VHS, hasta dos tercios de los casos son idiopáticos (algunos estudios indican que muchos de ellos se deben a una infección subclínica por VHS).

Las lesiones curan con hiperpigmentación posinflamatoria, sin secuelas, salvo en el caso de afectación ocular grave (sinequias conjuntivales, queratitis, opacidad de la córnea). Si la afectación oral es importante, con dificultad para la ingesta, los pacientes precisarán ingreso hospitalario.

Diagnóstico

Es clinicopatológico, apoyado por otras pruebas complementarias según la sospecha etiológica. El algoritmo diagnóstico se resume en la **figura 24-9**:

- Biopsia. La histología es característica, pero no específica: dermatitis de interfase liquenoide, con degeneración vacuolar de la basal, necrosis focal (limitada

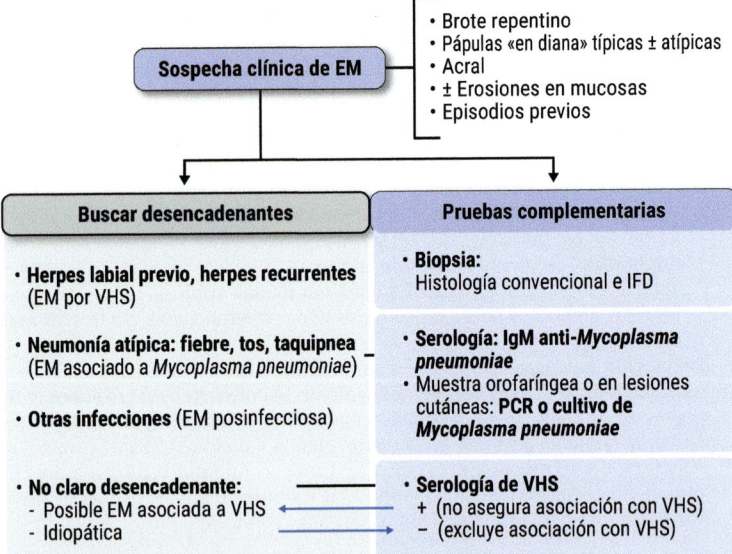

Figura 24-9. Algoritmo diagnóstico del eritema multiforme.
EM: eritema multiforme ; IFD: inmunofluorescencia directa; IgM: inmunoglobulina M; PCR: reacción en cadena de la polimerasa; VHS: virus del herpes simple.

Tabla 24-3. Diagnóstico diferencial del eritema multiforme y el espectro de síndrome de Stevens-Johnson-necrólisis epidérmica tóxica

EM	SSJ-NET
• MIRM[a] • Urticaria multiforme • Erupción medicamentosa fija generalizada • Penfigoide ampolloso • Pénfigo paraneoplásico • Síndrome de Rowell (lupus + EM) • Erupción polimorfa lumínica y erupción primaveral juvenil • Vasculitis cutánea de pequeño vaso	• EM mayor • Síndrome de piel escaldada estafilocócica • Erupción fija medicamentosa generalizada • Pustulosis exantemática generalizada aguda • Erupciones fototóxicas • Pénfigo vulgar o paraneoplásico • Penfigoide ampolloso o de mucosas • Dermatosis ampollosa IgA lineal • Síndrome de Rowell • Enfermedad injerto contra receptor aguda

[a] Se ha propuesto englobar toda la clínica mucocutánea ocasionada por la infección de *Mycoplasma pneumoniae* bajo el término MIRM, constituyendo una nueva entidad con algunas diferencias clínicas respecto al EM clásico. El signo cardinal es la intensa afectación mucosa, con mucositis oral (94 %), conjuntivitis purulenta bilateral (82 %) y afectación de la mucosa genitourinaria (63 %). La afectación cutánea es infrecuente (lesiones ampollosas y «en diana» atípicas). Se acompaña de clínica de neumonía atípica, y las pruebas de laboratorio apoyan la infección (inmunoglobulina M positiva en suero, reacción en cadena de la polimerasa o cultivos positivos en muestra de orofaringe o lesiones cutáneas). Como el EM, el curso es benigno, pero tiene poca tendencia a recurrir.
EM: eritema multiforme; IgA: inmunoglobulina A; MIRM: *mycoplasma-induced rash and mucositis*; NET: necrólisis epidérmica tóxica; SSJ: síndrome de Stevens-Johnson.

inicialmente a queratinocitos basales) y espongiosis con o sin ampolla subepidérmica. La inmunofluorescencia directa será negativa o inespecífica.
• Pruebas de laboratorio:
  – Serología de *Mycoplasma pneumoniae* si hay sospecha etiológica; de VHS en pacientes con recurrencias frecuentes y sin clínica de herpes, para poder considerar el tratamiento preventivo antiviral.
  – Reacción en cadena de la polimerasa o cultivo de muestra orofaríngea de *M. pneumoniae* si existe sospecha.
• Pruebas de imagen. Radiografía de tórax para descartar neumonía atípica si existen síntomas respiratorios (sospecha de *M. pneumoniae*).

Las entidades con las que se debe realizar el diagnóstico diferencial se exponen en la tabla 24-3.

Tratamiento

El tratamiento del **episodio agudo** es fundamentalmente **sintomático.** El tratamiento tópico consiste en corticoides y antisépticos tópicos para la piel y las mucosas, anestésico tópico para la mucosa oral, colirio con antibiótico/corticoide o lubricante para los ojos. El tratamiento sistémico incluye antihistamínicos si hay prurito, o corticosteroides en el EM grave con afectación oral extensa (prednisona 40-60 mg/día durante 2-4 semanas).

También se debe **tratar la causa**: si se trata de VHS, antivíricos según el paciente, previamente corticosteroides a dosis altas, si se debe a *M. pneumoniae*, antibióticos (macrólidos o quinolonas), y si la causa es farmacológica, hay que suspender el fármaco.

En el **EM recidivante** asociado a VHS o idiopático, **los antivíricos orales en pauta larga ≥ 6 meses** son la primera línea terapéutica (aciclovir 400 mg/12 h, valaciclovir 500 mg/12 h, famciclovir 250 mg/12 h). Si hay respuesta, se mantienen hasta 1-2 años. En los casos resistentes se han probado varias opciones terapéuticas, con escasa evidencia científica: prednisona, azatioprina, micofenolato de mofetilo, ciclosporina, talidomida, hidroxicloroquina, dapsona, inmunoglobulinas intravenosas, cimetidina, apremilast, adalimumab, rituximab.

> ! Criterios de gravedad para ingreso hospitalario: EM mayor con afectación de la mucosa oral que impida la ingesta, EM mayor con sintomatología sistémica grave, dudas diagnósticas entre EM y SSJ o NET. Si existe afectación ocular: valoración oftalmológica.

SÍNDROME DE STEVENS-JOHNSON Y NECRÓLISIS EPIDÉRMICA TÓXICA

El SSJ y la NET son reacciones mucocutáneas potencialmente mortales, ocasionadas casi siempre por un fármaco y caracterizadas por necrosis epidérmica extensa y despegamiento cutáneo, con afectación mucosa en más del 90 % de los casos. Ambas patologías son consideradas distintas formas de la misma entidad, debido a su similar fisiopatología, clínica e histología. Se distinguen en función del porcentaje de superficie corporal afecta despegada o despegable: SSJ < 10 % (el cuadro menos grave), NET > 30 %, superposición SSJ/NET 10-30 %.

Epidemiología

Se trata de entidades poco frecuentes, siendo entre tres y cinco veces más prevalente el SSJ que la NET. Se estiman 1-5 casos por millón de habitantes y año. El riesgo es mayor en mujeres (1,5:1), personas de edad avanzada y pacientes con cáncer o con infección por el virus de la inmunodeficiencia humana.

Etiopatogenia

Se trata de una reacción mucocutánea que ocurre en sujetos genéticamente predispuestos ante la exposición de un desencadenante (casi siempre un fármaco).

Los fármacos son el principal desencadenante, aunque hasta en un 25 % de los casos no se logra identificar el fármaco causal. El período de latencia suele

Tabla 24-4. Fármacos asociados al síndrome de Stevens-Johnson y la necrólisis epidérmica tóxica

• Alopurinol	• Sulfonamidas (sulfametoxazol, sulfadiacina)
• Carbamacepina	
• Fenitoína	• Sulfasalacina
• Fenobarbital	• Aminopenicilinas
• Lamotrigina	• Cefalosporinas
• Ácido valproico	• Quinolonas
• Antinflamatorios no esteroideos	• Tetraciclinas
• Fármacos antirretrovirales (nevirapina)	• Otros: inhibidores de *check point* (nivolumab, pembrolizumab), etc.

ser de 4 días-4 semanas, pudiendo alcanzar hasta 2 meses. Los fármacos más asociados se citan en la **tabla 24-4**.

También se han descrito casos asociados a infecciones bacterianas (*M. pneumoniae* sobre todo), víricas o fúngicas e incluso a vacunas.

Manifestaciones clínicas

Entre 1-3 días antes de las lesiones mucocutáneas aparecen síntomas prodrómicos como fiebre, cefalea, artromialgias, fotofobia, odinofagia o dolor cutáneo:

- **Afectación cutánea** (**e-Figs. 24-10, 24-11** y **24-12**). Se inicia en el tronco, la cara y la región proximal de las extremidades con máculas eritematovioláceas mal definidas y coalescentes. Si tienen un centro más oscuro (dos zonas diferenciadas) conforman lesiones «en diana» atípicas maculosas. Progresivamente, aparecen ampollas, erosiones y despegamiento cutáneo, con signo de Nikolsky positivo, dando aspecto de «piel escaldada» o de «gran quemado». Son característicos el tono grisáceo de la piel y el dolor cutáneo desproporcionado.
- **Afectación mucosa (90 %).** Se verá eritema, ampollas, erosiones dolorosas y costras. La mucosa oral es la más afectada (90-100 %), pudiendo incluso imposibilitar la ingesta. La afectación ocular también es frecuente (80 %), ocasionando fotofobia, conjuntivitis y secuelas importantes. A nivel genitourinario (60 %), se manifiesta con disuria y retención urinaria.
- **Afectación sistémica-extracutánea.** Fiebre persistente, artromialgias, adenopatías y afectación visceral: pulmonar (disnea, hemoptisis, expectoración), gastrointestinal (esofagitis, diarrea, melenas, perforación intestinal), hepática (elevación de transaminasas) y renal (proteinuria, microalbuminuria, hematuria).

> **!** En función de la superficie corporal con despegamiento cutáneo (ya despegada o despegable) se distingue: SSJ si < 10 %, SSJ/NET si 10-30 % o NET si > 30 %.

Evolución, complicaciones y pronóstico

La fase aguda de estas entidades dura aproximadamente 1 semana, y la **reepitelización** posterior requiere para completarse 2-4 semanas.

En función del grado de afectación cutánea y mucosa en la fase aguda, las **complicaciones agudas y secuelas** a largo plazo serán variables:

- Complicaciones agudas (65 %): pérdida masiva de fluidos, shock hipovolémico, fallo renal, estado hipercatabólico, sepsis (las infecciones bacterianas y fúngicas son la primera causa de muerte), dificultad respiratoria y fracaso multiorgánico (segunda causa de muerte).
- Secuelas cutáneas (80 %): cicatrización anómala, hiperpigmentación o hipopigmentación, nevos melanocíticos eruptivos, efluvio telógeno y prurito crónico.
- Secuelas ungueales (70 %): onicomadesis, líneas de Beau y onicodistrofia.
- Secuelas oculares (25-75 %, graves): entropión, triquiasis, simbléfaron, sinequias conjuntivales, neovascularización y cicatrización corneal, con pérdida de visión. La afectación ocular puede aparecer de forma retardada tras 6 meses, por lo que será preciso un seguimiento oftalmológico en todos los casos tras el episodio agudo.
- Secuelas urogenitales: sinequias vaginales, fimosis, dispareunia, prurito.
- Otras: estenosis esofágicas, intestinales, anales, bronquiales, uretrales.

La **mortalidad** es muy elevada, oscilando entre el 5 y el 50 % en el espectro SSJ-NET. Además, pasado el episodio agudo, la mortalidad permanece aumentada durante el primer año, asociándose este riesgo a una edad avanzada y comorbilidades. El SCORTEN es una escala pronóstica que permite estimar el riesgo de mortalidad en el episodio agudo, y se recomienda calcularla al ingreso y cada 24 horas los cinco primeros días (**Fig. 24-13**). Existen otras escalas como la ABCD-10, que otorga peor pronóstico a pacientes con neoplasias o en diálisis,

Factores pronósticos
Edad > 40 años
Frecuencia cardíaca > 120 lpm
Cáncer o neoplasia hematológica
Superficie corporal afectada > 10 %
Urea en suero > 10 mmol/L (> 28 mg/dL)
Bicarbonato sérico < 20 mmol/L (< 20 mEq/L)
Glucemia > 14 mmol/L (> 252 mg/dL)

Puntuación	Mortalidad
0-1	3,2%
2	12,1%
3	35,8%
4	58,3%
≥ 5	90%

A cada factor pronóstico se le da **1 punto**

Figura 24-13. Escala pronóstica SCORTEN para la necrólisis epidérmica tóxica.

o la recientemente validada escala CRISTEN, que tiene únicamente en cuenta parámetros clínicos, sin precisar analíticas para calcularlo.

Diagnóstico

Al igual que el EM, es clinicopatológico. La biopsia, las pruebas de laboratorio y de imagen ayudarán en el diagnóstico diferencial:

- Biopsia: muestra necrosis epidérmica extensa y dermatitis de interfase con degeneración vacuolar de la basal y mínimo infiltrado en la dermis papilar. Inmunofluorescencia directa negativa.
- Pruebas de laboratorio que se deben solicitar:
  - Hemograma (leucopenia o leucocitosis), glucosa, electrolitos, urea, creatinina, calcio, proteínas totales, albúmina, transaminasas, velocidad de sedimentación globular y proteína C reactiva.
  - Cultivos bacterianos y fúngicos en sangre y lesiones cutáneas y mucosas, debido al alto riesgo de sobreinfección y sepsis (se deben recoger de forma periódica).
  - Reacción en cadena de la polimerasa y/o serologías para *M. pneumoniae*.
- Pruebas de imagen: radiografía de tórax en todos los pacientes debido al alto riesgo de neumonía y neumonitis intersticial.

Las entidades con las que se debe realizar el diagnóstico diferencial se exponen en la tabla 24-4.

Tratamiento

Ante la sospecha de estas entidades, el paciente debe permanecer hospitalizado, y si la superficie corporal afectada es > 10 % se recomienda el traslado a una **unidad de cuidados intensivos especializada o unidad de quemados**. Lo más importante será una rápida sospecha con **retirada precoz del fármaco sospechoso**, así como unas correctas **medidas de soporte** para mantener la estabilidad hemodinámica y prevenir complicaciones. Para estimar la probabilidad con la que un fármaco es el responsable del cuadro, se recomienda usar el algoritmo ALDEN. Las medidas de soporte son la piedra angular del tratamiento e incluyen: cuidado de piel y mucosas, manejo de fluidos y electrolitos (monitorizar la ingesta y la diuresis, solicitar analíticas periódicas), control de la temperatura (la habitación debe estar a 25-32 °C), analgesia, alimentación (dieta hipercalórica e hiperproteica, sonda nasogástrica), prevención y tratamiento de infecciones (cultivos cada 48 horas de piel, mucosas, esputo, orina, sangre y catéteres; tratamiento idealmente basado en antibiograma), cuidado ocular y soporte a órganos internos si fuese necesario (drenaje de secreciones respiratorias, intubación, hemodiálisis, etc.).

En cuanto al cuidado diario de piel y mucosas, existe controversia sobre si realizar un manejo conservador o un desbridamiento de las zonas de piel desprendida. Hay que llevar a cabo una limpieza con antisépticos y cubrir con gasas impregnadas en vaselina. La sulfadiacina argéntica no debe usarse si se sospecha que el SSJ-NET está causado por sulfonamidas, por una posible reacción cruzada. Se usará una pomada antibiótica alrededor de los orificios faciales (incluyendo los párpados). Se realizará una revisión oftalmológica periódica y administrará un colirio antibiótico.

El **tratamiento específico del SSJ/NET o NET con fármacos inmunomoduladores sistémicos** no está claramente establecido, pues ninguno ha demostrado fehacientemente en ensayos clínicos controlados una mayor supervivencia, y los estudios publicados recogen resultados de efectividad contradictorios. Los más usados son:

- Corticosteroides (habitualmente megadosis: dexametasona 1,5 mg/kg durante 3 días, metilprednisolona 1 g durante 3 días, etc.): siguen siendo controvertidos por el riesgo infeccioso que asocian. No obstante, hay estudios que muestran una reducción de las infecciones en este grupo, y se consideran adecuados de forma precoz en pacientes seleccionados.
- Ciclosporina (3-5 mg/kg/día): a pesar de no disponer de una evidencia clara, es uno de los fármacos más empleados de forma precoz en pacientes sin insuficiencia renal.
- Inmunoglobulinas intravenosas (1 g/kg/día durante 3 días consecutivos): la controversia sobre su uso en monoterapia se debe a los resultados opuestos de diversas publicaciones. En combinación con corticosteroides ha demostrado ser un tratamiento beneficioso.
- Etanercept (50 mg monodosis): es un fármaco prometedor, que parece tener buenos resultados en monoterapia y en combinación con corticosteroides.
- Otros: plasmaféresis, N-acetilcisteína, ciclofosfamida, factor estimulante de colonias de granulocitos.

> **!** Ante la sospecha de NET, lo más importante es suspender precozmente el fármaco sospechoso y trasladar al paciente a una unidad de cuidados intensivos especializada.

BIBLIOGRAFÍA

Brüggen MC, Le ST, Walsh S, et al. Supportive care in the acute phase of Stevens-Johnson syndrome and toxic epidermal necrolysis: an international, multidisciplinary Delphi-based consensus. Br J Dermatol. 2021;185(3):616-26.

Canavan TN, Mathes EF, Frieden I, Shinkai K. Mycoplasma pneumoniae-induced rash and mucositis as a syndrome distinct from Stevens-Johnson syndrome and erythema multiforme: a systematic review. J Am Acad Dermatol. 2015;72(2):239-45.

Frantz R, Huang S, Are A, Motaparthi K. Stevens-Johnson Syndrome and Toxic Epidermal Necrolysis: A Review of Diagnosis and Management. Medicina (Kaunas). 2021;57(9):895.

Hama N, Sunaga Y, Ochiai H, et al. Development and Validation of a Novel Score to Predict Mortality in Stevens-Johnson Syndrome and Toxic Epidermal Necrolysis: CRISTEN. J Allergy Clin Immunol Pract. 2023;11(10):3161-8.e2.

Soares A, Sokumbi O. Recent Updates in the Treatment of Erythema Multiforme. Medicina (Kaunas). 2021;57(9):921.

Toxicodermias

I. Arévalo Ortega y L. Fernández Domper

25

PUNTOS CLAVE

- La piel es una de las localizaciones más frecuentes de las reacciones adversas a fármacos, por lo que las toxicodermias son un motivo de consulta habitual.
- Es fundamental identificar los signos y síntomas que puedan indicar que una erupción es grave y potencialmente mortal, como edema facial, pústulas, vesículas, lesiones oscuras o dolorosas, fragilidad cutánea, afectación de las membranas mucosas y eosinofilia intensa en sangre periférica.
- En el tratamiento, lo primordial es la retirada del fármaco sospechoso y la instauración de medidas sintomáticas y de soporte como corticoterapia sistémica. Algunos pacientes pueden requerir otras terapias más complejas e incluso el ingreso en una unidad de cuidados intensivos.

INTRODUCCIÓN

Las toxicodermias se definen como cualquier alteración en la piel, las mucosas o el tegumento secundaria al uso de una sustancia exógena a dosis normales con fines profilácticos, terapéuticos o con intención de alterar una función fisiológica.

La piel es una de las localizaciones más frecuentes de las reacciones adversas a fármacos, por lo que se trata de un motivo de consulta habitual tanto en pacientes ingresados como ambulatorios. Afortunadamente, la mayoría de estas reacciones presentan un curso benigno y solo un 2 % son de evolución grave. Lo prioritario en la evaluación de las toxicodermias es la identificación de las reacciones adversas cutáneas graves, las denominadas en inglés *severe cutaneous adverse reactions*, que incluyen el síndrome de Stevens-Johnson (**e-Fig. 25-1**), la necrólisis epidérmica tóxica, el síndrome de hipersensibilidad inducida por medicamentos/reacción medicamentosa con eosinofilia y síntomas sistémicos (DRESS) o la pustulosis exantemática generalizada aguda (PEGA). Además, existen algunos signos y síntomas que nos pueden hacer sospechar gravedad (**Tabla 25-1**).

ETIOLOGÍA Y EPIDEMIOLOGÍA

La mayoría de las toxicodermias están producidas por unos pocos grupos farmacológicos, entre los que destacan los antibióticos (β-lactámicos y sulfamidas),

Tabla 25-1. Principales signos y síntomas de alarma para la sospecha de toxicodermia grave

Cutáneos	Dolor cutáneo, eritema confluente, edema facial, urticaria, púrpura palpable, afectación mucosa, ampollas, despegamiento epidérmico, necrosis, edema de labios/lengua
Sistémicos	Linfadenopatías, fiebre alta, artralgias/artritis, disnea, hipotensión, estridor, sibilancias, afectación visceral
Hallazgos de laboratorio	Linfocitosis con linfocitos atípicos, eosinofilia marcada, leucopenia, trombocitopenia, alteraciones en la función renal o hepática

anticonvulsivos (fenitoína y carbamacepina), hipouricemiantes (alopurinol), antihipertensivos (inhibidores de la enzima convertidora de la angiotensina) y antinflamatorios no esteroideos/analgésicos (fenilbutazona, ácido acetilsalicílico y pirazolonas).

Además, existen otros factores que pueden aumentar el riesgo de sufrir una reacción adversa cutánea a un medicamento:

- **Factores genéticos.** Pueden ser responsables de reacciones medicamentosas idiosincrásicas por el polimorfismo genético de los diversos sistemas enzimáticos. La asociación con antígenos de histocompatibilidad también puede modificar el riesgo de reacciones adversas. La mayoría de estas reacciones suelen ser del tipo DRESS, y en algunos casos su gravedad justifica realizar un cribado previo para descartar la presencia de estos alelos. Algunos ejemplos son:
  - B*5701 y abacavir.
  - B*5801 y alopurinol
  - B*1502 y carbamacepina, lamotrigina y fenitoína.
  - A*3101 y carbamacepina.
- **Sexo.** La prevalencia en las mujeres parece ser mayor, con una relación de 1,5-2:1 con respecto a los varones.
- **Edad.** Las toxicodermias son más habituales en las edades extremas de la vida. En los ancianos se deben a multitud de razones, como los errores en la dosificación, las interacciones entre distintos fármacos por la polimedicación o alteraciones en la absorción, la distribución y la eliminación del fármaco. En los neonatos se producen principalmente por la inmadurez de los sistemas enzimáticos.
- **Factores farmacológicos.** Como la vía de administración, la duración, la dosis y la variación en el metabolismo.
- **Reacciones adversas previas a medicamentos.**
- **Factores ambientales.** Algunos virus pueden aumentar la predisposición a desarrollar una toxicodermia, como el virus de la inmunodeficiencia humana y el virus de Epstein-Barr (el 90 % de los pacientes presenta un exantema cutáneo ante la toma de ampicilina o amoxicilina). Además, la exposición solar también puede desencadenar o agravar una toxicodermia.

FISIOPATOLOGÍA

Aunque la patogenia de las toxicodermias no es del todo conocida, puede involucrar mecanismos inmunológicos, no inmunológicos e idiosincrásicos. En el mecanismo inmunitario, los fármacos o sus metabolitos actúan como haptenos, causando una respuesta humoral o celular específica. En el mecanismo no inmunitario, algunas reacciones son previsibles debido a su relación con la dosis y/o las propiedades farmacológicas del fármaco. Además, la idiosincrasia combinaría una interacción entre los mecanismos inmunitarios y una predisposición genética:

- **Mecanismo inmunológico** (impredecible): dependientes de la IgE, mediados por células, reacciones citotóxicas o mediadas por inmunocomplejos.
- **Mecanismo no inmunológico** (a veces predecible): sobredosis, toxicidad acumulativa o retardada, efectos adversos farmacológicos, interacciones medicamentosas, alteraciones en el metabolismo o exacerbación de enfermedades previas.
- **Mecanismo idiosincrásico** (impredecible): DRESS, síndrome de Stevens-Johnson/necrólisis epidérmica tóxica, lupus eritematoso inducido por fármacos, relacionados con la infección por el virus de la inmunodeficiencia humana.

PRESENTACIONES CLÍNICAS

Exantema morbiliforme/maculopapular

La forma más habitual de presentación clínica de una toxicodermia es como exantema morbiliforme/maculopapular. Los fármacos más frecuentemente implicados son: antinflamatorios no esteroideos, aminopenicilinas, alopurinol, anticonvulsivos aromáticos, abacavir y tiacidas. Las lesiones se inician 1-2 semanas tras la administración del fármaco. Clínicamente, se presenta como máculas y pápulas eritematosas que se distribuyen de manera simétrica, con predominio en el tronco y las extremidades superiores, siendo de apariencia más purpúrica en las extremidades inferiores (e-Fig. 25-2). Se suele asociar a prurito, pero no se manifiesta con afectación mucosa ni con afectación del estado general. La resolución cursa con descamación e incluso eritrodermia 1-2 semanas tras interrumpir la administración del fármaco responsable, aunque puede tener una fase de empeoramiento antes de mejorar. El diagnóstico diferencial debe realizarse con los exantemas víricos, como por ejemplo el exantema por amoxicilina/ampicilina en la infección por el virus de Epstein-Barr. La principal medida es la suspensión del fármaco responsable, que se puede acompañar de tratamiento sintomático con corticosteroides tópicos u orales, antihistamínicos y emolientes.

> **!** Ante un exantema morbiliforme asociado a un fármaco, es imprescindible descartar los signos y síntomas de alarma, así como realizar la identificación y retirada del agente responsable.

Síndromes de hipersensibilidad a los fármacos y reacción a fármacos con eosinofilia y síntomas sistémicos

El síndrome DRESS es el acrónimo inglés de reacción a fármacos con eosinofilia y síntomas sistémicos, aunque también se le han dado otros nombres, ya que no siempre cursa con eosinofilia.

La patogenia de este síndrome aún no está bien descrita, aunque se postula que podría ser que algunos polimorfismos genéticos o alelos de antígenos de histocompatibilidad aumenten el riesgo de padecerlo. Los fármacos más frecuentemente implicados son los antiepilépticos, sulfamidas, antirretrovirales (nevirapina, abacavir), minociclina, dapsona y alopurinol.

Clínicamente, el síndrome DRESS aparece 2-6 semanas tras la administración del fármaco. Los síntomas más frecuentes son fiebre y erupción cutánea en el 85 % y el 75 % de los pacientes, respectivamente. La afectación cutánea comienza habitualmente como una erupción morbiliforme, que más adelante se vuelve edematosa, a menudo con acentuación folicular. Las manifestaciones menos comunes son vesículas, pústulas foliculares o no foliculares, eritrodermia y lesiones purpúricas. La erupción comienza habitualmente en la cara, la región superior del tronco y las extremidades. El edema facial es un hallazgo frecuente y constituye uno de los elementos clave para el diagnóstico, mientras que la afectación mucosa —si está presente— es leve. Las manifestaciones sistémicas son adenopatías y afectación hepática. Otras manifestaciones menos frecuentes serían neumonitis, miocarditis, neumonitis intersticial, miositis y tiroiditis. La mortalidad global por síndrome DRESS es del 2-10 %, y la afectación cutánea y visceral puede persistir varias semanas o meses tras la retirada del fármaco.

Los criterios diagnósticos del síndrome DRESS se resumen en la tabla 25-2.

La histología de las lesiones puede mostrar distintos patrones inflamatorios, como eccematoso, dermatitis de interfase, similar a la PEGA y similar al eritema multiforme, por lo que es bastante inespecífica.

Tabla 25-2. Criterios diagnósticos del síndrome de hipersensibilidad inducida por medicamentos/reacción medicamentosa con eosinofilia y síntomas sistémicos según el Japanese Research Committee on Severe Cutaneous Adverse Drug Reactions*

1. Exantema maculopapuloso que aparece > 3 semanas después de iniciar el tratamiento con un número escaso de fármacos
2. Síntomas clínicos prolongados después de suspender el fármaco responsable
3. Fiebre > 38 °C
4. Alteración hepática (ALT > 100 U/L) o de otro órgano, como el riñón
5. Alteración en los leucocitos (al menos una presente): leucocitosis (> 11 × 10^9/L); linfocitos atípicos (> 5 %); eosinofilia (> 1,5 × 10^9/L)
6. Adenopatías
7. Reactivación del virus del herpes humano de tipo 6

* El diagnóstico del síndrome DRESS típico requiere de los siete criterios; sin embargo, con la presencia de los cinco primeros criterios se podría diagnosticar un DRESS atípico.
ALT: alanina-aminotransferasa; DRESS: reacción medicamentosa con eosinofilia y síntomas sistémicos;

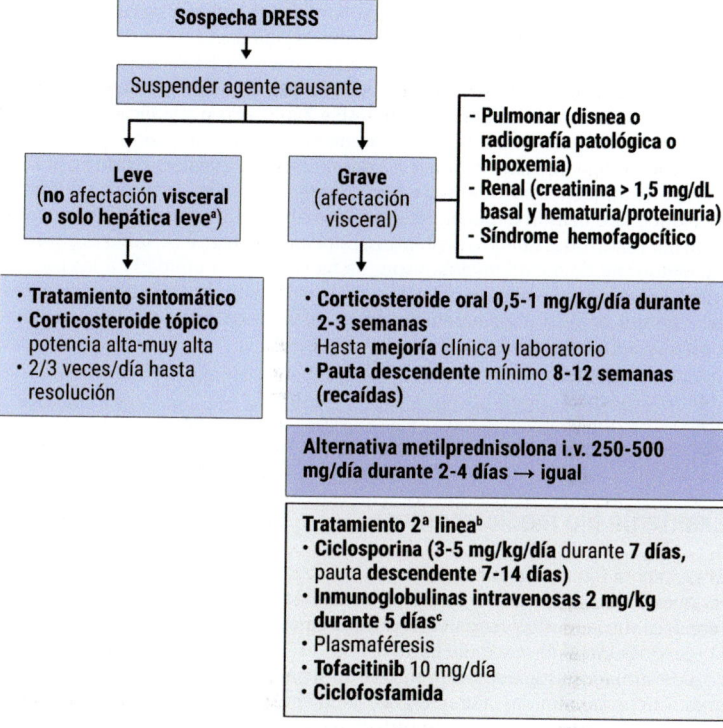

Figura 25-3. Manejo terapéutico del síndrome DRESS
[a]Transaminasas < 3 límite (90 % afectación hepática).
[b]Si no se produce mejoría o existe contraindicación a corticoesteroides.
[c]Actualmente, la evidencia científica es insuficiente.
DRESS: reacción a fármacos con eosinofilia y síntomas sistémicos.

El tratamiento se basa en la retirada del fármaco responsable y corticoterapia sistémica durante largos períodos. En la **figura 25-3** se resume el manejo terapéutico de estos pacientes.

> **!** Ante un exantema maculopapuloso y edema facial que aparece 2-6 semanas tras el inicio de un fármaco (antiepilépticos, sulfamidas, etc.) y asocia fiebre, adenopatías, alteraciones hepáticas o en el hemograma, se debe sospechar síndrome DRESS.

Pustulosis exantemática generalizada aguda

La PEGA, a diferencia de otras toxicodermias, es un cuadro agudo que comienza a los pocos días del inicio del fármaco (menos de 4 días). Se suele asociar a antibióticos (β-lactámicos, macrólidos, sulfamidas) y antagonistas del calcio (diltiazem). La clínica consiste en la aparición de numerosas pústulas estériles de predominio no folicular que comienzan en la cara y las áreas intertriginosas para extenderse posteriormente y resolverse con una descamación generalizada. Puede asociar fiebre y prurito (e-Figs. 25-4A, 25-4B y 25-4C). En la analítica se encontrará leucocitosis con neutrofilia y afectación de la función renal con hipocalcemia. La histopatología muestra pústulas epidérmicas subcorneales, espongiosis leve, pocos queratinocitos necróticos y edema dérmico superficial con una infiltración linfocítica que ocasionalmente incluye eosinófilos. El diagnóstico diferencial se debe hacer con otros cuadros pustulosos, principalmente con la psoriasis pustulosa y el síndrome de Sneddon-Wilkinson. Se ha descrito la utilidad de las pruebas epicutáneas para el diagnóstico, ya que se produce una reacción isomórfica en el lugar de aplicación. El tratamiento es de soporte y sintomático, con corticosteroides tópicos y antipiréticos si el paciente los precisa.

> **!** Ante la aparición brusca de pústulas estériles no foliculares sobre una base eritematosa generalizadas y fiebre, se debe descartar PEGA.

Exantema fijo medicamentoso

El exantema fijo medicamentoso se caracteriza por la aparición de una o varias lesiones cutáneas a las pocas horas de la administración de un fármaco, que suelen remitir al suspenderlo y reaparecen posteriormente en la misma localización tras la reexposición al fármaco (e-Fig. 25-5).

Los fármacos asociados con más frecuencia a este tipo de exantema son los antibióticos (sulfamidas, tetraciclinas, β-lactámicos, fluoroquinolonas, macrólidos), antinflamatorios no esteroideos, paracetamol, barbitúricos, dapsona, inhibidores de la bomba de protones y antifúngicos azólicos. También se ha asociado a metales pesados, sustancias químicas y vegetales, por lo que a veces la anamnesis no es sencilla.

Las lesiones aparecen entre pocos días y 2 semanas después de la exposición inicial, aunque con las exposiciones subsiguientes pueden aparecer en menos de 24 horas. Clínicamente, se observan una o varias placas eritematosas y edematosas redondas u ovaladas con demarcación nítida. A veces tienen un tono violáceo oscuro o presentan vesiculoampollas y se vuelven erosivas por desprendimiento epidérmico. Las lesiones pueden aparecer en cualquier región corporal y en las membranas mucosas, con más frecuencia en los labios, la cara, las manos, los pies y los genitales. A lo largo de varios días, las lesiones desaparecen y a menudo dejan una pigmentación marrón residual posinflamatoria. Al volver a administrar el fármaco responsable, las lesiones reaparecen exactamente en las mismas zonas. A veces, se produce un período refractario, que varía de semanas a varios meses, en el que no reaparece la lesión a pesar de la nueva exposición al fármaco sensibilizado.

A nivel local, son lesiones habitualmente asintomáticas, aunque a veces presentan prurito y escozor, sobre todo al inicio. También se han descrito otras variantes generalizadas (con numerosas lesiones), no pigmentadas o lineales. La variante ampollosa generalizada se manifiesta con numerosas lesiones y puede ser difícil de distinguir del eritema multiforme o del síndrome de Stevens-Johnson, ya que puede asociar afectación de mucosas.

La biopsia cutánea puede ser útil en el diagnóstico. La histopatología revela un infiltrado perivascular e intersticial superficial y profundo en la dermis, formado por linfocitos, eosinófilos y a veces neutrófilos.

En el abordaje, igual que en otras toxicodermias, lo más importante es la retirada del agente causal y posteriormente administrar un tratamiento sintomático. En los casos graves, el uso de corticosteroides sistémicos es controvertido, ya que parece que no alteran la evolución del cuadro.

> **!** El exantema fijo medicamentoso cursa con placas ovaladas eritematovioláceas que aparecen en la misma localización ante la reexposición a un fármaco y se resuelven con hiperpigmentación residual.

Reacciones similares a la enfermedad del suero

La enfermedad del suero se define como un conjunto de síntomas sistémicos provocado por la formación de inmunocomplejos creados contra antígenos extraños (proteínas o haptenos) presentes en la sangre. El término *enfermedad del suero* se reserva para aquellos inmunocomplejos creados contra proteínas de otras especies (inmunoglobulina de conejo contra timocitos humanos, algunos anticuerpos monoclonales, etc.), mientras que en las reacciones tipo enfermedad del suero se crean contra otras sustancias (generalmente, fármacos).

El fármaco implicado clásicamente ha sido el cefaclor, aunque también se ha descrito con otros fármacos como minociclina, penicilinas, sulfamidas, bupropión y propranolol. Clínicamente, se describe como un exantema urticariforme con placas purpúricas o lesiones similares al eritema multiforme que comienza 1-3 semanas tras la administración del fármaco responsable. Se asocia a fiebre, artralgias/artritis, adenopatías y molestias gastrointestinales. A diferencia de la verdadera enfermedad del suero, no suele haber hipocomplementemia, inmunocomplejos circulantes, vasculitis ni afectación orgánica. El tratamiento se realiza con corticosteroides orales si el paciente presenta mucha afectación clínica, pudiendo asociar antihistamínicos si la erupción es urticariforme.

> **!** Ante fiebre + artralgias/artritis + adenopatías + erupción urticariforme, asociado a inicio de un fármaco hace 1-3 semanas, se debe sospechar una reacción similar a la enfermedad del suero.

Exantema medicamentoso simétrico intertriginoso y flexural

Se ha propuesto el término *exantema medicamentoso simétrico intertriginoso y flexural* (SDRIFE, por sus siglas en inglés, *symmetrical drug-related intertriginous and flexural exantema*) para describir los cuadros clínicos en los que aparecen áreas de eritema simétricas, con demarcación nítida en la región anogenital después de la exposición a un fármaco administrado por vía sistémica, con más frecuencia la amoxicilina u otro antibiótico β-lactámico. La confusión surge porque algunos pacientes con dermatitis de contacto sistémica pueden presentar eritema en las nalgas, en la región proximal de los muslos, y la presentación clínica tardía —así como el SDRIFE— se denomina en ocasiones *síndrome del babuino*.

Se caracteriza por la aparición de áreas de eritema simétricas, con demarcación nítida en la región anogenital después de la exposición a un fármaco administrado por vía sistémica. Esta puede aparecer a las horas de la administración o días después. Habitualmente, afecta además al menos a otra región flexural. No suele presentar afectación de mucosas ni asocia síntomas sistémicos. El fármaco con el que se asocia con mayor frecuencia es la amoxicilina, aunque también se ha dado con otros antibióticos y otros fármacos.

Se trata de un cuadro autolimitado, en el que lo más importante es retirar el agente causante. El tratamiento sintomático se puede realizar con corticosteroides tópicos o sistémicos y antihistamínicos.

> **!** Se debe sospechar SDRIFE ante:
> - Exposición a un fármaco administrado por vía sistémica.
> - Eritema bien delimitado en la región glútea/perianal y/o en forma de V en la región inguinal/perigenital.
> - Afectación de otra región intertriginosa o pliegue.
> - Simetría de las regiones afectadas
> - Ausencia de signos y síntomas sistémicos.

Vasculitis cutánea de pequeño vaso

Se trata de una vasculitis leucocitoclástica causada por fármacos como la hidralacina, la minociclina y otros antibióticos o anticonvulsivos. Clínicamente, se describe como una púrpura palpable y pápulas eritematovioláceas con predominio en las extremidades inferiores (**e-Fig. 25-6**). Puede acompañarse de fiebre, artralgias, linfadenopatía y niveles de complemento bajos en suero. Las manifestaciones clínicas comienzan 7-10 días tras la toma del fármaco responsable, pero el período de latencia puede ser menor si es la segunda exposición. La suspensión del fármaco causante suele ser suficiente para la resolución del cuadro en días o semanas, aunque en ocasiones son necesarios antinflamatorios no esteroideos o corticoides tópicos como tratamiento sintomático.

Toxicodermias asociadas a quimioterápicos

Los principales cuadros clínicos asociados a quimioterápicos se resumen en la **tabla 25-3**.

Tabla 25-3. Reacciones cutáneas asociadas a fármacos quimioterápicos

Síndrome	Descripción	Quimioterápicos	Tratamiento
Eritrodisestesia palmoplantar	Dolor, edema acral	5-FU, doxorrubicina	Elevación, frío. Piridoxina en 5-FU
Hiperpigmentación	• Ungueal • «Flagelada» Del trayecto venoso	• Adriamicina, hidroxiurea, zidovudina • Bleomicina • 5-FU	–
Dermatitis exudativa del hiponiquio	Hemorragia subungueal, paroniquia, abscesos subungueales	Taxanos, capecitabina	–
Dermatosis neutrofílicas	Síndrome de Sweet, pioderma gangrenoso	Factor de crecimiento de granulocitos	Corticosteroides sistémicos
Hidradenitis ecrina neutrofílica	Papuloplacas eritematosas o pústulas en el tronco con fiebre al inicio de la quimioterapia	Citarabina, imatinib, factor de crecimiento de granulocitos	AINE, corticosteroides sistémicos

AINE: antiinflamatorios no esteroideos; 5-FU: 5-fluorouracilo.

Toxicodermias asociadas a terapias dirigidas

En los últimos años, han surgido nuevos tratamientos antineoplásicos dirigidos contra las anomalías moleculares que existen en ciertos subtipos de tumores. Muchos de estos agentes, en particular los que interfieren en la transducción de señales (por ejemplo, inhibidores del receptor del factor de crecimiento epidérmico, inhibidores de la tirosina-cinasa, inhibidores de BRAF), están asociados con toxicodermias que pueden afectar a la calidad de vida y la dosificación. Las principales toxicodermias asociadas a terapias dirigidas e inhibidores de los puntos de control inmunitario se muestran en la **tabla 25-4**.

Tabla 25-4. Reacciones cutáneas asociadas a terapias dirigidas y a inhibidores de puntos de control inmunitario

TOXICODERMIAS ASOCIADAS A TERAPIAS DIRIGIDAS

Inhibidores KIT y BCR-ABL (imatinib, nilotinib, dasatinib)	Edema periorbitario, exantema morbiliforme, cambios en la pigmentación cutánea y capilar (< hiperpigmentación)
Inhibidores de EGFR (erlotinib, gefitinib, cetuximab, panitumumab)	Erupción acneiforme (buen predictor de respuesta), xerosis, fisuras, alopecia, hirsutismo, poliosis, pelo frágil, mucositis, paroniquia, lesiones similares al granuloma piógeno, fotosensibilidad
Inhibidores VEGF (bevacizumab, ranibizumab)	Hemorragias mucocutáneas, alteraciones de la cicatrización
Inhibidores multicinasa (sorafenib, sunitinib, vandetanib)	Hiperqueratosis y eritrodisestesia palmoplantar, alopecia, pelo frágil y rizado, hemorragias «en astilla» subungueales, despigmentación
Inhibidores BRAF (vemurafenib, dabrafenib)	Exantema morbiliforme, fotosensibilidad, alopecia, pelo frágil y rizado, paniculitis, nevos melanocíticos eruptivos, otros melanomas, hiperqueratosis palmoplantar, papilomas y carcinomas escamosos, queratoacantomas
Inhibidores MEK (cobimetinib, trametinib)	Exantema morbiliforme, erupción acneiforme, xerosis, paroniquia, alopecia, pelo frágil y rizado

TOXICODERMIAS ASOCIADAS A INHIBIDORES DE PUNTOS DE CONTROL INMUNITARIO

Anti-CTLA-4 (ipilimumab)	Exantema morbiliforme, vitíligo (predictor de buena respuesta)
Anti-PD-1 (nivolumab, pembrolizumab), anti-PD-L1 (atezolizumab)	Erupciones liquenoides, vitíligo, prurito, penfigoide ampolloso

AINE: antinflamatorios no esteroideos; CTLA-4: antígeno 4 asociado a los linfocitos T citotóxicos; EGFR: factor de crecimiento epidérmico; 5-FU: 5-fluorouracilo; PD-1: proteína 1 de muerte celular programada; PD-L1: ligando 1 de la proteína 1 de muerte celular programada; VEGF: factor de crecimiento del endotelio vascular.

Reacciones de fotosensibilidad asociadas a fármacos

La fotosensibilidad es una reacción cutánea patológica a la luz. En este caso, a la producida por la interacción entre un compuesto químico fotosensibilizante (el fármaco, ya sea tópico o de administración sistémica) y la exposición a la radiación electromagnética de espectro comprendido entre la luz visible y la radiación ultravioleta. Puede manifestarse como reacciones fototóxicas y/o fotoalérgicas, en función del mecanismo fisiopatológico y sus manifestaciones clínicas. En la **tabla 25-5** se muestran las principales características y diferencias entre ambas.

Tabla 25-5. Diferencias entre fototoxicidad y fotoalergias		
	Fototoxicidad	**Fotoalergia**
Mecanismo	**Tóxico-irritativo**	**Inmunológico**
Frecuencia	+++	+
Patogenia	**Daño tisular y celular** (daño directo ADN o formación de radicales libres)	**Reacción hipersensibilidad IV** (contacto de sensibilización → formación fotoalérgenos (RUV) → incubación → reexposición)
Dosis dependiente	**Sí** (tanto fármaco sensibilizante e intensidad de RUV)	No
Inicio	Desde 1ª exposición inmediata (minutos-horas)	Requiere **sensibilización retardada** (> 24-48 h)
Manifestaciones cutáneas	**Quemadura solar** (eritema, edema, vesículas, ampollas)	**Lesiones eccematosas** (como la dermatitis alérgica de contacto)
Distribución	Zonas de **piel expuesta** Bordes nítidos, bien delimitados	Zonas de piel expuestas + **extensión** a otras zonas (bordes menos nítidos)
Fármacos implicados	**Sistémico (vemurafenib,** doxiciclina, quinolonas, furosemida, tiacidas, amiodarona, diltiazem)	**Tópicos** (AINE, fotoprotectores) Sistémico (griseofulvina, quinolonas, sulfamidas)

AINE: antinflamatorios no esteroideos; RUV: radiación ultravioleta.

DIAGNÓSTICO

Historia clínica

El diagnóstico de las toxicodermias se basa en la historia clínica y la exploración física. En muchas ocasiones, llegar a un diagnóstico exacto e identificar el fármaco responsable es complicado, ya que un mismo medicamento puede causar multitud de cuadros clínicos diferentes y un mismo cuadro clínico puede estar provocado por distintos fármacos.

Existen diferentes algoritmos, como el de Naranjo *et al.*, que establecen escalas de probabilidad teniendo en cuenta factores como la secuencia temporal (tiempo entre la administración del medicamento y la aparición de la toxicidad), el conocimiento previo de ese tipo de reacción (basado en la bibliografía científica), el efecto de la retirada, el efecto de una nueva administración y la existencia de una causa alternativa al medicamento.

Pruebas cutáneas

Estas pruebas se deben realizar cuando el cuadro se ha resuelto, por lo que no son útiles en el momento de aparición de la toxicodermia. Las pruebas varían en función de la reacción sospechada. En las toxicodermias mediadas por inmunoglobulina E se pueden realizar pruebas de punción, mientras que en reacciones producidas por inmunidad celular se emplean las pruebas epicutáneas o de contacto.

Pruebas de provocación

Consisten en volver a administrar el fármaco sospechoso en un entorno hospitalario controlado. Con estas pruebas es posible llegar a un diagnóstico de certeza, pero, dado que la reacción que se puede desencadenar puede ser grave, se reservan para casos seleccionados y deben realizarse bajo supervisión médica y previa firma de un consentimiento informado.

Biopsia cutánea

Se puede realizar para esclarecer el diagnóstico. Al igual que los hallazgos clínicos, los hallazgos histológicos pueden ser muy variados y, en muchas ocasiones, inespecíficos. Los más habituales en las muestras histológicas son la apoptosis y la eosinofilia, además de otros hallazgos específicos de cada subtipo de toxicodermia.

Pruebas *in vitro*

Son técnicas de mayor complejidad que se utilizan principalmente en estudios de investigación como son las pruebas de transformación blástica de linfocitos y las pruebas de liberación de histamina y desgranulación de basófilos.

TRATAMIENTO

En todos los casos, la base del tratamiento consiste en la identificación y suspensión del medicamento sospechoso. Además, puede añadirse tratamiento de soporte con corticosteroides tópicos y antihistamínicos y, en casos extensos o muy sintomáticos, corticosteroides orales. En las reacciones medicamentosas graves puede ser necesario el ingreso hospitalario para realizar un seguimiento estrecho, así como las medidas de soporte necesarias para garantizar el balance

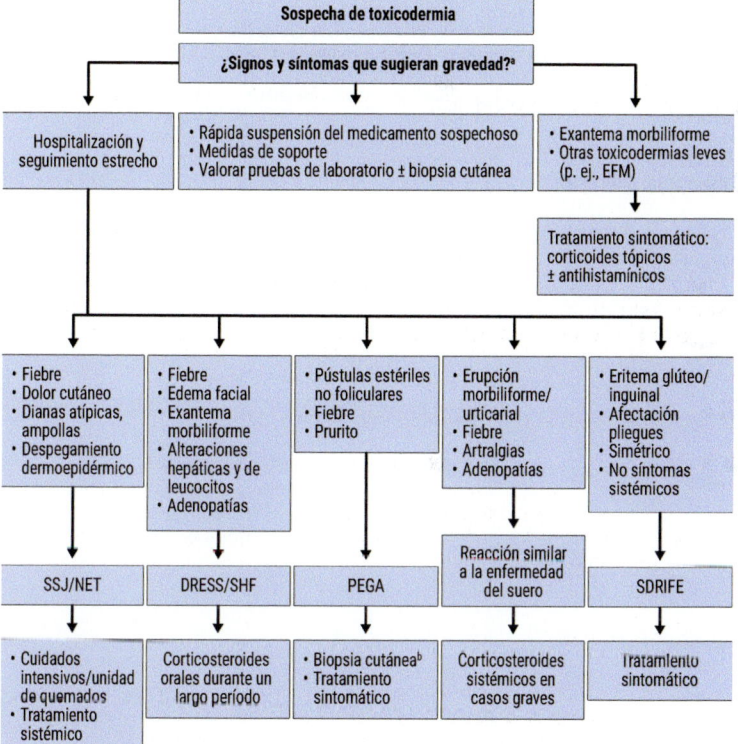

Figura 25-7. Algoritmo diagnóstico y tratamiento ante la sospecha de toxicodermia
[a]Véase Tabla 25-1.
[b]Para descartar otras dermatosis pustulosas como la psoriasis pustulosa o el síndrome de Sneddon-Wilkinson.
EFM: eritema fijo medicamentoso; DRESS/SHF: reacción a fármacos con eosinofilia y síntomas sistémicos/hierpsensibilidad a fármacos; PEGA: pustulosis exantemática generalizada aguda; SDRIFE: exantema medicamentoso simétrico intertriginoso y flexural; SSJ/NET: síndrome de Stevens-Johnson/necrólisis epidérmica tóxica.

hidroelectrolítico, cuidados locales de las áreas denudadas y las ampollas, junto con la administración de medicaciones antibacterianas si existe sobreinfección de las lesiones.

Algunos tratamientos específicos se han detallado en la descripción de las distintas toxicodermias. En la **figura 25-7** se resume el manejo general de las toxicodermias.

BIBLIOGRAFÍA

Abarca-Coloma L, Mawyin-Muñoz C, Peñafiel-Torres J, Soto-Espinoza R. Toxicodermias medicamentosas. Rev Med Pre. 2012;2(1):40-9.

Cabañas R, Ramírez E, Sendagorta E, et al. Spanish Guidelines for Diagnosis, Management, Treatment, and Prevention of DRESS Syndrome. J Investig Allergol Clin Immunol. 2020;30(4):229-53.

Guhl Millán G, López-Bran E. Toxicodermias. Medicine. 2018;12(48):2846-53.

Llamas Velasco M. Farmacodermias. Med Programa Form Médica Contin Acreditado. 2010;10(47):3123-30.

Reyes-Habito CM, Roh EK. Cutaneous reactions to chemotherapeutic drugs and targeted therapy for cancer: Part II. Targeted therapy. J Am Acad Dermatol. 2014;71(2):217.e1-e11.

Dermatosis neutrófilas y eosinófilas

26

M. Sánchez Díaz y P. Díaz Calvillo

PUNTOS CLAVE

- Las dermatosis neutrófilas son un grupo heterogéneo de entidades que comparten características clínicas, histológicas y de tratamiento. Su principal característica común es que pueden asociarse a procesos internos de elevada morbilidad y mortalidad.
- El síndrome de Sweet se caracteriza por el desarrollo de placas eritematosas y edematosas, dolorosas y acompañadas típicamente de fiebre y malestar general. Suele asociarse a procesos internos como las hemopatías o algunas infecciones. La respuesta a los corticosteroides es un criterio diagnóstico.
- La enfermedad de Behçet cursa con aftosis oral recidivante en el 100 % de los casos, la cual, además, suele ser el primer signo de la enfermedad, precediendo incluso en años al desarrollo del resto de las manifestaciones clínicas.
- La presencia de eosinófilos en la piel o en las mucosas puede relacionarse con procesos de naturaleza muy heterogénea, por lo que la correlación clinicopatológica es clave.
- La papuloeritrodermia de Ofuji cursa como una erupción papulosa con tendencia a la eritrodermia que típicamente respeta los pliegues («signo de la tumbona»). Puede aparecer en relación con neoplasias, infecciones, fármacos o de forma idiopática.
- El síndrome de Wells se caracteriza por episodios de placas eritematosas pruriginosas que recuerdan a la celulitis infecciosa y a nivel histológico por edema, infiltrado con eosinófilos y las «figuras en llama». La respuesta a los corticosteroides suele ser espectacular.
- Las foliculitis eosinófilas cursan como brotes de erupciones papulopustulosas muy pruriginosas de afectación predominante en la cabeza y el tronco. Existen tres perfiles clínicos característicos: pacientes inmunodeprimidos (infección por el virus de la inmunodeficiencia humana en estadio avanzado, receptores de trasplante alogénico de progenitores hematopoyéticos), varones japoneses de edad media (enfermedad de Ofuji) y lactantes.

DERMATOSIS NEUTRÓFILAS

Las dermatosis neutrófilas son trastornos caracterizados por la presencia en la biopsia de infiltrados de neutrófilos perivasculares y difusos sin microorganismo identificable. Se trata de un grupo heterogéneo de enfermedades de un mismo espectro, las cuales pueden compartir hallazgos histológicos, mecanismos patogénicos y también estrategias terapéuticas.

Las manifestaciones clínicas de las dermatosis neutrófilas pueden ser polimorfas a nivel cutáneo y, a nivel sistémico, pueden afectar a órganos internos. Existen dermatosis neutrófilas asociadas a cuadros autoinflamatorios, como la deficiencia del antagonista del receptor de la interleucina (IL) 1 o la deficiencia del antagonista del receptor de la IL-36.

Sin embargo, la característica más relevante de las dermatosis neutrófilas es que frecuentemente representan una manifestación cutánea de un proceso interno con morbilidad y mortalidad elevadas (procesos oncológicos o enfermedades infecciosas o autoinmunes). Por ello, ante el diagnóstico de una dermatosis neutrófila, deberá realizarse un cribado de cuadros sistémicos asociados.

> **!** La característica común más relevante de las dermatosis neutrófilas es que pueden ser la manifestación cutánea de una enfermedad interna con morbilidad y mortalidad elevadas (neoplasias, infecciones, enfermedades autoinmunes).

Síndrome de Sweet

Epidemiología

El síndrome de Sweet, también denominado *dermatosis neutrófila aguda y febril*, es un trastorno infrecuente, con predominio femenino (4:1). En el 50 % de los casos asocia un trastorno subyacente, siendo las más características las neoplasias hematológicas (leucemia mieloide aguda, mielodisplasia), infecciones (de vías respiratorias superiores, micobacterias, hepatitis) o enfermedades autoinmunes.

Etiopatogenia

Es desconocida, aunque se han implicado en su patogénesis diversos mediadores inflamatorios como la IL-1, el factor estimulante de las colonias de granulocitos, el factor estimulante de las colonias de granulocitos y macrófagos, y genes relacionados con la fiebre mediterránea familiar.

Características clínicas

Las lesiones cutáneas típicas del síndrome de Sweet consisten en pápulas eritematosas y edematosas, que son dolorosas. En algunas ocasiones, dado el intenso edema asociado a las lesiones, pueden aparecer seudovesículas, vesículas, pústulas y ampollas. Las lesiones se localizan típicamente en la mitad superior del cuerpo (cabeza, cuello y extremidades superiores). Debe tenerse en cuenta que las lesiones vesiculoampollosas característicamente se asocian a neoplasias hematológicas. Puede cursar con fenómeno de patergia. Existen casos *borderline* entre síndrome de Sweet y pioderma gangrenoso, como la dermatosis neutrófila del dorso de las manos.

Desde el punto de vista sistémico, el cuadro cursa frecuentemente con fiebre y leucocitosis (> 50 %). Menos frecuentemente, asocia artralgias, artritis o afectación ocular.

Diagnóstico

El diagnóstico se basa en criterios clínicos (**Tabla 26-1**). Es preciso realizar un cribado de cuadros asociados al síndrome de Sweet (v. **Tabla 26-1**). La anatomía patológica típica muestra un infiltrado de neutrófilos perivascular y nodular generalmente sin vasculitis, así como una epidermis normalmente respetada o con espongiosis, vesículas o pústulas subcórneas.

Tabla 26-1. Criterios diagnósticos del síndrome de Sweet y resumen de cuadros sistémicos asociados*

Criterios diagnósticos del síndrome de Sweet		Trastornos asociados y desencadenantes del síndrome de Sweet
Criterios mayores	1. Desarrollo de placas violáceas o nódulos eritematosos y dolorosos de comienzo brusco 2. Hallazgos histológicos de inflamación dérmica neutrófila	**Infecciones:** infecciones de vías respiratorias superiores, citomegalovirus, virus de las hepatitis B y C, virus de la inmunodeficiencia humana. Micobacterias típicas y atípicas **Trastornos digestivos:** enfermedad inflamatoria intestinal (enfermedad de Crohn y colitis ulcerosa)
Criterios menores	1. Precedido por infecciones, vacunación, fármacos, cuadros autoinmunes o trastornos oncológicos típicamente asociados 2. Acompañado de fiebre, malestar general o artralgias 3. Leucocitosis o elevación de reactantes de fase aguda (VSG, PCR) 4. Excelente respuesta al tratamiento con corticosteroides sistémicos	**Neoplasias malignas:** neoplasias hematológicas (10-20 % de todos los casos) (leucemia mieloide aguda), mielodisplasia, neoplasias de órganos sólidos **Fármacos:** factores estimulantes de colonias (G-CSF), antibióticos (minociclina, trimetoprim-sulfametoxazol), AINE, retinoides, antihipertensivos **Enfermedades autoinmunes:** lupus eritematoso sistémico, artritis reumatoide, sarcoidosis, enfermedad de Behçet

* Deben cumplirse ambos criterios mayores y al menos dos criterios menores para el diagnóstico de síndrome de Sweet.
AINE: antinflamatorios no esteroideos; G-CSF: factor estimulante de las colonias de granulocitos; PCR: proteína C reactiva; VSG: velocidad de sedimentación globular.

Complicaciones

Existen infrecuentes casos descritos de complicaciones pulmonares (alveolitis neutrófilas), osteomielitis multifocal, afectación renal, miositis, hepatitis y meningitis aséptica.

Tratamiento

Debe plantearse el tratamiento del proceso interno asociado, en caso de existir. En los casos de síndrome de Sweet con lesiones cutáneas poco extensas y sin síntomas sistémicos, podría plantearse el tratamiento con corticosteroides tópicos de muy alta potencia o corticoides intralesionales. En el resto de los casos, será preciso el tratamiento sistémico. El tratamiento de inicio más empleado es la prednisona oral (0,5-1 mg/kg/día) durante 2-6 semanas con pauta descendente lenta posterior, siendo la respuesta a los corticosteroides orales un criterio diagnóstico de la enfermedad. Otras alternativas son los fármacos con acción antineutrófilo, como la dapsona (100-200 mg/día), la colchicina (hasta 1,5 mg/día) o los antifactor de necrosis tumoral (anti-TNF).

> **!** La respuesta al tratamiento con corticosteroides orales en el síndrome de Sweet suele ser muy buena, considerándose este dato un criterio diagnóstico de la enfermedad.

Pronóstico y seguimiento

El cuadro suele ser autorresolutivo en 5-12 semanas, aunque son frecuentes las recidivas de la enfermedad, especialmente en aquellos casos asociados a un proceso interno asociado. Siempre debe hacerse un estudio de cuadros asociados.

Pioderma gangrenoso

Epidemiología

El pioderma gangrenoso puede afectar a todas las edades y a ambos sexos, si bien es más frecuente en mujeres de 20-50 años de edad. En el 50 % de los casos se asocia a un trastorno sistémico, más característicamente a enfermedad inflamatoria intestinal, artritis o trastornos hematológicos (gammapatía de tipo inmunoglobulina A, leucemia mieloide aguda).

Características clínicas

A diferencia del síndrome de Sweet, el pioderma gangrenoso es una dermatosis neutrófila crónica y recidivante. La evolución típica del cuadro comienza con papulopústulas dolorosas que evolucionan a nódulos o ampollas y, finalmente, generan úlceras purulentas con borde geográfico de color gris-violáceo muy dolorosas que pueden dejar cicatrices atróficas cribiformes (**e-Fig. 26-1**). La forma clásica de esta entidad da lugar a lesiones dolorosas sobre todo en la zona pretibial, si bien se han descrito variantes clínicas como el pioderma gangrenoso periestomal y posquirúrgico (el cual aparece alrededor de zonas intervenidas), el pioderma gangrenoso ampolloso (muy asociado a trastornos hematológicos) o el pioderma gangrenoso pustuloso (más relacionado con enfermedad inflamatoria intestinal). El fenómeno de patergia está presente hasta en el 30 % de los casos.

Diagnóstico

Se han propuesto criterios diagnósticos para el pioderma gangrenoso, pero no están validados. Debe tenerse en cuenta que el diagnóstico es un diagnóstico clínico (lesiones con evolución típica y respuesta a tratamientos), patológico (generalmente inespecífico, con infiltrados de neutrófilos) y, sobre todo, de exclusión. Por ello, ante la sospecha de pioderma gangrenoso debe realizarse un diagnóstico de descarte de cuadros similares, tomando biopsia del borde de la lesión activa para histología, cultivos y prueba de la reacción en cadena de la polimerasa de micobacterias, estudio analítico completo y evaluación de posibles cuadros asociados.

Tratamiento

Debe realizarse un abordaje del proceso interno asociado, así como un manejo adecuado de la herida, evitando traumatizar en exceso la úlcera por el posible fenómeno de patergia. En caso de aparecer pocas lesiones con una enfermedad no progresiva, podría probarse el uso de corticosteroides tópicos de muy alta potencia o corticosteroides infiltrados. En el resto de los casos, será preciso instaurar tratamientos sistémicos. Destacan como tratamientos iniciales la prednisona oral (0,5-1,5 mg/kg/día) durante 4-10 semanas con pauta descendente posterior y la ciclosporina A (4-5 mg/kg/día). Otras opciones incluyen los fármacos antineutrófilo como dapsona (100-200 mg/día) o los anti-TNF (infliximab).

Enfermedad de Behçet

Epidemiología

Es una enfermedad más frecuente en Asia y Oriente Medio, aunque también está presente en nuestro medio.

Etiopatogenia

Es desconocida, aunque se ha implicado la presencia de HLA B51 (muy frecuente en personas asiáticas, de menor valor en nuestro medio), así como diversos microorganismos en su patogenia (virus del herpes simple, virus de la hepatitis C, parvovirus).

Características clínicas

Se trata de una enfermedad inflamatoria multisistémica que puede afectar a cualquier órgano del cuerpo. Normalmente cursa con manifestaciones mucocutáneas que deben ser reconocidas por el dermatólogo. La estomatitis aftosa está presente en el 100 % de los pacientes (es un criterio diagnóstico indispensable y suele ser el primer signo de la enfermedad). Se caracteriza por úlceras orales dolorosas, que curan espontáneamente sin dejar cicatriz. Puede preceder en años al resto de los síntomas. La enfermedad de Behçet puede cursar también con aftas genitales dolorosas y otras lesiones cutáneas como vesiculopústulas estériles, eritema nudoso y fenómeno de patergia.

Desde el punto de vista sistémico, la manifestación más característica es la afectación ocular (uveítis anterior o posterior, o vasculitis retiniana), articular (artritis, presente hasta en el 50 % de los casos) y neurológica (meningoencefalitis, parálisis de pares craneales).

> **!** La aftosis oral dolorosa está presente en el 100 % de los casos de enfermedad de Behçet, suele ser la manifestación inicial de la enfermedad y precede al resto de las manifestaciones clínicas.

Diagnóstico

Existen criterios diagnósticos para la enfermedad de Behçet (**Tabla 26-2**). Debe diferenciarse de otros cuadros que cursan con aftas orales, como la aftosis oral recidivante, el lupus eritematoso sistémico o la celiaquía, entre otros.

Tratamiento

Las lesiones mucocutáneas deben recibir tratamientos de «confort» (lidocaína, sucralfato). Como tratamientos tópicos, pueden emplearse corticosteroides tópicos de alta potencia. A nivel sistémico, se han empleado con éxito fármacos antineutrófilo como la colchicina (0,6 mg/8 h) o la dapsona (50-150 mg/día).

Tabla 26-2. Criterios diagnósticos de la enfermedad de Behçet*	
Criterio principal	Úlceras orales recidivantes, dolorosas y que aparecen al menos en tres ocasiones en un período de 12 meses
Criterios secundarios	1. Úlceras genitales recidivantes 2. Afectación ocular: uveítis anterior, uveítis posterior o vasculitis retiniana 3. Lesiones cutáneas: eritema nudoso, seudofoliculitis 4. Prueba de patergia positiva

* Deben cumplirse el criterio mayor y al menos dos de los criterios secundarios.

Más recientemente, se ha aprobado el uso de apremilast (30 mg/12 h). Otras opciones son los fármacos anti-TNF o la talidomida. El tratamiento de la afectación sistémica suele basarse en la administración de fármacos inmunosupresores (como la azatioprina).

Síndrome SAPHO

Epidemiología

Entidad típica de adultos jóvenes y de mediana edad. Puede asociarse a enfermedad inflamatoria intestinal.

Características clínicas

El síndrome SAPHO se caracteriza por la coexistencia de dermatosis neutrófilas asépticas conjuntamente con lesiones osteoarticulares asépticas. Su nombre deriva de sus manifestaciones clínicas: **s**inovitis, **a**cné, **p**ustulosis, **h**iperostosis y **o**steítis.

A nivel cutáneo, los pacientes pueden presentar lesiones de pustulosis palmoplantar, acné *conglobata* y *fulminans* o lesiones típicas de síndrome de Sweet o pioderma gangrenoso. Desde el punto de vista osteoarticular, son típicas las lesiones óseas dolorosas y la artritis dolorosa con tumefacción. Las lesiones osteoarticulares generalmente afectan a la pared anterior del tórax (articulaciones esternoclaviculares) y al esqueleto axial.

Diagnóstico

El diagnóstico es clínico y de exclusión. Para el estudio de la enfermedad osteoarticular se recomiendan técnicas de imagen como la gammagrafía o la resonancia magnética.

Tratamiento

Las manifestaciones cutáneas del síndrome SAPHO pueden tratarse con antibióticos orales como las tetraciclinas (que podrían mejorar las manifestaciones óseas), retinoides orales (que en ocasiones pueden empeorar las manifestaciones óseas) o bien con otros tratamientos sistémicos como los corticosteroides orales, los fármacos anti-TNF, anti-IL-1 o anti-IL-17.

DERMATOSIS EOSINÓFILAS

Las dermatosis eosinófilas son un grupo heterogéneo de entidades caracterizadas por la presencia de eosinófilos o signos de desgranulación del eosinófilo en piel o mucosas. Existen múltiples procesos que pueden cursar con eosinófilos en piel o mucosas, por lo que la correlación clinicopatológica es clave. En este capítulo se abordan varias entidades caracterizadas por la presencia de eosinófilos; sin embargo, hay que recordar que estos también pueden aparecer en otros procesos como erupciones medicamentosas, parasitosis, infestaciones, picaduras, enfermedades ampollosas autoinmunes o dermatitis atópica.

> **!** La presencia de eosinófilos en la piel o las mucosas no implica necesariamente que se trate de una dermatosis eosinófila. Cuadros tan variados y comunes como la dermatitis atópica, las picaduras, la sarna o las reacciones a fármacos, y otros menos frecuentes como las enfermedades ampollosas autoinmunes o la granulomatosis con poliangitis y eosinofilia, se asocian a eosinófilos en la piel.

Granuloma facial

Epidemiología

Se trata de una entidad rara. Propia de varones de mediana edad.

Etiopatogenia

La etiopatogenia del granuloma facial no es del todo conocida. Se ha propuesto que al menos una parte de ellos podría ser una manifestación cutánea de las enfermedades relacionadas con la IgG4.

Características clínicas

Cursa como una placa eritematosa-anaranjada asintomática en la cara (frente, mejillas, zona preauricular), aunque puede afectar al tronco o las extremidades. Normalmente, es una lesión solitaria.

Diagnóstico

El diagnóstico definitivo del granuloma facial es histológico. Histológicamente, se evidencia un infiltrado polimorfo de la mitad superior de la dermis con neutrófilos, linfocitos, células plasmáticas, histiocitos y eosinófilos, con zona de Grenz. También se observa leucocitoclasia con fibrosis perivascular a menudo estoriforme.

Tratamiento

El tratamiento de primera línea suele ser la aplicación de inhibidores de la calcineurina tópicos o la inyección intralesional de acetónido de triamcinolona. Otras opciones terapéuticas serían crioterapia, dapsona o láser de colorante pulsado. Recientemente, se ha descrito el empleo de rituximab intralesional, con buenos resultados.

Pronóstico y seguimiento

El granuloma facial tiende a persistir a pesar del tratamiento. Ocasionalmente se resuelve de manera espontánea.

Papuloeritrodermia de Ofuji

Epidemiología

Entidad muy rara. El paciente tipo sería un varón japonés de edad avanzada.

Etiopatogenia

Desconocida. Se asocia con neoplasias (linfoma T cutáneo, cáncer colorrectal, cáncer gástrico), infecciones (por virus de la inmunodeficiencia humana, virus de la hepatitis C) o fármacos.

Características clínicas

Erupción pruriginosa generalizada de pápulas rojo-marrón de distribución simétrica en el tronco y los miembros con tendencia a confluir, pudiendo progresar a eritrodermia que típicamente respeta los pliegues («signo de la tumbona»). Tiene un curso crónico, con exacerbaciones periódicas.

Ante tal cuadro se debe descartar que se trate de un linfoma T cutáneo, sífilis secundaria o toxicodermia tipo DRESS (síndrome de erupción medicamentosa con eosinofilia y síntomas sistémicos).

Diagnóstico

El diagnóstico definitivo es clinicopatológico. Histológicamente, se evidencia un infiltrado perivascular de linfocitos, histiocitos y granulocitos. La citometría de flujo y el estudio de clonalidad del receptor de linfocitos T permitirían descartar el diagnóstico de linfoma T cutáneo. En las pruebas de laboratorio se acompaña de eosinofilia, elevación de IgE y linfopenia.

Complicaciones

Son posibles las infecciones cutáneas secundarias al rascado.

Tratamiento

Para el abordaje de la papuloeritrodermia de Ofuji es fundamental evaluar la etiología subyacente y tratarla (tratamiento de la neoplasia o la infección subyacente o retirada del fármaco). En los casos idiopáticos pueden emplearse pautas de corticosteroides orales, ciclosporina o fototerapia.

Pronóstico y seguimiento

Se trata de una entidad generalmente indolente. Se resuelve tras eliminar la causa primaria, aunque en los casos idiopáticos puede permanecer durante años hasta que se resuelve.

Síndrome de Wells

Epidemiología

Es una entidad muy rara, que puede aparecer en pacientes de todas las edades, desde recién nacidos a mayores de 70 años. No existe predilección por ningún sexo.

Etiopatogenia

La patogenia exacta de esta entidad a día de hoy se desconoce. Algunos autores han propuesto que pudiera tratarse de un fenómeno de activación de eosinófilos por hipersensibilidad local a infecciones, infestaciones, picaduras, fármacos, dermatitis de contacto alérgica o neoplasias subyacentes.

Características clínicas

Cursa de forma crónica con episodios recidivantes de placas eritematosas y edematosas que recuerdan a celulitis precedidas de pródromos de prurito o quemazón. La zona más frecuentemente afectada son los miembros inferiores. Hasta en un 25 % de los pacientes, se acompañan de afectación sistémica, con fiebre, malestar y artralgias. Los episodios suelen resolverse en un período de 4-8 semanas. En la analítica suele haber eosinofilia, leucocitosis y elevación de reactantes de fase aguda.

Diagnóstico

El diagnóstico es clinicopatológico. Histológicamente, se observa un infiltrado dérmico difuso de eosinófilos e histiocitos con edema y focos de material amorfo o granular formando las llamadas «figuras en llama», que se corresponden con proteínas de los gránulos de los eosinófilos rodeando las fibras de colágeno.

> ! Las «figuras en llama» son características, pero no específicas, del síndrome de Wells y pueden aparecer en otras dermatosis como reacciones a picaduras, sarna, eccema, penfigoide ampolloso o erupciones medicamentosas.

Tratamiento

Los corticosteroides tópicos de moderada o alta potencia son el tratamiento de primera línea en niños y en lesiones localizadas. En casos extensos, el tratamiento con corticosteroides orales en pauta corta suele conllevar una mejoría llamativa. Otros tratamientos son: ciclosporina, minociclina, colchicina o dapsona.

Pronóstico y seguimiento

El pronóstico es favorable en la gran mayoría de los casos, pero son frecuentes las recidivas a lo largo de meses o años.

Reacción exagerada a una picadura de insecto

Características clínicas

Los pacientes con reacción exagerada a una picadura de insecto desarrollan pápulas o nódulos eritematosos y edematosos que se pueden acompañar de vesículas o ampollas, localizados en las áreas de las picaduras. La importancia del cuadro radica en que estos cambios pueden asociarse a cuadros sistémicos como la leucemia linfática crónica o, menos frecuentemente, síndromes mieloproliferativos o linfoma T/NK (**e-Fig. 26-2**).

Foliculitis eosinófila

Existen tres formas clínicas de foliculitis eosinófila: foliculitis eosinófila asociada a inmunodepresión, foliculitis eosinófila pustulosa (enfermedad de Ofuji) y foliculitis eosinófila del lactante.

> ! No deben confundirse la papuloeritrodermia de Ofuji y la enfermedad de Ofuji. Ambas son dermatosis eosinófilas, pero el cuadro clínico de cada una es distinto. La papuloeritrodermia de Ofuji se caracteriza por brotes de erupciones papulosas con tendencia a la eritrodermia, respetando los pliegues («signo de la tumbona»). La enfermedad de Ofuji es una foliculitis eosinófila que cursa con brotes de pústulas muy pruriginosas de predominio en la cabeza y el tronco.

Etiopatogenia

Su etiología a día de hoy se desconoce.

Características clínicas

Clínicamente, cursan como brotes de erupciones papulopustulosas muy pruriginosas que afectan predominantemente a la cabeza y la mitad superior del tronco. El curso es crónico y recidivante. Las principales características diferenciales de las foliculitis eosinófilas se resumen en la **tabla 26-3**.

Diagnóstico

El diagnóstico se apoya en los hallazgos clínicos e histológicos. Histológicamente, se observa una dermatitis espongiótica con eosinófilos en la epidermis folicular e infiltrado perifolicular de eosinófilos y linfocitos. En los casos de foliculitis eosinófila del lactante, el diagnóstico clínico de sospecha puede apoyarse en la presencia de eosinófilos en el líquido de la pústula.

Tabla 26-3. Características de los distintos subtipos de foliculitis eosinófilas

	Foliculitis eosinófila asociada a inmunodepresión	Foliculitis eosinófila pustulosa (enfermedad de Ofuji)	Foliculitis eosinófila del lactante
Paciente típico	VIH en estadio avanzado (< 250 CD4), hemopatías malignas	Varón japonés de edad media	Recién nacidos y lactantes; resolución antes de los 3 años
Cuadro clínico	Brotes de erupciones papulopustulosas de predominio en la cabeza y mitad superior del tronco y extremidades superiores		
Hallazgos histológicos	Dermatitis espongiforme con eosinófilos en la epidermis folicular e infiltrado perifolicular de eosinófilos y linfocitos		
Tratamiento	Tratamiento antirretroviral[a,b]	Indometacina[a]	Corticosteroides tópicos + antihistamínicos orales

[a]Se puede añadir tratamiento sintomático (corticosteroides tópicos, antihistamínicos orales, tetraciclinas, entre otros).
[b]El tratamiento antirretroviral puede producir un síndrome de reconstitución inmune, que a su vez puede ocasionar una foliculitis eosinófila asociada a inmunodepresión
VIH: virus de la inmunodeficiencia humana.

BIBLIOGRAFÍA

Marzano AV, Genovese G. Eosinophilic Dermatoses: Recognition and Management. Am J Clin Dermatol. 2020;21(4):525-39.

Morgado-Carrasco D, Giavedoni P, Mascaró JM Jr, Iranzo P. Assessment of Treatment of Refractory Granuloma Faciale With Intralesional Rituximab. JAMA Dermatol. 2018;154(11):1312-5.

Nelson CA, Stephen S, Ashchyan HJ, James WD, Micheletti RG, Rosenbach M. Neutrophilic dermatoses: Pathogenesis, Sweet syndrome, neutrophilic eccrine hidradenitis, and Behçet disease. J Am Acad Dermatol. 2018;79(6):987-1006.

Orfaly VE, Shakshouk H, Heath M, Hamilton A, Ortega-Loayza AG. Sweet Syndrome: A Review of Published Cases. Dermatology. 2023;239(4):664-9.

Peckruhn M, Elsner P, Tittelbach J. Eosinophilic dermatoses. J Dtsch Dermatol Ges. 2019;17(10):1039-51.

Vasculitis

T. Montero-Vílchez y P. Díaz Calvillo

27

 PUNTOS CLAVE

- Los signos cutáneos de las vasculitis reflejan el tamaño de los vasos afectos.
- Ante la sospecha de vasculitis de pequeño vaso, se debe realizar una biopsia-*punch* de una lesión de 24-48 horas de evolución para su estudio con hematoxilina-eosina y otra para el análisis con inmunofluorescencia directa.
- La manifestación cutánea más frecuente de las vasculitis es la púrpura palpable.
- La vasculitis por inmunoglobulina A es la causa más frecuente de vasculitis en la infancia.
- Ante lesiones habonosas que duran más de 24 horas, asocian quemazón o dolor y se resuelven dejando hiperpigmentación residual, hay que sospechar vasculitis urticarial.
- Dentro de las vasculitis asociadas a anticuerpos citoplasmáticos antineutrófilos se incluyen la poliangitis microscópica, la granulomatosis con poliangitis y la granulomatosis eosinofílica con poliangitis, todas con características epidemiológicas, clínicas e histopatológicas diferenciales. En la poliangitis microscópica no se observan granulomas en las muestras histológicas.
- Existen formas de panarteritis nodosa exclusivamente cutáneas. El virus de la hepatitis B se relaciona con la panarteritis nodosa.

INTRODUCCIÓN

Las vasculitis se definen como una inflamación de la pared de los vasos sanguíneos y se clasifican en función del calibre de los vasos afectos (vasos pequeños, medianos o grandes). Pueden limitarse a los vasos de la piel o afectar a los vasos de cualquier órgano interno. Las manifestaciones sistémicas y las pruebas complementarias, como una inmunofluorescencia directa positiva o la presencia/ausencia de anticuerpos citoplasmáticos antineutrófilos (ANCA), contribuyen a filiar el tipo de vasculitis. El diagnóstico de las vasculitis se realiza en función de la clínica, la exploración física y las pruebas complementarias, aunque en ocasiones es necesario realizar una biopsia de un órgano comprometido para la confirmación diagnóstica, siendo la piel el más accesible cuando está afectada.

 Los signos cutáneos de las vasculitis reflejan el tamaño de los vasos afectos.

Se describen a continuación los diversos tipos según el calibre de los vasos afectos:

- Las vasculitis de **vasos pequeños** dañan las arteriolas, los capilares y las vénulas poscapilares que ocupan la región superficial y media de la dermis. El daño se produce normalmente por el depósito de **inmunocomplejos** en la pared de los vasos, que activan el reclutamiento de los neutrófilos. Dentro de este grupo se incluyen la púrpura de Schönlein-Henoch, el edema agudo hemorrágico del lactante, la urticaria-vasculitis, el eritema elevado persistente y la mayor parte de las vasculitis secundarias a fármacos, infecciones, neoplásicas o autoinmunes, y la mayoría de las vasculitis idiopáticas. La lesión cutánea más frecuente es la **púrpura palpable**. También pueden aparecer petequias, púrpuras maculares y «en diana», pápulas y placas urticariales, vesículas y pústulas.
- Las vasculitis que afectan a **vasos pequeños y medianos** son vasculitis paucinmunes, donde el daño vascular se produce directamente por los **neutrófilos**. Dentro de este grupo se engloban las ANCA-vasculitis, que incluyen la poliangitis microscópica, la granulomatosis con poliangitis —o antigua enfermedad de Wegener— y la granulomatosis eosinofílica con poliangitis —o antigua enfermedad de Churg-Strauss—. También se incluyen en este grupo las vasculitis crioglobulinémicas. Pueden presentarse con lesiones cutáneas de vasculitis de vaso pequeño y/o mediano.
- Las vasculitis de **vasos medianos** dañan las arterias y venas que se localizan en la región profunda de la dermis y el tejido celular subcutáneo. Dentro de este grupo se engloba la panarteritis nodosa (PAN). En la piel, se manifiestan como livedo racemosa, púrpura retiforme, úlceras, nódulos subcutáneos o necrosis digitales.
- Las vasculitis de **grandes vasos** no suelen afectar a la piel. En este grupo se incluyen la arteritis de la temporal, donde ocasionalmente puede aparecer una alopecia de la zona temporal con eritema y úlceras (enfermedad tardía), y la arteritis de Takayasu, en la que se observan nódulos de tipo pioderma gangrenoso en las piernas.

Ante un paciente con sospecha de vasculitis cutánea se deberían seguir estos pasos:

- Historia clínica y exploración física. Buscar manifestaciones cutáneas típicas de estas entidades y de otros órganos (tracto respiratorio superior, pulmón, riñón, etc.).
- Descartar procesos secundarios o enfermedades subyacentes:
  - Proceso secundario:
    - Endocarditis.
    - Septicemia (meningococo, gonococo, estreptococo, pseudomonas, micobacterias).
    - Fármacos.
    - Enfermedades sistémicas (lupus eritematoso sistémico, artritis reumatoide).
    - Neoplasia.

- Coagulopatías: púrpura trombocitopenia idiopática (PTI), púrpura trombo-citopénica trombótica, coagulación intravascular diseminada, disfunción plaquetaria, enfermedades renales, hepáticas.
  - Trastornos oclusivos no inflamatorios (por ejemplo, émbolos de colesterol).
  - Dermatosis purpúricas y pigmentarias.
- Biopsia de las lesiones cutáneas recientes (24-48 horas tras su aparición) bien desarrolladas:
  - Si existe sospecha de vasculitis de pequeño vaso: biopsia en sacabocados de púrpura.
  - Si se sospecha vasculitis de vaso mediano: biopsia incisional profunda (incluido tejido subcutáneo) de un nódulo (preferible) o púrpura retiforme > margen de úlcera.
- Pruebas de laboratorio (repetir en brotes para descartar afectación sistémica):
  - Hemograma, velocidad de sedimentación globular, proteína C reactiva.
  - Perfil hepático, nitrógeno ureico en sangre, creatinina, análisis de orina.
- Evaluación adicional en función del tipo de vasculitis:
  - Vasculitis asociada a ANCA.
  - Radiografía de tórax, tomografía computarizada de tórax y senos nasales.
  - Considerar en función de la enfermedad y los síntomas: electromiograma/estudios de conducción nerviosa, ecocardiograma/electrocardiograma y biopsia de vía respiratoria, nervios, riñón o músculo.
- Panarteritis nodosa (sistémica):
  - Angiografía mesentérica/renal/celíaca.
  - Valorar biopsia de músculos, nervios, riñón o testículos.

VASCULITIS DE VASOS PEQUEÑOS

Vasculitis cutánea de pequeño vaso

La vasculitis cutánea de pequeño vaso (VCPV) es una vasculitis de órgano único que afecta a las vénulas y capilares de la dermis. El término *vasculitis leucocitoclástica* se ha usado ocasionalmente como sinónimo de VCPV, pero se trata de un concepto histopatológico que define una vasculitis de pequeño vaso con infiltrado inflamatorio neutrofílico. Los neutrófilos, tras desgranularse, se rompen, liberando fragmentos nucleares (polvo nuclear) en un proceso conocido como *leucocitoclasia*.

Clínicamente, son muchas las entidades que pueden manifestarse de la misma forma, fundamentalmente como púrpura palpable. En estos casos, y ante cualquier sospecha de vasculitis de pequeño vaso, se debe realizar una biopsia-*punch* de una lesión reciente (24-48 horas de evolución) para su estudio con hematoxilina-eosina y otra para su análisis mediante inmunofluorescencia directa (IFD). Asimismo, se debe realizar una analítica que contenga proteína C reactiva, hemograma, bioquímica básica, función renal y función hepática, y urianálisis, para descartar afectación sistémica. En caso de que clínicamente se sospeche afectación orgánica, será necesario un estudio dirigido más extenso.

Epidemiología

Se afectan más frecuentemente los adultos, aunque puede aparecer a cualquier edad. No tiene predilección por sexo.

Etiopatogenia

Más del 50 % de los casos son idiopáticos. Los casos secundarios se asocian sobre todo a infecciones (la infección estreptocócica de las vías respiratorias superiores es la más común) o fármacos (betalactámicos, sulfamidas, antinflamatorios no esteroideos [AINE], amiodarona, tiacidas, antifactor de necrosis tumoral, entre otros), pudiendo relacionarse también con enfermedades autoinmunes o neoplasias.

Patogénicamente, la VCPV está mediada por inmunocomplejos. Se produce un depósito de inmunocomplejos en la pared de los capilares y las vénulas de la dermis, que conlleva la activación del complemento y posteriormente el reclutamiento de polimorfonucleares. En última instancia, se produce necrosis de la pared vascular.

Características clínicas

La lesión típica es la púrpura palpable (**e-Fig. 27-1**), que afecta sobre todo a zonas declives y zonas de traumatismo o ropa ajustada (fenómeno de Koebner). También puede manifestarse en forma de pápulas eritematosas, pápulas urticariales o vesículas. Las lesiones son asintomáticas en la mayoría de los casos, aunque pueden asociar prurito, quemazón o dolor.

Aparece clínica extracutánea hasta en un 30 % de los pacientes. Las manifestaciones extracutáneas más frecuentes son las artralgias, que pueden estar asociadas a artritis, y los síntomas constitucionales (fiebre, pérdida de peso).

Por definición, en la VCPV no existe afectación visceral; sin embargo, la afectación del tracto genitourinario o el tubo digestivo puede aparecer posteriormente, en un contexto de enfermedad sistémica de vaso pequeño.

Diagnóstico

Cuando se sospeche VCPV se debe realizar una biopsia, dado que el diagnóstico se apoya en los hallazgos histológicos. En la biopsia se observa vasculitis leucocitoclástica, asociando necrosis fibrinoide de la pared de los vasos y extravasación de hematíes. De forma característica, se afectan las vénulas poscapilares. Según la sospecha clínica, está indicado el estudio de una eventual causa secundaria.

> **!** Ante la sospecha de vasculitis de pequeño vaso (púrpura palpable), se debe realizar una biopsia para su estudio convencional y otra para su análisis mediante IFD.

Tratamiento

La mayoría de los casos son leves y se resuelven eliminando el posible desencadenante y con manejo de soporte (elevación de los miembros inferiores, reposo, compresión).

Para el alivio sintomático se prescriben AINE o antihistamínicos. Los corticosteroides orales (prednisona 0,5-1 mg/kg/día) se emplean en pacientes que requieren control rápido de los síntomas o presentan lesiones cutáneas ampollosas, úlceras o necrosis, pero se debe reducir progresivamente la dosis en un período de 4-6 semanas. En casos recidivantes, crónicos o corticorrefractarios, se recurriría a colchicina (0,6 mg dos o tres veces al día) o dapsona (50-200 mg/día), dados los efectos adversos de los corticosteroides sistémicos a largo plazo. En los casos que no respondan a colchicina y dapsona, se podrían emplear inmunosupresores como azatioprina, metotrexato o micofenolato de mofetilo.

El 90 % de los casos consisten en brotes únicos con resolución espontánea en semanas, mientras que el 10 % restante son cuadros crónicos recurrentes que pueden durar meses o años.

Vasculitis por inmunoglobulina A

La vasculitis por inmunoglobulina (Ig) A —antiguamente conocida como *púrpura de Schönlein-Henoch*— es una variante de vasculitis típica de pacientes pediátricos en la que inmunocomplejos que contienen IgA se depositan en los pequeños vasos, sobre todo en la piel, los riñones y el tracto gastrointestinal.

Epidemiología

Afecta fundamentalmente a pacientes menores de 10 años, siendo la forma de vasculitis más frecuente en niños. También puede aparecer en adultos. Predomina en varones y tiene predilección por los meses de invierno.

Etiopatogenia

Depósito de inmunocomplejos que contienen IgA en vasos pequenos de la piel, los riñones y el tracto gastrointestinal. Se asocia a infecciones de las vías respiratorias superiores o a fármacos, pero el antígeno precipitante no siempre es identificable.

Características clínicas

La púrpura palpable es la lesión típica (**e-Fig. 27-2**), aunque puede manifestarse como lesiones urticariales, vesículas o lesiones ulceronecróticas, siendo estas últimas más frecuentes en las formas del adulto. La localización predominante son las nalgas y los miembros inferiores de forma simétrica, pudiendo aparecer afectación más extensa.

La clínica extracutánea es la norma, siendo la afectación articular la más común (75 % de los casos), sobre todo de rodillas y tobillos. La afectación digestiva también es frecuente (50-75 %), que se manifiesta como dolor cólico (65 %), hemorragia digestiva baja (30 %) o vómitos. El daño renal se presenta en forma de microhematuria (40 %) y, menos frecuentemente, como proteinuria (25 %). Se requiere seguimiento longitudinal por el riesgo de enfermedad renal crónica, más habitual en las formas del adulto. A pesar de que es raro, en adultos también se debe descartar una neoplasia asociada, típicamente hematológica, aunque también se relaciona con neoplasias de órgano sólido (cáncer de pulmón).

> **!** En casos de vasculitis IgA, se requiere seguimiento longitudinal de la función renal por el riesgo de enfermedad renal crónica, sobre todo en las formas del adulto.

Diagnóstico

El diagnóstico se apoya en los hallazgos anatomopatológicos y en la IFD. En la histología se observa vasculitis leucocitoclástica en los vasos pequeños de la dermis y en la IFD se constata depósito de IgA y C3 en la pared vascular.

Tratamiento

El manejo básico implica tratamiento de soporte, con hidratación oral, reposo y tratamiento sintomático. Para el dolor abdominal y articular se emplean inicialmente AINE. Es esencial monitorizar la función renal con analíticas sanguíneas que incluyan perfil renal, estudios de orina y tomas de la tensión arterial.

La colchicina y la dapsona se pueden emplear en esta entidad, ya que han demostrado que reducen el tiempo de los brotes y la frecuencia de las recidivas. Los corticosteroides sistémicos reducen también la duración de los brotes, pero no disminuyen la frecuencia de las recidivas; estos se emplean para el tratamiento de la artritis y el dolor abdominal si los AINE no son efectivos, siendo controvertido su papel en la prevención de la afectación renal.

El curso suele ser autoinvolutivo, con resolución del cuadro en varias semanas en el 90 % de los casos. La afectación renal crónica se observa en menos del 1 % de los casos en niños, siendo más frecuente en el adulto (hasta un 30 % de los casos, según algunas series).

Edema agudo hemorrágico del lactante

Epidemiología

Se trata de una vasculitis de pequeño vaso infrecuente que afecta a niños menores de 2 años de edad. Predomina en los meses de invierno.

Etiopatogenia

El 75 % de los casos se asocian a un desencadenante en las 2 semanas previas, siendo los más comunes las infecciones de las vías respiratorias altas, los fármacos y las vacunas.

Características clínicas

Los niños con edema agudo hemorrágico del lactante suelen tener muy buen estado general. Presentan de forma brusca placas eritematosas o urticariales purpúricas de morfología anular o dianiforme en la cabeza y el cuello (mejillas, pabellones auriculares) y en los miembros. Se asocian a edema doloroso sin fóvea.

La afectación extracutánea es muy rara, estando presente la fiebre hasta en un 45 % de los casos.

Diagnóstico

El diagnóstico es clínico. Si se realiza una biopsia por dudas diagnósticas, en ella se observa vasculitis leucocitoclástica, que se puede acompañar de IFD positiva para Ig a nivel vascular en uno de cada cuatro pacientes.

Tratamiento

El tratamiento es de apoyo, pudiendo emplearse antihistamínicos si existiese prurito. El curso es benigno, con resolución en menos de 3 semanas en la mayoría de los casos.

Vasculitis urticarial

Epidemiología

Se trata de un cuadro infrecuente que afecta predominantemente a mujeres de edad media.

Etiopatogenia

Se produce por el depósito vascular de inmunocomplejos, que activan el complemento y provocan la desgranulación de los mastocitos, dando lugar a urticaria. La mayoría de los casos son idiopáticos, aunque puede asociarse a enfermedades autoinmunes (lupus eritematoso sistémico, síndrome de Sjögren), infecciones, fármacos o neoplasias.

Características clínicas

Generalmente, se manifiesta en forma de episodios de pápulas o placas eritematosas y edematosas que se pueden acompañar de angioedema. A diferencia de los habones de la urticaria, estas lesiones duran más de 24 horas, asocian quemazón o dolor en vez de prurito y se resuelven dejando hiperpigmentación residual.

> **!** Ante lesiones habonosas que duran más de 24 horas, asocian quemazón o dolor y se resuelven dejando hiperpigmentación residual, se descartará vasculitis urticarial.

Los casos normocomplementémicos (70-80 %) tienden a manifestarse solo a nivel cutáneo. Los casos hipocomplementémicos (20-30 %) suelen asociar enfermedad sistémica. La afectación musculoesquelética es la más frecuente, siendo las artralgias el síntoma más característico. La afectación renal también es posible, así como la afectación digestiva, pulmonar y ocular.

En las pruebas de laboratorio se constata una elevación de la velocidad de sedimentación glomerular, un descenso de C3 y C4 y anticuerpos antinucleares positivos.

Diagnóstico

El diagnóstico se apoya en la anatomía patológica. Desde el punto de vista histológico, se constata vasculitis leucocitoclástica, pudiendo acompañarse en la IFD de depósitos de Ig, C3 o fibrinógeno en los vasos y depósitos granulares en la membrana basal.

Tratamiento

Para las formas leves (afectación exclusivamente cutánea) se suelen emplear antihistamínicos, aunque estos no cambian el curso de la enfermedad. Los AINE se emplean para el dolor articular.

Para formas moderadas (afectación sistémica o afectación cutánea refractaria a antihistamínicos), se pueden utilizar pautas de corticosteroides orales (0,5-1 mg/kg/día), acompañados de dapsona (50-100 mg/día), colchicina (0,6 mg dos o tres veces al día) o hidroxicloroquina (200-400 mg/día).

En las formas graves (afectación de órgano diana), se emplean corticosteroides orales acompañados de inmunosupresores ahorradores de corticoides, como micofenolato de mofetilo, metotrexato, azatioprina o ciclosporina. Cada vez existe mayor evidencia del empleo de nuevos tratamientos en esta entidad, como rituximab, anakinra, canakinumab u omalizumab. En el futuro, probablemente se incorporen estas terapias biológicas en el manejo de la vasculitis urticarial.

Eritema elevado y persistente (*eritema elevatum et diutinum*)

Epidemiología

Se trata de una entidad muy infrecuente que afecta sobre todo a adultos de entre 30 y 60 años, sin clara predilección por sexos.

Etiopatogenia

El depósito de forma repetida de inmunocomplejos a nivel vascular provoca inflamación persistente y, en última instancia, fibrosis. Se puede asociar a infecciones (virus de la inmunodeficiencia humana [VIH], estreptococos betahemolíticos), enfermedades autoinmunes (granulomatosis con poliangitis, enfermedad inflamatoria intestinal), enfermedades hematológicas (gammapatía monoclonal IgA).

Características clínicas

Se manifiesta en forma de pápulas, placas o nódulos inicialmente eritematoso-violáceos, que se vuelven color rojo castaño e indurados. Se afectan típicamente de forma simétrica las superficies extensoras, sobre todo los codos y las rodillas. Las lesiones suelen ser asintomáticas, aunque pueden asociar quemazón o prurito. La afectación sistémica es infrecuente, siendo característica la afectación ocular y articular.

Diagnóstico

En la histología se observa inicialmente vasculitis leucocitoclástica. A medida que progresa la enfermedad, se constata tejido de granulación y fibrosis vascular concéntrica o estoriforme en los vasos.

Tratamiento

La dapsona ofrece una respuesta espectacular. Otros tratamientos que se pueden emplear son corticosteroides intralesionales, AINE, niacinamida, tetraciclinas o colchicina.

VASCULITIS DE VASOS PEQUEÑOS Y VASOS MEDIANOS

Vasculitis crioglobulinémica

La vasculitis crioglobulinémica (o síndrome de crioglobulinemia) es un síndrome inflamatorio sistémico que generalmente implica vasculitis de vasos pequeños a medianos por inmunocomplejos que contienen crioglobulinas.

Etiopatogenia

Las crioglobulinas son Ig circulantes que precipitan a temperaturas por debajo de 37 °C. La vasculitis crioglobulinémica aparece en los casos de crioglobulinemia mixta (tipos II y III). Las crioglobulinas de tipo I se relacionan con fenómenos vasooclusivos más que con vasculitis.

Las crioglobulinemias mixtas suelen asociarse a infecciones persistentes (virus de las hepatitis C y B, VIH), enfermedades del tejido conectivo o trastornos linfoproliferativos.

Características clínicas

Clínicamente, se presenta como púrpura palpable en los miembros inferiores, que se puede acompañar de otras manifestaciones sistémicas (afectación articular, neuropatía periférica, hepatopatía y glomerulonefritis).

Tratamiento

El tratamiento es etiológico.

Vasculitis asociadas a anticuerpos citoplasmáticos antineutrófilos

Las ANCA-vasculitis se caracterizan por la presencia de anticuerpos citoplasmáticos contra los neutrófilos (**Tabla 27-1**). Estos anticuerpos también pueden estar presentes en otras enfermedades como la colitis ulcerosa, una hepatitis autoinmune o el abuso de cocaína. La afectación cutánea es frecuente en este tipo de vasculitis, aumentando su prevalencia en pacientes jóvenes. Los pacientes con manifestaciones cutáneas tienen un mayor riesgo de padecer afectación pulmonar, renal y neurológica.

 La presencia de ANCA es característica, pero no exclusiva, de las ANCA-vasculitis.

Poliangitis microscópica

Epidemiología

La poliangitis microscópica es una enfermedad que afecta a pacientes en la quinta-sexta década de la vida, con un predominio masculino. Su incidencia oscila es de 3-24 casos por millón de habitantes.

Tabla 27-1. Características de las vasculitis asociadas a anticuerpos citoplasmáticos antineutrófilos

Características	Poliangitis microscópica	Granulomatosis con poliangitis	Granulomatosis eosinofílica con poliangitis
Anticuerpos p-ANCA (MPO) c-ANCA (PR3)	~ 60 % ~ 25 %	~ 75 % ~ 20 %	30-40 % < 10 %
Histología	Vasculitis necrosante sin granulomas	Vasculitis necrosante con granulomas	Vasculitis necrosante con granulomas y eosinófilos
Afectación sistémica			
VRS	No	~ 90 %. Úlceras nasales, nariz «en silla de montar», pérdida aguda de audición, otitis/ sinusitis/mastoiditis crónica, estenosis subglótica	Sinusitis, rinitis alérgica, pólipos
Renal	~ 90 %. Glomerulonefritis necrosante en semiluna	Glomerulonefritis	No
Pulmón	30-50 %. Capilaritis e infiltrados pulmonares; hemorragia pulmonar	Infiltrados pulmonares fijos cavitados, hemorragia pulmonar	Asma, infiltrados pulmonares migratorios
Neurológica	Mononeuritis múltiple	Menos frecuente	Mononouropatía o polineuropatía
Otras	Menos frecuente: VRS, GI, cardíaca, ocular	Afectación ocular Menos frecuente: neurológica, GI, cardíaca	Eosinofilia periférica (> 10 %), elevación IgE Miopericarditis Menos frecuente: GI, ocular

(Continúa)

Tabla 27-1. Características de las vasculitis asociadas a anticuerpos citoplasmáticos antineutrófilos [cont.]

Características	Poliangitis microscópica	Granulomatosis con poliangitis	Granulomatosis eosinofílica con poliangitis
Afectación cutánea			
Prevalencia de lesiones cutáneas	30-60 %	10-50 %	40-52 %
Lesiones cutáneas como primer signo de enfermedad	15-30 %	~ 10 %	~ 15 %
Tipo de lesiones cutáneas	Púrpura palpable Placas eritematosas Livedo racemosa Hemorragias lineales subungueales/ «en astilla» Placas urticariales Úlceras	Púrpura palpable Úlceras orales y nasales Sangrado gingival (encías «en fresa») Nódulos subcutáneos dolorosos Úlceras semejantes al pioderma gangrenoso Lesiones papulonecróticas	Púrpura palpable Nódulos subcutáneos Lesiones urticariales Livedo reticular Púrpuras retiformes Lesiones papulosas necrosadas

c-ANCA: anticuerpos citoplasmáticos antineutrófilos de tinción citoplasmática; GI: gastrointestinal; IgE: inmunoglobulina E; p-ANCA: anticuerpos citoplasmáticos antineutrófilos de tinción perinuclear; VRS: vía respiratoria superior.

Etiopatogenia

La etiopatogenia de la poliangitis microscópica es desconocida. Los ANCA podrían desempeñar un papel en el inicio de la enfermedad. También se ha relacionado con medicamentos, neoplasias malignas y endocarditis infecciosas.

Características clínicas

Clínicamente, el 90 % de los pacientes presentan afectación renal, que se manifiesta fundamentalmente como una glomerulonefritis necrosante. También son frecuentes las alteraciones pulmonares, que se muestran como capilaritis, infiltrados pulmonares o hemorragia pulmonar. En ocasiones, puede asociarse una mononeuritis múltiple. Otras manifestaciones sistémicas menos habituales son las alteraciones de las vías respiratorias superiores, gastrointestinales, cardíacas u oculares.

El 30-60 % de los pacientes presentan afectación cutánea, que es el primer signo de enfermedad en el 15-30 % de los pacientes. En el 75 % de los casos, las lesiones cutáneas aparecen después de la afectación renal o pulmonar. La púrpura palpable es la manifestación cutánea más frecuente, seguida de las placas eritematosas, livedo racemosa, hemorragias lineales subungueales «en astilla», placas urticariales o úlceras.

La afectación cutánea se asocia a una mayor incidencia de artralgias, enfermedad ocular y mononeuritis, así como a una mayor mortalidad.

Diagnóstico

Aparte de la clínica, la presencia de ANCA y las características histológicas van a ayudar a establecer el diagnóstico. Los anticuerpos pueden ser positivos para ANCA de tinción perinuclear (p-ANCA) en un 60 % de los casos y para ANCA de tinción citoplasmática (c-ANCA) en un 25 %. En la histología se aprecian signos típicos de vasculitis necrosante sin granulomas.

 En la poliangitis microscópica no hay granulomas.

Tratamiento

El tratamiento de esta enfermedad son los corticosteroides sistémicos a altas dosis asociados a otros fármacos como rituximab o ciclofosfamida.

Granulomatosis con poliangitis

Epidemiología

La granulomatosis con poliangitis —antigua enfermedad de Wegener— afecta con más frecuencia a mujeres que a hombres. Los síntomas suelen iniciarse en torno a los 45-60 años. Aunque es rara en niños, es la ANCA-vasculitis más habitual a estas edades. Su incidencia se estima en 5-12 casos por millón de habitantes y año.

Etiopatogenia

Los ANCA y la expresión de PR3 en la superficie de los neutrófilos apoptóticos desempeñan un papel en la patogenia de la enfermedad. Además, los pacientes con granulomatosis con poliangitis tienen disminuida la actividad de la α_1-antitripsina. Algunos microorganismos, como el estado de portador nasal de *Staphylococcus aureus*, se han asociado a recaídas de la granulomatosis con poliangitis.

Características clínicas

Clínicamente, la vía respiratoria superior se afecta en el 90 % de los pacientes, siendo manifestaciones las epistaxis, las úlceras nasales, la nariz «en silla de montar» (**e-Fig. 27-3**) y la pérdida de la audición unilateral. La afectación pulmonar da lugar a infiltrados pulmonares fijos cavitados y hemorragia pulmonar. Los pacientes también presentan afectación de los vasos renales, que se manifiesta como glomerulonefritis. Asimismo, puede aparecer afectación ocular. Manifestaciones sistémicas menos frecuentes son las neurológicas, gastrointestinales y cardíacas.

El 10-50 % de los pacientes con granulomatosis con poliangitis presentan afectación cutánea y/o mucocutánea. La púrpura palpable es el signo cutáneo más frecuente, seguida de las úlceras orales. También pueden aparecer úlceras nasales, sangrado gingival con encía con apariencia de fresa, nódulos subcutáneos dolorosos, úlceras semejantes al pioderma gangrenoso (**e-Fig. 27-4**) y lesiones papulonecróticas. Es poco habitual que las manifestaciones cutáneas sean el primer síntoma de la enfermedad, pero la presencia de púrpura palpable sí podría predecir un daño renal posterior.

Diagnóstico

La positividad para c-ANCA ronda el 75 % y la de p-ANCA en torno al 20 %. La histología típica muestra una vasculitis necrosante con granulomas.

Para el diagnóstico de la enfermedad se requieren al menos tres de los siguientes seis criterios:

- Inflamación de las vías respiratorias altas.
- Características radiológicas típicas en la radiografía de tórax o la tomografía computarizada torácica.
- Análisis de orina alterado.
- Inflamación granulomatosa demostrada con biopsia.
- Estenosis de la vía respiratoria.
- Hallazgos serológicos característicos.

Tratamiento

El tratamiento de elección para la granulomatosis con poliangitis son los corticosteroides sistémicos (por ejemplo, 1 mg/kg/día de prednisona), a los que se puede asociar rituximab o ciclofosfamida. Si la enfermedad no es grave, se pueden emplear corticosteroides sistémicos asociados con metotrexato. En la enfermedad limitada, trimetoprim-sulfametoxazol puede ser una buena opción.

Granulomatosis eosinofílica con poliangitis

Epidemiología

La granulomatosis eosinofílica con poliangitis —antigua enfermedad de Churg-Strauss— es una vasculitis que suele aparecer sobre todo en la quinta década de la vida y que afecta por igual a ambos sexos. Tiene una incidencia de 0,5 a 2,7 casos por millón de habitantes y año.

Etiopatogenia

En la etiopatogenia de este síndrome intervienen los linfocitos T, especialmente los Th2 (contribuyendo a la formación de los granulomas), los eosinófilos y los ANCA. La vacunación, el tratamiento de desensibilización, los inhibidores de los leucotrienos y la suspensión rápida de los corticosteroides pueden actuar como desencadenantes de la enfermedad.

Características clínicas

Los pacientes con granulomatosis eosinofílica con poliangitis presentan afectación de la vía respiratoria superior, que se manifiesta como sinusitis, rinitis alérgica o pólipos nasales. También es habitual el daño pulmonar, que da lugar a asma o infiltrados pulmonares migratorios. Los pacientes suelen presentar eosinofilia periférica y elevación de la IgE. No es infrecuente la asociación con mononeuritis, polineuritis o miopericarditis. Manifestaciones menos habituales son la afectación del tracto digestivo o las alteraciones oculares.

La púrpura palpable es la manifestación cutánea más frecuente. También pueden aparecer nódulos cutáneos, lesiones urticariales, livedo reticular, púrpura retiforme o lesiones papulosas necrosadas. Aunque es raro que la enfermedad debute con afectación cutánea, puede haber lesiones en la piel en alrededor del 50 % de los pacientes. Además, la aparición de una púrpura palpable se asocia a una granulomatosis eosinofílica con poliangitis más grave.

Diagnóstico

Aparte de la clínica, los ANCA y la histología ayudan a establecer el diagnóstico. Los anticuerpos pueden ser positivos para p-ANCA (30-40 %), mientras que la positividad para los c-ANCA es rara (< 10 %). La histología típica de estas lesiones se manifiesta como una vasculitis necrosante con granulomas y eosinofilia.

Tratamiento

El 80 % de los pacientes responderán a corticosteroides sistémicos en monoterapia. Otras opciones de tratamiento son la ciclofosfamida o el rituximab. Actualmente, también se está utilizando el mepolizumab, un anticuerpo monoclonal inhibidor de la interleucina 5.

 La púrpura palpable es el signo cutáneo más frecuente de vasculitis.

VASCULITIS DE VASOS MEDIANOS

La vasculitis de vasos medianos más típica es la PAN.

Panarteritis nodosa

Es una enfermedad que afecta con más frecuencia a varones (ratio 4:1) de 40-60 años de edad. Su incidencia es de 4-16 casos por millón de habitantes y año.

Etiopatogenia

La PAN se ha relacionado con infecciones (fundamentalmente virus de la hepatitis B, en el 7-10 % de los casos, pero también con el de la hepatitis C, estreptococos, parvovirus B19 y VIH), enfermedades inflamatorias (enfermedad inflamatoria intestinal, lupus eritematoso sistémico, fiebre mediterránea familiar), neoplasias malignas (en especial la tricoleucemia) y medicamentos (minociclina).

Características clínicas

La PAN clásica (sistémica) se caracteriza clínicamente por la aparición de síntomas generales como fiebre, artralgias, mialgias, parestesias asociadas a una mononeuritis múltiple, dolor abdominal, orquitis, alteraciones renales (hipertensión renovascular; **sin glomerulonefritis**), así como infartos cerebrales.

Alrededor del 50 % de los pacientes con PAN clásica pueden tener afectación cutánea. La púrpura palpable es la manifestación cutánea más frecuente. También pueden aparecer livedo racemosa (**e-Fig. 27-5**), púrpura retiforme, úlceras en sacabocados, nódulos subcutáneos y gangrenas periféricas.

Existe una variante exclusivamente cutánea que tiene un curso más benigno y que puede acompañarse de algunos síntomas sistémicos leves como fiebre, artralgias, mialgias y neuropatía periférica.

Diagnóstico

Aparte de la clínica, los hallazgos de laboratorio y la histología ayudan a realizar el diagnóstico de esta entidad. En la PAN clásica, se puede observar una leve leucocitosis, un aumento de la velocidad de sedimentación globular y una trombocitosis, así como una hematuria microscópica, pero no hay signos de glomerulonefritis.

Es raro encontrar anticuerpos circulantes en esta enfermedad. Histológicamente, se caracteriza por una vasculitis de arteria de tamaño mediano. Ocasionalmente puede aparecer una IFD positiva para C3 e IgM, así como fibrina alrededor de la pared de los vasos.

Tratamiento

En la PAN asociada a virus de la hepatitis B, el tratamiento de esta infección mejora la vasculitis. El abordaje de la PAN exclusivamente cutánea leve puede ser suficiente con corticosteroides tópicos o intralesionales. La PAN sistémica requiere un tratamiento agresivo con corticosteroides sistémicos en combinación con ciclofosfamida.

SÍNDROME VEXAS

Recientemente se ha descrito una nueva enfermedad denominada VEXAS (vacuolas, enzima E1, ligado al cromosoma X, autoinflamatorio, somático) en la que pueden aparecer diferentes tipos de vasculitis cutánea.

Epidemiología

Es una patología poco frecuente que afecta predominantemente a los hombres en la segunda mitad de la vida.

Etiopatogenia

La enfermedad se debe a una mutación somática adquirida del gen *UBA1*, localizado en el cromosoma X, que codifica para la enzima E1, responsable a su vez de la ubiquitinación de las proteínas.

Características clínicas

Los pacientes suelen presentar afectación cutánea, hematológica y articular. En el 89 % de los casos existe afectación cutánea variada, pudiéndose presentar como nódulos eritematosos dolorosos y urticariales similares a los del síndrome de Sweet, afectación cartilaginosa con condritis, vasculitis cutánea y angioedema periorbitario.

Diagnóstico

Los rasgos histológicos incluyen una dermatosis neutrofílica con vasculitis leucocitoclástica. Es característica la presencia de vacuolas citoplasmáticas en la médula ósea.

Se ha propuesto un algoritmo para identificar a pacientes con síndrome VEXAS (**Tabla 27-2**).

Tabla 27-2. Algoritmo para identificar a pacientes con síndrome VEXAS

Características sociodemográficas	Clínica	Enfermedades concomitantes	Hallazgos de laboratorio y pruebas complementarias	Hallazgos genéticos
Ancianos Caucásicos Sexo predominantemente masculino	Fiebre recurrente inexplicable Policondritis recidivante resistente al tratamiento y/o con un curso clínico diferente Vasculitis resistente al tratamiento, que escapa a los conocimientos clásicos Artritis inflamatoria de grandes articulaciones de las extremidades inferiores Escleritis/epiescleritis/vasculitis retiniana resistentes al tratamiento Lesiones cutáneas graves resistentes al tratamiento (incluidas vasculitis leucocitoclástica y síndrome de Sweet) Afectación pulmonar como alveolitis neutrofílica Afectación renal como nefritis intersticial	Espondiloartritis o enfermedades del tejido conjuntivo (p. ej., lupus eritematoso sistémico) Neoplasia hematológica con signos de enfermedad autoinmune	Aumento de las citocinas séricas (interleucinas 1, 6 y 17, factor de necrosis tumoral α) Proteína C reactiva/velocidad de sedimentación globular muy elevadas inexplicables Anemia macrocítica Vasculitis en presencia de afectación simultánea de vasos de diferentes diámetros Presencia de vacuolas típicas en la biopsia de médula ósea	Mutación *UBA1*

VEXAS: vacuolas, enzima E1, ligado al cromosoma X, autoinflamatorio, somático.

Tratamiento

Actualmente no hay protocolos terapéuticos para esta entidad. Se han empleado corticosteroides a altas dosis, metotrexato, micofenolato de mofetilo, tocilizumab, azacitidina, canakinumab y ruxolitinib para su manejo.

BIBLIOGRAFÍA

Frumholtz L, Laurent-Roussel S, Lipsker D, Terrier B. Cutaneous Vasculitis: Review on Diagnosis and Clinicopathologic Correlations. Clin Rev Allergy Immunol. 2021;61(2):181-93.

Micheletti RG. Cutaneous Small Vessel Vasculitis: A Practical Guide to Diagnosis and Management. Am J Clin Dermatol. 2023;24(1):89-95.

Micheletti RG, Chiesa Fuxench Z, Craven A, Watts RA, Luqmani RA, Merkel PA; DCVAS Investigators. Cutaneous Manifestations of Antineutrophil Cytoplasmic Antibody-Associated Vasculitis. Arthritis Rheumatol. 2020;72(10):1741-7.

Montero-Vílchez T, Martínez-López A, Salvador-Rodríguez L, et al. Cutaneous Manifestations of Granulomatosis with Polyangiitis: A Case Series Study. Acta Derm Venereol. 2020;100(10):adv00150.

Sunderkötter CH, Zelger B, Chen KR, et al. Nomenclature of Cutaneous Vasculitis: Dermatologic Addendum to the 2012 Revised International Chapel Hill Consensus Conference Nomenclature of Vasculitides. Arthritis Rheumatol. 2018;70(2):171-84.

Síndromes de oclusión vascular

G. Suárez Mahugo

28

PUNTOS CLAVE

- Los síndromes de oclusión vascular son un conjunto de trastornos caracterizados por la obstrucción de los pequeños vasos sanguíneos de la piel y tejidos subyacentes.
- Las manifestaciones clínicas clave de estos síndromes son livedo reticular o racemosa, necrosis cutánea y úlceras. Algunos cuadros presentan una repercusión sistémica significativa y son potencialmente letales, por lo que conviene reconocerlos precozmente.
- Los mecanismos subyacentes implicados son muy variados, abarcando causas infecciosas, autoinmunes, hematológicas y embólicas. La anamnesis, una exploración física minuciosa y la histopatología son esenciales para establecer el diagnóstico diferencial.
- El manejo terapéutico requiere diferenciar estos procesos de las vasculitis inflamatorias, pues de ello depende el pronóstico vital del paciente. La anticoagulación y la antiagregación son algunas de las terapias más empleadas.

INTRODUCCIÓN

Los síndromes de oclusión vascular constituyen un grupo heterogéneo de patologías con múltiples etiologías (trombóticas, infecciosas, inflamatorias, embólicas, tumorales, etc.) cuyo denominador común es la obstrucción no inflamatoria del flujo sanguíneo en la microcirculación (**Tabla 28-1**). Resulta fundamental realizar un correcto diagnóstico diferencial con las vasculitis, pues el tratamiento y el pronóstico difieren considerablemente. Desde el punto de vista clínico, se caracterizan por lesiones purpúricas de aspecto retiforme y/o necrosis no inflamatoria o blanda. La aproximación diagnóstica requiere la realización de una exhaustiva historia clínica y una adecuada exploración física, que orientan a las potenciales pruebas complementarias (analítica, coagulación, autoinmunidad, biopsia, etc.) necesarias para el diagnóstico etiológico del cuadro oclusivo (**Fig. 28-1**).

> **!** Las lesiones de livedo reticular (red de círculos eritematovioláceos regulares y completos) pueden ser fisiológicas o patológicas, mientras que la livedo racemosa (red anfractuosa de círculos rotos e irregulares) y la púrpura retiforme (que asocia isquemia y necrosis) son siempre patológicas.

Tabla 28-1. Diagnóstico diferencial de los síndromes de oclusión microvascular clasificados por mecanismo etiológico

Oclusión por trombos

Predominio plaquetario

Necrosis inducida por heparina
Trombocitosis secundaria a síndromes mieloproliferativos: trombocitemia esencial y policitemia vera
Hemoglobinuria paroxística nocturna
Púrpura trombótica trombocitopénica/síndrome hemolítico urémico
Trombocitopenia por consumo (síndrome de Kasabach-Merritt)
Disfunción plaquetaria (síndrome de Wiskott-Aldrich)

Trastornos debidos a aglutinación por frío

Crioglobulinemia
Criofibrinogenemia
Enfermedad por crioaglutininas

Trombosis de causa infecciosa

Ectima gangrenoso
Micosis cutáneas angioinvasivas
Estrongiloidiasis diseminada
Fenómeno de Lucio
Rickettsia spp.
Trombopatías de origen vírico (sarampión, varicela, dengue, zika y SARS-CoV-2)

Coagulopatías

Coagulopatías sistémicas

Defectos de proteínas C y S
Necrosis inducidas por antagonistas de la vitamina K (acenocumarol/warfarina)
Púrpura *fulminans*/coagulación intravascular diseminada
Síndrome antifosfolípido

Coagulopatías vasculares

Síndrome de Sneddon
Vasculopatía livedoide
Enfermedad de Degos

Síndromes de oclusión por hematíes

Adhesión reticulocitaria por estrés (drepanocitosis)

(Continúa)

Tabla 28-1. Diagnóstico diferencial de los síndromes de oclusión microvascular clasificados por mecanismo etiológico [cont.]
Oclusión por émbolos
Material endógeno
Colesterol/grasa Oxalato Cristalglobulinemia Endocarditis (infecciosa, marántica, síndrome hipereosinófilo)
Tumores
Mixoma auricular Linfoma B de célula grande intravascular Angiosarcoma Metástasis intravasculares (carcinoma telangiectásico)
Cuerpos extraños
Revestimientos de dispositivos intravasculares Síndrome de Nicolau/embolia *cutis* medicamentosa (perlas de doxorrubicina) Ácido hialurónico Otros: embolia arterial terapéutica, inyección de medicación oral machacada
Miscelánea
Calcifilaxis Úlceras por hidroxiurea Picadura de araña *Loxosceles* Vasculopatía trombótica inducida por cocaína-levamisol

OCLUSIÓN VASCULAR POR TROMBOS

Trombopatías asociadas a las plaquetas

Necrosis/trombocitopenia inducida por heparina

Definición y epidemiología. El síndrome de trombocitopenia inducido por heparina es un proceso yatrogénico poco frecuente que puede producirse tras la administración intravenosa o subcutánea de heparina, tanto de bajo peso molecular como no fraccionada, siendo mucho más frecuente con esta última (el riesgo es 10 veces mayor). Puede ocurrir en el 1-5 % de los pacientes expuestos al fármaco, de los cuales alrededor del 30-50 % desarrollan trombosis, con una mortalidad que puede alcanzar el 30 %. El riesgo aumenta tras cirugía mayor (derivación cardíaca) y es algo más frecuente en mujeres.

Etiopatogenia. La unión de la heparina al factor plaquetario 4 estimula una respuesta inmunitaria humoral que genera anticuerpos inmunoglobulina (Ig) G contra este complejo. Estos se unen al receptor FC de la superficie plaquetaria,

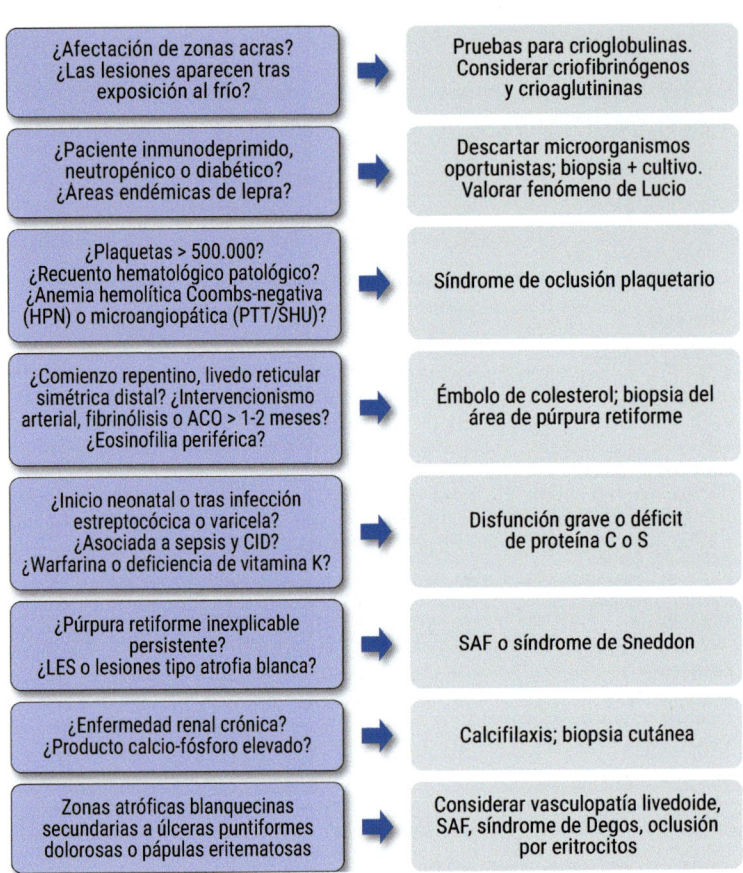

Figura 28-1. Algoritmo diagnóstico de los síndromes de oclusión vascular.
ACO: anticoagulación oral; CID: coagulación intravascular diseminada; HPN: hemoglobinuria paroxística nocturna; LES: lupus eritematoso sistémico; PTT: púrpura trombocit-
topénica trombótica; SAF: síndrome antifosfolípido; SHU: síndrome hemolítico urémico.

activándolos y liberando sustancias protrombóticas (entre ellas, más factor plaquetario 4), iniciando un círculo vicioso que desemboca en un estado de hipercoagulabilidad con consumo plaquetario.

Características clínicas. El cuadro clínico suele comenzar a los 5-10 días del
inicio de la administración de heparina o a las pocas horas si ha habido exposición previa en los últimos 100 días. Se manifiesta en forma de púrpura retiforme
dolorosa con necrosis central, que puede aparecer en el lugar de inyección o a
distancia (**Fig. 28-2**). En ocasiones, asocia clínica sistémica. Además, se puede
producir trombosis venosa o arterial en otros órganos, siendo característica la

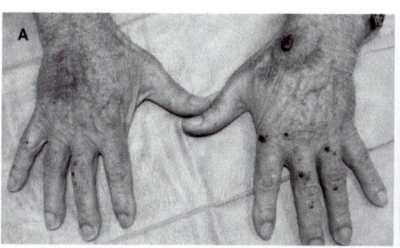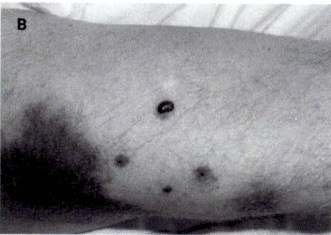

Figura 28-2. Necrosis inducida por heparina. Púrpura retiforme y ampollas hemorrágicas en las manos y los brazos de un paciente en tratamiento con heparina sódica.

trombosis venosa profunda con riesgo de embolia pulmonar. A pesar de existir un consumo de plaquetas, en muchos casos no se presenta una trombocitopenia absoluta, por lo que un descenso proporcional > 50 % con respecto a los niveles más recientes previos a la heparina debe hacer sospechar síndrome de trombocitopenia inducido por heparina.

Diagnóstico y anatomía patológica. Un cuadro de púrpura retiforme o necrosis blanda en un paciente con historia de administración reciente de heparina —con o sin trombocitopenia (50 %)— debe hacer pensar en síndrome de trombocitopenia inducido por heparina como primera sospecha diagnóstica. Los anticuerpos contra el complejo factor plaquetario 4-heparina, mediante enzimoinmunoanálisis de adsorción, tienen un valor predictivo negativo del 98-99 %. La histopatología muestra oclusión no inflamatoria de los vasos, con formación de trombos de fibrina en arteriolas y vénulas de la dermis y la hipodermis, así como extravasación hemática y signos de necrosis cutánea isquémica.

Tratamiento y pronóstico. Suspender la heparina y sustituir por otros anticoagulantes (danaparinoide, argatrobán, fondaparinux o bivalirudina). En casos refractarios, resulta útil la plasmaféresis. Están contraindicados los antagonistas de la vitamina K (warfarina y acenocumarol) durante la fase aguda por incremento del riesgo de gangrena venosa (disminuyen los niveles de proteínas C y S). SI pasan más de 100 días desde el episodio, los anticuerpos pueden desaparecer y es posible volver a utilizar la heparina si es necesario (por ejemplo, en cirugía cardíaca).

Trastornos de crioprecipitación o crioaglutinación

Definición y epidemiología. Las crioglobulinas y el criofibrinógeno precipitan de forma reversible con la exposición al frío, mientras que las crioaglutininas (suelen ser IgM pentaméricas) aglutinan eritrocitos a bajas temperaturas (< 37 °C). La crioglobulinemia tiene una prevalencia del 0-7 % en población sana y del 8-13 % en hospitalizados, siendo más frecuente en mujeres (ratio 3:1). El criofibrinógeno y las crioaglutininas podemos encontrarlos como hallazgos analíticos pero son causa anecdótica de oclusión vascular.

Etiopatogenia. Las crioglobulinas son anticuerpos que cambian su configuración con el frío, perdiendo solubilidad y aumentando la viscosidad sanguínea, lo que favorece su precipitación y, en última instancia, la oclusión. Existen tres tipos: tipo I, de carácter monoclonal (5-25 %), asociada a discrasia de células plasmáticas (mieloma múltiple y macroglobulinemia de Waldenström), y que cursa con trombosis; tipo II, con un componente monoclonal (factor reumatoide) y otro policlonal, y tipo III, policlonal. Las dos últimas reciben el nombre de *crioglobulinemias mixtas* y cursan como vasculitis. Se asocian clásicamente al virus de la hepatitis C, pero pueden ser secundarias al virus de la inmunodeficiencia humana, al virus de la hepatitis B y a enfermedades autoinmunes.

Características clínicas. Lesiones purpúricas y/o necróticas retiformes, no inflamatorias, que pueden ulcerarse y formar costras, en zonas acras o expuestas al frío (porción distal de los miembros, orejas y nariz) (**e-Fig. 28-3**). Pueden asociar artralgia y astenia, constituyendo la tríada de Meltzer. Son más frecuentes en la tipo I. Otras lesiones descritas son cianosis acral, lesiones urticariales, fenómeno de Raynaud y livedo reticular. Puede existir afectación renal, hepática y neurológica.

Diagnóstico y anatomía patológica. El desarrollo repentino de lesiones acras tras exposición al frío es altamente sugestivo de estos cuadros, lo que debe llevar a solicitar crioglobulinas y/o crioaglutininas en suero o plasma (el criofibrinógeno solo es detectable en plasma) y realizar una biopsia cutánea.

En la histología de tipo I, se observan trombos hialinos intravasculares, como moldes del vaso afecto, positivos en la prueba del ácido peryódico de Schiff y sin vasculitis (**Fig. 28-4**). Por el contrario, en los tipos II y III se aprecia trombosis, vasculitis necrosante y ocasional leucocitoclasia.

Tratamiento y pronóstico. Evitar la exposición al frío y tratar la causa subyacente: la discrasia hematológica en el tipo I y las crioaglutininas y la infección o proceso autoinmune en las crioglobulinemias mixtas y la criofibrinogenemia. La plasmaféresis aporta una mejoría a corto plazo. El estanozolol y otros andrógenos han mostrado eficacia como terapia de mantenimiento en la criofibrinogenemia. El pronóstico lo marca la etiología y la supervivencia a los 10 años del diagnóstico puede alcanzar el 50 %.

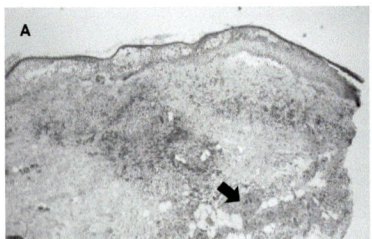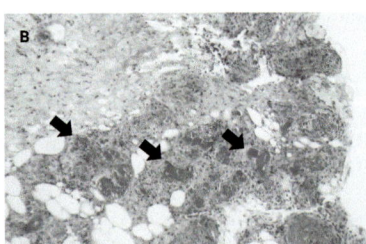

Figura 28-4. Vasculopatía trombótica debida a crioglobulinemia tipo I. En la dermis se observan trombos intravasculares eosinófilos (marcados con flechas) con extravasación hemática y daño epidérmico. **A)** Tinción con hematoxilina-eosina. **B)** Tinción con ácido peryódico de Schiff.

Trombosis de causa infecciosa

Ectima gangrenoso

Definición y epidemiología. Invasión de los vasos sanguíneos hipodérmicos por microorganismos (habitualmente bacterias gramnegativas, aunque también hongos) potencialmente letal, con frecuencia como complicación de una bacteriemia en pacientes inmunodeprimidos, particularmente neutropénicos (aunque puede ocurrir en trastornos crónicos, malnutrición y terapia inmunosupresora). Rara vez tiene un origen primario cutáneo.

Etiopatogenia. El microorganismo clásico es *Pseudomonas aeruginosa*, la cual prolifera en la adventicia de los vasos sanguíneos subcutáneos y libera exotoxina A, elastasa y fosfolipasa C. Esto favorece el engrosamiento de la pared vascular, que va estrechando la luz del vaso hasta ocluir la arteriola subcutánea, con desarrollo secundario de trombosis séptica y destrucción vascular y cutánea.

Características clínicas. Las lesiones comienzan en forma de máculas eritematosas indoloras, únicas o múltiples, que progresan rápidamente en 2-5 días a lesiones purpúricas con desarrollo de ampollas hemorrágicas o pustulosas que se rompen y provocan una úlcera gangrenosa de centro negruzco e indurado y borde eritematoso (**Fig. 28-5**). Afecta predominantemente a las áreas anogenital y axilar, al tronco y a las extremidades, mientras que es raro en la cara. Los pacientes pueden presentar síntomas sistémicos asociados al cuadro séptico.

Diagnóstico y anatomía patológica. Ante una lesión de estas características, se debe tomar biopsia para cultivo e histopatología. Se puede observar una ampolla subepidérmica o necrosis epidérmica con ulceración y escaso infiltrado neutrofílico. Es característica la infiltración de bacilos en la media y adventicia de los vasos profundos, y en ocasiones se objetiva trombosis en la luz (**e-Fig. 28-6**).

Tratamiento y pronóstico. Antibioterapia inmediata y revertir la inmunosupresión siempre que sea posible. En casos secundarios a sepsis, neutropenia persistente, fracaso de los antimicrobianos y clínica sistémica, el pronóstico es infausto.

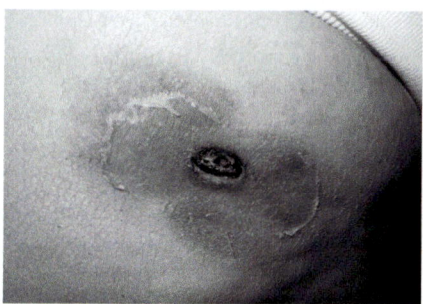

Figura 28-5. Ectima gangrenoso. Úlcera con costra central negruzca y halo eritematoso en el abdomen de una paciente neutropénica.

COAGULOPATÍAS

Coagulopatías sistémicas

Necrosis inducida por antagonistas de la vitamina K (acenocumarol/warfarina)

Definición y epidemiología. Complicación yatrogénica rara inducida por anticoagulantes antagonistas de la vitamina K que cursa con necrosis cutánea aguda. Es más frecuente en mujeres (relación 4:1) en la sexta o la séptima décadas de la vida. Un tercio de los casos se asocia a déficit heterocigótico de la proteína C.

Etiopatogenia. La warfarina inhibe los factores de la coagulación dependientes de la vitamina K (II, VII, IX, X y proteínas C y S). Dado que la vida media de las proteínas anticoagulantes C y S es menor que la del resto, sus niveles descienden más rápidamente que los del complejo protrombínico, dejando al paciente durante los primeros días en un estado protrombótico. El riesgo de necrosis aumenta si se establecen altas dosis de carga y si no se utiliza heparina durante la instauración.

Características clínicas. La clínica suele manifestarse tras 3-5 días de iniciar el tratamiento, con desarrollo de dolor intenso, seguido por lesiones eritematosas bien delimitadas, de aspecto retiforme, que rápidamente evolucionan a ampollas hemorrágicas y finalmente necrosis cutánea en regiones con abundante grasa subcutánea (mamas, caderas, glúteos o muslos).

Diagnóstico y anatomía patológica. El diagnóstico se basa en la historia clínica y el examen físico, junto con estudios de coagulación y niveles de proteínas C y S. La biopsia muestra vasculopatía trombótica no inflamatoria, con depósitos eosinófilos de fibrina que ocluyen los vasos superficiales y de la unión dermoepidérmica.

Tratamiento y pronóstico. El manejo implica la suspensión inmediata de la warfarina y la administración de heparina no fraccionada o de bajo peso molecular para prevenir la propagación de la trombosis. Se puede administrar vitamina K y considerar la infusión de concentrados de proteína C. El pronóstico suele ser bueno con tratamiento precoz, recuperándose la mayoría de los pacientes sin secuelas a largo plazo.

> **!** El tratamiento de la necrosis inducida por warfarina es la anticoagulación con heparina, mientras que en la necrosis por heparina está contraindicado el uso de warfarina debido al riesgo de empeorar el cuadro trombótico.

Púrpura fulminans

Definición y epidemiología. Forma extensa de púrpura trombótica, rápidamente progresiva, debida a la deficiencia congénita o adquirida de proteínas anticoagulantes como antitrombina III y proteínas C y S (especialmente estas últimas). El déficit homocigótico de la proteína C ocurre en 1/250.000-500.000 nacimientos. Aunque este cuadro acontece sobre todo en niños, también puede presentarse en adultos.

Etiopatogenia. La proteína C (y en menor medida la S), como se ha descrito anteriormente, es un potente regulador de la cascada de la coagulación y su deficiencia induce un estado protrombótico. Existen tres cuadros clínicos relacionados con este déficit: púrpura fulminante neonatal, debida a un defecto homocigótico de estos factores; asociada a la sepsis, secundaria a infecciones por meningococo, estreptococos y *Staphylococcus aureus*; y posinfecciosa, por desarrollo de anticuerpos frente a la proteína S durante el período de recuperación tras una infección por *Streptococcus pyogenes*, virus de la varicela-zóster y del herpes humano tipo 6.

Características clínicas. Las cuatro manifestaciones clínicas fundamentales comunes a todos los tipos de púrpura *fulminans* son: lesiones purpúricas cutáneas, fiebre, hipotensión y, si se deja evolucionar libremente, coagulación intravascular diseminada. La forma neonatal comienza en los primeros 5 días tras el nacimiento; la secundaria a sepsis, durante el proceso infeccioso sistémico, y la posinfecciosa, 7-10 días después del comienzo de la infección. Las lesiones cutáneas pueden comenzar con eritema o petequias que evolucionan a equimosis o placas induradas dolorosas de bordes irregulares (**e-Fig. 28-7**). También se pueden desarrollar ampollas y necrosis. Además, la trombosis diseminada se acompaña de hipoperfusión en zonas acras, pulmones, corazón y riñones.

Diagnóstico y anatomía patológica. Se basa en la evaluación clínica y en pruebas de laboratorio que incluyen hemograma, tiempos de coagulación, funciones hepática y renal, así como cultivos de líquidos biológicos. En algunos casos, se pueden requerir pruebas de imagen, especialmente en los cuadros asociados a sepsis. La histopatología de las lesiones purpúricas muestra trombos en la microcirculación, sobre todo de la unión dermoepidérmica, constituidos por fibrina, plaquetas y leucocitos. Se constata infiltrado perivascular leve, con presencia de neutrófilos en las formas agudas infecciosas, y extravasación hemática.

Tratamiento y pronóstico. Es necesario aplicar medidas de soporte y tratamiento del agente causal (en los cuadros sépticos). Otras opciones terapéuticas útiles son: infusión de plasma fresco congelado, plasmaféresis, concentrados de proteína C, así como corticosteroides (particularmente en la forma posinfecciosa), heparina de bajo peso molecular e Ig intravenosas. En caso de tratamiento inadecuado o tardío, puede desembocar en shock séptico y muerte.

Síndrome antifosfolípido

Definición y epidemiología. El síndrome antifosfolípido (SAF) es una vasculopatía trombótica, arterial o venosa, de naturaleza autoinmune, asociada a la presencia de anticuerpos antifosfolípidos (aFL) (anticoagulante lúpico, anticardiolipina y anti-β_2-glucoproteína 1). Tiene un marcado predominio femenino (82 %) y afecta a personas de una edad media de 30-50 años. Este cuadro puede ser primario (50 %) o secundario, asociado a lupus eritematoso sistémico (LES) en el 36 % de los casos y a otros procesos como infecciones, neoplasias hematológicas o sólidas y fármacos.

Etiopatogenia. La base de esta patología radica en la producción de anticuerpos aFL, de causa autoinmune o adquirida por agentes externos. Estos se unen a distintas estructuras tisulares, ocasionando daño endotelial, activación plaquetaria e interferencia en la actividad de las proteínas C, S y antitrombina III. Por consiguiente, alteran la capacidad de protección endógena contra factores procoagulantes, a la vez que obstaculizan la función anticoagulante normal de la vía trombomodulina-proteína C. Estos procesos conducen finalmente a la trombosis intravascular.

Características clínicas. Las manifestaciones cutáneas son muy amplias, destacando livedo reticular (24 %), úlceras en las piernas (5,5 %), seudovasculitis (3,9 %), gangrena digital (3,3 %), necrosis cutánea (2,1 %) y hemorragias «en astilla» (0,7 %). También pueden producirse lesiones secundarias a embolias de vegetaciones valvulares cardíacas. Las manifestaciones extracutáneas más frecuentes son trombosis venosa profunda, embolia pulmonar y afectación del sistema nervioso central. En los secundarios a LES es más frecuente observar artritis, livedo reticular, trombocitopenia y leucopenia. Existe una variante llamada *SAF catastrófico*, precipitada por infecciones, cirugías, interrupción de la anticoagulación o fármacos, que cursa con necrosis cutánea extensa y fallo multiorgánico (mortalidad > 50 %).

Diagnóstico y anatomía patológica. El diagnóstico del SAF se realiza a través de los criterios diagnósticos de Sapporo-Sídney, donde es necesario cumplir al menos un criterio clínico y uno de laboratorio (**Tabla 28-2**). En el examen histológico se observa vasculopatía con trombos de fibrina, sin inflamación de la pared vascular, en vasos arteriales o venosos de cualquier calibre. En lesiones avanzadas pueden existir fenómenos de recanalización y angioendoteliomatosis reactiva.

Tratamiento y pronóstico. Se recomienda la administración de heparina, seguida de anticoagulación crónica con antagonistas de la vitamina K. La antiagregación puede ser útil en episodios arteriales o ictus. En los pacientes que presentan LES, especialmente aquellos con lesiones tipo atrofia blanca o enfermedad de Degos, el uso de antipalúdicos ha mostrado efectos protectores contra la trombosis. En el SAF catastrófico puede ser necesario el uso de corticosteroides sistémicos, plasmaféresis e Ig intravenosas. Otros tratamientos empleados son rituximab, ciclofosfamida y eculizumab.

Coagulopatías vasculares

Síndrome de Sneddon

Definición y epidemiología. Trastorno neurocutáneo episódico o crónico, lentamente progresivo, caracterizado por livedo racemosa generalizada y accidentes cerebrovasculares de repetición. Incidencia de 4/1.000.000 habitantes/año. El 80 % de los casos son mujeres de 30-40 años con antecedentes de pérdidas fetales o fenómeno de Raynaud. Se trata de un síndrome primario (> 50 % de los casos) o secundario, asociado a enfermedad autoinmune o trombofilia (SAF). Se ha descrito una forma familiar, de comienzo infantil, con déficit de adenosina-desaminasa 2. La mortalidad es del 9,5 %.

Etiopatogenia. No está muy clara. Se trata de una vasculopatía que afecta especialmente a arteriolas de la piel y al sistema nervioso central. Algunos autores

Tabla 28-2. Criterios diagnósticos de Sapporo-Sydney del síndrome antifosfolípido*

1. Trombosis vascular

Uno o más episodios clínicos de trombosis arterial, venosa o de pequeños vasos, en cualquier tejido u órgano (pruebas de imagen o histopatología)

2. Morbilidad asociada al embarazo

a) Una o más muertes inexplicables de un feto morfológicamente normal de 10 o más semanas de gestación
b) Uno o más partos pretérmino de un neonato morfológicamente normal antes de la semana 34 de gestación por:
  • Eclampsia o preeclampsia grave, o
  • Características reconocibles de insuficiencia placentaria
c) Tres o más abortos consecutivos espontáneos antes de la semana 10 de gestación, sin alteraciones en la anatomía uterina materna ni hormonales, con exclusión de alteraciones cromosómicas de los progenitores

Criterios de laboratorio

1. Anticoagulante lúpico en el plasma, en dos o más ocasiones, con al menos 12 semanas de diferencia

2. Anticuerpos anticardiolipina IgG y/o IgM en el suero o plasma, a títulos medios/altos (> 40 GPL o MPL, o > percentil 99), medidos por ELISA estandarizado, en dos o más ocasiones, con al menos 12 semanas de diferencia

3. Anticuerpos anti-β_2-glucoproteína 1 IgG y/o IgM en el suero o plasma, a títulos medios/altos (> 40 GPL o MPL, o > percentil 99), medidos por ELISA estandarizado, en dos o más ocasiones, con al menos 12 semanas de diferencia

* Son necesarios 1 criterio clínico + 1 criterio de laboratorio para establecer el diagnóstico.
ELISA: enzimoinmunoanálisis de adsorción; GPL: unidades fosfolípido tipo IgG; IgG: inmunoglobulina G; IgM: inmunoglobulina M; MPL: unidades fosfolípido tipo IgM.

consideran esta patología dentro del espectro entre el LES y el SAF, pero la prevalencia de anticuerpos aFL es del 0-85 %. En algunas series se han detectado anticuerpos antiprotrombina, niveles elevados de antitrombina III y mutación del factor V de Leiden.

Características clínicas. Livedo racemosa o reticular persistente que comienza en la mitad posterior e inferior del tronco y progresa al dorso de los brazos y los muslos, preservando los pies y el área facial. Seguida hasta 10 años después de cefalea, mareo y vértigo, que evolucionan a accidentes vasculares isquémicos transitorios y finalmente a ictus isquémicos o hemorrágicos, con hemiparesia, déficit sensorial, defectos visuales, deterioro cognitivo y demencia. La gravedad de las lesiones cutáneas no se correlaciona con los síntomas neurológicos.

Diagnóstico y anatomía patológica. La evaluación inicial requiere un cribado para descartar presencia de anticuerpos aFL. El estudio histológico más rentable es el de muestras profundas obtenidas de la porción central, y no del anillo de la livedo racemosa, con sensibilidad creciente cuanto mayor es el número de biopsias tomadas (80 % con tres biopsias). Las lesiones iniciales muestran subendotelitis e inflamación mural de arterias de pequeño y mediano calibre, mientras que las avanzadas presentan engrosamiento subendotelial, coágulos intravasculares, proliferación endotelial y oclusión vascular. Se debe realizar una resonancia magnética cerebral para evaluar el daño en el sistema nervioso central.

Tratamiento y pronóstico. No existe un tratamiento eficaz. Si el paciente presenta anticuerpos aFL o anticoagulante lúpico, se recomienda anticoagulación hasta alcanzar un índice internacional normalizado de 2-3; en caso contrario, se debe optar por terapia antiagregante. Los corticosteroides sistémicos y los inmunosupresores no son eficaces. Los pacientes con anticuerpos aFL tienen un peor pronóstico, con mayor riesgo de ictus extensos, convulsiones, regurgitación mitral y trombocitopenia. La hipertensión arterial sin tratamiento también empeora el pronóstico, que viene marcado por los síntomas neurológicos.

Vasculopatía livedoide/atrofia blanca

Definición y epidemiología. Trastorno vascular cutáneo crónico de los miembros inferiores, más frecuente en mujeres jóvenes y de mediana edad. Existe una forma primaria y otra secundaria, asociada a hipertensión venosa crónica, varices y estados de hipercoagulabilidad.

Etiopatogenia. Hasta el momento es desconocida. Se postula una alteración en el control local o sistémico de la coagulación con formación de trombos, siendo la consecuencia final de distintos procesos como el SAF, mutaciones (factor V de Leiden, protrombina G20210A), activación plaquetaria, alteración de la fibrinólisis, hiperhomocisteinemia o disminución de la actividad de las proteínas C y S.

Características clínicas. Pápulas y/o placas purpúricas, retiformes, simétricas y persistentes en los miembros inferiores que dan lugar a úlceras perforantes dolorosas de evolución tórpida. Estas lesiones curan dejando cicatrices atróficas blancas con telangiectasias periféricas, de predominio perimaleolar. Es importante destacar que los pacientes con SAF idiopático o asociado al LES, así como con anemia drepanocítica, pueden experimentar lesiones similares.

Diagnóstico y anatomía patológica. Se debe realizar estudio histológico incluyendo piel adyacente al área ulcerada para que sea demostrativa. Se observa afectación de vasos de la dermis superficial y media (conformando agregados de aspecto glomeruloide) con un leve infiltrado linfomacrofágico perivascular, extravasación de hematíes, depósito de material hialino positivo en la prueba del ácido peryódico de Schiff en la pared y fibrina intraluminal. En la inmunofluorescencia directa se objetivan depósitos de IgM, C3 y fibrinógeno.

Tratamiento y pronóstico. Antiagregantes, anticoagulantes y fibrinolíticos, así como los esteroides anabolizantes estanozolol y danazol han mostrado cierta eficacia. Otras terapias empleadas son fotoquimioterapia con psoralenos y rayos ultravioleta A, antipalúdicos (si se asocia a lupus), tetraciclinas, prostanoides, rivaroxabán, dapsona e Ig intravenosas. El pronóstico viene determinado por la patología subyacente en los cuadros secundarios.

Enfermedad de Degos

Definición y epidemiología. También conocida como *papulosis atrófica maligna*, es una enfermedad rara, con menos de 200 casos descritos. Es un trastorno vasoclusivo que afecta predominantemente a la piel, el tubo digestivo y el sistema nervioso central. Es más frecuente en mujeres de 20-50 años, aunque se han descrito casos pediátricos y familiares.

Etiopatogenia. No está clara. Se trata de una vasculopatía de pequeños vasos. Se ha relacionado con coagulopatías, vasculitis y alteraciones del revestimiento celular endotelial. Existen dos formas: benigna, limitada a la piel y con buen pronóstico (71 % de los casos), y sistémica o maligna, asociada a alteración del complemento y que puede ocurrir simultánea o posteriormente a la afectación cutánea (mortalidad del 75 %).

Características clínicas. Pápulas eritematosas de pequeño tamaño (2-5 mm) en el tronco y/o las extremidades, que progresan en 2-4 semanas a lesiones cutáneas consideradas como patognomónicas: pápulas atróficas con centro blanco-porcelana y halo eritematoso telangiectásico de tamaño menor de 1 cm. En la dermatoscopia se observa un patrón en «corona de espinas». Van seguidas de manifestaciones sistémicas, destacando la perforación intestinal y los accidentes cerebrovasculares, que constituyen la principal causa de muerte. El SAF, el LES y la dermatomiositis pueden simular su presentación cutánea.

Diagnóstico y anatomía patológica. Los hallazgos dermatopatológicos dependen del tiempo de evolución. En lesiones establecidas, se objetiva un infarto en cuña de la dermis con tumefacción endotelial vascular y trombos intraluminales de fibrina. Además, se acompaña de un infiltrado linfohistiocitario perivascular muy escaso, con depósito de mucina y atrofia epidérmica con hiperqueratosis. Las lesiones precoces muestran hallazgos similares al lupus cutáneo, con infiltrado perivascular y depósito intersticial de mucina.

Tratamiento y pronóstico. No existe un tratamiento efectivo. Pueden ser útiles antiagregantes, fibrinolíticos, pentoxifilina, fenilbutazona y dipiridamol. El eculizumab ha mostrado eficacia al reducir el depósito de complejos de ataque de membrana C5-9. Las Ig intravenosas se han empleado con resultados variables.

OCLUSIÓN VASCULAR POR ÉMBOLOS

Endógenos

Colesterol

Definición y epidemiología. La embolia de colesterol es la causa más frecuente de oclusión vascular embólica cutánea. Afecta fundamentalmente a varones mayores de 50 años. Se asocia a factores de riesgo cardiovascular (diabetes, dislipemia, hipertensión arterial, tabaquismo y arteriopatía periférica).

Etiopatogenia. La fragmentación de placas ateromatosas ulceradas libera cristales de colesterol al torrente sanguíneo, los cuales migran distalmente y ocluyen las arterias de mediano y pequeño calibre de diversos órganos, destacando la piel (> 90 %). Puede ser secundario a procedimientos angioinvasivos, fibrinólisis aguda o anticoagulación prolongada (clínica tardía, > 2 meses tras instaurarla). Un 20 % de los casos son idiopáticos.

Características clínicas. Comienzo abrupto de lesiones tipo livedo reticular (50-70 %), cianosis/síndrome del dedo azul por warfarina (30-75 %), úlceras (15-40 %), gangrena, nódulos y púrpura retiforme. Además, suele asociar sintomatología sistémica (fiebre, mialgias, astenia y crisis hipertensiva). Pulsos pedios presentes. Se puede complicar con isquemia de otros órganos (úlceras digestivas, pancreatitis hemorrágica, retinopatía e insuficiencia renal aguda, [principal causa de morbimortalidad]).

> **!** Se debe diferenciar la necrosis por warfarina del síndrome del dedo azul por warfarina. La primera es un cuadro agudo secundario al déficit de proteína C inducido por este fármaco, mientras que el segundo es un proceso tardío debido a la rotura de placas ateromatosas con liberación de cristales de colesterol tras anticoagulación prolongada con warfarina.

Diagnóstico y anatomía patológica. La analítica suele mostrar leucocitosis, eosinofilia en sangre periférica (15-80 %), aumento de reactantes de fase aguda, descenso del complemento, elevación de la creatinina y eosinofiluria. La biopsia debe ser una elipse hasta la hipodermis en la zona blanqueada de la livedo reticular o un *punch* sobre las zonas de púrpura retiforme. El hallazgo más característico y específico es la presencia de hendiduras alargadas, biconvexas y en forma de aguja en el interior de los vasos de mediano y pequeño calibre, correspondientes a los cristales de colesterol (**e-Fig. 28-8**). Además, se pueden objetivar neutrófilos y eosinófilos en fases precoces, y células multinucleadas y fibrosis en fases tardías.

Tratamiento y pronóstico. No existe un tratamiento específico. Medidas sintomáticas. Suspender la warfarina o evitarla en el futuro. Se optará por la derivación quirúrgica o endoprótesis vascular si el origen es conocido. Ácido acetilsalicílico, estatinas, iloprost, pentoxifilina, esteroides sistémicos y oxígeno hiperbárico se han empleado con éxito relativo. El pronóstico lo marca el daño orgánico (principalmente, la insuficiencia renal).

> **!** Ante un cuadro de aparición brusca de livedo reticular distal, se pensará en émbolos de colesterol u oxalato. Si hay antecedentes de cateterismo o anticoagulación oral, se debe sospechar embolia de colesterol, mientras que si existe historia de litiasis renal de repetición, se debe descartar el depósito de oxalato.

MISCELÁNEA

Calcifilaxis

Definición y epidemiología. La calcifilaxis (o arteriopatía urémica calcificante) es una complicación rara y grave que afecta casi exclusivamente a pacientes con insuficiencia renal y diálisis. Es más frecuente en mujeres, edad media-avanzada, sexo femenino, raza blanca, diabéticos y positivos al virus de la inmunodeficiencia humana. Alta tasa de morbimortalidad.

Etiopatogenia. Desconocida. Se asocia a enfermedad renal crónica, hiperparatiroidismo y producto calcio-fósforo elevado. Se han descrito casos asociados a warfarina. Se caracteriza por depósitos de calcio en vasos de pequeño y mediano calibre con posterior proliferación parietal, fibrosis y trombosis, conduciendo a un cuadro de oclusión microvascular.

Características clínicas. Comienza como lesiones eritematosas tipo livedo reticular que progresan a placas y/o nódulos violáceos muy dolorosos que evolucionan a úlceras necróticas de morfología retiforme; estas afectan al abdomen, los glúteos y los miembros inferiores (**Fig. 28-9**). Puede asociar repercusión del estado general y calcificación de órganos internos. Se puede complicar con sepsis de origen cutáneo.

Diagnóstico y anatomía patológica. La analítica puede mostrar hiperfosfatemia o hipercalcemia, alteración de la función renal y elevación de reactantes de fase aguda en caso de sepsis. La histología presenta calcificación de la capa media de arterias y arteriolas dérmicas e hipodérmicas, hiperplasia de la íntima con estrechamiento de la luz vascular, fibrosis y trombosis, asociadas a necrosis de la epidermis suprayacente (**Fig. 28-10**).

Tratamiento y pronóstico. Insatisfactorio y con mal pronóstico (mortalidad > 50 %, secundaria a sepsis). Son esenciales una correcta pauta de curas y el tratamiento precoz de la infección. El tiosulfato sódico (intravenoso, intralesional o tópico) ha demostrado cierta eficacia. En pacientes con insuficiencia renal crónica sin tratamiento, puede ser útil iniciar la diálisis. En casos secundarios a warfarina, hay que sustituir esta por otro anticoagulante. En el hiperparatiroidismo estaría indicada la paratiroidectomía.

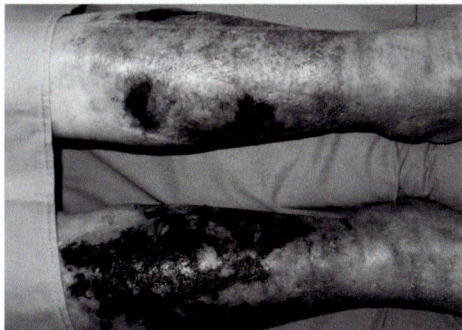

Figura 28-9. Calcifilaxis de miembros inferiores. Púrpura retiforme con placas necróticas de bordes anfractuosos en ambas piernas de una mujer con insuficiencia renal crónica en hemodiálisis.

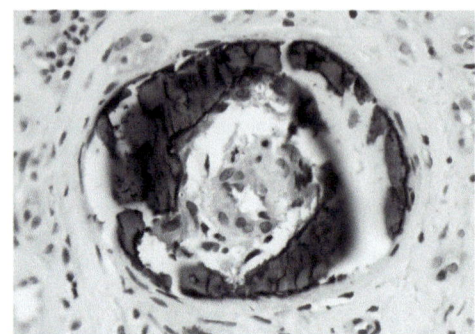

Figura 28-10. Calcifilaxis. Calcificación de la capa media de una arteriola dérmica, hiperplasia de la íntima con estrechamiento de la luz vascular, fibrosis y trombosis.

Vasculopatía trombótica inducida por cocaína/levamisol

Definición y epidemiología. Cuadro trombótico inducido por el consumo de cocaína adulterada con levamisol, un antiparasitario en forma de polvo blanco que aumenta el volumen y los efectos estimulantes de la droga al incrementar sinérgicamente la dopamina cerebral. Ha cobrado importancia desde mitad de los años 2000 por su uso extendido (70-90 % en Estados Unidos) y puede afectar a cualquier grupo social que consuma esta sustancia.

Etiopatogenia. Poco conocida. Se postula que a los efectos vasoconstrictores propios de la cocaína se suma una gran capacidad inmunogénica del levamisol, que induce la formación de autoanticuerpos y genera un daño directo en la pared vascular. Serológicamente, destacan títulos altos de anticuerpos anticitoplasma de neutrófilos (ANCA). También se ha descrito asociación con anticuerpos antinucleares, antiácido desoxirribonucleico de doble cadena y aFL.

Características clínicas. La afectación cutánea es la manifestación clínica más frecuente. Se presenta con lesiones muy dolorosas que van desde púrpura retiforme hasta placas purpúricas confluentes en más del 80 % de los pacientes. Además, puede asociar ampollas hemorrágicas y necrosis distal. Afecta predominantemente a los pabellones auriculares (> 70 %), los arcos cigomáticos y las extremidades, respetando habitualmente el tronco. Asimismo, se pueden desarrollar alteraciones hematológicas en un 60 % de los casos (anemia, neutropenia, trombocitopenia, etc.), artralgias, glomerulonefritis y hemorragia alveolar. Puede confundirse con LES, SAF y vasculitis ANCA.

Diagnóstico y anatomía patológica. Es un diagnóstico de exclusión. Se debe considerar en cualquier paciente con historia de consumo de cocaína que presente lesiones purpúricas, artralgias, neutropenia y títulos elevados de ANCA sin otra causa demostrable. La histología es muy variada, mostrando desde hallazgos de vasculitis leucocitoclástica y trombótica a vasculopatía oclusiva no inflamatoria con trombos de fibrina intravasculares.

Tratamiento y pronóstico. El pilar fundamental es abandonar el consumo de cocaína. En casos leves, la terapia con corticosteroides sistémicos suele ser suficiente, pero en los pacientes graves pueden ser necesarios inmunosupresores. La anticoagulación y la antiagregación han mostrado cierta utilidad. El pronóstico depende de la gravedad del cuadro inicial y la rápida instauración del tratamiento, pudiendo llegar a requerir amputación de extremidades en algunos casos.

BIBLIOGRAFÍA

Beato Merino MJ, Diago A, Fernández-Flores Á, et al. Dermatopatología de la oclusión intraluminal vascular: parte I (trombos). Actas Dermosifiliogr. 2021;112(1):1-13.

Beato Merino MJ, Diago A, Fernández-Flores Á, et al. Dermatopatología de la oclusión intraluminal vascular: parte II (coagulopatías, émbolos y miscelánea). Actas Dermosifiliogr. 2021;112(2):103-17.

Lamadrid-Zertuche AC, Garza-Rodríguez V, Ocampo-Candiani JJ. Pigmented purpura and cutaneous vascular occlusion syndromes. An Bras Dermatol. 2018;93(3):397-404.

Leslie TA. Capítulo 101. Purpura. En: Griffiths CEM, Barker J, Bleiker T, Chalmers R, Creamer D, editores. Rook's Textbook of Dermatology. 9ª ed. Oxford: Wiley-Blackwell; 2016; p. 2718-42.

Piette WW. Capítulo 23. Manifestaciones cutáneas de los síndromes de oclusión microvascular. En: Bolognia JL, Schaffer JV, Cerroni L, editores. Dermatología. 4ª ed. Barcelona: Elsevier; 2018; p. 718-46.

Trastornos de la pigmentación y enfermedades metabólicas

VI

Trastornos de la hiperpigmentación

29

E. García Mouronte y A. Suárez Valle

PUNTOS CLAVE

- Las hiperpigmentaciones cutáneas son un conjunto heterogéneo de dermatosis caracterizado por un depósito de pigmento.
- La localización del pigmento (epidérmica frente a dérmica) condiciona el aspecto clínico, la evolución natural y la respuesta esperada a los tratamientos tópicos.
- El análisis de la distribución, configuración y morfología de la hiperpigmentación es clave para alcanzar un adecuado diagnóstico etiológico.
- La exposición a la luz visible y a la radiación ultravioleta es un factor agravante en la mayoría de las hiperpigmentaciones.

DEFINICIÓN

Las hiperpigmentaciones cutáneas son enfermedades con una alta prevalencia en la población general. Su impacto en la calidad de vida de los pacientes es considerable, siendo mayor cuanto más intensa, extensa y visible es la discromía.

CLASIFICACIÓN

> **!** A pesar de ser una técnica diagnóstica extendida, se ha demostrado que la luz de Wood no es una técnica precisa para determinar la localización histológica del pigmento.

> **!** Todas las hiperpigmentaciones empeoran tras la exposición a la luz visible y ultravioleta. Por ello, se debe recomendar a los pacientes el empleo diario de fotoprotector (factor de protección solar ≥ 30) con color y de amplio espectro, debido a su efecto protector y terapéutico.

Existen diferentes modos de clasificar las hiperpigmentaciones:

- **Según la localización histológica del pigmento:**
  - Epidérmicas: caracterizadas por presentar una coloración marronácea, secundaria a un incremento de la melanogénesis (lo más frecuente) o a una hiperplasia melanocítica.
  - Dérmicas: las discromías muestran un tono azul-grisáceo debido a la presencia de:
    - Melanina: localizada en el interior de los macrófagos (melanófagos). Estas hiperpigmentaciones son secundarias a un daño epidérmico previo (traumatismo, inflamación, etc.). La melanina puede alcanzar la dermis por dos mecanismos:
      - Directo: a través de melanosomas liberados por los melanocitos. Atraviesan disrupciones originadas por lesiones de la membrana basal.
      - Indirecto: mediante la fagocitosis de queratinocitos con melanosomas citoplasmáticos.
    - Otros pigmentos: hemosiderina, ácido homogentísico, metales, etc.
  - Mixtas.
- **Según su distribución:**
  - Circunscritas:
    - Lineales.
    - Reticuladas.
  - Difusas.

HIPERPIGMENTACIONES CIRCUNSCRITAS

Hiperpigmentación posinflamatoria

Es la hiperpigmentación adquirida más frecuente, secundaria a un exceso o distribución anómala de la melanina desencadenada por un daño epidérmico previo (**e-Fig. 29-1**). Su incidencia y duración es mayor en individuos con fototipo alto (**e-Fig. 29-2**). La intensidad de la discromía se exacerba tras la exposición a luz visible (λ = 400-700 nm) o ultravioleta (UV).

Los pacientes presentan **máculas y manchas de coloración variable** (marronáceas, azuladas, grisáceas) en la zona donde se produjo el daño cutáneo.

Desde un punto de vista histológico, se distinguen dos subtipos, con diferentes pronósticos y tasas de respuesta a los tratamientos: epidérmica y dérmica (**Tabla 29-1**).

Hiperpigmentación macular dérmica adquirida: liquen plano pigmentoso, dermatosis cenicienta, eritema discrómico persistente y pigmentación macular eruptiva idiopática

El liquen plano pigmentoso, la dermatosis cenicienta (**e-Fig. 29-3**), el eritema discrómico persistente y la pigmentación macular eruptiva idiopática son entidades adquiridas con grandes similitudes clínicas (coloración azul-grisácea) e histológicas (abundantes melanófagos en la dermis), por lo que actualmente se considera que forman parte del mismo espectro (**Tabla 29-2**), denominado *hiperpigmentación macular dérmica adquirida*. Estas enfermedades suelen presentar un curso crónico y persistente.

Tabla 29-1. Hiperpigmentación posinflamatoria: variantes

	Epidérmica	Dérmica
ETIOPATOGENIA	Hiperplasia, hipertrofia melanocítica o incremento de la melanogénesis	Daño **directo** de la membrana **basal** (p. ej., lupus eritematoso o liquen plano)
COLOR	Marrón	Azul-grisáceo
ANATOMÍA PATOLÓGICA		
Melanina en la epidermis	**Incrementada**	Puede estar **disminuida**
Melanófagos	Pueden estar discretamente aumentados	**Abundantes**, especialmente en los **estratos superficiales**
TRATAMIENTO	Debe recomendarse a todos los pacientes **fotoprotección estricta**	
Tratamientos tópicos: hidroquinona, ácido azelaico, etc.	Respuesta aceptable	**Baja eficacia.** Los productos tópicos tienen un mecanismo de acción común: la reducción en la síntesis de melanina. Sin embargo, no tienen ningún efecto quelante sobre la melanina ya depositada en la dermis
Alternativas terapéuticas	Láseres *Q-switched* y de picosegundos	
EVOLUCIÓN	Lenta mejoría, con tendencia a la **resolución espontánea** (meses-**años**)	Refractaria. Suele ser **permanente**

El diagnóstico de la hiperpigmentación macular dérmica adquirida requiere la exclusión de enfermedades (por ejemplo, micosis fungoide) u otras causas que puedan cursar con hiperpigmentación posinflamatoria.

Melasma

El melasma (también conocido como *cloasma*) es una hiperpigmentación frecuente, caracterizada por **manchas marronáceas irregulares y reticuladas** (de intensidad variable) localizadas en zonas fotoexpuestas, siendo la ubicación más

Tabla 29-2. Variantes de la hiperpigmentación macular dérmica adquirida: epidemiología, clínica y tratamiento

	Liquen plano pigmentoso	Eritema discrómico persistente-dermatosis cenicienta	Pigmentación macular eruptiva idiopática
EPIDEMIOLOGÍA			
Edad	Jóvenes (21-49 años)	Cualquiera	Adolescentes y jóvenes
Sexo	Mujeres	No hay predilección por sexos	No hay predilección por sexos
Raza	**Sudeste asiático**	Hispanoamericanos	No hay predilección por raza
ETIOLOGÍA	• Desconocida • **Empeora** con la exposición a luz **UV** • No guarda relación etiológica con las otras formas de LP	• Desconocida • **Mejora** con la exposición **solar** • Se han propuesto diferentes causas: – Infecciones: VHC, VIH, enterovirus – Fármacos: etambutol, fluoxetina, etc.	Desconocida. Para alcanzar el diagnóstico, debe **descartarse** que el cuadro tenga un origen **inflamatorio** o **medicamentoso**
CLÍNICA	• Máculas **marronáceas-negruzcas, mal definidas y con bordes irregulares** • 1 de cada 3 pacientes presentan otras variantes clínicas de LP	• Las manchas son **asintomáticas y de gran tamaño** (hasta > 5 cm). Si son pruriginosas, deben considerarse otros diagnósticos diferenciales • Las lesiones elementales están **bien definidas** y presentan una coloración **azul-grisácea** El EDP **solo** se diferencia de la DC por la presencia de manchas con **bordes eritematosos** en la fase **activa** de la enfermedad	Las lesiones son **asintomáticas, pequeñas** (0,5-2 cm) y **sutiles** Se ha descrito una variante conocida como **PMEI con papilomatosis**, caracterizada por el tacto aterciopelado de las lesiones

Localización	La afectación es **focal**, ubicándose las lesiones en una **única región anatómica**: • Áreas **fotoexpuestas**, especialmente cuello, **frente y sienes** • Áreas **intertriginosas**	La afectación es **generalizada**. Las lesiones se distribuyen **centrípetamente**, pudiendo seguir las líneas de **Langer**, a lo largo de cuello, tronco y raíces proximales de las extremidades (v. **e-Fig. 29-3**)	Distribución **centrípeta:** cuello, tronco y raíces proximales de las extremidades
ANATOMÍA PATOLÓGICA	Melanófagos dérmicos		
Dermatitis de interfase	Variable. Su presencia **no es necesaria** para establecer el diagnóstico	Variable. Su presencia **no es necesaria** para establecer el diagnóstico	Ausente
TRATAMIENTO	• Corticosteroides tópicos/tacrólimus tópico • Corticosteroides sistémicos • Isotretinoína (20 mg/día): logra un aclaramiento **parcial** • Dapsona (escasa evidencia científica)	Generalmente es insatisfactorio. Se han descrito diferentes opciones terapéuticas, con una respuesta limitada y escasa evidencia científica: • Tacrólimus tópico • Isotretinoína (20 mg/día) + prednisona: logra un aclaramiento **parcial** • Antibióticos sistémicos: doxiciclina, dapsona, clofazimina • Fototerapia UVB-BE	Innecesario
PRONÓSTICO	Evolución **crónica y recurrente**	• **Niños:** mejor pronóstico. Pueden resolverse espontáneamente • **Adultos:** curso crónico y progresivo	Regresión **espontánea** (meses-años)

DC: dermatosis cenicienta; EDP: eritema discrómico persistente; LP: liquen plano; PMEI: pigmentación macular eruptiva idiopática; UV: ultravioleta; UVB-BE: radiación ultravioleta B de banda estrecha; VHC: virus de la hepatitis C; VIH: virus de la inmunodeficiencia humana.

frecuente la cara. La discromía es resultado de una hiperplasia, hiperactivación melanocítica y angiogénesis estimuladas por la exposición a la luz visible y UV.

Su incidencia es mayor en mujeres (proporción 10:1) jóvenes de mediana edad con un fototipo alto (III-VI). Los estímulos hormonales (anticoncepción, gestación) suelen agravar el trastorno.

Existen tres patrones clásicos:

- **Centrofacial.** Es el más frecuente. Las manchas se localizan en la frente, las mejillas, la nariz, el mentón y el labio superior (área del «bigote»), respetando el filtro y los surcos nasogenianos.
- **Malar.** La hiperpigmentación se distribuye en la nariz y las mejillas (**e-Fig. 29-4**).
- **Mandibular.** Las manchas se disponen siguiendo la línea de la mandíbula.

Desde un punto de vista histológico, todos los melasmas son mixtos, al presentar una distribución heterogénea de melanófagos. Asimismo, es frecuente encontrar un infiltrado inflamatorio crónico y signos típicos de fotoenvejecimiento (elastosis solar, disrupción de la membrana basal, hiperplasia vascular e incremento del número de mastocitos).

Respecto al tratamiento del melasma, es fundamental cumplir los siguientes puntos:

- **Medidas no farmacológicas:** fotoprotección y retirada de medicamentos agravantes.
- **Primera línea:**
  - **Hidroquinona al 4 %:** es un inhibidor de la tirosinasa, por lo que reduce la síntesis de melanina. Por ello, su aplicación debe ser selectiva sobre las manchas, evitando su uso en zonas sanas por el riesgo de leucodermia yatrogénica. Entre sus reacciones adversas, destacan la dermatitis de contacto irritativa, el *milium* coloide y la ocronosis exógena.
  - **Ácido azelaico al 15-20 %.**
  - **Triple terapia (hidroquinona al 4 % + tretinoína al 0,05 % + acetónido de fluocinolona al 0,01 %), conocida como fórmula de Kligman:** la combinación de los tres principios activos logra una respuesta más eficaz y duradera, con un mejor perfil de seguridad. Actualmente, se tiende a usar variaciones de esta fórmula, conocidas como Kligman modificadas, evitando el componente esteroideo y añadiendo otros principios antinflamatorios (como indometacina) y despigmentantes (como ácido kójico o niacinamida).
  - **Extractos naturales:** se emplean combinaciones de ácido kójico, ácido ascórbico, niacinamida, arbutina, bakuchiol o thiamidol. Son menos eficaces que la hidroquinona, aunque presentan un mejor perfil de seguridad.
  - **Cisteamina:** metabolito obtenido del catabolismo de la L-cisteína. Su tasa de respuesta es inferior a la de la hidroquinona. Su uso en la vida real está limitado por el hedor que desprenden las preparaciones tópicas.
- **Segunda línea:**
  - **Ácido tranexámico:**
    - **Tópico:** suele emplearse combinado con hidroquinona, ácido kójico, niacinamida o dexametasona.
    - **Sistémico:**

○ Antes de proceder a su administración, deben descartarse en la anamnesis y exploración física factores de riesgo de tromboembolia.
○ Se utiliza a una dosis de 500-1.500 mg/día, espaciada en 2-3 tomas. Aproximadamente el 90 % de los pacientes experimenta algún grado de mejoría.
○ Su principal limitación es la ausencia de respuesta a largo plazo, siendo frecuente la recidiva del melasma tras su suspensión (27-72 %). Por ello, este fármaco debe ser utilizado en la fase de inducción, eligiendo otras herramientas terapéuticas para la fase de mantenimiento.
○ Las reacciones adversas más frecuentes son las molestias gastrointestinales y las alteraciones en el ciclo menstrual. Los eventos tromboembólicos son raros.
– **Extractos de *Polypodium leucotomos*.**
• **Tercera línea:** se recomienda su uso combinado con tratamientos tópicos u orales:
– ***Peelings* químicos.**
– ***Microneedling*:** incrementa la absorción percutánea de tratamientos tópicos. Es el procedimiento con menor riesgo de hiperpigmentación posinflamatoria, por lo que su uso es seguro incluso en pacientes con fototipos altos.
– **Luz pulsada intensa:** emite luz de amplio espectro (500-1.200 nm), abarcando todos los cromóforos cutáneos (agua, hemoglobina y melanina). La tasa de recaída tras la finalización del tratamiento es alta. Debe emplearse con precaución en pacientes con fototipo alto, por riesgo de inducción de hiperpigmentación posinflamatoria.
– **Láser de nanosegundos** y **picosegundos:** presentan un mejor perfil de seguridad que la luz pulsada intensa, con un menor riesgo de hiperpigmentación posinflamatoria. Aun así, siguen registrando una alta tasa de recaída tras la suspensión del tratamiento.

Dermatitis de contacto pigmentada

La dermatitis de contacto pigmentada (también conocida como melanosis de Riehl o *Kriegsmelanose*) se manifiesta clínicamente como máculas reticuladas finas (de escasos milímetros) marronáceas o grisáceas, generalmente pruriginosas, localizadas en la frente, el arco cigomático, la región temporal, el cuello y la zona del escote. Las máculas pueden confluir constituyendo manchas de gran tamaño.

Suele ser causada por agentes químicos presentes en productos cosméticos. La sensibilización puede confirmarse mediante pruebas epicutáneas. El diagnóstico etiológico en esta enfermedad es fundamental, ya que la hiperpigmentación se resolverá una vez cese la exposición al agente responsable.

Otras hiperpigmentaciones cutáneas circunscritas

De especial relevancia son las siguientes:

- **«Manchas café con leche» (*taches café au lait*).** Trastorno frecuente, con una prevalencia del 10 %. Los pacientes afectados cursan con manchas de color marrón claro, bien definidas, ocasionalmente con bordes geográficos. Aunque la mayoría están presentes en el nacimiento, no es excepcional que pasen desapercibidas hasta la infancia temprana. Histológicamente, se caracterizan por hiperpigmentación del estrato basal, con respeto del epitelio anexial. A pesar de tratarse *per se* de una entidad benigna, pueden ser un signo cutáneo precoz de síndromes genéticos asociados; por ello, ante la existencia de seis o más «manchas café con leche», debe considerarse el diagnóstico de neurofibromatosis tipo I, síndrome de Legius, esclerosis tuberosa, síndrome LEOPARD (Lentiginosis, ECG conduction anomalies, Ocular hypertelorism/hypertrophic Obstructive cardiomyopathy, Pulmonary stenosis, Abnormalities of genitalia, growth Retardation and Deafness), complejo de Carney o síndrome de McCune-Albright, entre otros.
- **Dermatosis que cursan con hiperpigmentación.** Destacan la mastocitosis cutánea maculopapular (antigua urticaria pigmentosa), la amiloidosis cutánea primaria, la pitiriasis versicolor y la atrofodermia de Pasini y Pierini.

Hiperpigmentación mucosa

Destacan las siguientes entidades:

- **Hiperpigmentación fisiológica.** Más frecuente en individuos con fototipo alto.
- **Máculas melanóticas.** Su prevalencia es mayor en sujetos caucásicos.
- **Melanosis del fumador.** La hiperpigmentación de la mucosa oral es causada por el efecto térmico o por los agentes químicos presentes en el tabaco. El cese de su consumo conduce a la resolución de la enfermedad.

Hiperpigmentación ungueal

Dos son los tipos:

- **Melanocítica:**
  - **Hiperplasia.**
  - **Hiperactivación:** puede ser desencadenada por traumatismos, infecciones, medicamentos o enfermedades autoinmunes.
- **No melanocítica:**
  - **Infecciosa:** bacterias y hongos.
  - **No infecciosa:** hematoma subungueal y pigmentos exógenos.

HIPERPIGMENTACIONES DIFUSAS

Diagnóstico diferencial

En la figura 29-5 se muestran el diagnóstico diferencial y las principales causas de las hiperpigmentaciones difusas.

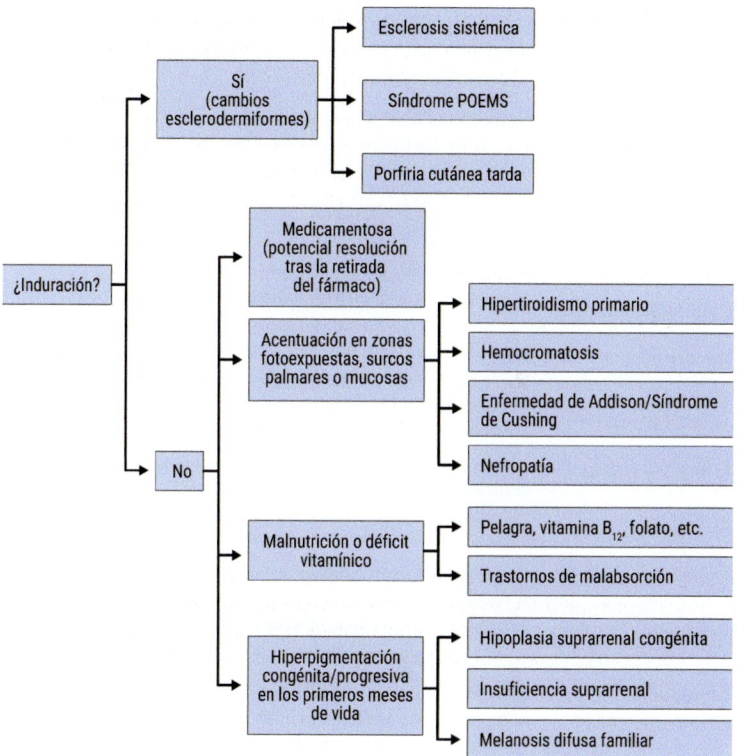

Figura 29-5. Hiperpigmentación difusa: diagnóstico diferencial y principales causas. Síndrome POEMS: polineuropatía, visceromegalia, endocrinopatía, proteína M y alteraciones cutáneas.

> ! Debe plantearse el diagnóstico de enfermedad de Addison ante toda hiper pigmentación difusa.

Pigmentaciones exógenas e inducidas por fármacos

La hiperpigmentación aparece por un incremento de la melanogénesis o por un depósito directo del pigmento. La discromía puede ser focal, generalizada, y cursar o no con afectación mucosa o ungueal. Las lesiones son localizadas o generalizadas y pueden afectar a la mucosa oral y/o producir melanoniquia (**Tabla 29-3**).

Tabla 29-3. Hiperpigmentación exógena e inducida por fármacos

QUIMIOTERÁPICOS

Bleomicina	• **Dermatitis flagelada:** es una reacción adversa **frecuente (10-20 %)**, habitualmente reversible tras la suspensión del tratamiento. La localización anatómica más frecuentemente afectada es el **tronco** • *Melanonychia striata longitudinalis* • Síndrome esclerodermiforme
Busulfano **Ciclofosfamida**	• Hiperpigmentación generalizada • *Melanonychia striata longitudinalis*
Doxorrubicina	• Hiperpigmentación generalizada • Hiperpigmentación palmoplantar • Hiperpigmentación de la mucosa oral • *Melanonychia striata longitudinalis/diffusa*
5-fluorouracilo	• HPI tras *flare-up* de **queratosis actínicas/lentigos solares,** en pacientes con **dermatoheliosis** • Hiperpigmentación serpentina supravenosa • Melanoniquia, con posible afectación lunular
Hidroxiurea	• Hiperpigmentación cutánea, especialmente en zonas sometidas a presión • Melanoniquia, con posible afectación lunular

ANTIPALÚDICOS

Cloroquina, hidroxicloroquina	• Manchas **azuladas o grisáceas**; localizadas en paladar, uñas y regiones **pretibiales**. Son secundarias al depósito **dérmico** de **melanina** y **hemosiderina** • Su aparición es **frecuente (25-33 %)**. El riesgo es más alto cuanto mayor es la **dosis acumulada**. La suspensión del tratamiento **mejora**, pero **no resuelve** la discromía • La utilización simultánea de **anticoagulantes** incrementa el riesgo de hiperpigmentación
Quinacrina	Coloración **amarillenta difusa**

METALES PESADOS

Arsénico (arsenicosis crónica)	• Hiperpigmentación **no moteada:**
	  – Difusa: más pronunciada a nivel **palmoplantar** y en zonas **no fotoexpuestas**
	  – Parcheada: más marcada en áreas **flexurales**
	  – Mucosa
	• Hiperpigmentación **moteada:**
	  – *Raindrop pattern:* máculas hiperpigmentadas
	  – *Raindrop on a dusty road pattern* (**leucomelanosis**): máculas hipopigmentadas sobre un fondo hiperpigmentado. Aparece en estadios avanzados

(Continúa)

Tabla 29-3. Hiperpigmentación exógena e inducida por fármacos *[cont.]*

METALES PESADOS

Bismuto	• Hiperpigmentación azul-grisácea en cara, cuello y dorso de las manos • Pigmentación gingival gris azulada (**ribete bismútico**)
Mercurio	Hiperpigmentación gris pizarra, especialmente en áreas flexurales
Oro *(chrysiasis)*	Manchas azul-grisáceas **permanentes** distribuidas en zonas fotoexpuestas, especialmente a nivel **periocular**
Plata (argiria)	• Hiperpigmentación difusa color gris-pizarra, más pronunciada en zonas **fotoexpuestas**. Puede cursar con afectación de las escleróticas • Melanoniquia
Plomo (saturnismo)	**Ribete plúmbico de Burton:** pigmentación **negruzca** de las **encías superiores**, especialmente a nivel del **cuello** de los **dientes**

OTROS

Anticonceptivos	• Melasma • Hiperpigmentación de nevos y areolas mamarias
Amiodarona	Hiperpigmentación difusa color gris-pizarra, más pronunciada en zonas **fotoexpuestas**
Zidovudina	• Hiperpigmentación difusa • *Melanonychia striata longitudinalis* • Lúnulas azules
Imatinib, dasatinib	• Hiperpigmentación: es una reacción adversa rara, siendo mucho más frecuente la hipopigmentación • Hiperpigmentación de encías y dientes • *Melanonychia diffusa* • Repigmentación de cabello canoso, melanoniquia difusa, repigmentación del cabello, hiperpigmentación de encías y dientes
Minociclina	Coloración **gris-azulada** sobre cicatrices, uñas, mucosa, esclerótica y **dientes**. Existen varios tipos (I-IV)
Hidroquinona	• HPI tras dermatitis de contacto ortoérgica • **Ocronosis exógena:** secundaria a la acumulación de polímeros de **ácido homogentísico**. El uso **continuado** de hidroquinona (≥ **6 meses**), independientemente de la dosis, es el factor de riesgo **más importante** para la aparición de la enfermedad. Clínicamente, cursa con **pápulas** y **máculas marronáceas** y **negruzcas**, localizadas en **prominencias óseas** y **superficies extensoras**

HPI: hiperpigmentación posinflamatoria.

Lineales

Líneas de demarcación pigmentaria

Las líneas de demarcación pigmentaria (también denominadas *líneas de Futcher, de Voigt* o *de Ito*) son una transición fisiológica abrupta entre una región cutánea hiperpigmentada y otra más clara. Su prevalencia es muy alta en individuos con fototipos de Fitzpatrick altos (70 %), siendo más baja en caucásicos (10 %). Generalmente, aparecen antes de la pubertad y suelen persistir en la edad adulta. Se han descrito también casos asociados a la gestación, que suelen desaparecer tras el alumbramiento. Según la localización anatómica, distribución y morfología de la hiperpigmentación, se diferencian ocho patrones (A-H).

Hiperpigmentación flagelada por setas shiitake

> **!** Las tres principales causas de dermatitis flagelada son las setas shiitake, la bleomicina y la variante crónica de la enfermedad de Still del adulto.

Consiste en una toxicodermia flagelada desencadenada por la ingesta, 48 horas antes, de grandes cantidades de setas crudas o poco cocinadas de la especie *Lentinula edodes* (*shiitake*). Su importancia epidemiológica no es escasa, ya que se trata del segundo producto micológico más consumido a nivel mundial.

Aunque su fisiopatología es en gran medida desconocida, se ha propuesto que la enfermedad aparece precipitada por el lentinano (β-glucano termolábil) presente en las setas. Esta toxina induce, en pacientes predispuestos genéticamente, un daño celular directo y estimula la síntesis de citocinas inflamatorias (interleucinas 1 y 2, y factor de necrosis tumoral α).

Los pacientes desarrollan placas eritematoedematosas lineales, intensamente pruriginosas, en el tronco y las extremidades, sin afectación de mucosas. Ocasionalmente, pueden asociarse a petequias. En la evolución natural, las placas se resuelven en 1-3 semanas, dejando rara vez hiperpigmentación posinflamatoria (a diferencia de la dermatitis flagelada por bleomicina). Asimismo, se han descrito otras variantes más infrecuentes, como fitofotodermatitis, dermatosis digitiforme y toxicodermia morbiliforme.

El diagnóstico es clínico, ya que las pruebas epicutáneas no han demostrado utilidad en la filiación etiológica de la enfermedad.

Por lo general, los pacientes responden satisfactoriamente al tratamiento sintomático con corticoterapia tópica y antihistamínicos sistémicos. En casos refractarios puede plantearse la fototerapia con psoralenos y rayos UVA.

Hiperpigmentación a lo largo de las líneas de Blaschko

Las dermatosis que siguen las líneas de Blaschko son mosaicismos que adoptan forma de V en la línea media posterior y forma de S en el abdomen. Entre ellas, destacan entidades como la hipermelanosis nevoide lineal y en espiral, y la incontinencia pigmentaria (**Tabla 29-4**).

Tabla 29-4. Hipermelanosis nevoide lineal y en espiral e incontinencia pigmentaria: diagnóstico diferencial

	Hipermelanosis nevoide lineal y en espiral (nevo lentiginoso zosteriforme, hiperpigmentación reticulada zosteriforme)	**Incontinencia pigmentaria** (síndrome de Bloch-Sulzberger)
EPIDEMIOLOGÍA		
Sexo	No hay predilección	• **Mujeres** (97 %) • **Varones** (3 %): la enfermedad es letal. Para que sobrevivan, deben presentar una alteración cromosómica adicional (p. ej., síndrome de Klinefelter) o una mutación poscigótica
ETIOLOGÍA	Trastorno poligénico, sin alteraciones cromosómicas identificables	Mutación en el gen *NEMO* (dominante ligada al cromosoma X)
CLÍNICA	• La hiperpigmentación **no** aparece precedida por una **erupción previa** • La discromía se inicia en las **primeras semanas** de vida. Posteriormente, se observa una progresión hasta los 2-3 años de vida, punto a partir del cual se estabiliza • Respeta palmas, plantas y mucosas	Se diferencian cuatro estadios de enfermedad: • **Fase I: vesículas** (0-4 meses). Aparece en el **90 %** de los pacientes • **Fase II: lesiones verrucosas** (1-6 meses). Presente en el **70 %** de los afectados • **Fase III: hiperpigmentación** (6 meses-adolescencia) • **Fase IV: hipopigmentación y atrofia** Independientemente del estadio, todas las lesiones se disponen en una configuración **blaschkoide**
Distribución	Asimétrica	Simétrica
Manifestaciones extracutáneas	Presentes en el **10-20 %**: • **Neurológicas:** son las más frecuentes • Musculoesqueléticas • Cardíacas	• Alteraciones **dentarias** (80 %) • Problemas **oculares** (50 %) • Manifestaciones neurológicas (30 %) • Alteraciones en **anejos cutáneos** (pelo y uñas)

(Continúa)

Tabla 29-4. Hipermelanosis nevoide lineal y en espiral e incontinencia pigmentaria: diagnóstico diferencial *[cont.]*

patológica	• Aumento de melanina en el **estrato basal** • **Ausencia de melanófagos** (incontinencia pigmentaria)	Aumento de melanófagos
Pronóstico	**Crónico**	Aclaramiento, en forma de hipopigmentación y atrofia (fase IV)

Reticuladas

Papilomatosis confluente y reticulada de Gougerot-Carteaud

Se trata de una discromía epidérmica infrecuente debida a una queratinización anómala, posiblemente secundaria a la colonización por *Dietzia papillomatosis* (bacilo grampositivo aerobio). La enfermedad es más frecuente en varones caucásicos jóvenes. Clínicamente, se caracteriza por la aparición de pápulas verrucosas marronáceas, ligeramente descamativas y asintomáticas, que confluyen constituyendo placas centrales con reticulado periférico. Las lesiones pueden presentar un tacto aterciopelado y disponerse en una configuración romboidal (**e-Fig. 29-6**). Las localizaciones anatómicas más frecuentemente afectadas son la mitad superior del tronco y las axilas. A diferencia de la acantosis *nigricans,* la papilomatosis confluente y reticulada de Gougerot-Carteaud no cursa con afectación mucosa, ungueal o sistémica. Respecto a su manejo, existen diferentes opciones de tratamiento:

• **Antibioterapia.** Constituyen el tratamiento de primera línea, al ser el grupo terapéutico con el menor índice de recidivas:
  – **Minociclina:** es el agente con mayor evidencia científica y experiencia de uso. Se emplea a una dosis de 50 mg/12 h, durante 6 semanas, con una tasa de respuesta completa del 80 %.
  – Doxiciclina y tetraciclina.
  – **Azitromicina:** se utiliza en pacientes en los que las tetraciclinas están contraindicadas. Existen diferentes posologías: 500 mg/día durante 7 días o 500 mg 3 días/semana durante 6 semanas.
• **Retinoides:**
  – **Tópicos:** se reservan para cuadros limitados, con escasa extensión cutánea.
  – **Sistémicos:** están indicados en casos refractarios a antibioterapia sistémica.
• **Otros.** Tacrólimus, tazaroteno, urea, calcipotriol.

Eritema ab igne

También conocido como síndrome de la piel tostada, es un trastorno de la pigmentación secundario a la exposición acumulada durante semanas o meses a radiación infrarroja emitida por fuentes térmicas: bolsas de calor (causa más frecuente), estufas, mantas eléctricas u ordenadores portátiles. La radiación no presenta la energía suficiente para producir una quemadura aguda en el momento de la exposición, surgiendo las manifestaciones clínicas por adición repetida de daño subclínico.

Las máculas y manchas se disponen en una configuración retiforme exógena muy característica (**e-Fig. 29-7**). Generalmente son asintomáticas, aunque se han descrito casos asociados a disestesia. En estadios iniciales, las lesiones elementales son eritematosas y pueden desaparecer en horas tras el fin de la exposición. En fases avanzadas, las máculas y manchas se hiperpigmentan, pudiendo acompañarse de telangiectasias, pápulas, ampollas e hiperqueratosis.

El pronóstico es excelente si cesa precozmente la exposición a la radiación infrarroja, resolviéndose la práctica totalidad de los casos con el transcurso del tiempo. No obstante, si se mantiene durante décadas, existe riesgo de progresión a trastorno cutáneo linfoproliferativo de la zona marginal, carcinoma epidermoide o carcinoma de células de Merkel.

Dirty neck

El cuello sucio atópico (*atopic dirty neck*) es una hiperpigmentación adquirida mixta de los márgenes anterolaterales del cuello en pacientes con antecedentes personales de dermatitis atópica. Su prevalencia puede ser alta (5,9-35,5 %), siendo mayor en varones jóvenes con fototipos altos y dermatitis atópica grave. Las manchas hiperpigmentadas presentan una morfología parcheada u ondulada, a diferencia de la acantosis *nigricans*.

Prurigo pigmentoso

El prurigo pigmentoso (*prurigo pigmentosa* de Nagashima) es una dermatosis inflamatoria, cuya incidencia es mayor en mujeres jóvenes japonesas.

La enfermedad aparece originada por diferentes causas: cetosis (es la más importante: diabetes mellitus, anorexia nerviosa o dietas cetogénicas), traumatismos, dermatitis de contacto alérgica y factores ambientales.

Durante los últimos años se han descrito diferentes asociaciones, entre las que destacan la enfermedad de Still del adulto, el síndrome de Sjögren, la dermatitis atópica y la infección por *Helicobacter pylori*.

La evolución natural de la enfermedad se divide en tres estadios (**Tabla 29-5**). Aun así, la erupción es polimorfa, siendo frecuente encontrar en un mismo paciente lesiones en diferentes estadios evolutivos. Característicamente, las lesiones tienden a confluir en una configuración reticulada, especialmente en el cuello, el tórax y la espalda.

Dado su aspecto clínico característico, la única enfermedad que puede plantear serias dudas en su diagnóstico diferencial es la papilomatosis confluente y reticulada de Gougerot-Carteaud (**Tabla 29-6**).

El tratamiento de primera línea son los antibióticos sistémicos: minociclina (tratamiento de elección), doxiciclina, macrólidos y dapsona.

Tabla 29-5. Prurigo pigmentoso: estadios evolutivos

Estadio	Lesión elemental	Duración	Anatomía patológica
Inicial	Pápulas y placas **urticariformes pruriginosas**	48-72 h	Infiltrado **neutrofílico** dérmico perivascular superficial
Intermedio	**Papulovesículas costrosas**	1 semana	**Espongiosis** con queratinocitos **necróticos**
Avanzado	Máculas **hiperpigmentadas** de superficie lisa	**Meses**	Infiltrado linfocítico perivascular, con **melanófagos** en dermis papilar

Tabla 29-6. Prurigo pigmentoso y papilomatosis confluente y reticulada de Gougerot-Carteaud: diagnóstico diferencial

	Prurigo pigmentoso	Papilomatosis confluente y reticulada de Gougerot-Carteaud
EPIDEMIOLOGÍA		
Edad	Jóvenes	
Sexo	Mujeres	Varones
Raza	Japoneses	Caucásicos
ETIOLOGÍA	• Dieta **cetogénica** • Otros	Colonización por *Dietzia papilomatosis*
CLÍNICA		
Localización	Cuello, tórax y espalda	
Prurito	**Sí** (intenso)	No
Erupción	**Polimorfa**	**Monomorfa**
Reticulado	**Sí** (global)	**Sí** (en la **periferia** de las placas)
ANATOMÍA PATOLÓGICA	Variable según el estadio evolutivo	Hiperqueratosis ortoqueratósica compacta, papilomatosis
TRATAMIENTO	Similar. **Buena** respuesta al tratamiento con **minociclina**	

Tabla 29-7. Hiperpigmentación cutánea névica: clasificación

	Nevo de Ota	Nevo de Ito	Nevo de Hori	Nevo de Sun
Edad	**Bimodal:** • Infancia • Pubertad		**Mediana** (30 años)	**Pubertad**
Sexo	Mujeres			
Raza	• Africanos • Asiáticos		Asiáticos	
Lesión elemental	Máculas que confluyen en **manchas irregulares**		Máculas que confluyen en **manchas irregulares**	Máculas que confluyen en **manchas irregulares**
Lateralidad	Unilateral		Bilateral	Unilateral
Localización	V1-V2	Región **deltoidea** y **acromio-clavicular**	Región **malar**	Región **malar**
Manifestaciones extracutáneas	**Sí:** el **60 %** presentan afectación **oftálmica**, consistente en **elevación** de la **presión intraocular**	No	No	No
Malignización	Posible (piel, úvea, sistema nervioso central)	Posible (piel)	No	No
Evolución	**Persiste.** La intensidad de la discromía puede aumentar durante el **verano** y por **estímulos hormonales**			Tiende al **aclaramiento.** La intensidad de la discromía puede aumentar durante el **verano** y por **estímulos hormonales**

Tabla 29-8. Hiperpigmentaciones reticuladas de causa genética

	Disqueratosis congénita (síndrome de Zinsser-Engman-Cole)	Amiloidosis cutánea familiar (trastorno pigmentario reticulado ligado al cromosoma X)	Enfermedad de Dowling-Degos (anomalía pigmentada reticular de las flexuras)	Acropigmentación reticulada de Kitamura	Acropigmentación reticulada de Dohi (discromatosis simétrica hereditaria)
Edad	Infancia		**Mediana edad** (30-49 años)	Infancia	
Mutaciones	*DKC1* (disquerina)	POLA1	*KTR5, POFUT1* y *POGLUT2*	ADAM10	ADAR
Herencia	• Recesiva ligada al cromosoma X: es la forma **más frecuente** • Autosómica dominante/ recesiva	Recesiva ligada al cromosoma X	Autosómica dominante		
Manifestaciones cutáneas	**Tríada:** hiperpigmentación **reticulada** en cuello y tórax (a veces poiquilodermia) + onicodistrofia + leucoplasia de mucosas	• Hiperpigmentación **reticulada** (mujeres: configuración **blaschkoide;** varones: generalizada) • Cabello rubio tosco	Pigmentación **reticulada en flexuras** mayores (e-**Fig. 29-8**), ocasionalmente con pápulas **hiperqueratósicas** entremezcladas	**Máculas** hiperpigmentadas **atróficas** similares a lentigos en dorsos de manos/pies, asociadas a *pits* palmoplantares	Máculas hipo e hiperpigmentadas pequeñas e irregulares en dorsos de manos/ pies
Otras manifestaciones	• Pancitopenia • Epífora por atresia del conducto lagrimal • Fibrosis pulmonar • Cirrosis • Riesgo de cáncer (leucemia, CEC de mucosas)	Solo en **varones:** colitis neonatal, neumonía recurrente, fotofobia, hipohidrosis	Variante asociada a hidradenitis supurativa (*PSENEN*)	No	No

Melanocitosis dérmicas

Las melanocitosis son un conjunto de dermatosis, mayoritariamente congénitas, secundarias a un fracaso en la migración epidérmica de los melanocitos. Todas se caracterizan histológicamente por la presencia de melanocitos dendríticos dispersos en la dermis. Desde un punto de vista clínico, se diferencian las siguientes entidades:

- **Melanocitosis dérmica congénita** (antiguamente denominada *mancha mongólica*). Consiste en una mancha congénita azul-grisácea habitualmente localizada en la región lumbar, sacrococcígea o glútea. Su prevalencia es mayor en varones, prematuros e individuos con fototipo alto. Rara vez se asocia a otros trastornos, como neurofibromatosis o errores congénitos del metabolismo. La mayoría de los casos regresa espontáneamente en los 6 primeros años de vida.
- **Hiperpigmentación cutánea névica** (Tabla 29-7).

Genéticas

En la tabla 29-8 se muestran las hiperpigmentaciones reticuladas de causa genética (v. e-Fig. 29-8).

BIBLIOGRAFÍA

Beutler BD, Cohen PR, Lee RA. Prurigo Pigmentosa: Literature Review. Am J Clin Dermatol. 2015;16(6):533-43.

Chang M. Trastornos de hiperpigmentación. En: Bolognia JL, Schaffer JV, Cerroni L. Dermatología. 4ª ed. Barcelona: Elsevier; 2018; p. 1115-43.e1.

Kumarasinghe SPW, Pandya A, Chandran V, et al. A global consensus statement on ashy dermatosis, erythema dyschromicum perstans, lichen planus pigmentosus, idiopathic eruptive macular pigmentation, and Riehl's melanosis. Int J Dermatol. 2019;58(3):263-72.

Neagu N, Conforti C, Agozzino M, et al. Melasma treatment: a systematic review. J Dermatolog Treat. 2022;33(4):1816-37.

Wang RF, Ko D, Friedman BJ, Lim HW, Mohammad TF. Disorders of hyperpigmentation. Part I. Pathogenesis and clinical features of common pigmentary disorders. J Am Acad Dermatol. 2023;88(2):271-88.

Vitíligo y otros trastornos de la hipopigmentación

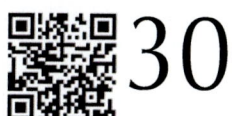

30

C. González Cruz y S. Ruiz Janer

PUNTOS CLAVE

- El vitíligo es una enfermedad adquirida de probable etiopatogenia multifactorial, con una prevalencia de hasta el 1 % de la población y asociada a diferentes enfermedades autoinmunes y a importante comorbilidad psicosocial.
- El diagnóstico es generalmente clínico, con la característica afectación en forma de máculas acrómicas bien delimitadas, con predilección por zonas periorificiales y acrales. Aunque se trata de una enfermedad progresiva, la repigmentación espontánea se puede dar en algunos pacientes.
- Las respuestas terapéuticas son en general malas. Existe una mayor evidencia con los corticosteroides tópicos, los inhibidores tópicos de la calcineurina y la fototerapia con radiación ultravioleta B de banda estrecha. Los inhibidores de la cinasa de Jano sistémicos se encuentran en fases avanzadas en los ensayos clínicos y constituyen una promesa terapéutica.

INTRODUCCIÓN

Las discromías son dermatosis que cursan con cambio del color normal de la piel. Cuando este cambio de color se debe a una ausencia de melanina en una zona determinada de la piel, se denominan *discromías melánicas con acromía*, mientras que las que se deben a una disminución en la cantidad de melanina se denominan *discromías melánicas con hipopigmentación*.

DISCROMÍAS MELÁNICAS CON ACROMÍA

Vitíligo

Introducción

Se trata de una enfermedad idiopática adquirida de la piel y de las mucosas que se caracteriza por la aparición progresiva de máculas acrómicas, bien delimitadas, en una distribución característica y que ocurre secundariamente a una destrucción selectiva de melanocitos. Se trata de una enfermedad que puede provocar un gran impacto estético y psicosocial a los pacientes.

Epidemiología

Los diferentes estudios publicados estiman una prevalencia de la enfermedad del 0,5-1 %. La India se considera el país con una prevalencia más elevada de la enfermedad (alrededor del 9 % de la población). En el 50 % de los casos, el inicio de la enfermedad se produce antes de los 20 años. Afecta por igual a ambos sexos, aunque parece que las mujeres desarrollan la enfermedad a edades más tempranas, con un pico de incidencia en la primera década de la vida. El pico de prevalencia en varones se sitúa alrededor de los 50 años. Existe una predisposición familiar en el 30 % de los casos aproximadamente, y en estos pacientes con historia familiar de vitíligo la edad de inicio de la enfermedad es inferior.

Etiopatogenia

En la actualidad, todavía se desconoce qué produce exactamente el daño a los melanocitos y su desaparición de las zonas de piel afectada. Probablemente, se trata de una enfermedad con etiopatogenia multifactorial en la que determinados factores autoinmunes y condiciones del entorno confluyen en pacientes con cierta predisposición genética. Entre los principales factores que se consideran implicados en la etiopatogenia destacarían:

- **Autoinmunidad.** La hipótesis autoinmune se basa en la asociación del vitíligo a múltiples enfermedades autoinmunes (**Tabla 30-1**). Probablemente intervienen la inmunidad celular y la humoral. Las muestras de sangre periférica de los pacientes con vitíligo muestran grandes cantidades de células T CD8+ específicas contra *Melan-A*, y su número se correlaciona con la extensión de la enfermedad. También se encuentran anticuerpos antimelanocito, antitiroideos, anticélulas parietales gástricas y antitiroglobulina. Otro factor que puede justificar esta hipótesis son las reacciones vitiligoides que se observan en los pacientes con melanoma tratados con inhibidores de *checkpoint* inmunológico.
- **Genética.** El vitíligo afecta aproximadamente al 1 % de la población; sin embargo, el riesgo de padecerlo un hermano de un paciente es del 6 % y el de gemelos idénticos, del 23 %. La forma de herencia propuesta es poligénica, multifactorial con penetrancia incompleta. Además, los pacientes con vitíligo y sus familiares tienen mayor riesgo de padecer otras enfermedades autoinmunes. Por otro lado, estudios de *genome-wide association* han identificado múltiples variantes genéticas comunes de inmunidad innata y adaptativa en pacientes con vitíligo.
- **Factores ambientales.** Diversos estudios sugieren que defectos intrínsecos de los melanocitos y la exposición a diversos factores ambientales pueden contribuir al desarrollo de la enfermedad. Es el caso de derivados fenólicos y catecólicos presentes en el caucho, aceites industriales, detergentes, tintes de pelo y adhesivos. Los mecanismos implicados son la fragilidad de los melanocitos y la apoptosis que estas sustancias desencadenan en un huésped genéticamente susceptible.
- **Disregulación neurohormonal.** Esta hipótesis se basa en que en las zonas despigmentadas existe un aumento de ciertas catecolaminas como la norepinefrina en las terminaciones nerviosas, que podrían tener un efecto citotóxico directo sobre los melanocitos o bien provocar vasoconstricción local e hipoxia.

Tabla 30-1. Enfermedades y síndromes asociados al vitíligo

Alopecia areata
Alteraciones oftalmológicas
Anemia perniciosa
Artritis reumatoide
Dermatitis atópica
Diabetes mellitus
Enfermedad de Addison
Enfermedad tiroidea autoinmune
Halo nevo
Hipoacusia
Miastenia grave
Morfea
Psoriasis
Síndrome autoinmune poliendocrino
Urticaria crónica

- **Estrés oxidativo.** Esta hipótesis sugiere que los melanocitos de los pacientes con vitíligo tienen defectos intrínsecos que les impiden gestionar adecuadamente el estrés oxidativo resultante de la exposición a rayos ultravioleta (UV) y a otros estresores ambientales.

> **!** El vitíligo es una enfermedad adquirida de probable etiopatogenia multifactorial, con una prevalencia de hasta el 1 % de la población y asociada a diferentes enfermedades autoinmunes y a importante comorbilidad psicosocial.

Características clínicas

El vitíligo se caracteriza por el desarrollo progresivo de máculas acrómicas de contornos bien definidos, asintomáticas (aunque se ha descrito en algún paciente cierto prurito) y sin cambio epidérmico (**e-Fig. 30-1**). Típicamente, afecta a la cara (especialmente periorificial), la zona dorsal de las manos, las axilas, los codos, las rodillas, los tobillos, la zona umbilical, el sacro y la zona inguinal y anogenital (**e-Fig. 30-2**). El fenómeno de Koebner es muy típico en el vitíligo, lo que además explica su localización sobre prominencias óseas, áreas periorificiales y alrededor de heridas traumáticas o quirúrgicas. Los pelos que se encuentran en regiones afectadas por vitíligo son de color blanco (poliosis).

El vitíligo se clasifica generalmente en tres tipos: localizado, generalizado y universal. El vitíligo localizado o segmentario afecta solo a una extremidad o región-dermatoma, tiene inicio habitual en la edad infantil y podría producirse secundariamente a un mosaicismo genético. El vitíligo generalizado es el tipo más frecuente, con distribución simétrica en las zonas afectadas típicamente, como se ha mencionado con anterioridad. Finalmente, el vitíligo universal afecta al 80 % de la superficie cutánea (e-Fig. 30-3).

El curso clínico del vitíligo es imprevisible, pero tiende a ser lentamente progresivo. Algunos pacientes muestran lesiones muy estables y en algunos casos se producen repigmentaciones espontáneas. Otros, sin embargo, tienen cursos rápidamente progresivos.

Cuando existe repigmentación de forma espontánea o por buena respuesta al tratamiento, esta se puede producir a partir de los melanocitos del reservorio folicular (repigmentación perifolicular), a partir de los melanocitos de la piel perilesional (repigmentación marginal) o de forma difusa.

Es importante valorar la extensión del vitíligo con las diferentes escalas disponibles: Vitiligo Extent Score (VES), Vitiligo Area Scoring Index (VASI) y Vitiligo European Task Force (VETF). También debe evaluarse la afectación de la calidad de vida (DLQI).

Diagnóstico

El diagnóstico del vitíligo suele ser clínico. En pacientes con fototipo claro, el uso de la lámpara de Wood puede ser de ayuda al hacer más evidentes las lesiones. En raras ocasiones —en formas atípicas—, puede ser necesario el estudio histológico, que revelará ausencia de melanocitos y un infiltrado linfocitario escaso. Las lesiones activas pueden mostrar una dermatitis de interfase.

El diagnóstico diferencial del vitíligo se debe realizar fundamentalmente con las hipocromías posinflamatorias, la pitiriasis alba, la pitiriasis versicolor, el piebaldismo, el liquen escleroso, el nevo acrómico y la lepra indeterminada. La tabla 30-2 muestra todas las entidades que se han de considerar en el diagnóstico

Tabla 30-2. Diagnóstico diferencial del vitíligo
Albinismo
Enfermedad de Vogt-Koyanagi-Harada
Esclerosis tuberosa
Halo nevo
Hipocromías posinflamatorias
Hipomelanosis de Ito
Hipomelanosis *guttata*
Hipomelanosis macular progresiva
Lepra indeterminada
Liquen escleroso
Micosis fungoide
Nevo acrómico
Nevo anémico
Piebaldismo
Pitiriasis alba
Pitiriasis versicolor
Sífilis

diferencial del vitíligo y que deberían poder sospecharse o descartarse con una adecuada historia clínica y la exploración física.

> **!** El diagnóstico es generalmente clínico, con la característica afectación en forma de máculas acrómicas bien delimitadas, con predilección por zonas periorificiales y acrales. Aunque se trata de una enfermedad progresiva, la repigmentación espontánea se puede dar en algunos pacientes.

Asociaciones

El vitíligo, especialmente el generalizado, se asocia a otras enfermedades autoinmunes como la enfermedad tiroidea autoinmune, la diabetes y la anemia perniciosa. Las alteraciones tiroideas se encuentran en alrededor del 20 % de los pacientes con vitíligo. Por otro lado, el vitíligo es más frecuente en los pacientes con patología tiroidea autoinmune. Por todo ello, se recomienda en todo paciente diagnosticado de vitíligo realizar un estudio analítico con función tiroidea y anticuerpos antinucleares.

Hasta el 20 % de los pacientes con vitíligo tienen alteraciones auditivas en probable relación con la alteración de los melanocitos de la estría vascular de la cóclea. Por otro lado, se han descrito alteraciones oculares hasta en el 40 % de los pacientes. Se recomienda remitir a los especialistas pertinentes en caso de sintomatología auditiva u oftalmológica.

Una reciente revisión sistemática y metanálisis mostró que los pacientes con vitíligo tenían un riesgo significativamente menor de cáncer de piel no melanoma. La misma tendencia se encontró en el caso del melanoma, aunque los resultados no fueron estadísticamente significativos. Proponen que este factor de protección observado podría deberse a un perfil de autoinmunidad y genético protector, o bien a una mejor fotoprotección de estos pacientes.

El vitíligo puede asociarse también con los síndromes poliglandulares autoinmunes. El síndrome poliglandular autoinmune tipo 1, caracterizado por la combinación de enfermedad de Addison, hipoparatiroidismo y/o candidiasis mucocutánea, puede asociar también distrofia ectodérmica, vitíligo (0-25 %), *alopecia areata* (13-72 %), anemia perniciosa, malabsorción, hipogonadismo y hepatitis autoinmune. El síndrome poliglandular autoinmune tipo 2 se define por la presencia de enfermedad de Addison asociada a enfermedad tiroidea autoinmune y/o diabetes mellitus tipo 1, y menos frecuentemente que en el síndrome poliglandular autoinmune tipo 1 puede asociar también vitíligo (4-11 %), alopecia (1-4 %) e hipogonadismo.

Complicaciones

Aunque el vitíligo no es responsable de alteraciones físicas destacables, es causante de una comorbilidad psicosocial importante, especialmente en pacientes de fototipo alto. Un estudio mostró que, un año tras el diagnóstico, hasta el 17 % de los pacientes se encontraban en tratamiento con antidepresivos y/o ansiolíticos.

A pesar de ello, hasta el 85 % de los pacientes diagnosticados de vitíligo en ese estudio no habían recibido ningún tratamiento específico para este. Por ello, sería ideal evaluar con encuestas de calidad de vida la afectación del paciente y los tratamientos realizados, y los que están por desarrollar deberían tener como objetivo mejorar la puntuación del paciente en estas escalas.

Tratamiento

El tratamiento actual para el vitíligo puede clasificarse en médico, tratamiento con fototerapia y quirúrgico. En general, el objetivo del tratamiento consiste en la repigmentación y estabilización de la enfermedad, mantener la repigmentación y sobre todo mejorar la calidad de vida de los pacientes. La elección depende de la extensión de la enfermedad, el subtipo de vitíligo y el impacto en la calidad de vida. Es esencial explicar y discutir todas las opciones con los pacientes y consensuar la decisión terapéutica. Para las formas localizadas suelen emplearse tratamientos tópicos, mientras que los sistémicos se reservan para las formas generalizadas. Es importante tener en cuenta que, en general, la respuesta al tratamiento actual suele ser baja. La **figura 30-4** esquematiza las recomendaciones generales del abordaje terapéutico del vitíligo según el objetivo y la fase de tratamiento.

Tratamiento tópico

A continuación se muestran los principales tratamientos tópicos del vitíligo:

- **Corticosteroides tópicos.** Actúan como moduladores locales y estimulan los melanocitos para la producción de pigmento en la piel afectada. Algunos estudios muestran que los corticosteroides de potencia media-alta podrían llegar a conseguir en el 40-56 % de los pacientes más del 75 % de repigmentación, aunque se deben considerar los potenciales efectos secundarios de los mismos.
- **Inhibidores tópicos de la calcineurina.** Tienen un efecto inmunomodulador sobre las células T citotóxicas inhibiendo la interleucina 2 y el interferón γ. Dada su mayor seguridad, constituyen la primera línea de tratamiento del vitíligo en zonas sensibles y en la cara y el cuello, mostrando en esta zona su mayor eficacia. Se han descrito tasas de repigmentación del 26-73 % dependiendo de los estudios, que serían equivalentes o algo inferiores a las que consiguen los corticosteroides tópicos. Parece que mejoran su eficacia en combinación con corticosteroides (en días de descanso de la corticoterapia) y junto con láser de excímero. Recientemente, se ha propuesto que la aplicación de tacrólimus al 0,1 % dos veces a la semana ayuda a reducir la tasa de recaída de las lesiones repigmentadas.
- **Análogos tópicos de la vitamina D.** Su beneficio parece radicar en su papel inmunomodulador y estimulador de la melanogénesis. Aunque son menos eficaces que los corticosteroides tópicos cuando se usan en monoterapia, parecen una buena opción como adyuvantes de estos.

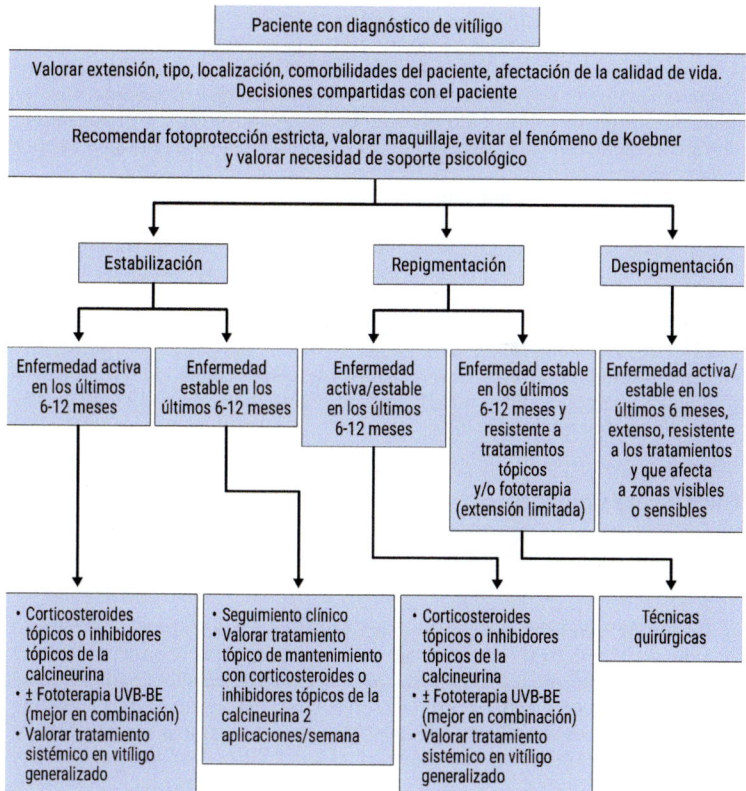

Figura 30-4. Algoritmo. Recomendaciones para el manejo del vitíligo según el objetivo terapéutico.
Adaptada de: Van Geel, 2023.
UVB-BE: radiación ultravioleta B de banda estrecha.

Fototerapia y tratamiento con láser

Cabe destacar estos tratamientos:

- **Luz ultravioleta.** Parece actuar sobre el vitíligo por su papel inmunomodulador y estimulador de la melanogénesis. La fototerapia con UVB de banda estrecha parece superior a la UVA, consiguiendo tasas de repigmentación en monoterapia del 42-100 %. Debería reservarse, según la guía del año 2021 de la British Association of Dermatologist (BAD), para aquellos pacientes que no han respondido al tratamiento tópico, en monoterapia o junto con corticosteroides tópicos o inhibidores tópicos de la calcineurina. La fotoquimioterapia con psoralenos (PUVA) y la kellina potencian los efectos terapéuticos de la UVA sobre el vitíligo. La PUVA lleva asociado un ligero incremento del riesgo de cáncer cutáneo no melanoma y melanoma. La L-fenilalanina es un aminoácido esencial en la melanogénesis, y su aplicación tópica o su administración sistémica junto con fototerapia consigue buenas tasas de repigmentación.

- **Láser de excímero (308 nm).** Utilizado en monoterapia, consigue tasas de repigmentación de más del 75 % en el 16-53 % de los pacientes. Con este láser se consiguen mejores respuestas en pacientes de fototipo alto. Parece más eficaz que la UVB de banda estrecha, y sus resultados mejoran con la combinación con corticosteroides o inhibidores de la calcineurina tópicos.
- **Láser de helio-neón (632,8 nm).** Es efectivo para tratar el vitíligo segmentario.
- **Terapia fotodinámica.** Se ha empleado esta terapia con ácido 5-aminolevulínico a una concentración del 1,5 % en una serie de tres pacientes, siendo efectiva en la repigmentación.

Tratamiento sistémico

Se describen a continuación las principales líneas de tratamiento sistémico para el vitíligo:

- **Corticosteroides sistémicos.** No se consideran parte del tratamiento convencional del vitíligo, aunque podrían utilizarse en segunda línea según la BAD en casos de vitíligo rápidamente progresivo. La International Vitiligo Task Force (IVTF) 2023 recomienda la betametasona (5 mg) o la dexametasona (2,5-5 mg dependiendo del peso del paciente) 2 días consecutivos a la semana durante 3-6 meses para frenar la progresión de la enfermedad en los casos rápidamente progresivos. Por otro lado, también los recomiendan en asociación con UVB de banda estrecha para conseguir repigmentación.
- **Metotrexato, ciclosporina, azatioprina y minociclina.** Todos ellos se han utilizado para el tratamiento del vitíligo progresivo, aunque en la actualidad no existe suficiente evidencia en referencia a su eficacia y seguridad según la IVTF 2023. Tampoco pueden recomendarse los tratamientos biológicos como los antifactor de necrosis tumoral o los antiinterleucina 17.

Tratamiento quirúrgico

El tratamiento quirúrgico del vitíligo es invasivo y no está exento de complicaciones como cicatrización hipertrófica, fallo del injerto o fenómeno de Koebner, entre otras. Las indicaciones serían para lesiones de vitíligo localizadas estables y que no hayan respondido al resto de terapias no quirúrgicas. Entre las diferentes técnicas se encuentran los injertos de piel sana en zonas afectadas procedentes de *micropunch*, de ampollas inducidas por succión o de cultivos de melanocitos.

Antioxidantes

El estrés oxidativo se ha implicado recientemente en la patogénesis del vitíligo. Los antioxidantes tópicos y orales podrían tener un papel en la protección de los melanocitos ante los radicales libres. En el vitíligo se ha utilizado suplementación con vitamina E, vitamina C, *Ginkgo biloba*, catalasa tópica, superóxido-dismutasa y *Polypodium leucotomos* con buenos resultados. A pesar de ello, se requieren más estudios para definir la dosis, su eficacia y los efectos secundarios.

Otras necesidades terapéuticas

Otras recomendaciones en el tratamiento del vitíligo serían:

- **Fotoprotección de las zonas acrómicas**. Para evitar las quemaduras solares.
- **Despigmentación de las áreas sanas.** Cuando el vitíligo afecta a más del 30-50 % de la superficie corporal total y cuando han fracasado los intentos de repigmentación, se puede intentar la despigmentación con cremas de monobencil éter de hidroquinona al 20 % con el objetivo de evitar el contraste de color.
- **Maquillaje.** La aplicación de maquillajes adecuados o micropigmentación consigue resultados estéticos muy buenos.

Nuevas terapias

Varios son los nuevos abordajes propuestos para el vitíligo:

- **Inhibidores de la cinasa de Jano (JAK).** Como se ha comentado, en la patogénesis del vitíligo interviene la destrucción de melanocitos mediada por células T CD8+. También parece intervenir el interferón γ, una citocina dependiente de la vía JAK-STAT (cinasa de jano - signal transducer and activator of transcription), por lo que el bloqueo de esta vía debería constituir una buena estrategia terapéutica. En la actualidad, tanto upadacitinib (inhibidor JAK1 sistémico) y povorcitinib (inhibidor JAK1 sistémico) como ritlecitinib (inhibidor JAK3/TEC (cinasa de jano - tyrosine kinase expressed in hepatocellular carcinoma) sistémico) están en fases avanzadas de los ensayos clínicos, iniciando todos ellos la fase III. También se han reportado series de pacientes tratados con tofacitinib al 2 % tópico, con buena respuesta. Asimismo, se han obtenido buenas tasas de respuesta en dos ensayos abiertos con ruxolitinib tópico al 1,5 %.
- **Afamelanotida.** Análogo sintético de la hormona α-melanotropina que puede estimular la melanogénesis. Se trata de implantes subcutáneos que en combinación con UVB de banda estrecha conseguirían tasas de repigmentación superior a la UVB de banda estrecha en monoterapia. El riesgo de hiperpigmentación puede ser un condicionante.
- **Microfototerapia.** Este dispositivo transmite fototerapia UVB de 311 nm localizada. Ha conseguido tasas de repigmentación del 75 % hasta en el 72 % de

los pacientes en monoterapia. Es interesante para vitíligo que afecte a menos del 10 % de la superficie corporal total.

> **!** Las respuestas terapéuticas son en general malas. Existe una mayor evidencia con los corticosteroides tópicos, los inhibidores tópicos de la calcineurina y la fototerapia UVB de banda estrecha. Los inhibidores de JAK sistémicos se encuentran en fases avanzadas en los ensayos clínicos y constituyen una promesa terapéutica.

Pronóstico y seguimiento

El vitíligo suele seguir un curso lentamente progresivo durante años hasta que se estabiliza. Se considera la enfermedad estable cuando el paciente no ha desarrollado nuevas lesiones en los últimos 12 meses. La repigmentación, ya sea espontánea o en respuesta al tratamiento, es posible. No obstante, las tasas de recaída tras una repigmentación adecuada se estiman en el 40 %, por lo que se considera necesario plantear un tratamiento de mantenimiento adecuado.

Se han descrito diversos factores de mal pronóstico para conseguir la repigmentación en el vitíligo: desarrollo de nuevas lesiones, leucotriquia asociada, ausencia de folículos pilosos en la zona afectada, edad avanzada, larga evolución de la enfermedad, zonas acras, fototipos bajos, áreas no fotoexpuestas y lesiones «en morfología de confeti».

Se debe estar atento al grado de afectación en la calidad de vida del paciente y valorar remitirlo a un especialista en salud mental si fuera necesario.

Otras discromías melánicas con acromía o hipocromía

Albinismo oculocutáneo

Se trata de una enfermedad hereditaria de baja prevalencia que cursa con hipopigmentación de piel y ojos (albinismo oculocutáneo) o solamente de los ojos (albinismo ocular) como consecuencia de una reducción o ausencia de la síntesis de melanina. Dependiendo del gen mutado, existen diferentes tipos de albinismo. El OCA 1 (oculocutáneo tipo 1) es el tipo de albinismo más frecuente de la población caucásica y se produce por mutaciones en el gen de la tirosinasa que produce el fenotipo típico de persona con pelo blanco, piel acrómica con ojos claros o rosados y nistagmo asociado. Estos pacientes cursan con una elevada fotosensibilidad ocular y cutánea, por lo que deben evitar la exposición solar. Se deben realizar exámenes dermatológicos periódicos para intentar detectar en estadios iniciales los posibles cánceres de piel que estos pacientes pueden desarrollar de manera más frecuente.

Enfermedad de Vogt-Koyanagi-Harada

Es un trastorno autoinmune mediado por células T, asociado a diversos procesos infecciosos y caracterizado por uveítis bilateral, meningitis, síntomas auditivos y alteraciones cutáneas como vitíligo, poliosis y alopecia. Suele asociarse a otras enfermedades autoinmunes como el síndrome autoinmune poliglandular, el hipotiroidismo, la tiroiditis de Hashimoto y la diabetes mellitus. La edad típica de presentación es la tercera o cuarta década de la vida.

Piebaldismo

Se trata de una enfermedad rara hereditaria con carácter autosómico dominante debido a mutaciones en el gen *KIT*. Estas mutaciones alteran la diferenciación y migración de los melanoblastos. Se caracteriza por poliosis y máculas acrómicas bien delimitadas en el cuero cabelludo subyacente, la frente, el tronco y/o las extremidades, respetando las zonas acrales. Las zonas de piel afectadas carecen de melanocitos.

Hipomelanosis de Ito

Síndrome neurocutáneo que se caracteriza por bandas lineales o espirales siguiendo las líneas de Blaschko o segmentarias hipopigmentadas sin patrón específico, presentes desde el nacimiento o que aparecen dentro de los 2 primeros años de vida, asociadas con frecuencia con anomalías sistémicas neurológicas, musculoesqueléticas y oculares.

Nevo acrómico

Consiste en un área hipocrómica o acrómica presente desde el nacimiento que se mantiene estable. Se debe a un defecto en la transferencia de los melanosomas desde los melanocitos a los queratinocitos.

Hipomelanosis guttata idiopática

Se trata de un proceso adquirido consistente en la aparición de múltiples máculas acrómicas redondeadas de 4-5 mm, bien delimitadas en la superficie fotoexpuesta de las extremidades superiores e inferiores. Aparecen a partir de la cuarta o quinta década y se consideran secundarias a la desaparición de los melanocitos en probable relación con una fotoexposición crónica.

Hipopigmentación posinflamatoria

Se produce posteriormente a una dermatosis inflamatoria (como los eccemas o las placas de psoriasis) o traumatismos. Se cree que se debe a una incapacidad temporal de los queratinocitos dañados por el proceso inflamatorio de captar los melanosomas. Es muy típica tras la resolución de los eccemas de la dermatitis atópica. Puede persistir semanas o meses, pero habitualmente se suele resolver.

Hipomelanosis macular progresiva

Se trata de una entidad frecuente, probablemente infradiagnosticada, caracterizada por máculas hipocrómicas asintomáticas sin antecedentes inflamatorios, que se localizan frecuentemente en el tronco medio y afecta a individuos jóvenes. Aunque la etiología es desconocida, se ha asociado con la presencia de *Propionibacterium acnes*. El tratamiento con peróxido de benzoílo al 1 % asociado a fototerapia, así como la antibioticoterapia tópica con clindamicina, se han mostrado eficaces en algunos pacientes.

BIBLIOGRAFÍA

Alikhan A, Felsten LM, Daly M, Petronic-Rosic V. Vitiligo: a comprehensive overview. Part I. Introduction, epidemiology, quality of life, diagnosis, differential diagnosis, associations, histopathology, etiology, and work-up. J Am Acad Dermatol. 2011;65:473-91.

Cavalié M, Ezzedine K, Fontas E, et al. Maintenance therapy of adult vitiligo with 0.1 % tacrolimus ointment: a randomized, double blind, placebo-controlled study. J Invest Dermatol. 2015;135:970-4.

Eleftheriadou V, Atkar R, Batchelor J, et al; British Association of Dermatologists' Clinical Standards Unit. British Association of Dermatologists guidelines for the management of people with vitiligo 2021. Br J Dermatol. 2022;186:18-29.

Tanemura A. Understanding of Pathomechanisms and Clinical Practice for Vitiligo. Ann Dermatol. 2023;35:333-41.

Van Geel N, Speeckaert R, Taïeb A, et al. Worldwide expert recommendations for the diagnosis and management of vitiligo: Position statement from the International Vitiligo Task Force Part 1: towards a new management algorithm. J Eur Acad Dermatol Venereol. 2023;37:2173-84.

Mucinosis, amiloidosis y otras enfermedades por depósito

 31

M. Munera-Campos y M. Martínez

MUCINOSIS

 PUNTOS CLAVE

- Las mucinosis se caracterizan por un depósito anómalo de mucina en la dermis.
- Se clasifican en primarias, en las que el depósito de mucina es el responsable de las lesiones clínicas características, y secundarias, en las que el depósito es simplemente un hallazgo histológico.
- El escleromixedema es una forma de mucinosis primaria, que se caracteriza por una erupción papular generaliza, asociada a gammapatía monoclonal y a clínica sistémica.
- Las mucinosis secundarias pueden asociarse a enfermedades autoinmunes, endocrinas, hematológicas y tumorales.

Introducción

La mucina es un componente de la matriz extracelular dérmica producido por los fibroblastos. Consiste en una mezcla gelatinosa de glucosaminoglucanos, que pueden estar unidos a los dos lados de un núcleo proteínico (monómero de proteoglucano), como es el caso del sulfato de dermatano y el sulfato de condroitina, o estar libres, como el ácido hialurónico. Las mucinosis cutáneas son un grupo heterogéneo de dermatosis en las que se acumula una cantidad anómala de mucina en la piel, ya sea de forma difusa o focal. Pueden clasificarse en primarias, en las que el depósito de mucina es el responsable de las lesiones clínicas características, o secundarias, en las que la mucina es simplemente un hallazgo histológico acompañante. Las mucinosis primarias, a su vez, pueden dividirse en formas degenerativas-inflamatorias —que pueden ser dérmicas o foliculares en función de la localización de la mucina— y en hamartomatosas-neoplásicas (**Tabla 31-1**).

Tabla 31-1. Clasificación de las mucinosis cutáneas primarias y secundarias

MUCINOSIS PRIMARIAS

Mucinosis degenerativas-inflamatorias

Mucinosis dérmicas

Escleromixedema o liquen mixedematoso generalizado (síndrome de Arndt-Gottron)

Liquen mixedematoso (variantes localizadas)
- Forma papular localizada
- Mucinosis papular acra persistente
- Mucinosis cutánea de la infancia
- Forma nodular

Mucinosis cutáneas de resolución espontánea
- Tipo juvenil
- Tipo del adulto

Escleredema
- No diabético (tipos I y II)
- Diabético (tipo III)

Mucinosis asociada a alteración de la función tiroidea
- Mixedema localizado (pretibial)
- Mixedema generalizado

Mucinosis eritematosa reticular
Mucinosis papulonodular asociada a enfermedades autoinmunitarias del tejido conjuntivo (sobre todo lupus eritematoso)
Mucinosis focal cutánea
Quiste mucoso digital (quiste mixoide)
Otras mucinosis

Mucinosis foliculares

Mucinosis folicular (de Pinkus)
Mucinosis folicular urticarial

Mucinosis hamartomatosas-neoplásicas

Nevo mucinoso
Angiomixoma

MUCINOSIS SECUNDARIAS

Mucinosis epiteliales
Carcinoma basocelular
Menos frecuentes: carcinoma epidermoide, queratoacantoma, verrugas víricas, queratosis seborreicas, micosis fungoide

(Continúa)

Tabla 31-1. Clasificación de las mucinosis cutáneas primarias y secundarias *[cont.]*
MUCINOSIS SECUNDARIAS

Mucinosis dérmicas
Granuloma anular
Lupus eritematoso, dermatomiositis, esclerodermia
Tumores mesenquimatosos (sarcoma mixoide, lipoblastoma mixoide)
Tumores neurales (neurofibroma, neuromixoma lobular)
Tumores epiteliales (carcinoma basocelular, carcinoma ecrino)
Linfedema asociado a obesidad
Infrecuentes: enfermedad del injerto contra el huésped crónica, herpes zóster, insuficiencia venosa

Mucinosis foliculares
Micosis fungoide (pocas veces otros linfomas T)
Dermatosis eccematosas
Infrecuentes: lupus eritematoso, picaduras de insectos, reticuloendoteliosis familiar, efecto adverso de imatinib

Mucinosis primarias

Mucinosis primarias degenerativas-inflamatorias

Mucinosis primarias dérmicas

Escleromixedema o liquen mixedematoso generalizado (mucinosis papular generalizada o síndrome de Arndt-Gottron)

El escleromixedema es una dermatosis muy infrecuente, de curso crónico, que afecta a adultos de mediana edad y a ambos sexos por igual. Su patogenia es desconocida, si bien la mayoría de los pacientes presentan una discrasia hematológica, asociándose fundamentalmente a paraproteinemia. La gammapatía monoclonal es habitualmente por inmunoglobulina G y las cadenas ligeras son, con mayor frecuencia, lambda. Menos del 10 % de los pacientes con escleromixedema progresan a mieloma sintomático.

El escleromixedema se manifiesta inicialmente por la aparición de numerosas pápulas induradas y céreas, de 2-3 mm, asintomáticas, y que se distribuyen de manera alineada o agrupadas, de forma más o menos generalizada. Afecta preferentemente a la región de la cabeza y el cuello, las manos, los muslos y la zona superior del tronco. La afectación acentuada de la cara puede dar lugar a facies leonina, y es característica la afectación del entrecejo por un pliegue longitudinal profundo. Las arrugas profundas también pueden aparecer en el tronco y las extremidades. Además, puede asociarse a eritema, edema y prurito en las zonas afectadas. Generalmente, respeta el cuero cabelludo y las mucosas. Evoluciona a placas infiltradas con esclerodactilia y dificultad funcional en las articulaciones. No aparecen telangiectasias ni calcinosis, a diferencia de la esclerosis sistémica.

> **!** Los pacientes con escleromixedema pueden presentar manifestaciones sistémicas, como debilidad muscular proximal, disfagia y alteración del sistema nervioso central, que pueden conducir a la muerte.

Anatomía patológica. Se caracteriza por el depósito difuso de mucina en la dermis reticular, con un aumento del depósito de colágeno y un incremento en la proliferación de fibroblastos.

Diagnóstico diferencial. Debe realizarse con la esclerodermia (esclerosis sistémica), el escleredema, la enfermedad injerto contra huésped crónica, la fascitis eosinofílica y la morfea generalizada.

Tratamiento. Actualmente, el tratamiento de primera línea son las inmunoglobulinas intravenosas, tanto para la afectación cutánea como para las manifestaciones sistémicas asociadas, incluido el síndrome dermoneural. Con frecuencia son necesarias infusiones de mantenimiento. La talidomida y la lenalidomida, asociada o no a corticosteroides sistémicos, tratamientos estándar del mieloma múltiple, se consideran de segunda línea y a menudo se combinan con las inmunoglobulinas intravenosas.

Liquen mixedematoso localizado

Existen variantes localizadas del liquen mixedematoso, caracterizadas por pequeñas pápulas, a menudo agrupadas en nódulos o placas, duras y céreas, que se localizan habitualmente en las extremidades superiores, inferiores o el tronco.

> **!** En estas formas, la afectación es únicamente en la piel y no se asocian a esclerosis, paraproteinemia, enfermedad tiroidea ni afectación sistémica. Sin embargo, las lesiones cutáneas suelen ser persistentes.

Son diversas las variantes:

- **Liquen mixedematoso papular localizado.** Se caracteriza por pápulas milimétricas que afectan de forma simétrica a las extremidades y al tronco, pero respetando la cara. No se asocia a esclerosis ni a afectación sistémica.
- **Mucinosis papular acra persistente.** Se manifiesta por la aparición de múltiples pápulas de color piel o marfil, únicamente en el dorso de las manos y de los antebrazos. Es tres veces más frecuente en mujeres que en hombres.
- **Mucinosis cutánea de la infancia.** Se caracteriza por la presencia de pápulas duras en el cuello, la región superior de los brazos, los codos y el tronco.
- **Liquen mixedematoso nodular.** Se caracteriza por múltiples nódulos en las extremidades y el tronco.

Pueden observarse variantes localizadas de liquen mixedematoso asociadas a infección por virus de la inmunodeficiencia humana, infección por virus de la hepatitis C y a la exposición al aceite tóxico o el L-triptófano.

Anatomía patológica. Se caracterizan por la presencia de depósitos de mucina en la dermis reticular, en ausencia de alteraciones en el colágeno o fibrosis.

Diagnóstico diferencial. Deben diferenciarse del granuloma anular papular, la amiloidosis, el milio coloide, la elastorrexis papular y los colagenomas eruptivos. Además, es importante diferenciar estas entidades del escleromixedema y de las mucinosis cutáneas que pueden observarse en el contexto de enfermedades autoinmunes del tejido conjuntivo.

Tratamiento. No precisan tratamiento, aunque los corticosteroides y los inhibidores de la calcineurina tópicos pueden tener algún beneficio. Se aconseja mantener una actitud expectante. Aunque no es frecuente, puede producirse la resolución espontánea.

Mucinosis cutáneas de resolución espontánea (juvenil o adulta)

Anteriormente clasificadas como variantes del liquen mixedematoso localizado, actualmente se consideran una entidad independiente. Corresponden a una forma inusual de mucinosis, que se caracterizan por la aparición aguda de múltiples pápulas, que pueden confluir en placas lineales en la región facial, el cuero cabelludo, el abdomen y los muslos, así como en forma de nódulos subcutáneos en la cara, a menudo asociadas a edema periorbitario, y zonas periarticulares.

> **!** La clínica cutánea puede ir precedida de fiebre, artralgias y mialgias, pero no se asocia a gammapatía monoclonal o enfermedad tiroidea.

Anatomía patológica. En el caso de las pápulas, se aprecia un depósito superficial de mucina asociado a edema en la dermis superficial y proliferación de fibroblastos. En los nódulos pueden objetivarse depósitos mucinosos profundos y bandas de fibrosis, además de una proliferación de fibroblastos y mioblastos que simulan una fascitis proliferativa.

Tratamiento. Se caracterizan por la resolución espontánea en un período de algunos meses.

Escleredema

Consiste en una induración difusa simétrica de la parte superior del cuerpo. Puede estar relacionado con un desencadenante infeccioso o inflamatorio, incluyendo la participación de citocinas, hiperinsulinismo e hiperglucemia. Se clasifica en tres subtipos:

- **Escleredema tipo I.** Es el más común. Afecta con mayor frecuencia a niños y a mujeres, y suele estar precedido por una infección respiratoria, a menudo estreptocócica. Se produce un endurecimiento de la piel cervicofacial, que se extiende al tronco y la región proximal de las extremidades superiores.

- **Escleredema tipo II.** Es más frecuente en mujeres y se asocia a trastornos hematológicos como la gammapatía monoclonal, el mieloma múltiple y la amiloidosis. El comienzo de las lesiones es más sutil, y su curso es progresivo, sin tendencia a la resolución.

- **Escleredema tipo III.** Se asocia a diabetes mellitus (escleredema *diabeticorum*) y predomina claramente en varones (10:1), con mayor frecuencia obesos. Su inicio es también sutil, con una induración persistente. La induración de la parte superior de la espalda y la región cervical posterior dan a la piel un aspecto de piel de naranja. Suelen asociarse a prurito y, aunque no es habitual, pueden presentarse con manifestaciones extracutáneas como disartria, disnea, insuficiencia cardíaca, serositis y hepatoesplenomegalia. Con menor frecuencia se ha asociado a patologías autoinmunes como artritis reumatoide, síndrome de Sjögren, neoplasias y virus de la inmunodeficiencia humana.

Anatomía patológica. Engrosamiento de la dermis reticular, con haces de colágeno engrosados y espacios claros llenos de mucina entre ellos. No hay un aumento en el número de fibroblastos.

Diagnóstico diferencial. Con la esclerosis sistémica, el escleromixedema, el mixedema, la fascitis eosinofílica, el linfedema y el edema cardiogénico o renal.

Tratamiento. El escleredema tipo I no precisa tratamiento, siendo habitual la resolución espontánea en 6-24 meses. Los tipos II y III suelen persistir y su tratamiento es complejo. La fototerapia con rayos ultravioleta (UV) A1 y con psoralenos y UVA (PUVA) se considera de primera línea. Otras terapias incluyen los corticosteroides sistémicos e intralesionales, la hialuronidasa intralesional, antibióticos, metotrexato, ciclosporina, inmunoglobulinas intravenosas y fotoaféresis extracorpórea, con respuestas variables.

Mucinosis asociadas a alteración de la función tiroidea

Mixedema localizado (pretibial)

Se caracteriza por la induración cutánea de la zona pretibial y del dorso de los pies (**e-Fig. 31-1**). Las zonas afectadas adquieren una apariencia de piel de naranja, y pueden presentarse con edema, placas, nódulos e, incluso, elefantiasis. Casi siempre es asintomático, aunque en casos graves puede causar dolor y disminución de la movilidad. Con mayor frecuencia aparece en mujeres y se asocia a enfermedad de Graves, afectando al 2 % de estos pacientes, porcentaje que llega al 25 % de los que padecen oftalmopatía con exoftalmos.

Anatomía patológica. Depósito de mucina en la dermis reticular, con separación de los haces de colágeno y engrosamiento de la dermis. Hiperqueratosis con acentuación folicular y, a veces, papilomatosis.

Tratamiento. Su aparición parece estar relacionada con los anticuerpos estimuladores del receptor de tirotropina. Sin embargo, el tratamiento de la patología tiroidea subyacente no conduce a la resolución de las lesiones cutáneas. Se ha observado la resolución espontánea en hasta el 50 % de los casos tras más de 15 años de seguimiento. Se aconseja el uso de medias compresivas, evitar el tabaco y el sobrepeso u obesidad, así como los corticosteroides tópicos de alta potencia en oclusión. Otras posibilidades terapéuticas incluyen la inyección intra-lesional de corticosteroides, las inmunoglobulinas intravenosas, la octreotida, la plasmaféresis y el rituximab.

Mixedema generalizado

Es una manifestación del hipotiroidismo, bien sea congénito, juvenil o del adulto, en el que la mucina se deposita en la dermis. Se asocia a un déficit cualitativo o cuantitativo de tiroxina.

> **!** Se caracteriza por una piel cérea, fría y seca, y puede aparecer una coloración amarillenta en las palmas y las plantas debido a carotenodermia.

Son frecuentes la alopecia difusa y la pérdida de la cola de las cejas, así como las uñas quebradizas. Puede aparecer cardiomegalia, megacolon, síntomas psiquiátricos y serositis, incluso puede producirse la muerte por «coma mixede-matoso». El tratamiento adecuado con tiroxina consigue resolver los síntomas.

Mucinosis eritematosa reticular

Se caracteriza por la aparición de pápulas o placas eritematosas en la línea media del tronco, siguiendo una configuración reticular (**e-Fig. 31-2**). Las lesiones pueden ser pruriginosas. Es más frecuente en mujeres jóvenes y de mediana edad. Se han descrito como posibles desencadenantes los anticonceptivos orales, el embarazo y el calor. Está en discusión si empeora con la exposición solar, dado que hay casos con buena respuesta a la fototerapia.

Anatomía patológica. La epidermis es normal. Se aprecian depósitos de mucina intersticiales en la región superior de la dermis, junto a un infiltrado perivascular y/o perifolicular de linfocitos T.

Diagnóstico diferencial. Se hará con la dermatitis seborreica, la papulosis reticulada y confluente de Gougerot-Carteaud y el lupus túmido (respecto a este último, para algunos autores son un espectro de la misma enfermedad).

Tratamiento. Existe generalmente buena respuesta a antipalúdicos como la hidroxicloroquina o la cloroquina. Otros tratamientos incluyen los corticosteroides tópicos y sistémicos, las tetraciclinas, la ciclosporina y la fototerapia. Es posible la resolución espontánea años después de su aparición.

Mucinosis papulonodular asociada a enfermedades autoinmunes del tejido conjuntivo

Se caracteriza por la aparición de pápulas, nódulos y placas secundarias al depó-sito de mucina, que pueden acompañar o preceder a enfermedades autoinmunes del tejido conjuntivo, la más frecuente el lupus eritematoso, denominándose entonces *mucinosis lúpica cutánea*. En algunos casos, se correlaciona con la actividad de la enfermedad, y se asocia a afectación renal y articular por el lupus eritematoso. El tratamiento es similar al utilizado en el lupus eritematoso: foto-protección, corticosteroides tópicos y antipalúdicos orales. En casos refractarios se han empleado corticosteroides sistémicos e intralesionales.

Mucinosis focal cutánea

Se caracteriza por la aparición de una pápula o nódulo de color piel, asin-tomática, habitualmente de menos de 1 cm de diámetro. El tratamiento es quirúrgico.

Quiste mixoide o mucoso digital

Se produce por una herniación de la membrana sinovial articular que aparece en el dorso de los dedos.

Mucinosis primarias foliculares

La mucina se acumula en el epitelio folicular en dos entidades diferenciadas: la mucinosis folicular de Pinkus y la mucinosis folicular urticarial. En otros casos aparece como un epifenómeno histológico, asociado a un linfoma cutáneo T, u otras enfermedades cutáneas (mucinosis secundarias).

Mucinosis folicular de Pinkus

La mucinosis folicular primaria es una forma idiopática y benigna, que aparece de forma aguda o subaguda en niños y adultos jóvenes, con una o varias placas eritematosas formadas por pápulas foliculares agrupadas, generalmente en la región facial y el cuero cabelludo, donde se acompañan de alopecia. Actual-mente, se prefiere considerar aparte a la mucinosis folicular secundaria asociada a un linfoma cutáneo o a una dermatitis atópica, que puede presentar una distribución más generalizada, con placas de mayor tamaño y un curso clínico crónico, en pacientes de mayor edad. No hay criterios que permitan diferenciar de forma inequívoca las formas primarias —benignas— de aquellas asociadas a linfoma, por lo que debe realizarse un seguimiento estrecho. En las formas idiopáticas pueden emplearse corticosteroides tópicos, aunque es frecuente la resolución espontánea en 2-24 meses. En las formas secundarias, está indicado el tratamiento de la enfermedad subyacente.

Mucinosis folicular urticarial

Se trata de un trastorno muy infrecuente, caracterizado por la aparición de pápulas o placas urticariales pruriginosas en el polo cefálico, sobre un fondo de aspecto seborreico. Tiene un curso intermitente que puede durar de meses a años, aunque presenta un buen pronóstico.

Mucinosis primarias hamartomatosas-neoplásicas nevo mucinoso

Es un hamartoma benigno, congénito o adquirido, que se presenta como una placa lineal unilateral.

El **angiomixoma** es un tumor benigno, solitario o múltiple (en este caso, marcador del complejo de Carney: mixomas cutáneos y cardíacos, numerosos lentigos, múltiples nevos azules e hiperactividad endocrina).

Mucinosis secundarias

Las mucinosis secundarias pueden ser de origen neoplásico, inflamatorio, infeccioso, farmacológico y hereditario. Se clasifican de acuerdo con el nivel en que se sitúa preferentemente el depósito de mucina (v. **Tabla 31-1**).

AMILOIDOSIS

> **PUNTOS CLAVE**
>
> - Las amiloidosis pueden clasificarse en localizadas (afectación de un único órgano) o generalizadas (sistémica).
> - Existen tres formas de amiloidosis cutánea primaria: amiloidosis macular, liquen amiloideo y amiloidosis nodular.
> - Los depósitos de amiloide en la amiloidosis macular y el liquen amiloideo derivan de los queratinocitos, mientras que en la amiloidosis nodular están compuestos por cadenas ligeras de inmunoglobulinas.
> - El 30-40 % de las amiloidosis sistémicas primarias presentan afectación mucocutánea, incluyendo macroglosia, púrpura, equimosis y pápulas y nódulos céreos.
> - El diagnóstico de amiloidosis primaria sistémica obliga a descartar repercusión sistémica (cardiopatía, nefropatía, hepatomegalia, neuropatía).

Introducción y epidemiología

Las amiloidosis constituyen un grupo heterogéneo de enfermedades caracterizadas por el depósito extracelular de una proteína fibrilar insoluble denominada *amiloide*. La sustancia amiloide es un material amorfo que se tiñe con rojo Congo y muestra birrefringencia verde manzana bajo luz polarizada. Se puede clasificar en formas sistémicas (amiloidosis generalizada), en que los depósitos afectan a varios órganos, y en formas limitadas a un tejido como la piel (amiloidosis localizadas). Las formas sistémicas pueden ser primarias, asociadas a mieloma (amiloidosis primaria), o bien secundarias a enfermedades inflamatorias crónicas (amiloidosis secundaria). La amiloidosis sistémica más frecuente es la amiloidosis de cadenas ligeras (amiloidosis primaria) y presenta una incidencia anual de 8-15 casos por millón/año.

Etiopatogenia

El componente principal del amiloide es la proteína fibrilar, siendo los componentes menores el componente amiloide P, los glucosaminoglicanos y la apolipoproteína E. Se han identificado más de 30 proteínas precursoras capaces de formar fibrillas de amiloide. Las distintas formas de amiloidosis se asocian a una proteína precursora específica, que sufre cambios de polimerización, depositándose en el tejido extracelular como sustancia amiloide insoluble.

Amiloidosis cutáneas localizadas

Amiloidosis cutánea localizada primaria

Consiste en el depósito de amiloide en piel previamente sana sin afectación de órganos internos. Las variantes más frecuentes son la amiloidosis macular y la amiloidosis papular (liquen amiloideo), formando parte ambas entidades de un mismo espectro clínico. Las dos formas se han asociado a enfermedades autoinmunes (esclerodermia, dermatomiositis, cirrosis biliar primaria).

Las principales variantes son:

- **Amiloidosis macular.** Suele afectar a personas de mediana edad, con más frecuencia mujeres que hombres, y la localización más característica es la parte alta de la espalda, especialmente la zona escapular, seguida de las extremidades superiores. Son lesiones habitualmente pruriginosas, aunque pueden ser asintomáticas. Se presenta en forma de máculas hiperpigmentadas que adquieren un patrón confluente u ondulado, que se hace más evidente con el estiramiento de la piel (**e-Fig. 31-3**). El diagnóstico diferencial debe realizarse con la hiperpigmentación posinflamatoria y con la notalgia parestésica. Algunos autores consideran la amiloidosis macular un estadio evolutivo de la notalgia parestésica.
- **Liquen amiloideo o amiloidosis papular.** Es la forma más frecuente de amiloidosis cutánea primaria. Se caracteriza por placas pruriginosas persistentes localizadas en la región pretibial y con menor frecuencia en otras superficies de extensión. Se inicia en forma de pápulas color piel o hiperpigmentadas que tienden a la coalescencia en placas con un patrón ondulado (**e-Fig. 31-4**).
- **Amiloidosis bifásica.** Hace referencia a la coexistencia de formas de amiloidosis macular y de liquen amiloideo en un mismo paciente.
- **Amiloidosis nodular.** Es la forma menos frecuente de amiloidosis. Consiste en nódulos céreos o placas infiltradas, que suelen asentar en el tronco y las extremidades. Presenta cadenas ligeras de inmunoglobulinas en los depósitos, que son producidos por células plasmáticas próximas a los depósitos. El 40 % de los pacientes presentan paraproteinemia en el momento del

diagnóstico, y alrededor del 10 % pueden evolucionar a amiloidosis sistémica; por ello es importante realizar un estudio de extensión (proteinograma en sangre y orina, biopsia de grasa abdominal, biopsia médula ósea) y seguimiento a largo plazo. Se puede asociar hasta en un 25 % de los casos con el síndrome de Sjögren.

Amiloidosis cutánea localizada secundaria

Consiste en el depósito de amiloide, clínicamente inaparente, que se detecta histopatológicamente en tumores cutáneos benignos (dermatofibromas, nevos intradérmicos, queratosis seborreicas) o malignos (carcinomas basocelulares, enfermedad de Bowen). Se trata de un epifenómeno sin repercusión clínica.

Diagnóstico. Se basa en la clínica y en la demostración de depósitos de amiloide en la histología. El depósito de amiloide con hematoxilina-eosina aparece en forma de masa amorfa eosinófila, y de color anaranjado con la tinción con rojo Congo. La inmunohistoquímica puede ser útil al detectar anticuerpos específicos para cada tipo de proteína fibrilar del amiloide (**Tabla 31-2**).

Tratamiento. Hasta la fecha, ningún tratamiento ha demostrado ser curativo para la amiloidosis macular ni para el liquen amiloideo. El manejo debe ir dirigido a romper el círculo de picor-rascado, evitando el rascado y la fricción. Los corticosteroides tópicos de potencia elevada pueden ser útiles en casos leves, combinados con queratolíticos o en oclusión, especialmente en formas de liquen amiloideo. Los inhibidores de la calcineurina tópicos, la capsaicina tópica al 0,025 % y las gasas impregnadas con óxido de zinc pueden tener utilidad como adyuvantes. En casos refractarios o afectación extensa de liquen amiloideo, la fototerapia UVB, PUVA o la acitretina (0,5 mg/kg/día) han demostrado eficacia. Respecto a la amiloidosis nodular, el arsenal terapéutico incluye la escisión quirúrgica, la infiltración de corticosteroides intralesionales, la crioterapia y el láser de dióxido de carbono, aunque la recurrencia local suele ser la norma.

Tabla 31-2. Amiloidosis cutáneas: diagnóstico e histologia

Amiloidosis cutánea	Localización del depósito	Histología	Inmunohistoquímica
Macular	Dermis papilar	Escaso depósito de amiloide	Anticuerpos antiqueratina positivos
Liquen amiloideo	Dermis papilar	Acantosis, ortoqueratosis	Anticuerpos antiqueratina positivos
Nodular	Dermis, tejido celular subcutáneo y pared de los vasos	Infiltrado perivascular de células plasmáticas	Anticuerpos antiqueratina negativos Cadenas ligeras positivas

Amiloidosis generalizadas o sistémicas

Las amiloidosis sistémicas se pueden clasificar en primarias, secundarias, asociadas a hemodiálisis y familiares (**Tabla 31-3**). La afectación cutánea en la amiloidosis primaria es frecuente, y las amiloidosis secundarias raramente involucran a la piel.

Amiloidosis sistémica primaria

Constituye la amiloidosis sistémica más frecuente. Se presenta en individuos (60-70 años de media) con gammapatía monoclonal (discrasia de células plasmáticas) o bien asociada a mieloma múltiple, debido a cadenas ligeras de inmunoglobulinas que se agregan en fibrillas amiloides y posteriormente se depositan en los órganos, ocasionando daño en ellos.

Clínica sistémica. Síndrome nefrótico, insuficiencia cardíaca congestiva (fatiga, disnea, edemas), neuropatía sensitiva y disautonómica (hipotensión postural), hepatomegalia (por fallo cardíaco y por infiltración de amiloide), malabsorción intestinal y pérdida de peso. El pronóstico viene marcado por la afectación cardíaca, primera causa de morbimortalidad.

Tabla 31-3. Amiloidosis sistémicas

Amiloidosis	Etiología/depósito	Clínica cutánea	Clínica extracutánea
Primaria	Cadenas ligeras de inmunoglobulinas Gammapatías monoclonales Mieloma múltiple 20 %	Púrpura, equimosis, pápulas y placas céreas, macroglosia, alopecia, distrofia ungueal	Cardiomiopatía Hepatomegalia Neuropatía Síndrome del túnel carpiano
Secundaria	Proteína amiloide A Infección crónica (tuberculosis, lepra, osteomielitis) Inflamación crónica (artritis reumatoide, hidrosadenitis supurativa)	Rara	Nefropatía Hepatomegalia Enfermedad gastrointestinal (sangrado, gastroparesia)
Asociada a hemodiálisis	β_2-microglobulina	Nódulos subcutáneos ocasionalmente	Síndrome del túnel carpiano, quistes óseos, artropatía destructiva
Hereditaria	Transtirretina	Cicatrices atróficas, úlceras que no curan, petequias	Neuropatía periférica y autonómica Miocardiopatía Nefropatía

Clínica mucocutánea. Se manifiesta en el 25-60 % de los casos:

- Púrpura, petequias y equimosis. Suele localizarse en las regiones facial y periorbitaria («ojos de mapache»), y en las flexuras, debido al depósito de amiloide perivascular.
- Pápulas, placas y nódulos céreos. Típicamente afectan a los párpados, la zona facial, las grandes flexuras y la región anogenital. Pueden adquirir un tono purpúrico. Reflejan el depósito de amiloide en la dermis y la hipodermis.
- Macroglosia. Se da en el 20-30 % de las amiloidosis primarias. Puede presentarse como engrosamiento lingual difuso, o bien con pápulas y nódulos hemorrágicos en la superficie. La infiltración de las glándulas salivales ocasiona xerostomía.
- Distrofia ungueal. Estrías longitudinales y fragilidad de las uñas por depósito de amiloide en la matriz.
- Alopecia amiloidea. Forma infrecuente de alopecia no cicatricial que suele ser parcheada, que debe plantear el diagnóstico diferencial con la alopecia androgénica difusa en patrón femenino o la *alopecia areata*. En la tricoscopia se ha descrito el halo asalmonado perifolicular que se correlaciona con la intensidad de los depósitos de amiloide.
- Otros: erosiones y ampollas hemorrágicas, cambios esclerodermiformes, paquidermia del cuero cabelludo, piel laxa acral adquirida.

Diagnóstico. El algoritmo diagnóstico se muestra en la figura 31-5.

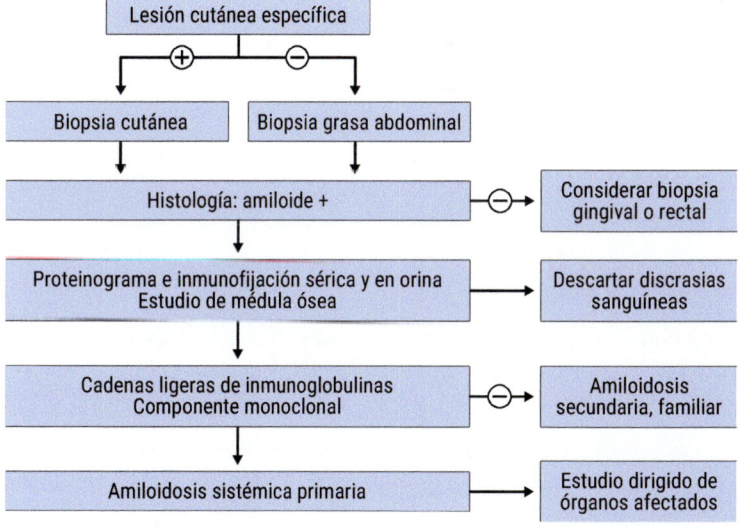

Figura 31-5. Algoritmo diagnóstico de la amiloidosis.

Tratamiento:

- Amiloidosis primaria: en pacientes jóvenes, administrar dosis elevadas de melfalán, seguido de autotrasplante con progenitores hematopoyéticos de sangre periférica. En individuos de edad avanzada o con compromiso cardíaco, el tratamiento se basará en lenalidomida, bortezomib (inhibidor del proteasoma) o daratumumab (ac-CD38).
- Amiloidosis secundaria: el manejo va dirigido a tartar el proceso infeccioso o inflamatorio subyacente para evitar la progresión de la amiloidosis reactiva.

BIBLIOGRAFÍA

González-Cruz C, Cabezas-Calderón V, García-Patos V. Afectación cutánea en las discrasias de las células plasmáticas. Piel (Barc). 2023;38:189-96.

Koh Y. AL amyloidosis: advances in diagnosis and management. Blood Res. 2020;55:S54-7.

Morgado-Carrasco D, Fustà-Novell X. Mucinosis cutáneas. Piel (Barc). 2019;34:282-93.

Rongioletti F, Rebora A. Updated classification of popular mucinosis, lichen myxedematosus, and scleromyxedema. J Am Acad Dermatol. 2001;44:273-81.

Schreml S, Szeimies RM, Vogt T, et al. Cutaneous amyloidoses and systemic amyloidoses with cutaneous involvement. Eur J Dermatol. 2010;20:152-60.

Enfermedades calcificantes y osificantes de la piel

32

V. García Rodríguez y E. Lavernia-Salelles Granell

PUNTOS CLAVE

- El calcio regula funciones celulares muy importantes, como la proliferación, la diferenciación y la adhesión celular.
- La calcificación cutánea (calcinosis *cutis*) consiste en el depósito de sales cálcicas insolubles, mientras que la osificación (osteoma *cutis*) es secundaria a un depósito de calcio y fósforo en una matriz proteica.
- Existen cinco tipos de calcinosis *cutis*: distrófica (problema cutáneo), metastásica (problema en el metabolismo calcio-fósforo), mixta, yatrogénica e idiopática.
- El diagnóstico de estas patologías viene dado por la clínica, la analítica, la histología y, como novedad, la ecografía cutánea.
- No existen guías específicas de tratamiento para ninguno de los dos grupos de entidades. Los autores han encontrado los mayores niveles de evidencia para el tiosulfato en la calcinosis *cutis* y para los métodos físicos de extracción en el osteoma *cutis*, aunque falta casuística para extrapolar conclusiones sólidas.

METABOLISMO CALCIO-FÓSFORO

En el metabolismo calcio-fósforo, los protagonistas son el calcio, el fósforo, la vitamina D y la hormona paratiroidea.

A modo de resumen, el colecalciferol se sintetiza en la piel a partir del colesterol tras la radiación solar, sufriendo posteriormente una 25-hidroxilación hepática (25-OH-vitamina o calcifediol) y una 1α-hidroxilación renal en el túbulo contorneado proximal (1,25-OH-vitamina D o calcitriol). Así, el calcitriol es su forma activa, que aumenta tanto la calcemia como la fosfatemia, extrayendo estos iones del hueso (resorción) y aumentando su absorción a nivel intestinal y renal. El papel de la hormona paratiroidea, por otro lado, es hipercalcemiante y fosfatúrico, por lo que se libera de las glándulas paratiroideas de forma reactiva a la hipocalcemia y la hiperfosfatemia, actuando directamente a nivel renal e indirectamente alimentando la síntesis de vitamina D. El papel análogo pero opuesto a la hormona paratiroidea lo ejecuta la calcitonina.

Desde el punto de vista cutáneo, el calcio tiene funciones muy importantes. Regula, junto con otras moléculas, la proliferación, la diferenciación y la adhesión celular. Por tanto, si existe una alteración de la homeostasis cálcica en la piel, secundaria a factores locales o sistémicos, puede aparecer calcificación, osificación, disqueratosis y/o acantólisis. La calcinosis y la osificación se revisarán en este capítulo, mientras que los problemas en la adhesión y la proliferación se analizarán en otros. Así, conviene recordar que las disqueratosis acantolíticas, como la enfermedad de Hailey-Hailey y la enfermedad de Darier, tienen parte de su sustrato patogénico en la alteración de la homeostasis del calcio a nivel cutáneo (v. **Cap. 58**).

La calcificación consiste en el depósito amorfo de sales cálcicas insolubles en la piel y/o en el tejido celular subcutáneo, mientras que en la osificación existe depósito de calcio y fósforo en una matriz proteica formada por osteoide, compuesto por colágeno tipo 1 fundamentalmente, e hidroxiapatita.

ENFERMEDADES CALCIFICANTES EN DERMATOLOGÍA

La calcificación cutánea (calcinosis *cutis*) se divide clásicamente en cinco categorías:

- Distrófica: secundaria a daño local, sin alteración en el metabolismo fosfocálcico.
- Metastásica: de forma inversa, calcificación de tejido previamente sano con metabolismo fosfocálcico alterado.
- Idiopática: no tiene una causa local o sistémica identificable.
- Yatrogénica: secundaria a procedimientos diagnóstico-terapéuticos.
- Mixta: cuando la calcificación metastásica actúa como noxa, produciendo calcificación distrófica secundaria.

Calcinosis *cutis* distrófica

Es la más frecuente. El tejido tiene alguna alteración previa, a saber: colagenopatía, tumores o quistes cutáneos, infecciones, traumatismo, paniculitis o genodermatosis, pero el metabolismo fosfocálcico es normal. Por ello, suelen ser lesiones únicas o múltiples, pero agrupadas.

Dentro de las colagenopatías, las más frecuentemente asociadas son la esclerosis sistémica limitada (antes conocida como *síndrome CREST*) y la dermatomiositis, especialmente la dermatomiositis juvenil (50-70 % de los pacientes) y aquellas dermatomiositis con positividad para anticuerpos anti-NXP2 y anti-MDA5. En estas, aparece más frecuentemente en los codos, las rodillas, las nalgas y los hombros, y afecta gravemente a la calidad de vida, debido al dolor y la infección secundarias a la eliminación transepidérmica de calcio. La forma más limitante, conocida como calcinosis *cutis universalis*, produce calcificación continua fascial, limitando la movilidad. La calcinosis *cutis* asociada a esclerosis limitada suele tener un curso más benigno y aparecer sobre prominencias óseas y tendones de las extremidades superiores, siendo mucho más rara la calcinosis *universalis*. Otras colagenopatías como el lupus (más frecuentemente su forma profunda), la morfea y la enfermedad mixta del tejido conjuntivo también pueden sufrir calcificación cutánea secundaria.

Los tumores benignos y malignos y los quistes pueden sufrir calcinosis distrófica dentro de los mismos. Un ejemplo clásico es el pilomatricoma, que puede presentar tanto calcificación como osificación (más infrecuente). Del mismo modo, el carcinoma basocelular, los quistes triquilemales y onicolemales, algunos nevos melanocíticos y otras neoplasias cutáneas pueden presentar calcificación. Asimismo, las infecciones en ocasiones actúan como detonante, sobre todo si hay quistificación alrededor del microorganismo (*Onchocerca, Taenia solium, Criptococcus*) o en casos de herpes simple intrauterino, donde pueden aparecer placas anulares de calcinosis *cutis*. También los traumatismos, incluyendo cicatrices quirúrgicas, y el *heel stick* del recién nacido.

Dentro de las paniculitis, las que más calcinosis producen son la paniculitis pancreática, la paniculitis lúpica —o lupus *profundus*— y la necrosis grasa del recién nacido.

Algunas genodermatosis pueden cursar con calcinosis *cutis*: el seudoxantoma elástico (calcificación de fibras elásticas), el síndrome de Ehlers-Danlos (nódulos calcificados sobre prominencias óseas conocidos como *esférulas*), la porfiria cutánea tarda en pacientes con enfermedad de larga evolución con cambios esclerodermiformes y calcificación secundaria. El síndrome de Werner (envejecimiento prematuro y calcificación de partes blandas), el síndrome de Rothmund-Thomson y la angiopatía amiloide cerebral son causas más infrecuentes de calcificación cutánea.

Calcinosis *cutis* metastásica

Al contrario que en la calcinosis distrófica, existe mayor tendencia a la distribución periarticular y simétrica.

La causa más frecuente es la enfermedad renal crónica terminal (calcifilaxis urémica) donde, debido a la imposibilidad de realizar la hidroxilación renal de la vitamina D, existe una hipocalcemia que aboca al hiperparatiroidismo secundario de forma compensatoria. Tradicionalmente, se postulaba que, al superar la solubilidad del producto calcio-fósforo, existía depósito tisular de sales de calcio. Estudios más recientes no han encontrado diferencias con los grupos control. Clínicamente, se puede expresar de dos maneras: calcificación nodular benigna o calcifilaxis. En la primera, aparecen calcificaciones de distribución periarticular en piel previamente sana. En la calcifilaxis o, más correctamente, arteriolopatía urémica calcificante, la enfermedad renal crónica y/u otros factores de riesgo (obesidad, diabetes, hepatopatía, diálisis [aparentemente mayor riesgo con la peritoneal], disfunción de proteínas C y S, warfarina, síndrome antifosfolípido, tratamiento con inhibidores del receptor del factor de crecimiento fibroblástico, factor de crecimiento endotelial vascular) producen fibrosis de la íntima, depósito de calcio en la media de vasos dérmicos profundos y del tejido celular subcutáneo. Esto, sumado a la trombosis y otros mecanismos patogénicos como la metaplasia osteoblástica del músculo liso vascular, produce necrosis isquémica de la piel y partes blandas, que se manifiesta clínicamente como púrpura retiforme, lesiones ampollosas, úlceras de bordes estrellados que evolucionan a escaras necróticas e intenso dolor con predilección por zonas con abundante tejido adiposo y sujetas a traumatismos de repetición. Supone un signo de mal pronóstico en la evolución del paciente, especialmente en el caso de la calcifilaxis peneana.

> **!**   La calcifilaxis no es solo del paciente nefrópata.

La calcifilaxis no urémica es más habitual en pacientes con hiperparatiroidismo primario, neoplasia, hepatopatía alcohólica y colagenopatía.

El síndrome de leche y alcalinos induce calcificación metastásica subcutánea difusa provocada por la ingesta de alimentos o antiácidos ricos en calcio que producen hipercalcemia, alcalosis metabólica y, finalmente, nefrocalcinosis con insuficiencia renal irreversible.

La hipervitaminosis D es rara, pero puede ser una causa de calcificación metastásica. Generalmente, es secundaria a intoxicación por vitamina D exógena o por hiperproducción de calcitriol extrarrenal en enfermedades granulomatosas (por ejemplo, sarcoidosis, tuberculosis, granulomatosis con poliangitis, linfomas). Hay que destacar que en la determinación de 25-hidroxivitamina D hay falsos positivos (paraproteinemias).

Otras causas más infrecuentes de calcinosis *cutis* metastásica son la calcinosis tumoral familiar (normofosfatémica o hiperfosfatémica) y la calcinosis paraneoplásica mediada o no por la proteína relacionada con la hormona paratiroidea o el hiperparatiroidismo. Los tumores malignos más relacionados con calcinosis metastásica son el mieloma múltiple, la leucemia/linfoma de células T del adulto, los carcinomas escamosos de cabeza y cuello, y los pulmonares.

Calcinosis *cutis* yatrogénica

Algunos procedimientos médicos que pueden causar calcinosis *cutis* son el trasplante hepático, la oclusión con apósitos de alginato cálcico, la extravasación de soluciones intravenosas que contienen calcio o fosfato (gluconato cálcico, cloruro cálcico), el gadolinio utilizado como contraste en la resonancia magnética y la aplicación de electrodos de electroencefalografía y electromiografía.

Calcinosis *cutis* idiopática

Formas de calcificación cuya causa es desconocida son los nódulos idiopáticos calcificados escrotales —frecuentes en varones de 20-40 años de fototipos altos—, el nódulo calcificado subepidérmico, aunque se autorresuelve por eliminación transepidérmica (típico en cabeza y cuello de pacientes pediátricos), la calcinosis *milia-like* y la calcinosis tumoral esporádica, donde aparecen placas calcificadas como en la calcinosis tumoral familiar, pero sin antecedentes familiares ni gen asociado (**Tabla 32-1**).

ENFERMEDADES OSIFICANTES EN DERMATOLOGÍA

Este grupo incluye una serie de entidades que producen osificación heterotópica cutánea o subcutánea (osteoma *cutis*), bien de forma secundaria (85 %) o primaria (aproximadamente el 15 % de los casos, sobre piel sana). En las osificaciones

Tabla 32-1. Resumen de la calcinosis *cutis* (depósitos amorfos de sales insolubles de calcio en la piel)

Distrófica

1. Asociada a daño tisular local

- Tumores cutáneos: quiste triquilemal, pilomatrixomas, carcinoma basocelular, liposarcoma, fibroxantoma atípico, angiomas
- Infecciones: sobre todo parasitarias, en las que se produce calcificación de quistes que envuelven a larvas o gusanos. Otras: acné, granuloma tuberculoso
- Traumatismos: cicatrices quirúrgicas, en zonas de punción (talones de recién nacidos tras múltiples extracciones), cuerpo extraño, hematomas
- Paniculitis: paniculitis lúpica, pancreática

2. Asociada a daño tisular generalizado

- Enfermedades autoinmunes del tejido conjuntivo: dermatomiositis, esclerosis sistémica limitada, enfermedad mixta del tejido conjuntivo, lupus eritematoso sistémico
- Enfermedades genéticas: seudoxantoma elástico, síndrome de Ehlers-Danlos (esferoides cutáneos), síndrome de Wermer, acrodermatitis atrófica

Metastásica

1. Normocalcémica

- Insuficiencia renal terminal: causa más frecuente
- Seudohipoparatiroidismo

2. Hipercalcémica

- Hiperparatiroidismo primario y secundario
- Neoplasias y enfermedades hematológicas: metástasis osteolíticas, mieloma múltiple, escamoso pulmonar/cabeza y cuello. Leucemia/linfoma T
- Enfermedad de Paget
- Síndrome de leche-alcalinos
- Hipervitaminosis D
- Sarcoidosis
- Calcinosis tumoral

Idiopática

1. Generalizada: calcinosis universal

2. Localizada

- Nódulos calcificados del escroto
- Nódulo calcificado subepidérmico
- Calcificación tumoral
- Calcinosis tipo miliar

Yatrogénica

- Extravasación de soluciones que contengan calcio o fosfato, pastas de electrodos que contienen calcio en electroencefalografía y electromiografía, apósitos de alginato cálcico
- Trasplante de órgano sólido (especialmente hepático)
- Gadolinio (fibrosis sistémica nefrogénica)

cutáneas secundarias existe un antecedente de traumatismo, inflamación, neoplasia y/o calcificación cutánea previa.

Pueden hacerse clasificaciones atendiendo a varios criterios: forma de osificación (intramembranosa/encondral), curso (formas limitadas/progresivas) o causa (formas primarias/secundarias).

Hay cuatro genodermatosis que se expresan como osteoma *cutis*:

- **Fibrodisplasia osificante progresiva.** De herencia autosómica dominante, con mutación en el gen *ACVR1*. Se trata del aumento de la proteína morfogénica ósea 4 tisular que produce osificación endocondral (tejido primitivo→cartílago→hueso). Claves en el diagnóstico son el *hallux valgus*, los osteocondromas tibiales mediales, la alopecia, el retraso mental y la sordera. El pronóstico es malo por la insuficiencia respiratoria restrictiva secundaria a la osificación.
- **Heteroplasia ósea progresiva.** Asociada a mutaciones en *GNAS1*. Es una entidad muy rara, con menos de 80 casos en todo el mundo. El fenotipo es muy variable y está sujeto a impronta genómica.
- **Osteodistrofia hereditaria de Albright.** De herencia autosómica dominante, por mutación en la subunidad α de una proteína G transmembrana. En este caso, se produce osificación intramembranosa (sin pasar por la fase de cartílago) de predominio periarticular y se acompaña de seudohipoparatiroidismo, seudoseudohipoparatiroidismo, obesidad, braquidactilia y talla baja, entre otros.
- **Osteoma *cutis* en placa.** Consiste en lesiones tipo placa en el cuero cabelludo. Inicialmente descrito como congénito, posteriormente se han publicado casos adquiridos. Son lesiones similares a la heteroplasia ósea progresiva, pero con lesiones localizadas y que no progresan.

El osteoma *cutis* miliar múltiple es una forma infrecuente de osificación cutánea adquirida múltiple y limitada que generalmente se expresa como pápulas duras color piel-blanquecinas o azuladas que aparecen con mayor frecuencia en mujeres caucásicas y en zonas donde han existido lesiones de acné vulgar. Sin embargo, una revisión exhaustiva reciente de 84 pacientes sostiene que puede ser una entidad infradiagnosticada, que hay formas tanto primarias como secundarias, que la radiación ultravioleta puede contribuir en la patogenia y que es clínicamente heterogénea. La afectación exclusiva extrafacial es infrecuente (> 10 %) pero posible, siendo más habitual en el tórax, el cuello y en el sexo masculino. Sorprendentemente, el 40 % de los pacientes no mostraban lesiones sugestivas de acné previo ni referían este antecedente (**e-Figs. 32-1**, **32-2** y **32-3**).

PROPUESTA DE ALGORITMO DIAGNÓSTICO EN LAS CALCIFICACIONES Y OSIFICACIONES CUTÁNEAS

El diagnóstico se basa en los siguientes estudios:

- Electrocardiograma: si hay cambios en la calcemia, la hipercalcemia produce acortamiento del intervalo QT y ondas J de Osborn.
- Estudio analítico:
  - Hemograma, bioquímica básicos.

- Calcio en suero: corregir por albúmina/proteínas.
- Fosfato en suero.
- Hormona paratiroidea.
- 25-OH-vitamina D.
- Calciuria de 24 horas.
- Si se sospecha calcifilaxis: actividad y función de la proteína C, anticuerpos antifosfolípido, otras pruebas de hipercoagulabilidad.
- Estudios de imagen:
    - Radiografía.
    - Xerorradiografía.
    - **Ecografía cutánea:** preferiblemente con sondas lineales de alta resolución. Supone un avance tecnológico en la especialidad, ya que constituye una técnica inocua y accesible que puede guiar o evitar biopsias. A este respecto, se han descrito recientemente tres patrones ecográficos en modo B, sin encontrar diferencias en el estudio de señal Doppler:
        - Patrón 1: bandas finas hiperecogénicas paralelas a la epidermis con sombra acústica posterior ancha. Mayor asociación con calcinosis *cutis* metastásica.
        - Patrón 2: puntos hiperecogénicos con sombra acústica posterior estrecha. Mayor asociación con calcinosis *cutis* distrófica.
        - Patrón 3: bandas hiperecogénicas lineales paralelas a los vasos y con sombra acústica posterior estrecha. Mayor asociación con calcifilaxis.
- Estudio histológico: en la calcifilaxis, solo el 50 % confirma el diagnóstico en la primera biopsia. El calcio periecrino es muy específico. Tinciones: Von Kossa (calcio), otras.
- Estudio genético: ante sospecha de formas hereditarias como calcinosis tumorales familiares (genes *GALNT3*, *FGF23*, *KL* y *ACVR1*).

TRATAMIENTO

Calcinosis *cutis*

En la **figura 32-4** se puede consultar el algoritmo diagnóstico.

Distrófica

El tratamiento se basará en:

- Control de la enfermedad de base si existe (dermatomiositis, esclerosis sistémica).
- Decisión de tratar: tener en cuenta que no hay ensayos que avalen la eficacia. La actitud expectante puede ser válida en aquellas calcinosis *cutis* distróficas asintomáticas, no progresivas, no asociadas a alteraciones sistémicas y no incapacitantes.
- Dieta baja en calcio y fósforo.

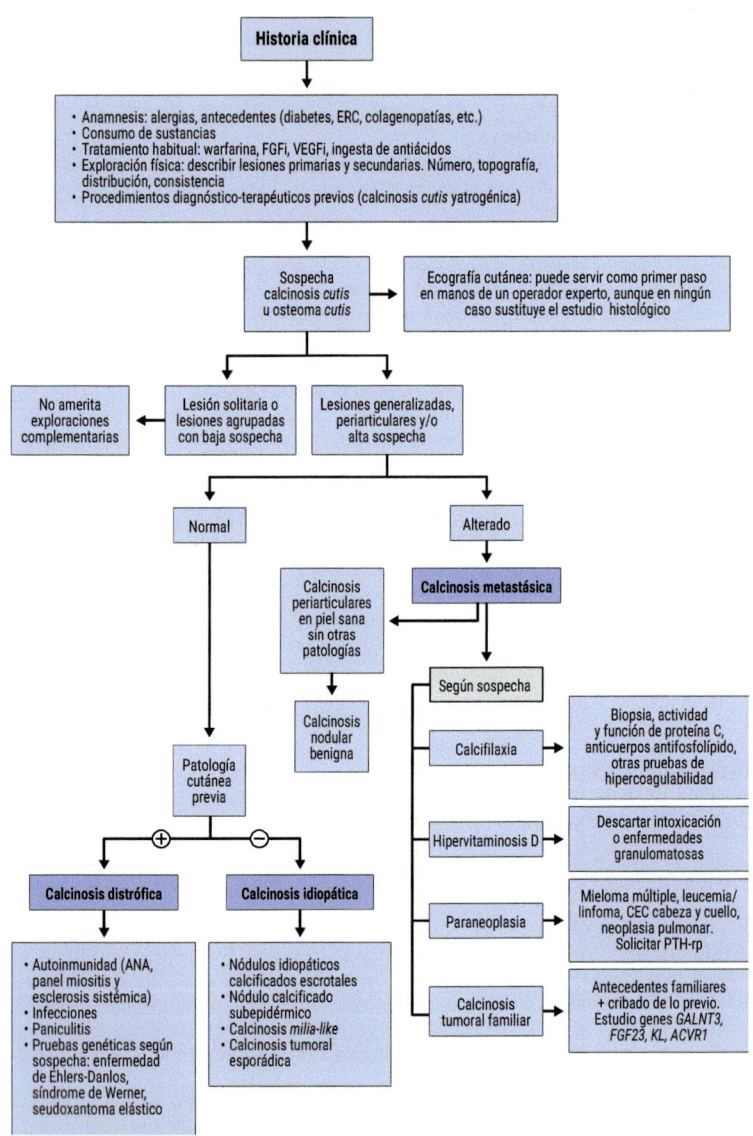

Figura 32-4. Algoritmo diagnóstico de la calcinosis *cutis*.
ANA: anticuerpos antinucleares; Ca: calcio; Cl: cloro; CEC: carcinoma espinocelular; ERC: enfermedad renal crónica; FGFi: fibroblast growth factor inhibitor: K: potasio; Mg: magnesio; Na: sodio; P: fósforo; PTH: hormona paratiroidea; PTH-rp: proteína relacionada con la hormona paratiroidea; VEGFi: vascular endothelial growth factor inhibitors.

- Hidróxido de aluminio: para calcinosis de dermatomiositis y lupus eritematoso sistémico.
- Bisfosfonatos: etidronato 800 mg/día por vía oral o alendronato 70 mg/semana por vía oral o pamidronato 90 mg/mes por vía intravenosa. En calcificaciones extensas de dermatomiositis.
- Minociclina: 50-200 mg/día. Muestra una dudosa eficacia sobre la inflamación en la esclerosis sistémica limitada. Efectos adversos: pigmentación dentaria, pigmentación de la calcinosis, mareo, discromía, hipersensibilidad, lupus inducido.
- Ceftriaxona: 2 g/día por vía intravenosa durante 20 días para la calcinosis asociada a morfea profunda, actuando sobre la inflamación.
- Colchicina: 0,6 mg/12 h. Para paliar la inflamación y ulceración en formas muy inflamatorias.
- Probenecid: 1,5 mg/día para calcinosis asociada a dermatomiositis juvenil.
- Tiosulfato sódico: antioxidante y vasodilatador, se utiliza en la intoxicación por cianuro y la toxicidad por platinos. Los autores tienen buena experiencia en calcinosis pequeñas (< 0,5 cm), con tiosulfato sódico al 10-25 % (o tiosulfato metabisulfito al 20-25 %) en un excipiente graso tipo *cold cream*, aplicado 1-3 veces/día durante 3 meses. Efectos adversos: irritación cutánea, dolor. La inyección intralesional de tiosulfato sódico 150-250 mg/mL (1 mL/cm²) cada 1-6 semanas con duración según la respuesta (hasta la resolución o hasta el cese de la mejoría) puede ser superior en eficacia, y mejora si la técnica se realiza de forma ecoguiada en calcificaciones < 2 cm. La mejoría esperable es en 1-4 semanas. Efectos adversos: dolor, infección (como cualquier otro tratamiento parenteral). El tiosulfato sódico sistémico se limita a formas extensas y graves por su perfil de seguridad. Efectos adversos: cefalea, náuseas, astenia, infección del catéter, acidosis metabólica.
- Diltiazem: 2-4 mg/kg/día (240 mg/día aproximadamente). Experiencia en dermatomiositis juvenil, lupus eritematoso sistémico, paniculitis lúpica y enfermedad mixta del tejido conjuntivo. Efectos adversos: edema, cefalea, bloqueo auriculoventricular, hipotensión, mareo, síntomas gastrointestinales.
- Otros calcioantagonistas: amlodipino (solo hay un reporte de caso). El verapamilo no ha demostrado eficacia.
- Inmunoglobulinas intravenosas: 2 g/día, 4 días al mes, 3 ciclos. Tiene efecto antiinflamatorio en la esclerosis sistémica limitada y en la dermatomiositis.
- Warfarina: de eficacia muy dudosa.
- Tratamiento médico biológico: infliximab, rituximab.
- Tratamiento no médico:
  - Escisión quirúrgica: simple o con reconstrucciones complejas (colgajo), incisión y drenaje. Complicaciones: recurrencia, infección, formación de fístula drenante.
  - Litotricia extracorpórea: para el control del dolor.
  - Láser de dióxido de carbono: en calcinosis digital de pequeño tamaño.

Metastásica

Se trata siguiendo estas pautas:

- Control del metabolismo calcio-fósforo: aumento de frecuencia de diálisis, priorizar hemodiálisis sobre diálisis peritoneal, evitar suplementos de calcio o vitamina D.
- Calcimiméticos: cinacalcet, etelcalcetida. Eficacia dudosa con estudios que demuestran superioridad o inferioridad del fármaco frente a placebo.
- Tiosulfato sódico: intravenoso con posología trisemanal. Mejora el dolor y la disfunción endotelial.
- Beneficio posible, pero en entredicho: pentoxifilina, bisfosfonatos, suplementos de vitamina K, anticoagulación (apixabán), oxígeno hiperbárico.
- Curas de úlceras por calcifilaxis: no existe consenso entre los expertos. La experiencia individual insta a hacer una recomendación en contra del desbridamiento cortante y a favor de los injertos en sello precoces por su efecto analgésico, junto con terapia compresiva adaptada si existe edema. Puede valorarse la irrigación del lecho con sevoflurano tópico por su efecto vasodilatador y analgésico. Es preferible no manipular la escara si esta está seca, adherida y sin signos clínicos de sobreinfección, ya que constituye una barrera protectora natural del tejido subyacente.
- Paratiroidectomía: si no hay respuesta a otros tratamientos. Su eficacia está en entredicho, ya que no se sabe si la mejoría que produce es transitoria debido al robo óseo de calcio y fosfato justamente posterior a la intervención (síndrome del hueso hambriento). No se ha validado en estudios prospectivos.
- Trasplante renal: existe poca evidencia. Podría haber recidivas o aparición de calcifilaxis postrasplante.

En las **tablas 32-2** y **32-3** se muestran los fármacos y tratamientos útiles en el abordaje de las calcificaciones cutáneas.

Idiopática y yatrogénica

El tratamiento consistirá en la escisión quirúrgica si el paciente refiere molestias o por motivos estéticos.

Osteoma *cutis*

El algoritmo diagnóstico del osteoma *cutis* se muestra en la **figura 32-5**.
En cuanto al tratamiento:

- Retinoides tópicos y sistémicos (respuesta en < 50 % de los casos).
- Incisión con aguja u hoja de bisturí y extracción manual.
- Láser de dióxido de carbono y extracción manual.
- Láser Er:YAG y extracción manual.
- Escisión quirúrgica.
- Biopsia-*punch*.
- Curetaje.
- Dermoabrasión.
- Antibioterapia oral: actualmente en entredicho.

Tabla 32-2. Fármacos útiles en el tratamiento de las calcificaciones cutáneas

Fármaco	Dosis	Mecanismo de acción	Notas
Diltiazem	2-4 mg/kg/día	Antagonista de la bomba sodio-calcio	Experiencia en DM juvenil, LES, paniculitis lúpica y EMTC. Efectos adversos: edema, cefalea, bloqueo auriculoventricular, hipotensión, mareo, síntomas gastrointestinales
Bisfosfonatos: • **Etidronato** • **Alendronato** • **Pamidronato**	80 mg/día/v.o. 70 mg/semana 90 mg/mes/i.v.	• Inhibición de osteoclastos y disminución de la reabsorción ósea • Inhibición de los macrófagos activados de la calcificación e inhibición de sus citosinas proinflamatorias	Útiles en calcificaciones extensas de DM Efectos adversos: hipocalcemia, hipofosfatemia, hipomagnesemia, fiebre, reacción en el sitio de la infusión y necrosis de la mandíbula Vigilar en pacientes con litiasis renal
Minociclina	50-200 mg/día	Efecto sobre la proteólisis, ligado de calcio y antinflamatorio	Dudosa eficacia sobre la inflamación en esclerosis sistémica limitada. Efectos adversos: pigmentación dentaria, pigmentación de la calcinosis, mareo, discromía, hipersensibilidad, lupus inducido
Ceftriaxona	2 g/día i.v. durante 20 días		Calcinosis asociada a morfea profunda, actuando sobre la inflamación

(Continúa)

Tabla 32-2. Fármacos útiles en el tratamiento de las calcificaciones cutáneas [cont.]

Fármaco	Dosis	Mecanismo de acción	Notas
Hidróxido de aluminio y otros quelantes del fósforo	2,24 g/día	Disminución del producto fosfocálcico	Respuesta en calcinosis de DM y LES
Colchicina	0,6 mg/12 h	Inhibición de la migración de los leucocitos	Para paliar la inflamación y ulceración en formas muy inflamatorias
Probenecid	1,5 g/día	Antinflamatorio Aumenta la excreción renal de fosfato	Útil en calcinosis asociada a DM juvenil
Inmunoglobulinas intravenosas	2 g/kg Antinflamatorio (supresión de macrófagos activados)	Antinflamatorio (suspensión de macrófagos activados)	Calcificación digital De ESL y DM

DM: dermatomiositis; ESL: esclerosis sistémica limitada; EMTC: enfermedad mixta del tejido conjuntivo; LES: lupus eritematoso sistémico.

Tabla 32-3. Tratamientos útiles en calcificaciones cutáneas localizadas

Fármaco	Dosis
Corticosteroides tópicos/ intralesionales	Antinflamatorio e inhibición de fibroblastos. Papel de la ecografía cutánea en la administración intralesional de fármacos.
Tiosulfato sódico	• La inyección intralesional de tiosulfato sódico 150-250 mg/mL (1 mL/cm^2) cada 1-6 semanas con duración según la respuesta (hasta la resolución o hasta el cese de la mejoría) puede ser superior en eficacia y mejora si la técnica se realiza de forma ecoguiada en calcificaciones < 2 cm. La mejoría esperable es en 1-4 semanas. Efectos adversos: dolor, infección (como cualquier otro tratamiento parenteral) • Tiosulfato sódico al 10-25 % (o tiosulfato metabisulfito al 20-25 %) en un excipiente graso tipo *cold cream*, aplicado 1-3 veces/día durante 3 meses. Efectos adversos: irritación cutánea, dolor • El tiosulfato sódico sistémico se limita a formas extensas y graves dado su perfil de seguridad. Efectos adversos: cefalea, náuseas, astenia, infección del catéter, acidosis metabólica

(Continúa)

Tabla 32-3. Tratamientos útiles en calcificaciones cutáneas localizadas [cont.]

Fármaco	Dosis
Cirugía	Se reserva para casos de lesiones muy dolorosas o invalidantes (infección recurrente, ulceración, en dedos de manos por impotencia funcional, etc.)
Láser de dióxido de carbono	Lesiones pequeñas
Litotricia extracorpórea	Respuesta en el tratamiento del dolor

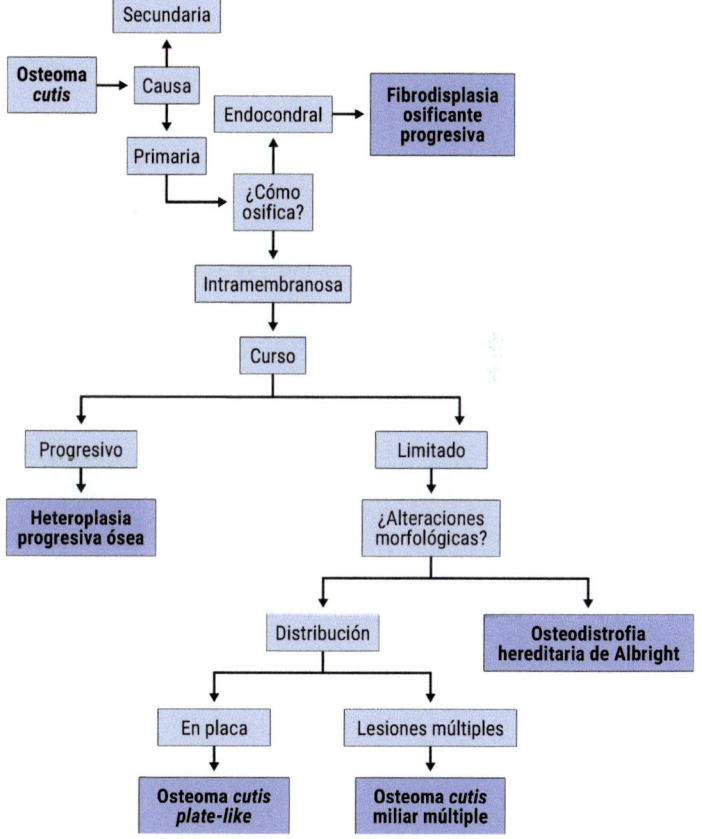

Figura 32-5. Algoritmo diagnóstico del osteoma *cutis*.

BIBLIOGRAFÍA

Bolognia JL, Schaffer JV, Cerroni L. Dermatología. 4ª ed. Barcelona: Elsevier; 2018.

Duarte BM, Pinheiro RR, Cabete J. Multiple miliary osteoma cutis: a comprehensive review and update of the literature. Eur J Dermatol. 2018;28(4):434-9.

Gamissans M, Giavedoni P, Roe E, et al. Multicentric Study on High-Frequency Ultrasound Characterization of Calcium Deposits in Dermal and Subcutaneous Calciphylaxis and Calcinosis. J Ultrasound Med. 2022;41(8):1975-9.

García-Lozano JA, Ocampo-Candiani J, Martínez-Cabriales SA, Garza-Rodríguez V. An Update on Calciphylaxis. Am J Clin Dermatol. 2018;19(4):599-608.

López-Sundh AE, Quintana-Sancho A, Durán-Vian C, et al. Clinical and ultrasound response to intralesional sodium thiosulfate for the treatment of calcinosis cutis in the setting of systemic sclerosis. A case-based review. Clin Rheumatol. 2021;40(7):2985-9.

Porfirias

J. Riera Monroig y P. Aguilera Peiró

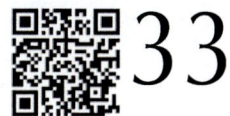 **33**

 PUNTOS CLAVE

- Las porfirias son un grupo de trastornos metabólicos caracterizados por un déficit en alguna de las enzimas de la síntesis del grupo hemo.
- En función del órgano principal afectado, se clasifican en porfirias cutáneas y hepáticas. Las cutáneas cursan con fotosensibilidad aguda —como es el caso de la protoporfiria eritropoyética— o crónica con fragilidad cutánea y formación de ampollas —como sucede en la porfiria cutánea tarda—.
- Algunas de sus complicaciones pueden producir anemia hemolítica, afectación hepática y neuropatía, entre otras.
- El tratamiento se basa en la fotoprotección, la evitación de los desencadenantes y la adopción de medidas dirigidas para cada subtipo, como son las flebotomías o la hidroxicloroquina en la porfiria cutánea tarda.

INTRODUCCIÓN

Las porfirias representan un conjunto de enfermedades metabólicas, hereditarias en su mayoría, producidas cada una de ellas por deficiencias en la actividad enzimática de los ocho puntos de la síntesis del grupo hemo. El término *porfiria* proviene de la palabra griega *porphyra*, que significa «púrpura». Esta denominación se refiere a la coloración que los precursores del grupo hemo pueden adquirir cuando se acumulan en la orina o los tejidos, un hallazgo común en muchos de estos trastornos. La descripción del primer caso data de 1874, pero no fue hasta 1911 cuando Günther realizó una descripción detallada de este grupo de trastornos hereditarios y los clasificó. Posteriormente, a medida que se han conocido otras formas de porfirias, se han establecido nuevas clasificaciones. En la mayoría de los libros de texto se ha diferenciado entre porfirias agudas y no agudas, aunque también pueden clasificarse en cutáneas y no cutáneas o eritropoyéticas o hepáticas.

EPIDEMIOLOGÍA

Las porfirias constituyen un grupo de enfermedades poco frecuentes, la prevalencia de las cuales no se conoce exactamente y depende de cada zona geográfica. Además, las porfirias tienen una penetrancia incompleta. La forma más frecuente

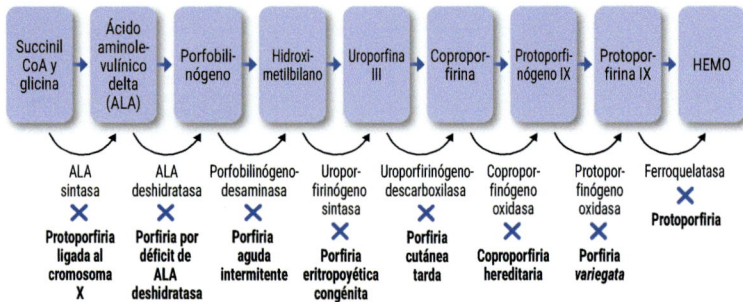

Figura 33-1. Enzimas y sustratos participantes en la síntesis del grupo hemo. En la parte inferior, en **color rojo** se indica el tipo de porfiria que se produce cuando dicha enzima es disfuncionante.

es la **porfiria cutánea tarda,** con una prevalencia de 1 de cada 25.000 hombres. La prevalencia de la mutación de la porfobilinógeno-desaminasa que produce la porfiria aguda intermitente (PAI) es de 1/2.000.

ETIOPATOGENIA Y CLASIFICACIÓN

La síntesis del grupo hemo, encargado del transporte de oxígeno en la hemoglobina de los eritrocitos, se produce en un proceso enzimático complejo en el que participan ocho enzimas (**Fig. 33-1**). La disminución de la función de cada una de ellas producirá una acumulación del metabolito del sustrato de dicha enzima, con la consiguiente forma concreta de porfiria, con una clínica y características bioquímicas típicas. Aun así, dependiendo de la solubilidad y el órgano en el que se acumulen las porfirinas, la clínica será variable.

Porfirias agudas

En la **tabla 33-1** se puede consultar la clasificación de las porfirias en función de su afectación cutánea.

Tabla 33-1. Clasificación de las porfirias en función de su afectación cutánea

Porfirias agudas (crisis neurológicas)	Porfirias cutáneas
Porfiria aguda intermitente	Porfiria cutánea tarda
Porfiria *variegata*	Protoporfiria eritropoyética
Coproporfiria hereditaria	Porfiria eritropoyética congénita
Porfiria por deficiencia de ALA deshidratasa	Porfiria hepatoeritropoyética

ALA: ácido aminolevulínico.

Porfirias cutáneas

La clasificación de las diferentes porfirias cutáneas dependiendo de la clínica de fototoxicidad a la que se asocian se muestra en la **tabla 33-2**.

Porfiria cutánea tarda

La porfiria cutánea tarda se clasifica en esporádica y familiar. La inactivación de la uroporfirinógeno-descarboxilasa en la porfiria cutánea tarda esporádica se limita al hígado, mientras que la deficiencia de enzimas en la variante familiar se encuentra tanto en el hígado como en los eritrocitos.

La deficiencia de uroporfirinógeno-descarboxilasa hace que el hígado acumule uroporfirina y heptacarboxilporfirina, que luego se excretan en la orina y se depositan en la piel. Estas porfirinas son activadas por la exposición a la luz ultravioleta, que produce radicales libres que dañan las membranas celulares y el colágeno dérmico, lo que hace que la piel sea frágil y provoca la formación de vesículas y ampollas en áreas expuestas al sol tras un mínimo traumatismo. La ingesta de alcohol, la infección por el virus de la hepatitis C, el uso de anticonceptivos, la diálisis en pacientes con insuficiencia renal crónica o la hemocromatosis son factores desencadenantes o exacerbantes.

Protoporfiria eritropoyética

En la mayoría de los casos se produce por la mutación en la ferroquelatasa. Su herencia se comporta a nivel clínico como si se tratara de una herencia autosómica dominante, debido a la presencia del alelo trans del gen *FECH* en un porcentaje

Tabla 33-2. Clasificación de las diferentes porfirias cutáneas dependiendo de la clínica de fototoxicidad a la que se asocian	
	Porfirias no cutáneas
Síntomas agudos tras fotoexposición (eritema, edema, prurito, erosiones) Protoporfiria eritropoyética y protoporfiria dominante ligada al cromosoma X	Porfiria aguda intermitente Porfiria por deficiencia de ALA deshidratasa
Síntomas crónicos en áreas fotoexpuestas (fragilidad, ampollas, erosiones, cicatrices) Porfiria cutánea tarda Porfiria *variegata* Coproporfiria hereditaria Porfiria eritropoyética congénita Porfiria hepatoeritropoyética	

ALA: ácido aminolevulínico.

importante de la población. También se han descrito formas autosómicas recesivas. Raramente, se produce una mutación de ganancia de función de la aminolevulínico sintetasa 2, de modo que la ferroquelatasa actúa como enzima limitante y se produce clínica de protoporfiria eritropoyética, aunque en este caso se conoce como *protoporfiria dominante ligada al cromosoma X*.

Porfiria eritropoyética congénita

La forma más grave de porfiria, la porfiria eritropoyética congénita, está producida por la mutación de la uroporfirinógeno sintasa, conduciendo a la acumulación de uroporfirinas y coproporfirinas en la médula ósea. Su herencia es autosómica recesiva y muy poco frecuente.

MANIFESTACIONES CLÍNICAS Y COMPLICACIONES

Porfirias no cutáneas

Porfiria aguda intermitente

La PAI es la forma más frecuente de porfiria aguda. Como se expone en el apartado de la etiopatogenia (v. **Fig. 33-1**), se produce por el déficit parcial de la **porfobilinógeno-desaminasa.** A pesar de que la mutación está presente en 1/2.000 personas en países occidentales, los ataques agudos ocurren en menos del 10 % de la población en riesgo. El cuadro típico es el de una mujer joven en edad fértil con astenia inicial, seguida de dolor abdominal intenso, náuseas y vómitos, estreñimiento, palpitaciones y síntomas neurológicos generalmente leves como disestesia y debilidad, aunque pueden llegar a sufrir convulsiones. Estas pacientes tienen una exploración física anodina y en la analítica, si no se solicitan porfirinas, únicamente puede observarse una leve elevación de las transaminasas. Además, la respuesta a los analgésicos es pobre. En la PAI puede asociarse neuropatía en los ataques agudos, con autorresolución lenta que requiere meses o, incluso, años. A largo plazo, existe un mayor riesgo de desarrollar insuficiencia renal crónica y daño hepático en forma de fibrosis/cirrosis.

Porfirias cutáneas

Con fotosensibilidad aguda

Protoporfiria eritropoyética y protoporfiria dominante ligada al cromosoma X

La clínica se inicia en el lactante o en la infancia temprana en forma de eritema, edema y prurito tras pocos minutos de exposición solar (**e-Fig. 33-2**). El pico de excitación de la protoporfirina es en el rango de la luz visible (410 nm), por lo que los pacientes pueden presentar síntomas tras la exposición a la luz solar tras una ventana de cristal convencional. Si se mantiene la exposición, pueden aparecer hiperqueratosis y liquenificación peribucal, así como cicatrices varioliformes. Debido a la eliminación de la protoporfirina IX a través de la bilis, estos pacientes tienen a largo plazo un mayor riesgo de padecer litiasis biliar y colestasis. Como se trata de una porfiria eritropoyética, estos pacientes presentan también anemia microcítica.

Porfiria eritropoyética congénita

La porfiria eritropoyética congénita, anteriormente conocida como *enfermedad de Günther*, es una forma muy infrecuente autosómica recesiva, cuya clínica es grave. Se inicia a las pocas horas del nacimiento con fotosensibilidad muy marcada, formación de erosiones, úlceras, ampollas y las consecuentes cicatrices. Ya desde el inicio, la orina tiene una coloración roja-rosada. Suele acompañarse de anemia hemolítica y, secundariamente, de esplenomegalia. La grave afectación cutánea conlleva rápidamente la formación de cicatrices hipopigmentadas e hiperpigmentadas, fotomutilación de falanges, deformación facial (estrechamiento nasal, pérdida de tejido del pabellón auricular, etc.) e hipertricosis. La eritrodoncia también es un fenómeno habitual (**e-Fig. 33-3**). La esperanza de vida en estos pacientes está gravemente disminuida.

Porfiria hepatoeritropoyética

Representa la forma homocigota de la porfiria cutánea tarda hereditaria. Clínicamente, se manifiesta desde la infancia, con orina oscura, fotosensibilidad cutánea aguda, hipertricosis y cicatrices. Los casos graves pueden parecerse a la porfiria eritropoyética congénita, pero sin afectación hematológica.

Con síntomas crónicos

Porfiria cutánea tarda

Al ser la forma esporádica más frecuente, el cuadro clínico habitual es el de un paciente de edad media con vesículas, ampollas, fragilidad cutánea y cicatrices en áreas fotoexpuestas, principalmente en el dorso de las manos y los antebrazos. Pueden dejar quistes de milios y máculas hipopigmentadas/hiperpigmentadas (**e-Fig. 33-4**). Además, es frecuente también la hipertricosis malar. A largo plazo, pueden aparecer áreas morfeiformes o semejantes a la esclerodermia.

Porfiria *variegata*

Se trata de una porfiria mixta (clínica cutánea y/o aguda). Es una forma relativamente frecuente en Sudáfrica (efecto fundador relacionado con una mutación holandesa). Se manifiesta a partir de la pubertad con clínica similar a los ataques agudos de la PAI y/o la clínica de la porfiria cutánea tarda (porfiria neurocutánea).

Coproporfiria hereditaria

Se trata de una porfiria mixta (clínica cutánea y/o aguda). Es una forma extremadamente infrecuente que se manifiesta a partir de la adolescencia con una clínica que combina los síntomas sistémicos y neurológicos parecidos a la PAI, y la fotosensibilidad aguda de la protoporfiria eritropoyética.

DIAGNÓSTICO

Tras una correcta historia clínica que incluya antecedentes familiares, personales, historia de medicación concomitante, y una exploración dermatológica completa, ante la sospecha de porfiria, se debe solicitar una analítica con hemograma, bioquímica hepática y renal, así como las porfirinas en orina, plasma, eritrocitos y heces. EPosteriormente, una vez conocidos los niveles elevados de las distintas porfirinas, puede llevarse a cabo un estudio genético.

Los niveles elevados de porfobilinógeno y ácido delta-aminolevulínico en orina o sangre son específicos de porfiria aguda (la PAI es la más frecuente); la presencia o no de porfirinas elevadas en heces, así como el perfil de dichas porfirinas, dará el diagnóstico de porfiria *variegata* o coproporfiria hereditaria. En el caso de las protoporfirias eritropoyética y dominante ligada al cromosoma X, los niveles de protoporfirina estarán elevados en plasma. Por su parte, en la porfiria cutánea tarda se encontrará una elevación de las uroporfirinas en orina y en plasma. El fraccionamiento de las porfirinas eliminadas por la orina mostrará un predominio de uroporfirina de tipo III.

TRATAMIENTO

Porfiria aguda intermitente

Es de vital importancia revisar si el paciente está recibiendo algún tipo de medicación, ya que existe una gran lista de fármacos que pueden desencadenar ataques de PAI (esta lista puede consultarse en: http://porphyriadrugs.com). El manejo inicial incluye **sueroterapia, antieméticos y analgesia.** Se administra hematina intravenosa (dosis de 3-4 mg/kg) durante aproximadamente 3 días, con una resolución rápida de los síntomas. Su uso muy frecuente se asocia a sobrecarga hepática de hierro. Este tratamiento es únicamente sintomático, pero existen abordajes terapéuticos avanzados que previenen la aparición de brotes. El givosirán es un siRNA (*small interfering ribonucleic acid*) que interfiere en la síntesis de ácido delta-aminolevulínico por parte de la ALA (*aminolevulinic acid*) sintasa. De este modo, hay menos porfobilinógeno disponible para la porfobilinógeno-desaminasa, deficiente en la PAI, de modo que se previene su acumulación.

Porfiria cutánea tarda

Aparte de la fotoprotección, en primer lugar, deben eliminarse los factores desencadenantes como el alcohol, o tratar la infección por el virus de la hepatitis C en aquellos pacientes infectados. La **fotoprotección,** además, es clave. La reducción de la sobrecarga de hierro con flebotomías es en ocasiones necesaria, especialmente en pacientes con hemocromatosis, en los que los niveles deben estar por debajo de 100 ng/mL. El uso de cloroquina o hidroxicloroquina a dosis bajas también es útil en la reducción de la clínica. Los pacientes responden al tratamiento inicial en más del 90 % de los casos, pero pueden recurrir con facilidad. Se recomienda un control anual —una vez lograda la remisión—, con determinación de la uroporfirina en orina/plasma para la detección temprana de recurrencias.

Protoporfiria eritropoyética/protoporfiria dominante ligada al cromosoma X

La fotoprotección en estos pacientes debe incluir la evitación de la luz azul. Los suplementos orales de betacarotenos se han utilizado ampliamente, aunque la respuesta en la práctica clínica real es variable. La afamelanotida, un análogo de la hormona estimuladora de los melanocitos (αMSH), ha demostrado aumentar el tiempo de exposición solar sin fototoxicidad, así como la calidad de vida en estos pacientes. Sin embargo, el elevado precio de este implante subcutáneo implica una gran limitación para su uso. Actualmente, se están llevando a cabo ensayos clínicos aleatorizados frente a placebo de análogo de la αMSH por vía oral con buenos resultados en términos de aumento del tiempo de exposición libre de síntomas y disminución de los eventos de fototoxicidad.

Porfiria eritropoyética congénita

En estos pacientes, la fotoprotección estándar no es suficiente, y se recomienda evitar estrictamente la exposición solar. No existe ningún tratamiento aprobado específico para estos pacientes. El trasplante de progenitores hematopoyéticos es la única terapia curativa, a pesar de su elevada morbimortalidad

SEUDOPORFIRIA

Con el término *seudoporfiria* se hace referencia a aquellos pacientes que presentan una clínica muy similar a la porfiria cutánea tarda, con fragilidad cutánea, ampollas, erosiones y cicatrices en el dorso de las manos, los brazos y la cara. A diferencia de la porfiria cutánea tarda, no se detectan niveles elevados de porfirinas. Se asocia a pacientes en hemodiálisis o a fármacos como diuréticos (furosemida y torasemida), antiinflamatorios no esteroideos como el naproxeno y tetraciclinas, entre otros. El tratamiento se basa en la fotoprotección y en la suspensión del fármaco asociado.

BIBLIOGRAFÍA

Aguilera Peiró P. Acute hepatic porphiria: epidemiology, classification and clinical profile. Med Clin (Barc). 2023;159(Suppl 1):S8-11.

Aguilera Peiró P. Therapeutic options for the management of acute hepatic porphyria. Med Clin (Barc). 2023;159(Suppl 1):S29-32.

Bissell DM, Anderson KE, Bonkovsky HL. Porphyria. N Engl J Med. 2017;377(9):862-72.

Erwin A, Balwani M, Desnick RJ; Porphyrias Consortium of the NIH-Sponsored Rare Diseases Clinical Research Network. Congenital Erythropoietic Porphyria. 2013 Sep 12 [updated 2021 Apr 15]. En: Adam MP, Feldman J, Mirzaa GM, et al., editores. GeneReviews® [Internet]. Seattle (WA): University of Washington, Seattle; 1993-2023.

Ramanujam VS, Anderson KE. Porphyria Diagnostics-Part 1: A Brief Overview of the Porphyrias. Curr Protoc Hum Genet. 2015;86:17.20.1-17.20.26.

Szlendak U, Bykowska K, Lipniacka A. Clinical, Biochemical and Molecular Characteristics of the Main Types of Porphyria. Adv Clin Exp Med. 2016;25(2):361-8.

Manifestaciones cutáneas de las enfermedades sistémicas y de las nutricionales

34

H. Escolà y R. M. Pujol

PUNTOS CLAVE

- Las lesiones mucocutáneas pueden ser la manifestación inicial o incluso la única manifestación de una enfermedad sistémica.
- Algunas de las manifestaciones cutáneas son específicas de una enfermedad sistémica, mientras que otras pueden ser sugestivas o inespecíficas. El tratamiento de dichas manifestaciones frecuentemente es el de la enfermedad de base.
- Las deficiencias nutricionales, vitamínicas y de oligoelementos ocasionan un amplio abanico de manifestaciones cutáneas y extracutáneas. El conocimiento de las características clínicas de dichas manifestaciones ayudará a establecer una sospecha diagnóstica.

ENFERMEDADES ENDOCRINAS Y METABÓLICAS. MANIFESTACIONES CUTÁNEAS

Diabetes mellitus

La afectación cutánea puede ser clave para el diagnóstico de diferentes trastornos endocrinos, entre los cuales destaca la diabetes mellitus, enfermedad muy prevalente que afecta a varios órganos. Las manifestaciones cutáneas asociadas a esta entidad se detallan en la **tabla 34-1**.

> **!** La acantosis *nigricans* se ha relacionado con la obesidad, la hiperinsulinemia y el hiperandrogenismo en mujeres, y mejora con el control de la enfermedad de base.

Trastornos de la tiroides, las glándulas suprarrenales y la paratiroides

El diagnóstico de estas entidades suele establecerse, respectivamente, mediante la determinación de los niveles séricos de hormonas tiroideas (tirotropina, T3 y T4 libres, anticuerpos antitiroideos y antitirotropina), hormona paratiroidea, calcio

Tabla 34-1. Manifestaciones cutáneas asociadas a la diabetes mellitus

Dermopatía diabética	Es la manifestación cutánea más frecuente de la diabetes mellitus. Manifestaciones clínicas: máculas marronáceas atróficas circulares u ovales, solitarias o múltiples, de predominio en las extremidades (zona pretibial). Posiblemente desencadenadas por traumatismos
	Mecanismos patogénicos poco conocidos: se ha relacionado con la microangiopatía diabética, una activación de vías inflamatorias y un fenómeno de fibrosis
	Evolución crónica
	No existe un tratamiento efectivo. No mejora con el control de la glucemia
Acantosis *nigricans*	Hiperpigmentación aterciopelada y simétrica predominantemente en áreas intertriginosas (cuello, axilas e ingles) en relación con obesidad, hiperinsulinemia, hiperandrogenismo en mujeres y tratamientos con glucocorticoides sistémicos, ácido nicotínico y estrógenos (e-Fig. 34-1)
	Más frecuente en hispanos y personas de ascendencia africana. La aparición brusca de acantosis *nigricans* asociada a la presencia de múltiples fibromas péndulos, queratosis seborreicas, hiperqueratosis palmar y/o afectación mucosa obliga a descartar la asociación con una neoplasia maligna subyacente (adenocarcinoma de estómago)
	Tratamiento poco efectivo. Se han utilizado retinoides tópicos con una eficacia relativa. Mejora con la pérdida de peso y control de la enfermedad de base
Bullosis *diabeticorum*	Aparición de ampollas tensas en las extremidades inferiores, indoloras y no pruriginosas, que curan en 2-6 semanas sin dejar cicatriz
	Patogenia: alteración de las fibras de anclaje y debilidad de la unión dermoepidérmica
	Tratamiento: curas tópicas para evitar la sobreinfección bacteriana
Síndrome de engrosamiento cutáneo o piel gruesa diabética	Engrosamiento de la piel, de características distintas a la esclerodermia. Incluye diferentes entidades:
	• Escleredema diabético: engrosamiento cutáneo difuso, progresivo, simétrico, indoloro e irreversible de inicio en la espalda y cara posterior del cuello, extendiéndose posteriormente hacia la cara, los hombros y la cara anterior del tórax
	• Limitación de la movilidad articular: aumento del grosor de la piel en el dorso de las manos y los antebrazos, de inicio típicamente en la articulación interfalángica del quinto dedo, asociado a una contractura en flexión de los dedos con disminución de la movilidad articular. Relacionado con un mal control de la glucemia

(Continúa)

Tabla 34-1. Manifestaciones cutáneas asociadas a la diabetes mellitus *[cont.]*

Xantomas eruptivos	Pápulas duras, amarillentas, agrupadas, con un halo eritematoso, de aparición brusca, localizadas en las rodillas, codos, nalgas y tronco. En los párpados se denominan *xantelasmas* Patogenia: extravasación de las lipoproteínas séricas a través de las paredes vasculares, seguida de su captación local mediante endocitosis macrofágica. Suelen ser secundarios a hipertrigliceridemia e indican un mal control de la diabetes
Necrobiosis lipoidea	Pápula o placa eritematomarronácea que crece centrífugamente formando una placa atrófica amarillo-anaranjada asintomática, con telangiectasias, ligeramente deprimida, localizada habitualmente en la cara anterior y laterales de las piernas Patogenia: enfermedad degenerativa del colágeno que puede preceder o aparecer de forma simultánea al diagnóstico de diabetes Evolución crónica con tendencia a persistir, independientemente del control glucémico Puede tratarse con glucocorticoides tópicos, intralesionales u orales, antiagregantes orales, pentoxifilina o fototerapia, entre otros
Granuloma anular	Dermatosis crónica benigna caracterizada por la presencia de lesiones anulares eritematosas formadas por pápulas «cupuliformes», que pueden evolucionar a placas circulares induradas con una zona deprimida central. Se localiza predominantemente en el dorso de las manos, los tobillos y los pies Existe una forma generalizada asociada con mayor frecuencia a la diabetes mellitus Tratamientos: glucocorticoides tópicos o intralesionales, inhibidores de la calcineurina tópicos o terapia fotodinámica, reservándose para formas generalizadas los retinoides orales, fumaratos, ioduro potásico, vitamina E, isoniacida, PUVA o UVA1, entre otros
Trastornos perforantes adquiridos	Grupo de dermatosis caracterizadas por la eliminación transepidérmica de componentes alterados en la dermis. Las enfermedades perforantes que se han asociado con la diabetes son la foliculitis perforante, la colagenosis perforante, la enfermedad de Kyrle y la dermatosis perforante adquirida. Se presentan como pápulas hiperqueratósicas foliculares y perifoliculares, ligeramente pruriginosas, de predominio en las superficies de extensión. Son más frecuentes en pacientes insulinodependientes y con insuficiencia renal crónica. El tratamiento es sintomático (glucocorticoides, emolientes, antihistamínicos) mostrando respuestas parciales a retinoides tópicos u orales, fototerapia, crioterapia, metotrexato o alopurinol

(Continúa)

Tabla 34-1. Manifestaciones cutáneas asociadas a la diabetes mellitus [cont.]

Infecciones cutáneas	Más frecuentes en diabéticos mal controlados y con complicaciones. Suelen ser más graves, resistentes a los tratamientos convencionales y con una mayor tendencia a recidivas
	• Bacterianas: estreptococos de los grupos A y B, estafilococos, *Pseudomonas aeruginosa*, eritrasma (*Corynebacterium minutissimum*), gangrena gaseosa y la fascitis necrosante (polimicrobiana: gramnegativos y anaerobios)
	• Fúngicas: candidiasis, dermatofitosis, mucormicosis rinocerebral
Manifestaciones cutáneas de la vasculopatía diabética	Los pacientes diabéticos tienen una mayor incidencia de enfermedad vascular periférica. Tras mínimos traumatismos o episodios inflamatorios, se desencadena una demanda metabólica que no puede ser cubierta, dando lugar a una alteración de la irrigación, con isquemia, que ocasiona ulceración cutánea y gangrena. La microangiopatía diabética puede ser la causa tanto de la dermopatía diabética como de distintas dermatosis pigmentadas y purpúricas (secundarias a la extravasación de hematíes en el plexo superficial). También puede ser la responsable de un eritema facial y placas eritematosas similares a la erisipela en las piernas y en el dorso de los pies que, ocasionalmente pueden dar lugar a necrosis y destrucción del hueso subyacente
Manifestaciones cutáneas de la neuropatía diabética	La neuropatía diabética puede desarrollarse como consecuencia de una alteración en las fibras sensitivas, motoras o autonómicas. Los enfermos presentan intolerancia al calor, con hiperhidrosis de la mitad superior del cuerpo y anhidrosis en los miembros inferiores. La ausencia de sudor produce una sequedad cutánea (xerosis). La piel puede fisurarse y ser la puerta de entrada de microorganismos. La neuropatía sensitiva y motora se manifiesta clínicamente con parestesias, hiperestesias, hipoestesias, dolor radicular, pérdida de reflejos tendinosos profundos, hiperqueratosis sobre los puntos de presión, atrofia muscular, alteraciones óseas y articulares, y úlceras cutáneas. El mal perforante plantar se caracteriza por úlceras neuropáticas localizadas en los puntos de mayor presión de los pies (talón y cabeza del primer metatarsiano)
Reacciones secundarias a fármacos antidiabéticos	• Insulina: pueden ser reacciones locales (de hipersensibilidad retardada, en forma de pápulas o nódulos eritematosos o como lipodistrofia localizada en los puntos de inyección) o incluso dar lugar a manifestaciones sistémicas (urticaria, angioedema y/o reacción tipo enfermedad del suero)
	• Hipoglucemiantes orales: sobre todo las sulfonilureas y la clorpropamida. Exantemas maculopapulosos, urticarias, reacciones de fotosensibilidad, eritema multiforme, erupciones liquenoides, prurito, etc.

(Continúa)

Tabla 34-1. Manifestaciones cutáneas asociadas a la diabetes mellitus [cont.]

Otras	• Eritema facial (*rubeosis faciei diabeticorum*), que consiste en la rubefacción crónica de la cara, el cuello y la parte superior de las extremidades. Mejora con el control glucémico • Carotenodermia: color naranja-amarillo difuso de la piel por depósito de carotenos • Vitíligo

y fósforo (sérico y en orina), así como cortisol en orina de 24 horas, y pruebas de estimulación o inhibición del eje suprarrenal junto con pruebas de imagen pertinentes para identificar la causa (**Tablas 34-2** y **34-3**).

Tabla 34-2. Manifestaciones cutáneas de la enfermedad tiroidea y paratiroidea

	Hipertiroidismo	Hipotiroidismo
Piel	Piel fina, aterciopelada, suave, caliente y húmeda (aumento de la sudoración) Hiperpigmentación localizada o generalizada en piel o mucosas Prurito	Piel seca, áspera, gruesa, fría, pálida y edematosa (mixedema) con coloración amarillenta (carotenodermia), hematomas y equimosis (fragilidad capilar) y pigmentación periocular (signo de Jelinek)
Folículos pilosos	Cabello delgado, poco abundante, friable, alopecia difusa leve. Crecimiento rápido	Cabello opaco/deslustrado, grueso, seco y frágil. Crecimiento lento (aumento de la fase telógena del pelo) Alopecia del tercio lateral externo de las cejas (signo de Hertoghe)
Uñas	Onicólisis distal, coiloniquia, acropaquia tiroidea, uñas de Plummer. Crecimiento rápido	Uñas delgadas, frágiles, con estrías transversales y longitudinales y de lento crecimiento. Onicólisis
Lesión típica	Mixedema pretibial (exclusivo de la enfermedad de Graves): placas infiltradas o nódulos rosados o color marrón parduzco, con aspecto de piel de naranja en la región pretibial con frecuencia bilateral	Mixedema generalizado: por acúmulo de ácido hialurónico y glicosaminoglicanos en la dermis. Facies hipotiroidea característica: piel gruesa, edema periorbitario y engrosamiento de las mucosas con disfonía

(Continúa)

Tabla 34-2. Manifestaciones cutáneas de la enfermedad tiroidea y paratiroidea [cont.]

	Hipertiroidismo	**Hipotiroidismo**
Otras	Puede asociarse a vitíligo, urticaria y *alopecia areata*	Puede asociarse a ictiosis, queratodermia palmoplantar, xantomas eruptivos y tuberosos, granuloma anular y liquen plano oral
	Hiperparatiroidismo	**Hipoparatiroidismo**
Clínica	Prurito, calcifilaxis	Alopecia, xerosis, descamación

Tabla 34-3. Manifestaciones cutáneas de los trastornos suprarrenales

	Enfermedad de Cushing	**Enfermedad de Addison**
Piel y anejos	Redistribución de la grasa subcutánea: obesidad central, «cara de luna llena», depósito de grasa cervical dorsal («joroba de búfalo»), reducción de la grasa en brazos y piernas Atrofia cutánea: piel «en papel de fumar», estrías rojo-vinosas > 1 cm (e-Fig. 34-2), fragilidad cutánea, púrpura, cicatrización prolongada Acné esteroideo, hirsutismo, piel grasa, acantosis *nigricans* (si elevación ACTH) Infecciones cutáneas: pitiriasis versicolor, dermatofitosis, onicomicosis, candidiasis	Hiperpigmentación (por efecto de la ACTH, similar al de la MSH) de predominio en zonas fotoexpuestas, sobe cicatrices, periné, areolas, pliegues palmares, mucosas y uñas (melanoniquia longitudinal). Nevos melanocíticos y lentigos. Disminución del vello axilar y púbico Fibrosis y calcificación del cartílago auricular En casos con síndrome de endocrinopatía candidiásica, se observa un vitíligo y una candidiasis mucocutánea crónica

ACTH: corticotropina; MSH: hormona estimuladora de melanocitos.

El tratamiento de las manifestaciones cutáneas asociadas a estas endocrinopatías es el de la enfermedad de base.

Acromegalia

La acromegalia es un proceso poco frecuente que resulta de un exceso de producción de hormona del crecimiento. Generalmente se manifiesta de forma insidiosa,

Tabla 34-4. Manifestaciones cutáneas de la acromegalia	
	• Facies acromegaloide: frente prominente, hipertelorismo, edema palpebral, aumento del tamaño de la pirámide nasal y de los pabellones auriculares, prognatismo y macroglosia • Piel engrosada, aumento de los pliegues cutáneos (especialmente en las prominencias óseas) • Hiperhidrosis, bromhidrosis • Lesiones acneiformes, seborrea • En las fases iniciales hipertricosis y/o hirsutismo, y en las tardías rarefacción y miniaturización del pelo • Acantosis *nigricans*, fibromas múltiples, queratosis seborreicas eruptivas • Onicodistrofia
Diagnóstico	Elevación del IGF-1, IGF-BP3 y GH > 2 μg/L a los 120 min tras sobrecarga oral de glucosa. Pruebas de imagen: búsqueda de un adenoma hipofisario subyacente (causa más frecuente)
Tratamiento	Remisión de la clínica cutánea tras la extirpación del tumor (causante del aumento de la producción de GH)

GH: hormona del crecimiento; IGF: factor de crecimiento insulínico.

si bien la sintomatología cutánea suele ser precoz y puede orientar el diagnóstico de la enfermedad (**Tabla 34-4**).

MANIFESTACIONES CUTÁNEAS DE LAS ENFERMEDADES GASTROINTESTINALES

Existen numerosas manifestaciones cutáneas asociadas a las enfermedades inflamatorias intestinales (enfermedad de Crohn y colitis ulcerosa) (**Tabla 34-5**). Dichas lesiones son, junto con los síntomas osteoarticulares, las manifestaciones extraintestinales más frecuentes. Suelen manifestarse siguiendo una evolución paralela a la enfermedad digestiva, aunque ocasionalmente pueden preceder, incluso en años, al desarrollo de la enfermedad. Se distinguen un grupo de manifestaciones cutáneas inespecíficas (pioderma gangrenoso, eritema nudoso) y otras de carácter específico (enfermedad de Crohn metastásica, queilitis granulomatosa), siendo las primeras más frecuentes.

Por otra parte, los pacientes con ostomías, especialmente ileostomías, pueden desarrollar trastornos cutáneos periestomales, siendo los más habituales la dermatitis de contacto irritativa (por la exposición a heces y orina), las infecciones cutáneas (por *Candida*, dermatofitos, virus del herpes y bacterias), la dermatitis de contacto alérgica, el pioderma gangrenoso y la presencia de pápulas y nódulos seudoverrucosos.

! El pioderma gangrenoso es más frecuente en pacientes con colitis ulcerosa, mientras que el eritema nudoso lo es en pacientes con enfermedad de Crohn.

Tabla 34-5. Manifestaciones cutáneas de la enfermedad inflamatoria intestinal

Clínica	
	• **Pioderma gangrenoso:** dermatosis neutrofílica no infecciosa asociada con mayor frecuencia a la enfermedad inflamatoria intestinal (prevalencia del 6-12 % en la colitis ulcerosa y del 1-2 % en la enfermedad de Crohn). Lesiones únicas o múltiples que se inician en forma de una pústula que se erosiona, dando lugar a una úlcera de crecimiento centrífugo y destructivo con bordes violáceos (e-Fig. 34-3). Puede preceder, aparecer de forma concomitante o posterior al diagnóstico de la enfermedad inflamatoria intestinal. Su evolución es independiente del curso de la enfermedad. Tratamiento: corticosteroides sistémicos, sulfonas y otros inmunosupresores (ciclosporina, micofenolato, azatioprina, etc.)
	• **Eritema nudoso:** forma de paniculitis septal sin vasculitis que se observa aproximadamente en el 9 % de los pacientes con colitis ulcerosa y el 15 % de los pacientes con enfermedad de Crohn. Se presenta en forma de nódulos eritematosos dolorosos y simétricos en las caras anteriores de las piernas. Presenta una evolución paralela a la de la enfermedad inflamatoria intestinal, por lo que el tratamiento es el de la enfermedad de base
	• **Lesiones orales:** aftas orales recurrentes, queilitis angular, lengua depapilada, pioestomatitis vegetante (curso paralelo al de la enfermedad inflamatoria), queilitis granulomatosa (específica de la enfermedad de Crohn)
	• **Enfermedad de Crohn metastásica:** lesiones cutáneas granulomatosas de localización variable. Presentación clínica heterogénea (úlceras, nódulos, placas, etc.)
	• **Lesiones anales y perianales:** úlceras de bordes nítidos «en golpe de cuchillo», fístulas (más frecuentes en la enfermedad de Crohn)
	• **Vasculopatías:** vasculitis de pequeño vaso, poliarteritis nudosa, vasculitis granulomatosa profunda, vasculitis «pustulosa»
	• **Dermatosis carenciales** (por malabsorción)
	• **Otras:** epidermólisis ampollosa adquirida, acropaquias, linfedema genital, psoriasis, urticaria, síndrome de Sweet, enfermedades autoinmunes (vitíligo, liquen plano, pénfigo vulgar y penfigoide ampolloso)

TRASTORNOS CUTÁNEOS ASOCIADOS CON SANGRADO GASTROINTESTINAL

En la tabla 34-6 se muestran la clínica, las causas y el tratamiento de este tipo de trastornos cutáneos.

HEPATOLOGÍA CUTÁNEA

Las manifestaciones cutáneas de las hepatopatías se pueden consultar en la tabla 34-7.

Tabla 34-6. Trastornos cutáneos asociados con hemorragia gastrointestinal

Trastorno	Clínica	Causa y tratamiento
Genéticos (asociados a malformaciones vasculares y pólipos gastrointestinales)		
Telangiectasia hemorrágica hereditaria	Telangiectasias maculares o papulares faciales, acrales o que afectan a la mucosa oral Epistaxis y hemorragia recurrente del tracto digestivo superior (MAV) Malformaciones en pulmones, hígado y sistema nervioso central	Autosómica dominante (80 %). Mutaciones de los genes *ENG* o *ACVRL1*, que codifican la endoglina y ALK1, respectivamente, ambos receptores de TGF-β Tratamiento: resección quirúrgica, embolización o tratamiento con láser de la MAV
Síndrome de nevo azul «en tetina de goma»	Malformaciones venosas subcutáneas de color azul a púrpura junto con malformaciones vasculares gastrointestinales	Mosaicismo debido a mutaciones somáticas dobles (cis) en el gen *TEK*. Tratamiento similar al previo
Seudoxantoma elástico	Pápulas y placas amarillas en el cuello y zonas intertriginosas junto con laxitud cutánea Estrías angioides en el fondo de ojo, arteriosclerosis prematura, hipertensión arterial, hemorragia gastrointestinal	Trastorno autosómico recesivo debido a mutaciones en el gen *ABCC6*. Tratamiento ineficaz. Se han propuesto dietas ricas en magnesio
Síndrome de Ehlers-Danlos tipo IV	Piel frágil, translúcida, hiperextensible, hematomas extensos, mínima hiperextensibilidad articular, hemorragia gastrointestinal	Autosómico dominante, fruto de una deficiencia de colágeno tipo III
Síndrome de Gardner	Quistes epidermoides, lipomas, fibromas, pilomatricomas y tumores desmoides Osteomas y quistes mandibulares y maxilares Pólipos adenomatosos colónicos que pueden degenerar a una neoplasia maligna (adenocarcinoma)	Autosómico dominante debido a mutaciones del gen *APC*. Tratamiento: colectomía programada

(Continúa)

Tabla 34-6. Trastornos cutáneos asociados con hemorragia gastrointestinal [cont.]

	Clínica	Causa y tratamiento
Genéticos (asociados a malformaciones vasculares y pólipos gastrointestinales)		
Síndrome de Peutz-Jeghers	Máculas melanóticas en mucosas y, menos frecuentes, en piel acral o peribucal Pólipos hamartomatosos en tubo digestivo Cáncer de mama, ovario, páncreas y gastrointestinal, entre otros	Autosómico dominante debido a mutaciones en *STK11*, que codifica una serina/treonina cinasa. Tratamiento: extirpación de áreas afectas
Síndrome de Cowden o síndrome de hamartomas múltiples	Múltiples triquilemomas faciales o periorificiales, lentigos peribucales, empedrado en superficie de mucosa oral, fibromas escleróticos, lipomas, pápulas queratósicas acrales Pólipos hamartomatosos gastrointestinales Cáncer de mama y tiroides	Autosómico dominante debido a mutaciones en *PTEN*, gen supresor tumoral, que codifica para una fosfatasa
Síndrome de Muir-Torre	Neoplasias sebáceas, queratoacantomas múltiples Carcinoma colorrectal y gástrico > hepatobiliar, laringe, genitourinario o linfoma	Autosómico dominante debido a mutaciones en genes reparadores, como *MSH2* (~ 90 %), *MLH1* y *MSH6*
Inflamatorias/autoinmunitarias		
Síndrome de Cronkhite-Canada	Áreas circunscritas con hipermelanosis lentiginosa, alopecia, adelgazamiento de las uñas Pólipos adenomatosos gastrointestinales, pérdida de peso, diarrea y dolor abdominal	Etiopatogenia desconocida (sobrecrecimiento bacteriano, déficit inmunitario, malabsorción, etc.)

(Continúa)

Tabla 34-6. Trastornos cutáneos asociados con hemorragia gastrointestinal *[cont.]*		
Trastorno	**Clínica**	**Causa y tratamiento**
Inflamatorias/autoinmunitarias		
Papulosis atrófica maligna (enfermedad de Degos)	Lesiones precoces: pápulas de color rojo pálido con necrosis central Lesiones tardías: cicatrices atróficas de color marfil Infartos en la mucosa gastrointestinal, afectación del sistema nervioso central, pleuritis y pericarditis	Puede estar relacionado con el lupus eritematoso o síndrome antifosfolípido, por lo que para su tratamiento se han utilizado, con poco éxito, antiagregantes, anticoagulantes e inmunosupresores. El eculizumab y el treprostinil pueden ser útiles

MAV: malformación arteriovenosa; TGF-β: factor de crecimiento transformante β.

Tabla 34-7. Manifestaciones cutáneas de las hepatopatías	
Trastorno	**Clínica y comentario**
Cirrosis hepática	Arañas vasculares y otras telangiectasias Dilatación de venas en la pared abdominal Eritema palmar Prurito e ictericia Uñas de Terry (lecho ungueal blanco) y de Muehrcke (bandas blancas transversales) Vello púbico, axilar y pectoral escaso Ginecomastia e hipertrofia parotídea
Cirrosis biliar primaria	Prurito e ictericia Hiperpigmentación difusa Xantomas eruptivos, planos y tuberosos Tratamiento con ácido ursodesoxicólico, colestiramina, rifampicina, naloxona, colchicina, metotrexato o trasplante hepático
Hemocromatosis	Hiperpigmentación generalizada Mutación C282Y en *HFE* Tratamiento con flebotomías
Virus de las hepatitis B y C	Vasculitis de vasos pequeños, vasculitis crioglobulinémica, vasculitis urticariforme, panarteritis nudosa Livedo reticular Urticaria, prurito Porfiria cutánea tarda Liquen plano (sobre todo oral erosivo) Otros: eritema necrolítico acral, síndrome de Gianotti-Crosti, eritema multiforme, eritema nudoso

(Continúa)

Tabla 34-7. Manifestaciones cutáneas de las hepatopatías *[cont.]*	
Trastorno	**Clínica y comentario**
Enfermedad de Wilson	Lúnula azul Hiperpigmentación pretibial Anillo de Kayser-Fleischer: circulo de color marrón-verdoso en la membrana de Descemet Autosómica recesiva, causada por mutaciones en *ATP7B* Tratamiento: penicilamina, trientina, acetato zinc, trasplante de hígado

DERMATOSIS EN LA INSUFICIENCIA RENAL

La insuficiencia renal cursa también con manifestaciones cutáneas que pueden clasificarse en específicas e inespecíficas.

Específicas

Se distinguen estos tipos:

- **Dermatosis perforantes adquiridas (foliculitis perforante y enfermedad de Kyrle).** Existen dos variedades de esta enfermedad, siendo las formas sintomáticas las asociadas a diabetes descompensada y a la insuficiencia renal crónica (suele iniciarse meses después del comienzo de la diálisis). Se caracterizan por pápulas y nódulos con un tapón queratósico central de predominio en las zonas flexoras de las extremidades, el tronco, el cuello y la cara. Pueden tratarse con queratolíticos, crioterapia o fototerapia.
- **Calcinosis *cutis*.** Se trata de depósitos de calcio en la piel. Para su tratamiento se utilizan fármacos como diltiazem, bisfosfonatos, warfarina o hidróxido de aluminio, o se realiza una exéresis quirúrgica.
- **Calcifilaxis.** Producida por calcificación de pequeñas arterias de la dermis e hipodermis causada mayoritariamente (80 %) por un hiperparatiroidismo secundario. Se caracteriza por lesiones de livedo reticular que tienden a necrosarse, de predominio en las extremidades inferiores. Para su tratamiento puede utilizarse el tiosulfato sódico.
- **Dermatosis ampollosas.** Seudoporfiria o porfiria cutánea tarda.
- **Escarcha urémica.** Depósito de cristales de urea en la superficie cutánea con descamación y prurito secundarios. Se trata con emolientes y diálisis.

Inespecíficas

Destacan las siguientes:

- Prurito generalizado (más frecuente).

- Xerosis e hiperqueratosis folicular.
- Xerostomía, gingivitis, estomatitis ulcerativa.
- Petequias, equimosis.
- Palidez mucocutánea (secundaria a anemia crónica).

MANIFESTACIONES CUTÁNEAS EN LOS TRASTORNOS NUTRICIONALES

Dentro de los trastornos nutricionales se incluyen un grupo de procesos secundarios a una nutrición caloricoproteica deficitaria (dermatosis carenciales) y otro grupo causado por una alimentación (nutrición caloricoproteica) excesiva (dermatosis por exceso) (**Tabla 34-8**).

Dermatosis carenciales

Las manifestaciones cutáneas de las dermatosis carenciales son muy variadas e inespecíficas, e incluyen ictiosis adquirida, pérdida de grasa subcutánea, alopecia difusa, cicatrización defectuosa y presencia de púrpura (equimosis, petequias), así como cabello y uñas quebradizos.

Desnutrición caloricoproteica y déficit de ácidos grasos esenciales

A nivel mundial, la desnutrición caloricoproteica es el déficit nutricional más prevalente, existiendo dos formas principales: el marasmo y el *kwashiorkor*. El déficit de ácidos grasos esenciales aislado es poco frecuente, ya que mayoritariamente se asocia a otras deficiencias nutricionales (**Tabla 34-9**).

Déficits de vitaminas y oligoelementos

En la **tabla 34-10** se relacionan las manifestaciones cutáneas de los déficits y del exceso de vitaminas liposolubles, mientras que en las **tabla 34-11**

Tabla 34-8. Resumen de los principales trastornos nutricionales	
Nutrición caloricoproteica deficiente	**Nutrición caloricoproteica excesiva**
• Marasmo • *Kwashiorkor* • Déficit de ácidos grasos esenciales • Déficit de vitaminas liposolubles (A, D, E, K) e hidrosolubles (B, C) • Déficit de minerales (zinc, selenio, hierro, cobre) • Trastornos de la conducta alimentaria	• Obesidad • Hipervitaminosis A • Carotenodermia

Tabla 34-9. Manifestaciones cutáneas de la malnutrición proteica y/o calórica y del déficit de ácidos grasos

	Marasmo	*Kwashiorkor*	Deficiencia de ácidos grasos esenciales
Causas	Ingesta calórica inadecuada prolongada	Reducción aguda de ingesta proteica o aumento de requerimientos caloricoproteicos no compensados (por enfermedad aguda o crónica)	Desnutrición, no absorción de ácido linoleico, ácido linolénico y ácido araquidónico
Clínica cutánea	Piel fina, pálida, laxa y arrugada Pelo fino, caída de cabello, exceso de pelo similar a lanugo Hiperqueratosis folicular y foliculitis (adultos) Úlceras Uñas fisuradas con crecimiento lento	Discromía Hipopigmentación o hiperpigmentación y úlceras tras traumatismos Eritema, petequias, equimosis o púrpura Pelo escaso, seco, deslustrado, con tono rojizo, bandas de color claras y oscuras Queilitis, xeroftalmía y vulvovaginitis Uñas blandas y finas	Xerosis, descamación, eritema Petequias Erosiones intertriginosas Mala cicatrización de heridas Fragilidad capilar y alopecia
Clínica sistémica	Bradicardia, hipotensión, hipotermia Pérdida de grasa subcutánea y músculo «Cara de mono» o aspecto envejecido	Edema, «cara de luna llena» o incluso anasarca Apatía, anorexia, irritabilidad Retraso del crecimiento y del desarrollo mental Infecciones, parotiditis bilateral, hepatomegalia, diarrea, atrofia muscular	Retraso del crecimiento Alteración de la función hepática y renal Infecciones

(Continúa)

Tabla 34-9. Manifestaciones cutáneas de la malnutrición proteica y/o calórica y del déficit de ácidos grasos [cont.]

	Marasmo	*Kwashiorkor*	Deficiencia de ácidos grasos esenciales
Criterios diagnósticos y hallazgos de laboratorio	Acantólisis epidérmica, hiperqueratosis confluente, palidez de las capas superiores de la epidermis Folículos pilosos mayormente en fase telógena	Reducción de los folículos pilosos en fase anágena y aumento en fase telógena Atrofia grave, constricción de la vaina, depleción de pigmento de folículos en fase anágena	Niveles plasmáticos bajos de ácidos linoleico y linolénico, y elevados de ácidos eicosatrienoico, palmitoleico y oleico Hiperqueratosis ortoqueratósica, acantosis con hipergranulosis, glándulas sebáceas atróficas
Tratamiento y pronóstico	Corregir lentamente la ingesta proteicocalórica y los trastornos hidroelectrolíticos y tratar las infecciones Suplementos de ácido linoleico y zinc 10 % de mortalidad (secundaria a diarrea o neumonía)	Dieta equilibrada en proteínas, calorías, minerales y vitaminas Corregir desequilibrios hidroelectrolíticos e infecciones Peor pronóstico en adultos que en niños Muerte secundaria a infecciones	Restaurar ácidos grasos esenciales (linoleico, 5 g/día)

se muestran las manifestaciones cutáneas de los déficits de vitaminas hidrosolubles.

 El déficit de vitamina B_3 o pelagra cursa con la tríada clásica de las «3D»: dermatitis fotodistribuida, diarrea y demencia.

Déficit de minerales

Los minerales, en especial zinc, cobre, hierro y selenio, participan en múltiples funciones celulares, siendo cofactores enzimáticos y grupos prostéticos (**Tabla 34-12**).

Tabla 34-10. Manifestaciones cutáneas de los déficits y del exceso de vitaminas liposolubles (acumulables)

	Vitamina A	Vitamina D	Vitamina E	Vitamina K
Presente en	Grasas animales, hígado, leche, verduras de hoja verde	Síntesis tras la exposición cutánea a radiaciones UVB (90 %). Alimentos (10 %): aceite de hígado de bacalao, pescados (salmón, caballa), leche reforzada o yogur	Aceites vegetales, frutos secos y semillas	Dieta (50 %): verduras de hoja verde y carne, alimentos fermentados y animales herbívoros. Bacterias en el intestino grueso (50 %)
Clínica	Cutáneas: hiperqueratosis folicular (zonas extensoras de las extremidades) xerosis generalizada, pelo escaso y frágil. Sistémicas: ceguera nocturna, manchas de Bitot, restricción del crecimiento	Cutáneas: no presenta. Sistémicas: debilidad muscular, raquitismo (niños), osteomalacia (adultos)	Cutáneas: posible papel en la curación de heridas. Sistémicas: oftalmoplejía, ptosis, debilidad muscular, retinopatía pigmentaria	Cutáneas: petequias, púrpura, equimosis. Sistémicas: hemorragias graves
Tratamiento	Reposición en función de la edad y gravedad: lactantes (< 6 meses) 50.000 UI v.o. × 3 dosis, 3 días. Lactantes (6-12 meses): 100.000 UI v.o. × 3 dosis. Niños > 1 año y adultos: 200.000 UI v.o. × 3 dosis	Reposición: 200-400 UI/día (adulto)/20.000 UI (D3) 1 día a la semana durante 8 semanas	Reposición: niños 200-300 mg/día, adultos 800-1.000 mg/día	Reposición: neonatos 0,5-1 mg s.c. o i.m., niños 2 mg y adultos 5-10 mg por vía parenteral. Plasma fresco congelado

| **Exceso (clínica)** | Xerosis, queilitis, alopecia, elevación enzimas hepáticas, hiperostosis, calcificación de tendones y ligamentos, seudotumor cerebri | Anorexia, náuseas, vómitos, diarrea o estreñimiento, hipercalcemia, hiperfosfatemia, hipercalciuria, nefrolitiasis | Petequias, equimosis, hemorragia (reduce agregación plaquetaria), dolor abdominal, diarrea, hipertensión arterial | Ninguna (solo si déficit de glucosa-6-fosfato deshidrogenasa) |

UVB: rayos ultravioleta B.

Tabla 34-11. Manifestaciones cutáneas de los déficits de vitaminas hidrosolubles

	Vitamina C (ácido ascórbico). Escorbuto	Vitamina B₁ (tiamina) y B₂ (riboflavina)	Vitamina B₃ (niacina). Pelagra	Vitamina B₆ (piridoxina)	Vitamina B₉ (ácido fólico)	Vitamina B₁₂ (cianocobalamina)
Presente en	Frutas y verduras frescas	Levaduras, cereales, hígado, carne, verduras, huevo (B₂ también en la leche)	Hígado, magro de cerdo, salmón, carne de aves y carne roja	Productos vegetales y animales	Hígado, hojas verdes, carne, leche, levaduras	Pescados, mariscos, carne, lácteos
Clínica	Cutánea: gingivitis hemorrágica, aftas, petequias, equimosis, mala cicatrización, púrpura e hiperqueratosis perifolicular, «pelos en sacacorchos» Sistémica: hemorragias, anemia, artralgias, debilidad	B₁ (beriberi): edema, glositis, glosodinia, apatía, irritabilidad, anorexia, clínica neurológica B₂ (síndrome oroculogenital): queilitis angular, glositis, seborrea nasolabial, pápulas, úlceras y fisuras genitales, queratitis, anemia	Tríada (3D) característica: dermatitis fotodistribuida, diarrea, demencia Cutánea: eritema fotodistribuido, «collar de Casal», fisuras en las palmas y las plantas, queilitis, glositis, fisuras y erosiones orales y perianales Sistémica: neuropatía periférica, esofagitis, irritabilidad	Cutánea: lesiones seborreicas periorificiales, queilitis angular, estomatitis, glositis atrófica, intertrigo Sistémica: anorexia, vómitos, síntomas neurológicos (neuropatía periférica), anemia	Cutánea: queilitis, glositis, hiperpigmentación difusa en zonas fotoexpuestas Sistémica: anemia megaloblástica, debilidad, síntomas neuropsiquiátricos	Cutáneas: glositis con fisuras, hiperpigmentación difusa o parcheada, incluyendo flexuras, palmas, plantas, uñas, cavidad oral Sistémica: anemia megaloblástica, neuropatía periférica, ataxia

Tratamiento					
Reposición: en adultos 200-800 mg/día y en niños 100-300 mg/día	B₁: tiamira 2-3 mg/8 h v.o. (leves), 20 mg/12 h i.v. (graves) B₂: riboflavina 3-10 g/día v.o.	Nicotinamida 50-300 mg v.o., en casos graves 200 mg/día i.v.	Reposición 50-100 mg/ día v.o.; 100 mg/día i.v. si hay crisis convulsivas	Reposición folato 1-5 mg/día i.v. ante enfermedad aguda, seguido de 1 mg/día	Reposición 1 mg i.m. 2 veces a la semana durante 2 semanas, después semanalmente 2 meses y posteriormente cada mes

Tabla 34-12. Manifestaciones cutáneas del déficit de minerales

	Se puede encontrar zinc en la leche materna humana, alimentos de origen animal, mariscos, legumbres y verduras de hoja verde
	Posee propiedades antioxidantes, desempeña un papel en la cicatrización de las heridas, así como en la función inmunitaria
	Déficit adquirido (alcoholismo, anorexia, dietas veganas) o hereditario (acrodermatitis enteropática, con un patrón autosómico recesivo): disminución de absorción digestiva de zinc. Tríada característica: alopecia difusa, diarrea y dermatitis en forma de placas eritematodescamativas (aspecto psoriasiforme) periorales, en zonas acras y región anogenital. Paroniquia, onicodistrofia, blefaritis, conjuntivitis, estomatitis y queilitis angular. Infecciones cutáneas por *Candida* y estafilococos
Cobre	Déficit descrito en lactantes alimentados con leche baja en cobre, en desnutrición caloricoproteica y/o ingesta excesiva de zinc
	Enfermedad de Menkes (o del pelo rizado): déficit de cobre. Alopecia con anomalías en las vainas pilosas (monilétrix, *pili torti* y tricorrexis nudosa), palidez cutánea, retraso del crecimiento, letargia, hipotonía y crisis convulsivas
	Enfermedad de Wilson: acumulación de cobre. Hepatomegalia, cirrosis, anillos corneales de Kayser-Fleischer y síntomas neurológicos
Selenio	Déficit en pacientes que reciben nutrición parenteral total o viven en áreas con contenido de selenio bajo en el suelo
	Hipopigmentación de la piel y el pelo, leuconiquia y xerosis, pápulas eritematosas descamativas y placas en las mejillas, caderas, muslos y fosas poplíteas, junto con erosiones en el área del pañal. Miocardiopatía, dolor y debilidad musculares
	Ingesta excesiva (seleniosis): neuropatía periférica, dermatitis, alopecia, alteraciones ungueales, náuseas y vómitos
Hierro	Déficit: palidez cutáneo-mucosa, glositis atrófica, queilitis angular, coiloniquia, escleras azuladas, fragilidad capilar y ungueal, alopecia difusa

> **!** La presencia en un neonato de alopecia difusa, diarrea y dermatitis en los pliegues y la zona anogenital debe hacer pensar en un déficit de zinc hereditario (acrodermatitis enteropática).

Trastornos de la conducta alimentaria: anorexia nerviosa y bulimia

Los cambios dietéticos y los períodos de ayuno asociados a anorexia nerviosa y bulimia pueden ocasionar diferentes manifestaciones en la piel y los anejos, entre las que destacan efluvio telógeno, pelo de aspecto lanuginoso, xerosis, prurito generalizado, arrugas finas e hiperpigmentación parcheada. En ocasiones presentan, asimismo, una mala cicatrización de las heridas, dermatitis seborreica y edema. Se han descrito en algunos casos acrocianosis y livedo reticular. Otros posibles hallazgos incluyen petequias, intertrigo interdigital, paroniquia y, especialmente en los casos de bulimia, callosidades en los nudillos o en la superficie dorsal de las manos (signo de Russell), así como aumento de volumen de las glándulas salivales (parótidas y submandibulares) y erosiones en el esmalte dental.

Dermatosis por exceso

Obesidad

La obesidad se define por un índice de masa corporal de 30 o superior. Las manifestaciones cutáneas son inespecíficas, aunque algunos de los hallazgos más habituales son: acantosis *nigricans* (probablemente relacionada con una resistencia a la insulina), acrocordones, hiperhidrosis, acné, hirsutismo y alopecia androgenética, así como la presencia de estrías por distensión, intertrigo, lipodermatoesclerosis, hiperpigmentación friccional, linfedema, mucinosis linfoedematosa, hiperqueratosis plantar y una mayor prevalencia de dermatitis de estasis y úlceras en las piernas en relación con la población general.

Carotenodermia

Es la consecuencia de una ingesta incrementada de productos que contienen β-carotenos, como la zanahoria, la calabaza, las naranjas, los tomates y algunos medicamentos. Cursa con una pigmentación amarillo-naranja debido al depósito de carotenos/licopenos en áreas con una capa córnea más gruesa (palmas y plantas) y/o con abundantes glándulas sebáceas (pliegues nasolabiales, frente), que es reversible en unas semanas tras reducir la ingesta de carotenos.

BIBLIOGRAFÍA

Duff M, Demidova O, Blackburn S, Shubrook J. Cutaneous manifestations of diabetes mellitus. Clin Diabetes. 2015;33(1):40-8.

Huang BL, Chandra S, Shih DQ. Skin manifestations of inflammatory bowel disease. Front Physiol. 2012;3:13.

Robles-Méndez JC, Vázquez-Martínez O, Ocampo-Candiani J. Skin manifestations of chronic kidney disease. Actas Dermosifiliogr. 2015;106:609-22.

Bolognia JL, Schaffer JV, Cerroni L. Dermatology. 4ª ed. Barcelona: Elsevier; 2018.

Trastornos del tejido conectivo y adiposo. Malformaciones vasculares

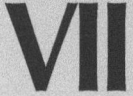

VII

Hipertrofias y atrofias del tejido conjuntivo

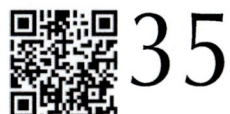 35

A. Fernández y E. Gallo Gutiérrez

 PUNTOS CLAVE

- Las enfermedades hereditarias del tejido conjuntivo comprenden el síndrome de Ehlers-Danlos, el seudoxantoma elástico y la *cutis laxa*. El reconocimiento de hallazgos cutáneos característicos, como la hiperlaxitud cutánea y articular, las pápulas de aspecto de «piel de gallina» y la piel laxa y redundante, respectivamente, es clave para una detección precoz de complicaciones internas asociadas y potencialmente mortales.
- Las cicatrices hipertróficas y queloides son las alteraciones más frecuentes por aumento de colágeno, y su tratamiento consiste en infiltraciones de corticosteroides, a veces combinadas con 5-fluorouracilo intralesional.
- El reconocimiento de las alteraciones cutáneas relacionadas con la disminución del tejido dérmico es fundamental, ya que, a pesar de tener un impacto meramente estético, su conocimiento es esencial para descartar posibles enfermedades y complicaciones asociadas.

ENFERMEDADES HEREDITARIAS DEL TEJIDO CONJUNTIVO

Seudoxantoma elástico

El seudoxantoma elástico (SXE), también conocido como *síndrome de Grönblad-Strandberg*, es un trastorno hereditario autosómico recesivo raro que afecta a la piel, los ojos y el sistema cardiovascular debido a una mineralización anormal de los tejidos conjuntivos. Aparece en la infancia y tiene una prevalencia de 1 caso por cada 50.000 personas, con discreto predominio femenino. Es causado por mutaciones en el gen *ABCC6* que se expresa en el hígado, los riñones y el intestino, y está implicado en el transporte de moléculas de sustrato (como pirofosfato inorgánico) que inhiben la mineralización de los tejidos. En pacientes con talasemia β se ha descrito una afectación similar de hasta el 20 % de los casos, sin detectar mutaciones del gen *ABCC6* asociadas.

Las **manifestaciones clínicas** son heterogéneas y de gravedad variable. El SXE generalmente se hace evidente en la segunda o tercera décadas de la vida, por la aparición en el cuello y las axilas de pequeñas pápulas amarillas o de color piel que confluyen a modo de empedrado, generando un aspecto de «piel de gallina». La piel afecta se vuelve laxa y redundante. Las manifestaciones oftalmológicas incluyen cambios «en *peau d'orange*» del epitelio retiniano, drusas ópticas, estrías angioides y neovascularización coroidea. En el sistema cardiovascular, la calcificación de arterias de tamaño mediano lleva a claudicación, hipertensión y problemas cardíacos graves.

El diagnóstico se basa en los hallazgos cutáneos, oculares y cardiovasculares, y se confirma mediante sus características histopatológicas, como elastorrexis (deformación y fragmentación) y calcificación progresiva de las fibras elásticas en la dermis media y reticular, respetando la dermis papilar. Las concentraciones séricas de fosfato y calcio son normales.

No existe cura, y el manejo del SXE se centra en el control de sus complicaciones. Se puede llevar a cabo tratamiento tópico o escisión de piel redundante, si bien la mejoría estética es discutible.

> **!** Tanto en el SXE como en el SXE-*like* se produce acumulación, fragmentación y mineralización de fibras elásticas dérmicas. Mientras que el SXE es una enfermedad genética que aparece en la infancia, asocia afectación ocular y cardiovascular, y no remite de manera espontánea, el SXE-*like* es exclusivamente cutáneo, ocurre en adultos, se asocia a enfermedad renal crónica, exposición a sales de calcio, medicamentos y talasemia β, y puede remitir al eliminar la exposición al agente causal.

Cutis laxa

La *cutis laxa* abarca trastornos poco comunes caracterizados por laxitud y flacidez de la piel por alteración en la red de fibras elásticas. Las formas hereditarias, infrecuentes, pueden tener herencia autosómica dominante, autosómica recesiva o ligada al cromosoma X por mutaciones específicas que afectan a la síntesis o el procesamiento de las fibras elásticas. Los casos adquiridos están asociados a trastornos inflamatorios y medicamentos, y se ha sugerido que las elastasas granulocíticas podrían desempeñar un papel relevante en su patogénesis. Ambas formas pueden causar complicaciones en órganos internos como los pulmones, la aorta o el sistema gastrointestinal. La presentación clínica y la gravedad de la *cutis laxa* son muy variables en función del subtipo, pero en general se caracteriza por la presencia de piel laxa y flácida en diversas áreas del cuerpo. En la *cutis laxa* adquirida, es común que la piel laxa sea precedida por una fase inflamatoria, comenzando en la cara y las orejas y extendiéndose siguiendo una dirección craneocaudal.

El **diagnóstico** se basa en hallazgos clínicos e histopatológicos compatibles, y se observa la fragmentación y degeneración de las fibras elásticas dérmicas, que será variable según el tipo de *cutis laxa* y el momento de la biopsia. En casos hereditarios, se pueden realizar pruebas genéticas para identificar mutaciones específicas.

El **tratamiento** varía según la causa y la gravedad, y su manejo se centrará en las complicaciones asociadas. Respecto a la piel, se pueden realizar cirugías reconstructivas para mejorar la apariencia, pero la flacidez puede reaparecer. La dapsona se ha utilizado en casos con urticaria asociada. En la *cutis laxa* adquirida, abordar la causa subyacente es fundamental para un manejo efectivo.

Síndrome de Ehlers-Danlos

El síndrome de Ehlers-Danlos engloba diversos trastornos genéticos relacionados con el tejido conjuntivo. A lo largo del tiempo, se han identificado varios subtipos y mutaciones en genes que codifican enzimas encargadas de procesar el colágeno o genes que afectan directamente a las cadenas α de colágeno, alterando tanto su formación como su función. Algunos rasgos representativos como la laxitud articular se presentan con frecuencia en la población general, pero aplicando criterios estrictos se calcula una incidencia aproximada de la enfermedad de 1 caso por cada 5.000 personas.

Las manifestaciones clínicas varían según el subtipo de síndrome de Ehlers-Danlos. Aunque en grado variable, la **afectación cutánea** se observa en todos los subtipos e incluye hiperextensibilidad de la piel, hipermovilidad articular, fragilidad cutánea y propensión a equimosis. También se pueden observar pápulas piezogénicas y cicatrices conocidas como *seudotumores moluscoides*. Además, algunos subtipos asocian complicaciones adicionales, como problemas arteriales o intestinales.

Actualmente, se pueden realizar pruebas genéticas para la mayoría de las formas de síndrome de Ehlers-Danlos. Para evaluar defectos específicos del colágeno en algunos subtipos, se emplean técnicas como la electroforesis de proteínas de colágeno y análisis de orina. El tratamiento se centra en prevenir traumatismos, utilizar suturas de alta resistencia y ofrecer una atención multidisciplinaria para abordar complicaciones sistémicas. En algunos casos, se pueden considerar medicamentos como el celiprolol para reducir el riesgo de disección arterial.

ALTERACIONES CUTÁNEAS PRODUCIDAS POR AUMENTO O HIPERTROFIA DE TEJIDO CONJUNTIVO

Cicatrices hipertróficas y queloides

Las cicatrices hipertróficas y los queloides son respuestas anómalas del organismo a lesiones en la piel, como quemaduras, incisiones o inflamaciones. Afectan principalmente a personas jóvenes debido a una mayor exposición a traumatismos cutáneos y activa síntesis de colágeno en esta etapa. La **predisposición genética** parece ser un factor clave en su desarrollo, con una posible herencia autosómica dominante, siendo los queloides más comunes en poblaciones de origen africano, hispanoamericano y asiático. Además, la profundidad, tipo y ubicación de la lesión, la tensión en la piel y factores hormonales como la pubertad y el embarazo pueden influir en su aparición.

Clínicamente, son lesiones lisas y firmes al tacto y de coloración rosa-violácea o hipopigmentada/hiperpigmentada. Se suelen desarrollar en áreas de alta tensión y pueden asociar prurito y restricciones en la movilidad. A diferencia de los queloides, que son persistentes y se extienden fuera de los límites de la herida (e-Fig. 35-1), las cicatrices hipertróficas permanecen confinadas a la lesión original y tienden a aplanarse con el tiempo. Los queloides, además, pueden aparecer en zonas de baja tensión, como el lóbulo de la oreja, e incluso de manera espontánea.

El diagnóstico es clínico, apoyado por el estudio histológico. Las cicatrices hipertróficas muestran una epidermis aplanada y fibrosis en la dermis papilar con haces de colágeno paralelos a la epidermis, mientras los queloides forman nódulos de haces grandes y gruesos dispuestos de manera aleatoria. El estudio inmunohistoquímico puede ser de utilidad para descartar un tumor de células fusiformes.

Se han empleado materiales de silicona, terapia compresiva y cremas de vitamina E para su prevención, con eficacia controvertida. Para el tratamiento, el uso de corticosteroides se considera la terapia de elección, ya sea de manera tópica o mediante infiltraciones con acetónido de triamcinolona, a menudo combinado con otras técnicas para reducir recurrencias, como crioterapia, cirugía o 5-fluorouracilo intralesional. Terapias emergentes como el factor de crecimiento transformante β-3 recombinante, imidazoquinolinas, lipotransferencias, plasma rico en plaquetas y tratamientos láser se están empezando a realizar, aún con resultados variables.

> **!** Las cicatrices hipertróficas permanecen dentro de los límites de la herida original, mientras que los queloides se extienden más allá; el tratamiento principal para ambos implica infiltraciones de corticosteroides, a menudo combinados con crioterapia, cirugía o 5-fluorouracilo intralesional.

Enfermedad de Dupuytren

También conocida como *contractura de Dupuytren* o *fibromatosis palmar*, es una entidad que afecta más frecuentemente a hombres de edad media-avanzada, caracterizada por una producción excesiva de colágeno en la fascia palmar y digital. Existe una predisposición genética autosómica dominante, aunque también se han descrito casos esporádicos, casos asociados a otras fibromatosis (enfermedad de Ledderhose) y en el contexto de diabetes mellitus, hepatopatía alcohólica, epilepsia, tabaquismo o uso de vemurafenib. Se manifiesta con nódulos en la fascia, comúnmente en el dedo anular, que evolucionan formando cordones fibrosos y contracturas articulares (e-Fig. 35-2). En casos avanzados, puede provocar pérdida de movilidad y daño nervioso. El diagnóstico es clínico, y la biopsia permite confirmar la proliferación de miofibroblastos en la fascia y acumulación de colágeno.

El tratamiento es mediante fasciectomía o fasciotomía, pero existen otras opciones, como inyecciones de colagenasa y radioterapia en etapas tempranas, aunque con mayor tasa de complicaciones.

Cutis verticis gyrata

La *cutis verticis gyrata* es una afección caracterizada por hipertrofia o proliferación dérmica del cuero cabelludo. Se clasifica en enfermedad primaria, que suele afectar a hombres en la pubertad y puede asociarse con problemas neurológicos u oftalmológicos, y secundaria, de aparición en la infancia y relacionada con trastornos endocrinos o genéticos, como la acromegalia, la enfermedad de Graves o el síndrome de Turner y Noonan. Se manifiesta con pliegues y surcos simétricos en el cuero cabelludo, que crean circunvoluciones de aspecto cerebriforme. Aunque su diagnóstico suele ser sencillo, es importante descartar otras entidades que simulan *cutis verticis gyrata*, como la paquidermoperiostosis, el síndrome de Beare-Stevenson *cutis gyrata*, el síndrome de Goeminne y el nevo melanocítico congénito cerebriforme, entre otros.

La *cutis verticis gyrata* es benigna y asintomática. En casos molestos, se puede recurrir a la cirugía o los antidepresivos orales. En formas secundarias, el tratamiento se enfoca en la enfermedad subyacente.

Síndrome de fibromatosis hialina

Es un trastorno alélico poco común de aparición en la infancia, que se presenta en dos formas: fibrosis hialina juvenil e hialinosis sistémica infantil. Ambas son genodermatosis autosómicas recesivas causadas por mutaciones en el gen *ANTXR2*, encargado de la degradación del colágeno VI. Su alteración provoca acumulación y fibrosis del colágeno VI. Se manifiesta con papulonódulos firmes en el cuero cabelludo, orejas, cuello y áreas periorificiales, con hipertrofia gingival, contracturas articulares y osteopenia.

La fibrosis hialina juvenil es más leve, tardía y de mejor pronóstico. La hialinosis sistémica infantil es más grave, precoz y asocia afectación visceral, con diarreas persistentes e infecciones recurrentes. El estudio histológico de ambas muestra nódulos de colágeno hialino denso con posible calcificación. El tratamiento se basa en la cirugía de las lesiones y las contracturas articulares, aunque con alta recidiva. Otros enfoques terapéuticos, como fisioterapia y corticosteroides intralesionales, tienen resultados limitados.

Trastornos relacionados con el incremento del tejido elástico dérmico

Se trata de un grupo de entidades relacionadas con el aumento anómalo del tejido elástico, que se pueden clasificar en trastornos idiopáticos o actínicos. Aunque son menos frecuentes que otras enfermedades de la piel, es importante reconocerlas y comprender sus características distintivas, las cuales se resumen en la siguiente **tabla 35-1**.

ALTERACIONES CUTÁNEAS PRODUCIDAS POR DESCENSO O ATROFIA DE TEJIDO CONJUNTIVO

Nevo anelástico y elastorrexis papulosa

El nevo anelástico y la elastorrexis papulosa son afecciones descritas más frecuentemente en mujeres en torno a la segunda década de la vida, de etiología incierta y prevalencia desconocida. Junto con los colagenomas eruptivos, parecen ser presentaciones distintas de una misma entidad. Se caracterizan por **pápulas firmes** de predominio en el tronco superior, asintomáticas, de coloración blanco-rosada y bien delimitadas, que en el caso del nevo anelástico suelen ser múltiples, perifoliculares y con tendencia a la agregación (**e-Fig. 35-3**).

Tabla 35-1. Trastornos relacionados con el incremento del tejido elástico dérmico

		Epidemiología	Etiología	Clínica	Localización	Histología	Tratamiento	Asociaciones
Idiopáticos	Elastosis dérmica focal de comienzo tardío	Adulto-anciano (65-90 años)	Posible aumento en la síntesis de elastina	Pápulas amarillentas asintomáticas progresivas	Cuello y áreas flexurales	Incremento focal de fibras elásticas normales en la dermis media y reticular profunda, sin fragmentación, calcificación o elastofagocitosis	No precisa	No afectación sistémica Tumores similares a fibromas
	Elastosis focal lineal (estrías elastóticas)	Varones adultos (casos aislados en la infancia-adolescencia)	Desconocida Posible proceso de degeneración-regeneración de fibras en la reparación de estrías distendidas, formación de «queloides elásticos»	Bandas o placas lineales, amarillento-rojizas, palpables y simétricas	Región lumbosacra, piernas o cara	Etapas iniciales: inflamación y elastólisis Etapas tardías: aumento masivo de fibras basófilas con agregados y fragmentación terminal (aspecto de «pince»)	No precisa	No afectación sistémica Estrías de distensión

Elasto-dermia	Aparición en edad adulta (20-30 años)	Posible síntesis anormal incrementada de fibras elásticas	Áreas de piel laxa, extensible y arrugada con elasticidad reducida	Cuello, tronco y brazos	Depósitos densos de tejido fibroelástico pleomórfico hasta la hipodermis	No precisa	No
Elasto-fibroma dorsal	Japoneses, y mujeres de edad avanzada (35-95 años) Historia personal de trabajo físico exigente	Posible proceso hiperplásico por microtraumatismos o posible neoplasia benigna por neoelastogénesis	Nódulo mal delimitado unilateral, asintomático y de crecimiento progresivo	80 % en región subescapular	Tumor hipocelular de fibras elásticas fragmentadas en forma de agregados globulares con aspecto serrado, mezclado con haces de colágeno grueso y tejido adiposo maduro de localización fascial	Escisión local si hay molestias	No
Nevo elástico (elasto-ma)	Infancia	Disgenesia embrionaria del mesénquima dérmico **Elastoma de Dubreuilh:** variante de aparición en el adulto por daño solar	Pápulas solitarias amarillentas firmes y mal delimitadas que pueden agruparse formando placas	Cara, tronco y abdomen	Hiperplasia epidérmica focal. Fibras elásticas gruesas tortuosas en la dermis reticular	No precisa	**Dermatosis lenticularis disseminata:** variante nodular diseminada. Puede asociarse al síndrome de Buschke-Ollendorff

(Continúa)

Tabla 35-1. Trastornos relacionados con el incremento del tejido elástico dérmico [cont.]

		Epidemiología	Etiología	Clínica	Localización	Histología	Tratamiento	Asociaciones
Idiopáticos	Elastosis perforante serpiginosa	Adultos jóvenes (20-30 años), más frecuente en varones	Desconocida. Posible irritación local que genera la formación de conductos transepidérmicos y elastogénesis	Pápulas queratósicas con-formando placas simétricas anulares o «en herradura» con centro atrófico	Cara, cuello y miembros superiores	Canales transepidérmicos o perifoliculares «en sacacorchos» con tapón queratósico superficial. Fibras elásticas eosinofílicas degeneradas y fragmentadas con células inflamatorias adoptando un patrón en zarza. Aumento de tejido elástico en la dermis superficial	Isotretinoína, imiquimod, corticotera-pia, curetaje, crioterapia y láser CO_2, entre otros	**Tipo 1.** Idiopática **Tipo 2.** Reactiva, asociada a enfermedades genéticas (síndromes de Down, Ehlers-Danlos, Marfan) o ERC, DM, AR **Tipo 3.** Asociada al uso de D-penicilamina
	SXE-*like*	De aparición en la edad adulta	Se ha descrito en ERC, hemodiálisis, exposición a sales de calcio (sali-tre), tratados ...	Pápulas amarillentas milimétricas conflu-yentes a modo de empedrado (aspecto de piel de ...	Cuello, axilas, pliegues antecubitales y región periumbilical	Acumulación, fragmentación y mineralización de fibras elásticas de la dermis reticular profunda	Posible remisión de lesiones tras el cese de exposición al agente causal	No asocia clínica sistémica En pacientes con talasemia β se ha descrito un fenotipo

			D-penicilamina, estrés mecánico o pacientes con talasemia β	gallina»), volviéndose la piel afecta laxa y redundante				SXE con afectación ocular y cardiovascular
Actínicos	**Elastosis actínica**	Prevalencia elevada, asociada a la edad. Más frecuente en caucásicos	Hipótesis de síntesis de tejido elástico anormal por estimulación de fibroblastos dañados y degradación posterior por inflamación crónica por el sol	Piel de coloración amarillenta o grisácea, engrosada o atrófica, con telangiectasias y formación de arrugas profundas y surcos (e-Fig. 35-4)	Cara, cuello y manos	Tejido elástico degenerado basófilo en la dermis reticular superficial y media que puede agregarse formando masas amorfas densas	Prevención primaria Retinoides tópicos, α-hidroxiácidos, láseres y peelings	**Elastosis solar bullosa** (variante ampollosa infrecuente) **Nódulos elastóticos de la oreja** (antihélix) Asociación con otros síndromes de daño actínico y cáncer cutáneo

(Continúa)

Tabla 35-1. Trastornos relacionados con el incremento del tejido elástico dérmico [cont.]

		Epidemiología	Etiología	Clínica	Localización	Histología	Tratamiento	Asociaciones
Actínicos	**Síndrome de Favré-Racouchot**	Varones adultos (40-60 años) Exposición solar prolongada e historia de tabaquismo	Pérdida de tensión y funcionalidad de la red elástica cutánea	Comedones abiertos y cerrados, quistes y piel engrosada	Periocular y malar	Elastosis solar grave con infundíbulos foliculares dilatados y quistes repletos de queratina	Extracción manual, escisión quirúrgica, curetaje, láser CO_2	Asociación con otros síndromes de daño actínico y cáncer cutáneo
	Acroqueratoelastoidosis	Varones adultos caucásicos	Fotoexposición asociada a trabajos manuales y traumatismos locales repetidos Descrita una **genodermatosis** (esporádica o AD) de aparición en la infancia	Pápulas milimétricas de color amarillo o blanco translúcidas y dispuestas en banda (e-Fig. 35-5)	Cara lateral de eminencia tenar e hipotenar (mano dominante)	Hiperqueratosis, acantosis y patrón dentado en la unión dermoepidérmica Elastosis solar con fibras gruesas fragmentadas, a veces calcificadas, entre fibras de colágeno degenerado en la dermis reticular En la genodermatosis no hay elastosis	Retinoides tópicos, ácido salicílico y crioterapia	No asocia clínica sistémica Casos asociados a esclerodermia sistémica

solar, obser-
vándose en la
dermis profunda
elastorrexis y
pérdida de fibras
elásticas

AD: autosómica dominante; AR: artritis reumatoide; CO_2: dióxido de carbono; DM: diabetes mellitus; ERC: enfermedad renal crónica; SXE: seudoxantoma elástico.

Histológicamente, en el nevo anelástico predomina la pérdida de tejido elástico en la dermis superficial y media, mientras que en la elastorrexis papulosa prevalece la fragmentación, acompañada de un leve infiltrado perivascular superficial. La dermis papilar está respetada en ambos procesos. Se han probado tratamientos con corticosteroides, retinoides y antibioterapia, con resultados controvertidos.

Elastólisis posinflamatoria y *cutis laxa*

Afección cutánea rara de aparición en la infancia temprana, más común en personas de origen africano o sudamericano y con un ligero predominio femenino. No asocia antecedentes familiares. La enfermedad parece deberse a reacciones idiosincrásicas a picaduras de artrópodos o a exposición a radiación ultravioleta o infrarroja en personas genéticamente predispuestas.

Clínicamente, comienza con pápulas eruptivas rojas en la cara, las orejas y el cuello, que se expanden a placas ovaladas con bordes rojizos y centro arrugado e hiperpigmentado. Luego, la piel en dichas áreas se vuelve redundante, causando una apariencia similar a la *peau d'orange* en casos leves y arrugas profundas en casos graves. Puede acompañarse de fiebre y leucocitosis. El diagnóstico se basa en la historia clínica y la evaluación histopatológica, y no existe tratamiento efectivo.

Elastólisis de la dermis papilar similar al seudoxantoma elástico

Trastorno raro y adquirido que afecta principalmente a mujeres de 60-80 años y se asemeja clínicamente al SXE, pero sin complicaciones sistémicas. Se ha asociado con la radiación ultravioleta, el envejecimiento intrínseco y la alteración de la elastogénesis. La ausencia de casos en hombres sugiere un posible factor genético u hormonal asociado. Se manifiesta con pápulas milimétricas amarillas o de color piel en el cuello, la región supraclavicular, las axilas, las fosas antecubitales y el abdomen (**e-Fig. 35-6**). El diagnóstico es clínico y la confirmación histológica muestra pérdida de tejido elástico y melanófagos en la dermis papilar. No existe un tratamiento específico, y la protección solar parece prevenir su empeoramiento.

> **!** El SXE aparece en la infancia, asocia complicaciones oculares y cardiovasculares, y respeta la dermis papilar, mientras que la elastólisis de dermis papilar similar al SXE afecta a mujeres mayores, no asocia complicaciones sistémicas y presenta ausencia de fibras elásticas en la dermis papilar, sin mineralización y sin alteraciones en la dermis media y profunda.

Elastólisis de la dermis media

Trastorno cutáneo poco común que suele afectar a mujeres caucásicas de 30-50 años. Su causa no es conocida, aunque la exposición a la radiación ultravioleta y factores inflamatorios/autoinmunes parecen estar involucrados. Se caracteriza por arrugas profundas que siguen las líneas de tensión en áreas como el tronco, el cuello y los brazos, a menudo con pápulas perifoliculares o eritema reticulado (**e-Fig. 35-7**). En el análisis histológico, se evidencia una banda de pérdida de fibras elásticas en la dermis media, respetando la dermis papilar y reticular inferior, así como los folículos pilosos. Se han probado tratamientos con protectores solares, colchicina oral, corticosteroides y retinoides tópicos, con resultados limitados.

Anetodermia

Trastorno infrecuente que afecta principalmente a mujeres jóvenes en su segunda y tercera décadas de vida. Aunque su causa es desconocida, se cree que responde a desequilibrios en las metaloproteasas dérmicas y sus inhibidores en la piel, lo que lleva a la degradación focal incontrolada de las fibras elásticas. Se divide en formas primarias, de origen desconocido, y secundarias, relacionadas con autoin-munidad, infecciones, medicamentos (como anticonceptivos orales) y trastornos de la coagulación, incluido el síndrome antifosfolípido. Se han observado variantes familiares y casos asociados con prematuridad extrema. Clínicamente, se carac-teriza por áreas de piel flácida en el tórax, el cuello, las extremidades superiores y/o el abdomen, asintomáticas, que presentan depresiones o protuberancias que ceden a la presión («signo del ojal») (**e-Fig. 35-8**).

El diagnóstico es clínico, apoyado por el estudio histológico que muestra una pérdida focal de tejido elástico en la dermis papilar y/o reticular. Hasta la fecha, no existe un tratamiento definitivo. Se han intentado diversas terapias, como corticosteroides, hidroxicloroquina y cirugía, aunque con resultados limitados.

Estrías

Las **estrías atróficas,** comunes en la población general, afectan principalmente a mujeres caucásicas, siendo más frecuentes durante la pubertad y el embarazo. Aunque su causa exacta se desconoce, factores hormonales, estrés mecánico y predisposición genética están relacionados con su desarrollo. Clínicamente, se presentan como depresiones lineales simétricas y múltiples de piel atrófica, iniciales en tonos rojos o violáceos y luego blancos, siguiendo las líneas de tensión de la piel. Generalmente, no causan problemas médicos significati-vos, pero pueden ser un problema estético. Las relacionadas con el embarazo aparecen en el abdomen, las mamas y las nalgas; las relacionadas con un crecimiento rápido, en los muslos, los hombros y la región lumbosacra; y las asociadas al uso de corticosteroides sistémicos suelen ser más extensas y en áreas intertriginosas.

El diagnóstico es clínico, y los cambios histológicos varían según el tiempo de evolución. Las estrías suelen mejorar con el tiempo. No existe un tratamiento específico que garantice resultados estéticos satisfactorios, aunque se han uti-lizado productos como retinoides tópicos y procedimientos como láseres y radiofrecuencia en casos específicos.

Atrofodermia de Pasini y Pierini

Afección cutánea de patogenia desconocida. Su relación con la morfea sigue siendo objeto de debate, y se ha sugerido una posible relación con *Borrelia burgdorferi*. Afecta principalmente a mujeres jóvenes en la segunda o la tercera décadas de la vida, aunque se han descrito casos congénitos y en niños. Clínicamente, se caracteriza por parches deprimidos múltiples y asintomáticos de color marrón claro y bordes notoriamente abruptos que, a diferencia de la morfea, no presentan eritema ni anillo violáceo perilesional. Generalmente aparecen en la espalda.

El diagnóstico es clínico, ya que los hallazgos histológicos son inespecíficos. La enfermedad suele remitir en un período de 10-20 años después de su inicio. En casos persistentes se ha empleado penicilina, doxiciclina, hidroxicloroquina y tratamiento láser, aunque con resultados inconsistentes.

Atrofodermia folicular

Depresiones foliculares puntiformes en las manos, los pies y las mejillas de aparición en la infancia. Puede ser una afección aislada, como en la atrofodermia vermicular, o estar asociada a genodermatosis, como en el síndrome de Bazex-Dupré-Christol y la condrodisplasia punteada dominante ligada al cromosoma X. En la atrofodermia vermicular, las lesiones se limitan a las mejillas y evolucionan a cicatrices reticulares. A menudo se asocia a trastornos del grupo de la queratosis pilar atrófica u otros síndromes (Rombo, Loeys-Dietz, Nicolau-Balaus). El **síndrome de Bazex-Dupré-Christol** asocia acné miliar, carcinomas epidermoides, hipotricosis e hipohidrosis en la parte superior del cuerpo. La condrodisplasia punteada dominante ligada al cromosoma X afecta principalmente a niñas y se caracteriza por estrías ictiosiformes que se convierten en lesiones lineales de atrofodermia folicular, además de otros hallazgos como hiperpigmentación, cataratas y deformidades.

La histología rara vez resulta útil para su diferenciación, a excepción de la condrodisplasia punteada dominante ligada al cromosoma X, donde se observa calcificación distrófica en los tapones foliculares. Procedimientos como la dermoabrasión, terapia láser o rellenos dérmicos se han empleado para mejorar las cicatrices en casos seleccionados. En afecciones genodermatológicas, el tratamiento variará según las manifestaciones específicas.

Atrofia maculosa varioliforme cutánea

Entidad poco común que se manifiesta como pequeñas depresiones faciales redondeadas, lineales y asintomáticas de aparición gradual en las mejillas, la frente o el mentón. Histológicamente, se caracteriza por una depresión de la epidermis y una ligera disminución de fibras elásticas, generalmente sin inflamación. A día de hoy no existe tratamiento para prevenir o curar estas lesiones.

Pápulas piezógenas podálicas

Pápulas color piel en los talones por herniación de tejido adiposo dérmico que aparecen al soportar peso y desaparecen cuando se alivia la presión. Aunque comunes en la población general, se pueden asociar a síndromes genéticos como el síndrome de Ehlers-Danlos y el síndrome de Prader-Willi. El diagnóstico se basa en la clínica y la relación con la presión. Si causan molestias, se puede utilizar calzado ortopédico o considerar la escisión quirúrgica.

BIBLIOGRAFÍA

Andrés-Ramos I, Alegría-Landa V, Gimeno I, et al. Cutaneous Elastic Tissue Anomalies. Am J Dermatopathol. 2019;41(2):85-117.

Bolognia JL, Schaffer JV, Cerroni L. Dermatología. 4ª ed. Barcelona: Elsevier; 2018.

Elsaie ML. Update on management of keloid and hypertrophic scars: A systemic review. J Cosmet Dermatol. 2021;20(9):2729-38.

Lewis KG, Bercovitch L, Dill SW, Robinson-Bostom L. Acquired disorders of elastic tissue: part I. Increased elastic tissue and solar elastotic syndromes. J Am Acad Dermatol. 2004;51(1):1-21.

Lewis KG, Bercovitch L, Dill SW, Robinson-Bostom L. Acquired disorders of elastic tissue: part II. Decreased elastic tissue. J Am Acad Dermatol. 2004;51(2):165-85.

Dermatosis perforantes

A. R. Gamero Rodríguez y T. M. Capusan

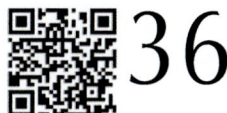

36

 PUNTOS CLAVE

- Las dermatosis perforantes son enfermedades poco frecuentes caracterizadas por la eliminación transepidérmica de tejido conjuntivo.
- Se debe pensar en dermatosis perforantes ante la presencia de pápulas o nódulos con tapones queratósicos o costras que aparecen de forma recurrente.
- Existen dermatosis perforantes primarias (colagenosis perforante reactiva, elastosis perforante serpiginosa, foliculitis perforante y dermatosis perforante adquirida) y dermatosis perforantes secundarias.
- La insuficiencia renal crónica y la diabetes mellitus se relacionan con la dermatosis perforante adquirida, siendo la más frecuente de las dermatosis perforantes primarias.
- El diagnóstico se establece mediante un estudio histológico y no existe un tratamiento estándar, apareciendo descritas en la literatura médica múltiples opciones terapéuticas.

INTRODUCCIÓN

Las dermatosis perforantes son un conjunto de enfermedades cutáneas caracterizadas por la eliminación transepidérmica de tejido conjuntivo. Clínicamente, se manifiestan como pápulas o nódulos con tapones queratósicos o costras en la superficie de la lesión.

La clasificación clásica reconoce cuatro tipos de dermatosis perforante primaria, atendiendo al tipo de alteración epidérmica, la naturaleza del componente eliminado y los hallazgos clínicos:

- Colagenosis perforante reactiva.
- Elastosis perforante serpiginosa.
- Foliculitis perforante.
- Dermatosis perforante adquirida, que incluye la enfermedad de Kyrle y la forma adquirida de las tres anteriores.

No obstante, la consideración de la foliculitis perforante como enfermedad primaria independiente es controvertida y hay autores que no la contemplan como tal.

Existen además dermatosis perforantes secundarias (**Tabla 36-1**), en las que la eliminación transepidérmica del tejido conjuntivo ocurre como manifestación secundaria de otra dermatosis primaria (**e-Fig. 36-1**).

CARACTERÍSTICAS CLÍNICAS

Todas las dermatosis perforantes se caracterizan clínicamente por pápulas o nódulos con tapones hiperqueratósicos o costra en su superficie en algún momento de su evolución.

Tabla 36-1. Dermatosis perforantes secundarias

	Patología primaria	Material «eliminado» a través de la epidermis
Sustancias endógenas	Calcinosis perforante	Calcio
	Condrodermatitis nodular del hélix	Colágeno alterado
	Gota	Cristales de urato
	Mucinosis papular	Mucina
	Seudoxantoma elástico perforante	Fibras elásticas
Granulomas	Granuloma a cuerpo extraño	Cuerpo extraño (p. ej., sílice, madera)
	Granuloma anular perforante	Material necrobiótico
	Necrobiosis lipoidea	Colágeno degenerado
	Nódulo reumatoideo	Necrosis fibrinoide
Enfermedades infecciosas	Aspergilosis	Microorganismo causante
	Cromoblastomicosis	
	Esquistosomiasis	
	Lepra	
	Tuberculosis	
Células tumorales	Pilomatricoma	Células fantasma calcificadas
	Queratoacantoma	Queratina eosinofílica

Colagenosis perforante reactiva

Es una enfermedad poco común que con frecuencia comienza en la infancia y afecta por igual a ambos sexos. Existe una variante del adulto que se clasifica dentro de las dermatosis perforantes adquiridas.

La etiopatogenia es desconocida y el modo de transmisión genética no está del todo claro. Parecería que una respuesta anómala a un traumatismo superficial (traumatismo, picadura, foliculitis, etc.) podría contribuir al desarrollo de lesiones. La variante adquirida, que comienza en la edad adulta, se relaciona con diabetes mellitus e insuficiencia renal crónica.

Clínicamente, se manifiesta como pápulas o nódulos hiperqueratósicos que alcanzan un tamaño de 5-8 mm en las 3-4 semanas posteriores al traumatismo. Aunque pueden aparecer en cualquier parte, son más frecuentes en las manos y los brazos. Además, puede existir fenómeno de Koebner, lo que en ocasiones da lugar a una distribución lineal de las lesiones. Las pápulas tienden a desaparecer 6-10 semanas después.

La imagen histológica depende del estado de la lesión biopsiada. El hallazgo esencial es el de un canal estrecho transepidérmico atravesado por fibras de colágeno degeneradas orientadas verticalmente, rodeado por una epidermis acantósica. La tinción de Verhoeff-Van Gieson o el tricrómico de Masson son útiles para identificar las fibras de colágeno. La dermis adyacente al tapón queratósico a menudo no presenta alteraciones.

Elastosis perforante serpiginosa

La elastosis perforante serpiginosa es un trastorno infrecuente que aparece en la infancia o en el inicio de la edad adulta, con afectación predominantemente masculina. Alrededor del 40 % de los casos se relacionan con otros trastornos genéticos asociados, como son el síndrome de Down, el síndrome de Ehlers-Danlos, la osteogénesis imperfecta, el síndrome de Marfan, el seudoxantoma elástico, el síndrome de Rothmund-Thomson y la acrogeria.

Existe una forma inducida por fármacos que se desarrolla años después de la administración de estos, siendo el más frecuentemente implicado la D-penicilamina. Aunque la penicilamina se ha usado para tratar la enfermedad de Wilson, la cistinuria y la artritis reumatoide, existen más casos reportados en pacientes con enfermedad de Wilson, probablemente porque requiere altos niveles del fármaco durante más tiempo.

Clínicamente, se manifiesta como pápulas queratósicas de pequeño tamaño en distintos estadios evolutivos que se distribuyen de forma anular o serpiginosa, sobre todo en la cara lateral del cuello, aunque también es frecuente en la cara, los brazos y los pliegues. Aunque la mayoría son asintomáticas, pueden presentar prurito asociado.

El hallazgo histológico principal es el de un canal transepidérmico en el que se aprecian fibras elásticas gruesas degeneradas junto con un infiltrado inflamatorio mixto. Además, en la dermis se aprecian fibras elásticas anómalas y aumentadas en número.

> **!** Si existe una asociación entre pápulas/nódulos con costra central y otras enfermedades genéticas o toma de D-penicilamina inducirá a pensar en elastosis perforante serpiginosa.

Foliculitis perforante

La consideración de la foliculitis perforante como una entidad en sí misma o una manifestación de diversas enfermedades cutáneas en la que se produce perforación o ruptura folicular es controvertida.

Es una enfermedad poco común, de inicio en la infancia, que clásicamente se define como una erupción uniforme de pápulas hiperqueratósicas de base folicular con núcleo central blanquecino, principalmente en las extremidades. Existe una forma del adulto que se clasifica dentro de las dermatosis perforantes adquiridas (**e-Figs. 36-2** y **36-3**). Su duración es variable, de meses a años, presentando períodos de remisiones y exacerbaciones durante ese tiempo.

Aunque su patogenia es desconocida, algunos autores afirman que la fricción crónica provoca una queratinización anómala del folículo, produciendo una perforación de la epidermis y exposición de la dermis.

La imagen histológica típica consiste en el infundíbulo folicular dilatado lleno de queratina ortoqueratósica y paraqueratósica, células inflamatorias mixtas y haces de colágeno degenerado. Desde el punto de vista perifolicular, se puede apreciar un infiltrado inflamatorio compuesto por linfocitos, histiocitos y neutrófilos junto con fibras colágenas y elásticas anómalas adyacentes al lugar de perforación.

Dermatosis perforante adquirida

Se engloban como dermatosis perforantes adquiridas aquellas enfermedades perforantes primarias que aparecen en el adulto (colagenosis perforante reactiva adquirida, elastosis perforante serpiginosa adquirida, foliculitis perforante adquirida y enfermedad de Kyrle). Esta última fue descrita por Kyrle en 1916 como hiperqueratosis folicular y parafolicular, para enfatizar que no todas las lesiones tenían relación con el folículo. En ese momento, Kyrle sospechaba que esta patología tenía una base genética. Posteriormente, se observó que todos los casos se relacionaban con diabetes mellitus o enfermedad renal crónica, por lo que muchos autores la consideran sinónimo de dermatosis perforante adquirida. A menudo, las dermatosis perforantes adquiridas se relacionan con enfermedades sistémicas, destacando sobre todo la asociación con diabetes mellitus y/o el prurito de la insuficiencia renal crónica. Aunque menos frecuentes, existen casos en relación con otras enfermedades o elementos desencadenantes, como picaduras, dermatitis atópica, enfermedades hepatobiliares, traumatismos, infección por herpes zóster, fármacos (inhibidores del factor de necrosis tumoral, inhibidores del factor de crecimiento epidérmico, inhibidores de cinasa, antivíricos, anticuerpos monoclonales), alteración tiroidea e hiperparatiroidismo.

Clínicamente, se caracteriza por pápulas y nódulos diseminados con núcleo queratósico central (**e-Figs. 36-4** y **36-5**), de predominio en la superficie extensora de los miembros inferiores (**e-Fig. 36-6**), aunque puede afectar a otras zonas. Las mucosas están conservadas.

Los hallazgos histológicos dependen de la temporalidad de la lesión. La histología puede ser idéntica a la colagenosis perforante reactiva, la elastosis perforante serpiginosa o la foliculitis perforante.

En la dermatoscopia, se aprecia un área homogénea central de color marrón-amarillo, con vasos puntiformes y lineales de distribución radial y un anillo blanquecino de forma irregular (**e-Fig. 36-7**).

> **!** La dermatosis perforante adquirida está relacionada con la insuficiencia renal crónica y la diabetes mellitus, por lo que, ante un paciente con pápulas o nódulos con costra o tapón hiperqueratósico central, sobre todo en los miembros inferiores, se debe sospechar esta entidad.

El resumen de las dermatosis perforantes se expone en la **tabla 36-2**.

Tabla 36-2. Resumen de las dermatosis perforantes primarias

	Colagenosis perforante reactiva	Elastosis perforante serpiginosa	Foliculitis perforante	Dermatosis perforante adquirida
Edad	Infancia	Infancia-adulto joven	Infancia-adulto joven	Adulto
Clínica	Pápula o nódulo con tapón queratósico o costra			
Localización	Extremidades superiores	Cuello > cara, brazos, pliegues	Extremidades	Superficie extensora de miembros inferiores
Sustancia perforante	Colágeno	Tejido elástico	Material necrótico	Material necrótico, colágeno o tejido elástico
Asociaciones	Traumatismo (fenómeno de Koebner)	Enfermedades genéticas, D-penicilamina	Enfermedades genéticas, D-penicilamina	Enfermedad renal crónica, diabetes mellitus. Menos frecuentes: hepatopatía, infecciones, fármacos

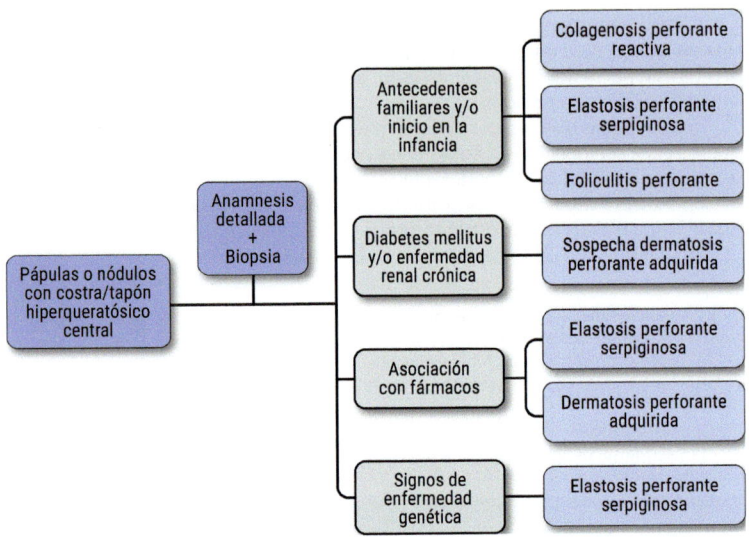

Figura 36-8. Algoritmo diagnóstico para el abordaje de las dermatosis perforantes.

DIAGNÓSTICO

Para el diagnóstico de las dermatosis perforantes es especialmente importante un alto grado de sospecha, y una historia clínica y exploración física completas, prestando especial atención a los antecedentes médicos y al tratamiento médico habitual.

El diagnóstico se confirma mediante el estudio histológico. Sin embargo, dado que en las dermatosis perforantes cada lesión primaria presenta distintas etapas evolutivas, los hallazgos histológicos encontrados en una muestra de biopsia aislada pueden no ser representativos de la enfermedad.

Se presenta un esquema de diagnóstico en la **figura 36-8**.

DIAGNÓSTICO DIFERENCIAL

El diagnóstico diferencial abarca trastornos infecciosos e inflamatorios caracterizados por pápulas o nódulos, a menudo con tapones queratósicos o costras centrales. Dado que las dermatosis perforantes pueden asociar fenómeno de Koebner, se han de tener en cuenta aquellas entidades que presentan una distribución lineal de sus lesiones.

El diagnóstico diferencial de las dermatosis perforantes se expone en la **tabla 36-3**.

Tabla 36-3. Diagnóstico diferencial de las dermatosis perforantes primarias

Colagenosis perforante reactiva y dermatosis perforante adquirida	Foliculitis Picaduras Prurigo nodular Dermatofibroma Queratoacantomas múltiples Prurigo nodular Si fenómeno de Koebner: liquen plano, psoriasis, verrugas (autoinoculación)
Elastosis perforante serpiginosa	Tiña corporal Granuloma anular Sarcoidosis Poroqueratosis de Mibelli Lupus eritematoso discoide
Foliculitis perforante	Queratosis *pilaris* Foliculitis bacteriana Acné

TRATAMIENTO

La evidencia sobre la eficacia de los tratamientos es escasa y no existen ensayos clínicos que avalen su utilidad, ya que la mayoría se basan en pequeñas series de casos. A todo ello se suma que en ocasiones la clínica puede ser autolimitada, lo que hace más complicado analizar la utilidad de determinados tratamientos.

En las dermatosis perforantes no existen guías que protocolicen el tratamiento, pero en la literatura médica se han descrito múltiples opciones terapéuticas.

En el caso de la colagenosis perforante reactiva, las formas hereditarias suelen ser leves y localizadas. Evitar traumatismos y esperar la resolución espontánea en ocasiones suele ser suficiente, mientras que en las dermatosis perforantes adquiridas se han descrito casos en los que el mejorar la función renal (trasplante renal o diálisis) puede llevar a la curación de esta patología.

En el caso de la elastosis perforante serpiginosa, en ocasiones se ha recurrido a crioterapia, extirpación, electrocoagulación, tratamiento con láser (por ejemplo, colorante pulsado, Er:YAG) o abrasión con esparadrapo de celofán. Sin embargo, todas estas técnicas pueden llevar a la aparición de cicatrices.

El tratamiento de las dermatosis perforantes adquiridas o la foliculitis perforante, sobre todo cuando se manifiestan abarcando mayor extensión corporal, presenta mayor dificultad y no existe un tratamiento estándar. Para aliviar el prurito que pueden ocasionar las lesiones, se utilizarán antihistamínicos, emolientes o corticosteroides tópicos. Los corticosteroides orales o los retinoides, tanto orales como tópicos, también son opciones de tratamiento.

En el caso de los pacientes con enfermedad renal crónica y prurito asociado, la fototerapia (rayos ultravioleta B de banda ancha, de banda estrecha o rayos ultravioleta A con psoralenos) es una opción con buenos resultados descritos. Además,

Tabla 36-4. Alternativas terapéuticas de las dermatosis perforantes

Tratamientos tópicos	Tratamientos sistémicos	Tratamientos físicos
Retinoides	Retinoides	Rayos ultravioleta B
Corticosteroides	Corticosteroides	Rayos ultravioleta B de
Imiquimod	Alopurinol	banda estrecha
Peróxido de benzoílo	Antihistamínicos	Psoralenos y rayos
Ácido salicílico	Antibióticos (doxiciclina,	ultravioleta A
Cantaridina	metronidazol, clindamicina)	Crioterapia
Calcipotriol	Hidroxicloroquina	Láser de dióxido de
Capsaicina		carbono
Emolientes		Cirugía
		Luz pulsada intensa
		Láser Er-YAG
		Terapia fotodinámica

se ha descrito que la mejoría de la función renal mediante la optimización de la diálisis o el trasplante renal produce una mejoría de las lesiones.

Las posibilidades terapéuticas se exponen en la tabla 36-4.

BIBLIOGRAFÍA

Atzori L, Pinna AL, Pau M, Aste N. D-penicillamine elastosis perforans serpiginosa: description of two cases and review of the literature. Dermatol Online J. 2011;17(4):3.

Besekar SM, Jogdand SD, Naqvi WM. A Systematic Review of Case Reports of a Rare Dermatological Condition: Elastosis Perforans Serpiginosa. Cureus. 2023;15(6):e40296.

Garnacho Saucedo G, Moreno Giménez JC, Salido Vallejo R. Dermatosis perforantes. En: Conejo-Mir J, Moreno JC, Camacho FM. Manual de dermatología. Madrid: Grupo Aula Médica; 2018.

Griffiths CEM, Bleiker TO, Creamer D, Ingram JR, Simpson RS, editores. Acquired disorders of dermal connective tissue. En: Rook's Dermatology Handbook. Oxford: John Wiley & Sons Ltd.; 2022.

Rapini RP. Enfermedades perforantes. En: Bolognia JL, Schaffer JV, Cerroni L, editores. Dermatología. Barcelona: Elsevier; 2018.

Wang W, Liao Y, Fu L, Kan B, Peng X, Lu Y. Dermoscopy Features of Acquired Perforating Dermatosis Among 39 Patients. Front Med (Lausanne). 2021;8:631642.

Paniculitis y lipodistrofias

R. Sampedro Ruiz y M. Llamas Velasco

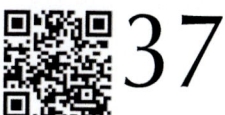

37

 PUNTOS CLAVE

- Las paniculitis son un grupo de enfermedades en las que se produce inflamación de la grasa subcutánea.
- Se clasifican, en función de la localización del infiltrado inflamatorio, en septales y lobulillares.
- Las paniculitis en muchos casos se presentan como un proceso reactivo a otras enfermedades sistémicas; por ello, se debe hacer un estudio etiológico básico en todos los pacientes, ampliándolo de forma dirigida cuando la clínica lo indique.
- Las lipodistrofias son un conjunto de síndromes que cursan con distribución anómala de la grasa. Suelen asociar áreas de disminución (lipoatrofia) y áreas de aumento (lipohipertrofia).
- Se clasifican en congénitas o adquiridas y, a su vez, según el grado de extensión de la afectación (generalizadas, parciales y localizadas).
- Con frecuencia se asocian a síndrome metabólico y aumento del riesgo cardiovascular.

PANICULITIS

Las paniculitis constituyen un grupo de enfermedades inflamatorias que comprometen el tejido celular subcutáneo. Dado que los distintos tipos de paniculitis con frecuencia muestran una apariencia clínica similar (nódulos subcutáneos dolorosos), para su apropiada evaluación es obligado, en primer lugar, realizar un estudio histopatológico. Sin embargo, debido a que la grasa responde en un número limitado de maneras a un gran número de noxas, un estudio etiológico y una adecuada correlación clinicopatológica son igualmente necesarios para llegar al diagnóstico correcto. En la **figura 37-1** se propone un algoritmo diagnóstico de las principales paniculitis.

La estructura histológica de la hipodermis normal consiste en septos de tejido conjuntivo que engloban a los lobulillos de adipocitos. La clasificación más frecuentemente empleada de las paniculitis tiene en cuenta dos criterios: dónde se localiza predominantemente el infiltrado inflamatorio (en los septos o en los lobulillos) y si hay presencia o ausencia de vasculitis. Las características y composición del infiltrado inflamatorio (neutrofílico, linfocitario o granulomatoso) constituyen el tercer dato clave a la hora de llegar a un diagnóstico específico. En la **tabla 37-1** se muestra una clasificación de los principales tipos de paniculitis.

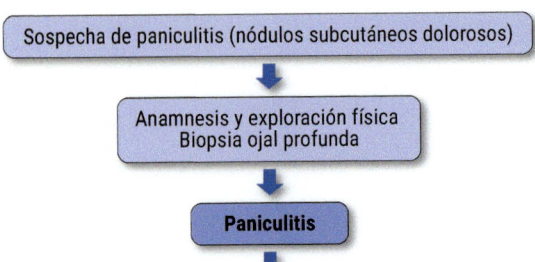

Sospecha de paniculitis (nódulos subcutáneos dolorosos)

Anamnesis y exploración física
Biopsia ojal profunda

Paniculitis

Estudio básico:

Hemograma, bioquímica hepática y renal, coagulación, proteína C reactiva, VSG, ANA, proteinograma, inmunoglobulinas, sistemático de orina, serologías de VIH y virus hepatótropos, Mantoux, test de liberación de interferón, radiografía de tórax

Ampliar estudio si procede, según datos de sospecha clínicos y/o histopatológicos:

- **Eritema nudoso:** considerar ASLO, otras serologías (*Mycoplasma, Chlamydia,* etc.), coprocultivo, colonoscopia, HLA B27
- **Esclerodermia/morfea profunda:** inmunoblot de esclerosis sistémica
- **PAN cutánea:** ANCA
- **Tromboflebitis superficial:** estudio de neoplasia oculta e hipercoagulabilidad (si episodios recurrentes migratorios)
- **Paniculitis lúpica:** C3, C4, anti-ADN, anticoagulante lúpico, anticuerpos anticardiolipinas
- **Paniculitis pancreática:** amilasa y lipasa (imagen pancreática si sospecha de malignidad)
- **Déficit de α_1-antitripsina:** niveles de α_1-antitripsina
- **Paniculitis infecciosa:** cultivo de biopsia para bacterias y hongos
- **Sarcoidosis subcutánea:** ¿niveles de ECA?
- **Eritema indurado de Bazin:** cultivo para micobacterias y PCR de *Mycobacterium tuberculosis* en la biopsia

Figura 37-1. Algoritmo diagnóstico de las paniculitis.
ANA: anticuerpos antinucleares; ANCA: anticuerpos anticitoplasma de neutrófilos; ASLO: anticuerpos antiestreptolisina; ECA: enzima convertidora de la angiotensina; HLA: antígeno mayor de histocompatibilidad; PAN: panarteritis nudosa; PCR: reacción en cadena de la polimerasa; VIH: virus de la inmunodeficiencia humana; VSG: velocidad de sedimentación globular.

Paniculitis septales sin vasculitis

Eritema nudoso

Es la paniculitis más frecuente y el prototipo de paniculitis septal. Aunque puede presentarse a cualquier edad y en cualquier sexo y raza, lo más habitual es

Tabla 37-1. Clasificación de las paniculitis

Paniculitis de predominio septal

Sin vasculitis
- Eritema nudoso
- Morfea profunda/esclerodermia

Con vasculitis
- Poliarteritis nudosa cutánea
- Tromboflebitis superficial

Paniculitis de predominio lobulillar

Sin vasculitis
- Escaso infiltrado inflamatorio
  - Lipodermatoesclerosis
  - Esclerema *neonatorum*
- Linfocitarias
  - Paniculitis lúpica (lupus *profundus*)
  - Paniculitis de la dermatomiositis
  - Paniculitis por frío
- Neutrofílicas
  - Paniculitis pancreática
  - Déficit de α_1-antitripsina
  - Paniculitis infecciosa
  - Paniculitis facticia
- Granulomatosas
  - Necrosis grasa del recién nacido
  - Sarcoidosis subcutánea
  - Lipoatrofia
  - Paniculitis traumática
  - Paniculitis posesteroidea

Con vasculitis
- Eritema indurado de Bazin (vasculitis nodular)
- Eritema nudoso leproso, fenómeno de Lucio

observarla en una mujer entre la segunda y la cuarta décadas de la vida. Se considera una reacción de hipersensibilidad retardada a diferentes estímulos antigénicos. Típicamente, se presenta con un cuadro agudo consistente en nódulos dolorosos de apariencia contusiforme, distribuidos de forma simétrica por ambas regiones pretibiales (**e-Fig. 37-2**). Puede asociar síntomas sistémicos como fiebre, artromialgias y malestar general. Sin tratamiento, los nódulos involucionan en unas semanas y no dejan cicatriz; sin embargo, no son raras las recurrencias. Los nódulos en localizaciones distintas a las piernas, así como la ulceración de estos, deben hacer sospechar diagnósticos alternativos.

Histopatológicamente, se observa una paniculitis en la que el infiltrado inflamatorio es de predominio (aunque no exclusivamente) septal y en la que no se ven claras imágenes de vasculitis. El infiltrado puede ser neutrofílico cuando la biopsia es temprana en la evolución del nódulo y posteriormente se torna en un infiltrado mixto, parcialmente granulomatoso. Son muy característicos los granulomas radiales de Miescher (**e-Fig. 37-3**).

> **!** La paniculitis más frecuente es el **eritema nudoso**, que es una paniculitis **septal sin vasculitis**. Los nódulos aparecen en **la cara anterior de las piernas** y **no se ulceran**. Lo más frecuente es que sea idiopático y, entre las causas conocidas, las más frecuentes son las infecciones **estreptocócicas** en niños y los **fármacos**, la **sarcoidosis** y la **enfermedad inflamatoria intestinal** en adultos.

En el 30-50 % de los casos no se llega a encontrar la causa del eritema nudoso; no obstante, debido a su asociación con numerosas enfermedades sistémicas, es obligado hacer un estudio complementario básico en todos los pacientes y, si el contexto clínico lo sugiere, ampliar el estudio de manera dirigida. Dada la naturaleza autorresolutiva del cuadro, inicialmente el manejo debe ser conservador, con reposo relativo y antiinflamatorios no esteroideos. Se deben suspender los fármacos sospechosos si existen y, en caso de otras causas identificables, realizar tratamiento etiológico. El yoduro potásico es un fármaco que consigue la resolución rápida del eritema nudoso. Aunque en muchos textos aparece como tratamiento de primera elección, en la práctica clínica se suele reservar para casos que se prolongan en el tiempo o con recurrencias frecuentes.

> **!** La dosis habitual de **yoduro potásico** son 300 mg cada 8 horas. Se recomienda un incremento de dosis progresivo para mejorar la tolerancia gastrointestinal. Iniciar con 300 mg al día e ir aumentando la dosis según la tolerancia y la respuesta hasta un máximo de 900 mg al día. En España, se puede encontrar en comprimidos comerciales de 300 mg, y también se puede formular (Fórmula magistral yoduro potásico 300 mg/cápsula, cantidad suficiente para 60 cápsulas).

Morfea profunda

El término *morfea profunda* describe una variante de morfea (esclerodermia localizada) en la cual la inflamación y la esclerosis se encuentran en la dermis profunda, el tejido celular subcutáneo, la fascia y el músculo superficial. La morfea profunda puede ser una placa única o bien manifestarse afectando a áreas extensas, en lo que se conoce como *morfea generalizada*. Se suele considerar dentro del mismo espectro de la fascitis eosinofílica y la morfea panesclerótica de la infancia. Histológicamente, se visualiza engrosamiento y fibrosis marcada en los septos, con un colágeno grueso e hialino. El tratamiento se basa, en casos graves generalizados, en inmunosupresores sistémicos, destacando el metotrexato y los glucocorticoides orales. También puede ser útil la fototerapia de manera adyuvante.

Paniculitis septales con vasculitis

Panarteritis nudosa cutánea o arteritis cutánea

La panarteritis nudosa es una vasculitis de vasos de mediano calibre. Existe una forma sistémica o clásica y una forma únicamente cutánea, con un curso más benigno. La panarteritis nudosa cutánea clínicamente se manifiesta como nódulos inflamatorios en las piernas sobre un fondo de livedo racemosa y frecuentemente asociados a úlceras. Se debe distinguir de la afectación cutánea por la panarteritis nudosa clásica que aparece, según las series, en el 15-50 % de estos pacientes. Histológicamente, se observa una vasculitis de las arteriolas de la dermis profunda y el tejido celular subcutáneo, con la característica necrosis «en diana». Dado el curso clínico benigno de la panarteritis nudosa cutánea, el tratamiento se basa en corticosteroides tópicos o intralesionales y/o cursos cortos de corticosteroides sistémicos.

Paniculitis lobulillares sin vasculitis

Lipodermatoesclerosis

Se trata de una entidad asociada a la insuficiencia venosa crónica. Cursa inicialmente con una fase aguda en la que aparecen placas eritematosas y calientes en el tercio medio-inferior de ambas piernas, por encima de los maléolos. Estos episodios son en ocasiones erróneamente diagnosticados como celulitis infecciosas. Posteriormente, tiene una fase crónica en la que aparecen cambios pigmentarios secundarios al depósito de hemosiderina y esclerosis, dando el aspecto a las piernas de una «botella invertida». Histológicamente, se observa, en fases iniciales, inflamación linfocitaria discreta de los septos y, en fases avanzadas, esclerosis de los mismos y cambios membranoquísticos en el lobulillo (degeneración de los adipocitos que deja unas imágenes de membranas ondulantes). El tratamiento consiste en elevación de las piernas y medias de compresión.

Paniculitis lúpica

Es una variante rara de lupus eritematoso cutáneo. Se incluye dentro del grupo del lupus eritematoso crónico. Se manifiesta como nódulos subcutáneos dolorosos que evolucionan a una grave lipoatrofia, localizados en la cara externa de los antebrazos o muslos, las nalgas, la región facial y la zona alta de la espalda. Es frecuente que se asocie con lesiones de lupus discoide o, con menor frecuencia, a lupus eritematoso sistémico; no obstante, la afectación subcutánea puede ser la única manifestación de lupus, lo que dificulta el diagnóstico. Los hallazgos histopatológicos característicos consisten en infiltrados linfoplasmocitarios en el lobulillo adiposo (pudiendo en ocasiones formar folículos linfoides) y la necrosis hialina de la grasa. Apoya el diagnóstico encontrar cambios de lupus discoide en la piel suprayacente y depósitos de mucina. El tratamiento se basa en antipalúdicos y corticosteroides sistémicos.

Es **excepcional** que se trate de una paniculitis lúpica si hay afectación de la **zona distal de las piernas**. Hay que recordar que el lupus eritematoso sistémico puede asociarse a otras paniculitis como el eritema nudoso o la tromboflebitis superficial.

Paniculitis pancreática

Aparece como consecuencia de la liberación al torrente circulatorio de enzimas pancreáticas que producen lisis del panículo adiposo. Ocurre con mayor frecuencia en el contexto de una pancreatitis aguda o crónica, pudiendo también producirse en neoplasias o traumatismos pancreáticos. Clínicamente, aparecen nódulos de paniculitis frecuentemente en las piernas, pero también pueden localizarse en los brazos o el abdomen. En ocasiones se ulceran, drenando un material amarillento oleoso. Pueden asociar fiebre o dolor abdominal. La biopsia muestra una paniculitis lobulillar de predominio neutrofílico con extensa necrosis y licuefacción de la grasa. Los adipocitos pierden el núcleo y muestran una membrana gruesa y de bordes difuminados, constituyendo los denominados *adipocitos fantasma* (**e-Fig. 37-4**). Es habitual encontrar depósitos de calcio. El tratamiento es el de la enfermedad pancreática de base.

Déficit de α_1-antitripsina

Se trata de una enfermedad de origen genético. La α_1-antitripsina es una enzima que inhibe la acción de proteasas (lipasa, colagenasa, elastasa) y la activación del complemento. Su déficit puede condicionar, además de paniculitis: enfisema, cirrosis, pancreatitis, glomerulonefritis, vasculitis o angioedema. Hay individuos con un déficit leve-moderado de la enzima, con manifestaciones más benignas, e individuos con un déficit grave, con manifestaciones más floridas. Es más frecuente que la paniculitis ocurra en estos últimos. Histopatológicamente, se trata de una paniculitis neutrofílica lobulillar con necrosis extensa del lobulillo. La paniculitis por déficit de α_1-antitripsina generalmente no responde a los tratamientos utilizados en otras paniculitis como los corticosteroides sistémicos u otros inmunosupresores. Está disponible la enzima para su administración intravenosa, siendo el tratamiento de elección en los casos con déficit grave.

 Se sospechará déficit de α_1-antitripsina ante una paniculitis con nódulos necróticos, con tendencia a la ulceración, **curso prolongado** y que **no responde a los tratamientos habituales**. Dado que la α_1-antitripsina es un reactante de fase aguda, se recomienda **medir** sus **niveles fuera del episodio inflamatorio** agudo para evitar falsos negativos.

Paniculitis infecciosa

En estas paniculitis, los microorganismos son causantes directos de la inflamación del tejido celular subcutáneo y se pueden cultivar a partir de las lesiones. Múltiples agentes infecciosos, tanto bacterianos como micóticos, pueden ser causantes de paniculitis infecciosa. Lo más frecuente es que se produzca en individuos inmunodeprimidos por siembra hematógena; sin embargo, también puede ocurrir en inmunocompetentes y/o por inoculación directa. El cuadro clínico suele ser el de un individuo con alguna patología de base que condiciona inmunodepresión (pacientes hematológicos, diabéticos, sida, etc.), que se presenta con una sepsis y nódulos dolorosos eritematosos más o menos diseminados. Histológicamente, se evidencia una infiltración neutrofílica del lobulillo adiposo. Es posible en ocasiones ver microorganismos con tinciones específicas, aunque el diagnóstico generalmente se establece mediante cultivo de la lesión. El tratamiento es la antibioterapia apropiada.

Sarcoidosis subcutánea

Es la afectación específica con granulomas sarcoideos en los lobulillos del tejido celular subcutáneo. Se asocia con frecuencia a sarcoidosis sistémica. Hay que recordar, no obstante, que la paniculitis que se observa más habitualmente en pacientes con sarcoidosis es el eritema nudoso, que constituye un fenómeno reactivo no específico. La sarcoidosis subcutánea se manifiesta como nódulos subcutáneos indurados, poco dolorosos y sin afectación epidérmica. Responde bien a los corticosteroides sistémicos.

Paniculitis lobulillares con vasculitis

Eritema indurado de Bazin (vasculitis nodular)

Tradicionalmente se reservaba el término *eritema indurado de Bazin* para los casos reactivos a una infección tuberculosa (tubercúlides) y el de *vasculitis nodular* (o el menos usado *eritema indurado de Whitfield*) para los casos en los que no se encontraba esta asociación. En la actualidad, los términos *vasculitis nodular* y *eritema indurado de Bazin* se consideran sinónimos, independientemente de la etiología. En la gran mayoría de los casos existe vasculitis, pero, dado que hasta un 10 % de los casos no la presentan, algunos autores consideran más correcto el término *eritema indurado de Bazin*.

El eritema indurado se presenta con más frecuencia en mujeres con una edad media de 30-50 años. Los nódulos suelen aparecer en la cara posterior de las piernas, tienen tendencia a la ulceración y curan dejando cicatriz (**e-Fig. 37-5**). El curso clínico suele ser más crónico y tórpido que en el caso del eritema nudoso.

En las biopsias, se visualiza una paniculitis preferentemente lobulillar, de predominio neutrofílico en fases iniciales y más granulomatoso en lesiones más evolucionadas (**e-Fig. 37-6**). En el 90-95 % de las biopsias se observa afectación vascular. Aunque se ha descrito que pueden afectarse distintos tipos de vasos (tanto arterias como venas y vasos medianos y pequeños), parece que lo más frecuente es la afectación de las pequeñas vénulas del lobulillo adiposo.

Como se ha dicho previamente, la asociación más importante es con una infección tuberculosa, más frecuentemente latente que activa. Aunque los cultivos de micobacterias de la lesión son siempre negativos, en algunos casos es posible que se obtenga positividad de la prueba de la reacción en cadena de la polimerasa de *Mycobacterium tuberculosis* en la biopsia. También se ha descrito asociación con otras infecciones bacterianas o víricas, fármacos o enfermedades reumáticas.

El tratamiento de la enfermedad subyacente asociada conduce a la resolución del eritema indurado y es la base del tratamiento. Muchos autores recomiendan un tratamiento antituberculoso completo cuando haya evidencia de infección tuberculosa (aunque sea latente); sin embargo, otros abogan, en el caso de que se descarte infección activa, por el tratamiento de la infección tuberculosa latente y, solo si hay mala evolución, realizar un tratamiento completo. En los casos no asociados a tuberculosis se pueden probar antinflamatorios no esteroideos, esteroides sistémicos o yoduro potásico.

LIPODISTROFIAS

Lipodistrofia es el término que describe el conjunto de enfermedades que se caracterizan por un patrón anómalo de la distribución de la grasa corporal, con zonas con disminución o ausencia completa del panículo adiposo (lipoatrofia), que frecuentemente asocia otras zonas con aumento del mismo (lipohipertrofia). Son un grupo de enfermedades —tanto congénitas como adquiridas— que se clasifican según el patrón de distribución en: generalizadas, parciales (afectación extensa, pero no tanto como las generalizadas) y localizadas (limitadas a un área). En la **tabla 37-2** se resumen la clasificación y las principales características de las lipodistrofias.

> ❗ Cuando hay una **lipodistrofia extensa** se desarrolla **resistencia insulínica**. Por ello, estos pacientes tienen un aumento de la morbimortalidad **cardiovascular** y, en los casos más graves, también de las complicaciones **microangiopáticas de la diabetes** (retinopatía, nefropatía y neuropatía).

Lipodistrofia congénita generalizada (síndrome de Berardinelli-Seip)

Es un síndrome muy poco frecuente del que hay unos 120 casos descritos en la bibliografía. Su origen es genético con herencia autosómica recesiva. Se han descrito mutaciones en distintos genes que intervienen en el desarrollo y diferenciación de los adipocitos como causa de este síndrome (genes *AGPAT2*, *BSCL2/seipina* y otros). Estos pacientes tienen una ausencia casi completa de grasa corporal desde el nacimiento, lo que condiciona una facies cadavérica por pérdida de las bolas de Bichat, una musculatura prominente y acentuación de las venas subcutáneas. Se asocia a una grave resistencia insulínica.

Lipodistrofia familiar parcial

Es un grupo heterogéneo de enfermedades raras, la mayoría autosómicas dominantes, con distinta base genética. Dentro de este grupo de enfermedades se

Tabla 37-2. Clasificación y principales características de las lipodistrofias

Lipodistrofias		Síndrome	Patogenia	Inicio	Sexo	Distribución		Manifestaciones asociadas
Congénitas o familiares	Generalizada	Lipodistrofia generalizada (síndrome de Berardinelli-Seip)	Genética AR Genes *AGPAT2* y *BSCL2/* seipina	Nacimiento	F = M		Ausencia completa de grasa corporal (incluida la médula ósea), facies cadavérica, aspecto musculado	Síndrome metabólico y frecuente esteatosis hepática
	Parcial	Lipodistrofia familiar parcial	Tipo Dunnigan	Genética AD Laminina	Adolescencia	F > M	Disminución de grasa en extremidades	Disminución de grasa en el tronco	Síndrome metabólico
			Tipo Köbberling	Genética AD No conocido			Acumulación en cara y cuello	Aumento de grasa en el tronco	
		Con displasia mandibuloacral	Genética AR LMNA o ZMPSTE24	Infancia o adolescencia	F < M	Puede haber lipoatrofia generalizada		Talla baja, hipoplasia mandibular, envejecimiento prematuro

(Continúa)

Tabla 37-2. Clasificación y principales características de las lipodistrofias [cont.]

Lipodistrofias		Síndrome	Patogenia	Inicio	Sexo	Distribución	Manifestaciones asociadas
Congénitas o familiares	Parcial	Síndromes autoinflamatorios asociados al proteasoma • Síndrome de Nakajo-Nishimura • Síndrome CANDLE • Síndrome JMP	Mutaciones en *PSMB8* u otros genes del proteasoma (AR o AD)	Infancia	F = M	Disminución de grasa en las extremidades (puede haber lipodistrofia generalizada en el síndrome JMP)	Fiebres periódicas, dermatosis neutrofílica atípica, paniculitis, anemia, contracturas musculares, lesiones tipo perniosis
Adquiridas	Generalizada	Lipodistrofia adquirida generalizada (síndrome de Lawrence)	Desconocida • Tipo 1: paniculítica • Tipo 2: autoinmune • Tipo 3: idiopática	Infancia o adolescencia	F >> M	Disminución generalizada de grasa corporal (médula ósea conservada)	Paniculitis Enfermedad autoinmune Síndrome metabólico
	Parcial	Lipodistrofia parcial progresiva (síndrome de Barraquer-Simons)	Alteración adquirida en la vía clásica del complemento o AD (mutaciones en *LMNB2*)	Infancia o adolescencia	F >> M	Disminución de grasa de cintura para arriba, acumulación de grasa en las piernas	Glomerulonefritis membranoproliferativa (20 %) Otras enfermedades autoinmunes Infecciones por Neisseria Resistencia insulínica

| Lipodistrofia asociada a la TAR | Toxicidad mitocondrial inducida por TAR | 1-2 años tras el inicio del trata-miento | F = M | Disminución de la grasa en extremidades y cara, acumulación de grasa abdominal | Síndrome metabólico |
| Locali-zada | Por traumatismos, inyecciones, presión, enfermedad del tejido conjuntivo o idiopática | | | | |

AD: autosómica dominante; AR: autosómica recesiva; F: sexo femenino; M: sexo masculino; TAR: terapia antirretroviral.

incluyen la lipodistrofia familiar parcial tipo Dunnigan (la más frecuente), la tipo Köbberling, la displasia mandibuloacral y otras formas extremadamente raras. Tienen en común que no se manifiestan desde el nacimiento, sino que generalmente se inician en la pubertad, y que la pérdida de grasa es principalmente en las extremidades, con acumulación de grasa en la cara y el cuello. Como en otras lipodistrofias extensas, asocian síndrome metabólico y otras manifestaciones de la resistencia insulínica.

Lipodistrofia adquirida generalizada (síndrome de Lawrence)

Las manifestaciones clínicas son similares a las de la forma congénita, aunque menos graves y con un inicio más tardío, siendo este habitualmente en la infancia o la juventud. Se describen tres subtipos: una variante paniculítica, en la que una paniculitis precede a la lipoatrofia; una variante autoinmune, en la que una enfermedad autoinmune (artritis idiopática juvenil, síndrome de Sjögren, dermatomiositis, etc.) precede o es concurrente con la disminución de la grasa, y el subtipo idiopático.

Síndromes autoinflamatorios asociados al proteasoma

Bajo este nombre se agrupan varios síndromes que se deben a mutaciones en genes que codifican distintas subunidades del proteasoma (gen *PSMB8* y otros). Son síndromes de inicio en la infancia temprana, que cursan con lipodistrofia, generalmente parcial (lipoatrofia de cara y extremidades). Asocian fiebres periódicas y otros síntomas sistémicos, así como lesiones tipo perniosis y amiotrofia. En este grupo se incluyen el síndrome de Nakajo-Nishimura, el síndrome JMP (contracturas articulares, atrofia muscular, anemia microcítica y lipodistrofia inducida por paniculitis) y el síndrome CANDLE (dermatosis neutrofílica crónica atípica con lipodistrofia y temperatura elevada).

Lipodistrofia parcial progresiva (síndrome de Barraquer-Simons)

Es la segunda forma más frecuente de lipodistrofia no localizada, después de la asociada a la terapia antirretroviral. Es tres veces más frecuente en mujeres que en hombres. El inicio es habitualmente en la infancia, con una lipoatrofia que se inicia en la cara y progresa al tronco y las extremidades inferiores a lo largo de 1-2 años. La grasa en las piernas puede ser normal o, con frecuencia, estar aumentada. En torno a un 20 % de los pacientes pueden desarrollar una glomerulonefritis membranoproliferativa años después del inicio de la lipoatrofia. También pueden aparecer otras enfermedades autoinmunes. El síndrome metabólico es menos frecuente que en otras lipoatrofias, pero pueden verse manifestaciones asociadas a la resistencia insulínica como la acantosis *nigricans* o el síndrome de ovario poliquístico.

Lipodistrofia asociada a la terapia antirretroviral frente al virus de la inmunodeficiencia humana

Se sabe que el principal factor para el desarrollo de esta lipoatrofia es haber estado expuesto a algunos análogos nucleósidos de la transcriptasa inversa, en particular estavudina y zidovudina. Desde hace años, estos fármacos están en desuso; por este motivo la incidencia de la lipoatrofia asociada al virus de la inmunodeficiencia humana ha disminuido mucho, y las personas que aún hoy en día la padecen suelen tener una historia de uso en el pasado de alguno de estos fármacos. Se caracteriza por una disminución marcada de la grasa en la cara y las extremidades, con una acumulación de grasa abdominal y en el cuello. Estos pacientes desarrollan secundariamente un síndrome metabólico y tienen aumentado su riesgo cardiovascular.

Lipodistrofias localizadas

Son áreas localizadas, únicas o múltiples, de ausencia o disminución del tejido celular subcutáneo. Son frecuentes tras inyección de corticosteroides subcutáneos (sobre todo, en nuestro medio, con acetónido de triamcinolona *depot*). Antiguamente, ocurrían con la inyección de insulinas no humanas, las cuales no se emplean en la actualidad. También pueden ocurrir por presión repetida sobre una misma zona. Un ejemplo de lipoatrofia por presión es la **lipoatrofia semicircular**. Esta es típica de mujeres jóvenes, en las cuales aparece una banda de lipoatrofia en la cara anterior y lateral de ambos muslos, en relación con la presión recurrente con la mesa de la oficina. También se pueden ver casos de lipoatrofia localizada tras paniculitis, así como formas idiopáticas.

Lipohipertrofias

La lipohipertrofia localizada en los sitios de inyección es la complicación cutánea más frecuente de la diabetes tratada con insulina. Se relaciona directamente con una mala técnica de administración, y no solo representa un defecto estético, sino que también altera de forma significativa la farmacocinética de la insulina. Otro fármaco que ocasiona típicamente lipohipertrofia en la zona de inyección es el pegvisomant, un antagonista del receptor de la hormona del crecimiento que se emplea en el tratamiento de la acromegalia.

BIBLIOGRAFÍA

Brown RJ, Araujo-Vilar D, Cheung PT, et al. The Diagnosis and Management of Lipodystrophy Syndromes: A Multi-Society Practice Guideline. J Clin Endocrinol Metab. 2016;101(12):4500-11.

Garg A. Lipodystrophies. Am J Med. 2000;108(2):143-52.

Llamas Velasco M, Pérez-Gónzalez YC, Kempf W, et al. Clues in Histopathological Diagnosis of Panniculitis. Am J Dermatopathol. 2018;40(3):155-67.

Requena L, Sánchez Yus E. Panniculitis. Part II. Mostly lobular panniculitis. J Am Acad Dermatol. 2001;45(3):325-61.

Requena L, Yus ES. Panniculitis. Part I. Mostly septal panniculitis. J Am Acad Dermatol. 2001;45(2):163-83.

Malformaciones vasculares

G. Vázquez Contreras y O. López-Barrantes González

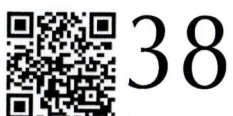 38

 PUNTOS CLAVE

- Las malformaciones vasculares son anomalías en el desarrollo de los distintos tipos de vasos sanguíneos. Son lesiones benignas, no tumorales. Siempre están presentes en el momento del nacimiento y pueden evolucionar con el paso del tiempo.
- Las más frecuentes son las malformaciones venosas, que suponen dos tercios del total de las malformaciones vasculares.
- La «mancha salmón», o nevo simple, es la malformación capilar más frecuente, seguida por la mancha «en vino de Oporto».
- Las malformaciones linfáticas son anomalías poco habituales. Dentro de ellas, las malformaciones linfáticas comunes, tanto las macroquísticas (> 2 cm) como las microquísticas (< 2 cm), son las más prevalentes.
- Algunas no requieren tratamiento, pero en caso de ser necesario, existen diferentes opciones en función del tamaño, la localización y el tipo de vaso.

INTRODUCCIÓN

Las malformaciones vasculares se producen por anomalías en el desarrollo de uno o varios tipos de vasos sanguíneos. Son lesiones benignas, no tumorales y siempre están presentes en el momento del nacimiento, aunque en ocasiones pasan desapercibidas y son diagnosticadas en la edad adulta. La evolución natural que presentan las malformaciones vasculares es la principal diferencia con respecto a los hemangiomas, con los que inicialmente se pueden confundir. Estas lesiones no involucionan de forma espontánea e incluso pueden aumentar con el paso del tiempo.

Tienen una incidencia aproximada de alrededor del 1,5 %, siendo las más frecuentes (dos tercios del total) las venosas, y no existen diferencias por sexo ni por etnia.

Se consideran anomalías en el desarrollo embrionario de uno o más tipos de vasos sanguíneos. Inicialmente, se describieron como mutaciones esporádicas (mutaciones somáticas), aunque existen evidencias acerca de un carácter hereditario familiar.

Las manifestaciones clínicas son muy variables, desde un problema meramente estético hasta lesiones de alto flujo que pueden comprometer la vida del paciente.

Se diagnostican a través de la exploración física, aunque son de ayuda la ecografía Doppler y en algunos casos la resonancia magnética. Para el diagnóstico de confirmación, precisan de un estudio histológico y genético.

En las **tablas 38-1**, **38-2** y **38-3** se expone la clasificación actual según la International Society for the Study of Vascular Anomalies de las malformaciones vasculares.

MALFORMACIONES CAPILARES

Son vasos capilares o vénulas poscapilares dilatadas en la dermis papilar y reticular. Clínicamente, aparecen como máculas de aspecto vascular con una tonalidad que

Tabla 38-1. Clasificación de la International Society for the Study of Vascular Anomalies. Malformaciones capilares simples I

Malformaciones capilares		Malformaciones linfáticas	Malformaciones venosas	
Nevo simple/mancha salmón		Comunes *PIK3C4* • Macroquística • Microquística • Mixta	Malformación venosa común	*TEK(TIE2)/ PIK3C4*
Mancha «en vino de Oporto» • No sindrómica • Síndrome de Sturge-Weber • Con sobrecre- cimiento	*GNAQ* *GNAQ* *GNA11*	Generalizada • Linfangiomatosis kaposiforme	Malformación venosa familiar cutaneomu- cosa	*TEK(TIE2)*
Malformación capilar- malformación arteriovenosa	*RASA1/ EPHB4*	Enfermedad de Gorham-Stout	Síndrome del nevo azul «en tetina de goma»	*TEK(TIE2)*
Malformación capilar reticulada • Aislada • Asociada a macrocefalia (malformación capilar-mega- loencefalia/ macrocefalia) • Asociada a microcefalia	 *PIK3C4* *STAMBP*	Anomalía linfática progresiva adquirida	Malformación glomovenosa	*Glomulina*

(Continúa)

Tabla 38-1. Clasificación de la International Society for the Study of Vascular Anomalies. Malformaciones capilares simples I *[cont.]*

Malformaciones capilares		Malformaciones linfáticas	Malformaciones venosas	
Cutis marmorata telangiectásica congénita		Linfedema primario	Malformación cerebral cavernosa	
Telangiectasias			Malformación vascular familiar intraósea	*ELMO2*
Telangiectasia hemorrágica hereditaria	*HHT1-ENG* *HHT2-ACVRL1*		Malformación venosa verrucosa	*MAP3K3*

Tabla 38-2. Clasificación de la International Society for the Study of Vascular Anomalies. Malformaciones capilares simples II

Malformación arteriovenosa		Fístula arteriovenosa	
• Esporádica	*MAPK2*	• Esporádica	*MAPK2*
• Asociada a telangiectasia hemorrágica hereditaria	*HHT1-ENG*	• Asociada a telangiectasia hemorrágica hereditaria	*HHT1-ENG*
• Asociada a malformación capilar-malformación arteriovenosa	*RASA1*	• Asociada a malformación capilar-malformación arteriovenosa	*RASA1*

Tabla 38-3. Clasificación de la International Society for the Study of Vascular Anomalies. Malformaciones capilares combinadas

MC + MV	Malformación capilar-venosa
MC + ML	Malformación capilar-linfática
MC + MAV	Malformación capilar-arteriovenosa
ML + MV	Malformación linfático-venosa
MC + ML + MV	Malformación capilar-linfático-venosa
MC + ML + MAV	Malformación capilar-linfático-arteriovenosa
MC + MV + MAV	Malformación capilar-venosa-arteriovenosa
MC + ML + MV + MAV	Malformación capilar-linfático-venosa-arteriovenosa

MAV: malformación arteriovenosa; MC: malformación capilar; ML: malformación linfática; MV: malformación venosa.

varía desde un tono rosado a un rojo púrpura. Son de flujo lento y hemodinámicamente inactivas. No presentan frémito ni aumento de la temperatura local, ni se aclaran con la digitopresión. En el nacimiento, pueden confundirse con lesiones precursoras de hemangiomas, pero la ausencia de crecimiento en las primeras semanas ayuda al diagnóstico. Su tratamiento de elección es el láser de forma precoz.

Mancha salmón o nevo simple

Es la malformación capilar más frecuente, ya que aparece hasta en un 82 % de los recién nacidos. Tiene una coloración rosada y su localización más común es en la zona de la nuca («picotazo de la cigüeña»), aunque también puede aparecer en los párpados y la glabela («beso del ángel»), la nariz, el labio superior y la línea media de la espalda. Pueden hacerse más evidentes con el llanto y con los cambios de temperatura. Es frecuente que desaparezca entre el primer y el tercer año de vida, aunque la zona occipital, la región sacra y la glabela son zonas especialmente persistentes (e-Fig. 38-1).

No suele asociarse a otras anomalías, aunque en algunos síndromes —como en la malformación M-CAP (megaloencefalia-malformación capilar) o en el síndrome de Beckwith-Wiedemann— pueden aparecer con una coloración algo más intensa. La localización en la región lumbosacra se considera un marcador de bajo riesgo para disrafismo.

No es necesario realizar pruebas complementarias.

Malformación capilar cutaneomucosa (mancha «en vino de Oporto»)

Es una malformación capilar cutánea y/o mucosa presente desde el nacimiento. Se trata de la segunda malformación capilar en frecuencia y afecta al 0,3 % de los recién nacidos, sin distinción de sexos. Son lesiones que clínicamente aparecen como máculas bien delimitadas de color rojo oscuro, parecido al vino de Oporto. Pueden ser localizadas, segmentarias o difusas y generalizadas. Su localización más frecuente es en la cabeza y el cuello (hasta en un 83 % de los casos) y en la región facial, donde es más habitual en el lado derecho. Crecen progresivamente de forma proporcional al crecimiento del niño y, a diferencia del nevo simple, no desaparecen con el tiempo. En la edad adulta adquieren un tono más oscuro y la piel puede engrosarse y adquirir un aspecto seudonodular. Es frecuente la aparición de granulomas piógenos sobre estas lesiones (e-Fig. 38-2).

Pueden aparecer de forma aislada o ser una manifestación cutánea de algún síndrome, siendo el más frecuente, sobre todo en la localización facial, el síndrome de Sturge-Weber, que se describe más adelante. En ocasiones, aparece asociada a sobrecrecimiento de partes blandas (malformación capilar con sobrecrecimiento [DCMO].

Se han descrito mutaciones en el gen *GNAQ*, tanto en manchas «en vino de Oporto» esporádicas como en las asociadas al síndrome de Sturge-Weber. En esta última, en una etapa más precoz del desarrollo embrionario. También se han constatado mutaciones en el gen *GNA11* en el síndrome DCMO.

Malformación capilar reticulada

Es una malformación que clínicamente se presenta como máculas eritematovioláceas con aspecto parcheado o reticulado, con una apariencia menos sólida que la mancha en «vino de Oporto». Puede aparecer de forma aislada o asociada a macrocefalia (malformación capilar-macrocefalia/megaloencefalia) o a microcefalia.

La mayoría de las malformaciones capilares reticuladas se deben a mutaciones en los genes *PIK3CA*.

El diagnóstico es clínico. En caso de asociar dismetría, se recomienda realizar un control radiológico al inicio de la deambulación y, en caso de asociar macrocefalia, resonancia magnética.

En cuanto al seguimiento, si solo presentan una malformación capilar reticulada aislada o solo sobrecrecimiento del tronco y las extremidades, requieren seguimiento periódico. Los pacientes con malformación capilar-macrocefalia/ megaloencefalia requieren manejo multidisciplinar y se recomienda realizar una resonancia magnética ante la sospecha y repetirla cada 6 meses hasta cumplir los 2 años.

Malformación capilar geográfica

Clínicamente, son máculas oscuras bien delimitadas con forma geográfica que con el tiempo desarrollan vesículas linfáticas y/o hemorrágicas en su superficie. Pueden asociar sobrecrecimiento, por lo que deben realizarse seguimientos periódicos para evitar dismetrías. Puede aparecer asociada en otros síndromes (CLOVES, CLAPO o Proteus).

Síndrome de malformación capilar-malformación arteriovenosa

Es un trastorno con patrón de herencia autosómica dominante con penetrancia prácticamente completa por alteraciones en el gen *RASA1*.

Clínicamente, son malformaciones capilares que pueden presentarse desde el nacimiento o aparecer con los años y que de forma característica muestran un halo blanquecino en la periferia. Es frecuente que aparezca una lesión más grande y que puede tener un aumento de temperatura local (**e-Fig. 38-3**).

El diagnóstico es clínico, aunque si se realizara una ecografía Doppler, se encontraría un flujo mayor que en una malformación capilar simple.

Los pacientes con síndrome de malformación capilar-malformación arteriovenosa tienen un riesgo de un 30 % de tener malformaciones arteriovenosas de alto flujo en tejidos blandos (9 % cerebral y 2 % en la médula espinal). Si la malformación arteriovenosa aparece en las extremidades, se conoce como *síndrome de Parkes-Weber*.

Estos pacientes deben tener un seguimiento estrecho y debe realizarse una resonancia magnética cerebral.

Cutis marmorata telangiectásica congénita

Es una anomalía vascular rara que clínicamente se presenta como máculas reticuladas violáceas y atróficas que recuerdan la livedo reticular. Tienden a atenuarse con el tiempo, llegando incluso a desaparecer. Pueden asociar hipotrofia leve de la extremidad afectada.

Tiene un pronóstico excelente y no se asocia con ninguna otra alteración, por lo que no requiere seguimiento.

Telangiectasias

Clínicamente, son pápulas de aspecto vascular de las que irradian capilares dilatados. Pueden ser únicas o múltiples. Dentro de las múltiples, se han descrito dos entidades, la **telangiectasia nevoide unilateral**, que presenta una distribución lineal o segmentaria sobre todo en el cuello y las extremidades superiores, y la **telangiectasia benigna hereditaria**, donde se presentan de forma generalizada.

Son entidades de buen pronóstico que no precisan seguimiento.

Nevo anémico

Desde el punto de vista clínico, se presenta como máculas acrómicas de contornos geográficos. Se deben a una hipersensibilidad localizada a las catecolaminas que produce una vasoconstricción de los capilares de la zona. Puede aparecer en cualquier localización, aunque es más frecuente en el tronco. Es más prevalente en pacientes con neurofibromatosis tipo 1.

> **!** El nevo simple y la mancha «en vino de Oporto» son las malformaciones capilares más frecuentes. El nevo simple o mancha salmón tiende a desaparecer de forma espontánea, a diferencia de la mancha «en vino de Oporto», que va creciendo progresivamente a medida que crece el niño.

MALFORMACIONES LINFÁTICAS

Son anomalías poco frecuentes. Su incidencia se estima en torno a 1 caso por cada 20.000/40.000 nacidos vivos. No tienen predilección por raza o género. Son alteraciones en el desarrollo de los vasos linfáticos que condicionan un drenaje anómalo de la linfa. Están presentes en el momento del nacimiento, aunque pueden manifestarse años más tarde. Su localización más habitual es en la cabeza y el cuello, y clínicamente aparecen como lesiones vesiculosas translúcidas de contenido viscoso a nivel cutaneomucoso.

El diagnóstico es clínico, aunque es posible confirmar y valorar su extensión con ecografía y resonancia magnética.

Malformaciones linfáticas comunes

Son dilataciones anormales de los canales linfáticos. Se clasifican en función de su tamaño en macroquísticas (> 2 cm) y microquísticas (< 2 cm). Se producen por mutaciones en el gen *PIK3CA*.

Las malformaciones linfáticas macroquísticas son más frecuentes en el tórax y el cuello, y en ocasiones puede hacerse un diagnóstico prenatal. Son lesiones color piel con transiluminación positiva. Tienen mejor pronóstico porque son más fáciles de tratar y responden mejor a la escleroterapia y a la cirugía.

Las malformaciones linfáticas microquísticas clínicamente aparecen como pequeñas y múltiples vesículas agrupadas. Las opciones terapéuticas están más limitadas y debe considerarse el uso de rapamicina (**e-Fig. 38-4**).

Malformación linfática generalizada

Son anomalías difusas en los vasos linfáticos que pueden afectar al mediastino, retroperitoneo, hueso, vísceras y piel. Clínicamente, se presentarán en función de la región afectada. En la región pulmonar, que es la más frecuente, se manifiesta como quilotórax, que es lo que marcará el pronóstico del paciente.

Linfedema

El linfedema puede ser primario —por anaplasia o hipoplasia de los vasos linfáticos— o secundario —por compresión de ganglios linfáticos o yatrogénico tras intervención quirúrgica—. En ambos casos se produce una alteración en el drenaje linfático y como consecuencia un aumento del volumen de partes blandas.

El linfedema primario se clasifica, en función del momento de aparición de los síntomas, en:

- **Congénito.** Presente desde el momento del nacimiento de forma bilateral. Se debe a una mutación en el gen *VEGFR* con una herencia autosómica dominante.
- **Linfedema precoz.** Aparece entre el nacimiento y antes de los 35 años, siendo este el subtipo más frecuente (80 % de los casos de linfedema).
- **Linfedema tardío.** Se manifiesta por encima de los 35 años y con mayor frecuencia es unilateral.

Clínicamente, se divide en cuatro estadios: subclínico, asintomático; estadio I o incipiente, volumen < 20 % y depresible a la palpación; estadio II o avanzado, el volumen oscila entre un 20 y un 40 % y no es depresible; y estadio III o fibrótico, cuando el volumen es superior al 40 % y adquiere un aspecto elefantiásico.

Sus principales complicaciones son el edema o sobreinfecciones secundarias como la celulitis o la linfangitis.

El tratamiento de primera línea en estadios precoces es la presoterapia. Si hay mala respuesta, se puede optar por técnicas quirúrgicas para paliar los síntomas, aunque existen pocas opciones curativas.

Enfermedad de Gorham-Stout

Es una enfermedad rara en la que se produce una osteólisis masiva e idiopática por invasión linfática del hueso. Es más común en niños y adultos jóvenes, y puede afectar a cualquier hueso, siendo los más frecuentes la cintura escapular, la pelvis, el cráneo y el esqueleto axial.

Clínicamente, se presenta con dolor óseo y fracturas patológicas. Suele tener un curso progresivo y el pronóstico es variable en función del hueso afectado. Los que mayor morbimortalidad presentan son las lesiones vertebrales cervicales y las que afectan al esqueleto axial por compromiso respiratorio por derrame pleural o pericárdico.

> **!** Las malformaciones linfáticas son infrecuentes. Suelen producirse por mutaciones en la vía del gen *PIK3CA*. Destacan las malformaciones linfáticas comunes, siendo dentro de estas la macroquística la de mejor pronóstico por ser más fácil de tratar y responder mejor a los tratamientos.

MALFORMACIONES VENOSAS

Se describen como anomalías vasculares derivadas de la alteración en la morfogénesis de las venas. Son malformaciones de bajo flujo y pueden presentar fenómenos trombóticos y coagulación intravascular localizada con hipofibrinogenemia y elevación del dímero-D.

Tienen una incidencia baja de 1-2 casos por cada 100.000 nacidos vivos.

Clínicamente, se presentan como nódulos blandos compresibles y que se vacían con la presión. La coloración depende de la profundidad y del grado de ectasia de la lesión; así, las más superficiales son de color morado y las más profundas, azuladas o verdosas. Pueden aparecer en piel, mucosas o ser intramusculares. No son pulsátiles ni presentan aumento de la temperatura local.

El diagnóstico es clínico, aunque con ecografía Doppler se observará una lesión de bajo flujo y la resonancia magnética puede ayudar a definir la extensión.

El tratamiento de elección es la escleroterapia.

Malformación venosa común

Las lesiones están formadas por vasos ectásicos que morfológica e histológicamente son similares a las venas. Son lesiones blandas al tacto de aspecto nodular y de coloración variable. En el polo cefálico es frecuente la afectación de mucosas. Se deben a mutaciones en los genes *TEK* y *PIK3CA*.

Malformación venosa familiar cutaneomucosa

Son lesiones cutaneomucosas indistinguibles de las malformaciones venosas esporádicas. Se deben a mutaciones en el receptor *TEK(TIE-2)* con un patrón autosómico dominante. Entre familiares puede diferir el número y localización de las lesiones. Analíticamente, se pueden encontrar elevaciones del dímero-D.

Síndrome del nevo azul «en tetina de goma»

Se presenta como múltiples máculas/pápulas azuladas, que al tacto asemejan una tetina de goma y pueden ser dolorosas de forma espontánea. Es frecuente que exista una lesión predominante de mayor tamaño. Suelen estar presentes en el momento del nacimiento o aparecer de forma progresiva en la infancia.

Asocia múltiples malformaciones venosas cutáneas y en el tubo digestivo, sobre todo en el intestino delgado, provocando sangrados continuos y la consecuente anemia ferropénica.

Se asocia a mutaciones en el gen *TEK(TIE2)*.

Malformación glomovenosa

Es un tipo de malformación venosa poco frecuente. Se debe a mutaciones en el gen de la glomulina.

Clínicamente, se presenta como nódulos solitarios o como placas extensas de distribución segmentaria de coloración azul-violácea. Son dolorosas al tacto y parcialmente compresibles. No se modifican con las maniobras de Valsalva. La localización más frecuente es en el tronco y las extremidades, y no suelen tener afectación profunda.

Malformación venosa verrucosa

Son malformaciones venosas superficiales debidas a mutaciones en el gen *MAP3K3*. Clínicamente, se trata de placas rojo-violáceas con bordes irregulares que progresivamente con los años van adquiriendo una superficie hiperquera-tósica. Suelen tener distribución lineal, aunque también pueden presentarse de forma parcheada. No es infrecuente el dolor local o el sangrado.

Su tratamiento de elección es la exéresis completa.

> **!** Las malformaciones venosas son las malformaciones vasculares más comunes. Son lesiones de bajo flujo y pueden asociar fenómenos trombóticos. Dentro de este grupo, la que aparece con más frecuencia es la malformación venosa común.

MALFORMACIONES ARTERIOVENOSAS

Son las malformaciones menos frecuentes, con una incidencia de 1 por cada 100.000 nacidos vivos; sin embargo, son las más agresivas. No siempre son evidentes en el momento del nacimiento, diagnosticándose hasta un 30 % en la adolescencia y un 20 % en la edad adulta. Fisiopatológicamente, son conexiones anormales entre vasos arteriales y venosos, sin un lecho capilar intermedio, por disregulación del esfínter capilar; esto provoca desviación del flujo sanguíneo, con lo que el flujo arterial disminuye, generando necrosis y ulceración de los tejidos y la aparición de circulación colateral. Son lesiones de alto flujo y baja resistencia, y suelen asociarse a fístulas.

Se han descrito mutaciones en la vía *RAS-MAPK-ERK*.

Clínicamente, se describen cuatro estadios (estadios de Schöbringer):

- Fase quiescente o asintomática: mácula que simula una malformación capilar con aumento de la temperatura local.
- Fase de expansión: la lesión aumenta de tamaño y puede invadir estructuras profundas. La lesión es pulsátil y tiene *thrill*.
- Fase destructiva: con ulceración, sangrado y necrosis.
- Fase de descompensación: aparecen insuficiencia cardíaca e hipertensión arterial.

Para el diagnóstico se utiliza la ecografía Doppler, que muestra una lesión de alto flujo, y para definir mejor la extensión se recurrirá a la resonancia magnética. La angiografía es imprescindible de cara a planificar el tratamiento.

El tratamiento de elección es la resección completa, y, si es posible, con embolización previa.

Malformaciones arteriovenosas esporádicas

Son lesiones clínicamente visibles en el momento del nacimiento hasta en un 60 % de los casos. De los diagnosticados por encima de los 40 años, existe un porcentaje de casos que pueden ser adquiridos (tras traumatismos, sobre todo en zonas acrales). Su localización más característica es en la cabeza y el cuello, y presentan un *thrill* característico. En la evolución de las lesiones se produce un aumento en la comunicación, lo que provoca robo arterial y fenómenos de isquemia, traduciéndose clínicamente en dolor, ulceración y sangrado.

Malformaciones arteriovenosas asociadas a otros síndromes

Las malformaciones arteriovenosas pueden encontrarse asociadas a multitud de procesos sindrómicos, entre los que cabe destacar los pacientes con mutaciones en *PTEN1* (síndrome de Proteus, enfermedad de Cowden o síndrome de Bannayan) o la telangiectasia hemorrágica hereditaria (enfermedad de Rendu-Osler).

> **!** Se trata de las malformaciones vasculares menos frecuentes. Son lesiones de alto flujo, lo que las convierte en las más agresivas. Pueden aparecer de forma esporádica o asociadas a otros síndromes.

FÍSTULAS ARTERIOVENOSAS

En las fístulas arteriovenosas congénitas existe una comunicación anómala entre una arteria y una vena secundaria a alteraciones en el desarrollo embriológico del mesénquima vascular. Fisiopatológicamente, esta comunicación anormal aumenta el flujo de sangre hacia la circulación venosa, que con el tiempo provoca hiperplasia de la arteria proximal, hipoplasia de la arteria distal y dilatación aneurismática y venosa proximal.

Clínicamente, a nivel cutáneo se caracteriza por fenómenos isquémicos locales, circulación colateral y dilatación venosa superficial. Desde el punto de vista sistémico, dependiendo del vaso implicado, puede aparecer insuficiencia cardíaca, hipertensión pulmonar y sobrecarga derecha.

MALFORMACIONES COMBINADAS

Son aquellas lesiones que combinan dos o más malformaciones vasculares (v. **Tabla 38-3**). De estas, las más frecuentes son las que están compuestas por la suma de malformación capilar, malformación venosa y/o malformación linfática.

MALFORMACIONES VASCULARES ASOCIADAS A OTROS SÍNDROMES

Son malformaciones vasculares asociadas a determinados síndromes. En muchas ocasiones, los fenotipos no son claros y se trata de cuadros con solapamientos que dificultan el diagnóstico.

En la **tabla 38-4** se detallan las mutaciones asociadas a estos síndromes.

Tabla 38-4. Malformaciones vasculares asociadas a otras anomalías		
Síndrome de Klippel-Trénaunay	MC + MV ± ML + sobrecrecimiento de extremidades	*PIK3C4*
Síndrome de Parkes Weber	MC + FAV + sobrecrecimiento de extremidades	*RASA-1*
Síndrome de Sturge-Weber	MC facial y leptomeníngea + anomalías oculares + sobrecrecimiento óseo o de partes blandas	*GNAQ*
Síndrome CLOVES	ML + MV + MC ± MAV+ sobrecrecimiento lipomatoso	*PIK3C4*
Síndrome CLAPO	MC-ML-MV	*PIK3C4*
Síndrome de Proteus	MC labio inferior + ML cabeza y cuello + asimetría y sobrecrecimiento	*AKT-1*

FAV: fístula arteriovenosa; MAV: malformación arteriovenosa; MC: malformación capilar; ML: malformación linfática; MV: malformación venosa.

Síndrome de Sturge-Weber

Es una enfermedad neurocutánea esporádica que se caracteriza por una malformación capilar, tipo mancha en vino de oporto facial, que asocia alteraciones oculares y neurológicas (malformaciones vasculares leptomeníngeas y coroideas). Alrededor del 45-80 % de los niños con mancha en vino de oporto segmentaria que afecta a la región frontal padecen este síndrome. Se ha descrito, como se apuntó previamente, asociado a una mutación en el gen *GNAQ* en la región de la prominencia frontonasal embrionaria.

Neurológicamente, pueden aparecer crisis convulsivas antes de los 2 años (75-90 % de los pacientes), hemiparesia, migraña, retrasos en el desarrollo y accidentes cerebrovasculares. A nivel ocular, la dilatación de los vasos que afectan a la coroides, la retina, la episclerótica y/o la coroides, puede producir glaucoma como manifestación más frecuente, pero también hemorragias coroideas y desprendimientos de retina.

Se recomienda realizar examen oftalmológico y resonancia magnética a los niños que presenten mancha en vino de oporto con afectación de la región frontal.

El tratamiento de esta entidad se basa en fármacos antiagregantes para disminuir el riesgo de eventos cerebrovasculares y fármacos anticonvulsivos para el tratamiento de las crisis.

Síndrome de Klippel-Trénaunay

Es una enfermedad rara, con muy baja incidencia. Se debe a mutaciones esporádicas del gen *PIK3C4*.

Son pacientes que asocian una malformación capilar (98 %), malformaciones venosas (72 %) y malformaciones linfáticas, junto con proliferación de tejidos blandos e hipotrofia esquelética de al menos un miembro (67 %), siendo más frecuente en las extremidades inferiores, en concreto el lado derecho. Esto provoca una dismetría que va a precisar tratamiento ortopédico (**e-Figs. 38-5** y **38-6**).

Pueden asociar una coagulación intravascular localizada crónica, con aumento de dímero-D e hipofibrinogenemia, mayor riesgo de trombosis venosa profunda y tromboembolismo pulmonar, por lo que debe considerarse la anticoagulación profiláctica en pacientes o situaciones de riesgo (embarazo, cirugía, inmovilización).

El diagnóstico es clínico y el tratamiento conservador, tratando las complicaciones cuando aparecen.

Síndrome de Parkes Weber

Síndrome infrecuente que clínicamente se caracteriza por la asociación de malformación capilar, fístula arteriovenosa e hipertrofia de la extremidad afectada, siendo más común en las extremidades inferiores.

Se ha asociado a mutaciones en los genes *RASA-1* y *EPHB4*.

A diferencia del síndrome de Klippel-Trénaunay, son malformaciones de alto flujo, lo cual puede condicionar insuficiencia cardíaca de alto gasto, sobre todo en el período neonatal. En estos pacientes también es importante evitar las dismetrías por mayor longitud de la extremidad afecta, lo que conlleva un abordaje y seguimiento ortopédico.

Telangiectasia hemorrágica hereditaria o síndrome de Rendu-Osler

Se trata de un síndrome con herencia autosómica dominante, con expresión fenotípica variable incluso dentro de una misma familia.

Clínicamente, se caracteriza por epistaxis, que suele aparecer en la adolescencia, alrededor de los 12 años; telangiectasias en piel y mucosas (aunque en realidad son malformaciones arteriovenosas, de ahí su tendencia al sangrado), junto con malformaciones arteriovenosas viscerales (hígado, pulmón, sistema nervioso central). Estas malformaciones viscerales son las que van a determinar el pronóstico. En los pulmones, pueden producir hemoptisis, hipoxemia y riesgo de embolia cerebral; en el sistema nervioso central, sintomatología neurológica en función de la localización, y a nivel hepático, hipertensión portal y cirrosis hepática.

Genéticamente, se han descrito varias mutaciones en los genes *EGN* (telangiectasia hemorrágica hereditaria tipo 1) y *ALK-1* (telangiectasia hemorrágica hereditaria tipo 2), ambos factores de crecimiento transformadores β del endotelio.

Si se sospecha, se deben solicitar pruebas para valorar la afectación sistémica de forma precoz (ecocardiografía transtorácica, resonancia magnética cerebral o ecografía Doppler hepática).

> **!** Se trata de una enfermedad autosómica dominante. Las telangiectasias en piel y mucosas en realidad son malformaciones arteriovenosas, lo que condiciona su tendencia al sangrado. Es importante el diagnóstico precoz de las malformaciones arteriovenosas viscerales, que va a condicionar el pronóstico.

Síndrome CLOVES

El síndrome CLOVES (acrónimo de *Congenital Lipomatous Overgrowth, Vascular malformation, Epidermal nevi and Scoliosis*) es una entidad rara asociada a mutación somática del gen *PIK3CA*.

Clínicamente, se presenta como malformaciones vasculares, sobre todo linfáticas y localizadas en el tronco, crecimiento óseo y masas lipomatosas en las zonas donde aparecen las malformaciones vasculares, junto con alteraciones en las extremidades (macrodactilia y separación del primer y segundo dedos de los pies) y escoliosis. A diferencia del síndrome de Proteus, que se presenta a continuación, el sobrecrecimiento no es progresivo.

Los pacientes con síndrome CLOVES tienen un riesgo aumentado de padecer tumor de Wilms.

Síndrome de Proteus

Es un síndrome raro, de aparición esporádica, debido a mutaciones somáticas en el gen *AKT-1*. Son pacientes que presentan lesiones hamartomatosas sobre todo de tejidos de origen mesodérmico, con distribución en mosaico.

Se diagnostica clínicamente según unos determinados criterios, y el paciente debe cumplir un criterio A o dos criterios B o tres criterios C:

A. Nevo cerebriforme del tejido conjuntivo (colagenoma). Lesión característica del síndrome de Proteus. Suele aparecer en las palmas y las plantas, y sobre todo durante la adolescencia.

A. Crecimiento progresivo y desproporcionado con afectación de cualquier hueso.

B. Nevo verrucoso epidérmico lineal siguiendo las líneas de Blaschko.

B. Tumores en menores de 20 años (meningiomas, adenomas de parótida o de ovarios, etc.).

C. Sobrecrecimiento lipomatoso.

C. Malformaciones vasculares, fundamentalmente capilares y linfáticas (microquísticas y macroquísticas), y malformaciones combinadas de bajo flujo.

C. Quistes pulmonares.

C. Alteraciones dismórficas faciales.

Clínicamente es muy parecido al síndrome CLOVES, siendo la historia natural lo que los diferencia. Los pacientes con síndrome de Proteus no están afectados en el momento del nacimiento, pero experimentan posteriormente un sobrecrecimiento progresivo de cualquier tejido, incluso aquel que no presenta malformaciones vasculares.

Síndrome CLAPO

El síndrome CLAPO (acrónimo de *Capilar malformation, Lymphatic malformation, Asymmetry y Partial Overgrowth of the face and extremities*) se caracteriza clínicamente porque los pacientes presentan malformación capilar del labio inferior, malformación linfática en la lengua y el cuello, y sobrecrecimiento y asimetría de las extremidades y de la región facial. Se debe a mutaciones en el gen *PIK3CA*.

Malformación capilar-macrocefalia/megaloencefalia

Causada por mutaciones poscigóticas en el gen *PIK3A*. Se caracteriza por la presencia de malformación capilar reticulada extensa en el tronco y las extremidades, mancha salmón en el labio superior, *philtrum* o glabela y macrocefalia/megaloencefalia (**e-Fig. 38-7**).

Neurológicamente, presentan asimetría cerebral con megaloencefalia y ventriculomegalia, que provocan hipotonía y retraso en el desarrollo.

PROS

PROS (acrónimo de *PIK3CA Related Overgrowth Spectrum*) es un grupo heterogéneo de enfermedades raras con muy baja incidencia, que asocia malformaciones vasculares junto con sobrecrecimiento segmentario.

Todas ellas comparten una misma base genética con mutaciones en el gen *PIK3CA*. Son mutaciones somáticas que ocurren durante el desarrollo fetal. En función del momento en que ocurran dichas mutaciones, variará el espectro clínico, desde formas localizadas a otras con afectación extensa. Dentro de este grupo se engloban el síndrome de Klippel-Trénaunay y el síndrome CLOVES.

El diagnóstico es clínico, aunque para confirmarlo es preciso demostrar la mutación en la biopsia.

> **!** Estos síndromes suelen asociar malformaciones vasculares junto con sobrecrecimiento óseo y de partes blandas. En muchos casos es difícil diagnosticarlos, dado que puede existir solapamiento entre distintas entidades.

BIBLIOGRAFÍA

Baselga Torres E, Alarcón Pérez CE. Anomalías vasculares. Pediatría Integral. 2021;XXV(3):128.e1-e22.

Baselga Torres E, López-Gutiérrez JC, Martín-Santiago A, Redondo Vellón P. Atlas clínico de anomalías vasculares. Madrid: Aula Médica; 2016.

Bolognia JL, Schaffer JV, Cerroni L, Callen JP. Dermatología. 4ª ed. Reino Unido: Elsevier; 2018.

Fernández-Flores A, Cassarino D, Colmenero I. Malformaciones vasculares: un enfoque histopatológico y conceptual. Actas Dermo-Sifiliográficas. 2023;114(3):213-28.

International Society for the Study of Vascular Anomalies. ISSVA classification of vascular anomalies [consulta el 26 de junio de 2023]. Disponible en: https://www.issva.org/classification

Hemangioma infantil

T. Akel Oberpaur y T. M. Capusan

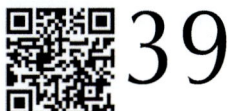 39

 PUNTOS CLAVE

- El hemangioma infantil es el tumor benigno más frecuente en la infancia.
- No suele ser evidente al nacer y tiene fases de crecimiento típico: prolifera-ción, estabilidad e involución.
- El diagnóstico es clínico, pero histológicamente se diferencia de los demás hemangiomas por ser positivo al transportador de glucosa tipo 1.
- Puede asociarse a otras manifestaciones extracutáneas según el número y la localización.
- El tratamiento no suele ser necesario y depende de múltiples factores.

INTRODUCCIÓN

Los tumores vasculares, a diferencia de las malformaciones, son verdaderas neo-plasias con proliferación del endotelio vascular. La International Society for the Study of Vascular Anomalies (ISSVA) (**Tabla 39-1**) los clasifica en benignos, local-mente agresivos y malignos. En la bibliografía se suelen encontrar en capítulos separados, agrupando al hemangioma infantil (HI) por un lado y los demás o los más habituales en el adulto por otro. El HI es por mucho el más frecuente en la edad pediátrica, siendo un motivo de consulta habitual. Si bien es benigno, es importante reconocer sus características y aquellas que orientan a otros tumores con una evolución y/o pronóstico diferente. Casi siempre se localiza en la piel, pero puede existir en otros órganos.

El HI es el tumor más habitual de la infancia. Es más común en niños de raza blanca, hay un predominio de casos y de complicaciones en el sexo femenino, se asocia con bajo peso al nacer, con la prematuridad y las gestaciones múlti-ples. Aparece en hasta el 10 % de los lactantes en el primer año y el 20 % de los prematuros.

El origen del HI no se conoce con exactitud. Probablemente sea multifactorial, incluyendo múltiples genes y factores ambientales. De momento hay tres hipótesis que intentan explicarlo. Una de ellas es la embolización de células endoteliales placentarias, ya que comparten el marcador transportador de glucosa tipo 1 (GLUT-1), a diferencia de otras lesiones vasculares. Por otro lado, hay un aumento de acti-vidad angiogénica y vasculogénica anormal por las células madre progenitoras endoteliales en los HI. Por último, desempeña un papel la hipoxia tisular, ya que

Tabla 39-1. Clasificación de los tumores vasculares según la International Society for the Study of Vascular Anomalies 2018, simplificada[a]

Benignos	Localmente agresivos o *borderline*	Malignos
Hemangioma infantil	Hemangioendotelioma kaposiforme[b] (*GNA14*)	Angiosarcoma cutáneo (*C-MYC* si posradiación)
Hemangioma congénito (*GNAQ/GNA11*) • RICH[b] • NICH • PICH	Hemangioendotelioma retiforme	Hemangioendotelioma epitelioide
Angioma «en penacho»[b] (*GNA14*)	Angioendotelioma intralinfático papilar (tumor de Dabska)	Otros
Hemangioma lobulillar capilar o granuloma piógeno (*BRAF/RAS/GNA14*)	Hemangoendotelioma compuesto	
Hemangioma de células fusiformes (*IDH1/IDH2*)	Hemangioendotelioma seudomiogénico	
Hemangioma epitelioide (*FOS*)	Sarcoma de Kaposi	
Otros	Otros	

[a] Entre paréntesis se señalan los (genes) implicados en su patogenia cuando son conocidos.
[b] Riesgo de trombocitopenia y coagulopatía por consumo.
NICH: hemangioma congénito no involutivo; PICH: hemangioma congénito parcialmente involutivo; RICH: hemangioma congénito rápidamente involutivo.

induce la angiogénesis, lo que apoya que los prematuros tengan más incidencia y que se asocie a retinopatía de la prematuridad.

EVOLUCIÓN

Solo un 30-40 % es evidente al nacer. Habitualmente, comienza siendo una mácula rosada o pálida con telangiectasias en los primeros días, aunque algunos casos ya presentan un tumor al nacer. Por lo tanto, su ausencia en el momento del parto apoya al diagnóstico, pero su presencia no lo descarta. Tiene dos fases evolutivas; en la primera prolifera rápidamente desde las 2-6 semanas de vida hasta los 3-6 meses, seguido de un crecimiento más estable o nulo hasta los 12 meses. En una segunda fase, involucionan lentamente a lo largo de varios años (**e-Fig. 39-1**). Hay casos excepcionales en los que la fase proliferativa es muy sutil, por lo que es más difícil de diferenciar de otras lesiones.

CARACTERÍSTICAS CLÍNICAS

Para describir un HI se debe mencionar la distribución, la profundidad y su estado evolutivo (**Fig. 39-2** y **e-Fig. 39-3**). El 50 % de las lesiones se localiza en la cabeza

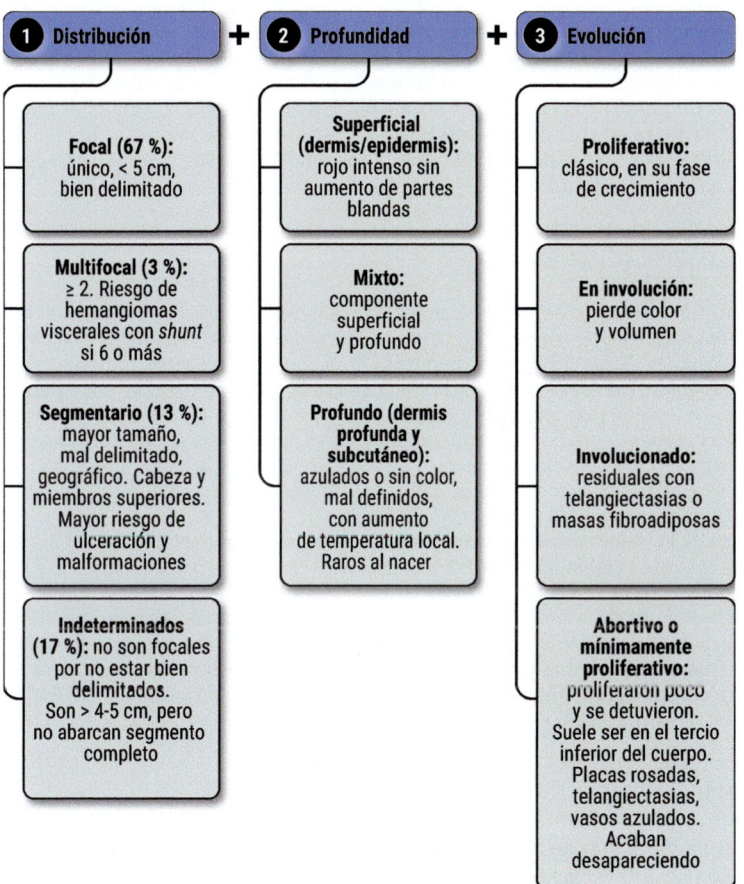

Figura 39-2. Descripción y características de los hemangiomas infantiles.

y el cuello, y la mayoría son focales, es decir, aisladas y centradas en un punto. Los segmentarios son los HI que se configuran de forma alargada y que abarcan segmentos más extensos no centrados en un punto. Los hay indeterminados, que no se clasifican fácilmente en los previos, y los multifocales. Dicho esto, el HI más frecuente en la consulta es el focal superficial proliferativo. El componente superficial es fácil de reconocer por su aspecto típico rojo brillante en placas poco sobreelevadas. El profundo es menos evidente, siendo un aumento de volumen azulado o sin color, con o sin telangiectasias y blando a la palpación. Las formas mixtas presentan proporciones variables de ambos. Cuando comienzan a regresar, se puede notar por el aclaramiento de las lesiones, por la aparición de zonas centrales blanquecinas que progresan de manera centrípeta y por la disminución de volumen y consistencia. Los profundos tardan más en aparecer e involucionar, y junto a los segmentarios pueden tener fases proliferativas superiores a 12 meses. Las involuciones lentas y los componentes profundos que estiran y alteran la dermis y el tejido celular subcutáneo son más propensos a dejar lesiones residuales. Los HI abortivos son aquellos poco acusados que no proliferan más de un 25 % antes de involucionar. Tienen un aspecto más irregular, con telangiectasias finas o gruesas, y zonas de vasoconstricción o papulosas.

COMPLICACIONES

Afortunadamente, no son frecuentes. Pueden derivar de su tamaño/proliferación, localización anatómica, cicatrices residuales o de su asociación con otras anomalías (**Tabla 39-2**). La complicación más común en estos tumores es la ulceración, presente en hasta 1 de cada 10 casos, y es más habitual en regiones periorificiales y de roce, en los segmentarios o de gran tamaño y los mixtos. Ocurre en los períodos de mayor proliferación y produce sangrado, dolor, mayor riesgo de cicatrices poco estéticas y de infecciones. Su aparición es espontánea o secundaria a factores físicos como roce, láser o crioterapia, y puede estar precedida por palidez de la lesión.

Los HI segmentarios pueden estar asociados a síndromes hasta en el 30 % de los casos (**Tabla 39-3**). El 90 % de estos síndromes se dan en niñas. Los HI extensos en la «zona de la barba» se asocian a hemangiomas de la vía aérea y tienen riesgo de comprometerla. Los HI viscerales son raros y tienen otras complicaciones, como *shunts* arteriovenosos, anemia, trombocitopenia, insuficiencia cardíaca e hipotiroidismo. Es importante reconocer las diferentes complicaciones y asociaciones, ya que requieren un tratamiento sistémico y/o un manejo multidisciplinar para evitar secuelas.

DIAGNÓSTICO

Es clínico en más del 90 % de los casos. Si bien su aspecto es bastante característico, la evolución en el tiempo objetivada por los cuidadores o el tratante es la clave más importante. Por definición, no tiene pulso. Los estudios de imagen más empleados son la ecografía de partes blandas con modo Doppler (**e-Fig. 39-4**) o la

Tabla 39-2. Complicaciones de los hemangiomas infantiles

Ulceración	Complicación más frecuente (13 %). Favorecida en fase proliferativa, roce o maceración. Puede sangrar e infectarse, aumentando el riesgo de lesiones residuales
Compromiso de las funciones vitales	• Periorbitarios: ambliopía, estrabismo, ptosis, etc. • Labios y orales: alteraciones de la succión y deglución • Cervicomandibulares: tos, disfonía, estridor, insuficiencia respiratoria
Compromiso estético	Los de gran tamaño o ubicados en zonas estéticas (cara, labios, mama, etc.), ya sea por distensión de los tejidos o por las lesiones residuales
Insuficiencia cardíaca por alto gasto	En hemangiomas de gran tamaño (> 5 cm)
Hipotiroidismo adquirido	En hemangiomas viscerales (hepáticos) porque aumentan la expresión de enzima inactivadora de la hormona tiroidea
Asociación de hemangiomas segmentarios a alteraciones o síndromes estructurales	• Hemangiomas infantiles segmentarios faciales: síndrome PHACES • Hemangiomas infantiles segmentarios cervicomandibulares: hemangiomas infantiles subglóticos • Hemangiomas infantiles segmentarios lumbosacros: síndromes PELVIS, LUMBAR y SACRAL

LUMBAR: Lower body hemangioma, Urogenital abnormalities / ulceration, Myelopathy, Bony deformities, Anorectal malformations / arterial anomalies, and Rectal anomalies; PELVIS: Perineal hemangioma, External genitalia malformations, Lipomyelomeningocele, Vesicorenal abnormalities, Imperforate anus, and Skin tag; PHACES: Posterior fossa malformations, Hemangioma, Arterial anomalies, Coarctation of the aorta/cardiac defects, and Eye abnormalities; SACRAL: Spinal dysraphism, Anogenital anomalies, Cutaneous anomalies, Renal and urologic anomalies, and Angioma of Lumbosacral localization.

angiorresonancia magnética, según su factibilidad y limitaciones. Se recomiendan si hay más de cuatro o cinco HI cutáneos por riesgo aumentado de hemangiomas hepáticos o de otras vísceras; si hay hemangiomas segmentarios en la cara y el cuello, en la línea media o en la región lumbosacra/pélvica para descartar los síndromes mencionados en el apartado anterior; si hay hemangiomas en la zona de la barba; o en casos en que sea necesario valorar la extensión en profundidad o la relación con estructuras adyacentes, como el globo ocular. También deben emplearse ante lesiones de aspecto atípico o de inicio tardío más allá de los 6 meses para valorar otras neoplasias con potencial maligno. La histología se reserva para casos en que las claves clinicoimagenológicas no son suficientes. La presencia del marcador GLUT-1 en la muestra remitida es patognomónica del HI y lo diferencia de todos los otros tumores benignos, de la mayoría de los malignos y de las malformaciones vasculares.

Tabla 39-3. Síndromes asociados a los hemangiomas infantiles segmentarios[a]	
Síndrome PHACES[b]	**Síndrome LUMBAR (antiguamente síndrome PELVIS y/o SACRAL)**
Hemangioma facial segmentario + ≥ 1 de los siguientes:	Hemangioma segmentario o de gran tamaño en la parte inferior del cuerpo + ≥ 1 de los siguientes (*lower half*):
• Malformaciones fosa **p**osterior del cráneo	• Alteraciones **u**rogenitales y anales, **ul**ceraciones
• Anomalías **a**rteriales cerebrales	• **M**ielopatía
• Anomalías **c**ardiovasculares	• Deformidades óseas (*bone*)
• Defectos ocular**es** (*eye*)	• Alteraciones **a**rteriales
• Alteraciones **s**upraumbilicales y **e**sternales	• Alteraciones **r**enales

[a] Las siglas de estos síndromes provienen del inglés. Se destacan las letras en las palabras equivalentes.
[b] Para el síndrome PHACES existen criterios mayores y menores para diferentes escenarios, que a efectos prácticos no se detallan en este libro.
LUMBAR: Lower body hemangioma, Urogenital abnormalities / ulceration, Myelopathy, Bony deformities, Anorectal malformations / arterial anomalies, and Rectal anomalies; PELVIS: Perineal hemangioma, External genitalia malformations, Lipomyelomeningocele, Vesicorenal abnormalities, Imperforate anus, and Skin tag; PHACES: Posterior fossa malformations, Hemangioma, Arterial anomalies, Coarctation of the aorta/cardiac defects, and Eye abnormalities;SACRAL: Spinal dysraphism, Anogenital anomalies, Cutaneous anomalies, Renal and urologic anomalies, and Angioma of Lumbosacral localization

> **!** El diagnóstico se realiza con el aspecto típico más la evolución en el tiempo. Ante la duda, el marcador histológico GLUT-1 es patognomónico.

PRONÓSTICO

El 50 % de los HI habrá desaparecido por completo a los 5 años sin tratamiento, y el 70 % a los 7 años. El resto es más lento y tiende a dejar lesiones residuales como telangiectasias, cicatrices atróficas, decoloración amarillenta o masas fibroadiposas. El riesgo de cicatrices residuales también depende del tamaño alcanzado durante la fase proliferativa, la presencia de componente profundo o mixto y la ulceración.

El pronóstico de las alteraciones estructurales asociadas dependerá de su gravedad y manejo precoz.

DIAGNÓSTICOS DIFERENCIALES

Hemangiomas congénitos

Son mucho menos frecuentes. Se trata del principal diagnóstico diferencial junto a las malformaciones vasculares. No tienen predilección por un sexo. Son tumores vasculares completamente desarrollados en el momento de nacer, que incluso se pueden reconocer en ecografías obstétricas. No crecen en el período posnatal y la mayoría involuciona progresivamente en los primeros meses. Aquellos que no involucionan después del año se estabilizan y crecen de forma proporcional al cuerpo. Tienen un tamaño variable, con un diámetro promedio de 5 cm. Normalmente son placas, nódulos o tumores profundos, redondeados, rosados-violáceos, exofíticos al nacer. Típicamente, se describe palidez central y/o periférica y son firmes a la palpación; la superficie puede ser multicomponente con estructuras secundarias como telangiectasias, pápulas, costras, depresiones, etc. Sin embargo, muchas veces la clínica es poco llamativa y es la evolución temporal la que más orienta (**e-Fig. 39-5**). Los que involucionan suelen dejar placas atróficas telangiectásicas. Pueden confundirse con HI abortivos, otros tumores o malformaciones vasculares. Por su alto flujo también se pueden complicar con sangrado, insuficiencia cardíaca e incluso coagulopatía transitoria. Pueden clasificarse según su evolución:

- *Rapidly Involuting Congenital Hemangioma* (**RICH**). Suelen involucionar en los primeros 12-18 meses de vida, con o sin secuelas residuales. En la ecografía se aprecian lesiones uniformemente hipoecogénicas distribuidas principalmente en la hipodermis con flujo difuso venoso o arterial de baja resistencia.
- *Non-Involuting Congenital Hemangioma* (**NICH**). No involucionan. Son menos frecuentes. En la ecografía Doppler muestran alto flujo, al igual que los HI en fase proliferativa, pero la evolución es suficiente para diferenciarlos.
- *Partial Involuting Congenital Hemangioma* (**PICH**). Involución intermedia, quedando estancados.

Si bien tienden a un subtipo, hoy en día se sabe que es un espectro, habiendo partes de una misma lesión que se comportan como uno u otro. La diferencia con los HI también suele ser clínica. Ecográficamente, suelen ser muy similares, aunque en el hemangioma congénito es más probable encontrar calcificaciones, vasos intralesionales en escala de grises sin necesidad de Doppler, trombos, *shunts* arteriovenosos o aneurismas. No sirven los tratamientos utilizados en el HI y pueden requerir escisión.

Angioma «en penacho» (*tufted angioma*)

Entidad muy infrecuente. Usualmente son adquiridos en los primeros 5 años, pero pueden ser congénitos. En ocasiones presentan crecimiento lento y a veces involucionan. Reciben su nombre porque histológicamente agrupan lúmenes vasculares «en penacho» en la dermis, pero clínicamente destacan por ser placas eritematoparduzcas mal definidas, dolorosas, con hipertricosis e hipersudoración. Si bien son tumores benignos, se consideran una versión más superficial en el espectro de los hemangioendoteliomas kaposiformes (localmente agresivos) y comparten el riesgo, aunque en menor medida, del fenómeno de Kasabach-Merritt, una coagulopatía con riesgo vital que se debe sospechar ante aumento de volumen y dolor agudo, púrpura, trombocitopenia, anemia hemolítica microangiopática y coagulopatía por consumo.

Hemangioendotelioma kaposiforme

Se trata de una enfermedad muy infrecuente; son congénitos (50 % en recién nacidos) o adquiridos en la infancia temprana (< 2 años). Son tumores localmente agresivos, que inicialmente recuerdan al HI, pero con velocidad de crecimiento exagerada en la piel, el retroperitoneo o el mediastino con mayor componente profundo e infiltrante. Obtienen el nombre por histología similar al sarcoma de Kaposi. En comparación con el angioma «en penacho», presenta un crecimiento más rápido y mayor riesgo de síndrome de Kasabach-Merritt. Puede presentar metástasis regionales. En una resonancia magnética, al igual que el angioma «en penacho» y a diferencia de los HI, presenta masas difusas que captan contraste, pero con bordes mal definidos, ramificaciones y engrosamiento de piel supralesional. Casi nunca involuciona espontáneamente. Requiere tratamiento precoz para evitar complicaciones y suele comprender corticosteroides sistémicos, vincristina o sirólimus.

Hemangioma capilar lobullilar (granuloma piógeno)

Relativamente frecuente en niños, adultos jóvenes y durante el embarazo. Su nombre más conocido es inadecuado por no tener relación con granulomas ni infecciones. Es un tumor adquirido benigno constituido por neovascularización reactiva, muchas veces secundaria a una irritación previa, aunque a veces se forman sobre manchas «en vino de Oporto» u otras malformaciones vasculares. Crecen a lo largo de semanas o meses en la piel o las mucosas, estabilizándose en forma de una pápula rojiza friable que alcanzan tamaños ≤ 1 cm. El diagnóstico suele ser fácil en niños mayores o adultos, pero puede causar errores en los primeros meses de vida si se asume que todas las pápulas rojizas con crecimiento progresivo son HI. Si bien puede involucionar, muchas veces los pacientes buscan un tratamiento activo por las molestias que significa.

Hemangioma capilar (punto rubí, hemangioma senil)

Muy frecuentes a partir de la tercera década en adelante, por lo que no serán objeto de confusión con los HI. Sin embargo, su aumento durante el embarazo y la alta prevalencia en gente mayor, junto al similar aspecto clínico y dermatoscópico, en ocasiones motiva a los cuidadores a erróneamente a creer que están asociados. Estos tumores benignos no están recogidos dentro de la clasificación del ISSVA, aunque seguramente superan a los demás tumores en incidencia.

TRATAMIENTO

El objetivo es evitar las posibles secuelas funcionales o vitales y disminuir los efectos deformantes o antiestéticos. Para elegir una modalidad se deben tener en cuenta la edad, el momento en el que se inicia (es más fácil evitar una proliferación excesiva que disminuir el volumen existente), la localización, el subtipo del tumor y la preferencia de los cuidadores. Los tratamientos activos deben iniciarse idealmente entre las 5 semanas y los 5 meses de vida, y se prolongarán según la fase en la que se encuentre. Usualmente, se tratan durante al menos 6 meses o hasta los 12 meses de edad hasta asegurar que no están creciendo y que tengan signos de regresión. Al suspenderlos, puede haber intensificación del color o incluso leve crecimiento de rebote, en cuyo caso se retomará el tratamiento el tiempo que se estime necesario.

> **!** En la mayor parte de los casos no es necesario ningún tipo de tratamiento. Los pacientes correctamente seleccionados tienen una excelente evolución.

Observación activa

Hay HI focales de pequeño tamaño que incluso dejando cicatrices residuales tendrían poca relevancia estética y ninguna funcional. Se debe informar a los cuidadores sobre la evolución y el riesgo de ulceración.

Bloqueantes β tópicos

Habitualmente constituyen la primera línea de tratamiento. Son útiles en aquellos HI que no tengan riesgos importantes, para acortar el período de proliferación y acelerar la involución. Son más eficaces en los hemangiomas superficiales o en los que estén contraindicados los bloqueantes β orales.

El **timolol 2,5-5 mg/mL (0,25-0,50 %)** en gel o solución oftálmica, 2-3 gotas dos veces al día sobre HI. Es más efectivo en oclusión. No se relaciona con efectos sistémicos graves.

Bloqueantes β orales

El **propranolol** es el tratamiento con eficacia superior a cualquier otro y es especialmente útil en los hemangiomas múltiples, grandes o con importante componente profundo, así como en los ulcerados, pedunculados o con riesgo de secuelas funcionales. Su uso está aprobado a partir de las 5 semanas de vida. Hay otros bloqueantes β que son eficaces, pero tienen menos estudios.

Características del tratamiento con propranolol:

- **Dosis.** La dosis inicial de propranolol es de 1 mg/kg/día, aumentando semanalmente 1 mg/kg/día hasta alcanzar la dosis terapéutica de 2-3 mg/kg/día. Es necesario dividir las tomas en dos dosis para evitar fluctuaciones de la frecuencia cardíaca, separadas en al menos 9 horas. Se recomienda administrarlo con alimentación o inmediatamente después por riesgo de hipoglucemia. Hay que descartar alteraciones cardiopulmonares previamente, aunque no es necesario hacer pruebas exhaustivas en niños sanos sin antecedentes. Normalmente, se recomienda supervisión médica durante 2 horas al inicio y en cada ajuste

de dosis para valorar bradicardia e hipotensión, aunque no ha demostrado influir en el manejo.
- **Efectos secundarios.** Los más frecuentes son alteraciones del sueño (insomnio, pesadillas, agitación), extremidades frías, diarrea e hiperreactividad bronquial. Menos habituales son bradicardia, hipotensión e hipoglucemia grave.
- **Contraindicaciones.** Está contraindicado en caso de alergias, patología cardiovascular, asma o hiperreactividad bronquial. Precaución en pacientes de alto riesgo como síndrome PHACES.

Corticosteroides sistémicos

Hasta hace unos años eran el tratamiento de elección para los hemangiomas complicados, a dosis de prednisona 2-5 mg/kg/día, pero hasta un tercio de los pacientes no responde y se asocian a mayores efectos secundarios (insomnio, irritación, efectos gastrointestinales y cardiovasculares, inmunosupresión, efectos hormonales y enlentecimiento de la velocidad de crecimiento). Se reserva para casos donde el propranolol sea insuficiente o esté contraindicado. Se comienza con dosis alta las primeras 4-6 semanas, con reducción gradual hasta los 9-12 meses de vida.

Láser

Se ha demostrado utilidad en la fase proliferativa, en hemangiomas ulcerados y en el tratamiento de las secuelas. Sin embargo, la evidencia no es suficiente para recomendarlo como primera línea, salvo para las lesiones residuales. Además, si el diagnóstico no está claro, el láser puede complicar una lesión vascular de otro tipo.

Cirugía

Es raro que se recurra a ella con los tratamientos existentes. Actualmente, se reserva para las secuelas importantes.

BIBLIOGRAFÍA

Bernabeu Wittel J, Vera Castaño A. Tumores vasculares en la infancia. En: Introducción a las Anomalías Vasculares en la Infancia. 3ª ed. Barcelona: Glosa; 2023.

Bolognia JL, Schaffer JV, Cerroni L, Callen JP. Hemangiomas infantiles. En: Dermatología. 4ª ed. Reino Unido: Elsevier; 2018; p. 1786-805.

Holland KE, Drolet BA. Infantile hemangioma. Pediatr Clin North Am. 2010;57(5):1069-83.

International Society for the Study of Vascular Anomalies. ISSVA classification for vascular anomalies [Internet]. 2018 [consulta el 23 de octubre de 2023]. Disponible en: https://www.issva.org/classification

Morcillo Azcárate J, Bernabeu-Wittel J, Fernández-Pineda I, et al. Síndrome de PHACES [PHACES syndrome]. Cir Pediatr. 2010;23(2):92-4.

Olsen GM, Nackers A, Drolet BA. Infantile and congenital hemangiomas. Semin Pediatr Surg. 2020;29(5):150969.

Enfermedades de las células de Langerhans y los macrófagos. Enfermedades por trastornos físicos. Enfermedades de mucosas

VIII

Histiocitosis y xantomas

M. Medina Migubeláñez y L. Puebla Tornero

40

 PUNTOS CLAVE

- Las histiocitosis representan un grupo heterogéneo de enfermedades poco frecuentes que tienen en común la proliferación de células dendríticas o macrófagos. Su patogenia es poco conocida. Inicialmente, se consideraban entidades reactivas, asociadas a cuadros infecciosos, autoinmunes o neoplasias, aunque recientemente se está demostrando su origen clonal.
- Desde el punto de vista clínico, existe afectación multisistémica en muchas de estas histiocitosis. Su diagnóstico es histológico, requiriendo en muchos casos técnicas de inmunohistoquímica.
- La clasificación actual de 2016 las divide en cinco grupos, aunque la antigua clasificación de la Organización Mundial de la Salud es algo más sencilla, dividiéndolas en tres tipos: histiocitosis de células de Langerhans, histiocitosis de células no Langerhans e histiocitosis malignas.
- Los xantomas constituyen un grupo de lesiones que tienen en común el depósito de lípidos tanto en los macrófagos (histiocitos espumosos) como a nivel extracelular dentro de la dermis.
- Estos se suelen asociar a dislipoproteinemias, que pueden ser primarias (genéticas) o secundarias (debidas a otras enfermedades). Las principales formas clínicas de xantomas son: plano, eruptivo, tuberoso, tuberoeruptivo y tendinoso.
- Ante un xantoma plano de distribución generalizada en un paciente normolipémico debe descartarse una gammapatía monoclonal u otra discrasia sanguínea asociada.

HISTIOCITOSIS

Introducción

Las histiocitosis representan un grupo de trastornos proliferativos que comparten una misma célula madre pluripotencial CD34+ procedente de la médula ósea. Antes de clasificar y describir las principales histiocitosis, es fundamental conocer la ontogénesis del sistema mononuclear fagocítico. En este sentido, las tres células más importantes desde el punto de vista cutáneo son (**Fig. 40-1**):

- **Macrófago.** Se encuentra en la dermis. Interviene en la fagocitosis y como célula presentadora de antígenos. Expresa inmunohistoquímica como CD68, CD163 o lisozima.

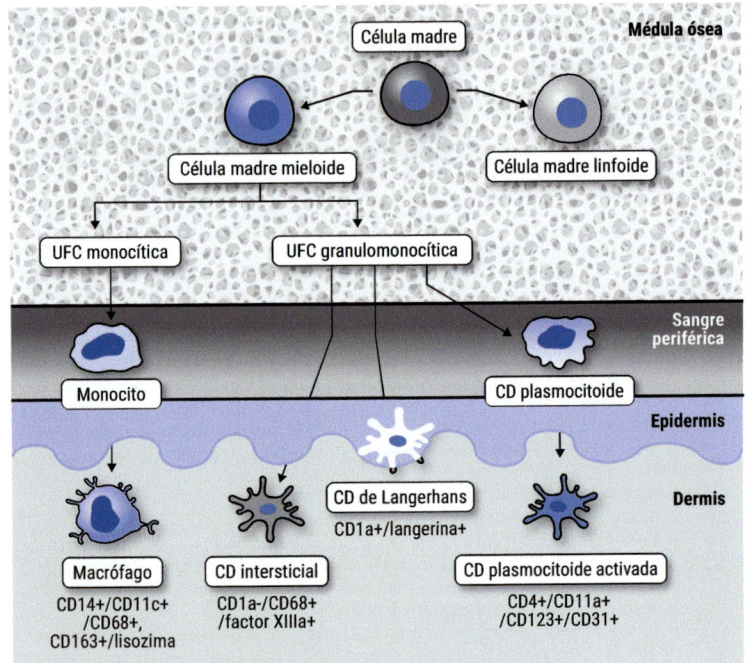

Figura 40-1. Ontogenia del sistema mononuclear fagocítico.
CD: célula dendrítica; UFC: unidad formadora de colonias.

- **Célula dendrítica de Langerhans.** Va y viene de la epidermis y ejerce su función como célula presentadora de antígenos. Sus marcadores diferenciadores son el CD1a y la langerina.
- **Célula dendrítica intersticial.** Se dividen en dos tipos: una célula dendrítica tipo 1, que reside en la dermis papilar e interviene en la fagocitosis, en la síntesis de colágeno y como célula presentadora de antígenos, y una célula dendrítica tipo 2, que ocupa la dermis reticular y cuya función es desconocida.

Es importante diferenciar este tipo de células de las **células dendríticas plasmocitoides.**

La diferenciación de estas células va a depender de la exposición a diferentes factores de crecimiento e interleucinas. No obstante, existe flexibilidad en este sistema de diferenciación, por lo que, en algunas ocasiones, las células dendríticas pueden cambiar hacia un fenotipo de macrófagos. Por este motivo se dice que existe una «zona gris», en la que la distinción entre macrófagos y células dendríticas no es absoluta. Por ello, algunas histiocitosis pueden compartir inmunofenotipo.

La inmunohistoquímica ha conseguido clasificar las histiocitosis en diferentes grupos. La clasificación actual de 2016 que las divide en cinco tipos es compleja y no será objeto de revisión en este texto. En la práctica clínica, es más sencillo clasificarlas en: **histiocitosis de células de Langerhans** (HCL), **histiocitosis de células no Langerhans** (no-HCL), en función de la inmunohistoquímica que expresen (**Fig. 40-2**), y un tercer grupo de **histiocitosis malignas** (que no se tratarán en el capítulo).

Histiocitosis de células de Langerhans

Epidemiología

Afecta mayoritariamente a niños (sobre todo al sexo masculino), aunque también puede debutar en adultos (invirtiéndose la incidencia hacia el sexo femenino).

Etiopatogenia

En el pasado se consideraba una entidad reactiva a cuadros infecciosos víricos, autoinmunes o asociados a otras neoplasias hematológicas, pero actualmente se

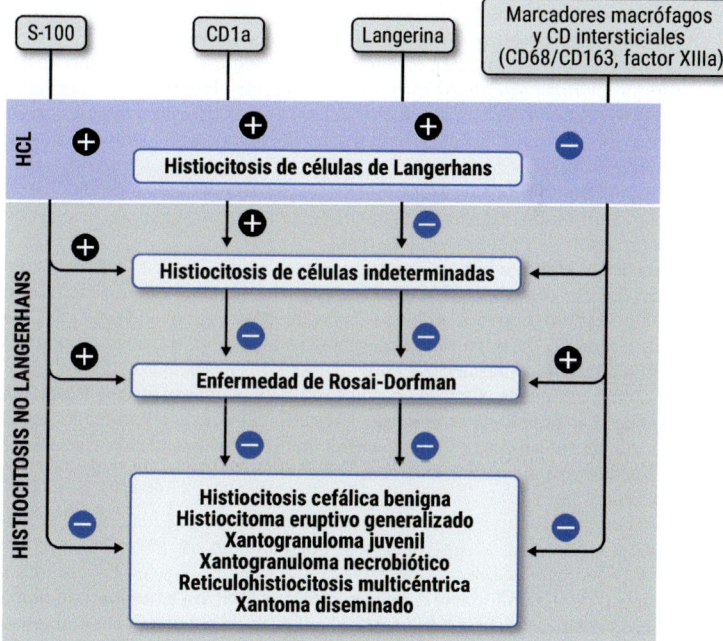

Figura 40-2. Inmunohistoquímica de las principales histiocitosis.
CD: célula dendrítica; HCL: histiocitosis de células de Langerhans.

ha demostrado su origen clonal gracias a la determinación de mutaciones en la vía MAPK. En este sentido, se debe destacar la **mutación de *V600E* para BRAF**, positiva hasta en el 60 % de los pacientes.

Clínica

Tradicionalmente, se clasificaban en cuatro grupos dado el abanico tan amplio de manifestaciones clínicas y el grado de evolución tan variable de la enfermedad. Hoy en día, la realidad es que puede existir un solapamiento importante entre los diferentes tipos de HCL:

- **Reticulohistiocitosis congénita autoinvolutiva** (enfermedad de Hashimoto-Pritzker). Forma congénita con afectación generalmente cutánea exclusiva con dos formas clínicas: una diseminada denominada «**bebé en magdalena de arándanos**» (pápulas y nódulos violáceos) y una forma solitaria. En ambas, las lesiones tienden a la ulceración y resolución espontánea.
- **Forma difusa multisistémica** (enfermedad de Letterer-Siwe). Afecta a niños menores de 2 años:
  - Desde el punto de vista cutáneo, se caracteriza por lesiones **polimorfas** (pápulas color piel, pústulas, nódulos, lesiones eccematosas, costras), confundiéndose con otras entidades como la sarna, los moluscos o la varicela. Destaca la afectación de la cara, el cuero cabelludo y los pliegues. En esta última localización puede cursar con fisuración, imitando una dermatitis seborreica o una dermatitis irritativa del pañal. En ocasiones, también puede haber afectación ungueal con diversas manifestaciones clínicas variables (**e-Fig. 40-3**).
  - Desde el punto de vista sistémico, se caracteriza por afectación de órganos como pulmones, hígado, ganglios linfáticos, hueso (lesiones osteolíticas dolorosas) o médula ósea (citopenias).
- **Síndrome de Hand-Schüller-Christian.** Afecta a niños de 2-6 años y a adultos jóvenes. Se compone de la tríada de diabetes insípida (hipófisis), lesiones osteolíticas sobre todo en el cráneo (*skull*) y exoftalmos (cavidad orbitaria). Este último puede no darse en todos los casos. La afectación cutánea es similar a la forma difusa, manifestándose en el 30 % de los casos.
- **Granuloma eosinófilo.** Ocurre en niños mayores. Consiste en una lesión granulomatosa asintomática en el hueso, siendo el cráneo el más afectado. Puede cursar como otitis media crónica o como fractura de hueso largo espontánea. Hay poca o nula afectación cutánea.

Diagnóstico

El diagnóstico debe confirmarse con anatomía patológica. La tinción con hematoxilina-eosina muestra una proliferación de células de aspecto histiocítico (con citoplasma amplio, de núcleo reniforme) en la dermis superficial que pueden infiltrar la epidermis y estar acompañadas de eosinófilos, neutrófilos o linfocitos (v. **e-Fig. 40-3**). Se requiere de inmunohistoquímica para el diagnóstico, mostrando positividad para S-100, CD1a y langerina. Además, destaca la presencia de gránulos de Birbeck, orgánulos con forma de raqueta de tenis que se pueden observar en la microscopia electrónica.

Pronóstico y complicaciones

El pronóstico va a depender de la afectación de los llamados **órganos de riesgo** cuando haya compromiso multisistémico (sistema nervioso central, corazón, hígado, etc.). Una de las complicaciones más graves de las HCL consiste en el desarrollo de neoplasias hematológicas y de órgano sólido. Estas pueden aparecer de forma secundaria a los regímenes de quimioterapia o radioterapia usados para tratar la propia enfermedad. Sin embargo, estas neoplasias se han descrito de forma sincrónica o metacrónica en pacientes que no han recibido tratamiento. En estos casos, se ha demostrado **relación clonal** entre la HCL y la neoplasia en cuestión.

Tratamiento

Desde el punto de vista cutáneo, si el cuadro es limitado, se opta por tratamientos tópicos como corticosteroides, imiquimod o mostazas nitrogenadas. Si es extenso, se pueden utilizar tratamientos sistémicos como talidomida, azatioprina o metotrexato.

Se recurrirá a regímenes de quimioterapia combinados con prednisona en casos con afectación multiorgánica, de un solo órgano con afectación ósea focal o con compromiso de órganos como el sistema nervioso central. En los casos refractarios a quimioterapia que posean mutación en *V600E*, se podrían utilizar fármacos inhibidores selectivos como el vemurafenib.

Histiocitosis de células no Langerhans

Introducción y epidemiología

Dentro del grupo de las no-HCL (v. **Fig. 40-2**), se analizan aquellas de mayor relevancia clínica.

El xantogranuloma juvenil (XGJ) es la histiocitosis más frecuente de todas. Afecta de forma mayoritaria a niños. Es necesario recordar que existe una forma de XGJ con **lesiones cutáneas múltiples** que se puede asociar con afectación multisistémica y otros trastornos como la **neurofibromatosis tipo I** o la **leucemia mielomonocítica**. La enfermedad de Rosai-Dorfman (ERD), el xantogranuloma necrobiótico (XGN) y la reticulohistiocitosis multicéntrica (RHM) son histiocitosis infrecuentes que afectan en su mayoría a adultos y son de naturaleza multisistémica.

Etiopatogenia

Se desconoce la etiopatogenia exacta del XGJ, hipotetizándose una respuesta reactiva a traumatismo o infección. En el caso de la ERD, se consideraba una entidad reactiva a infecciones víricas o en relación con trastornos autoinmunes (como el lupus o la artritis idiopática juvenil) o neoplasias hematológicas. No obstante, estudios recientes han demostrado clonalidad en la ERD a través de mutaciones para genes de la vía MAPK (generalmente, diferentes a la mutación *V600E* de las HCL). En el caso del XGN, se ha descrito su asociación con gammapatía monoclonal en un alto porcentaje de pacientes. La RHM se ha relacionado con neoplasias de órganos sólidos y hematológicas en hasta un 30 % de los casos, además de enfermedades autoinmunes.

Clínica

El **XGJ** consiste en lesiones nodulares de coloración eritematosa, anaranjada o amarillenta. Existen dos formas clínicas (que pueden coexistir): una micronodular con XGJ múltiples y una nodular grande con uno o dos nódulos de mayor tamaño (**e-Fig. 40-4**). Se han descrito localizaciones extracutáneas: ocular (la más frecuente), pulmonar y otras menos frecuentes como el sistema nervioso central, huesos u otros órganos. La **afectación ocular** es poco habitual (0,5 % de los pacientes con XGJ), desarrollándose normalmente antes de los 2 años y debe valorarse en caso de **XGJ múltiples**. La localización más frecuente a nivel ocular es el iris.

En la **ERD** existen también dos formas clínicas que pueden ir asociadas: una **forma nodal** (más frecuente), que cursa con adenopatías masivas bilaterales asintomáticas, generalmente a nivel cervical, acompañándose en ocasiones de síntomas B, y una **forma extranodal**, en la que se puede afectar cualquier órgano, siendo la piel uno de los más afectados. Cuando las lesiones cutáneas son únicas o escasas puede tratarse de una forma cutánea pura, pero debe descartarse afectación multisistémica cuando estas son múltiples. Estas lesiones cutáneas pueden ser polimorfas, destacando la forma de pápulas y nódulos arracimados (**e-Fig. 40-5**).

En el **XGN**, las lesiones consisten en placas y nódulos amarillento-anaranjados que tienden a ulcerarse. Su localización más común es la zona **periorbitaria**, donde se pueden confundir inicialmente con xantelasmas, aunque se localizan también en el tronco y las extremidades. La afectación multisistémica puede condicionar hepatoesplenomegalia, afectación intraocular y **afectación endomiocárdica**.

La **RHM** combina la presencia de **artritis destructiva mutilante** de cualquier localización con lesiones cutáneas múltiples consistentes en nódulos de tamaño variable en la **cara** (pudiendo causar facies leonina), los **pabellones auriculares** y la **superficie articular** de las extremidades (dedos, codos). Se denomina **lesiones «en cuentas de coral»** a aquellas pápulas lineales situadas en el pliegue proximal ungueal, considerándose un signo patognomónico de la RHM.

Diagnóstico

El diagnóstico debe confirmarse con anatomía patológica. De forma genérica, la tinción con hematoxilina-eosina muestra un infiltrado histiocitario que ocupa la dermis y que puede ir acompañado de agregados de linfocitos o de células plasmáticas. Se señalarán los rasgos diferenciales de cada una de las histiocitosis antes mencionadas. El **XGJ** se caracteriza por la presencia de **células de Touton** (células gigantes con reborde espumoso), acompañada de linfocitos, eosinófilos y células plasmáticas. En la **ERD**, la **emperipolesis** (capacidad de penetrar por parte de los linfocitos o de las células plasmáticas dentro de los macrófagos) es un hallazgo característico, pero no exclusivo de esta entidad. Además, esta puede ser focal y no encontrarse en la zona biopsiada (v. **e-Fig. 40-5**). Es necesario destacar que debe realizarse diagnóstico diferencial entre la ERD y la **enfermedad por inmunoglobulina G4** (IgG4), dado que ambas pueden producir clínica similar y en las dos hay un aumento de células plasmáticas productoras de IgG4 a nivel histológico. El **XGN** se caracteriza por la presencia de granulomas «en empalizada» compuestos por histiocitos espumosos en la periferia y zonas de **necrobiosis** central en las que se pueden encontrar **hendiduras de colesterol** en su interior. También pueden hallarse células de Touton. En la **RHM** los histiocitos tienen un aspecto «en vidrio esmerilado» característico.

Este conjunto de no-HCL no expresará langerina, a diferencia de las HCL. Obsérvese de nuevo la **figura 40-2** para recalcar que cada una de estas entidades tendrá una inmunohistoquímica característica.

Evolución y complicaciones

Como en las HCL, la evolución de los pacientes dependerá de la afectación de los **órganos de riesgo** y de las **posibles neoplasias** asociadas.

En el XGJ, las lesiones cutáneas son autoinvolutivas. En pacientes con afectación ocular, se puede producir un sangrado en la cámara anterior del ojo (hipema) o glaucoma. En la ERD, las lesiones también suelen ser autoinvolutivas a largo plazo. Se consideran factores de mal pronóstico la presencia de adenopatías diseminadas, la asociación con enfermedades autoinmunes o la afectación de órganos como el hígado, el riñón o las vías respiratorias. El pronóstico del XGN depende de la gammapatía monoclonal asociada, y se han descrito casos de supervivencia del 90 % a 15 años. En la RHM, el proceso remite generalmente de forma espontánea en un plazo de 5-10 años, aunque los pacientes suelen mantener una discapacidad importante a nivel articular.

Tratamiento

En el XGJ, las lesiones cutáneas no precisan tratamiento debido a su carácter autoinvolutivo. La afectación del iris debe tratarse con corticosteroides tópicos y la del limbo esclerocorneal mediante cirugía. En la ERD, la observación de las lesiones se puede contemplar. La cirugía es el tratamiento con mayor porcentaje de éxito. El metotrexato o la talidomida también pueden considerarse en las formas cutáneas. En el caso del XGN, los pacientes tratados con cirugía presentan hasta un 40 % de recidivas. Se ha descrito cierta mejoría del XGN al tratar la gammapatía monoclonal con regímenes de corticosteroides y dosis bajas de clorambucilo, melfalán o ciclofosfamida. En la RHM, se han utilizado distintos tratamientos como antiinflamatorios no esteroideos, corticosteroides, antifactor de necrosis tumoral, metotrexato y azatioprina, entre otros.

En general, la afectación multisistémica de las no-HCL puede requerir trata-mientos de quimioterapia o radioterapia.

XANTOMAS

Introducción y epidemiología

Los xantomas constituyen un grupo de enfermedades caracterizadas por depósito de lípidos en diferentes tejidos. Cuando estos se acumulan en la piel, lo hacen en el interior de los macrófagos (histiocitos espumosos) y a nivel extracelular en la propia dermis. En ocasiones, traduce alteraciones subyacentes del metabolismo lipídico (dislipoproteinemias), que pueden ser primarias (genéticas) o secundarias (debidas a otras enfermedades). Por motivos de extensión, no se repasarán las vías endógena y exógena de la síntesis de lipoproteínas.

La clasificación morfológica de los xantomas los divide en: xantomas eruptivos, xantomas tuberosos y tuberoeruptivos, xantomas tendinosos y xantomas planos. Dentro de estos últimos se encuentran los xantomas intertriginosos, los xantomas asociados a colestasis, los xantomas estriados palmares, el xantoma plano nor-molipémico y los xantelasmas.

La tabla 40-1 muestra las diferentes asociaciones entre dislipoproteinemias y xantomas.

Etiopatogenia

Los **xantomas eruptivos** ocurren en un contexto de **hipertrigliceridemia elevada** (triglicéridos > 3.000 mg/dL), que puede ser secundaria a otras enfermedades como diabetes mellitus, ingesta de alcohol o fármacos; o primaria, debido a defectos genéticos del metabolismo de los quilomicrones como el déficit congénito de lipoproteinlipasa, la hipertrigliceridemia familiar o la hiperlipoproteinemia familiar combinada.

Los **xantomas tuberosos** y los **xantomas tuberoeruptivos** se manifiestan en el contexto de entidades que cursen con **hipercolesterolemia**, como la hipercoleste-rolemia familiar homocigota, enfermedad que puede ir acompañada de xantomas intertriginosos; o que cursen con **hipercolesterolemia e hipertrigliceridemia**, como la disbetalipoproteinemia familiar, en la que se asocia con xantomas estriados palmares.

Los **xantomas tendinosos** se asocian también con trastornos que presentan **hipercolesterolemia**, más frecuentemente con la hipercolesterolemia familiar, especialmente con su **forma heterocigota**, acompañado de otros xantomas como xantomas tuberosos, xantomas tuberoeruptivos y xantomas planos (incluidos xan-telasmas) y la presencia de arco corneal. Por otro lado, la presencia de xantomas tendinosos con niveles normales de colesterol debe alertar de la acumulación de otros compuestos análogos a las lipoproteínas de baja densidad, como el estanol (presente en la xantomatosis cerebrotendinosa) u otros esteroles vegetales (pre-sentes en la β-sitosterolemia).

Los **xantomas planos** pueden desarrollarse en presencia de dislipoprotei-nemia, aunque a veces se asocian a otras circunstancias como colestasis, o

Tabla 40-1. Asociaciones entre xantomas y dislipoproteinemia

Tipo de xantoma	Dislipoproteinemia	Laboratorio
Xantomas eruptivos	**Primarias** • HLP familiar tipo I: déficit de LPL o de apo-CII • HLP familiar tipo III (disbetalipoproteinemia): déficit de apo E o anomalía en apo E • HLP familiar tipo IV: aumento endógeno de VLDL • HLP familiar tipo V: aumento de quilomicrones y VLDL **Secundarias** • Diabetes mellitus • Alcohol • Fármacos: retinoides, estrógenos, olanzapina, antirretrovirales	• Todas: hipertrigliceridemia • HLP tipo III: hipertrigliceridemia e hipercolesterolemia
Xantomas tuberosos y tuberoeruptivos	**Primarias** • HLP tipo II: hipercolesterolemia familiar (homocigota y heterocigota): déficit en el receptor LDL • Xantomatosis cerebrotendinosa: acumulación de estanol por defecto de síntesis de ácidos biliares • β-sitosterolemia: acumulación de esteroles vegetales • HLP familiar tipo III (disbetalipoproteinemia): déficit de apo E o anomalía en apo E	• HLP tipo II: hipercolesterolemia (> 1.000 mg/dL en homocigota) • Xantomatosis cerebrotendinosa y β-sitosterolemia: niveles normales de colesterol y triglicéridos • HLP tipo III: hipercolesterolemia e hipertrigliceridemia
Xantomas tendinosos	**Primarias** • HLP tipo II: – Hipercolesterolemia familiar heterocigota: déficit en el receptor LDL – Apo B-100 defectuosa familiar: defecto de unión entre apo B-100 y receptor LDL • Xantomatosis cerebrotendinosa: acumulación de estanol por defecto de síntesis de ácidos biliares • β-sitosterolemia: acumulación de esteroles vegetales	• HLP tipo II: hipercolesterolemia • Xantomatosis cerebrotendinosa y β-sitosterolemia: niveles normales de colesterol y triglicéridos

(Continúa)

| Tabla 40-1. Asociaciones entre xantomas y dislipoproteinemia *[cont.]* |||
Tipo de xantoma	Dislipoproteinemia	Laboratorio
Xantomas planos	• Intertriginosos: hipercolesterolemia familiar heterocigota • Planos por colestasis: cirrosis biliar primaria o atresia biliar • Estriados palmares: HLP tipo III (disbetalipoproteinemia familiar) • Xantelasmas: pueden o no asociarse a dislipoproteinemias • Xantoma plano difuso normolipémico: gammapatía monoclonal	

Apo: apolipoproteína; HLP: hiperlipemia; LDL: lipoproteína de baja densidad; LPL: lipoproteinlipasa; VLDL: lipoproteína de muy baja densidad.

paraproteinemias. Aproximadamente, la mitad de los casos de xantelasmas se relacionan con dislipemia, pudiendo hacerlo con diferentes tipos (de forma más habitual con hipercolesterolemia).

> ! Los xantomas tendinosos no suelen desarrollarse en la hipercolesterolemia familiar homocigota, dado que las cifras tan altas de colesterol desencadenan eventos cardiovasculares de forma temprana, lo que provoca que los pacientes fallezcan antes de que estos xantomas puedan presentarse clínicamente.

Clínica

Los **xantomas eruptivos** se presentan como **pápulas** diseminadas de color rojizo-amarillento de predominio en zonas como las nalgas, la superficie de extensión de las extremidades, zonas de pliegues (antecubitales, axilas, hueco poplíteo) o en las orejas (**e-Fig. 40-6**). Surgen de **forma súbita**, pueden ser pruriginosos y mostrar un **halo inflamatorio** en las fases iniciales. Se asocian a fenómeno de Koebner.

La forma de aparición de los **xantomas tuberoeruptivos** y los **tuberosos** abarca desde pequeñas pápulas rosadas con cierto grado de inflamación hasta la formación de grandes **nódulos** sin halo inflamatorio, respectivamente. Ambos se sitúan en superficies extensoras como los codos o las rodillas.

Los **xantomas tendinosos** consisten en nódulos de consistencia dura que se establecen en tendones como el **aquíleo** o los **extensores** de los dedos de las manos, mostrando una piel suprayacente normal.

Los **xantomas planos** se presentan como máculas o manchas no inflamatorias de color amarillento. En función de la localización, se puede averiguar el trastorno subyacente. Así pues, la presencia de xantomas **estriados palmares** en los surcos interdigitales acompañados de xantomas tuberosos se asocia con la disbetalipoproteinemia familiar. La presencia de xantomas planos intertriginosos «en empedrado» en la zona de las fosas antecubitales, la cara palmar de las manos o en otros pliegues se asocia con la hipercolesterolemia familiar homocigota. La aparición de xantomas planos de **forma súbita** y de distribución **generalizada** en un paciente **normolipémico** debe hacer sospechar la presencia de una discrasia sanguínea, en especial una gammapatía monoclonal (**e-Fig. 40-7**). Los xantelasmas se consideran xantomas planos de localización palpebral (**e-Fig. 40-8**).

Diagnóstico

El diagnóstico clínico en muchos casos es suficiente, recurriendo a la biopsia solo en aquellos casos en los que se planteen dudas diagnósticas. Desde el punto de vista histológico, los histiocitos espumosos de los xantomas eruptivos y los tuberoeruptivos se acompañan de infiltrado inflamatorio mixto, mientras que los xantomas planos y los tendinosos no lo hacen (v. **e-Fig. 40-7**). Ante un paciente con xantomas, debe realizarse inicialmente un estudio lipídico tras 12 horas de ayuno que incluya colesterol total, lipoproteínas de baja y alta densidad y triglicéridos. Además, es aconsejable llevar a cabo determinaciones de apoproteínas y análisis funcional de enzimas lipídicas.

Evolución y complicaciones

El principal riesgo de los pacientes con **xantomas eruptivos** es sufrir una **pancreatitis aguda** debido a las cifras elevadas de triglicéridos en sangre. Estos xantomas eruptivos tienden a la resolución espontánea **rápidamente** cuando se normalizan dichas cifras. El pronóstico de los **xantomas tuberosos**, los **xantomas tuberoeruptivos** y los **xantomas tendinosos** lo marca la dislipoproteinemia acompañante. En la hipercolesterolemia familiar homocigota, los pacientes fallecen de forma temprana, mientras que en la forma heterocigota suelen presentar eventos cardiovasculares en torno a los 40 años. A diferencia de los xantomas eruptivos, estos últimos suelen remitir más **lentamente** a los meses de corregir el trastorno lipídico, pudiendo no desaparecer por completo en el caso de los xantomas tendinosos.

Tratamiento

Se debe tratar la dislipemia subyacente con medidas higiénico-dietéticas y fármacos para que los xantomas vayan remitiendo. Las lesiones cutáneas pocas veces precisarán tratamiento. Un dolor intenso o impotencia funcional producidos en los xantomas tuberosos o en los tendinosos podría justificar tratamiento quirúrgico. También se puede recurrir a técnicas como la ablación mediante láser de dióxido de carbono o tratamientos como el ácido tricloroacético en el caso de los xantelasmas.

BIBLIOGRAFÍA

Emile JF, Abla O, Fraitag S, et al. Revised classification of histiocytoses and neoplasms of the macrophage-dendritic cell lineages. Blood. 2016;127(22):2672-81.

Goodman WT, Barrett TL. Histiocitosis. En: Bolognia JL, Schaffer JV, Cerroni L. Dermatología. 4ª ed. Barcelona: Elsevier; 2019; p. 1614-33.

Massengale WT. Xantomas. En: Bolognia JL, Schaffer JV, Cerroni L. Dermatología. 4ª ed. Barcelona: Elsevier; 2019; 1634-43.

Ribera Pibernat M. Manifestaciones cutáneas de las enfermedades metabólicas y carenciales. En: Ferrándiz C. Dermatología clínica. 4ª ed. Barcelona: Elsevier; 2014; p. 227-33.

Granulomas

Á. Fernández Camporro y Á. Santos-Briz Terrón

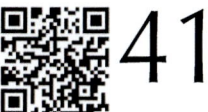

41

INTRODUCCIÓN

Un granuloma es, en sentido estricto, un conjunto de histiocitos (o macrófagos) agrupados de manera compacta en un tejido. Las enfermedades cutáneas caracterizadas por una respuesta inflamatoria granulomatosa son muy diversas y presentan manifestaciones clínicas y cambios histopatológicos muy heterogéneos. En este capítulo se exponen las principales enfermedades granulomatosas en dermatología y dermatopatología.

Como se ha mencionado, el concepto de granuloma es puramente histopatológico, y no pueden considerarse granulomas aquellas colecciones de histiocitos que no sean verdaderamente compactas.

En ocasiones, los histiocitos que conforman los granulomas pueden presentar citoplasmas amplios (como las células epiteliales) y por ello se denominan **granulomas epitelioides**. Cuando los histiocitos se cargan de abundante material lipídico, solemos referirnos a ellos como **células xantomatosas**.

Los mecanismos frustrados de fagocitosis pueden provocar la formación de histiocitos multinucleados de gran tamaño, conocidos como células gigantes multinucleadas (CGM) (**Fig. 41-1**). Dentro de estas existen algunos subtipos que, aunque no son patognomónicos de ninguna enfermedad en concreto, sí aparecen con mayor frecuencia en algunas entidades. Destacan:

- **CGM tipo Langhans.** Los núcleos se disponen en un polo de la célula, a modo de herradura.
- **CGM tipo Touton.** Los núcleos se disponen de manera circunferencial. En el centro de la célula puede verse un citoplasma densamente eosinofílico, y en la periferia este adquiere típicamente una apariencia espumosa.
- **CGM tipo cuerpo extraño.** Destaca la gran cantidad de núcleos (en ocasiones, más de 10). Estos se disponen de manera desordenada y pueden englobar y

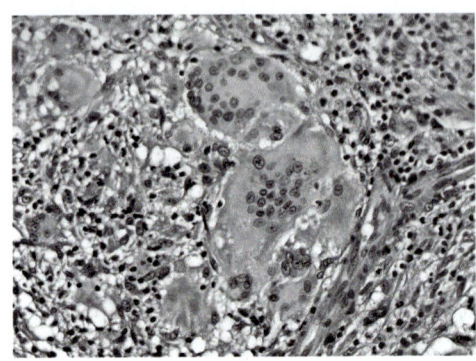

Figura 41-1. Células gigantes multinucleadas.

adaptar su morfología a las partículas del cuerpo extraño frente al cual ocurre la reacción.

TIPOS DE GRANULOMAS

Los granulomas en dermatopatología pueden dividirse en varios tipos según sus características morfológicas (**Fig. 41-2**). Hay que tener en cuenta que ninguno de estos tipos es patognomónico de una enfermedad, pero su conocimiento cobra interés debido a que se asocian preferentemente a un tipo o varios de entidades (**Tabla 41-1**).

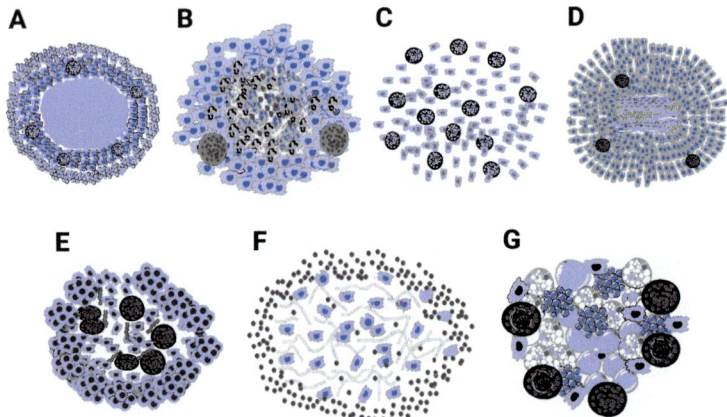

Figura 41-2. Tipos de granulomas. **A)** Granuloma tuberculoideo. **B)** Granuloma supurativo o abscesificado. **C)** Granuloma sarcoideo o «desnudo». **D)** Granuloma degenerativo extracelular, necrobiótico o «en empalizada». **E)** Granuloma a cuerpo extraño. **F)** Granuloma desordenado. **G)** Xantogranuloma.

Tabla 41-1. Principales entidades granulomatosas en dermatopatología

Tipo de granuloma predominante	Principales enfermedades
Granuloma tuberculoideo	Tuberculosis cutánea, tubercúlides, lepra, granuloma bacteriano fatal, sífilis tardía, leishmaniasis, rosácea, granuloma aséptico facial idiopático, dermatitis granulomatosa periorificial, lupus miliar diseminado facial (acné *agminata*), enfermedad de Crohn cutánea
Granuloma sarcoideo («desnudo»)	Sarcoidosis cutánea, reacciones a cuerpos extraños, síndrome de Blau, sífilis secundaria, síndrome de Sézary, enfermedad de Crohn cutánea, granulomatosis orofacial, granuloma anular (subtipo sarcoideo), cicatrices de herpes zóster, linfomas sistémicos, cáncer de mama, inmunodeficiencia común variable, síndrome hiper-IgM ligado al cromosoma X, tratamiento con inhibidores de TNF-α, síndrome de rotura de Nijmegen
Granuloma supurativo o abscesificado	Cromomicosis, feohifomicosis, esporotricosis, infecciones micobacterianas no-tuberculosis, blastomicosis, paracoccidioidomicosis, coccidioidomicosis, pioderma blastomicosis-*like*, micetomas, nocardiosis, actinomicosis, enfermedad por arañazo de gato, linfogranuloma venéreo, pioderma gangrenoso, ruptura de quistes y folículos pilosos
Granuloma a cuerpo extraño	Tinta de tatuaje (más frecuentemente el color rojo), parafina, silicona, sílice, talco, aluminio (componente de algunas vacunas), zinc, circonio, berilio, almidón, espinas de cactus, picaduras de insectos, medusas, corales, anémonas, ácido hialurónico, material de sutura, fármacos inyectados, queratina (p. ej., seudofoliculitis de la barba, quiste pilonidal, etc.), material ortopédico, fragmentos de gasas, alimentos («pulse» granulomas)
Granuloma degenerativo extracelular (necrobiótico o «en empalizada»)	Granuloma anular, granuloma actínico, granuloma elastolítico de células gigantes, granuloma multiforme, granulomatosis con poliangitis, vasculitis reumatoidea, necrobiosis lipoidea, xantogranuloma necrobiótico, granulomatosis eosinofílica con poliangitis, nódulos reumatoideos, nódulos de la fiebre reumática, reacciones a material extraño y vacunas, celulitis eosinofílica (síndrome de Wells), infección por *Trichophyton rubrum*, síndrome de ataxia-telangiectasia, enfermedad de Crohn cutánea

(Continúa)

Tabla 41-1. Principales entidades granulomatosas en dermatopatología [cont.]	
Tipo de granuloma predominante	Principales enfermedades
Xantogranulomas	Enfermedades xantogranulomatosas
Granuloma desordenado	Leishmaniasis
Granuloma radial de Miescher	Eritema nodoso

IgM: inmunoglobulina M; TNF-α: factor de necrosis tumoral α.

Granuloma tuberculoideo

Es un granuloma epitelioide caracterizado por la presencia de tejido necrótico en su centro. Generalmente, se trata de una necrosis coagulativa y se ve al microscopio óptico como una sustancia amorfa y homogénea que recuerda al requesón (*caseum*), conociéndose por ello como *necrosis caseosa*. Alrededor de esta necrosis pueden observarse histiocitos agrupados y CGM tipo Langhans. En la periferia del granuloma, es típica la presencia de abundantes linfocitos dispuestos «en corona». Aunque es el tipo de granuloma más frecuentemente asociado a la tuberculosis, también puede verse en otras enfermedades.

Granuloma sarcoideo

A diferencia del anterior, este tipo de granuloma no presenta una llamativa necrosis central (cuando existe, es discreta y de tipo fibrinoide). Se caracteriza por un agregado compacto de histiocitos y CGM que no suelen estar rodeados de un intenso infiltrado linfocítico, y por ello suelen llamarse *granulomas desnudos* (**e-Fig. 41-3**). En el citoplasma de las CGM, en ocasiones, se pueden encontrar inclusiones características: los cuerpos asteroides (en forma de estrella) y los cuerpos de Schaumann (cuerpos proteicos calcificados, con laminaciones concéntricas, a modo de capas de cebolla). La enfermedad prototípica de este tipo de granuloma es la sarcoidosis, aunque puede verse también en reacciones a cuerpos extraños y otras enfermedades.

Granuloma supurativo o abscesificado

Presenta, en el centro del granuloma, abundantes polimorfonucleares neutrófilos. Suele observarse con mayor frecuencia en infecciones fúngicas o por micobacterias atípicas.

Granuloma a cuerpo extraño

Este tipo de granuloma presenta una importante heterogeneidad morfológica debido a la gran variedad de cuerpos extraños que pueden desencadenar esta respuesta (tanto endógenos como exógenos). Las CGM abarcan y rodean típicamente a los cuerpos extraños, amoldándose a su estructura, en un intento frustrado de fagocitosis. El granuloma suele acompañarse de un moderado o intenso infiltrado linfocitario.

Xantogranuloma

Tipo de granuloma compuesto por histiocitos y CGM con cambios citoplasmáticos espumosos por acumulación de sustancias lipídicas. Es típica la presencia de CGM tipo Touton (**e-Fig. 41-4**).

Granuloma desordenado

Caracterizado por histiocitos epitelioides distribuidos de una manera algo más laxa y sin una morfología determinada. Los histiocitos tienen citoplasmas abundantes y vidriosos, y están separados entre sí por una sustancia hialina. Suelen existir agregados linfocitarios salpicados entre los histiocitos, y también suele haber una corona linfocitaria rodeando al granuloma. Se ve con frecuencia en la leishmaniasis.

Granuloma degenerativo extracelular (necrobiótico o «en empalizada»)

Se caracteriza por la presencia, en el centro del granuloma, de tejido conjuntivo (colágeno, elástico) degenerado. Alrededor, los histiocitos suelen disponerse «en empalizada». El depósito dérmico de mucina, típico del granuloma anular, le incluye en el grupo de granulomas azules (**e-Fig. 41-5**), en contraposición a los granulomas rojos, en los que la fibrina, los eosinófilos y las figuras «en llama» dan una apariencia más eosinofílica, rosada. Destaca en este último grupo la necrobiosis lipoidea.

Granuloma radial (de Miescher)

Presenta una hendidura central cubierta por una cutícula, alrededor de la cual se disponen los histiocitos, que suelen ser pequeños y de citoplasma pálido, acompañados de CGM, que en ocasiones son muy abundantes. El granuloma de Miescher es bastante específico del eritema nudoso.

Granuloma mixto

Presenta características de dos o más tipos de granulomas.

PRINCIPALES ENFERMEDADES CON RESPUESTA GRANULOMATOSA EN DERMATOLOGÍA

Tuberculosis

Los granulomas tuberculoideos pueden encontrarse en diversas variantes clínicas de la tuberculosis: inoculación primaria tardía, forma miliar tardía, tuberculosis *cutis orificialis*, tuberculosis verrucosa *cutis*, escrofuloderma y *lupus vulgaris*, entre otras. También tras la vacunación con bacilo de Calmette-Guérin, así como en algunas formas de tubercúlides (por ejemplo, en el eritema indurado de Bazin, *lichen scrofulosorum* o la tubercúlide papulonecrótica). Esta enfermedad será desarrollada en detalle en el **capítulo 45**.

Lepra

Los granulomas (por lo general, de tipo tuberculoideo) se ven fundamentalmente en la forma tuberculoidea, *borderline*-tuberculoidea y en la forma *borderline*. La lepra será desarrollada en el **capítulo 45**.

Sífilis tardía

Algunas lesiones cutáneas de sífilis secundaria y tardía pueden presentar una respuesta granulomatosa dérmica. Destacan los granulomas tuberculoideos y sarcoideos. Véase el **capítulo 49**.

Leishmaniasis

En fases crónicas cutáneas o recidivantes pueden advertirse en la dermis granulomas de tipo tuberculoideo o de tipo desordenado. En el interior de los histiocitos pueden observarse en ocasiones algunos (o numerosos) amastigotes. Véase el **capítulo 48**.

Rosácea

Los granulomas dérmicos están presentes en numerosas formas clínicas de rosácea (v. **Cap. 4**). El tipo de granuloma más comúnmente encontrado es el tuberculoideo, y en ocasiones será difícil el diagnóstico diferencial histológico con el lupus *vulgaris*. La presencia de una dilatación vascular marcada será sugestiva de rosácea.

Granuloma aséptico facial idiopático

Entidad infrecuente, típica de la edad pediátrica y caracterizada clínicamente por la aparición de uno o varios nódulos eritematosos violáceos asintomáticos en la cara, de al menos 1 mes de evolución (**e-Fig. 41-6**). No se ha identificado una causa infecciosa, y algunos autores lo clasifican dentro del espectro clínico de la rosácea infantil. También se ha considerado la posibilidad de que se trate de una respuesta granulomatosa a residuos tisulares embriológicos. El granuloma aséptico facial idiopático tiende a la resolución espontánea en la mayoría de los casos, y, aunque no suele requerir biopsia (el diagnóstico es generalmente clínico), las lesiones suelen presentar granulomas perifoliculares con abundantes linfocitos, células plasmáticas, histiocitos epitelioides, algunos neutrófilos y numerosas CGM tipo cuerpo extraño. La ecografía cutánea puede ser útil para acotar el diagnóstico diferencial.

Dermatitis granulomatosa periorificial

Considerada por algunos autores como una entidad aislada, otros la catalogan como una forma de rosácea. Se caracteriza clínicamente por la presencia de pequeñas y numerosas pápulas eritematosas o rosadas sobre una base eritematosa difusa alrededor de la boca, de manera simétrica (**e-Fig. 41-7**). Es característico el respeto de la zona más cercana a los labios. También es típica la afectación periocular (**e-Fig. 41-8**). Es más común en mujeres adultas jóvenes, aunque también suele darse con frecuencia en niños y adolescentes. En ocasiones, los cosméticos, los dentífricos, los corticosteroides tópicos, algunos productos irritantes y las alergias/fotoalergias de contacto desencadenan la aparición de las lesiones. También los corticosteroides inhalados. Los antimicrobianos tópicos (metronidazol, ivermectina, eritromicina) y orales (ivermectina, tetraciclinas), así como los inhibidores tópicos de la calcineurina (tacrólimus, pimecrólimus) son algunos de los tratamientos más empleados, con respuestas variables. Histológicamente, los cambios son muchas veces indistinguibles de la rosácea, y los granulomas más frecuentes son de tipo perifolicular y tuberculoideo.

Lupus miliar diseminado de la cara (acné *agminata*)

Considerada también por algunos autores como un tipo de rosácea, esta entidad de causa desconocida se caracteriza por la presencia de múltiples pápulas amarillentas o parduzcas en la zona central de la cara, con predilección por la región periocular. Las lesiones pueden presentar un aspecto «en jalea de manzana» que recuerdan a la sarcoidosis. En ocasiones, las pápulas son extrafaciales, con afectación de la nuca, las palmas, el dorso de las manos, los antebrazos y las axilas. Pueden durar meses y se resuelven dejando cicatrices. Ocurre en ambos sexos por igual, con mayor frecuencia en adultos jóvenes. A nivel histopatológico, suelen observarse granulomas tuberculoideos dérmicos que rodean a unidades pilosebáceas rotas.

Enfermedad de Crohn cutánea

El 20-45 % de los pacientes con enfermedad de Crohn presentan lesiones cutáneas. Estas pueden ser: específicas (observándose al microscopio granulomas tuberculoideos no caseosos), reactivas (por ejemplo, eritema nodosa, pioderma gangrenoso, fenómeno de patergia, panarteritis nodosa cutánea, eritema multiforme, etc.), secundarias a malabsorción intestinal (como acrodermatitis enteropática por déficit de zinc) o por efectos secundarios relacionados con el tratamiento. Una localización anatómica típica de las lesiones específicas de enfermedad de Crohn es la región genital, afectada en el 65 % de los niños y en el 50 % de los adultos. Suele presentarse en forma de eritema y tumefacción de los genitales externos, con el desarrollo subsiguiente de erosiones y fisuras lineales «en navajazo» en los grandes pliegues. Pueden observarse también trayectos fistulosos, placas vegetantes y úlceras en la región perianal y glútea. Además, es frecuente encontrar una mucosa oral «en empedrado», nódulos e hiperplasia gingival, úlceras orales aftosas, pioestomatitis vegetante, queilitis granulomatosa o úlceras angulares. Otras lesiones específicas pueden aparecer de manera diseminada en cualquier región anatómica, con apariencia clínica muy heterogénea. La gravedad de las manifestaciones cutáneas no depende de la gravedad de la afectación intestinal. Para las lesiones localizadas, los tratamientos de primera línea suelen ser los corticosteroides tópicos o intralesionales y los inhibidores tópicos de la calcineurina. En procesos más extensos el tratamiento incluye corticosteroides sistémicos, azatioprina, sulfasalacina, 6-mercaptopurina, antifactor de necrosis tumoral y talidomida, entre otros.

Sarcoidosis

La sarcoidosis es una enfermedad multisistémica de etiología desconocida. Presenta una distribución bimodal en cuanto a su edad de aparición, con un pico entre los 25 y los 35 años y otro a los 45-65. Aunque puede aparecer en todos los grupos étnicos y en ambos sexos, es más frecuente en mujeres afroamericanas.

Hasta un tercio de los pacientes con sarcoidosis sistémica presentará lesiones cutáneas, y estas pueden ser el primer signo de la enfermedad. Se clasifican en: específicas (caracterizadas histológicamente por la presencia de granulomas «desnudos») e inespecíficas (reactivas). Las lesiones específicas son muy heterogéneas desde el punto de vista clínico y suelen presentarse en forma de pápulas y placas de color pardo-eritematoso o violáceo (e-Fig. 41-9). La diascopia revela una tonalidad en algunas lesiones que clásicamente se ha asemejado a la jalea de manzana. Estas suelen ser simétricas y tienen predilección por la cara (en especial, la nariz y la región periocular y perioral), el cuello, el tronco superior y las extremidades. En ocasiones, las lesiones aparecen sobre cicatrices, tatuajes o zonas de traumatismos previos. La sarcoidosis asociada a tatuajes suele manifestarse más frecuentemente sobre zonas con pigmentos rojos o amarillos.

Una variante clínica caracterizada por la presencia de placas eritematovioláceas descamativas en la región central de la cara (nariz y mejillas, fundamentalmente) es conocida como *lupus pernio*. Existen presentaciones clínicas menos frecuentes: sarcoidosis anular, liquenoide, subcutánea (de Darier-Roussy, con preferencia por las extremidades), atrófica, hipopigmentada, ictiosiforme, psoriasiforme, eritrodérmica, ulcerosa, angiolupoide (que puede ser difícil de distinguir de una rosácea), micropapular, verrugosa, fotodistribuida/fotoagravada o alopécica, entre otras.

Suele denominarse *síndrome de Löfgren* a la tétrada de fiebre, artritis, adenopatías hiliares pulmonares y eritema nudoso. El síndrome de Heerfordt (fiebre uveoparotídea) se caracteriza por hiperplasia parotídea, uveítis, fiebre y parálisis de nervios craneales (típicamente el nervio facial).

Entre las lesiones cutáneas inespecíficas destaca el eritema nodoso, que suele formar parte de cuadros agudos de sarcoidosis, con mayor tendencia autoinvolutiva. Otros signos inespecíficos son: calcificaciones, lesiones cutáneas tipo prurigo, eritema multiforme, uñas «en palillo de tambor», hiperqueratosis subungueal u onicólisis, entre otros.

Histológicamente, la enfermedad es el paradigma del tipo de granuloma sarcoideo, y estos pueden aparecer en el pulmón (órgano más afectado), la piel, los ganglios linfáticos, el bazo y otros órganos. La sarcoidosis en la edad pediátrica es muy infrecuente, y es interesante incluir en el diagnóstico diferencial el síndrome de Blau (enfermedad autoinflamatoria de herencia autosómica dominante, asociada a mutación en *NOD2*), con el que comparte numerosas características clinicopatológicas.

Los títulos de anticuerpos antinucleares y las concentraciones de enzima convertidora de angiotensina están elevados en un 30 % y un 60 % de los pacientes, respectivamente. Sin embargo, el valor de enzima convertidora de angiotensina tiene más importancia en el seguimiento que en el diagnóstico, y concentraciones de esta dos o tres veces por encima de los valores normales son sugestivas de sarcoidosis.

El diagnóstico de sarcoidosis es de exclusión, y es importante descartar la posibilidad de una infección granulomatosa o una sarcoidosis inducida por fármacos, así como otras causas de granulomas. Hasta un 20 % de los granulomas sarcoideos tienen material extraño en su interior (circonio, berilio, sílice, tinta de tatuaje, rellenos, etc.) y es por ello de interés observar las preparaciones bajo luz polarizada.

Los corticosteroides tópicos e intralesionales son útiles en el tratamiento de algunas formas cutáneas, mientras que los corticosteroides sistémicos son la base del tratamiento de la sarcoidosis sistémica. Los antipalúdicos, la minociclina, el metotrexato y la talidomida, así como algunos antifactor de necrosis tumoral y otros inmunosupresores también se han utilizado en el tratamiento de la enfermedad.

Granulomas a cuerpo extraño

Son muy diversas las sustancias —tanto exógenas como endógenas— que pueden provocar una reacción inflamatoria granulomatosa en la dermis, y la presentación clínica es muy variable, aunque, por lo general, se tratará de pápulas, nódulos o placas de color rojo a pardo, con posible ulceración. Las lesiones más evolucionadas son duras, de tacto fibroso. A nivel histopatológico, los cambios son asimismo muy variables, e incluyen granulomas de tipo cuerpo extraño, «en empalizada», sarcoideos o supurativos. La **tabla 41-1** recoge los tipos de granulomas a cuerpo extraño más frecuentes.

Granuloma anular

El granuloma anular es una entidad nosológica de origen desconocido que suele darse con mayor frecuencia en mujeres adultas jóvenes, aunque puede aparecer en ambos sexos y a cualquier edad. La presentación clínica típica (localizada) se basa en la aparición de una o varias placas arciformes o anulares de tamaño, color y forma variables, que generalmente son asintomáticas (**Fig. 41-10**). Ocurre con mayor frecuencia en el dorso de las manos, los antebrazos y los brazos, seguido de los miembros inferiores y el tronco. La afectación facial es infrecuente.

Existen formas clínicas generalizadas, profundas (subcutáneas), perforantes, en parches (macular) y fotodistribuidas. El granuloma anular puede aparecer sobre cicatrices, zonas de afectación previa de herpes zóster y puntos de inyección de vacunas. También se ha descrito su asociación a fármacos (antifactor de necrosis tumoral, alopurinol, amlodipino, diclofenaco, sales de oro, levetiracetam, secukinumab, tocilizumab, etc.), diabetes mellitus, dislipemia, enfermedad tiroidea y algunas infecciones (por ejemplo, por el virus de la inmunodeficiencia humana).

En la histopatología, se advierte una dermatitis granulomatosa intersticial o «en empalizada», degeneración focal del colágeno y fibras elásticas dérmicas, y depósito de mucina. El tratamiento es difícil y puede pasar por la observación expectante, corticosteroides tópicos potentes o intralesionales, crioterapias. Otras terapias propuestas son los inhibidores tópicos de la calcineurina, hidroxicloroquina, isotretinoína, dapsona, la evitación de traumatismos, fototerapia, doxiciclina, terapia fotodinámica, inhibidores de JAK, colchicina y metotrexato, entre otros. El 50 % desaparece espontáneamente en 2 años, aunque la tasa de recidiva es alta.

Granuloma anular elastolítico de células gigantes

Algunos autores clasifican esta entidad como una variante del granuloma anular. Afecta con mayor frecuencia a mujeres adultas, y posiblemente se trate de una respuesta inflamatoria al daño actínico crónico. Clínicamente, se caracteriza por placas anulares que pueden alcanzar varios centímetros de diámetro (1-10 cm), que presentan un borde eritematoso elevado y un centro levemente atrófico e hipopigmentado (**e-Fig. 41-11**). La zona del escote, la parte baja del cuello,

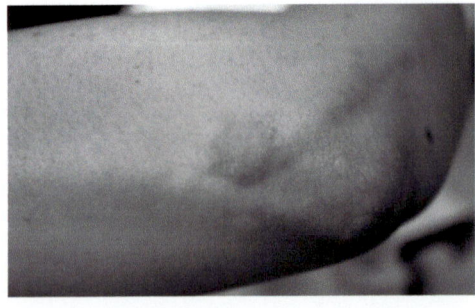

Figura 41-10. Granuloma anular.

el tronco superior y los brazos son las zonas anatómicas más frecuentemente afectadas. En fases iniciales pueden verse pápulas rosadas, color piel normal a eritematosas, aisladas o en pequeños grupos, que posteriormente se fusionan dando lugar a placas anulares, arciformes o policíclicas. Las lesiones suelen ser asintomáticas, aunque algunos pacientes refieren prurito o sensación de ardor. Las lesiones pueden ser persistentes o remitir en semanas o meses tras su aparición. En la histopatología suele verse un infiltrado granulomatoso dérmico con abundantes CGM en cuyo interior pueden observarse fibras elásticas degeneradas (elastofagocitosis). La degeneración del colágeno o los depósitos de mucina o lípidos son menos frecuentes que en el granuloma anular típico. Las tinciones específicas revelan una importante degeneración y pérdida de tejido elástico en las zonas afectadas por la inflamación granulomatosa. En la dermis superior se observa con frecuencia elastosis solar basófila. Los tratamientos son similares a los del granuloma anular.

Necrobiosis lipoidea

Enfermedad granulomatosa crónica de origen desconocido que afecta generalmente a adultos jóvenes y de mediana edad, con ligera predominancia en el sexo femenino. El 15-65 % de los pacientes tiene antecedente de diabetes mellitus, con mayor frecuencia de tipo 1, en ocasiones con mal control metabólico y con otras enfermedades asociadas (neuropatía periférica, retinopatía, limitación de la movilidad articular, etc.). Clínicamente, se caracteriza por placas atróficas de 1-5 cm, de color amarillento-anaranjado y con un borde eritematoso-violáceo sobreelevado. En el centro de la lesión sobresalen con frecuencia prominentes telangiectasias (**Fig. 41-12**). Suelen ser múltiples y bilaterales, con predominio de aparición en la región pretibial. Comienzan como pequeñas pápulas eritematosas o pardas, firmes, que crecen de manera centrífuga dejando en su centro parches atróficos telangiectásicos. En algunos casos puede producirse ulceración. Algunas lesiones aparecen después de traumatismos menores, y en las placas puede haber hipoestesia, hipohidrosis y alopecia. La ulceración y la eliminación transepidérmica del colágeno y fibras elásticas degeneradas pueden provocar dolor intenso. Se han publicado casos de desarrollo de carcinoma escamoso cutáneo en las lesiones de necrobiosis lipoidea.

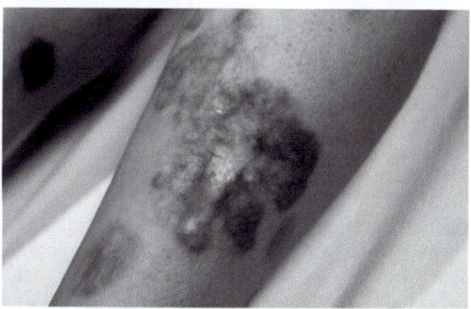

Figura 41-12. Necrobiosis lipoidea.

En el examen histopatológico suele observarse una dermatitis granulomatosa intersticial y difusa «en empalizada» que abarca todo el espesor de la dermis, alcanzando el tejido celular subcutáneo. Los histiocitos se disponen formando capas estratificadas alrededor de fibras horizontales de colágeno degenerado. No se produce un depósito importante de mucina.

El tratamiento de primera línea son los corticosteroides tópicos de alta o muy alta potencia, o intralesionales. Otras terapias propuestas son los inhibidores tópicos de la calcineurina, la evitación de traumatismos, fototerapia, doxiciclina, terapia fotodinámica, inhibidores de JAK, colchicina y metotrexato, entre otros. El control glucémico parece tener poco efecto en la reversión de las lesiones.

Dermatitis granulomatosa intersticial y neutrofílica «en empalizada»

Se trata de un patrón clinicopatológico que aparece con mayor frecuencia en pacientes con artritis reumatoide u otras enfermedades autoinmunes sistémicas (por ejemplo, lupus eritematoso, enfermedad inflamatoria intestinal, granulomatosis con poliangitis [de Wegener] y algunas neoplasias hematológicas como leucemias, mieloma múltiple y linfomas). Clínicamente, se caracteriza por pápulas, nódulos o placas eritematosas, en ocasiones con morfología anular, que se distribuyen de manera simétrica, mayormente en las caras extensoras de las extremidades y en el tronco. A veces son pruriginosas. En la histología se observa con frecuencia un infiltrado inflamatorio granulomatoso, con neutrófilos centrales e histiocitos rodeándolos «en empalizada», en torno a colágeno degenerado, con escasa formación de mucina. Puede existir cariorrexis, vasculitis leucocitoclástica y eosinófilos ocasionales.

Xantogranuloma necrobiótico

Es una histiocitosis no-Langerhans poco frecuente, que se da en mayor proporción en pacientes con antecedente de paraproteinemia en el contexto de enfermedades linfoproliferativas. Aparece en adultos mayores y se manifiesta por lo general en forma de pápulas, placas y nódulos amarillentos-anaranjados o eritematovioláceos, con predilección por la cara (especialmente, la región periorbitaria), aunque puede aparecer en otras regiones anatómicas y en órganos internos (con mayor frecuencia, el ojo). Esta entidad se estudia en el **capítulo 40**.

Queilitis granulomatosa y síndrome de Melkersson-Rosenthal

El síndrome de Melkersson-Rosenthal (o granulomatosis orofacial idiopática) es una enfermedad infrecuente caracterizada clínicamente por la tríada de edema orofacial recidivante, parálisis facial y lengua fisurada («lengua escrotal»). La queilitis granulomatosa se considera una variante monosintomática o incompleta del síndrome de Melkersson-Rosenthal. Se trata de un diagnóstico de exclusión, teniendo que descartar otras enfermedades granulomatosas. La queilitis granulomatosa se caracteriza clínicamente por tumefacción recurrente (y generalmente asintomática) de los labios. Tras episodios repetidos, se produce fibrosis e induración irreversible (e-Fig. 41-13). Puede afectar a otras regiones faciales. El hallazgo histológico más representativo (aunque no siempre presente) es la presencia de granulomas epitelioides no necrosantes.

Enfermedad de Morbihan

Enfermedad infrecuente que se da con mayor proporción en varones de entre 40 y 60 años. Se ha asociado a rosácea y al lupus miliar diseminado facial. Clínicamente, suele presentarse con episodios recurrentes inflamatorios, caracterizados por eritema y edema sólido facial, predominantemente en la frente, la glabela, el mentón, la nariz y los párpados. Es de origen desconocido. Los hallazgos histológicos son, por lo demás, bastante inespecíficos. Un rasgo histológico que apoya el diagnóstico es la presencia de granulomas perilinfáticos o intralinfáticos. Los episodios repetidos de inflamación provocan fibrosis e induración, que pueden ocasionar a su vez secuelas estéticas e incluso campimétricas.

Nódulos reumatoideos

Son lesiones inflamatorias cutáneas o subcutáneas presentes en pacientes con artritis reumatoide, hasta en un 30 % de los casos. Son la manifestación extraarticular más frecuente de la enfermedad y suelen aparecer en zonas expuestas a traumatismos crónicos y alrededor de las articulaciones (por ejemplo, manos, pies, muñecas, tobillos, codos, rodillas, cuero cabelludo, pabellones auriculares, glúteos, espalda, etc.). Son nódulos firmes, poco móviles, subcutáneos, de número variable. Suelen asociarse a fases avanzadas de la enfermedad, en pacientes con títulos altos de factor reumatoideo. El tratamiento con metotrexato puede desencadenar la formación de nódulos reumatoideos, un fenómeno que se denomina **nodulosis reumatoide acelerada**. También pueden aparecer en fases tempranas.

Otras enfermedades granulomatosas

Como se ha mencionado en la introducción, la lista de enfermedades con inflamación granulomatosa en dermatología es muy amplia, y su desarrollo extenso no es el propósito de este texto. Algunos linfomas cutáneos (piel laxa granulomatosa, micosis fungoide granulomatosa, etc.), alopecias inflamatorias (alopecia central centrífuga cicatricial, foliculitis decalvante, celulitis disecante, acné queloideo de la nuca), vasculitis asociadas a anticuerpos anticitoplasma de neutrófilos, nódulos subcutáneos asociados a la fiebre reumática, micosis profundas, infecciones por micobacterias, parasitarias y asociadas a inmunosupresión son ejemplos de entidades clínicas que pueden presentar granulomas en su estudio histopatológico, y serán desarrolladas en sus capítulos correspondientes.

BIBLIOGRAFÍA

Aróstegui Aguilar J, Diago A, Carrillo Gijón R, et al. Granulomas in Dermatopathology: Principal Diagnoses - Part 1. Actas Dermosifiliogr (Engl Ed). 2021;S0001-7310(21)00139-3.

Aróstegui Aguilar J, Diago A, Carrillo Gijón R, et al. Granulomas in Dermatopathology: Principal Diagnoses - Part 2. Actas Dermosifiliogr (Engl Ed). 2021;S0001-7310(21)00138-1.

Lehman JS, Sokumbi O, Peters MS, et al. Histopathologic features of noninfectious granulomatous disorders involving the skin. Hum Pathol. 2020;103:127-45.

Patterson JW, Hosler GA, Prenshaw KL. Weedon's Skin Pathology. 5ª ed. Philadelphia: Elsevier; 2021.

Enfermedades originadas por agentes físicos/fotodermatosis

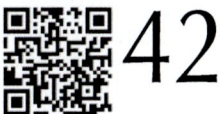

42

D. Moyano Bueno

PUNTOS CLAVE

- Las lesiones cutáneas pueden ser originadas por agentes mecánicos, y entre ellas cabe citar los helomas, el talón negro, el hematoma subungueal y las pápulas piezogénicas.
- Para tratar las quemaduras térmicas hay que valorar su profundidad (es decir, quemaduras de primero, segundo o tercer grado) y la superficie corporal afectada.
- Las radiodermitis son lesiones cutáneas como consecuencia de la exposición a la radiación ionizante. Hay que sospechar radiodermitis aguda en pacientes con úlceras en la espalda o el tronco con antecedente de procedimientos intervencionistas guiados por fluoroscopia.
- Las fotodermatosis representan un grupo heterogéneo de trastornos cutáneos causados o agravados por la radiación ultravioleta y la luz visible. Estas se encuentran clasificadas en cuatro categorías: fotodermatosis mediadas inmunológicamente (previamente llamadas *idiopáticas*), fotosensibilidad inducida por agentes químicos, trastornos de la reparación de escisión de nucleótidos del ADN y dermatosis fotoagravadas.

LESIONES CUTÁNEAS POR AGENTES MECÁNICOS

Helomas

Son **lesiones hiperqueratósicas** que se forman en zonas de piel sometidas a roce y traumatismos repetidos. Suelen localizarse en las palmas de las manos, las plantas de los pies o sobre prominencias óseas. Pueden ser frecuentes en profesionales que realicen trabajos manuales y en deportistas de gimnasio o *crossfit*.

Estas lesiones deben diferenciarse de las verrugas vulgares. Para ello, es útil el curetaje de la lesión. En caso de que aparezca una hemorragia puntiforme («signo del rocío hemorrágico»), se trata de una verruga vulgar, ya que el raspado del heloma elimina el cono de queratina sin producir hemorragia de los capilares.

El tratamiento se basa en la utilización de calzado cómodo y en la colocación de almohadillados entre los dedos. Puede aplicarse por las noches un queratolítico como urea al 30-50 % para facilitar su eliminación. Si hay alguna exostosis o anomalía anatómica subyacente debe tratarse.

Talón negro

Es frecuente en adultos jóvenes deportistas debido a traumatismos directos o a roce del calzado, aunque puede aparecer a cualquier edad. Consiste en la aparición brusca de una mácula roja oscura o negra en el talón, que se debe a la extravasación de sangre por la rotura traumática de los capilares de la dermis. El diagnóstico diferencial debe establecerse principalmente con el melanoma lentiginoso acral. El diagnóstico se confirma raspando la lesión y comprobando que la mancha se elimina junto con la capa córnea. La dermatoscopia puede ser útil para diferenciar pigmento de extravasación hemática.

Hematoma subungueal

Se trata de un hematoma bajo la lámina ungueal tras un traumatismo, aunque en pacientes anticoagulados es frecuente que no exista un traumatismo previo aparente. A diferencia del melanoma maligno subungueal, el hematoma se desplaza distalmente con el crecimiento de la uña (**e-Fig. 42-1**). Si existen dudas, se debe practicar una punción de la lámina ungueal o retirar la misma y realizar una biopsia del lecho subungueal.

Pápulas piezogénicas

Se trata de herniaciones de la grasa subcutánea a través de pequeños desgarros de la fascia plantar. Son frecuentes en sujetos que practican atletismo y en obesos. Se presentan como pápulas asintomáticas que protruyen en los laterales de los pies al estar de pie. No precisan tratamiento.

LESIONES CUTÁNEAS FRENTE A AGENTES TÉRMICOS: CALOR

Eritema *ab igne*

Se trata de manchas, placas o incluso nódulos eritematosos e hiperpigmentados con un patrón reticulado que aparecen como consecuencia de una exposición a fuentes de calor por debajo del umbral de la quemadura.

La localización típica es la cara anterior de las piernas, por exposición al brasero o radiadores térmicos. En los últimos años, estas lesiones aparecen localizadas en la cara anterior de los muslos y el abdomen por exposición a los ordenadores portátiles y tabletas.

Se ha establecido como riesgo a largo plazo el posible desarrollo de tumores cutáneos malignos, sobre todo carcinoma epidermoide y cáncer de Merkel, con un período de latencia de 30 años o más.

El tratamiento consiste en evitar la exposición a la fuente de calor.

Quemaduras

En el manejo inicial del paciente quemado, la primera medida es detener la quemadura y mantener al sujeto alejado de la fuente térmica. A continuación, se debe evaluar el estado de las funciones respiratorias y hemodinámicas, y descartar la presencia de lesiones, traumatismos o enfermedades concomitantes.

En función de las características clínicas de la zona quemada puede estimarse la profundidad de la quemadura (**Tabla 42-1**). La palma de la mano del paciente, tanto adulto como niño, corresponde al 1 % de su superficie corporal y puede servir para la rápida estimación del porcentaje de superficie corporal quemada. Para quemaduras extensas, es muy útil la regla de los nueve: cabeza (9 %), cada brazo (9 %), cada pierna (18 %), tronco anterior (18 %), tronco posterior (18 %) y genitales (1 %).

En cuanto al manejo, es fundamental:

- Enfriamiento inmediato de la quemadura con agua fría (15-25 °C), ya que reduce el dolor, la profundidad y la extensión de la quemadura. No debe emplearse hielo o agua helada, pues aumentan el daño tisular.
- Limpieza generosa de la herida para eliminar cuerpos extraños.
- Tratamientos tópicos: las quemaduras de primer grado no precisan tratamiento tópico específico. Las quemaduras de segundo grado superficiales sí deben recibir un tratamiento antibiótico tópico como sulfadiazina argéntica al 1 %.

Tabla 42-1. Clasificación de las quemaduras en función de su profundidad

Primer grado	Segundo grado superficial	Segundo grado profundo	Tercer grado
Solo epidermis	Dermis superficial	Toda la dermis	Subdérmicas
Eritematosas	Eritematosas	Eritematosas con zonas pálidas	Blanco nacarado
Sin flictenas. No exudativas	Flictenas	Con o sin flictenas	Sin flictenas. Escaras
Dolorosas	Dolorosas	Dolorosas o no	Sin dolor ni sensibilidad táctil
	El pelo no se desprende a la tracción	El pelo se desprende fácilmente	
	Blanquea a la presión	No blanquea a la presión	

Las de segundo grado profundas y las de tercer grado se benefician del desbridamiento quirúrgico temprano.

- No están indicados los antibióticos sistémicos, ya que el antibiótico tópico controlará la infección sobre la herida y un antimicrobiano sistémico de amplio espectro causaría selección de cepas resistentes.
- Control del dolor con antinflamatorios no esteroideos.
- No se deben emplear analgésicos tópicos en ungüento o espráis, ya que tienen un breve efecto y pueden ser irritantes.
- Las flictenas pequeñas deben dejarse intactas y las grandes pueden ser aspiradas en condiciones estériles.

Radiodermitis

Se trata de lesiones cutáneas como consecuencia de la **exposición a la radiación ionizante**. Aparecen tanto efectos reversibles —eritema, cambios en el color o el pelo que duran semanas, meses o años— como efectos irreversibles —dermatitis por radiación aguda y crónica y cánceres inducidos por la radiación, entre los que se encuentran principalmente el carcinoma epidermoide—.

La radiodermitis aguda consiste en la aparición de lesiones cutáneas que aparecen tras días o semanas de la exposición a la radiación. Pueden aparecer eritema, vesiculoampollas y úlceras o costras. Una variante frecuente es la radiodermitis aguda por fluoroscopia. Se trata de un parche eritematoso o hiperpigmentado con una costra o úlcera central muy dolorosas en el abdomen y la espalda (**e-Fig. 42-2**). Los procedimientos intervencionistas guiados por fluoroscopia son numerosos e incluyen procedimientos tantos diagnósticos como terapéuticos. Se han descrito numerosos casos en la literatura cardiológica. Dada la poca repercusión en la literatura dermatológica, suele pasar desapercibida y diagnosticarse de forma muy tardía.

La radiodermitis crónica es el resultado de terapias fraccionadas pero intensas. Las lesiones cutáneas suelen ser hiperpigmentación o hipopigmentación, pérdida de los anejos cutáneos y atrofia cutánea.

LESIONES CUTÁNEAS POR AGENTES TÉRMICOS: FRÍO

Congelaciones

La cantidad de daño permanente causado por la exposición al frío se relaciona más con el tiempo de exposición que con la temperatura. Las zonas más comúnmente afectadas son los pies y las manos, aunque también es frecuente la afectación de orejas, nariz, mejillas y pene. Las lesiones por congelación pueden clasificarse en **grados**:

- Grado I: placa blanquecina rodeada de eritema.
- Grado II: ampollas de contenido claro rodeadas de eritema y edema.
- Grado III: ampollas de contenido hemorrágico que evolucionan a escaras negruzcas en unas semanas.

Perniosis (sabañones)

Son lesiones inflamatorias que se desarrollan en individuos susceptibles expuestos a temperaturas bajas por encima del punto de congelación.

Las lesiones aparecen en invierno, cursan por brotes y desaparecen en primavera o en verano. Son placas eritematovioláceas, edematosas, únicas o múltiples, frías al tacto, que se localizan en los dedos de los pies y las manos, aunque también pueden asentar en los pabellones auriculares y en la nariz. Pueden ulcerarse en su evolución. Asocian dolor, prurito o escozor, especialmente con el calentamiento. Las formas crónicas cursan con lesiones persistentes y pueden dejar cicatrices o atrofia residual.

El diagnóstico diferencial debe establecerse fundamentalmente con el lupus pernio de la sarcoidosis y con el lupus sabañón de Hutchinson (*chilblain* lupus) (e-Fig. 42-3).

Además, lesiones muy similares a los sabañones aparecen en el síndrome de Aicardi-Goutières y en el síndrome de CANDLE (*Chronic Atypical Neutrophilic Dermatosis with Lipodystrophy and Elevated temperature*).

Dadas la localización de las lesiones y la relación con el frío, está indicado solicitar crioglobulinas en sangre para descartar una crioglobulinemia.

La mejor forma de tratamiento es la prevención, protegiéndose del frío. Para ello es esencial utilizar guantes térmicos.

Si aparecen las lesiones, se pueden aplicar corticosteroides tópicos. En casos graves pueden emplearse vasodilatadores periféricos tipo bloqueantes de los canales de calcio, como el nifedipino o el diltiazem (mejor tolerado).

FOTODERMATOSIS

Las fotodermatosis representan un grupo heterogéneo de trastornos cutáneos causados o agravados por la radiación ultravioleta (UV) y la luz visible. Estas se encuentran clasificadas en cuatro categorías: fotodermatosis mediadas inmunológicamente (previamente llamadas *idiopáticas*), fotosensibilidad inducida por agentes químicos, trastornos de la reparación de escisión de nucleótidos del ADN y dermatosis fotoagravadas (Tabla 42-2).

Tabla 42-2. Tipos de fotodermatosis
Idiopáticas (o inmunológicamente mediadas)
Erupción polimorfa lumínica
Hidroa vacciniforme
Urticaria solar
Dermatitis crónica actínica
Prurigo actínico

(Continúa)

Tabla 42-2. Tipos de fotodermatosis *[cont.]*

Fotodermatosis inducidas por agentes químicos

Exógenas

Fototoxicidad

Fotoalergia

Endógenas

Porfirias cutáneas

Defectos en la reparación del ADN

Xeroderma pigmentoso

Síndrome de Cockayne

Síndrome de Bloom

Síndrome de Rothmund-Thompson

Síndrome de Kindler

Tricotiodistrofia

Dermatosis fotoagravadas

Lupus eritematoso

Dermatomiositis

Rosácea

Dermatitis seborreica

Dermatitis atópica

Penfigoide ampolloso

Pénfigo foliáceo

Enfermedad de Darier

Otras

ORIENTACIÓN DIAGNÓSTICA DE UN PACIENTE CON SOSPECHA DE FOTOSENSIBILIDAD O LESIONES AGRAVADAS POR LA EXPOSICIÓN SOLAR

Para ello, es imprescindible realizar una historia clínica completa, una exploración física que incluya exámenes de fototest y fotoparche y otros estudios, como biopsia de piel y pruebas de laboratorio, en caso de ser necesarios.

Son importantes la edad de inicio de los síntomas, los antecedentes familiares de enfermedades fotosensibilizantes o personales de enfermedades autoinmunes, la exposición a fotosensibilizantes (como contacto con higueras, con la lima de los mojitos), el tipo de exposición solar, la profesión, las actividades al aire libre, etc. Además, el intervalo entre la exposición solar y el desarrollo de las lesiones, así como la duración de los síntomas, son también útiles para el enfoque clínico.

Examen físico

La distribución de las lesiones es usualmente en áreas fotoexpuestas (frente, mejillas, nuca, V del cuello, dorso de las manos y áreas extensoras de los antebrazos); típicamente, las áreas del mentón, los pliegues nasolabiales y el área retroauricular son respetados. La morfología y la distribución de las lesiones son puntos clave del diagnóstico.

Fototest

Se realiza utilizando una **plantilla** con varias ventanas móviles sobre la piel no comprometida del paciente (espalda, abdomen, cara interna del antebrazo), irradiando la piel a diferentes dosis de UVA, UVB o luz visible. Se deben discontinuar los inmunosupresores sistémicos y los medicamentos tópicos 2 semanas antes de la prueba y los antihistamínicos 2 días antes.

La medición de la respuesta cutánea consiste en la **observación** inmediata de las posibles reacciones urticariformes (urticaria solar) y en la observación del eritema 24 horas después, estableciéndose así la dosis eritematosa mínima, que es la menor dosis de radiación UVB capaz de producir eritema a las 24 horas de aplicarse.

Cuando se requiere inducción de lesiones (lo cual usualmente se requiere en el estudio de las fotodermatosis mediadas inmunológicamente), el fototest se realiza exponiendo el mismo sitio durante 3-4 días seguidos. Las lesiones usualmente se desarrollan en 24 horas, pudiéndose hacer una evaluación de la morfología o biopsia de estas.

Fotoparche

Se realiza principalmente cuando se sospecha una dermatitis fotoalérgica de contacto, aunque también desempeña un papel importante en el estudio de la dermatitis actínica crónica. La lista de agentes utilizados para el examen de fotoparche varía según el país donde se practica. Se colocan dos paneles de alérgenos en sitios de piel no comprometida, usualmente en la parte superior de la espalda. El examen se hace por duplicado, porque los fotoalérgenos también pueden producir dermatitis de contacto. Ambos bloques deben ser retirados tras 24 o 48 horas y uno de ellos es irradiado con UVA de banda ancha con 5 J/cm^2, mientras el otro se protege de la luz.

Tras 24-48 horas (en algunos casos incluso tras 72-96 horas), se observa si hay una **reacción positiva** (eritema, edema o vesículas). Si ocurre reacción positiva en ambos lugares, se interpreta como una dermatitis alérgica de contacto; si hay reacción positiva en ambos sitios, pero esta es mayor en el sitio irradiado, se está frente a una dermatitis alérgica de contacto con una dermatitis fotoalérgica de contacto. Y si solo hay reacción positiva en el sitio irradiado, se trata de una dermatitis fotoalérgica de contacto aislada.

Laboratorio

Los exámenes que ayudan al diagnóstico de las fotodermatosis incluyen un hemograma completo (la eosinofilia es común en la erupción cutánea por drogas), pruebas de función hepática (pueden ser anormales en la erupción cutánea por drogas y en la porfiria cutánea tarda), estudio de autoanticuerpos (anticuerpos antinucleares, anticuerpos contra el ADN de doble cadena, anti-Ro, etc.) para excluir enfermedades del tejido conjuntivo y porfirinas plasmáticas para el estudio de porfirias cutáneas. Generalmente, los cambios histológicos no son específicos en las fotodermatosis; sin embargo, la biopsia de piel es útil en el diagnóstico de la erupción solar polimorfa y la dermatitis actínica crónica.

Erupción solar polimorfa

Consiste en una erupción intermitente en áreas fotoexpuestas cuya prevalencia en la población general se sitúa en el 10-20 %. Es de dos a tres veces más frecuente en mujeres que en hombres. Presenta mayor incidencia en individuos de fototipo claro, en la tercera década de la vida y es más habitual en primavera y verano, probablemente porque hay mayor proporción de rayos UVA. Clínicamente, pueden encontrarse pápulas, papulovesículas y placas, siendo la forma más frecuente la papular. Aunque la morfología de las lesiones varía de un individuo a otro, tienden a ser monomorfas en un mismo paciente.

Se caracterizan por ser simétricas, localizadas en áreas fotoexpuestas, particularmente en la parte dorsal de los brazos y la V del cuello. Estas se pueden mantener o cambiar entre episodios de exacerbación. Aparecen a los 30 minutos de la exposición, pero pueden hacerlo varios días después de la exposición al sol y mejoran en días o semanas, si se evita la fotoexposición, sin dejar cicatriz.

El tratamiento consiste en cremas que alivien el picor y la inflamación, como **corticosteroides tópicos**. La fototerapia es de elección en casos graves, en los que no se produce una desensibilización de forma natural, o cuando los tratamientos tópicos han fallado.

Hidroa vacciniforme

Las típicas lesiones del hidroa suelen comenzar a las pocas horas de la exposición solar y se localizan en áreas fotoexpuestas como las mejillas, la nariz, las orejas, el dorso de las manos, etc. Consisten en pápulas pruriginosas que se convierten rápidamente en vesículas y costras, que se resuelven dejando una cicatriz deprimida varioliforme. Los principales diagnósticos diferenciales del hidroa vacciniforme incluyen primeramente las porfirias cutáneas, especialmente la protoporfiria.

No existe un tratamiento específico para el hidroa vacciniforme. Parece que lo más útil es la fotoprotección mediante filtros solares de alta protección frente a UVA y UVB y ropa de protección adecuada. Tiene buen pronóstico y desaparece en la adolescencia.

Dermatitis actínica crónica

Afecta principalmente a hombres de edad avanzada, con rangos de edades que van desde los 40 hasta los 80 años. La aparición en menores de 50 años es excepcional y generalmente se relaciona con antecedentes de dermatitis atópica. Otros factores que se han asociado como desencadenantes de la enfermedad son: trabajo o actividades al aire libre, dermatitis de contacto alérgica y el virus de la inmunodeficiencia humana. Es una enfermedad que se produce con mayor frecuencia en regiones de climas templados, generalmente empeora en verano y tras la exposición solar.

El **cuadro clínico** característico es una dermatitis crónica pruriginosa extensa con cambios eccematosos. Las lesiones típicas son placas liquenificadas y descamativas o infiltradas, particularmente en áreas fotoexpuestas. Posteriormente, hay compromiso de áreas no fotoexpuestas, donde se observan principalmente placas eccematosas o eritema confluente.

Urticaria solar

Es una fotodermatosis poco frecuente, mediada por una reacción de antígeno anticuerpo, que se presenta pocos minutos después de la exposición solar. Se trata de una forma poco usual de urticaria, con una edad de presentación variable; generalmente, los primeros síntomas se desarrollan en adultos jóvenes, pero hay reporte de casos de aparición desde la infancia y es poco frecuente en ancianos.

Los síntomas comienzan con sensación de quemazón y ardor, 5-10 minutos después de la exposición solar, presentando posteriormente habones, eritema y prurito en las zonas fotoexpuestas, los cuales desaparecen en minutos o varias horas después de suspender la exposición solar. Las áreas que se encuentran crónicamente expuestas como las manos y la cara presentan una desensibilización al fotoalérgeno. Ocasionalmente, se asocia a síntomas sistémicos como cefalea, disnea y síncope.

La urticaria solar es una de las fotodermatosis más difíciles de tratar, ya que una mínima dosis de luz UV o visible es capaz de provocar la aparición de lesiones.

Una forma efectiva de tratamiento, pero a corto plazo, es la desensibilización con fototerapia. La fotoquimioterapia con psoralenos y UVA ha demostrado mejores resultados a largo plazo que la UVB.

Prurigo actínico

El prurigo actínico es una fotodermatosis idiopática, más frecuente en mujeres. Se presenta principalmente en la niñez, aunque puede debutar en la edad adulta. Generalmente, desaparece en la pubertad. Hay una forma tardía que comienza en la segunda década de la vida, afectando principalmente a hombres asiáticos.

El prurigo actínico es desencadenado principalmente por la luz UVA y en menor proporción por la UVB. Clínicamente, se presenta con prurito intenso y crónico, pápulas, nódulos, placas y excoriaciones, únicas o múltiples, que dejan cicatrices y pigmentación residual en áreas fotoexpuestas (**e-Fig. 42-4**). Sin embargo, puede afectar a áreas no expuestas como la espalda y los glúteos. Son comunes la queilitis y la conjuntivitis. Las lesiones en la piel empeoran en verano y primavera. La forma temprana mejora con la edad; sin embargo, la forma adulta tiene un curso persistente.

El tratamiento de elección clásicamente ha sido la talidomida.

BIBLIOGRAFÍA

Bolognia J, Schaffer JV, Cerroni L. Dermatology. Philadelphia: Elsevier; 2018; p. 1569-94.

Morales N, García-Meléndez ME, Ardila F, et al. Fotodermatosis y terapia de desensibilización. CES Medicina [consulta el 22 de febrero de 2024]. Disponible en: http://www.scielo.org.co/scielo.php?script=sci_arttext&pid=S0120-87052012000100004

Rodríguez-Pazos L, Moyano Bueno D, Ginarte Val M, et al. Manual de dermatología para residentes. Madrid: Aula Médica; 2019; p. 416-27.

Enfermedades de la cavidad oral y anogenitales no venéreas

43

L. Revelles Peñas

 PUNTOS CLAVE

- Las lesiones que asientan en las mucosas oral y genital son muy polimorfas, por lo que el diagnóstico diferencial es muy amplio.
- Cualquier lesión de nueva aparición, tanto en mucosa oral como genital, que no se resuelva con el tratamiento correcto en 2-3 semanas, deberá biopsiarse para descartar malignidad.
- Existen patologías inflamatorias como el liquen plano erosivo oral o genital, o el liquen escleroso genital que aumentan el riesgo de carcinoma epidermoide, por lo que estos pacientes deben someterse a un seguimiento prolongado en el tiempo.

ENFERMEDADES DE LA CAVIDAD ORAL

Introducción

La mucosa oral es una región dinámica y diversa que desempeña un papel crucial en numerosas funciones. Su estructura y función pueden verse afectadas por diversas condiciones patológicas, y en ocasiones su estudio resulta complejo debido a la existencia de multitud de patologías distintas con manifestaciones clínicas similares.

Presenta peculiaridades histológicas, ya que existen dos tipos de mucosa:

- **Mucosa adherida o queratinizada:** en zonas expuestas al roce. Muestra una notable formación de crestas interpapilares y una capa gruesa de ortoqueratina.
- **Mucosa móvil o queratinizada:** en el resto de las zonas. Presenta crestas interpapilares menos pronunciadas y escaso grado de paraqueratosis.

Trastornos benignos frecuentes de la cavidad oral

Condición de Fordyce

Se trata de glándulas sebáceas ectópicas de la mucosa oral. Son pápulas amarillento-blanquecinas, asintomáticas, múltiples y milimétricas en la mucosa yugal

591

y bermellón del labio superior, a menudo bilateral. Al tratarse de una **variante de la normalidad**, no precisa tratamiento.

Lagos venosos

Lesiones vasculares frecuentes secundarias a la dilatación focal de las vénulas. Clínicamente, se manifiestan como pápulas blandas, **comprimibles**, de color azul oscuro a violáceo, en el labio inferior de pacientes de edad avanzada. En el examen histológico, se observa una única capa de células endoteliales aplanadas y una pared gruesa de tejido fibroso. Persisten durante toda la vida. El tratamiento se realiza con láser, y menos frecuentemente precisan cirugía.

Lesiones blanquecinas de la mucosa oral

Leucoedema

Afección común, benigna y asintomática caracterizada por una placa blanco-grisácea, de superficie empedrada que **no se desprende** al rascado. Suele aparecer bilateralmente en la mucosa yugal. Una característica fundamental es que **desaparece al estirar el área afectada**, un signo útil para distinguirlo de otras lesiones. No precisa tratamiento, ya que no está asociado con ningún otro proceso patológico y no tiene potencial de transformación maligna.

Leucoqueratosis friccional/*morsicatio mucosae oris*

Causada por un **traumatismo crónico**, como dentadura postiza mal ajustada, cepillado excesivo, impactación de alimentos, etc. El epitelio oral reacciona mediante una hiperqueratosis con acantosis y escasa o nula respuesta inflamatoria. Clínicamente, aparecen pápulas o placas blanquecinas, no ulceradas, de superficie rugosa, que **no se desprenden** al raspado. Afecta a la almohadilla retromolar, la cresta alveolar edéntula y el lateral de la lengua. No tiene potencial maligno, de modo que puede controlarse evitando la fuente de roce o traumatismo.

Nevo blanco esponjoso

Se caracteriza por placas blancas, asintomáticas y gruesas, ubicadas en la mucosa bucal seguida de la mucosa labial, las crestas alveolares y el suelo de la boca. Suelen aparecer durante la niñez. Está causado por mutaciones en los genes de queratina 4 o queratina 13, que conducen a una acumulación perinuclear anormal de tonofilamentos de queratina, edema intracelular, acantosis e hiperparaqueratosis del epitelio. **No se ha relacionado con displasia o carcinoma**, por lo que la gran mayoría no requieren tratamiento.

Estomatitis nicotínica

Coloración grisácea-blanquecina difusa del paladar duro con aparición de pápulas blancas, umbilicadas, con centro eritematoso (representa los conductos inflamados de las glándulas salivales palatinas). Aparece en pacientes fumadores de pipa o en el tabaquismo inverso por la acción irritativa sinérgica del calor y los carcinógenos. Si aparece displasia, es de carácter leve, por lo que el riesgo de transformación maligna es bajo. No obstante, es secundaria al hábito de fumar, por lo que los pacientes deben ser **examinados regularmente** para detectar otras lesiones neoplásicas.

> ! Se debe recomendar a los pacientes abandonar el hábito tabáquico y biopsiar cualquier lesión que no se resuelva tras 2-3 semanas con el tratamiento correcto.

Afectación lingual

Lengua geográfica o glositis migratoria benigna

Afección benigna y habitual de etiología desconocida. Aparecen placas únicas o más frecuentemente múltiples, eritematosas, **circinadas**, secundarias a depapilación, rodeadas por bordes blanquecinos en el dorso de la lengua (**e-Fig. 43-1**). A menudo **cambian de forma y ubicación** en horas o días. Normalmente es asintomática, aunque en ocasiones puede aparecer ardor o disgeusia. La histología es similar a la psoriasis, aunque no existe evidencia convincente de una relación entre las dos enfermedades, así como de la relación con la dermatitis atópica y la lengua fisurada. El tratamiento incluye corticosteroides o inhibidores de la calcineurina tópicos.

Lengua fisurada o escrotal

Variante de la normalidad muy frecuente en la población. Es idiopática, aunque se ha asociado con: edad, lengua geográfica, psoriasis, síndrome de Down, síndrome de Melkersson-Rosenthal, anemia perniciosa, paquioniquia congénita y síndrome de Cowden. Clínicamente, se caracteriza por múltiples surcos y fisuras asintomáticas de 2-3 mm en la superficie dorsal de la lengua. **No es necesario ningún estudio adicional**, a no ser que haya indicios de alguna enfermedad sistémica subyacente. No existe un tratamiento eficaz, pero es necesario mantener una buena higiene bucal para disminuir la carga microbiana y reducir la halitosis.

Atrofia papilar central o glositis romboidal media

Se trata de una forma de **candidiasis** caracterizada por placas eritematosas y atróficas, con morfología **romboidal**, localizadas en la **parte central de la lengua**, **anteriores** a las papilas circunvaladas. Suele ser asintomática, aunque puede verse asociada a candidiasis multifocal crónica en el paladar y las comisuras. Puede afectar a personas inmunocompetentes, aunque también puede asociarse a inmunodeficiencias o infección por el virus de la inmunodeficiencia humana. Para confirmar el diagnóstico es necesario un cultivo fúngico. El tratamiento se realiza con antimicóticos tópicos u orales.

Lengua negra vellosa

Es el resultado de la acumulación de queratina en las papilas filiformes, más común en personas con **mala higiene bucal**, fumadores y personas que usan respiradores bucales; no es signo de enfermedad sistémica subyacente. Clínicamente, aparecen proyecciones con forma de pelos en la superficie dorsal de la lengua de color negro-marrón. Suele ser asintomática, aunque puede asociarse a halitosis, mal sabor de boca o sensación de arcadas. El tratamiento consiste en mejorar la higiene bucal y en fármacos como retinoides, antifúngicos y queratolíticos tópicos. La terapia oral con antifúngicos, antibióticos y antivirales debe reservarse para casos refractarios con cultivos positivos.

Papilas fungiformes pigmentadas de la lengua

Variante de la normalidad más común en personas con fototipo oscuro. Clínicamente, se observan múltiples y diminutas pápulas marrones **monomorfas** en la punta y las caras laterales de la lengua. Las áreas de pigmentación están **bien delimitadas** y confinadas a las papilas fungiformes individuales. El diagnóstico diferencial incluye: lengua negra vellosa, tatuaje de amalgama, síndrome de Peutz-Jeghers, insuficiencia suprarrenal crónica, neurofibromatosis tipo 1, nevo melanocítico y melanoma. No requiere ningún tratamiento, salvo tranquilizar al paciente sobre la naturaleza benigna.

Aftas y úlceras

Estomatitis aftosa recurrente

Patología ulcerosa relativamente frecuente. De etiología desconocida, probablemente sea multifactorial. En ocasiones se relaciona con estrés, menstruación, traumatismos orales, infección por el virus de la inmunodeficiencia humana, déficits de zinc, hierro, ácido fólico o vitamina B_{12}, colitis ulcerosa o enfermedad de Crohn, etc. Se distinguen estos tipos:

- **Aftas menores.** Son las más frecuentes. Se trata de pequeñas úlceras (< 5 mm) redondeadas y dolorosas, con fondo blanquecino y bordes eritematosos. Afectan a la mucosa oral no queratinizada o móvil. Suelen resolverse **sin cicatriz** en 5-6 días.
- **Aftas mayores.** Lesiones aisladas o en pequeño número de tamaño > 1 cm. Tienen forma redondeada, son más dolorosas y de mayor profundidad, con

un fondo blanco-amarillento. Pueden persistir hasta 6 semanas y en ocasiones **con cicatrización**.
- **Aftas herpetiformes.** Son las menos frecuentes. Aparecen múltiples lesiones ulcerosas de pequeño tamaño, similares a la primoinfección herpética. Suelen localizarse en la mucosa no queratinizada y son recurrentes.

El tratamiento consiste en enjuagues con antisépticos, analgésicos tópicos y corticosteroides tópicos. En caso de fracaso, se recurrirá a corticosteroides orales u otros fármacos como la talidomida, la colchicina y otros inmunosupresores.

Enfermedad de Behçet

Es una enfermedad autoinmune multisistémica con afectación multiorgánica que cursa en brotes. Entre los criterios diagnósticos hay que considerar la aparición de aftas orales. Estas suelen ser úlceras en sacabocado, múltiples, recidivantes, muy dolorosas y que curan **sin dejar cicatriz**.

Úlcera eosinofílica de la mucosa oral

Lesión **benigna**, reactiva y autolimitada. Su patogénesis no está clara y se manifiesta clínicamente como una pápula que aumenta de tamaño rápidamente y forma un nódulo firme que desarrolla una úlcera central en sacabocados con un borde indurado circundante y base endurecida, lo que produce sospechas de una posible malignidad. Pueden ser dolorosas o asintomáticas, y en ocasiones son múltiples. La mayoría se localizan en la lengua, aunque también se manifiestan en la mucosa yugal, labial, alveolar o palatina. En la histología se aprecia un infiltrado inflamatorio denso, agudo y crónico, siendo los **eosinófilos** especialmente numerosos. Se recomienda la eliminación de posibles desencadenantes, **seguimiento y posible biopsia** para descartar un carcinoma epidermoide. La mayoría curan espontáneamente sin necesidad de intervención.

Gingivitis descamativa

Eritema gingival difuso, doloroso, asociado a descamación que se desprende al roce y erosiones en la mucosa. Pueden apreciarse vesiculoampollas. Es un patrón clínico característico que aparece en el contexto de **múltiples enfermedades vesiculoerosivas**. Es importante realizar un estudio histopatológico y de inmunofluorescencia para establecer el diagnóstico etiológico: liquen plano, reacción farmacológica liquenoide, lupus eritematoso, penfigoide de membranas mucosas, pénfigo vulgar, pénfigo paraneoplásico, epidermólisis ampollosa adquirida, dermatosis ampollosa por inmunoglobulina A lineal, eritema multiforme, erupción farmacológica fija, estomatitis ulcerosa crónica, dermatitis de contacto, etc. El tratamiento varía en función de la etiología.

Patología epitelial

Leucoplasia/eritroplasia

La **leucoplasia** es una entidad premaligna que se manifiesta como una placa blanquecina con bordes bien delimitados y que no se corresponde a ninguna otra entidad. Su aparición se relaciona con ciertos trastornos genéticos como la disqueratosis congénita y la anemia de Fanconi, con el hábito tabáquico (leucoqueratosis nicotínica del paladar) y la ingesta de alcohol. Afecta al suelo de la boca, la cara lateral y ventral de la lengua y el paladar blando. Existen factores de riesgo predictores de transformación maligna: tabaquismo intenso, sexo femenino, afectación del suelo de la boca y laterales de la lengua, tamaño, eritroleucoplasia, presencia de displasia y patrones de expresión alterados de p53, p16 y Ki-67.

La **eritroplasia** muestra cambios displásicos más graves y se aprecia una placa eritematosa/rojiza, aterciopelada, de límites bien delimitados, asintomática. Como factores etiológicos, se han establecido el mascado y consumo de tabaco, betel y alcohol, las infecciones por el virus del papiloma humano y las lesiones liquenoides de la mucosa oral.

> **!** Ante estas lesiones, es imprescindible realizar una biopsia. El paciente deberá abandonar cualquier hábito potencialmente carcinógeno.

En el tratamiento de la leucoplasia se puede realizar escisión quirúrgica, ablación con láser, terapia fotodinámica, crioterapia y terapias tópicas/sistémicas. En ocasiones, se prefiere la escisión quirúrgica, ya que permite el estudio histológico de la muestra. Es frecuente la recidiva. Cualquier cambio en las lesiones o la aparición de síntomas justifican una nueva biopsia.

El tratamiento es mandatorio en caso de eritroplasia. Se individualizará en función de las características histológicas.

Queilitis actínica

Lesión actínica **premaligna** equivalente a la queratosis actínica cutánea, que afecta al borde del bermellón labial inferior. Se produce en individuos con una exposición crónica a radiación ultravioleta. Existe evidencia contradictoria sobre si el alcohol y el tabaquismo aumentan de modo independiente el riesgo. Se manifiesta en forma de atrofia y difuminado del límite entre la piel y el borde del bermellón. Posteriormente, aparecen lesiones eritematosas y descamativas, con sensación de piel de «lija», asociadas o no a leucoplasia. Conforme progresa, aparecen fisuras y erosiones. No es rara la afectación multifocal. Generalmente, son asintomáticas e indoloras, pero pueden presentar ardor, entumecimiento y dolor. El riesgo reside en su **posible progresión a carcinoma epidermoide invasivo**. El tratamiento se realiza mediante criocirugía, tratamiento de campo con imiquimod o 5-fluorouracilo, ácido tricloroacético, diclofenaco o terapia fotodinámica. En caso de displasia grave, el tratamiento será quirúrgico mediante bermellectomía o vaporización con láser de dióxido de carbono siempre y cuando se descarte la presencia de un carcinoma epidermoide.

Carcinoma epidermoide oral

Neoplasia maligna más frecuente en la cavidad oral. Su desarrollo se relaciona con el consumo de tabaco y alcohol, el mascado de nuez de areca y la infección por el virus del papiloma humano 16 y 18. Clínicamente, aparece una masa exofítica, una proyección endofítica o una úlcera o placa blanquecina, con grado variable de induración y superficie normalmente irregular o granular. Para confirmar el diagnóstico será necesario un **diagnóstico histopatológico por biopsia**. El tratamiento es combinado con cirugía, radioterapia y quimioterapia. Las recidivas suelen aparecer en los primeros 2 años tras la cirugía, y generalmente presentan un comportamiento **más agresivo** que el carcinoma epidermoide cutáneo con un pronóstico más desfavorable y un diagnóstico en un estadio más avanzado.

Carcinoma verrucoso

Tumor de bajo grado de malignidad, de crecimiento lento y con potencial metastásico bajo. Afecta a la mucosa oral, pero también puede aparecer en la región anogenital. Es poco frecuente. En ocasiones, se ha relacionado con el virus del papiloma humano 6, 11, 16 y 18. Aparecen lesiones exofíticas papilomatosas o verrucosas, blanquecinas o rosadas, que crecen lentamente con bordes bien delimitados. Aparece en el paladar, la mucosa yugal o las apófisis alveolares. El tratamiento es quirúrgico y en ocasiones se debe realizar una combinación de quimioterapia y radioterapia.

Infecciones

Virus del herpes simple 1 y 2

Son patógenos ubicuos que provocan infecciones orofaciales y genitales. La transmisión suele ser por contacto directo con las lesiones. Las reactivaciones pueden producirse espontáneamente o por desencadenantes como el estrés, la fiebre, la radiación ultravioleta, la menstruación, etc. En la **primoinfección herpética** aparecen pródromos (síndrome seudogripal con adenopatías) y lesiones mucocutáneas, que consisten en pápulas y vesículas coalescentes agrupadas sobre una base eritematosa, dolorosas, que progresan a pústulas, erosiones o úlceras con borde geográfico (**e-Fig. 43-2**). Afectan a labios, encías, paladar duro, lengua y mucosa yugal. En las sucesivas reactivaciones del virus, las lesiones son menos numerosas y sintomáticas. Suelen ser autorresolutivas y no necesitar tratamiento en personas inmunocompetentes. Los antivirales tópicos no han demostrado eficacia. El tratamiento inhibidor crónico con antivíricos orales suele emplearse si el paciente presenta seis o más brotes anuales.

Candidiasis

Candida albicans suele ser el género más frecuentemente implicado, seguido de *C. tropicalis*. Existen distintas presentaciones:

- **Muguet o candidiasis aguda seudomembranosa.** Placas blanquecinas algodonosas no adheridas que se desprenden con facilidad, dejando una mucosa eritematosa inflamada.
- **Candidiasis eritematosa.** La superficie ventral de la lengua aparece eritematosa, brillante y depapilada. No suele haber lesiones blanquecinas.
- **Candidiasis hiperplásica paraqueratósica o leucoplasiforme.** Placas blanquecinas, duras, adheridas a la mucosa, normalmente retrocomisurales, que no se desprenden con el raspado.
- **Queilitis angular.** Eritema y fisuras dolorosas en las comisuras labiales. Se asocia al uso de prótesis dentales, déficit nutricional, pacientes edéntulos, dermatitis atópica o incluso inmunodepresión por virus de la inmunodeficiencia humana.

> ! Aparece con más frecuencia en neonatos, niños y adultos inmunodeprimidos, especialmente en pacientes diabéticos o tras la toma de antibioterapia sistémica, lo cual es muy frecuente en pacientes hospitalizados.

El tratamiento consiste en medidas higiénicas, eliminando los factores predisponentes, junto con tratamiento médico: soluciones de nistatina (1:100.000 U/mL) o clotrimazol. Las formas refractarias o de mayor gravedad se pueden tratar con fluconazol por vía oral.

Virus Coxsackie

Este virus es responsable de las siguientes enfermedades:

- **Herpangina.** Proceso agudo que cursa con fiebre y enantema, típico en niños. Clínicamente, aparecen vesículas dolorosas que evolucionan a úlceras. Afecta fundamentalmente al paladar blando, los pilares amigdalares anteriores y la faringe. El diagnóstico es clínico y el tratamiento sintomático con curso autorresolutivo.

> ! El diagnóstico diferencial fundamental es con la primoinfección herpética. Esta última afectaría a toda la mucosa oral, mientras que la herpangina se limita al paladar blando y los pilares amigdalinos.

- **Enfermedad mano-boca-pie.** Proceso exantematoso agudo, típico de niños menores de 10 años. Está producido por enterovirus Coxsackie A16, aunque existen otras cepas implicadas como el A6 en adultos con cuadros clínicos atípicos. Aparecen vesículas que progresan a úlceras en la lengua, el paladar duro, los labios y las mejillas, seguidas de lesiones similares en los dedos de las manos, los pies y las nalgas. Frecuentemente son precedidas de un pródromo seudogripal.

Patología inflamatoria

Liquen plano oral

Enfermedad inflamatoria idiopática que afecta a la piel, los folículos pilosos, las uñas y las mucosas. Existen formas inducidas por fármacos o dermatitis de contacto liquenoides. Tradicionalmente, se ha relacionado con la infección por el virus de la hepatitis C, sobre todo la afectación bucal, aunque esto sigue siendo tema de debate. Clínicamente, existen distintas formas, entre ellas:

- **Reticular.** Es la forma más frecuente. Consiste en lesiones papulosas confluentes, gris-blanquecinas, con forma reticulada o de encaje, denominadas *estrías de Wickham* (**e-Fig. 43-3**). Suele ser asintomático y afecta a la mucosa yugal de manera bilateral y simétrica.
- **Erosiva.** Eritema, ulceración o formación de seudomembranas. Si solo afecta al tejido gingival, se manifiesta como gingivitis descamativa. Se debe descartar afectación genital, que aparece hasta en el 70 % de los casos.
- **Seudoplaca.** Imita a la leucoplasia como una lesión blanca, homogénea, ligeramente elevada y lisa (**e-Fig. 43-4**). Afecta a la lengua y la mucosa bucal.

En ocasiones, el liquen es insidioso y los pacientes desconocen su condición bucal, aunque puede asociar sensibilidad con los alimentos calientes o picantes o dolor. Cursa en brotes y factores como el estrés pueden agravar la presentación clínica.

> **!** Es importante el seguimiento de estos pacientes, ya que se ha observado la transformación maligna en casos de larga evolución sin tratamiento.

El diagnóstico suele ser clínico, aunque puede requerir diagnóstico histológico, donde se observa un infiltrado linfocítico denso en banda con apoptosis de queratinocitos y destrucción de la capa basal de la epidermis. Siempre hay que descartar la causa farmacológica o la posibilidad de una dermatitis de contacto alérgica a los materiales dentales.

Las lesiones reticulares asintomáticas generalmente no requieren tratamiento, salvo la observación. El tratamiento está dirigido a las lesiones atróficas y erosivas/ulcerosas, con corticosteroides tópicos e inhibidores de la calcineurina tópicos. En ocasiones, son necesarios otros tratamientos como retinoides orales o inmunosupresores.

Enfermedades ampollosas

Pénfigo

Enfermedades ampollosas autoinmunes con afectación cutánea y mucosa. Aparecen autoanticuerpos IgG contra la superficie celular de los queratinocitos. Existen distintos tipos:

- **Pénfigo vulgar.** Casi el 100 % de los pacientes presentan afectación de la mucosa oral con erosiones muy dolorosas de bordes irregulares mal definidos. Las ampollas intactas no suelen apreciarse, ya que se rompen con facilidad. Pueden distribuirse por toda la cavidad bucal, pero predominan en las zonas de roce. También puede afectar a la mucosa genital y perianal. En la piel, son características las ampollas flácidas que curan sin cicatriz.
- **Pénfigo vegetante.** Consiste en placas vegetantes sobre las superficies de erosión una vez que las ampollas se rompen.
- **Pénfigo paraneoplásico.** El rasgo más típico es la aparición de una estomatitis intratable, y la afectación del borde bermellón del labio es prácticamente constante.

El signo de Nikolsky es muy sugerente, aunque es raro en la cavidad oral. Para el tratamiento se suelen emplear corticosteroides por vía sistémica e inmunosupresores.

Penfigoide de membranas mucosas/cicatricial

Enfermedad ampollosa subepidérmica autoinmune. Suele tener un curso crónico, con reagudizaciones y remisiones. Se debe a la presencia de autoanticuerpos circulantes contra la membrana basal. Afecta a la mucosa oral y conjuntival, aunque también se manifiesta en los genitales o el esófago. La mucosa oral se suele afectar en un 90 % de los casos, a menudo sin lesiones cutáneas asociadas (encías > mucosa bucal > paladar). Cuando afecta a las encías, suele presentarse en forma de gingivitis descamativa. El tratamiento consiste en corticosteroides tópicos potentes o tratamiento sistémico con dapsona, corticosteroides u otros inmunosupresores.

Eritema exudativo multiforme y síndrome de Stevens-Johnson. Necrólisis epidérmica tóxica

El **eritema exudativo multiforme** es una patología aguda autorresolutiva producida como un proceso reactivo a la infección por el virus del herpes simple u otros virus. Las lesiones mucosas son vesiculoampollas que evolucionan a erosiones dolorosas, dando lugar a costras serohemáticas en la mucosa labial, la lengua, el paladar, la mucosa yugal y las encías. Menos frecuentemente se afectan las mucosas ocular y genital. Existen dos formas clínicas:

- **Eritema exudativo multiforme menor.** Se trata de lesiones cutáneas y escasa afectación mucosa. No suele haber síntomas sistémicos y no existe riesgo de progresión a necrólisis epidérmica tóxica.
- **Eritema exudativo multiforme mayor.** Consiste en lesiones cutáneas e intensa afectación mucosa. Normalmente, presenta síntomas sistémicos. No existe riesgo de progresión a necrólisis epidérmica tóxica.

El diagnóstico suele ser clínico, y la resolución espontánea es lo más frecuente. Las lesiones orales precisarán muchas veces de tratamiento sintomático. En casos más graves, pueden ser necesarios los corticosteroides sistémicos.

El **síndrome de Stevens-Johnson** y la **necrólisis epidérmica tóxica** son reacciones medicamentosas cutáneas graves, poco frecuentes, que pueden llegar a ser mortales. Inicialmente, se manifiesta un pródromo con fiebre, escozor ocular y dolor al deglutir, y posteriormente aparecen lesiones cutáneas y afectación importante de la mucosa oral, ocular y genital en más del 90 % de los pacientes. El tratamiento consiste en retirar el fármaco responsable y tratamiento de soporte este tema se trata de forma más profunda en el **capítulo 24**.

ENFERMEDADES ANOGENITALES

Introducción

La patología anogenital no venérea, un campo particularmente diverso y complejo de la dermatología, reviste una importancia clínica significativa, ya que la afectación de esta región anatómica puede tener un impacto profundo en la calidad de vida de los pacientes. Se trata de un área compleja anatómicamente y en la que pueden manifestarse numerosas enfermedades: inflamatorias, sistémicas, tumorales, etc. A lo largo de este capítulo, se abordarán aspectos de diagnóstico diferencial, hallazgos clínicos, histopatología y opciones terapéuticas.

Lesiones inflamatorias

Liquen escleroso genital

Patología inflamatoria crónica que afecta fundamentalmente a la región anogenital, aunque también puede aparecer afectación extragenital (en el 15-20 % de los casos). Es mucho más frecuente en mujeres y típico de la infancia y tras la menopausia. Es idiopático y cursa en brotes. En las **mujeres**, aparecen pápulas blanquecinas-color marfil, bien delimitadas, que pueden confluir formando placas hipopigmentadas en forma de ocho alrededor del introito vaginal y la zona perianal. En ocasiones, se observan erosiones y fisuras. Son características las **lesiones purpúricas, hemorrágicas o telangiectásicas**. En algunos casos pueden ser hiperqueratósicas. También se producen **cambios morfológicos cicatriciales** con fusión de labios mayores y menores, estrechamiento del introito o reabsorción del capuchón del clítoris (**e-Fig. 43-5**). En los **hombres**, suele manifestarse como placas eritematosas y blanquecinas que afectan al prepucio y el glande y respetan la zona perianal. Suelen presentar balanitis recurrente y en ocasiones el prepucio se vuelve esclerótico y no se puede retraer, produciendo **fimosis** (**e-Fig. 43-6**). El síntoma principal es el **prurito** o el dolor; también aparece disuria o dispareunia, aunque en ocasiones es asintomático. El tratamiento debe ser constante y precoz, para evitar los graves cambios estructurales. Consiste en corticosteroides tópicos potentes. Pueden requerir tratamiento quirúrgico como la circuncisión o la escisión de adherencias y en muchos casos pueden beneficiarse del tratamiento co láser de dióxido de carbono.

Es imprescindible el tratamiento y el seguimiento en esta patología, ya que existe un riesgo del 2-5 % de progresión a carcinoma epidermoide genital.

Liquen plano

Como ya se ha mencionado previamente, se trata de una patología inflamatoria crónica. Hasta el 50 % de las mujeres y el 25 % de los hombres que tienen un liquen plano cutáneo muestran afectación genital. Existen varias presentaciones clínicas:

- **Liquen plano clásico.** Lesiones similares a las del liquen plano cutáneo clásico, pero el reticulado blanquecino (estrías de Wickham) suele ser más evidente. Afecta al monte de Venus, los labios, el glande y la raíz del pene. En el pene suelen ser lesiones anulares. Generalmente, cura sin cicatrización.
- **Liquen plano erosivo.** Es más frecuente en mujeres. Aparecen lesiones erosivas, bien delimitadas, muy dolorosas y extensas alrededor del introito, rodeadas de lesiones reticuladas blanquecinas. Pueden producirse cicatrices y adherencias con obliteración completa y pérdida de la arquitectura normal.
- **Liquen plano hipertrófico.** Placas blancas hiperqueratósicas. Afecta fundamentalmente a la vulva y al cuerpo del pene.

El tratamiento consiste en corticosteroides tópicos potentes. Pueden ser necesarios corticosteroides orales u otros fármacos inmunosupresores sistémicos en casos refractarios.

 Es necesario un seguimiento a largo plazo por el riesgo de desarrollar un carcinoma epidermoide, que se estima en el 2,4 %.

Balanitis/vulvitis de Zoon

Dermatosis benigna no venérea, que afecta generalmente a hombres no circuncidados y mujeres. Es idiopática, aunque influye la exposición constante de la mucosa a condiciones de humedad e irritación crónica. Clínicamente, se manifiesta como una placa ligeramente elevada, única o múltiple, bien circunscrita, de color rojo anaranjado, brillante. Pueden aparecer múltiples puntos de color rojo más brillante sobre el fondo de esta placa de color rojo anaranjado, denominadas **manchas «de pimienta de cayena»** debido a la microhemorragia y el depósito de hemosiderina. A veces, el prepucio puede mostrar una «lesión en beso» en áreas que están en contacto directo con las lesiones (**e-Fig. 43-7**). Suele ser asintomático o cursar con prurito, disuria, dolor o ardor. En hombres, se localiza con mayor frecuencia en el glande, mientras que en mujeres puede afectar a cualquier parte de la vulva, con distribución bilateral y simétrica. En la histología se aprecia un denso infiltrado liquenoide compuesto en gran parte por **células plasmáticas** (> 50 %). El tratamiento consiste en corticosteroides, antibióticos o inhibidores de la calcineurina tópicos, aunque en algunos casos requiere circuncisión o escisión quirúrgica.

Psoriasis

Enfermedad inflamatoria crónica que en ocasiones afecta a mucosas en casos de psoriasis inversa. Aparece en forma de placas eritematosas, lisas, brillantes y claramente delimitadas. Afecta a la región perianal, el surco interglúteo y las ingles. En mujeres, también a los labios mayores y el monte de Venus, y en hombres al tallo del pene y el glande. **No** se aprecia la **descamación plateada** típica de la psoriasis cutánea. Hay que distinguirla de la tiña crural, el eritrasma y la candidiasis.

Lesiones premalignas y malignas

Neoplasia intraepitelial

Entidad premaligna (carcinoma epidermoide *in situ*) caracterizada por displasia epitelial que puede progresar a carcinoma epidermoide invasivo. Desde el punto de vista histológico, se emplean los términos de **neoplasia intraepitelial vulvar** para referirse a la afectación de la vulva, **neoplasia intraepitelial de pene** para la afectación del pene y **neoplasia intraepitelial anal** para la afección del ano. Desde el punto de vista clínico, en dermatología se utiliza el término **eritroplasia de Queyrat** para referirse a placas eritematosas brillantes, bien delimitadas, ligeramente infiltradas en el glande o el prepucio. Cuando aparecen pápulas marronáceas en la piel de genitales, que en ocasiones afectan a la raíz de los miembros inferiores, se denomina **papulosis bowenoide**. El tratamiento consiste en tratamiento de campo con imiquimod tópico o 5-fluorouracilo. Podría emplearse la vaporización con láser de dióxido de carbono o la criocirugía. A pesar del tratamiento, la tasa de recidiva es muy alta y puede requerir escisión quirúrgica. En casos de riesgo, es necesario valorar la cirugía como tratamiento de inicio, siendo conveniente realizar cirugía de Mohs. La terapia fotodinámica puede ser una opción en algunos casos.

Carcinoma epidermoide

Tumor maligno más frecuente de la región anogenital. Suele asociarse a la infección por virus del papiloma humano y al liquen escleroso. Se manifiesta en forma de placas con bordes elevados e infiltrados, nódulos, erosiones o úlceras que no curan. El tratamiento es quirúrgico y multidisciplinar.

Enfermedad de Paget extramamaria

Patología maligna cutánea poco frecuente. Puede ser primaria (adenocarcinoma intraepitelial) o secundaria (diseminación cutánea de una neoplasia maligna secundaria). Se localiza en sitios anatómicos ricos en glándulas apocrinas, especialmente la vulva, el pene, el escroto, el periné y el área perianal. Aparece como una placa eritematosa o rosada que aumenta progresivamente de tamaño, en general asintomática, aunque puede producir prurito o quemazón. En ocasiones, se aprecian zonas con descamación blanquecina y erosiones que le confieren un aspecto de «**fresas con nata**» (**e-Fig. 43-8**). El diagnóstico es histológico. Son necesarias técnicas de inmunohistoquímica para diferenciarla de otras neoplasias con disposición pagetoide y para distinguir la forma primaria de la secundaria. Los casos secundarios representan metástasis epidermotrópicas de un carcinoma de glándula sudorípara o de una neoplasia maligna a distancia, entre ellos carcinoma de recto, estómago, vejiga, uretra, próstata, cuello uterino o mama. Por ello, se recomienda un **estudio de malignidad**. El tratamiento es quirúrgico y en ocasiones puede ser beneficioso realizar una cirugía micrográfica de Mohs. También es posible el tratamiento con imiquimod, 5-fluorouracilo, terapia fotodinámica o vaporización con láser de dióxido de carbono. Es fundamental el seguimiento de estos pacientes.

Lesiones benignas

Pápulas perladas del pene

Variante anatómica normal. Aparecen pápulas translúcidas cupuliformes, de 1-2 mm, en fila a lo largo de la corona del glande. No muestran ulceración ni adenopatías inguinales. Pueden diagnosticarse erróneamente como infecciones de transmisión sexual. Dada su naturaleza **benigna**, se recomienda tranquilizar a los pacientes; ya que no precisa ningún tratamiento.

Papilomatosis vestibular

Variante anatómica normal. Aparecen pápulas pequeñas, brillantes, color piel, dispuestas simétricamente en la cara interna de los labios menores o menos frecuentemente en el vestíbulo. La superficie puede ser lisa o tener proyecciones digitiformes de 1-2 mm de diámetro. Es asintomática, aunque puede acompañarse de prurito, dolor, ardor y dispareunia. No hay que confundirla con infecciones de transmisión sexual. No requiere tratamiento médico.

Angioqueratomas

Lesiones vasculares cutáneas benignas. Son pápulas eritematovioláceas sobre el escroto o la vulva. La mayoría son asintomáticas, aunque pueden producir prurito, sangrado o dispareunia. En caso de angioqueratomas corporales múltiples, hay que descartar metabolopatías como **enfermedad de Fabry** o **fucosidosis**. El angioqueratoma asintomático no precisa tratamiento, mientras que los sintomáticos se pueden tratar mediante crioterapia, láser o escisión quirúrgica.

Plicoma

Pliegues redundantes hipertrofiados de la piel perianal. Aparecen hasta en un tercio de los pacientes con trastornos anales benignos. Generalmente son asintomáticos, aunque los de gran tamaño pueden interferir en la higiene anal y precisar cirugía.

Enfermedad de Fox-Fordyce

Trastorno crónico idiopático de las glándulas apocrinas, que afecta a mujeres de 15-35 años y remite tras la menopausia. Consiste en pápulas perifoliculares color piel, cupuliformes, muy pruriginosas, localizadas en las axilas, la región anogenital y la periareolar con alopecia en las zonas afectadas. El tratamiento es difícil con corticosteroides tópicos e intralesionales, inhibidores de la calcineurina tópicos, tretinoína y clindamicina tópica, anticonceptivos orales, fototerapia, electrocauterización, láser ablativo o cirugía.

Calcinosis idiopática del escroto

Nódulos color piel o blanco-amarillentos en el escroto. Afecta a hombres de 20-40 años de edad y es más frecuente en fototipos de piel más oscuros. Pueden ser lesiones aisladas o múltiples y ser asintomáticas, pruriginosas o ulcerarse. Se ha descrito un equivalente femenino, la **calcinosis idiopática de la vulva**. El tratamiento es conservador o mediante escisión quirúrgica de las lesiones sintomáticas o que causan compromiso estético.

Enfermedades sistémicas

Enfermedad de Crohn

Eritema, abscesos y fístulas recurrentes. Son muy características las fisuras lineales en los pliegues «en corte de navaja». En ocasiones, aparece linfedema de labios mayores, pene «pene en saxofón» y escroto o placas vegetantes perianales.

Déficit de zinc

Eritema y erosiones que evolucionan a costras a nivel periorificial.

Histiocitosis de células de Langerhans

Pápulas y nódulos múltiples rojo parduzcos en los muslos y eritema en los pliegues inguinales. Se puede confundir con dermatitis del pañal o dermatitis seborreica.

Enfermedad de Behçet

Las úlceras mucosas en los genitales son uno de los criterios diagnósticos. Suelen ser muy dolorosas y curar con cicatrización.

Infecciones

Estreptococosis perianal

Infección cutánea perianal producida por estreptococo del grupo A típico de niños. En ocasiones, se asocia con faringoamigdalitis estreptocócica. Produce eritema maculoso rojo brillante, bien delimitado a nivel perianal y 2-3 cm alrededor. También puede aparecer alrededor del introito vaginal o del meato uretral en niños. Puede cursar con dificultad para la defecación, dolor, prurito, irritación, disuria o sangrado rectal sin clínica sistémica.

Gangrena de Fournier

Fascitis necrotizante grave que afecta a los genitales externos, el periné y la región perianal. Se produce necrosis en la piel, el tejido celular subcutáneo y el músculo. Se trata de una infección polimicrobiana. Es frecuente que el paciente presente condiciones subyacentes como diabetes, obesidad o inmunodepresión. Cursa con síntomas generales (fiebre, malestar general, etc.) y ulceración del prepucio, pene o escroto. A las pocas horas, la hiperemia genital aumenta y se produce necrosis tisular. Puede evolucionar a sepsis y fallo multiorgánico que conduce a la muerte. El tratamiento consiste en cirugía de manera urgente para desbridar el tejido necrótico y antibioterapia de amplio espectro.

Eritrasma

Infección superficial por sobrecrecimiento de *Corynebacterium minutissimum* en la capa córnea. Aparecen placas bien definidas, pigmentadas, con descamación fina difusa, en ocasiones pruriginosas, en zonas flexurales como la ingle debido a la humedad y oclusión. La luz de Wood confirma el diagnóstico con fluorescencia rojo coral brillante. El tratamiento consiste en clindamicina, eritromicina, mupirocina, ácido fusídico o antimicóticos azólicos tópicos. En formas refractarias, eritromicina, tetraciclinas o claritromicina orales.

Candidiasis

Infecciones por especies del género *Candida*, más frecuentemente *C. albicans*. En los hombres, se manifiesta en forma de **balanitis** o **balanopostitis** con eritema brillante junto con lesiones pustulosas blanco-amarillentas y erosiones. En ocasiones hay intenso edema asociado. En las mujeres, aparece **vulvovaginitis,** con eritema brillante vulvar, edema, excoriación y fisuración del introito y la vagina. Cursa con prurito intenso vulvovaginal, dolor, dispareunia y secreción vaginal blanquecina grumosa densa y no maloliente. Cuando afecta a la piel perianal e inguinoescrotal, aparece eritema maculoso con **fisuras del fondo del pliegue**, maceración y **lesiones satélite** en ocasiones pustulosas. En los niños, aparece en forma de dermatitis del pañal y pueden presentar la variante ulcerada nodular. El tratamiento se realiza con antifúngicos tópicos u orales, aunque en ocasiones precisan corticosteroide tópico concomitante si existe inflamación intensa asociada.

Patología genital erosiva

Úlcera de Lipschutz

Úlceras no relacionadas con la actividad sexual que afectan fundamentalmente a chicas adolescentes. Cursa con úlceras genitales agudas reactivas que suelen ser grandes (> 10 mm), profundas, bien delimitadas y muy dolorosas con centro fibrinoso y necrótico. Suelen afectar de manera bilateral y simétrica a labios mayores y menores. Generalmente son secundarias a infecciones como la del virus de Epstein-Barr. Normalmente, es autorresolutiva sin recurrencias.

Trastornos ampollosos autoinmunes

Ya se han descrito previamente.

Trastornos ampollosos adquiridos

Destacan los siguientes:

- **Exantema fijo medicamentoso.** Suele presentarse con erosiones en la mucosa y placas eritematovioláceas en la piel. Las lesiones aparecen de forma recurrente exactamente en el mismo lugar, tras la exposición al mismo fármaco. Suele ser asintomático, aunque puede producir prurito o dolor. Se resuelve en pocas semanas tras suspender el medicamento. Los fármacos más frecuentemente implicados son el paracetamol, los antinflamatorios no esteroideos y el trimetoprim-sulfametoxazol, entre otros Se desarrolla en el **capítulo 25.**
- **Eritema exudativo multiforme, síndrome de Stevens-Johnson y necrólisis epidérmica tóxica.** Ya se han descrito previamente en este mismo capítulo y se también en el **capítulo 24.**

BIBLIOGRAFÍA

Alrashdan MS, Cirillo N, McCullough M. Oral lichen planus: a literature review and update. Arch Dermatol Res. 2016;308(8):539-51.

Bolognia JL, Schaffer JV, Lorenzo C. Dermatology. 4ª ed. Philadelphia: Elsevier; 2018.

Fahy CMR, Torgerson RR, Davis MDP. Lichen planus affecting the female genitalia: A retrospective review of patients at Mayo Clinic. J Am Acad Dermatol. 2017;77(6):1053-9.

Fitzpatrick TB, Eisen AZ, Wolff K, et al. Fitzpatrick's Dermatology in General Medicine. 9ª ed. New York: McGraw-Hill; 2019.

Jones K, Jordan R. White lesions in the oral cavity: clinical presentation, diagnosis, and treatment. Sem Cutan Med Surg. 2015;34(4):161-70.

Infecciones cutáneas

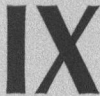

IX

Infecciones bacterianas

F. J. Melgosa Ramos y A. Estébanez Corrales

INFECCIONES CAUSADAS POR BACTERIAS GRAMPOSITIVAS

Infecciones estafilocócicas y estreptocócicas

Impétigo

Introducción

El impétigo constituye una infección superficial altamente contagiosa y común en la piel, especialmente en la infancia, con la posibilidad de manifestarse en formas ampollosas (30 %) y no ampollosas (70 %). El agente patógeno predominante en ambas es el *Staphylococcus aureus*. Por otro lado, el *Streptococcus pyogenes* es otra causa importante de impétigo en su forma no ampollosa, si bien gran parte de los impétigos no ampollosos son mixtos. En la **tabla 44-1** se expone una comparativa que ayuda a diferenciar los principales aspectos de ambas entidades.

Tabla 44-1. Características clínicas y aspectos diferenciales de los impétigos ampolloso y no ampolloso

	Impétigo no ampolloso	Impétigo ampolloso
Epidemiología	70 % de los casos	30 % de los casos
Lesiones clínicas	Inicialmente, una o varias lesiones maculares eritematosas que evolucionan a una vesícula o pústula friable que deja erosión y costra amarillenta, típica en la cara y las extremidades, y asocian ocasionalmente adenopatías leves. Es un proceso benigno que cura en 2 semanas	Vesículas pequeñas que crecen hasta formar ampollas superficiales más grandes, que de manera tardía se rompen y forman una erosión con collarete alrededor, pero con escasa costra
Complicaciones	Se han descrito casos de glomerulonefritis posestreptocócica (el 5 % de los impétigos no ampollosos), pero no de fiebre reumática	En lactantes, adultos inmunodeprimidos y enfermos renales puede complicarse con un síndrome de piel escaldada

Epidemiología

El impétigo es más común en la infancia y constituye la infección bacteriana cutánea más frecuente en el ámbito pediátrico. Los adultos generalmente contraen el impétigo al tener contacto con niños infectados, por contacto directo o mediante fómites. En España, la incidencia es máxima en los meses de verano. Entre los factores que predisponen a su aparición se incluyen temperaturas elevadas, elevado porcentaje de humedad, falta de higiene, dermatitis atópica, erosiones y laceraciones cutáneas, así como la participación en deportes de contacto. La colonización por *Staphylococcus aureus* en áreas como la nariz, la garganta, las axilas y el área perineal aumenta el riesgo de impétigo y otras infecciones estafilocócicas, siendo necesaria ocasionalmente su erradicación.

Patogenia

El *Staphylococcus aureus* de forma aislada o mixta sigue siendo actualmente el principal responsable de la mayor parte de los casos de **impétigo no ampolloso**. Normalmente, la infección se desarrolla en áreas donde existe un **deterioro de la barrera cutánea** o sobre infecciones de otra etiología (normalmente vírica) que afectan a esta. Por el contrario, el **impétigo ampolloso** (e-Fig. 44-1) es resultado de la **producción local de toxinas** exfoliativas A y B (ETA, ETB) **por parte del fagogrupo II del *Staphylococcus aureus***. Estas toxinas interactúan con la desmogleína

1 induciendo una acantólisis en la capa granular de la epidermis. A diferencia del síndrome estafilocócico de la piel escaldada, en el que la producción de toxinas es sistémica, en el impétigo ampolloso los cultivos son positivos para el estafilococo. Comparada con el impétigo no ampolloso, la variante ampollosa suele manifestarse en áreas clínicamente intactas de la piel, especialmente en zonas de intertrigo.

Características clínicas

Las características clínicas de ambas formas de impétigo se exponen en la tabla 44-1.

Diagnóstico

El diagnóstico es fundamentalmente clínico, apoyado ocasionalmente en pruebas microbiológicas (cultivo del exudado o de las ampollas). El examen histopatológico puede ser necesario en algunos casos. En el impétigo no ampolloso, se observan pequeñas vesiculopústulas neutrófilas intraepidérmicas con cocos grampositivos y espongiosis subyacente. En el impétigo ampolloso se constata una separación en la granulosa similar al pénfigo foliáceo. Dentro de la cavidad ampollosa hay pocas células inflamatorias, y en la parte superior de la dermis se detecta a menudo un infiltrado neutrófilo, pudiendo observarse cocos grampositivos. En algunos casos de impétigos de repetición puede ser útil realizar un cribado de portadores en orificios nasales o periné, y su erradicación. El principal diagnóstico diferencial de ambas entidades se expone en la tabla 44-2.

Tratamiento

Son fundamentales los cuidados locales, con lavados y retirada de costras. El tratamiento antibiótico y su vía de administración dependerán de la extensión, la gravedad, el agente causal y el estado de salud del individuo. En casos leves con pocas lesiones, el tratamiento tópico suele ser suficiente, con ácido fusídico al

Tabla 44-2. Principales diagnósticos diferenciales clínicos de los impétigos ampolloso y no ampolloso	
Impétigo ampolloso	Picaduras, quemaduras térmicas, infecciones herpéticas, reacciones de hipersensibilidad retardada como las dermatitis de contacto alérgicas, mastocitosis, toxicodermias y dermatitis ampollosas autoinmunes
Impétigo no ampolloso	Picaduras, eccemas, infecciones herpéticas, tiñas, escabiosis, varicela y dermatitis ampollosas autoinmunes

2 % cada 8 horas durante 7 días, retapamulina al 1 % durante 5 días o mupirocina al 2 % cada 8 horas durante 5-10 días. En los últimos años, el **ozenoxacino al 1 % (quinolona no fluorada)** se ha presentado como una alternativa terapéutica en casos de impétigo resistente al tratamiento aplicado cada 12 horas durante 5 días, tanto en adultos como en niños mayores de 2 años. Los casos complicados o extensos requieren tratamiento antibiótico sistémico con actividad contra betalactamasa como la amoxicilina/ácido clavulánico 875/125 mg cada 8 horas durante 10 días, cloxacilina 250-500 mg cada 6 horas durante 7-10 días o cefalosporinas de primera generación. En casos de infección por *Staphylococcus aureus* resistente a meticilina, o en aquellos pacientes alérgicos a betalactámicos, el tratamiento con doxiciclina a dosis de 100 mg cada 12 horas durante 14 días o con clindamicina 300 mg cada 12 horas durante 10-12 días ha demostrado su efectividad.

Pronóstico

La mayor parte de los casos se resuelve sin secuelas ni cicatrices. En cerca del 5 % de los casos de impétigo no ampolloso estreptocócico se produce una glomerulonefritis posestreptocócica. A diferencia de la faringitis, no se ha establecido ningún vínculo entre las infecciones cutáneas estreptocócicas y la fiebre reumática aguda.

Foliculitis, forúnculos y ántrax

Introducción

La foliculitis, los forúnculos y el ántrax son infecciones que afectan al folículo piloso, y se diferencian por su extensión y profundidad.

Epidemiología y patogenia

El *Staphylococcus aureus* es el principal agente infeccioso causante de foliculitis. Ocasionalmente, se han observado casos de foliculitis por gramnegativos y hongos (*Pityrosporum*) en personas con acné vulgar que han sido tratadas con ciclos prolongados de antibióticos orales. La foliculitis por *Pseudomonas* puede ser resultado del uso de bañeras calientes y piscinas con deficiente cloración. Entre los factores predisponentes a la foliculitis estafilocócica se incluyen la oclusión, maceración e hiperhidratación de la piel, el rasurado, el abuso de corticosteroides tópicos, la dermatitis atópica y la diabetes mellitus.

Características clínicas

La foliculitis estafilocócica se caracteriza por el prurito y suele afectar a áreas como la cara, el cuero cabelludo, el pecho, la espalda, las axilas y los glúteos. La apariencia de las lesiones y su nomenclatura varían según la extensión, la

Tabla 44-3. Aspectos clínicos y conceptuales diferenciales entre foliculitis, forúnculos y ántrax

	Foliculitis	**Forúnculo**	**Ántrax**
Localización y número	Afectación superficial de folículos individuales	Afectación superficial y profunda de pocos folículos	Afectación predominantemente profunda de varios folículos

profundidad y el número de folículos afectos (Tabla 44-3). La **foliculitis superficial (impétigo de Bockhart)** se caracteriza por pequeñas pústulas milimétricas agrupadas o pápulas costrosas sobre una base eritematosa. Por otro lado, la psicosis de la barba, una forma profunda de foliculitis, se caracteriza por la presencia de grandes pápulas eritematosas asociadas a una pústula central más grande y requiere establecer diagnóstico diferencial con infecciones fúngicas como la tiña de la barba.

Diagnóstico

El diagnóstico es clínico. La tinción de Gram y los cultivos bacterianos ayudan en la identificación del microorganismo causal, especialmente en casos graves, recurrentes o resistentes. El diagnóstico diferencial de la foliculitis estafilocócica abarca otras formas de foliculitis (gramnegativos, pseudomonas, *Pityrosporum*), el acné vulgar, la rosácea y la seudofoliculitis de la barba.

> **!** No se debe confundir el término *ántrax* con el carbunco cutáneo (ántrax en la bibliografía inglesa) ocasionado por *Bacillus anthracis*. La presencia de múltiples episodios de forúnculos de repetición puede advertir sobre inmunodeficiencias como la enfermedad granulomatosa crónica.

Tratamiento

La **foliculitis estafilocócica superficial (impétigo de Bockhart)** puede tratarse con limpieza a base de productos con clorhexidina o hipoclorito sódico diluido asociados o no a antibióticos tópicos (mupirocina o clindamicina). En caso de foliculitis estafilocócica generalizada o recurrente, se pueden prescribir antibióticos betalactámicos, tetraciclinas o clindamicina oral. La **foliculitis de las piscinas o baños calientes** causada por pseudomonas tiende a resolverse por sí sola, pero en casos graves se puede considerar el uso de quinolonas con efecto antipseudomona como el ciprofloxacino. La aplicación tópica de una pomada al 2 % de mupirocina, dos veces al día durante 5 a 10 días en las alas nasales de pacientes con foliculitis estafilocócica recurrente y en sus contactos cercanos, puede ayudar a eliminar la portación nasal de *S. aureus*. Los forúnculos y el ántrax requieren drenaje quirúrgico, además del tratamiento antibiótico sistémico, en ocasiones dirigido contra *Staphylococcus aureus* resistente a meticilina. La aplicación de calor y humedad local con compresas calientes puede acelerar ocasionalmente la maduración, drenaje y resolución de los forúnculos simples.

Ectima

Introducción

El ectima es la variante más profunda del impétigo no ampolloso estreptocócico, caracterizada por su penetración en la dermis y la formación de úlceras superficiales que curan dejando cicatrices.

Epidemiología y patogenia

Es un cuadro infrecuente causado por el estreptococo betahemolítico del grupo A (*Streptococcus pyogenes*). Puede producirse debido a una infección primaria o por una sobreinfección estreptocócica en una lesión ulcerada previamente o en una picadura de insecto. Entre los factores de riesgo destacan edad pediátrica, linfedema en los miembros inferiores, mala higiene, inmunodepresión, picaduras y traumatismos.

Características clínicas y diagnóstico

Generalmente, el ectima se presenta en forma de unas pocas vesiculopústulas en las extremidades inferiores. La vesiculopústula inicial crece en el transcurso de varios días originando una costra hemorrágica y una úlcera con aspecto en sacabocados y una base necrótica (**e-Fig. 44-2**). Las lesiones tardan en curar y producen cicatrices. Rara vez se acompaña de síntomas sistémicos; sin embargo, es frecuente la sobreinfección por estafilococos. El diagnóstico es clínico, acompañado de una biopsia cutánea con tinción de Gram y cultivo del tejido profundo.

Tratamiento

El manejo del ectima suele requerir el empleo de antibióticos de amplio espectro junto con desbridamiento y/o drenaje quirúrgico.

Botriomicosis o bacteriosis granular

Introducción

Es una infección crónica infrecuente que afecta fundamentalmente a la piel.

Epidemiología

Afecta tanto a niños como a adultos, y la incidencia es discretamente superior en varones. Aunque la gran mayoría de los casos se deben a *Staphylococcus aureus*, también se han registrado casos debidos a pseudomonas y otros. Es más frecuente en pacientes que presentan deterioro de la inmunidad celular.

Características clínicas

La aparición de síntomas sistémicos es rara. La botriomicosis se presenta en forma de nódulos cutáneos y subcutáneos, úlceras o placas verrucosas. La presencia de múltiples trayectos fistulosos conduce a la liberación de un líquido purulento o gránulos amarillos, los cuales consisten en agregados bacterianos. En su mayoría, los pacientes experimentan una afectación localizada en una extremidad, generalmente precedida por un traumatismo. Es poco común observar una propagación extensiva de la enfermedad en la piel.

Diagnóstico

El diagnóstico se basa en la clínica y en el estudio microbiológico. En el examen histopatológico, un rasgo patognomónico es la aparición de gránulos de 1-3 mm, que conforman una mezcla de bacterias, células y desechos, exhibiendo núcleos basófilos y un revestimiento homogéneo y eosinófilo alrededor (fenómeno de Splendore-Hoeppli). El diagnóstico diferencial es con el micetoma, la actinomicosis, el ectima contagioso, la tuberculosis y las infecciones por micobacterias atípicas.

Tratamiento

Fundamentalmente es quirúrgico con desbridamiento o escisión, junto con antibioterapia. Existen casos descritos de cirugía realizada con láser de dióxido de carbono.

Dactilitis ampollosa distal

La dactilitis ampollosa distal es una infección localizada en el cojín adiposo de la palma de la mano o, menos comúnmente, del pie, que a veces afecta al pliegue ungueal o a la porción más proximal del dedo. Frecuentemente, la piel se torna más oscura días antes de que aparezca la ampolla. **La inoculación puede seguir a un traumatismo local en la piel o a la autoinoculación desde la nariz.** Las características de esta entidad se resumen en la **tabla 44-4**.

Tabla 44-4. Características de la dactilitis ampollosa distal		
	Estreptococos betahemolíticos del grupo A *Staphylococcus aureus*
Características clínicas	Edad típica de aparición: 2-15 años Ampollas localizadas en las falanges distales de manos o pies Eritema y oscurecimiento días previos a la aparición de la ampolla
Diagnóstico diferencial	Quemaduras, panadizo herpético, impétigo ampolloso, paroniquia aguda, ampollas por fricción
Tratamiento	Antibióticos orales antiestafilocócicos durante 10 días y drenaje local

Síndrome estafilocócico de la piel escaldada o síndrome de Ritter

Introducción y patogenia

La escaldadura estafilocócica es un cuadro ocasionado por la diseminación hematógena de las mismas toxinas exfoliativas que provocan el impétigo ampolloso, cuando se producen a nivel local, provocando la separación de la epidermis en la capa granulosa, al actuar sobre la desmogleína 1.

Epidemiología

Es una enfermedad que afecta a lactantes y población pediátrica con dificultad para eliminar las toxinas a través de los riñones y/o que carecen de anticuerpos neutralizantes contra las toxinas. En ocasiones, afecta a adultos con insuficiencia renal crónica o inmunodepresión. La prevalencia es discretamente superior en varones. En la infancia, el foco infeccioso suele ser la nasofaringe o las conjuntivas, mientras que en adultos puede ser una neumonía o una bacteriemia estafilocócica.

Características clínicas

El cuadro clínico suele acompañarse de fiebre e irritabilidad en lactantes por el dolor cutáneo (**e-Fig. 44-3**). Algunos pacientes pueden presentar rinorrea o una conjuntivitis purulenta como manifestación de una infección estafilocócica subyacente. El eritema aparece de manera característica en la cabeza (con edema facial variable) y en los pliegues cutáneos, después se generaliza en 48 horas. Posteriormente, la piel adquiere una textura rugosa debido a la formación de ampollas laxas y estériles en la superficie epidérmica. El signo de Nikolsky es positivo. En la forma clásica, las áreas iniciales de exfoliación son los pliegues. Los pacientes presentan costras periorificiales y fisuras radiales. No se observan lesiones en la cavidad oral ni en otras mucosas; este hecho es un dato distintivo frente a la necrosis epidérmica tóxica y algunas enfermedades ampollosas autoinmunes. La descamación continúa su curso durante 3-5 días y se sigue de reepitelización sin cicatriz. Con tratamiento adecuado, la enfermedad remite en 1-2 semanas, generalmente sin secuelas. La tasa de mortalidad de los niños es baja ≤ 5 %, pero la de los adultos puede superar el 50 %.

Diagnóstico

El diagnóstico es clínico. Los cultivos del exudado de las lesiones son negativos, a diferencia del impétigo ampolloso. El examen histológico, cuando se realiza, muestra una separación por debajo de la capa granulosa, sin apenas infiltrado inflamatorio. La parte superior de la dermis tampoco presenta un infiltrado inflamatorio y no se ven microorganismos en la tinción de Gram. El diagnóstico diferencial ha de establecerse con las reacciones a medicamentos, exantema vírico, quemaduras solares, enfermedad de Kawasaki, impétigo ampolloso, síndrome del shock tóxico y pénfigo foliáceo, fundamentalmente.

Tratamiento

La mayor parte de los casos precisa tratamiento oral o intravenoso con fármacos resistentes a betalactamasas, en régimen de ingreso durante 7-10 días. La administración adicional de clindamicina por su efecto antitoxina puede ser beneficioso, si bien no ha de utilizarse en monoterapia.

Síndrome del shock tóxico estafilocócico y estreptocócico

El síndrome del shock tóxico es una enfermedad aguda sistémica causada por una exotoxina de *S. aureus*, la toxina 1 del síndrome del shock tóxico TSST-1, que actúa como superantígeno y provoca una liberación masiva de citocinas. La incidencia es mayor en pacientes sometidos a cirugía, infecciones puerperales, quemados, taponamientos nasales y lugares de infusión de bombas de insulina. A comienzos de la década de los ochenta, se produjo un brote de síndrome del shock tóxico entre mujeres jóvenes que usaban tampones muy absorbentes. Las manifestaciones dermatológicas son más extensas y previsibles en el síndrome del shock tóxico estafilocócico que en el estreptocócico, si bien la mortalidad en este último es mucho mayor (> 50 % frente a menos del 5 % en el estafilocócico).

Escarlatina

Introducción

La escarlatina es una enfermedad bacteriana típica de niños y adolescentes producida por las exotoxinas pirogénicas A, B y C producidas por los estreptococos betahemolíticos del grupo A.

Epidemiología y patogenia

La mayoría de los casos (70-80 %) ocurren en menores de 10 años. La escarlatina comúnmente se desarrolla después de una amigdalitis o faringitis; sin embargo, ocasionalmente puede surgir como complicación de una herida o tras quemaduras.

Características clínicas

El cuadro debuta con fiebre alta. La clínica cutánea aparece 24-48 horas después como un eritema en el cuello, el tórax y las axilas, generalizándose en menos de 12-24 horas y formándose pequeñas pápulas superpuestas que tienen una textura similar a papel de lija («piel de gallina») (**e-Fig. 44-4**). En zonas de grandes pliegues pueden observarse líneas de Pastia (estrías lineales de petequias). Las mejillas presentan enrojecimiento con palidez alrededor de la boca. El enantema es característico y frecuentemente se pueden apreciar petequias en el paladar y los ganglios cervicales inflamados. Al principio, la lengua se muestra blanca con papilas rojas brillantes, que luego se vuelven de color rojo carne (lengua aframbuesada). A los 7-10 días, se produce una descamación, más evidente en las manos y los pies, que puede extenderse durante 2-6 semanas. En ocasiones se desarrollan otras complicaciones como miocarditis, glomerulonefritis posestreptocócica y fiebre reumática por la infección estreptocócica subyacente.

Diagnóstico

El diagnóstico es clínico. Es típica la leucocitosis con desviación a la izquierda. Se ha descrito aparición de eosinofilia posterior en un porcentaje importante de casos, generalmente 2-4 semanas después del cuadro clínico. En los cultivos nasales y/o faríngeos crecen estreptococos del grupo A. La detección de anticuerpos antiestreptolisina O y anti-ADNasa B también ayuda a confirmar la infección estreptocócica. La biopsia puede ayudar al diagnóstico, siendo típica la presencia de capilares y vasos linfáticos dilatados alrededor de los folículos pilosos en fases iniciales.

La infección por *Arcanobacterium haemolyticum*, un bacilo grampositivo, puede causar un cuadro clínico similar a la escarlatina en pacientes adolescentes.

Tratamiento

El fármaco de elección es la penicilina (o la amoxicilina) durante 10-14 días, pudiendo utilizar clindamicina o macrólidos en casos de alergia a betalactámicos.

Erisipela, celulitis, enfermedad estreptocócica perianal y fascitis necrosante

La erisipela, la celulitis, la enfermedad estreptocócica perianal y la fascitis necrosante son infecciones cutáneas ocasionadas fundamentalmente por estreptococos betahemolíticos del grupo A (e-Fig. 44-5). La diferencia entre ellas radica en la profundidad de la infección y la gravedad del cuadro clínico, con una mortalidad mínima o casi nula en los casos de erisipela y celulitis, y elevada en los casos de fascitis necrosante. Las características clínicas de ambas entidades se muestran resumidas en la **tabla 44-5**.

Tabla 44-5. Aspectos clínicos y conceptuales diferenciales entre erisipela, celulitis, enfermedad estreptocócica perianal y fascitis necrosante

	Erisipela	Celulitis	Enfermedad estreptocócica perianal	Fascitis necrosante
Agente causal	SBHGA *Haemophilus influenzae* tipo B	SBHGA *Staphylococcus aureus* *Haemophilus influenzae* tipo B	SBHGA	SBHGA Otros
Localización de la infección	Invasión local profunda (+)	Invasión local profunda (++)	Invasión local profunda (+)	Invasión local profunda
Manifestaciones clínicas	Placa eritematosa brillante bien definida, fiebre	Placa eritematosa brillante mal definida, fiebre	Placa eritematosa brillante bien definida, dolor durante la defecación, hematoquecia	Placa eritematosa muy dolorosa que rápidamente progresa a necrosis y ampollas, deterioro del estado general y muerte
Diagnóstico	Clínico	Clínico	Cultivo	Clínico + RM o exploración quirúrgica
Tratamiento	Antibiótico sistémico	Antibiótico sistémico	Antibiótico sistémico	Fasciotomía, amputación, antibióticos de amplio espectro y medidas de soporte vital

RM: resonancia magnética; SBHGA: *Streptococcus* betahemolítico del grupo A.

El diagnóstico diferencial de estas entidades ha de hacerse con aquellas enfermedades causantes de seudocelulitis, entre las que se encuentran: reacciones a picadura de artrópodos, eritema migratorio de la enfermedad de Lyme, eritema perineal mediado por toxinas, síndrome de Sweet, reacción local a vacunas, eritema tóxico por quimioterapia, fitofotodermatitis, lipodermatoesclerosis, celulitis eosinofílica, morfea inflamatoria y carcinoma en coraza, entre otros.

Infecciones causadas por clostridios

A nivel cutáneo, destacan los cuadros ocasionados por *Clostridium perfringens*, un bacilo grampositivo anaerobio estricto responsable de la celulitis anaeróbica y de la gangrena caseosa o clostridial, típica de pacientes diabéticos, inmunodeprimidos o con vasculopatía periférica tras traumatismos o cirugías abiertas. *Clostridium septicum* es mucho más aerotolerante, requiere una dosis infecciosa menor y se asocia a gangrena gaseosa espontánea en pacientes con neutropenia o neoplasia maligna gastrointestinal.

Infecciones causadas por corinebacterias diftéricas y no diftéricas

Las corinebacterias son bacilos grampositivos que representan casi la mitad de la flora cutánea. El entorno local caliente y húmedo constituye un factor de riesgo para las infecciones de la piel por corinebacterias no diftéricas.

Corinebacterias no diftéricas

En la **tabla 44-6** se resumen la clínica, el diagnóstico y el tratamiento de las infecciones causadas por corinebacterias no diftéricas.

Difteria cutánea

La difteria cutánea puede ser causada por *Corynebacterium diphtheriae* y *Corynebacterium ulcerans*. Es endémica de algunos países tropicales. *Corynebacterium ulcerans* también se transmite por animales domésticos, como gatos y perros. La vacunación frente a la difteria no previene todos los casos de enfermedad cutánea. Suele presentarse como una úlcera con un aspecto en sacabocados y una escara seudomembranosa gris. Las lesiones se encuentran a menudo coinfectadas por *Staphylococcus aureus* o *Streptococcus pyogenes*. Las adenopatías locales y las complicaciones mediadas por las toxinas son inusuales. La primera línea de tratamiento son la penicilina y la eritromicina.

Tabla 44-6. Infecciones causadas por corinebacterias no diftéricas: eritrasma, queratólisis *punctata* o *sulcatum* y tricomicosis axilar

		Queratólisis *punctata* o *sulcatum*	Tricomicosis axilar
Clínica	Manchas eritematoparduzcas descamativas asintomáticas en áreas flexurales	Depresiones crateriformes puntiformes o en forma de surcos en las plantas de los pies, asociadas a bromhidrosis	Vainas cilíndricas amarillo-anaranjadas, rojas y ocasionalmente negruzcas alrededor de los tallos pilosos del vello púbico y axilar
Diagnóstico	Luminiscencia rojo coral con luz de Wood	Clínico	Clínico
Tratamiento	Cloruro de aluminio al 10-20 %, peróxido de benzoílo, clindamicina, eritromicina	Cloruro de aluminio al 25 %, peróxido de benzoílo, clindamicina, eritromicina	Afeitado o rasurado del área afectada

Otras infecciones cutáneas por grampositivos

Carbunco

Infección ocasionada por el bacilo aerobio *Bacillus anthracis*, cuyas esporas son muy resistentes y han sido utilizadas en actos bioterroristas. Se transmite mediante inhalación, ingestión e inoculación cutánea; esta última es responsable del 95 % de los casos y representa la forma menos grave de la enfermedad. El carbunco es fundamentalmente una zoonosis. Casi todos los casos humanos se deben a la exposición ocupacional a animales infectados o a sus cadáveres (incluidas las pieles y la lana; por eso se conoce coloquialmente como la *enfermedad de los cardadores de lana*). El cuadro clínico se caracteriza por tener un período de incubación medio de 8 días, tras el cual en la zona expuesta aparece una mácula o pápula purpúrica; la pápula se parece a una picadura de insecto y puede causar picor, que al cabo de 48 horas se acompaña de una vesícula rodeada de edema sin fóvea. La vesícula central se ulcera y se forman pequeñas vesículas alrededor de la úlcera. Posteriormente, y a medida que evoluciona el cuadro, la lesión se torna hemorrágica y deprimida, y aparece una escara necrótica negra indolora en el centro, con aumento del eritema y del edema circundante. Por último, la escara se seca, se reblandece y se desprende en 1-2 semanas sin dejar ninguna cicatriz permanente. Es importante conocer que la administración de antibióticos sistémicos no modifica el curso de la enfermedad cutánea, si bien sí disminuye el riesgo de diseminación. Como tratamientos de primera línea se emplean quinolonas o doxiciclina; en caso de contraindicación de estos, la clindamicina y la penicilina son una buena alternativa terapéutica.

Erisipeloide

El erisipeloide es una infección aguda de la piel causada por *Erysipelothrix rhusiopathiae* (bacilo grampositivo). La infección surge tras la inoculación en la piel, siendo más común en individuos vinculados a la pesca o la manipulación de carne, aves y pescado. Existen dos variantes de erisipeloide: la forma localizada y la generalizada. Ambas suelen manifestarse aproximadamente 1 semana después de la inoculación. La variante localizada se caracteriza por la presencia de una zona eritematosa o violácea con celulitis no supurativa que puede ocasionar picor o dolor. En algunos casos, pueden observarse vesículas hemorrágicas. El rasgo distintivo es la afectación de los pliegues interdigitales de la mano, con preservación de las falanges terminales, aunque también puede afectar a otras áreas. Los síntomas generales son poco comunes en el erisipeloide localizado. Sin embargo, la forma generalizada se manifiesta con fiebre, artralgias y lesiones cutáneas extensas. Estas últimas pueden variar desde pápulas perifoliculares hasta placas eritematosas o púrpura macular, llegando incluso a la necrosis. Entre las posibles complicaciones se incluyen la endocarditis, la artritis séptica y la formación de abscesos en el cerebro u otras vísceras. En general, el cultivo de este microorganismo suele ser complicado, y los análisis de reacción en cadena de la polimerasa facilitan el diagnóstico. La mayoría de los pacientes con una forma localizada de la enfermedad no tratada se recuperan de manera espontánea. La penicilina es la opción de tratamiento preferida.

INFECCIONES CAUSADAS POR BACTERIAS GRAMNEGATIVAS

Infecciones causadas por pseudomonas

Pseudomonas aeruginosa es un bacilo gramnegativo estrictamente aerobio y móvil con una virulencia bastante baja, por lo que para la enfermedad se requiere un defecto anatómico o inmunitario. La infección cutánea primaria también se da en personas sanas en regiones expuestas a una elevada humedad, que presenten una alteración de la barrera cutánea. A nivel cutáneo, produce varios cuadros característicos (**Tabla 44-7**).

Síndrome de «uñas verdes» por pseudomonas o cloroniquia por pseudomonas

Alteración en la coloración de la uña, que adquiere un tono verdoso o azul verdoso debido a la presencia de la piocianina producida por la bacteria. Los factores que aumentan la susceptibilidad a este síndrome incluyen la exposición frecuente o prolongada al agua, el uso excesivo de detergentes y los traumatismos.

Tabla 44-7. Principales cuadros clínicos ocasionados por *Pseudomonas aeruginosa*

«Uñas verdes»

Piodermia similar a blastomicosis

Piodermia causada por pseudomonas

Otitis externa maligna

Foliculitis de los baños calientes

Pie caliente por pseudomonas

Ectima gangrenoso

El diagnóstico del síndrome de las «uñas verdes» generalmente se realiza mediante evaluación clínica; en caso necesario, se confirma mediante análisis de tinción de Gram y cultivo de muestras de exudado y fragmentos ungueales.

Piodermia

Es una infección superficial de la piel provocada por *P. aeruginosa*. Sus características distintivas incluyen la presencia de pus de color verde azulado, mal olor y una textura granulosa en la piel. Por lo general, los bordes de las lesiones están macerados y erosionados. Esta infección puede complicar heridas, úlceras por decúbito y otras úlceras cutáneas crónicas. Además, la piodermia por pseudomonas tiende a contribuir a las infecciones por gramnegativos en los espacios interdigitales de los pies.

Piodermia similar a la blastomicosis

Entidad rara que se manifiesta como grandes placas verrucosas con numerosas pústulas y bordes elevados. El análisis histológico revela una hiperplasia seudoepiteliomatosa con abscesos intraepidérmicos, pero no se detectan hongos y los cultivos suelen dar negativo. Esta afección suele afectar a pacientes inmunodeprimidos y se ha relacionado con otras bacterias además de *P. aeruginosa*, como *Staphylococcus aureus*. El tratamiento de estas lesiones incluye antibióticos sistémicos con actividad contra pseudomonas, antimicrobianos tópicos y sustancias desecantes, así como procedimientos como el desbridamiento.

Otitis externa maligna

Es una variante grave que afecta principalmente a diabéticos ancianos o inmunodeprimidos y se manifiesta con dolor intenso, secreción persistente y formación de tejido de granulación en la unión entre las porciones ósea y cartilaginosa del conducto auditivo. El tratamiento incluye la administración de penicilinas o cefalosporinas antipseudomonas por vía intravenosa, junto con ciprofloxacino oral y, en algunos casos, intervención quirúrgica. La condritis auricular secundaria a especies de pseudomonas también puede llevar a la perforación de la porción cartilaginosa del pabellón auricular.

Foliculitis por pseudomonas

La foliculitis por pseudomonas o «foliculitis de los baños calientes» suele asociarse con el uso de *jacuzzis*, saunas y piscinas con niveles bajos de cloro. También se ha informado de transmisión a través de fómites, como toallas de baño y guantes de látex. Se caracteriza por la aparición de pápulas y pústulas perifoliculares eritematosas y edematosas en un período de 8-48 horas después de la exposición al agua. Estas lesiones generalmente remiten en 7-14 días. Los síntomas asociados pueden incluir picazón, dolor ocular, otalgia, dolor de garganta, fiebre, malestar general, rinorrea, náuseas, vómitos y dolor abdominal. El diagnóstico se confirma mediante el aislamiento de *P. aeruginosa*, en especial el serotipo O-11, de las lesiones. En general, no está indicado el tratamiento de los huéspedes inmunocompetentes, ya que el proceso suele ser autolimitado. Las compresas calientes con ácido acético al 2 % y la aplicación tópica de polimixina B o gentamicina pueden resultar beneficiosas. En caso de erupciones generalizadas, recidivas, huéspedes inmunodeprimidos o síntomas sistémicos asociados, puede emplearse una quinolona oral.

Síndrome del pie caliente por pseudomonas

Se manifiesta después de la exposición a aguas estancadas con altas concentraciones de *P. aeruginosa*. En las plantas de los pies, se desarrollan nódulos de 1-2 cm, acompañados de eritema intenso y dolor intenso, de color rojo o púrpura en las áreas de carga. Esta afección es autolimitada y se aborda principalmente con tratamiento sintomático. Además, es importante destacar que la hidradenitis palmoplantar idiopática muestra características clínicas similares y está relacionada patogénicamente con el síndrome del pie caliente por pseudomonas.

Ectima gangrenoso

Manifestación cutánea ocasional de la septicemia por *P. aeruginosa*, que generalmente afecta a pacientes inmunodeprimidos con neutropenia grave como factor predisponente. Esto se caracteriza por la aparición de máculas eritematosas o purpúricas en la región anogenital o las extremidades, que evolucionan hacia vesículas o ampollas hemorrágicas, seguidas de úlceras necróticas con una escara negra central. El diagnóstico se confirma mediante biopsia y cultivo tisular, seguidos de tratamiento intravenoso con antibióticos específicos, aunque el pronóstico puede ser desfavorable en casos graves.

Infecciones causadas por neisserias

Neisseria meningitidis

La meningococemia, causada por el microorganismo *Neisseria meningitidis*, puede presentarse de forma aguda o crónica, con fiebre y erupción petequial. Afecta principalmente a lactantes, adolescentes y adultos jóvenes, con predominio en hombres. Las infecciones son más comunes en invierno y primavera. Entre los factores de riesgo se incluyen la anesplenia y las alteraciones en la vía del complemento, así como el tratamiento con eculizumab, entre otros. La enfermedad puede progresar rápidamente, provocando shock y púrpura fulminante. La meningococemia crónica es una rara condición caracterizada por episodios recurrentes de fiebre, artralgias y erupciones cutáneas polimorfas. Estas lesiones pueden evolucionar hacia nódulos dolorosos. El diagnóstico inicial se basa en hallazgos clínicos, pero se confirma a través de cultivos y pruebas específicas. El tratamiento implica la administración temprana de antibióticos, generalmente cefalosporinas de tercera generación. Se recomienda la vacunación para prevenir la infección meningocócica.

Neisseria gonorrhoeae

Las infecciones ocasionadas por esta bacteria se tratarán en el **capítulo 49**.

Infecciones causadas por Bartonella

El género *Bartonella* engloba diversos bacilos gramnegativos pequeños y pleomorfos que tienen la capacidad de vivir tanto dentro como fuera de las células hospedadoras. Las especies más destacadas en relación con la salud humana son *B. henselae* (causante de la enfermedad por arañazo de gato), *B. quintana* (responsable de la fiebre de las trincheras) y *B. bacilliformis* (causante de la enfermedad de Carrión). *Bartonella henselae* y *B. quintana* tienen la capacidad de provocar angiomatosis bacilar y endocarditis en los seres humanos. La naturaleza de la infección y sus manifestaciones clínicas varían bastante según factores como el estado inmunológico del individuo infectado y la especie específica de *Bartonella* involucrada. Esto puede dar lugar a infecciones agudas o crónicas. Los principales cuadros clínicos causados por bacterias del género *Bartonella* se pueden consultar en la **tabla 44-8**.

Celulitis por *Haemophilus influenzae* tipo B

Haemophilus influenzae puede causar celulitis facial caracterizada por un tinte violáceo en lactantes y niños pequeños, generalmente a los 6-24 meses de edad, después de una infección respiratoria alta. Esta infección afecta preferentemente a las áreas vestibular y periorbitaria, y suele estar acompañada de fiebre alta, leucocitosis con desviación a la izquierda y hemocultivos positivos. Si el diagnóstico

Tabla 44-8. Sinopsis de los principales cuadros clínicos y entidades ocasionadas por bacterias del género *Bartonella*

	B. bacilliformis	Enfermedad por arañazo de gato	Fiebre de las trincheras	Angiomatosis bacilar
Agente	*B. bacilliformis*	*B. henselae*	*B. quintana*	*B. henselae* y *B. quintana*
Cuadro causal	Agudo: fiebre de Oroya Crónico: verruga peruana	Enfermedad por arañazo de gato Síndrome oculoglandular o de Parinaud	Fiebre de las trincheras o de los 5 días	Angiomatosis bacilar
Epidemiología	Picadura de mosquito hembra de flebótomos Período de incubación: 3-15 semanas	Arañazo de gato. No vector directo en el ser humano	Transmitida por piojos	Pacientes VIH+ con menos de 200 CD4 mm^3. < 20 % arañazo o mordedura de gato
Manifestaciones clínicas	La fiebre de Oroya se inicia con síntomas como disnea, fiebre y dolor articular. Puede causar anemia hemolítica, coluria e ictericia. Después se observa una cierta debilidad en el sistema inmunitario, lo que aumenta el riesgo de infecciones bacterianas secundarias, especialmente por	La enfermedad por arañazo de gato debuta 2-4 semanas después del arañazo. Por lo general, se identifica un solo ganglio linfático agrandado (1-10 cm), doloroso al tacto, móvil. Cerca del 10-25 % de los casos pueden desarrollar abscesos. Las adenopatías pueden estar acompañadas	Después de un período de incubación de 14-30 días, el cuadro de fiebre de las trincheras aparece de manera brusca con fiebre, debilidad, mareos, cefalea (con dolor retroocular), inyección de las conjuntivas y dolores fuertes de la espalda y las piernas (tibias). La fiebre puede	Diversas formas como pápulas y nódulos angiomatosos superficiales, placas liquenoides violáceas o nódulos subcutáneos profundos. Estas lesiones a menudo se asemejan a granulomas piógenos, con variaciones en textura y forma. En algunos casos, los nódulos subcutáneos pueden llegar a ser bastante grandes y de coloración similar a la piel circundante, incluso con

Salmonella. En casos graves, puede haber adenopatías y esplenomegalia. La recuperación completa puede tomar 8-10 semanas. La mayoría de los pacientes recuperados pueden desarrollar nódulos cutáneos durante la convalecencia o después de ella, conocidos como verruga peruana. Estos nódulos son de color rojo brillante y suelen aparecer en a cabeza y las extremidades. A veces los pacientes pueden experimentar hemorragias úlceras o infecciones secundarias. Cura sin dejar cicatrices	fiebre, malestar, fatiga, debilidad y cefalea, de forma aislada. En un pequeño porcentaje (hasta el 15 %) pueden surgir manifestaciones adicionales como encefalopatía, granulomas hepáticos, osteomielitis y afectación pulmonar. Además, se ha descrito el síndrome oculoglandular de Parinaud, que incluye conjuntivitis unilateral y adenopatía preauricular en alrededor del 5 % de los casos	alcanzar los 40,5 °C y persiste durante 5-6 días. En la mitad de los casos, la fiebre recurre de 1-8 veces en intervalos de 5-6 días. Aparece un exantema macular o papular transitorio y en ocasiones se producen hepatomegalia o esplenomegalia. La endocarditis puede complicar algunos casos. Las recaídas son comunes y tardías	formación de erosiones o úlceras. El estado inmunológico del individuo influye en la cantidad y distribución de las lesiones, desde una única lesión en individuos inmunocompetentes hasta afectación extensa en aquellos inmunodeprimidos. Además, la angiomatosis bacilar puede afectar a órganos diferentes a la piel, con o sin presencia de lesiones cutáneas. Por ejemplo, la peliosis hepática bacilar, causada por *B. henselae* (no por *B. quintana*), puede manifestarse con síntomas como náuseas, vómitos, diarrea, dolor abdominal, así como hepatomegalia y esplenomegalia
Diagnóstico Clínico	Inmunofluorescencia indirecta para *B. henselae* y biopsia ganglionar	Serológico	Biopsia
Tratamiento Fase aguda: cloranfenicol + betalactámico o quinolonas. Fase crónica: azitromicina	Individualizar el caso según la gravedad. Utilidad de doxiciclina y macrólidos, entre otros	Doxiciclina o macrólidos	Doxiciclina o macrólidos

Tabla 44-9. Otros cuadros ocasionados por bacterias gramnegativas

Infección	Microorganismo	Método de transmisión o ambiente epidemiológico	Hallazgos cutáneos típicos
Tularemia	*Francisella tularensis*	Conejos infectados, garrapatas del ciervo. Típico de ambiente de cazadores	Lesiones ulcerosas asociadas a adenopatías. Diversas formas clínicas: ulceroglandular (75 %), tifoídica, glandular pura, orofaríngea, neumónica y oculoganglionar
Infección por *Vibrio vulnificus*	*Vibrio vulnificus*	Exposición a agua salada o mariscos contaminados, especialmente en casos de herida abierta en pacientes inmunodeprimidos (diabéticos, hepatópatas, enfermos renales)	Celulitis y ampollas. Posible deterioro del estado general
Enfermedad por mordedura de rata	*Streptobacillus moniliformis* y *Spirillum minus*	Contacto con roedores infectados o con productos contaminados	Erupción palmoplantar en las manos y los pies con máculas, pápulas, petequias, vesículas, pústulas y costras. En más de la mitad de los pacientes, el cuadro se acompaña de una poliartropatía similar a la artritis reumatoide
Brucelosis	*Brucella abortus*	Consumo de productos lácteos no pasteurizados (leche fresca recién ordeñada)	Fiebre «en agujas» asociada a hiperhidrosis generalizada maloliente «a paja mojada». Se han descrito casos de paniculitis y vasculitis, además de síntomas a nivel de otros órganos
Peste	*Yersinia pestis*	Alimentos o agua contaminados; las ratas pueden ser vectores	Forma bubónica (inoculación): pústulas o lesiones ulceradas con adenopatía regional dolorosa. Forma septicémica: vesículas, petequias/púrpura o abscesos
Fiebre tifoidea	*Salmonella typhi*	Contacto con humanos infectados	Máculas y pápulas rosadas subcentimétricas que blanquean a la presión, a menudo en agregados de 5-15 unidades en el tronco. Se han descrito además casos de eritema multiforme, dermatosis neutrofílicas, etc.

Tabla 44-10. Infecciones causadas por espiroquetas

Entidad	Agente causal	Hallazgos clínicos
Enfermedad de Lyme	*Borrelia burgdorferi* (garrapata ixodes)	Las características clínicas de la enfermedad de Lyme pueden variar dependiendo de la etapa de la infección: • Etapa temprana: eritema *migrans* (erupción cutánea que suele aparecer en el sitio de la picadura de la garrapata infectada). Tiene un aspecto de anillo rojo-violáceo y puede expandirse con el tiempo; síntomas gripales y malestar general • Segunda etapa: síntomas neurológicos (meningitis, encefalitis, parálisis facial [parestesias], etc.), alteraciones cardíacas (bloqueo auriculoventricular), dolor y rigidez en las grandes articulaciones • Etapa tardía (fase crónica): en forma de artritis y problemas neurológicos crónicos. • No todos los pacientes experimentan todos los síntomas y la enfermedad puede presentarse de manera diferente en cada individuo
Linfocitoma por Borrelia	*B. afzelii, B. garinii* principalmente, pero también *B. burgdorferi*	Hiperplasia linfoide reactiva benigna que suele aparecer en la etapa diseminada precoz de la enfermedad de Lyme. Se presenta como una lesión nodular o tipo placa rojo azulado y, en ocasiones, dolorosa en el lóbulo de la oreja de los niños y en el pezón o areola de los adultos; en menos ocasiones, surge en los genitales, el tronco o las extremidades. Puede acompañarse de adenopatías locorregionales. En raras ocasiones se han descrito linfomas de linfocitos B asociados a *B. burgdorferi*. El linfocitoma por *Borrelia* responde a los antibióticos usados frente a la enfermedad de Lyme
Acrodermatitis crónica atrófica	*B. afzelii*	Manifestación cutánea asociada a la enfermedad de Lyme crónica, que suele aparecer a los 0,5-10 años después de la infección inicial. Tiene un curso bifásico, con una etapa inicial inflamatoria a base de placas y nódulos eritematosos en las partes distales de las extremidades, donde la piel está engrosada y tumefacta. En la etapa final, la piel adquiere un aspecto brillante, similar al «papel de fumar», con vasos sanguíneos prominentes. En las áreas extensoras, a veces se forman nódulos fibrosos, como bandas cubitales o tibiales. También pueden observarse cambios en la pigmentación. Raramente se complica con la formación de un carcinoma basocelular o epidermoide

(Continúa)

Tabla 44-10. Infecciones causadas por espiroquetas [*cont.*]

	Agente causal	Hallazgos clínicos
Síndrome de Weil	*Leptospira interrogans* (zoonosis, contagio a través de contacto directo con agua contaminada u orina de mamíferos infectados, sobre todo roedores)	Puede presentarse en dos formas: anictérica (90 %) e icterohemorrágica (10 %). Después de un período de incubación de 7-12 días, la fase inicial se manifiesta con fiebre, escalofríos y mialgias, durante 3-7 días. Luego sigue una etapa «inmunitaria» en la que las pruebas serológicas son positivas. Esta fase puede dar lugar a complicaciones como meningitis, uveítis y disfunción renal, hepática y/o pulmonar. Las manifestaciones cutáneas incluyen máculas, pápulas y/o placas eritematosas que pueden distribuirse por todo el cuerpo o especialmente en la zona pretibial. También aparecen petequias y púrpura debido al daño vascular. La mayoría de los casos de leptospirosis remiten por sí solos

Tabla 44-11. Infecciones causadas por microorganismos considerados anteriormente como hongos

	Actinomicosis cutánea	Nocardiosis cutánea
Epidemio-logía	Infección bacteriana subaguda o crónica que afecta principalmente a hombres (3:1). Se caracteriza por la formación de abscesos supurativos, inflamación granulomatosa y la aparición de fístulas. El microorganismo causal más común es *Actinomyces israelii*, una bacteria anaerobia o microaerófila, grampositiva. Esta afección puede presentarse en varias formas, que incluyen la cervicofacial (60 %), la pulmonar/torácica, la gastrointestinal y la pélvica. El ser humano es el único reservorio conocido de las especies de *Actinomyces*. El factor predisponente más importante suele ser el traumatismo, especialmente en el ámbito dental	Infección bacteriana ocasionada por bacilos grampositivos que afecta a huéspedes (hombres 3:1) inmunocompetentes, a diferencia de la nocardiosis sistémica
Manifes-taciones clínicas	La forma cervicofacial se manifiesta como una tumefacción azulada en la zona mandibular, que progresa a nódulos eritematosos duros y abscesos fistulosos. En etapas avanzadas, se observan los característicos «gránulos de azufre» amarillos, que son aglomeraciones de bacterias. La forma pulmonar, que afecta al 15-20 % de los pacientes, se desarrolla después de que las bacterias alcancen los pulmones a través de la aspiración del material bucal infectado. La actinomicosis también puede afectar al sistema digestivo, provocando lesiones granulomatosas que se extienden a la pared abdominal y producen una masa eritematosa indurada con trayectos fistulosos de drenaje. La forma pélvica es más común en mujeres y a menudo está asociada con dispositivos anticonceptivos intrauterinos. Además, la actinomicosis puede dañar el sistema nervioso central, el sistema musculoesquelético y otros órganos	Se distingue entre diferentes formas de nocardiosis cutánea según la invasión sea directa o a través de otros órganos: • **Primaria:** se distinguen tres formas principales, el micetoma actinomicótico, la forma linfocutánea (típica de niños) y la forma cutánea superficial • **Secundaria:** normalmente, se produce aparición de abscesos, pústulas, nódulos y fístulas a través de la extensión pulmonar o sistémica. La mortalidad de esta forma es elevada
Trata-miento	El tratamiento es largo y ha de mantenerse más allá de la remisión clínica. Normalmente, consiste en la combinación de cirugía y antibióticos sistémicos (penicilina G)	El tratamiento es largo (3-12 meses). Las sulfamidas son el antibiótico de elección. La minociclina es una alternativa eficaz, al igual que el linezolid. Los abscesos subcutáneos requieren tratamiento quirúrgico

se retrasa, la bacteria puede diseminarse sistémicamente y provocar meningitis. La incidencia de este tipo de celulitis ha disminuido significativamente gracias a la vacunación sistemática de los niños contra *H. influenzae* tipo b. El tratamiento de primera línea para infecciones graves por *H. influenzae* consiste en el uso de una cefalosporina de tercera generación.

Otras enfermedades causadas por bacterias gramnegativas

Dentro de este apartado se engloban aquellos cuadros causados por bacterias gramnegativas menos frecuentes, pero con afectación cutánea, que el dermatólogo ha de conocer, aunque debido a su infrecuencia no serán expuestas con detalle (**Tabla 44-9**).

OTRAS INFECCIONES BACTERIANAS

Infecciones causadas por espiroquetas

Las espiroquetas son un tipo de bacterias gramnegativas que se caracterizan por su forma espiralada o de hélice (**Tabla 44-10**). Algunas espiroquetas son patógenas para los seres humanos y causan enfermedades y cuadros clínicos característicos. La infección más frecuente y conocida causada por este grupo de bacterias es la sífilis (causada por *Treponema pallidum*), pero también destacan otros cuadros causados por *Borrelia burgdorferi* (enfermedad de Lyme, linfocitoma borrelial y acrodermatitis crónica atrófica) y la leptospirosis o síndrome de Weil, causada por *Leptospira interrogans*. La pinta y la frambesia son trepanomatosis infrecuentes, raras en entornos desarrollados. Generalmente, este grupo de bacterias se caracteriza por buena respuesta a la penicilina, las cefalosporinas de tercera generación y las tetraciclinas. En la **tabla 44-10** se resumen los principales cuadros cutáneos ocasionados por *Borrelia burgdorferi* y *Leptospira interrogans*, siendo la enfermedad de Lyme uno de los más conocidos y destacados (**e-Fig. 44-6**).

Infecciones ocasionadas por bacterias clasificadas anteriormente como hongos

En la **tabla 44-11** se puede consultar la epidemiología, las manifestaciones clínicas y el tratamiento de estas infecciones.

BIBLIOGRAFÍA

E-Silva M, Lopes RS, Trope BM. Cutaneous nocardiosis: A great imitator. Clin Dermatol. 2020;38(2):152-9.

Lins KA, Drummond MR, Velho PENF. Cutaneous manifestations of bartonellosis. An Bras Dermatol. 2019;94(5):594-602.

Schachner LA, Lynde CW, Kircik LH, et al. Treatment of Impetigo and Antimicrobial Resistance. J Drugs Dermatol. 2021;20(4):366-72.

Sommer LL, Reboli AC, Heymann WR. Enfermedades bacterianas. En: Bologna JL. Dermatología. 4ª ed. Barcelona: Elsevier; 2018; p. 1259-93.
Spernovasilis N, Psichogiou M, Poulakou G. Skin manifestations of Pseudomonas aeruginosa
infections. Curr Opin Infect Dis. 2021;34(2):72-9.

Infecciones por micobacterias

45

*J. R. Gómez Echevarría, P. Torres Muñoz y
A. Grau Echevarría*

PUNTOS CLAVE

- Se debe tener presente el diagnóstico de úlcera de Buruli en casos de úlceras en pacientes de áreas endémicas africanas.
- La mayor parte de las personas no contrae la lepra, aunque entren en contacto con esta enfermedad. La vía de penetración es la vía respiratoria, y la mucosa nasal es la puerta de entrada en el receptor.

ÚLCERA DE BURULI

Mycobacterium ulcerans es una micobacteria ambiental de crecimiento lento, acidorresistente, que crece en los medios habituales micobacterianos. Se distribuye por Angola, Australia, Benín, Burkina, Camerún, China, Costa de Marfil, República Democrática del Congo, Guinea Ecuatorial, Guayana Francesa, Gabón, Ghana, Guinea, Indonesia, Japón, Kiribati, Liberia, Malawi, México, Nigeria, Papúa Nueva Guinea, Perú, Sierra Leona, Sri Lanka, Sudán, Surinam, Togo y Uganda. Su cultivo requiere como mínimo una incubación de 6-8 semanas en condiciones apropiadas.

Es más frecuente en niños y adolescentes (70 % de los casos), así como en los miembros superiores e inferiores. Se desconoce aún el modo exacto de transmisión de *M. ulcerans*, pero se sospecha el contagio por traumatismos con plantas contaminadas.

Clínica

Presenta dos formas:

- **Forma activa.** En el punto de traumatismo o picadura, se produce una solución de continuidad en la piel, apareciendo posteriormente un nódulo indoloro, móvil, no adherido, bien definido, ligeramente pruriginoso. Posteriormente, el nódulo se adhiere formando una placa con edema. Si la enfermedad sigue avanzando, aparece una úlcera indolora con un borde sobreelevado y doloroso (**e-Fig. 45-1**). La úlcera suele ser bastante exudativa.

En casos avanzados puede llegar a alcanzar el hueso, provocando osteomielitis específicas.
- **Forma inactiva.** Cursa generalmente en forma de cicatriz, contractura, rigideces articulares o amputaciones (**e-Fig. 45-2**).

Diagnóstico

En un área endémica conocida, un sanitario con experiencia puede hacer el diagnóstico por las características clínicas:

- El paciente vive o ha trabajado en un área endémica.
- Muchos pacientes son menores de 15 años.
- Alrededor del 85 % de las lesiones se encuentran en los miembros (las lesiones en los miembros inferiores duplican a las de los miembros superiores).

El diagnóstico de laboratorio consiste en el cultivo de Löwenstein-Jensen a 30 °C, la histología (bacilos ácido-alcohol resistentes en muestras coloreadas por la tinción de Ziehl-Neelsen) y la prueba de la reacción en cadena de la polimerasa (PCR) de *M. ulcerans*.

Tratamiento

Las principales líneas de tratamiento son:

- **Antibioterapia:**
  – Actualmente, el tratamiento indicado es rifampicina 10 mg/kg/día durante 8 semanas más claritromicina 7,5 mg/kg dos veces al día durante 8 semanas.
  – En Australia y la Guayana Francesa utilizan la pauta de rifampicina 10 mg/kg/día durante 8 semanas más moxifloxacino 400 mg/24 horas durante 8 semanas.
- **Cirugía de escisión e injertos cutáneos** si se requiere.
- **Fisioterapia** para prevenir o minimizar discapacidades.

LEPRA

La lepra es una enfermedad infecciosa que afecta a la piel y a los nervios periféricos, principalmente. Su agente casual es el bacilo de la lepra, bacilo de Hansen o *Mycobacterium leprae*. Como todas las bacterias del género *Mycobacterium*, *M. leprae* es un bacilo inmóvil, ácido-alcohol resistente.

Cada año se diagnostican más de 200.000 casos nuevos. Está presente en más de 100 países. El 95 % de los casos se concentran en 14 países, y los más afectados son India, Indonesia y Brasil. Otros países muy afectados son Bangladesh, República Democrática del Congo, Etiopía, Madagascar, Myanmar, Nepal, Nigeria, Filipinas, Sri Lanka, Mozambique y Tanzania.

La mayor parte de las personas no contrae la lepra, aunque entren en contacto con esta enfermedad. Los bacilos leprosos eliminados de las mucosas nasales de los casos multibacilares se mezclan con el moco nasal y la saliva. Son expulsados al exterior en forma de microgotas mucosalivales emitidas al hablar, con la tos y con el estornudo. La vía de penetración es la respiratoria, y la mucosa nasal es la puerta de entrada de *M. leprae* en el receptor. No se puede descartar la puerta de entrada cutánea.

El período de incubación es habitualmente largo: una media de 3-5 años para la lepra paucibacilar y aproximadamente 10 años para la lepra multibacilar.

Clínica

Lepra indeterminada

También llamada *lepra inicial, lepra inespecífica, lepra infantil* o *lepra interesantísima*. Aparece generalmente en convivientes (niños) de enfermos multibacilares sin tratamiento.

Es la fase de comienzo de la enfermedad. Sin tratamiento, evolucionará hacia la forma tuberculoide, *borderline* o lepromatosa. Algunos casos pueden curar espontáneamente.

Se manifiesta por máculas hipocrómicas o eritematosas de forma, tamaño y número variables. Son lesiones mal definidas difíciles de apreciar. Pueden aparecer en cualquier lugar del cuerpo, aunque son más frecuentes en lugares fríos como las nalgas, la espalda y los muslos (**e-Fig. 45-3**). Presentan alteraciones de la sensibilidad superficial, siendo la más afectada la térmica.

La baciloscopia es negativa y la histología muestra una inflamación banal inespecífica.

Lepra tuberculoide

Es la forma «benigna» de la enfermedad, ya que solo se manifiesta en la piel y los nervios periféricos. Nunca existen manifestaciones clínicas en vísceras y órganos internos.

La baciloscopia es negativa. El pronóstico es bueno con el tratamiento adecuado, salvo cuando existe participación de los nervios.

Se manifiesta por lesiones perfectamente delimitadas, en número escaso asimétricas. En el interior de las lesiones existe alteración de la sensibilidad superficial (térmica, dolorosa, táctil), anhidrosis y alopecia. Las lesiones de la piel son de tres tipos: pápulas pequeñas agrupadas, máculas redondeadas de bordes perfectamente delimitados o nódulos (**e-Fig. 45-4**).

Lepra lepromatosa

Implica ausencia de reacción ante la invasión bacilar, de modo que la baciloscopia es muy positiva.

La enfermedad se disemina por la piel, los nervios, la nariz, la boca, la laringe, la faringe, los ojos, las vísceras y los órganos internos. Desde el punto de vista epidemiológico, es la de mayor poder de contagio, siendo muy importante su control en la comunidad.

Las lesiones en la piel son muy numerosas, simétricas y mal definidas. Su localización y extensión son variables. Son típicas las alopecias, fundamentalmente en las cejas, con madarosis total o parcial del tercio externo. La barba puede faltar total o parcialmente. La sudoración está suprimida o disminuida en áreas de infiltración, máculas o lepromas. Existen cuatro formas cutáneas:

- Nódulos o lepromas: es la lesión más típica, pero no la más frecuente. Son indoloros, de consistencia elástica, y al curar dejan cicatriz.
- Máculas: eritematosas, de eritema poco marcado, extensas y mal delimitadas, numerosas, simétricas. En ocasiones son máculas eritematopigmentarias.
- Infiltraciones o tumefacciones: típicas en la cara y el dorso de las manos, los antebrazos y las piernas.
- Úlceras: aparecen como reacción a un leproma que se reblandece y ulcera. Se presentan espontáneamente siempre en las extremidades inferiores.

Lepra borderline

Se distinguen los siguientes tipos:

- **Lepra *borderline* tuberculoide.** Se desarrollan numerosas lesiones (5-25) con tendencia a la simetría, especialmente en las extremidades. Son semejantes a las lesiones tuberculoides (bien delimitadas, anestésicas, anhidróticas) (**e-Fig. 45-5**). La baciloscopia es negativa. La afectación neurológica es grave.
- **Lepra *borderline* borderline.** Se caracteriza por múltiples placas anulares, infiltradas, eritematosas, con el centro de la piel aparentemente hundido, de bordes internos nítidos y externos imprecisos. Son lesiones con tendencia a la simetría, y la baciloscopia es positiva. Pueden presentar afectación neurológica grave.
- **Lepra *borderline* lepromatosa.** Las máculas posteriormente pueden evolucionar con infiltración difusa, placas y nódulos (**e-Fig. 45-6**). Se observan numerosas lesiones, con tendencia a la simetría y baciloscopia positiva. La afectación neurológica no es tan grave como en los casos anteriores.

Afectación neurológica en la lepra

Puede ser el primer síntoma de la enfermedad. Inicialmente, se produce una afectación sensitiva (térmica, dolorosa y táctil) y posteriormente motora (de predominio distal).

Dentro de la afectación del sistema nervioso periférico, los nervios más afectados son:

- Miembro superior: nervios cubital, mediano y radial.
- Miembro inferior: nervios ciático poplíteo externo y tibial posterior.
- Cara: nervios facial y trigémino.

Leprorreacciones

Son complicaciones inflamatorias agudas que pueden ocurrir antes, durante o después del tratamiento de la lepra, interrumpiendo el curso crónico de la infección por *M. leprae*. Estas reacciones inflamatorias son causadas por el sistema inmunológico ante la presencia de antígenos del bacilo que puede estar vivo o no.

Reacción de tipo 1

Es una respuesta de hipersensibilidad retardada que puede ocurrir antes, durante o después del tratamiento de la lepra. Se produce principalmente durante los primeros 6 meses. Puede tratarse de afectación cutánea y neural o manifestarse solo en una de las formas.

La clínica típica es de edema y eritema de las lesiones ya existentes o aparición de nuevas lesiones con necrosis y úlceras en las lesiones en las reacciones más graves. Suele asociar clínica neurológica con parálisis del nervio facial, lagoftalmos, «mano en garra» y «pie caído» (**e-Fig. 45-7**).

Reacción de tipo 2 o eritema nudoso leproso

Síndrome inflamatorio agudo que puede ocurrir antes, durante o después del tratamiento, interrumpiendo el curso crónico de la enfermedad. Suele haber factores precipitantes como fiebre, cirugías, embarazo, alcoholismo, vacunas, estrés o drogas, entre otros.

Cursa con lesiones nodulares eritematosas, dolorosas espontáneamente o a la palpación. Pueden juntarse y formar placas eritematosas y dolorosas. En ocasiones se tornan hemorrágicas, pustulosas y hasta ulceradas. Ocurre con frecuencia en la superficie extensora de los miembros superiores e inferiores, el tronco y la cara, que tienden a la simetría. En el proceso de involución presentan descamación y pigmentación residual. Puede haber afectación sistémica con fiebre, astenia, pérdida de peso, cefalea y dolores difusos en el cuerpo. También se manifiesta con inflamación ocular (iritis, iridiociclitis, glaucoma), nasal (epistaxis), articular (artritis, periostitis) y ganglionar.

Tratamiento

Lepra paucibacilar

Caracterizada por hasta cinco lesiones cutáneas, no más de un tronco nervioso afectado y baciloscopia negativa. Tratamiento con rifampicina, dosis mensual de 600 mg, más dapsona a dosis diaria de 100 mg durante 6 meses.

Lepra multibacilar

Cuando existen más de cinco lesiones cutáneas, más de un tronco nervioso afectado y la baciloscopia es positiva. En caso de duda en la clasificación, se considerará como multibacilar.

Tratamiento con rifampicina, dosis mensual de 600 mg, más clofazimina a dosis mensual de 300 mg y 50 mg en dosis diaria, más dapsona 100 mg en dosis diaria durante al menos 12 meses.

Consideraciones

En cuanto a los fármacos para el tratamiento, se deben tener en cuenta las siguientes consideraciones:

- Clofazimina: produce pigmentación cutánea. El colorante se deposita en la piel, dando una coloración roja oscura. La pigmentación es más intensa en las partes infiltradas y la involución es lenta al término del tratamiento con este fármaco. Ocurre también pigmentación de la conjuntiva y alteración del color del sudor y de la orina.
- Rifampicina: hepatotoxicidad. La orina, el sudor y las lágrimas en ocasiones presentan un color rojizo tras su toma. Puede haber una disminución de la eficacia de los anticonceptivos orales.

Tratamiento de las reacciones lepromatosas

El tratamiento dependerá del tipo de reacción:

- **Reacción tipo 1.** Si la intensidad es leve, se optará por los antiinflamatorios no esteroideos. Si presenta mayor intensidad, se utilizará prednisona en dosis de 1-2 mg/kg/día, comenzando con 60 mg/día, que se irá disminuyendo 10 mg cada 15 días. En caso de neuritis, se valorará la posibilidad de inmovilización.
- **Reacción tipo 2.** En casos leves, se prescribirán antiinflamatorios no esteroideos en régimen ambulatorio; en casos moderados, talidomida 100-200 mg/día y en casos graves, talidomida 200-400 mg/día. Cuando va asociado a neuritis, iritis, artritis, orquiepididimitis o en mujeres que pueden engravidar (nunca hay que usar talidomida), se debe utilizar prednisona 1-2 mg/kg/día.

TUBERCULOSIS

La tuberculosis se distribuye globalmente, siendo más común en zonas frías y húmedas, así como en los trópicos, y su incidencia es mayor en países de bajos ingresos. Sigue siendo un grave problema global, especialmente en África y entre poblaciones inmigrantes en lugares como Europa. La incidencia de tuberculosis en España ha disminuido progresivamente en las últimas décadas, reflejando una tendencia positiva en el control de la enfermedad. Sin embargo, sigue habiendo focos de infección, particularmente en áreas urbanas y entre grupos de población de alto riesgo. Aunque la tuberculosis cutánea representa solo una pequeña fracción del total de casos —1,5-3 %—, su incidencia es significativa en países en desarrollo.

Factores de riesgo como la infección por el virus de la inmunodeficiencia humana y otras causas de inmunodepresión aumentan la vulnerabilidad a la tuberculosis. El aumento de casos de tuberculosis resistente a múltiples fármacos es una preocupación de salud pública mayor.

Mycobacterium tuberculosis causa la mayoría de los casos de tuberculosis en humanos (> 95 %). En raras ocasiones, puede estar causada por *Mycobacterium bovis* o por el bacilo de Calmette y Guérin (BCG) (una cepa atenuada de *M. bovis* utilizada para la vacunación). La transmisión de la infección es principalmente por inhalación de gotas de Flügge en el aire, que provocan la infección pulmonar, aunque es posible la inoculación directa en la piel dañada o la transmisión por ingestión. La bacteria se disemina por vía linfática y hematógena, y en las personas inmunocompetentes se produce la formación de un granuloma tuberculoide. La formación de granulomas, anteriormente vista como protectora, ahora se entiende que facilita la multiplicación y diseminación bacteriana. La enfermedad tuberculosa manifiesta puede surgir por progresión temprana de un granuloma primario o por reactivación de un granuloma en una infección latente, a menudo debido a disfunción inmune. La prueba tuberculínica será positiva después de 3-8 semanas de la infección inicial.

La inmunología de la tuberculosis implica una compleja interacción entre la respuesta inmune del huésped y la persistencia de la bacteria. Solo el 5-10 % de las personas infectadas inmunocompetentes desarrollan la enfermedad activa, mientras que, en el resto, las bacterias permanecen latentes y pueden reactivarse bajo ciertas condiciones de inmunosupresión. La inmunidad depende en gran medida de una respuesta adecuada de los linfocitos T. El desarrollo de una inmunidad efectiva puede detener la progresión de la bacteria y llevar a un estado de tuberculosis latente. Sin embargo, la respuesta inmunológica puede tardar en desarrollarse y no elimina eficazmente las bacterias persistentes, lo que requiere un tratamiento prolongado.

Clínica

Las manifestaciones clínicas de la tuberculosis son variadas y se pueden clasificar en las causadas por inoculación directa de la bacteria desde una fuente exógena, las causadas por infección endógena y las tubercúlides, que suponen una respuesta inmune a la bacteria (**Tabla 45-1**). Las formas más frecuentes son la tuberculosis verrucosa *cutis*, la escrofulodermia y el lupus vulgar, dependiendo del área geográfica.

Inoculación directa de una fuente exógena

Chancro tuberculoso

Esta lesión representa el punto de entrada de la infección en individuos sin inmunidad previa contra *M. tuberculosis*. Es infrecuente en nuestro medio. Se

Tabla 45-1. Resumen de las diferentes manifestaciones clínicas de la tuberculosis cutánea en función de su inoculación, la inmunidad del huésped y las características histológicas

Manifestación	Inoculación	Prueba de Mantoux	Bacilos en la lesión	Nivel histológico
Chancro tuberculoso	Directa en un paciente sin inmunidad específica	Positiva en lesiones tardías	Presentes	Dermis
Tuberculosis verrucosa *cutis*	Directa en un paciente con inmunidad previa	Positiva	Ausentes o muy escasos	Dermis
Escrofulodermia	Contigua desde un foco profundo	Generalmente positiva	Pueden aparecer en la zona profunda	Dermis Subcutáneo
Tuberculosis orificial	Directa desde un orificio con drenaje de un foco activo	Negativa con frecuencia	Muy numerosos	Dermis Submucosa
Tuberculosis cutánea miliar aguda	Hematógena en un paciente inmunodeprimido	Usualmente negativa	Ausentes en formas benignas Presentes en formas agresivas	Dermis
Goma tuberculoso	Hematógena desde un foco primario	Usualmente negativa	Escasos	Subcutáneo
Lupus vulgar	Directa Diseminación linfática o hematógena	Generalmente positiva	Pueden aparecer en la zona profunda	Dermis superficial

caracteriza por una úlcera inicial con bordes definidos y una base granuloma-tosa, acompañada de linfadenopatías regionales. Aparece 2-4 semanas tras la inoculación, suele ser indolora y tiende a la curación espontánea en meses. Esta lesión inicial contiene una alta carga bacteriana y suele ser un indicador de una reciente exposición a la bacteria.

Tuberculosis verrucosa cutis

Fue especialmente prevalente en Hong Kong en los años sesenta. Ocurre cuando la infección se introduce en una piel previamente sensibilizada a la micobacteria. Se manifiesta con lesiones verrucosas e hiperqueratósicas que se desarrollan lentamente, que son más comunes en las extremidades de traba-jadores manuales (especialmente en el sector de la salud), lo que sugiere una inoculación a través de microtraumatismos. En los países endémicos es más frecuente en los pies, las rodillas y las nalgas. Suele haber pocos organismos en la lesión (paucibacilar).

Infección endógena

Escrofulodermia

Resulta de la extensión de la infección de ganglios linfáticos u órganos subyacentes a la piel, incluyendo huesos, articulaciones, mama o epidídimo. Es especialmente frecuente en niños. Las localizaciones más habituales son los ganglios de cabeza y cuello. Se caracteriza por nódulos subcutáneos supurativos que pueden formar fístulas e infectar la piel perilesional.

Tuberculosis orificial

Se produce en lugares donde la mucosa entra en contacto con secreciones con-taminadas por tuberculosis, como la cavidad oral o genital. Las lesiones son dolorosas, a menudo se ulceran y tienen una evolución tórpida.

Tuberculosis cutánea miliar aguda

Presenta múltiples pápulas rojo-azuladas que pueden aparecer como parte de una infección sistémica generalizada, particularmente en individuos con una inmunidad deficiente y en niños.

Goma tuberculoso

Este tipo de lesión representa una acumulación de material necrótico debido a la diseminación hematógena de la infección. Los gomas son raros y pueden imitar otros procesos inflamatorios o neoplásicos. A diferencia de la escrofulodermia, no hay afectación del tejido subyacente.

Lupus vulgar

Se trata de una forma crónica, progresiva y paucibacilar de tuberculosis cutánea, que aparece en un individuo previamente sensibilizado con un alto grado de inmunidad a la tuberculina. Aunque generalmente asociado con la reactivación de un foco latente, el lupus vulgar también puede surgir de la inoculación directa en casos menos frecuentes. La lesión característica es una placa compuesta por pápulas blandas de color marrón rojizo, cuyo aspecto en la diascopia se asemeja a la jalea de manzana. Existen variantes tumorales, vegetantes, papulonodulares y ulcerativas, así como afectación mucosa (**e-Figs. 45-8** y **45-9**).

Tubercúlides

Las tubercúlides representan un espectro de enfermedades cutáneas que se manifiestan por una reacción inmunitaria a la presencia de *M. tuberculosis* o sus antígenos, generalmente sin la detección de bacterias viables en el tejido afectado. Estas lesiones son el resultado de una respuesta inmune compleja en un huésped previamente sensibilizado y con buena inmunidad celular.

Tubercúlide papulonecrótica

Esta forma se presenta con lesiones papulares que se necrosan y curan con cicatrices; puede remedar una pitiriasis liquenoide. Afecta con más frecuencia a niños y adultos jóvenes. Se considera una respuesta a la diseminación de antígenos micobacterianos (**e-Fig. 45-10**).

Liquen escrofuloso

Se manifiesta como pequeñas pápulas, a menudo perifoliculares, que pueden fusionarse en placas, con coloración variable, apareciendo principalmente en el torso y las extremidades proximales. Afecta a niños y adolescentes que muestran una reacción a la tuberculina muy llamativa. Con elevada frecuencia se puede detectar un foco de tuberculosis activa coexistente.

Eritema indurado de Bazin

Es una tubercúlide que afecta principalmente a las piernas de mujeres jóvenes y se asocia con áreas de induración dolorosas que pueden ulcerarse. En el estudio histológico, se observa una paniculitis de predominio lobulillar con vasculitis.

Tuberculosis cutánea por vacunación con el bacilo de Calmette-Guérin

La vacunación con BCG, que utiliza una forma viva pero atenuada de *M. bovis*, se ha empleado durante casi un siglo para prevenir la tuberculosis y se administra en más de 100 países, con complicaciones cutáneas y otras registradas especialmente en niños inmunodeprimidos. Las infecciones locales, como la formación de abscesos en el sitio de vacunación y la linfadenitis regional, son complicaciones reconocidas, que pueden llevar a la formación de fístulas cutáneas o escrófula y, en casos de diseminación, pueden ser fatales, afectando a órganos como el bazo y los pulmones. Además, se han documentado otras manifestaciones cutáneas como el lupus vulgar y lesiones similares a la tubercúlide papulonecrótica, incluso después de la instilación intravesical de BCG (**e-Fig. 45-11**).

Diagnóstico

La prueba de la tuberculina se basa en la hipersensibilidad retardada a antígenos micobacterianos después de una inyección intradérmica de derivado proteico purificado, que contiene más de 200 antígenos compartidos con *M. bovis*, BCG y muchas micobacterias no tuberculosas. Aunque ampliamente utilizada, carece de especificidad en poblaciones vacunadas con BCG y tiene sensibilidad reducida en pacientes inmunodeprimidos, lo que puede conducir a resultados falsos positivos o negativos. La prueba debe realizarse con el método Mantoux y la medición de la induración se hace después de 48-72 horas.

Los ensayos de liberación de interferón γ determinan si la exposición a péptidos recombinantes de *M. tuberculosis* estimula la producción de interferón γ por células T en muestras de sangre del paciente. Ofrecen mayor especificidad para detectar infecciones tuberculosas latentes y no reaccionan a la mayoría de las micobacterias no tuberculosas ni a cepas BCG, aunque son más costosos y menos accesibles en algunas regiones.

Los métodos para detectar *M. tuberculosis* en muestras de secreciones respiratorias y tejidos infectados incluyen tinciones para bacterias acidorresistentes, cultivos y PCR, siendo estos últimos rápidos y específicos para el complejo *M. tuberculosis*, pero con sensibilidad variable. Además, los ensayos basados en PCR permiten identificar mutaciones asociadas con resistencia a medicamentos.

Desde el punto de vista histológico, el principal hallazgo es el granuloma de células epitelioides. La presencia y formación de granulomas tuberculoides varía según el tipo de tuberculosis cutánea, y estos suelen ubicarse en la dermis. Otros rasgos comunes incluyen necrosis caseosa, abscesos neutrofílicos, células gigantes multinucleadas de tipo Langhans y fibrosis dérmica. La necrosis caseosa se caracteriza por una zona necrótica eosinofílica homogénea (**e-Fig. 45-12**).

Tratamiento

El tratamiento de la tuberculosis cutánea se basa en los mismos medicamentos que la tuberculosis sistémica, incluyendo el manejo de infecciones latentes con isoniacida y el uso de terapias combinadas para cepas multirresistentes y extensivamente resistentes, con fármacos como bedaquilina y delamanid aprobados por su eficacia, aunque presentan riesgos como la prolongación del intervalo QT. Además, se están investigando tratamientos adjuntos como la metformina y nuevas vacunas, así como estrategias futuras que podrían incluir la inhibición del proteasoma micobacteriano para un enfoque terapéutico novedoso.

Pronóstico y complicaciones

En general, la tuberculosis cutánea requiere tratamiento para su resolución y, si no se trata, puede progresar causando complicaciones locales o tuberculosis diseminada. Algunas formas de tuberculosis cutánea pueden resolverse espontáneamente.

La cicatrización es una complicación común, que puede ser atrófica o hipertrófica, llevando a una desfiguración estética significativa, especialmente en la cabeza, el cuello o el área genital. Las cicatrices limitan la movilidad si se ubican sobre líneas articulares o forman contracturas. La cicatrización de la escrófula puede causar fibrosis extensa y linfangiectasia cicatricial.

El carcinoma de células escamosas y en raras ocasiones el carcinoma basocelular pueden desarrollarse sobre lesiones de lupus vulgar no tratadas y de larga duración. Otras neoplasias raramente reportadas son melanoma, leiomiosarcoma y linfoma.

Finalmente, la mortalidad asociada depende del compromiso de órganos internos y del estado inmunitario del paciente, siendo alta en abscesos tuberculosos metastásicos y tuberculosis cutánea miliar aguda. La tuberculosis resistente a fármacos también se asocia con una mayor mortalidad.

OTRAS MICOBACTERIAS

Las micobacterias no tuberculosas, diferenciadas de *M. tuberculosis* desde 1931, son comunes en el medio ambiente, particularmente en el agua, el suelo o algunos animales, y no se transmiten de animal a humano ni entre humanos. Estas pueden causar infecciones asintomáticas o diversas manifestaciones clínicas pulmonares, ganglionares o cutáneas. Su incidencia ha aumentado con la infección por el virus de la inmunodeficiencia humana y la inmunosupresión yatrogénica. Procedimientos cosméticos y terapias antifactor de necrosis tumoral también se han asociado con un riesgo elevado de infección por micobacterias no tuberculosas. Las manifestaciones cutáneas suelen consistir en nódulos y placas, que pueden ser verrucosos, ulcerarse o presentar un patrón esporotricoide. En pacientes inmunodeprimidos se producen infecciones más graves o diseminadas. El tratamiento varía según la especie de micobacteria, pero la claritromicina empírica inicial es común mientras se esperan los resultados del cultivo y sensibilidad. En la mayoría de los casos será necesaria la combinación de varios antibióticos durante períodos prolongados. También podría ser necesaria la combinación con cirugía.

Mycobacterium marinum

Mycobacterium marinum es un microorganismo acuático que infecta a peces y que ocasionalmente puede infectar a los humanos, comúnmente a través de lesiones cutáneas en personas que están en contacto con agua contaminada. La enfermedad se manifiesta, tras varias semanas o meses desde la inoculación, como nódulos o placas inflamatorios o úlceras y puede complicarse con infecciones más profundas y diseminadas en personas inmunocomprometidas. En ocasiones cursa con lesiones que siguen un patrón esporotricoide, y es la micobacteria no tuberculosa que lo causa con más frecuencia. Se diagnostica por cultivo y PCR, y el tratamiento incluye antibióticos como la claritromicina.

Mycobacterium kansasii

Relacionado antigénicamente con *M. tuberculosis*, *M. kansasii* fue identificado en 1953 y se encuentra predominantemente en zonas templadas. Causa principalmente enfermedades pulmonares, pero también puede provocar lesiones cutáneas, especialmente en individuos inmunocomprometidos. Se requiere un tratamiento con una combinación de medicamentos antituberculosos, y las pruebas de sensibilidad son fundamentales para optimizar la terapia.

Mycobacterium fortuitum complex

Incluye *Mycobacterium fortuitum*, *Mycobacterium chelonae* y *Mycobacterium abscessus*. Estas micobacterias son muy comunes en el medio ambiente y crecen rápidamente en el ser humano. Pueden infectar a individuos sanos, pero con mayor frecuencia causan enfermedad en los inmunodeprimidos. Suelen provocar infecciones cutáneas con manifestaciones clínicas superponibles entre ellas. Aparecen tras un traumatismo en la piel o procedimientos quirúrgicos y pueden ser resistentes a los medicamentos antituberculosos. Las manifestaciones clínicas son variadas e incluyen celulitis, abscesos, nódulos subcutáneos y papulopústulas. El tratamiento varía y puede incluir claritromicina y procedimientos quirúrgicos como la escisión y el desbridamiento.

Mycobacterium avium complex

Mycobacterium avium y *M. intracellulare* forman este complejo y se encuentran a nivel ambiental. Producen infección oportunista común en pacientes con sida, causando enfermedad diseminada. En pacientes inmunocompetentes, pueden provocar enfermedad pulmonar y linfadenitis. Cuando se producen lesiones cutáneas, suelen consistir en papulopústulas y úlceras en las piernas. La infección tras inoculación traumática en piel dañada es infrecuente. El tratamiento en pacientes inmunocomprometidos suele ser de por vida y puede incluir múltiples fármacos.

Mycobacterium haemophilum

Este organismo, que requiere hierro para crecer, afecta principalmente a individuos inmunocomprometidos y puede causar desde pústulas hasta enfermedades más graves como la osteomielitis. Se han descrito lesiones tras tatuajes y acupuntura. Provoca distintas lesiones cutáneas; en adultos inmunodeprimidos, generalmente se manifiestan como pústulas o úlceras en las extremidades, pudiendo causar artritis y neumonía, mientras que en individuos inmunocompetentes lleva a papulonódulos y linfadenitis en niños. El tratamiento incluye rifampicina y claritromicina, y puede requerir intervención quirúrgica.

Mycobacterium scrofulaceum

Mycobacterium scrofulaceum, previamente agrupado con *M. avium complex*, causa principalmente linfadenitis en las regiones submandibular y submaxilar, típicamente benigna y con pocos síntomas excepto dolor de cuello, y puede producir lesiones cutáneas en un patrón esporotricoide, aunque rara vez conduce a infección diseminada. La infección cutánea directa por este organismo es poco común. El tratamiento de elección es la escisión quirúrgica de los ganglios linfáticos afectados, aunque se han reportado resultados prometedores con tratamiento antibiótico.

BIBLIOGRAFÍA

Bolognia JL. Dermatology. Londres: Mosby; 2018.
Calonje E, McKee PH. McKee's pathology of the skin: With clinical correlations; searchable full text online. Philadelphia: Elsevier, Saunders; 2020.
Kaul S, Kaur I, Mehta S, Singal A. Cutaneous tuberculosis. Part I: Pathogenesis, classification, and clinical features. J Am Acad Dermatol. 2023;89(6):1091-103.
Kaul S, Jakhar D, Mehta S, Singal A. Cutaneous tuberculosis. Part II: Complications, diagnostic workup, histopathologic features, and treatment. J Am Acad Dermatol. 2023;89(6):1107-19.
Rook A, Griffiths CE, Barker J, Bleiker TO, Chalmers R, Creamer D. Rook's Textbook of Dermatology. 9ª ed. Chichester, West Sussex: Wiley Blackwell; 2016.

Infecciones fúngicas

Í. Navarro y P. Mendoza

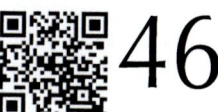 46

 PUNTOS CLAVE

- Las infecciones fúngicas de la piel se dividen en dos categorías: superficiales (aquellas que afectan al estrato córneo y las faneras) y profundas (las que involucran la dermis y el tejido celular subcutáneo).
- Algunos hongos, como determinadas especies de los géneros *Candida* o *Malassezia*, pueden ser comensales en determinadas localizaciones de la piel y las mucosas. Por lo tanto, su presencia no implica necesariamente que sean patogénicos.
- El dermatólogo debe estar familiarizado con las principales técnicas de diagnóstico de las infecciones por hongos. En ocasiones, serán precisos tratamientos prolongados, por lo que la demostración de la presencia del hongo antes de iniciar la terapia antifúngica resulta de vital importancia.
- A menudo, las infecciones se desarrollan como resultado de factores como humedad excesiva o inmunosupresión, tanto local como sistémica. Es importante abordar estos factores como parte de la estrategia terapéutica.

INTRODUCCIÓN

La definición de hongo es extremadamente difícil de establecer desde un punto de vista teórico. Inicialmente, se refiere a los organismos pertenecientes al «reino de los hongos», que Linneo ubicó dentro del reino vegetal y que obtuvo su reconocimiento como un reino independiente a partir de la segunda mitad del siglo XX. Los hongos son seres vivos omnipresentes en todo tipo de entornos, incluso en medios aparentemente hostiles como los glaciares de la Antártida y las paredes de los reactores nucleares. Son organismos eucariotas heterótrofos, que descomponen materia orgánica para obtener energía.

Los hongos poseen una membrana, que contiene ergosterol, y una pared celular, que contiene glucanos. Estos dos componentes se utilizan como marcadores diagnósticos y como dianas para el tratamiento antifúngico.

Se clasifican en tres tipos fundamentales: las levaduras, hongos unicelulares que se reproducen por gemación; los mohos u hongos filamentosos, formados por una serie de ramas tubulares llamadas *hifas*, y los denominados *hongos dimórficos*, que crecen como levaduras al ser incubados a 37 °C y como mohos cuando se incuban a 25 °C.

Solo un grupo limitado de hongos son patógenos verdaderos para el ser humano. La mayoría se comportan como oportunistas y empezaron a adquirir importancia a raíz de la epidemia del virus de la inmunodeficiencia humana y con la aparición de los pacientes inmunodeprimidos como resultado de diferentes terapias.

En función de la presentación clínica, se distingue entre infecciones superficiales (estrato córneo, pelos y uñas) y profundas (subcutáneas o afectación cutánea de micosis sistémicas).

En general, su diagnóstico se establece gracias a varias técnicas (**Tabla 46-1**):

- **Clínica.** Diferente para cada tipo de infección.
- **Luz de Wood.** Se basa en el empleo de luz ultravioleta (320-400 nm de longitud de onda), que permite ver la fluorescencia de determinadas especies. Es útil fundamentalmente en la *tinea capitis* y en la pitiriasis versicolor (**e-Fig. 46-1**). Es una técnica barata y no invasiva que debería ser accesible para cualquier dermatólogo.
- **Examen directo:**
  - Con hidróxido de potasio: la técnica se basa en la digestión del tejido examinado con potasa. Las estructuras fúngicas son más resistentes a la digestión y de esta forma se consigue una mejor visualización (**Fig. 46-2**). Resulta particularmente útil si el dermatólogo lo sabe hacer y dispone de un microscopio cerca de la consulta o si tiene acceso rápido a los resultados a través del servicio de microbiología. Como desventaja,

Tabla 46-1. Técnicas de diagnóstico

Técnica	Ventajas	Inconvenientes
Luz de Wood	Sencillez, permite un diagnóstico inmediato	Solamente es útil en la pitiriasis versicolor y en la *tinea capitis* microspóricas
Examen directo	Rapidez, permite evaluar el tipo de parasitación en la *tinea capitis*	Requiere cierta experiencia, no permite identificar la especie
Cultivo	Permite la identificación de la especie	El tiempo de incubación puede ser largo
Biopsia	Útil en el diagnóstico de infecciones profundas. En ocasiones es más sensible que el cultivo	Requiere algo de tiempo para el procesado de las muestras, no permite identificar la especie
Reacción en cadena de la polimerasa	Rapidez, permite identificar la especie	No está disponible en la mayoría de los centros, no permite evaluar la viabilidad del hongo

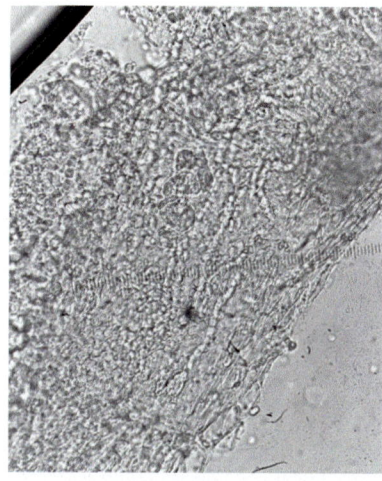

Figura 46-2. Examen directo con hidróxido de potasio de un raspado de una *tinea corporis*, en el que se demuestra la presencia de artroconidias.

requiere cierta experiencia y puede haber bastante variabilidad entre observadores.
- Con blanco de calcoflúor: es un compuesto fluorescente que se une a la quitina presente en la pared celular de los hongos. Es más sensible, pero requiere de un microscopio de fluorescencia.
- **Cultivo.** Permite la identificación de la especie (**e-Fig. 46-3**). La selección de los medios de cultivo se realiza en función del tipo de muestra y de la sospecha clínica. Cuando se busca diagnosticar una tiña, se incorporan al medio inhibidores para impedir el crecimiento de hongos ambientales. El tiempo de incubación varía entre 3-4 días y 4 semanas en función del hongo. Las muestras superficiales suelen incubarse a 25-28 °C, mientras que las invasivas se incuban a 28 °C y/o a 37 °C en función de la sospecha clínica.
- **Biopsia.** No suele ser necesaria, pero resulta de utilidad en algunos casos particulares (*clipping* ungueal en la onicomicosis, nódulos de micosis profundas que se encuentren en la dermis o en el tejido celular subcutáneo o, en general, cuando se sospechen otras enfermedades cutáneas diferentes). Idealmente, se debería enviar una muestra al servicio de anatomía patológica y otra al servicio de microbiología para examen directo y cultivo. En la histología suelen usarse tinciones como la del ácido peryódico de Schiff o la plata metanamina de Gomori para identificar los hongos.
- **Reacción en cadena de la polimerasa.** No está disponible en la mayoría de los centros. Es la técnica más sensible, pero presenta problemas de especificidad en el diagnóstico de micosis causadas por hongos ambientales. Como todas las técnicas de biología molecular que se basan en la detección de ácidos nucleicos, un resultado positivo no implica la presencia de organismos viables.

MICOSIS SUPERFICIALES

Tiñas o dermatofitosis

Los dermatofitos son hongos hialinos filamentosos septados, que se reproducen por artroconidias. Se caracterizan por su capacidad de hidrolizar la queratina. Esta cualidad les permite invadir la capa córnea de la piel, el pelo y las uñas, tejidos que tienen una alta proporción de esta proteína.

Estos hongos tienen dos formas, una forma asexual o anamorfa, y una forma sexual o teleomorfa.

Tradicionalmente, la identificación de estos hongos en el laboratorio se basa en las características morfológicas de las formas anamorfas (**e-Fig. 46-4**), y sobre esta base se establecen tres géneros: *Epidermophyton*, *Trichophyton* y *Microsporum*.

Aunque el desarrollo de novedosas técnicas de identificación molecular ha permitido describir nuevos géneros, la clasificación morfológica tradicional sigue siendo la más utilizada en los laboratorios de microbiología clínica.

Epidemiológicamente, los dermatofitos se clasifican en tres grupos en función del lugar donde esté su reservorio principal: especies geofílicas, que tienen como hábitat natural el suelo; especies zoofílicas, que tienen como reservorio los animales no humanos, y especies antropofílicas a los seres humanos. Evolutivamente, se cree que todos los dermatofitos empezaron siendo geofílicos y se adaptaron para infectar a animales y seres humanos.

Los dermatofitos geofílicos y zoofílicos también causan infecciones en los seres humanos. En estos casos, las infecciones suelen ser más agudas y desencadenar respuestas inflamatorias más intensas por parte del huésped. Por el contrario, los hongos antropofílicos han desarrollado adaptaciones específicas para infectar a los seres humanos, lo que deriva en infecciones crónicas que generalmente provocan respuestas inflamatorias más moderadas, lo cual permite al hongo sobrevivir y reproducirse durante períodos más prolongados.

Tiñas del cuero cabelludo (tinea capitis)

Se observa cierta variación clínica dependiendo de la especie implicada y la respuesta inflamatoria del huésped. Generalmente, se ha establecido una distinción entre tiñas microspóricas y tricofíticas, aunque existe cierto solapamiento entre ambas.

En el caso de la tiña microspórica, la especie más comúnmente responsable en nuestra área es *Microsporum canis*. Esta infección afecta con frecuencia a niños y tiende a curarse de forma espontánea a partir de la pubertad. Se presenta generalmente en forma de placas descamativas («placa gris») únicas o en número pequeño, en las que todos los pelos aparecen rotos a 2-3 mm de la salida.

En cuanto a la tiña tricofítica, los agentes más frecuentes son *Trichophyton tonsurans*, *Trichophyton violaceum* y *Trichophyton soudanense*, todos ellos de origen antropofílico. Sin embargo, existe bastante variabilidad según la ubicación geográfica. Aunque también es más común en la infancia, no es raro encontrar casos en adultos. Desde el punto de vista clínico, se caracteriza por la presencia de áreas grises e irregulares con cabellos frágiles, que se rompen al emerger (puntos negros), y, a menudo, se pueden observar pelos no afectados.

Varias especies de hongos presentan una fluorescencia azul verdosa bajo la luz de Wood, siendo la mayoría de ellas del género *Microsporum* (v. **e-Fig. 46-1**), aunque también es positiva en el caso de *Trichophyton schoenleinii*. Como no todas las especies son fluorescentes, la no fluorescencia no excluye el diagnóstico.

Además de los métodos mencionados anteriormente, en el caso de la *tinea capitis*, la tricoscopia (dermatoscopia del cuero cabelludo) resulta de gran utilidad. En esta técnica, es posible observar cabellos con patrones «en sacacorchos» (especialmente en tiñas tricofíticas), «en coma», «en código morse», en zigzag o «en herradura», así como cierta descamación alrededor del folículo. La tricoscopia también es útil para evaluar la respuesta al tratamiento.

Cuando se toma una muestra, es importante incluir tanto pelos como escamas para poder identificar el tipo de infestación. El examen directo permite determinar si los hongos siguen un patrón de colonización ectótrix, donde las hifas no invaden el tallo piloso y en su lugar degradan la cutícula, o endótrix, en el cual se produce una invasión del tallo (**Fig. 46-5**). La invasión endótrix es característica de los dermatofitos del género *Trichophyton*, mientras que la invasión ectótrix es característica de *Microsporum*.

Por último, en el caso de la *tinea capitis* inflamatoria, que a menudo es causada por organismos zoofílicos o geofílicos, se observan placas con un fuerte componente inflamatorio (**Fig. 46-6**), acompañadas a veces de supuración folicular, lo que puede darle un aspecto similar a un panal de abejas (querion de Celso). Esta forma de tiña puede asociarse con dolor, ganglios linfáticos inflamados e incluso fiebre, y en algunos casos puede provocar alopecias cicatriciales. También se incluiría en este grupo la tiña de la barba o sicosis de la barba, que también suele ser muy inflamatoria y puede ocasionar alopecia cicatricial.

Una forma particular es el favo, ocasionado por *T. schoenleinii*. Se caracteriza por la aparición de una costra amarillenta cupuliforme, compuesta por detritos cutáneos e hifas, atravesada por algunos folículos pilosos. Se acompaña frecuentemente de supuración y un olor que puede recordar al del queso o al de un ratón.

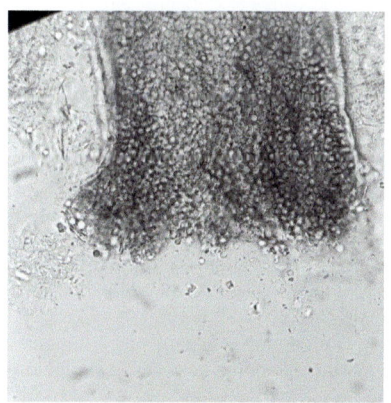

Figura 46-5. Examen directo con potasa de un pelo que muestra una parasitación de tipo endótrix.

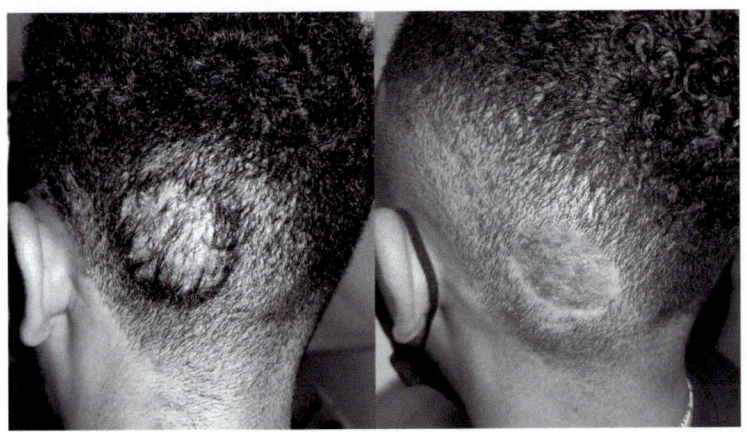

Figura 46-6. *Tinea capitis* inflamatoria que ha provocado una placa alopécica cicatricial.

Tratamiento

El tratamiento de las tiñas del cuero cabelludo generalmente requiere un período prolongado, de al menos 1 mes. Por esta razón, es crucial tomar muestras para examen directo y cultivo antes de iniciar el tratamiento. Si el índice de sospecha es alto, una vez obtenidas las muestras, se puede comenzar el tratamiento sin esperar la confirmación, lo que previene el desarrollo de alopecia cicatricial en el caso de tiñas inflamatorias y evita la propagación de la infección a otros convivientes.

Es importante examinar al resto de los miembros de la familia y a los animales que hayan estado en contacto con el paciente para identificar y tratar otras posibles fuentes de infección.

Los tratamientos tópicos por sí solos no son efectivos en el tratamiento de las tiñas del cuero cabelludo. Sin embargo, los champús de azoles pueden ser útiles como tratamiento complementario y podrían tener cierta utilidad como medida preventiva en los convivientes para evitar contagios o para tratar a portadores asintomáticos.

La griseofulvina es un tratamiento clásico para la *tinea capitis*, siendo el único tratamiento pediátrico autorizado para esta en España. Sin embargo, ha dejado de estar disponible en la mayoría de los países europeos. Por lo tanto, en la actualidad, la primera opción de tratamiento suele ser la terbinafina o el itraconazol. En general, las tiñas tricofíticas tienden a ser más sensibles a la terbinafina, mientras que las microspóricas suelen responder mejor al itraconazol o a la griseofulvina. El enfoque de tratamiento debe basarse en la clínica, la dermatoscopia, la fluorescencia con luz de Wood, el patrón de parasitismo en el examen directo y, una vez que se disponga de los resultados, en el cultivo.

Se recomienda revisar al paciente después de aproximadamente 4 semanas para evaluar la necesidad de continuar o ajustar el tratamiento según la evolución y los resultados del cultivo.

Aunque existe controversia al respecto, no parece estrictamente necesario realizar análisis de sangre antes ni durante el tratamiento en pacientes que no presenten otras afecciones médicas. Se recomienda que los pacientes eviten compartir posibles fómites como peines o gorros. Los niños que estén recibiendo tratamiento pueden asistir a clase.

Tiñas de la piel glabra

Las muestras de escamas deben tomarse del borde activo de las lesiones (el centro suele contener muy poco material fúngico viable). Esto puede hacerse raspando con una cureta, un bisturí o incluso con un portaobjetos.

Se puede optar por un tratamiento tópico (aplicado generosamente, sobrepasando en 2-3 cm los bordes de las placas), asociado o no a tratamiento sistémico (azoles o terbinafina), en función de la extensión y la localización de la tiña. Cabe destacar que se ha descrito recientemente la aparición de una nueva especie (*Trichophyton indotineae*) que ha demostrado ser resistente a la terbinafina (**Fig. 46-7**).

Las tiñas de la piel glabra se dividen en varios subgrupos.

Tinea corporis

Tradicionalmente denominada de forma equívoca *herpes circinado*. Desde el punto de vista clínico, se presenta como placas eritematodescamativas con borde activo vesiculopustuloso. A veces presenta una conformación «en diana». La confluencia de varias lesiones puede dar lugar a elementos policíclicos (**Fig. 46-8**).

Es importante destacar que el uso previo de corticosteroides (o inhibidores de la calcineurina) por vía tópica puede dar lugar a formas más difíciles de reconocer, que son menos inflamatorias, presentan un borde menos definido y son más

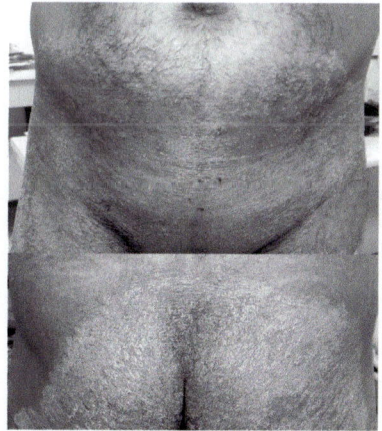

Figura 46-7. *Tinea cruris* causada por *Trichophyton indotineae* en un paciente de origen paquistaní.

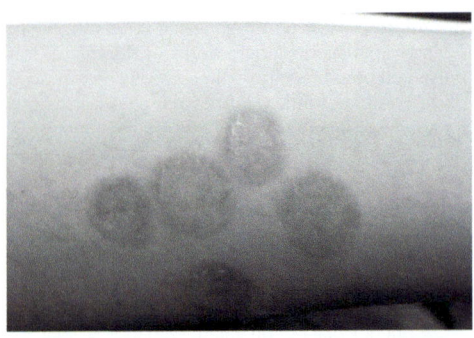

Figura 46-8. Placas eritemato-descamativas redondas dianiformes de *tinea corporis* causada por *Microsporum canis*.

pustulosas. Esto se conoce comúnmente como *tinea incognita*. Por lo tanto, se deben incluir las dermatofitosis en el diagnóstico diferencial de las erupciones eritematodescamativas que no respondan al tratamiento con corticosteroides tópicos.

Tiña inguinal o *tinea cruris*

Tradicionalmente denominada *eccema marginado de Hebra*, esta afección afecta principalmente a la ingle, los glúteos y, con frecuencia, también a los genitales externos. Está causada por organismos antropofílicos, que generan una respuesta inflamatoria limitada, lo que permite el desarrollo de infecciones de larga duración. Por lo general, se puede identificar claramente el borde activo de las lesiones, y con frecuencia se observan lesiones satélites (**e-Fig. 46-9**). Esta afección es mucho más prevalente en los hombres y a menudo aparece debido a la autoinoculación desde los pies, por ejemplo, al ponerse un pantalón, por lo que es preciso buscar signos de dermatofitosis a este nivel.

Tiña palmoplantar

Generalmente causadas por hongos antropofílicos y de curso crónico, estas afecciones afectan con mayor frecuencia a hombres adultos.

Los pies suelen estar más afectados que las manos, lo que se conoce comúnmente como «pie de atleta». Ello puede deberse, en parte, a problemas circulatorios y a la humedad que se asocia con el uso de calzado. En caso de sospecha, es esencial examinar siempre los espacios interdigitales (especialmente el cuarto) y subdigitales, ya que son áreas frecuentemente afectadas (**e-Fig. 46-10**).

La forma intertriginosa suele presentar maceración, fisuras y a veces un olor desagradable. La descamación palmoplantar es otro hallazgo frecuente y puede ser muy sugestiva de una infección por hongos, especialmente si es unilateral. Otra presentación clásica es la llamada tiña «en mocasín», que se caracteriza por hiperqueratosis en la planta del pie con un borde descamativo lateral (**Fig. 46-11**).

En algunos casos, se constatan formas más agudas con un patrón dishidrosiforme, con vesículas periféricas.

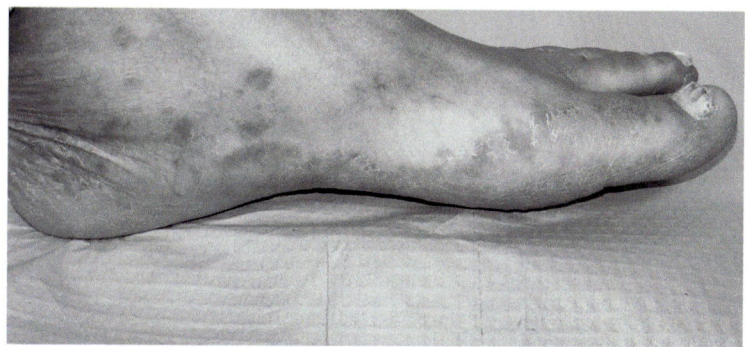

Figura 46-11. Borde activo en el lateral del pie en un paciente con tiña «en mocasín», asociada a onicomicosis.

Es importante tener un alto índice de sospecha cuando se observa una erupción descamativa bilateral en los pies y unilateral en las manos, lo que se conoce como el *síndrome de «dos pies y una mano»*.

Debido al grosor de la capa córnea de la piel de los pies, los tratamientos tópicos en monoterapia a menudo no tienen éxito. Se recomienda evitar el uso de calzado que no permita la transpiración, y se debe aconsejar a las personas que eviten caminar descalzas en duchas y vestuarios públicos para prevenir posibles contagios.

Onicomicosis

La frecuencia de esta afección aumenta con la edad y afecta predominantemente a las uñas de los pies, posiblemente debido al uso de calzado cerrado y al hecho de que las uñas de los pies crecen más lentamente que las de las manos. Es común que ocurra una infección simultánea en otras áreas, especialmente la *tinea pedis* y la *tinea cruris*. Suelen tener una evolución muy crónica.

La forma más frecuente es la subungueal distolateral, que generalmente comienza con una mancha blanquecina o amarillenta en el borde libre o en los bordes laterales de la lámina, desde donde se extiende progresivamente de manera centrípeta. La lámina ungueal pierde su brillo y se vuelve policromática. Con el tiempo, suele evolucionar hacia una hiperqueratosis y onicólisis.

La forma subungueal proximal se presenta como leuconiquia proximal, que puede progresar distalmente. Puede ser un marcador de inmunosupresión, especialmente en casos de sida.

La variedad blanca superficial se manifiesta como manchas blancas en la lámina ungueal y casi siempre se observa en los pies (**e-Fig. 46-12**).

La forma distrófica total representa la fase final de las etapas anteriores, en la que termina por destruirse todo el aparato ungueal.

Dado que el tratamiento suele ser prolongado, es crucial realizar un diagnóstico preciso antes de iniciar cualquier tratamiento. Los cuadros con los que se

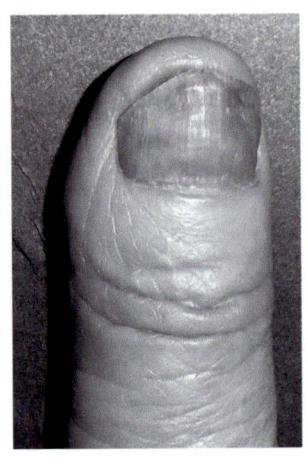

Figura 46-13. Onicólisis y coloración amarillenta en una uña con onicomicosis subungueal dorsolateral.

debe hacer el diagnóstico diferencial más a menudo son la psoriasis (caracterizada por piqueteado ungueal, decoloración amarillenta «en mancha de aceite» y erupción cutánea clásica) (**Fig. 46-13**), el liquen plano ungueal (con depresiones longitudinales y lesiones de liquen plano en otras localizaciones) y la distrofia traumática. En este último caso, lo más común es encontrar onicólisis distal sin hiperqueratosis subungueal, que puede estar relacionada con el uso de calzado ajustado o actividades como caminar largas distancias. Ante una onicodistrofia sin presencia comprobada de hongos y que no responde al tratamiento antifúngico, también se debe considerar la posibilidad de un origen tumoral, especialmente melanoma o carcinoma epidermoide.

Se recomienda tomar muestras para realizar un examen micológico o histopatológico antes de iniciar el tratamiento. Para la toma de muestras, es aconsejable comenzar limpiando la zona con alcohol al 70 % para evitar la contaminación. Para mejorar la eficacia de los cultivos, se puede cortar la parte distal de la uña afectada con unas tenazas de uñas y luego tomar la muestra del material subungueal utilizando un bisturí o una cureta. También es posible enviar cortes distales de la lámina (*clippings* ungueales) para su examen histológico, en el cual se suele utilizar una tinción de ácido peryódico de Schiff para identificar la presencia de hongos.

En cuanto al tratamiento, en casos en los que se afecte una sola uña y menos del 50 % de la lámina esté afectada, se puede intentar un tratamiento con antifúngicos tópicos, siendo el más utilizado el ciclopirox al 8 % en laca ungueal. Sin embargo, la tasa de fracaso es considerablemente alta, y en la mayoría de los casos se requiere un tratamiento sistémico. Los tratamientos de primera línea son la terbinafina (250 mg al día) o el itraconazol (100 mg dos veces al día) durante 6 semanas para las manos y durante 12 semanas para los pies. En ocasiones, puede ser necesario prolongar el tratamiento o incluso realizar la avulsión de la lámina.

También se puede considerar un tratamiento pulsátil con itraconazol, administrando 200 mg cada 12 horas 1 semana al mes durante 2-3 meses, dependiendo de si están afectadas las uñas de las manos o de los pies, respectivamente. La abstención terapéutica también puede ser discutida con algunos pacientes, teniendo en cuenta sus comorbilidades y el grado de molestia que les cause la enfermedad.

Dermatosis causadas por hongos del género *Malassezia*

Pitiriasis versicolor

Causada por diversas especies de levaduras del género *Malassezia*, esta afección es particularmente común en individuos jóvenes, especialmente en entornos cálidos y húmedos. Por esta razón, se observa con mayor frecuencia en regiones tropicales, donde a menudo se observan formas muy extensas (**e-Fig. 46-14**).

Desde un punto de vista clínico, se caracteriza por la presencia de máculas que pueden variar en tonalidad (de ahí el nombre de *versicolor*), desde la hipopigmentación hasta los tonos rojizos y marrones claros u oscuros. Estas lesiones suelen mostrar una descamación fina, que puede hacerse más evidente al rascarlas («signo de la uñada»). Tienden a ser confluentes y se ubican principalmente en la parte superior del tronco. Sin embargo, también pueden afectar a los miembros superiores, el cuello y, en raras ocasiones, el rostro o los miembros inferiores. En pacientes inmunodeprimidos, las lesiones son más extensas y persistentes, especialmente durante la temporada de calor.

Para el diagnóstico, se puede utilizar la luz de Wood, que emite una fluorescencia verde/amarilla característica (**Fig. 46-15**). Además, es posible confirmarlo mediante un examen directo. Entre las diversas técnicas disponibles, una de las más sencillas consiste en aplicar un trozo de cinta adhesiva sobre la lesión y luego pegarla en un portaobjetos con una gota de hidróxido de potasio al 10 %. Al observarlo bajo un microscopio, es posible identificar la característica imagen de «espaguetis con albóndigas», que muestra grupos de hifas entremezclados con esporas.

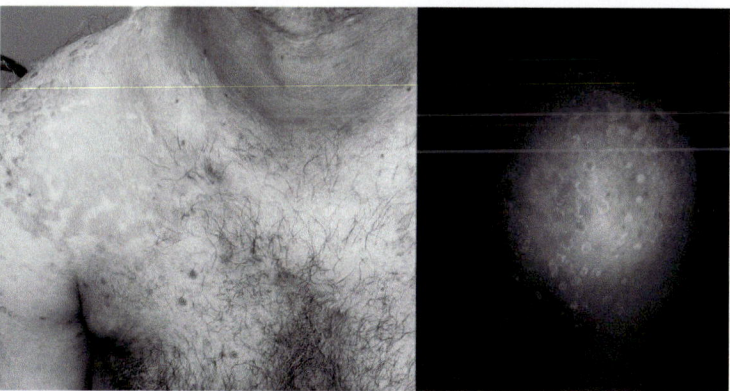

Figura 46-15. Pitiriasis versicolor con fluorescencia amarillenta al examen con la lámpara de Wood.

Es importante explicar al paciente que se trata de un hongo saprófito en la piel, especialmente en las áreas seborreicas, y que, por lo tanto, no es contagioso. Las manifestaciones clínicas aparecen cuando el hongo pasa a su forma micelial patogénica.

En cuanto al tratamiento, las opciones incluyen la abstención terapéutica, tratamientos tópicos con derivados azólicos o sulfuro de selenio e incluso terapia oral con itraconazol. Es fundamental informar a los pacientes de que las manchas no desaparecerán hasta que vuelvan a broncearse y que la recurrencia es común. En casos de formas recurrentes que causen molestias significativas, se pueden considerar tratamientos de mantenimiento, como el uso de jabones azólicos 2-3 veces por semana o, incluso, pulsos semanales o mensuales de itraconazol.

Foliculitis por Malassezia

Se manifiesta como pápulas y pústulas foliculares, a menudo pruriginosas, que afectan al tronco, las extremidades superiores, el cuello y el rostro. Se debe realizar el diagnóstico diferencial con el acné vulgar. Puede ser desencadenada por la humedad y el calor excesivos, el encamamiento prolongado o el uso de cremas y pomadas oclusivas o de corticosteroides. En ocasiones son muy persistentes. Una biopsia confirma la presencia de *Malassezia* en el infundíbulo folicular. El tratamiento se realiza con derivados azólicos, por vía tópica o sistémica, según la extensión.

Candidiasis

Están provocadas por levaduras del género *Candida*, siendo la más frecuentemente implicada *Candida albicans*. En su forma patógena, adquiere una estructura filamentosa o seudofilamentosa, lo que le permite adherirse e invadir tejidos. Esta especie es saprófita en la boca, el tubo digestivo y la vagina, pero no en la piel sana.

Cuando se aísla *C. albicans* en una erupción clínicamente sugestiva de candidiasis, se puede considerar patógeno (**e-Fig. 46-16**). Sin embargo, si se aísla otra especie, deben cumplirse ciertos criterios de patogenicidad: clínica sugestiva, abundancia de levaduras en el examen directo (y/o la presencia de formas filamentosas o seudofilamentosas), aislamiento en cultivo con un número significativo de colonias o aislamiento en varios cultivos.

La infección por *Candida* suele ser favorecida por factores externos como la humedad, la maceración, la diabetes, el embarazo o la inmunodepresión sistémica o local (por el uso de corticosteroides tópicos).

El tratamiento de primera elección son los derivados azólicos, ya sea por vía tópica o sistémica, dependiendo de la localización y de la extensión del cuadro clínico.

Intertrigo candidiásico

El intertrigo de grandes pliegues es especialmente común en personas diabéticas y con sobrepeso, donde se produce una fricción y maceración en los pliegues

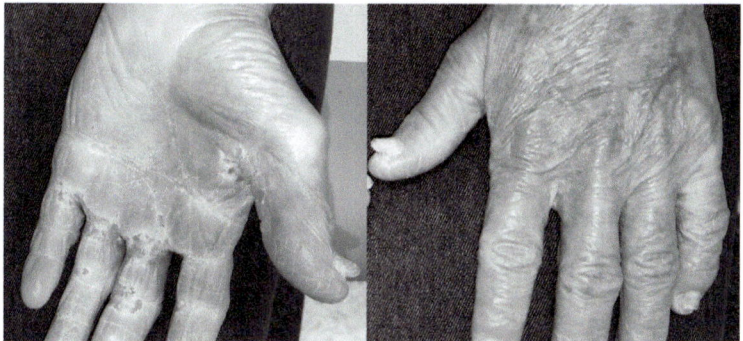

Figura 46-17. Intertrigo interdigital asociado a onixis y perionixis en una mujer limpiadora de profesión.

cutáneos. Se presenta principalmente en las zonas inguinal, interglútea, axilar, inframamaria e incluso entre los pliegues abdominales. Suele originarse por autoinoculación desde el tubo digestivo o un foco vaginal.

También es frecuente en recién nacidos o en personas incontinentes en la zona del pañal, donde la humedad y la maceración son factores favorecedores.

Desde el punto de vista clínico, se manifiesta como placas eritematosas brillantes bien delimitadas en los pliegues, con bordes festoneados y pápulas o pústulas satélites. A veces se puede observar una secreción blanquecina.

Además, existe una variante de intertrigo en pliegues más pequeños, especialmente entre los dedos. En estos casos, se encuentra maceración, descamación y erosiones en esa área (**Fig. 46-17**). En las manos, esta forma aparece principalmente en personas que pasan mucho tiempo con las manos mojadas, como lavaplatos, limpiadoras o amas de casa. Por otro lado, en los pies, la hiperhidrosis y el uso de calzado oclusivo favorecen su desarrollo.

Las medidas generales son de gran importancia, incluyendo un adecuado control de la diabetes y la limitación de la humedad en la zona, para lo cual pueden usarse fomentos secantes (por ejemplo, con óxido de zinc). Además de estas medidas, en bebés y personas incontinentes es crucial evitar la irritación y la maceración causadas por el contacto con la orina y las heces, para lo cual se deben realizar cambios frecuentes del pañal y utilizar cremas barrera.

En general, suele ser posible tratarlo con antifúngicos tópicos, preferiblemente en forma de polvo o solución. En casos más complicados o resistentes al tratamiento tópico, se puede considerar el tratamiento sistémico con fluconazol, administrado a una dosis de 100 mg al día durante 1 semana o 150 mg en dosis única (o una vez a la semana en casos crónicos).

Onixis y perionixis candidiásicas

Al igual que ocurre con el intertrigo en pliegues pequeños, la humedad favorece su desarrollo y es común en profesionales que pasan mucho tiempo con las manos mojadas. Se presenta con mayor frecuencia en las manos que en los pies.

Por lo general, comienza con una paroniquia que se caracteriza por eritema, edema y dolor periungueal. Posteriormente, puede invadirse la uña, de modo que aparece una lámina ungueal quebradiza, a veces con onicólisis e hiperqueratosis subungueal. Su color puede variar entre blanco, verde, marrón e incluso negro (v. **Fig. 46-17**).

En cuanto al manejo, es importante evitar la humedad excesiva en la zona. Se pueden recomendar fomentos con antisépticos como hipoclorito sódico o clorhexidina, además de antifúngicos tópicos. En casos resistentes, puede ser necesario añadir un tratamiento oral, como el fluconazol 150 mg una vez a la semana. Por lo general, el tratamiento debe continuarse durante varios meses, hasta que la uña haya crecido por completo.

Candidiasis bucales

A diferencia de lo que ocurre en la piel, la demostración de la presencia del hongo a este nivel no implica necesariamente que sea patogénico. Suele ser consecuencia del paso de la forma saprófita a la forma filamentosa patogénica de *C. albicans*. Esto se ve favorecido por factores como la diabetes, la inmunosupresión o la xerostomía. Pueden ocasionar varios síndromes.

Queilitis candidiásica

Se manifiesta en forma de eritema y descamación de los labios (con predominio en el labio inferior), a veces asociados a rágades dolorosas. Aparece frecuentemente en personas que tienen un tic «de chupeteto». Una variante sería la queilitis angular (perleche). Esta se localiza en las comisuras labiales y afecta principalmente a pacientes que han perdido la dentadura, lo que hace que se formen pliegues que favorecen la humedad y la maceración. En estos casos se observa una placa eritematosa, generalmente agrietada, en la comisura labial.

Lo más importante es corregir los factores predisponentes y mantener la zona seca. Es posible añadir un tratamiento antifúngico tópico para favorecer la curación. La recidiva es frecuente, sobre todo si no se abordan adecuadamente las circunstancias favorecedoras.

Estomatitis

Puede afectar a cualquier parte de la cavidad bucal. Suele producir sintomatología de sequedad bucal, sabor metálico o sensación de quemazón. Existen varias formas; así, es posible encontrar un eritema difuso en la mucosa, que se vuelve brillante y se asocia a la depapilación lingual (forma atrófica). Esta forma es común después del uso de antibióticos. Igualmente, también se observan depósitos blanquecinos y grumosos que se adhieren a una base eritematosa y sangran con facilidad (*muguet*). Una forma bastante particular es la glositis media romboidal, en la que se observa una placa romboidal, con un límite bien demarcado y una superficie depapilada brillante en la línea media del dorso de la lengua.

Además, existen formas crónicas con diferentes manifestaciones clínicas: leucoqueratosis (lisa o verrucosa), atrófica o erosiva. El diagnóstico diferencial con otras entidades como el liquen o, incluso, el carcinoma epidermoide no siempre es sencillo. Por ello, se debe realizar una biopsia en caso de dudas diagnósticas, especialmente si no se obtiene respuesta al tratamiento antifúngico.

En general, se recomienda utilizar enjuagues con antifúngicos tópicos como nistatina, anfotericina B o miconazol, dejando el antifúngico en contacto con la mucosa el mayor tiempo posible. Este tratamiento se administra cuatro veces al día, después de las comidas, hasta que se resuelvan los síntomas. En caso de resistencia, se puede considerar el uso de fluconazol oral.

Candidiasis genitales

Vulvovaginitis candidiásica

Es un hongo saprófito en esta localización y, por lo tanto, no se trata de una enfermedad venérea, sino de una infección oportunista favorecida por factores hormonales, disbiosis relacionada con la toma de antibióticos o lavado excesivo, alteraciones inmunológicas, etc. Se presenta como placas eritematosas con borde descamativo y papulopústulas satélites. Frecuentemente, se observan erosiones en los pliegues y ocasionalmente aparece una membrana blanquecina. Puede extenderse a los labios mayores y también afectar a la ingle y el pliegue interglúteo. Suele asociarse con una leucorrea grumosa abundante. Además, las pacientes a veces presentan una cervicitis erosiva. Suelen experimentar prurito y, en ocasiones, una sensación de ardor que puede causar cierta dispareunia.

Además de corregir los factores predisponentes, puede tratarse con derivados imidazólicos en crema o en óvulos (por ejemplo, un óvulo de 400 mg de ketoconazol al día al acostarse durante 3-5 días) y, en casos resistentes, incluso por vía sistémica.

Balanopostitis candidiásica

Puede transmitirse por vía sexual o estar relacionada con fenómenos irritativos locales o con la diabetes. Suele comenzar con la aparición de vesiculopústulas en el glande o en el surco balanoprepucial que se rompen rápidamente, dando lugar a erosiones confluentes. A veces, estas lesiones pueden estar cubiertas de secreciones blanquecinas y grumosas.

Las formas más crónicas se caracterizan por la presencia de lesiones anulares eritematosas con un collar descamativo.

Uretritis

Puede aparecer en algunos casos de vulvovaginitis y de balanopostitis. Se localiza generalmente en la uretra anterior y puede producir un eritema del meato, con molestias en esta zona, disuria y en algunos casos un exudado purulento blanco o verdoso.

Foliculitis candidiásica

Es frecuente en usuarios de drogas por vía parenteral, donde constituye el reflejo de una candidemia. La afectación ocular concomitante es relativamente frecuente. Se manifiesta con pústulas foliculares en la barba, el tronco, el cuero cabelludo, el pubis o las axilas.

Candidemia

Se suele encontrar en pacientes neutropénicos, neonatos ingresados en la unidad de cuidados intensivos, pacientes con nutrición parenteral, tras el uso de catéteres intravenosos y con el empleo intensivo de antibioticoterapia de amplio espectro. Aunque la mayoría no presenta sintomatología cutánea, ocasionalmente puede manifestarse clínicamente en forma de papulonódulos de consistencia firme, a veces pustulosos en el centro, o mediante lesiones de tipo ectima gangrenoso. Todo esto suele estar asociado a fiebre y mialgias. En estos casos, la biopsia mostrará la presencia de levaduras en la dermis (y no en la capa córnea, como en el resto de las infecciones por *Candida*).

OTRAS MICOSIS

Aunque infrecuentes en Europa, su incidencia se ha visto incrementada debido al aumento de pacientes inmunodeprimidos (trasplantados y personas con sida).

Criptosporosis

Está causada por *Cryptococcus neoformans*, que se comporta como un hongo oportunista, sobre todo en sujetos inmunodeprimidos. La inoculación suele producirse por inhalación o por vía transcutánea. El hongo muestra una especial predilección por el sistema nervioso central y los pulmones, aunque se constatan manifestaciones cutáneas en un 10 % de los casos. Se presenta en forma de pápulas y nódulos en la zona facial y el cuero cabelludo, a menudo ulcerados o deprimidos en el centro, por lo que debe realizarse un diagnóstico diferencial con los moluscos contagiosos.

Mucormicosis

Causada por hongos muy ubicuos pertenecientes al orden de los mucorales, que incluye varios géneros (*Rhizopus, Mucor, Rhizomucor*, etc.). El contagio se produce por inhalación o a través de una solución de continuidad en la piel. Es particularmente frecuente en diabéticos en cetoacidosis y en personas en neutropenia grave.

La forma de afectación más frecuente es la rinoorbitocerebral, en la que se observan nódulos o placas ulceronecróticos en la piel y la mucosa orofaríngea.

El agente etiológico se identifica por cultivo. El examen histológico revela hifas largas no septadas en el contexto de una vasculitis necrosante. El examen con hidróxido de potasio puede ser también positivo.

El tratamiento se basa en la combinación de la cirugía con los antimicóticos por vía sistémica (anfotericina B).

Hongos dematiáceos

Grupo amplio de géneros de hongos que se caracterizan por presentar melanina en su pared, lo que les confiere un color oscuro característico. Suelen comportarse como patógenos oportunistas. Son responsables de las cromomicosis y de las feohifomicosis.

Las cromomicosis son infecciones crónicas granulomatosas que se caracterizan por la presencia histológica de cuerpos escleróticos pigmentados. Son particularmente frecuentes en hombres que viven en áreas rurales de regiones subtropicales.

Suelen empezar como pápulas en los miembros inferiores secundarias a pequeños traumatismos. La lesión inicial puede erosionarse y crecer, formando grandes placas, a veces descamativas e incluso de tipo psoriasiforme, que a menudo presentan lesiones satélites. En ocasiones, pueden invadir la vasculatura linfática y provocar elefantiasis. En algunos casos, la infección invade y destruye por contigüidad el tejido osteomuscular.

La extirpación de las lesiones debe ser considerada en primera intención cuando estas son accesibles. Además, se puede recurrir a la crioterapia o a la termoterapia. El tratamiento también debe incluir antifúngicos sistémicos.

El término *feohifomicosis* se utiliza como una denominación general para referirse a otros síndromes clínicos cutáneos y extracutáneos causados por estos microorganismos, que pueden incluir infecciones cutáneas superficiales, nódulos subcutáneos, neumonías y queratitis, entre otros (**e-Fig. 46-18**).

Eumicetoma (pie de Madura)

Infección de la piel y tejidos subcutáneos causada por hongos del grupo de los maduromicetos, que incluye varios géneros. La infección se produce generalmente a través de la inoculación con algún vegetal.

Se presenta en forma de tumefacción fistulizante, generalmente en el pie. Se observa un exudado granular, que corresponde a colonias de hongos. La infección inicial afecta a los tejidos blandos, pero los tejidos adyacentes (incluyendo el hueso) pueden verse afectados por contigüidad.

El tratamiento generalmente requiere la combinación de cirugía y tratamiento antifúngico sistémico.

Esporotricosis

Causada por *Sporothrix schenckii*. Aunque se encuentra en todo el mundo, es más prevalente en regiones rurales con climas tropicales. El hongo se localiza en la tierra y su inóculo suele producirse a través de la espina de una planta, con lo que es particularmente frecuente en jardineros, agricultores, etc.

Lo más característico es encontrar un nódulo subcutáneo inicialmente único, al que se van añadiendo otras lesiones siguiendo el trayecto linfático de forma centrípeta (**e-Fig. 46-19**).

Puede diagnosticarse a través del examen histológico y, sobre todo, por cultivo, aunque este puede tardar varios meses.

Su tratamiento se basa en yoduro de potasio o itraconazol.

Otras infecciones fúngicas que también pueden afectar a la piel, como las hialohifomicosis, las blastomicosis, la coccidioidomicosis, la tricosporonosis, la paracoccidioidomicosis o la histoplasmosis, no serán abordadas en este capítulo, al considerarse que exceden su alcance.

BIBLIOGRAFÍA

Begum J, Mir NA, Lingaraju MC, Buyamayum B, Dev K. Recent advances in the diagnosis of dermatophytosis. J Basic Microbiol. 2020;60(4):293-303.

Chen X, Jiang X, Yang M, et al. Systemic antifungal therapy for tinea capitis in children: An abridged Cochrane Review. J Am Acad Dermatol. 2017;76(2):368-74.

Maruani A, Barbarot S, Gangneux JP, et al. Management of tinea capitis in children following the withdrawal of griseofulvin from the French market: A fast-track algorithm proposed by the Center of Evidence of the French Society of Dermatology. Ann Dermatol Venereol. 2022;149(4):238-40.

Naranjo-Ortiz MA, Gabaldón T. Fungal evolution: diversity, taxonomy and phylogeny of the Fungi. Biol Rev Camb Philos Soc. 2019;94(6):2101-37.

Romo JA, Kumamoto CA. On Commensalism of Candida. J Fungi (Basel). 2020;6(1):16.

Schwartz RA. Superficial fungal infections. Lancet. 2004;364(9440):1173-82.

Infecciones víricas

C. Alonso Díez y T. Díaz Corpas

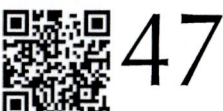

47

 PUNTOS CLAVE

- Los virus pueden afectar a la piel de manera directa o indirectamente formando parte de un cuadro general.
- Los virus del herpes quedan latentes en diferentes células y pueden reactivarse a lo largo de la vida.
- El virus del herpes simple provoca erupciones vesiculares de predominio en las áreas orolabial y genital. Es, además, la primera causa de úlcera genital.
- La primoinfección por el virus de la varicela-zóster se presenta en forma de varicela, mientras que la reactivación es en forma de herpes zóster.
- Los virus del papiloma humano infectan piel y mucosas, y habitualmente provocan papilomas o verrugas benignas, pero la infección persistente por tipos de alto riesgo es la causa principal del cáncer cervicouterino y anal.
- La infección anogenital por virus del papiloma humano es una enfermedad de transmisión sexual frecuente en adultos jóvenes.
- El molusco contagioso es la infección por poxvirus más frecuente en humanos.
- Un exantema es una erupción en el contexto de una enfermedad general. Los exantemas clásicos tienen ciertos rasgos característicos y distintivos, mientras que muchos otros virus pueden provocar exantemas inespecíficos.

INTRODUCCIÓN

Son múltiples los virus que pueden afectar a la piel y las mucosas, ya sea de manera directa replicándose en las células epiteliales o manifestándose a nivel cutaneomucoso como parte de un cuadro general.

En la **tabla 47-1** se puede consultar un listado de los virus que poseen un genoma de ácido desoxirribonucleico, mientras que la **tabla 47-2** ofrece información sobre los virus que poseen un genoma de ácido ribonucleico.

INFECCIONES CUTANEOMUCOSAS PRIMARIAS

Virus del herpes humano

Los virus del herpes son un grupo de virus que tienen la capacidad de quedarse latentes en las células tras la infección primaria, pudiendo reactivarse más

Tabla 47-1. Virus que poseen un genoma de ácido desoxirribonucleico

Familia	Virus	Enfermedad cutánea
Virus del herpes	VHS-1 y VHS-2	Herpes simple
	VVZ	Varicela, herpes zóster
	CMV	Síndrome similar a la mononucleosis
	VEB	Mononucleosis, síndrome de Gianotti-Crosti
	VHH-6	Exantema súbito, pitiriasis rosada
	VHH-7	Exantema súbito, pitiriasis rosada
	VHH-8	Sarcoma de Kaposi
Hepadnavirus	VHB	Síndrome de Gianotti-Crosti
Adenovirus	Numerosos serotipos	Exantemas inespecíficos
Papilomavirus	VPH	Verrugas cutáneas y genitales, neoplasias
Parvovirus	Parvovirus B19	Eritema infeccioso, síndrome papulopurpúrico «en guantes y calcetín»
Poxvirus	*Orthopoxvirus:*	
	• Viruela	Viruela
	• Vaccinia	Vacuna
	Parapoxvirus:	
	• Orf	Ectima contagioso (nódulo de Orf)
	• Paravaccinia	«Nódulo de los ordeñadores»
	Molluscipoxvirus:	
	• VMC	Molusco contagioso
Poliomavirus	MCPyV	Carcinoma de células de Merkel
	TSPyV	Tricodisplasia espinulosa

CMV: citomegalovirus; MCPyV: poliomavirus de células de Merkel; TSPyV: poliomavirus de la tricodisplasia espinulosa; VEB: virus de Epstein-Barr; VHB: virus de la hepatitis B; VHH: virus del herpes humano; VHS: virus del herpes simple; VMC: virus del molusco contagioso; VPH: virus del papiloma humano; VVZ: virus de la varicela-zóster.

adelante. La luz ultravioleta, la fiebre, la menstruación, el estrés emocional o la inmunodepresión pueden ser factores desencadenantes de la reactivación.

 Tanto la infección primaria como las reactivaciones pueden ser asintomáticas.

Virus del herpes simple

Pueden infectar piel y mucosas, replicándose a ese nivel y migrando posteriormente a los ganglios sensitivos, donde permanecen latentes hasta una nueva reactivación.

A continuación se describen sus características principales:

Tabla 47-2. Virus que poseen un genoma de ácido ribonucleico

	Virus	Enfermedad cutánea
Paramixovirus	Sarampión	Sarampión
Togavirus	Rubeola	Rubéola
Retrovirus	VIH-1 y VIH-2 HTLV-1 y HTLV-2	Sida Leucemia/linfoma de células T
Picornavirus	Enterovirus • Coxsackie A • Coxsackie B • Echovirus • Enterovirus 68-71	Todos: exantemas inespecíficos (eritematoso, vesicular y petequial) Enfermedad de mano-pie-boca, herpangina Herpangina Herpangina Enfermedad de mano-pie-boca
Flavivirus	Virus del dengue Virus del Nilo occidental Fiebre amarilla Zika	Fiebres hemorrágicas

HTLV: virus linfotrópico de células T humanas; VIH: virus de la inmunodeficiencia humana.

- **Epidemiología.** Tradicionalmente el virus del herpes simple de tipo 1 (VHS-1) causaba lesiones orolabiales y el de tipo 2 (VHS-2), lesiones genitales, pero ambos pueden infectar cualquier localización, y los cambios en los hábitos sexuales han hecho que el VHS-1 también sea la causa de la mayoría de los herpes genitales en adultos jóvenes. El VHS-1 se adquiere durante la infancia mediante contacto directo con saliva, y hasta el 90 % de los adultos presentan anticuerpos específicos para él. El VHS-2 se transmite por contacto sexual, presentando una seroprevalencia del 16 % en adolescentes y adultos. La transmisión puede producirse también en períodos asintomáticos de diseminación vírica.
- **Clínica.** Las lesiones características son las vesículas agrupadas sobre una base eritematosa, dolorosas, que posteriormente dan lugar a úlceras de bordes festoneados (**e-Fig. 47-1**):
  - Infección primaria: suele tener un pródromo con malestar general, anorexia y fiebre antes de la aparición de lesiones mucocutáneas, que generalmente van precedidas de dolor, sensibilidad a la palpación, ardor u hormigueo. En la infección primaria, las lesiones son más extensas y de mayor duración (2-6 semanas).
  - Infección recurrente: puede ir precedida de un pródromo similar a nivel local, sin síntomas sistémicos, con menor número de lesiones, de menor gravedad y duración. Los casos de herpes genital causados por VHS-2 tienden a ser más recurrentes (**e-Fig. 47-2**).

Tabla 47-3. Diferentes manifestaciones del herpes simple			
Localización	**Infección**	**Clínica**	**Diagnóstico diferencial**
Orolabial	Primaria	Asintomática Gingivoestomatitis herpética Faringitis o síndrome similar a la mononucleosis	Estomatitis aftosa, eritema multiforme mayor, síndrome de Stevens-Johnson, herpangina, faringitis, candidiasis oral
	Recurrente	En el borde bermellón del labio, piel perioral o mucosa nasal	
Genital	Primaria	Asintomática Balanitis erosiva, vulvitis y vaginitis, lesiones en las nalgas y el perineo Adenopatías inguinales dolorosas	Traumatismos, chancro sifilítico, aftas, úlceras relacionadas con el virus de Epstein-Barr o citomegalovirus, chancroide, granuloma inguinal, linfogranuloma venéreo
	Recurrente	Número limitado de vesículas en los genitales (v. e-Fig. 47-2)	

- **Diferentes manifestaciones del herpes simple.** En la tabla 47-3 se ofrece información sobre aspectos concretos de sus manifestaciones clínicas.
- **Otras presentaciones clínicas.** Entre ellas, destacan las siguientes:
  - **Eccema herpético** (VHS-1): la infección en pacientes con dermatitis atópica u otras patologías con alteración de la barrera cutánea (pénfigos, ictiosis, enfermedad de Darier, quemaduras, etc.) puede dar lugar a la diseminación rápida y generalizada de las lesiones, pudiendo asociar fiebre, malestar general y adenopatías.
  - **Panadizo herpético** (VHS-1): dolor, inflamación y vesículas acumuladas en un dedo (e-Fig. 47-3). Frecuente en niños.
  - *Herpes gladiatorum* (VHS-1): distribución de las lesiones en las zonas de contacto durante deportes como la lucha o el *rugby*.
  - **Afectación ocular** (VSH-1).
  - **Encefalitis** (VHS-1).
  - **Inmunodeprimidos:** durante la primoinfección puede registrarse viremia y afectación generalizada de órganos internos. Las recurrencias se presentan en forma de úlceras crónicas, diseminación de las lesiones cutáneas o hallazgos atípicos como lesiones verrucosas o exofíticas.
  - **Infección neonatal** (VHS-2): habitualmente por exposición al virus durante el parto vaginal, más frecuentemente cuando la madre contrae la primoinfección poco antes del parto. Puede ser localizada o diseminada, con lesiones generalizadas y posible afectación multisistémica.

- **Diagnóstico.** Suele ser clínico, pero puede apoyarse en una prueba de reacción en cadena de la polimerasa (PCR) de muestras de piel y mucosas o en un frotis de Tzanck, donde se ven células gigantes multinucleadas.
- **Anatomía patológica.** Se observa una balonización de los queratinocitos (pálidos, hinchados), con núcleos agrandados y vesiculación intraepidérmica. Los queratinocitos se suelen fusionar formando células gigantes multinucleadas y pueden contener cuerpos de inclusión intranucleares (Cowdry tipo A).
- **Tratamiento.** Reduce la duración de las lesiones, la diseminación vírica y el dolor. Las pautas son las siguientes:
  - Primoinfección:
    - Aciclovir oral: 200 mg/4 horas (omitiendo la dosis nocturna) durante 7-10 días.
    - Valaciclovir oral: 1 g/12 horas durante 7-10 días.
    - Famciclovir oral: 250 mg/8 horas durante 5 días.
  - Recurrencias:
    - Aciclovir oral: 200 mg/4 horas (omitiendo la dosis nocturna) durante 5 días.
    - Valaciclovir oral: 500 mg/12 horas durante 5 días.
    - Famciclovir oral: 125 mg/12 horas durante 5 días.
  - Tratamiento supresor (si se producen más de seis brotes al año; mantenerlo durante 6-12 meses):
    - Aciclovir: 400 mg/12 horas.
    - Valaciclovir: 500 mg/24 horas.
    - Famciclovir: 250 mg/12 horas.
  - Pacientes inmunodeprimidos, neonatales o con eccema herpético grave: aciclovir intravenoso 5 mg/kg cada 8 horas hasta la curación de las lesiones.
  - En casos resistentes a aciclovir: foscarnet y cidofovir.

Virus de la varicela-zóster

La primoinfección por este virus se presenta en forma de varicela. Posteriormente el virus queda latente en los ganglios sensitivos dorsales o craneales y puede reactivarse en forma de herpes zóster.

Se describen a continuación sus principales características:

- **Epidemiología.** Transmisión por vía respiratoria o por contacto directo con el líquido de las vesículas, principalmente entre niños menores de 10 años. Es muy contagiosa (80-90 % de los contactos) y la persona infectada es contagiosa desde 2 días antes del inicio del exantema hasta que todas las lesiones están en fase de costra. El período de incubación es de 11-20 días.
- **Clínica.** Ocasional pródromo con malestar general, febrícula y mialgias, y posterior aparición de las lesiones cutáneas, que comienzan en el cuero cabelludo y la cara, con posterior extensión al tronco y las extremidades. Las lesiones evolucionan desde maculopápulas pruriginosas hacia vesículas sobre un halo rojo, que a menudo desarrollan umbilicación central, pasando a pústulas y costras, y finalmente cicatrizan en 7-10 días. Es característica la presencia simultánea de lesiones en todas las fases de desarrollo (**e-Fig. 47-4**):

- En niños suele ser un cuadro benigno y autolimitado, siendo la complicación más frecuente la sobreinfección bacteriana de la piel e infrecuente la afectación del sistema nervioso central en forma de encefalitis o ataxia cerebelosa aguda.
- En adolescentes y adultos puede tomar un curso más grave, con mayor número de lesiones cutáneas y desarrollo de neumonía.
- El síndrome de la varicela congénita se caracteriza por bajo peso al nacer, miembros hipoplásicos, cicatrización cutánea, anomalías oculares y retraso psicomotor. Puede desarrollarse si una embarazada contrae la infección durante las primeras 20 semanas.
- Un neonato puede sufrir varicela grave si la madre contrae la infección 5 días antes o hasta 2 días después del parto.
- En individuos inmunodeprimidos también puede complicarse con una erupción cutánea extensa y atípica, y afectación de los pulmones, el hígado y el sistema nervioso central.
- **Diagnóstico.** El diagnóstico es clínico, pero se puede confirmar mediante una PCR del líquido de las lesiones.
- **Tratamiento:**
  - Niños sanos: tratamiento sintomático, evitando el ácido acetilsalicílico (síndrome de Reye).
  - Adolescentes y adultos, niños con trastornos cutáneos o pulmonares crónicos: aciclovir oral 800 mg/4 horas (omitiendo la dosis nocturna) durante 7 días.
  - Paciente inmunodeprimidos: aciclovir intravenoso 10 mg/kg cada 8 horas durante 10 días.
- **Prevención:**
  - La vacuna atenuada contra el virus de la varicela-zóster está incluida en el calendario vacunal. La primera dosis se administra a los 12-15 meses y la segunda dosis a los 3-4 años.
  - Como profilaxis posexposición en población de riesgo, se pueden administrar inmunoglobulinas específicas o aciclovir oral.

Herpes zóster

Sus rasgos y características fundamentales son:

- **Epidemiología.** Una persona que haya pasado la varicela tiene un 20 % de probabilidades de desarrollar un herpes zóster a lo largo de su vida. La reactivación puede producirse en cualquier momento, pero la incidencia y la gravedad aumentan con la edad. El líquido de las vesículas podría contagiar el virus de la varicela-zóster a personas seronegativas, que desarrollarían una varicela, pero la transmisión es mucho menor que la de la varicela, en torno a un 15 %.
- **Clínica.** Las lesiones cutáneas van precedidas de un pródromo de prurito, hormigueo o dolor. Posteriormente aparecen las vesículas, agrupadas sobre una base eritematosa, siguiendo una distribución dermatómica (**e-Fig. 47-5**). Suelen asociar dolor neurálgico, en ocasiones muy intenso. Aparece en cualquier localización, pero lo más frecuente es el tronco, seguido de la cara.

> **!**
> - Cuando las lesiones afectan a la punta, dorso o raíz nasal (signo de Hutchinson) hay que descartar la afectación oftálmica (**e-Fig. 47-6**).
> - Si la afectación es en el ganglio geniculado del facial, se produce el síndrome de Ramsay-Hunt: dolor y vesículas en el conducto auditivo externo, pabellón auricular y pilares anteriores del paladar, pudiendo asociar una parálisis facial.

La complicación más frecuente es la neuralgia posherpética, que afecta al 20-30 % de los pacientes con herpes zóster, aumentando la incidencia y la gravedad cuanto mayor es la edad del paciente. Los individuos inmunodeprimidos pueden desarrollar lesiones necróticas (**e-Fig. 47-7**) o una infección cutánea diseminada con potencial afectación visceral.

- **Diagnóstico.** El diagnóstico es clínico, pero se puede confirmar mediante una PCR del líquido de las lesiones.
- **Tratamiento.** El inicio precoz del tratamiento antivírico reduce la frecuencia y la gravedad de la neuralgia posherpética, debiéndose iniciar idealmente en un plazo de 72 horas:
  - Aciclovir 800 mg/4 horas (omitiendo la dosis nocturna) durante 7 días.
  - Valaciclovir 1 g/8 horas durante 7 días.
  - Famciclovir 500 mg/8 horas durante 7 días (10 días en inmunodeprimidos).
  - En pacientes inmunodeprimidos se debe administrar aciclovir intravenoso.
  - Para la neuralgia posherpética son útiles los antidepresivos tricíclicos, la gabapentina o la capsaicina tópica.
  - Se pueden aplicar fomentos tópicos de sulfato de zinc al 0,1 % cada 12 horas.
- **Prevención.** Existe una vacuna recombinante indicada para mayores de 50 años e inmunodeprimidos, que reduce la probabilidad de desarrollar la enfermedad y la neuralgia posherpética.

Otros virus del herpes

Virus de Epstein-Barr

Se ha visto implicado en numerosas patologías (**Tabla 47-4**). Se transmite por saliva o transfusión sanguínea y permanece latente en linfocitos B. En niños, la infección primaria suele ser asintomática, mientras que en adolescentes y adultos jóvenes el 50 % desarrollan la mononucleosis infecciosa, que se presenta con una tríada característica de faringitis exudativa, fiebre y adenopatía. Alrededor de un 10 % de los pacientes presentan un exantema eritematoso inespecífico, que puede ser morbiliforme, urticarial, escarlatiniforme, vesicular, similar al eritema multiforme, purpúrico o petequial. También es característica la aparición de un exantema tras la administración de ampicilina o amoxicilina, que suele ser escarlatiniforme o morbiliforme, afecta al tronco y a las extremidades, y se resuelve con descamación. El tratamiento es sintomático, aunque el aciclovir puede inhibir la replicación del virus. En casos complicados puede ser necesaria la administración de corticosteroides.

Tabla 47-4. Trastornos asociados al virus de Epstein-Barr
Mononucleosis infecciosa
Síndrome de Gianotti-Crosti
Úlceras genitales
Leucoplasia vellosa oral
Hidroa vacciniforme
Trastornos linfoproliferativos y linfomas B y T
Otras neoplasias malignas: carcinoma nasofaríngeo, carcinoma gástrico, etc.

Citomegalovirus

Se transmite por fluidos corporales o trasplante de órganos y de progenitores hematopoyéticos. Más del 90 % de las infecciones primarias son subclínicas, pero en ocasiones pacientes inmunocompetentes pueden desarrollar un síndrome similar a la mononucleosis. En un pequeño porcentaje de pacientes puede aparecer un exantema morbiliforme, urticarial, petequial o purpúrico. Al igual que en la mononucleosis, aparece erupción cutánea en el 90 % de los pacientes que reciben tratamiento con ampicilina o amoxicilina. En enfermos de sida o trasplantados puede producir afectación de múltiples órganos (coriorretinitis, esofagitis, colitis, neumonitis, etc.). En caso de ser necesario, el tratamiento de primera línea es ganciclovir o valganciclovir.

Virus del herpes humano de tipo 6

Es el agente etiológico del exantema súbito y tiene tropismo por los linfocitos CD4+, permaneciendo latente en ellos. Solo el 30 % de las personas con infección primaria desarrollan la clínica de exantema súbito.

Virus del herpes humano de tipo 7

Se trata de otro virus con tropismo por linfocitos CD4, que no está claramente establecido como factor causal de enfermedad clínica, aunque se ha visto relacionado con algunos casos de exantema súbito o de pitiriasis rosada.

Virus del herpes humano de tipo 8

Es el agente causal del sarcoma de Kaposi. Está presente en todos los tipos descritos (clásico, endémico, asociado a inmunosupresión yatrogénico y asociado al sida). Suele transmitirse por coito anal receptivo, por saliva, por transfusiones o transmisión horizontal de madre a hijos.

Virus del papiloma humano

Extenso grupo de virus que infectan los queratinocitos basales de epitelios pluriestratificados y provocan hiperplasia. Pueden afectar a toda la superficie cutánea y a las mucosas del tracto anogenital y aerodigestivo superior.

Epidemiología

Las verrugas cutáneas tienen una prevalencia de hasta el 30 % en edad escolar, con una disminución progresiva según aumenta la edad, y se transmiten mediante contacto directo piel con piel, indirectamente a través de superficies y objetos contaminados o mediante autoinoculación a piel adyacente. La infección genital es una de las enfermedades de transmisión sexual más frecuentes en adultos jóvenes (**Tablas 47-5** y **47-6**).

 En niños con verrugas genitales se debe descartar abuso sexual, aunque también es posible la transmisión por contacto familiar estrecho o la autoinoculación desde lesiones cutáneas.

Diagnóstico

Es eminentemente clínico, basado en la morfología de las lesiones. Puede ser apoyado por un estudio histopatológico, en el que se observa papilomatosis, acantosis, alternancia de paraqueratosis y ortoqueratosis, y coilocitos en la capa granulosa (queratinocitos con núcleos agrandados hipercromáticos rodeados de un halo perinuclear). Se pueden realizar también técnicas inmunohistoquímicas para detectar antígenos virales en la biopsia, así como hibridación de ácidos nucleicos y PCR para la detección del genoma del virus del papiloma humano.

Tratamiento

La mayoría de las verrugas remiten espontáneamente en 1-2 años, aunque presentan una elevada tasa de recidiva (25-65 % las anogenitales). No existe un tratamiento antivírico específico que cure la infección por el virus del papiloma humano, por lo que la mayoría de los abordajes terapéuticos se centran en la destrucción de las lesiones visibles o la inducción de respuesta inmunitaria celular (v. **Cap. 49**) (**Tabla 47-7**).

Vacunación

Existen tres vacunas que previenen la infección genital por el virus del papiloma humano específico contenido en la vacuna: la bivalente contra los tipos 16 y 18

Tabla 47-5. Lesiones cutáneas

Lesiones cutáneas	VPH más frecuentes	Clínica
Verruga vulgar	1, 2, 4, 27, 57	Pápulas o placas cupuliformes, exofíticas, hiperqueratósicas, con puntos negros (hemorragias en el estrato córneo). Frecuentes en los dedos, el dorso de las manos, las rodillas y los codos (e-Fig. 47-8). Si son periungueales se puede afectar la matriz
Verruga filiforme		Variante morfológica excrecente alargada, de localización periorificial
Verruga palmar y plantar	1, 2, 4	Pápulas endofíticas gruesas en las palmas de las manos y las plantas de los pies, que presentan una depresión central con puntos negros. En zonas de apoyo son dolorosas. Pueden confluir en grandes placas (verrugas en mosaico)
Verruga plana	3, 10	Pápulas aplanadas del color de la piel, pardo o rosado, que suelen afectar a la cara, los brazos, el dorso de las manos y la cara anterior de las piernas (e-Fig. 47-9)
Verruga de carnicero	7	En manipuladores de carne o pescado, lesiones en forma de coliflor en las manos y los dedos
Epidermodisplasia verruciforme	3, 5, 8	Genodermatosis autosómica recesiva causada por la infección crónica con tipos de VPH del género β (que no producen clínica en inmunocompetentes). Se caracteriza por lesiones diseminadas tipo verrugas planas y máculas rojizas, hiperpigmentadas o hipopigmentadas, similares a las de la pitiriasis versicolor
Carcinoma epidermoide asociado a epidermodisplasia verruciforme	5, 8	Los pacientes con epidermodisplasia verruciforme frecuentemente desarrollan carcinomas espinocelulares en áreas fotoexpuestas durante la tercera década de la vida

VPH: virus del papiloma humano.

Tabla 47-6. Lesiones mucosas

Lesiones mucosas	VPH más frecuentes	Clínica
Condilomas acuminados (verrugas genitales)	6, 11	Lesiones papilomatosas exofíticas, de superficie lisa, del color de la piel, pardas o blanquecinas, que se presentan en los genitales externos, el perineo o el área perianal (e-Fig. 47-10)
Verrugas orales	6, 11	Pequeñas pápulas y placas blandas, rosadas o blancas y ligeramente elevadas, en la mucosa bucal (e-Fig. 47-11)
Neoplasias intraepiteliales de alto grado	Tipos de alto riesgo: 6, 18, 31, 33, 45, 52 y 58	La infección persistente por estos tipos se asocia al desarrollo de la mayoría de los cánceres cervicouterinos, anales, vulvares, peneanos y orofaríngeos. Mayor riesgo en inmunodeprimidos
Condilomas planos cervicouterinos*		Lesiones sobreelevadas en el cuello del útero, a veces solo visibles mediante acetoblanqueamiento*
Papulosis bowenoide*		Múltiples pápulas o placas confluentes de color pardo en los genitales externos, el perineo o el área perianal
Eritroplasia de Queyrat*		Placa eritematosa de aspecto aterciopelado bien delimitada en la piel glabra del pene, la vulva o la región perianal
Tumor de Buschke-Löwenstein	6, 11	Grandes masas tumorales exofíticas con forma de coliflor. Localmente invasivo, pero raramente metastásico
Papilomatosis respiratoria recurrente	6, 11	Lesiones exofíticas de las vías respiratorias. Hay formas de inicio infantil (por transmisión vertical del VPH durante el parto) y de adulto
Enfermedad de Heck (hiperplasia epitelial focal)	13, 32	Múltiples pápulas en la mucosa gingival, yugal o labial del color de la mucosa oral normal. Asociada a ciertas etnias: Sudamérica, Groenlandia o Sudáfrica

* Las infecciones subclínicas son más comunes que las verrugas visibles. La aplicación de ácido acético al 5 % (acetoblanqueamiento) ayuda a identificar lesiones subclínicas como áreas blancas.
VPH: virus del papiloma humano.

Tabla 47-7. Tratamiento de las verrugas comunes	
Aplicado por el médico	**Aplicado por el paciente**
Crioterapia Curetaje, escisión quirúrgica, electrocirugía Láser (de dióxido de carbono, de colorante pulsado, de neodimio:YAG) Bleomicina, cidofovir, 5-fluorouracilo intralesional	Preparados de ácido salicílico Imiquimod crema al 5 % 5-fluorouracilo al 5 % Cidofovir tópico al 1-3 % Retinoides orales

(Cervarix®), la tetravalente contra los tipos 6, 11, 16 y 18 (Gardasil®), y la nonavalente contra los tipos 6, 11, 16, 18, 31, 33, 45, 52 y 58 (Gardasil 9®).

Poxvirus

Viruela

Enfermedad erradicada que consistía en un cuadro febril seguido de la erupción vesiculopustular, concentrada en la cara y las extremidades, con lesiones en el mismo estadio evolutivo (a diferencia de la varicela).

Ectima contagioso (nódulo de Orf)

Afecta a pastores, granjeros o veterinarios en contacto con animales infectados (ovejas y cabras). Se presenta en forma de una pápula que progresa a un nódulo supurante en lugares de contacto con el animal, que suelen ser las manos o los antebrazos. En ocasiones son múltiples.

Nódulo del ordeñador

Causado por el virus paravaccinia. Presenta la misma clínica que el nódulo de Orf, pero transmitido a través del ganado vacuno.

Monkeypox

Enfermedad endémica de ciertas zonas de África, que desde mayo de 2022 se ha extendido mundialmente, convirtiéndose en una infección transmitida principalmente por contacto sexual entre hombres. Se caracteriza por una erupción papular que progresa a vesiculopústulas y a costras (e-Fig. 47-12), de predominio en las zonas anogenital y perioral, aunque a veces también es generalizada. Pueden asociarse síntomas sistémicos como fiebre, malestar general, síntomas gripales y adenopatías.

Molusco contagioso

Enfermedad causada por el virus del molusco contagioso, trasmitida por contacto piel con piel. Es muy frecuente en niños, aunque puede afectar también a adultos en el contexto de contacto sexual. Se presenta en forma de pápulas perladas umbilicadas en cualquier localización del cuerpo, siendo frecuente en las flexuras (**e-Fig. 47-13**). Tiene un curso autolimitado en niños inmunocompetentes, resolviéndose en el plazo de 6-9 meses, pero en inmunodeprimidos se pueden producir lesiones generalizadas, grandes y deformantes. Son múltiples los posibles tratamientos, como el curetaje, la crioterapia, los quimiovesicantes tópicos, los queratolíticos o el cidofovir.

Poliomavirus

Son dos los virus de la familia que están implicados en trastornos cutáneos:

- **Poliomavirus de células de Merkel.** Está presente en un 80 % de los carcinomas de células de Merkel, confiriéndoles mejor pronóstico que la variante negativa.
- **Poliomavirus de la tricodisplasia espinulosa.** Está implicado en la patogenia de esta enfermedad, que se presenta en pacientes inmunodeprimidos y se caracteriza por el desarrollo de pápulas foliculares con espículas centrales de queratina de predominio en la cara (**e-Fig. 47-14**).

EXANTEMAS

El exantema es una erupción cutánea que se produce como manifestación de una enfermedad general (**Tabla 47-8**).

Tratamiento

En la mayoría de estos cuadros, el tratamiento es únicamente sintomático. En el sarampión, la administración de vitamina A ha demostrado una disminución de la mortalidad.

> **!** Es importante el diagnóstico diferencial con la **enfermedad de Kawasaki**, que requiere un diagnóstico y tratamiento precoz con ácido acetilsalicílico a altas dosis e inmunoglobulinas intravenosas para evitar las complicaciones cardíacas (aneurismas coronarios).

Manifestaciones cutáneas de la enfermedad coronavírica de 2019

La enfermedad causada por el coronavirus del síndrome respiratorio agudo grave de tipo 2 es una enfermedad multisistémica que puede dar manifestaciones

Tabla 47-8. Xantemas

Enfermedad	Virus	Epidemiología	Período de incubación	Clínica
Exantemas inespecíficos	Enterovirus en verano y otoño. Adenovirus, virus de parainfluenza y sincitial respiratorio en invierno			Maculopápulas eritematosas, de distribución generalizada en el tronco y las extremidades, sin rasgos distintivos característicos (e-Fig. 47-15)
Mano-pie-boca	Coxsackie A16/A10 y enterovirus 71	Transmisión fecal-oral, respiratoria. Niños de corta edad	3-6 días	Erupción vesicular en las palmas y las plantas, con estomatitis erosiva (e-Fig. 47-16). Onicomadesis después de la resolución
Sarampión	Virus del sarampión	Transmisión respiratoria. Niños no vacunados	10-14 días	Pródromo: fiebre, tos, congestión nasal y rinoconjuntivitis. Manchas de Koplik (pápulas blanquecinas-azuladas en la mucosa oral) (e-Fig. 47-17). Exantema maculopapular eritematoso de inicio en la cara y extensión cefalocaudal (e-Fig. 47-18)
Rubéola	Virus de la rubéola	Transmisión respiratoria	16-18 días	Pródromo: fiebre, cefalea, síntomas respiratorios de vías altas. Exantema maculopapular eritematoso de inicio en la cara y extensión cefalocaudal. Manchas de Forchheimer en el paladar blando. Adenopatía dolorosa occipital

Eritema infeccioso («mejilla abofeteada», quinta enfermedad)	Parvovirus B19	Transmisión respiratoria Niños 4-10 años Invierno y primavera *Adolescentes y adultos	4-14 días	Pródromo: febrícula, mialgias, cefalea. Eritema macular rojo intenso en las mejillas. Unos días después, eritema reticulado en encaje en las extremidades (e-Fig. 47-19) Artralgias y artritis *Síndrome papulopurpúrico «en guantes y calcetín»: edema, eritema, petequias y púrpura en las manos y los pies
Roséola neonatal (exantema súbito, sexta enfermedad)	VHH-6, VHH-7	Transmisión respiratoria Lactantes (6-12 meses)	9-10 días	Fiebre alta durante 3-5 días. Al resolverse, aparece el exantema, maculopapular rosado en el tronco, el cuello y las extremidades proximales. Manchas de Nagayama en el paladar blando
Síndrome de Gianotti-Crosti	VEB, VHB	Niños de corta edad Primavera y principios de verano		Acrodermatitis papulosa de la infancia. Pródromos: síntomas inespecíficos de vías altas. Erupción brusca papular simétrica en las extremidades, las nalgas y la cara

VEB: virus de Epstein-Barr; VHB: virus de la hepatitis B; VHH-6: virus del hespes humano tipo 6; VHH-7: virus del hespes humano tipo 7.

cutáneas diversas, ya sea por acción directa del virus o secundarias a la hiperexpresión no controlada de citocinas:

- Exantema: maculopapular (el más frecuente), urticarial, vesicular, purpúrico-petequial, similar al eritema multiforme, similar a la pitiriasis rosada, etc.
- Lesiones acrales tipo perniosis (dedos COVID): en casos leves.
- Fenómenos isquémicos: livedo reticular, acrocianosis, lesiones necróticas —en casos graves, poco frecuentes—.
- Vasculitis leucocitoclástica.
- Lesiones en la mucosa oral: úlceras o ampollas.

BIBLIOGRAFÍA

Bolognia JL, Schaffer JV, Cerroni L. Dermatología. 4ª ed. Philadelphia: Elsevier Health Sciences; 2018.
Corso R, Jones RM. Common cutaneous infections. Medicine. 2021;49(6):387-93.
Martínez G. Infecciones virales en piel y mucosas. Rev Med Clin Las Condes. 2011;22(6):795-803.
SanovaWorks. Infectious diseases of the skin. En: Friedman A, editor. 2023 Derm In-Review Study Guide. New York: SanovaWorks; 2023; p. 101-6.

Infestaciones, picaduras y mordeduras

 48

R. Peñuelas Leal y P. Hernández Bel

 PUNTOS CLAVE

- Las patologías abordadas en el presente capítulo son un motivo frecuente de consulta dermatológica.
- El conocimiento de las principales infestaciones es especialmente importante, más aún en un momento cuya prevalencia se encuentra al alza, tanto debido a la gran movilidad internacional como por el contacto estrecho entre personas, como en el caso de la escabiosis.
- Saber identificar las picaduras y orientar el posible causante puede permitir establecer un tratamiento en caso de ser necesario y, especialmente, conocer las posibles enfermedades infecciosas que pueden ser transmitidas.
- Aunque menos frecuentes, las mordeduras pueden ser una consulta dermatológica en urgencias. Establecer el tratamiento o profilaxis en función del agente causante será de vital importancia.

INFESTACIONES POR ARTRÓPODOS ECTOPARÁSITOS

Escabiosis (sarna)

La escabiosis es una infestación por *Sarcoptes scabiei* variedad *hominis*, un parásito específico humano.

Epidemiología y patogenia

El contagio se produce por contacto directo o a través de fómites, principalmente textiles —como ropa o sábanas—, sobre todo en la variante costrosa (sarna noruega). La superpoblación, el retraso diagnóstico, la incorrecta realización del tratamiento y la estigmatización han promovido un aumento exponencial en el número de casos, convirtiéndose en un problema de salud pública. El ácaro de la sarna no es vector de enfermedades sistémicas.

Los ácaros *S. scabiei* variedad *hominis* completan su ciclo vital en la epidermis humana en 30 días. Cada hembra pone alrededor de tres huevos diarios, que maduran en unos 10 días. Fuera del huésped sobreviven alrededor de 3 días, aunque en casos de sarna noruega pueden llegar a vivir hasta 1 semana alimentándose de escamas.

Otros *Sarcoptes*, que causan infestación en diferentes especies animales, no son capaces de infestar a los humanos, aunque pueden producir lesiones locales secundarias a las picaduras.

Clínica

El período de incubación antes del desarrollo de síntomas es variable. En general, varía entre 2-6 semanas en la primera exposición y 24-48 horas en las siguientes. El prurito puede ser el primer síntoma, es intenso y característicamente de predominio nocturno. Es típica la aparición simétrica de pápulas eritematosas excoriadas y lesiones onduladas y filiformes, de color blanco-grisáceo y de 1-10 mm de longitud, denominadas *surcos acarinos*, especialmente en los espacios interdigitales, las muñecas, las palmas, las plantas, las areolas, las nalgas y los genitales. En lactantes, las vesiculopústulas acras pueden ser una clave para el diagnóstico. En lactantes, ancianos y personas inmunodeprimidas puede extenderse a toda la piel, incluido el cuero cabelludo y el área facial. El uso de corticosteroides tópicos o sistémicos modifica el aspecto clínico de las lesiones y favorece su extensión (sarna incógnita). Por fenómenos de hipersensibilidad pueden aparecer nódulos escabióticos (**e-Fig. 48-1**), lesiones infiltradas que se localizan frecuentemente en las flexuras, el pene, el escroto y/o los flancos. Los nódulos pueden persistir durante meses, incluso después de la curación. La sarna noruega afecta a individuos inmunodeprimidos, personas con sensibilidad cutánea alterada, como parapléjicos o quemados, o con limitación para el rascado, como pacientes con demencias avanzadas, neonatos o lactantes. Suele presentarse con eosinofilia, costras hiperqueratósicas y prurito variable o incluso ausente. Debido a la clínica atípica, el diagnóstico suele ser tardío, originando brotes en hospitales y residencias.

Diagnóstico

La clínica típica y la afectación de contactos estrechos deben hacer sospechar el diagnóstico. La dermatoscopia permite la visualización de la imagen típica de «avión con su estela» o «ala delta», que corresponde a una estructura triangular (el ácaro), seguida de unas líneas onduladas y blanquecinas (el surco acarino), lo que permite el diagnóstico *in vivo* (**Fig. 48-2**). La visualización microscópica del ácaro, huevos o heces en raspados epidérmicos obtenidos mediante curetaje (prueba de Müller) (**Fig. 48-3**) o mediante biopsia confirma el diagnóstico.

Diagnóstico diferencial

Prurigo simple o nodular, erupción pruriginosa papular del virus de la inmunodeficiencia humana, delusión parasitaria, dermatitis herpetiforme, picaduras de artrópodos u otras infestaciones por ácaros.

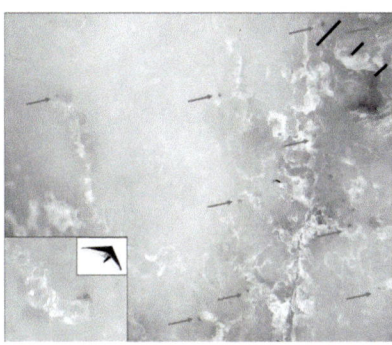

Figura 48-2. Dermatoscopia palmar de un paciente con sarna noruega: se observan múltiples surcos acarinos con un sarcoptes al final de estos (señalados con flechas). En el recuadro inferior izquierdo se observa con mayor detalle el «signo del ala delta».

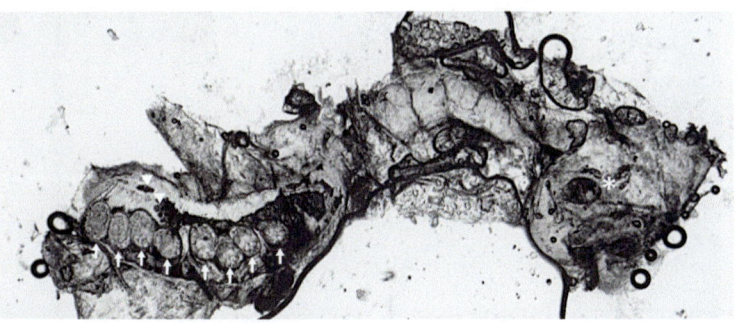

Figura 48-3. Prueba de Müller donde se constata un surco completo, con múltiples huevos (flechas) en la zona izquierda del mismo junto a escíbalos (puntas de flecha). En la zona final se observa un ácaro muerto (asterisco) tras un ciclo reciente de sarcop.

Complicaciones

Eccematización durante la infestación y tras tratarla. Las excoriaciones pueden infectarse y originar piodermias. El prurito puede persistir 2-4 semanas tras el tratamiento, denominándose *prurito posescabiótico*, y se debe a la respuesta inmunológica tardía a los restos del parásito o a la irritación producida por los acaricidas. En estos casos, debe descartarse la reinfestación.

Tratamiento

En la **tabla 48-1** se recoge el tratamiento de la escabiosis. Además del tratamiento, que debe realizarse en el paciente y todos los convivientes o contactos estrechos, se deberá lavar toda la ropa a 50-60 °C, o bien guardarla en bolsas de plástico con cierre hermético durante 10 días. Del mismo modo que los humanos no se

Tabla 48-1. Tratamiento para la escabiosis

Tratamiento	Administración	Problemas	Eficacia y resistencia	Uso en lactantes	Categoría embarazo
Crema de permetrina (5 %)	Por la noche los días 1 y 8* desde los pies hasta detrás de las orejas (niños e inmunodeprimidos también en el polo cefálico)	Dermatitis de contacto irritativa o menos frecuentemente alérgica	Buena, pero se puede desarrollar tolerancia	> 2 meses de edad	B
Pomada de azufre (5-10 %)	Por la noche durante 3-5 días	Sin estudios de toxicidad	Buena	No se ha establecido, pero se considera segura	No se ha clasificado, pero se considera segura
Ivermectina oral (200 µg/kg)	Oral. Se repite el día 8 o 14	Potencialmente tóxica para el sistema nervioso central de niños pequeños y lactantes	Excelente	No se ha establecido en niños < 15 kg o madres amamantando	C. Pero generalmente no se recomienda en embarazadas

*En pacientes con sarna costrosa debe considerarse aplicarla cada 2-3 días durante 1-2 semanas, asociada a ivermectina (días 1, 2 y 8 o 1, 2, 8, 9 y 15).

infestan por otras variedades de *Sarcoptes*, las mascotas no albergan *Sarcoptes* variedad *hominis*.

Pediculosis de cuero cabelludo

El responsable es *Pediculus capitis*, un insecto hematófago sin alas, de seis patas, con mucha especificidad por los pelos del cuero cabelludo.

Epidemiología y patogenia

El contagio es por contacto directo interhumano, produciendo brotes escolares. Los peines, accesorios para el pelo, cascos y sombreros también intervienen en su transmisión. La incidencia es más alta en la infancia, especialmente en niñas.

La hembra del piojo se alimenta de sangre cada 4-6 horas y deposita entre 5 y 10 huevos (liendres) al día. Los huevos se adhieren fuertemente al tallo piloso, aproximadamente a 1 cm del cuero cabelludo. *Pediculus capitis* no sobrevive más de 36 horas fuera del huésped, mientras que las liendres pueden mantenerse viables hasta 10 días en condiciones de temperatura y humedad adecuadas.

Clínica

El período desde la infestación inicial hasta el desarrollo de síntomas es variable. En la primera exposición varía entre 2 y 6 semanas y en las reinfecciones, entre 24 y 48 horas. Generalmente, se caracteriza por la aparición de prurito intenso y excoriaciones limitadas al cuero cabelludo, área retroauricular y nuca (**e-Fig. 48-4**), aunque pueden existir portadores asintomáticos. Es frecuente que las excoriaciones se sobreinfecten por *Staphylococcus aureus* y *Streptococcus pyogenes*, dando lugar a piodermitis y adenopatías reactivas occipitales y retroauriculares. En situaciones de higiene deficiente, la supuración y las costras aglutinan los cabellos formando la denominada *plica polaca*. Los huevos viables suelen ser de color tostado a marrón, mientras que los huevos eclosionados son de color claro a blanco.

Diagnóstico

La visualización de liendres viables (color pardo), eclosionadas (color claro) o de piojos se considera diagnóstica.

Diagnóstico diferencial

Dermatosis pruriginosas del cuero cabelludo como la dermatitis seborreica, la psoriasis o el eccema de contacto. Las liendres pueden recordar a la piedra blanca.

Tratamiento

El tratamiento de elección son los pediculicidas tópicos, recomendándose en todos los casos dos aplicaciones con un intervalo de 1 semana.

La permetrina al 1-1,5 % en crema o loción se aplica sobre el cuero cabelludo seco, cubriéndolo con un gorro de plástico durante 1 hora y aclarándola solo con agua tibia. Se prefiere la crema o la loción al champú para que el pediculicida permanezca más tiempo en contacto con el cuero cabelludo. Existe resistencia cruzada entre la permetrina y las piretrinas, pero debe asegurarse un uso adecuado antes de hablar de resistencia. Otra opción es la crema al 5 % que se emplea en la sarna y mantenerla durante 8-12 horas. Las dimeticonas sintéticas no generan resistencias ni toxicidad. El tratamiento oral con trimetoprim-sulfametoxazol durante 7 días es una buena opción cuando la infestación se asocia a piodermitis. La ivermectina tópica en loción al 0,5 % aplicada una única vez durante 10 minutos también se ha demostrado eficaz, incluso en piojos resistentes a permetrina. La ivermectina oral en dosis de 400 mg/kg, repitiendo a la semana, se reserva para infestaciones graves, sospecha de resistencia o fallo de los anteriores. La ivermectina oral no tiene actividad ovicida e, igual que ocurre en la sarna, no se recomienda en niños que pesen menos de 15 kg, en embarazadas ni mujeres que se encuentren lactando.

Tras el tratamiento pediculicida, las liendres se retiran aplicando sobre el pelo una solución de ácido acético al 3-5 % y peinándolo con un peine de púas finas. Sombreros, peines y accesorios capilares se rociarán con piretrinas o se guardarán en bolsas de plástico con cierre hermético durante 15 días antes de volver a utilizarlos.

Pediculosis púbica (ladillas)

La infestación por *Pthirus pubis* generalmente afecta al pubis y los genitales externos, pero también puede afectar a las pestañas, la barba y otras áreas pilosas corporales, por lo que se prefiere el término *ladillas*.

Epidemiología y patogenia

La transmisión se produce por contacto íntimo, especialmente sexual, y menos frecuentemente a través de fómites como ropa, toallas o sábanas contaminadas. La prevalencia es mayor en personas de 15-40 años sexualmente activas, siendo la tasa de incidencia ligeramente más alta en hombres.

Los adultos de *P. pubis* tienen una apariencia similar a un cangrejo con un cuerpo ancho y corto (**Fig. 48-5**). La ladilla adulta puede vivir hasta 30 horas lejos del huésped, mientras que los huevos adheridos son viables hasta 10 días. Su estructura anatómica les permite una mayor movilidad por cualquier área pilosa del cuerpo.

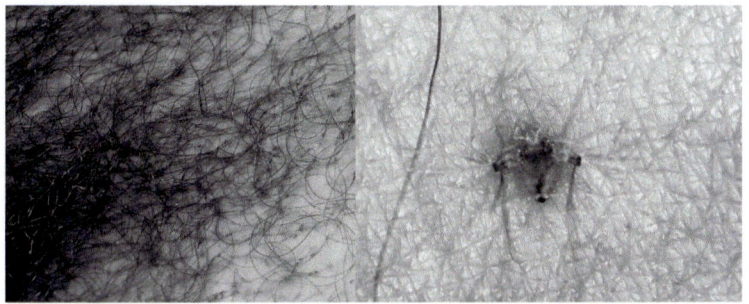

Figura 48-5. *Pthirus pubis*. Se aprecian múltiples ladillas y liendres adheridas al pelo púbico de un varón joven. En la imagen de la derecha, detalle de una ladilla, donde se observa la forma corta y ancha del insecto, así como su fijación a un pelo mediante las patas que le permite alimentarse. Imagen cortesía del Dr. Andrés Grau Echevarría.

Clínica

La infestación por *P. pubis* se caracteriza por prurito, eritema perifolicular y excoriaciones en la zona afectada, generalmente en los genitales. La visualización de la ladilla, las ninfas envolviendo al folículo o de las liendres es diagnóstica. Cuando se afectan las pestañas, las heces del piojo se acumulan en la pestaña inferior, pudiendo dar una imagen similar a la de restos de máscara de pestañas. Las máculas cerúleas, lesiones asintomáticas situadas en el tronco y los muslos, indican infestaciones intensas y crónicas.

Tratamiento

Actualmente, el tratamiento tópico más seguro y eficaz es la crema de permetrina al 5 % aplicada durante la noche en todas las zonas con vello potencialmente infestadas, repitiendo el proceso en 1 semana. La pareja sexual también debe realizar el tratamiento.

La recomendación del rasurado del cabello es controvertida, ya que, pese a que facilita la aplicación del tratamiento, puede ser traumática para el individuo.

Si afecta a las pestañas, los parásitos se retiran aplicando vaselina tres veces al día durante 10 días. En las personas con ladillas debe descartarse la presencia de otras enfermedades de transmisión sexual y en niños, la posibilidad de abuso sexual.

Pediculosis corporal

Infestación por *Pediculus humanus* variedad *corporis*, de mayor tamaño que los piojos de la cabeza.

Epidemiología

La infestación se produce sobre todo en condiciones de hacinamiento o higiene deficiente, como personas sin hogar, refugiados, víctimas de guerras o desastres naturales. Su transmisión se origina por contacto con la ropa o sábanas de los individuos afectados.

Es la única especie de piojos que puede actuar como vector de enfermedades infecciosas: el tifus epidémico (*Rickettsia prowazekii*), la fiebre recurrente epidémica (*Borrelia recurrentis*) y la fiebre de las trincheras (*Bartonella quintana*). La transmisión se produce a través de la inhalación de las heces depositadas en fómites o de su inoculación en la piel excoriada.

Clínica

Prurito generalizado, sobre todo en la espalda, el cuello, los hombros y la cintura. Las liendres, los piojos adultos y sus heces se acumulan en las costuras de la ropa. Es infrecuente encontrar liendres o piojos en la piel de los pacientes, excepto cuando se alimentan.

Tratamiento

Eliminar la ropa infestada, lavarla con agua a 50 °C durante 5 minutos, rociarla con piretrinas o guardarla en bolsas herméticas de plástico durante 15 días.

Infestaciones por pulgas

Con poca especificidad de huésped, la pulga humana (*Pulex irritans*) está siendo suplantada por la del gato (*Ctenocephalides felis*) y el perro (*Ctenocephalides canis*) en los países de clima templado.

Característicamente, las picaduras se agrupan en trayectos lineales, formando habones con un punto hemorrágico central o lesiones purpúricas (púrpura pulicosa).

Tungiasis

Infestación por la hembra grávida de la pulga *Tunga penetrans*, una pulga con capacidad limitada para saltar y que suele vivir en la tierra cálida y seca.

Epidemiología y patogenia

La tungiasis es endémica del Caribe, América Central y del Sur, la India, Pakistán y África. En Europa, es una infestación importada por inmigrantes y turistas. La hembra de esta pulga penetra en la piel de mamíferos para alimentarse y aumenta de tamaño hasta liberar los huevos a través del punto central que mantiene en contacto con el exterior. Tras 3 semanas, la hembra libera unos 100 huevos, muriendo posteriormente y desprendiéndose sus restos.

Clínica

La afectación por *T. penetrans* suele situarse en los pies debido a su escasa capacidad de salto. Primero aparece un punto negro en la piel, que crece hasta 1 cm y da lugar a un nódulo inflamatorio.

Tratamiento

Cubrir el punto con vaselina, parafina o dimeticona puede frenar el crecimiento de la pulga y facilitar su extracción. En áreas endémicas, las medidas preventivas consisten en el uso de zapatos cerrados y la evitación del contacto con el suelo, como sentarse en playas de arena.

Miasis cutáneas

Son infestaciones por larvas de dípteros que en algún momento de su desarrollo se alimentan de tejidos o líquidos corporales del huésped.

Epidemiología y patogenia

La miasis es una infestación mundial, con preferencia por áreas o zonas con temperaturas cálidas. Por ello, presenta mayor incidencia en las zonas tropicales y subtropicales de África y América, mientras que en el resto del mundo predomina en los meses de verano.

La miasis puede estar causada por varias especies de moscas de dos alas, siendo *Dermatobia hominis* (moscardón de los seres humanos) y *Cordylobia anthropophaga* (mosca tumbu) las que más frecuentemente causan infestación en humanos.

La vía de transmisión varía en función de la especie. *Dermatobia hominis* (América) pone huevos en mosquitos, que son los que posteriormente los depositan en mamíferos. *Cordylobia anthropophaga* (África) pone los huevos en la arena y sobre la ropa tendida, cuando está todavía húmeda.

Clínica

Existen tres formas clínicas:

- **Miasis forunculosa** (*D. hominis* y *C. anthropophaga*). Caracterizada por nódulos inflamatorios con una apertura central por donde respira la larva. La localización depende de la especie. *Dermatobia hominis* afecta a zonas expuestas,

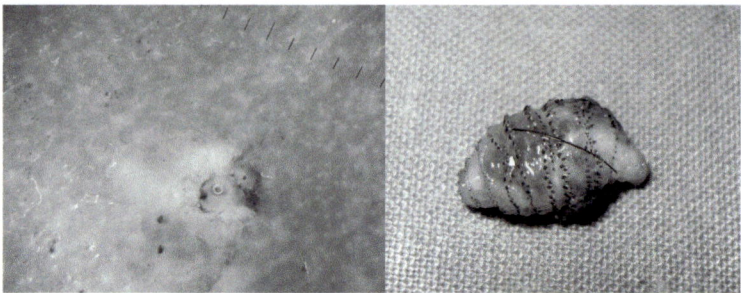

Figura 48-6. Miasis forunculoide. La realización de dermatoscopia bajo inmersión facilita la observación del opérculo larvario, permitiendo el diagnóstico. Al observarla, se pueden apreciar los ganchos que impiden su extracción mediante compresión.

como cuero cabelludo, cara, antebrazos y piernas, mientras que *C. anthropophaga* afecta a áreas cubiertas por la ropa, como los muslos, las nalgas y el tronco (**Fig. 48-6**).

- **Miasis de las heridas** (*Chrysomya bezziana* [África, Australia y Asia] y *Cochliomyia hominivorax* [América]). Las larvas infestan heridas supurantes o con tejidos en descomposición, afectando frecuentemente a personas con bajas condiciones de higiene.
- **Miasis cutánea migratoria** (*Hypoderma bovis* [ganado bovino] o *Gasterophilus intestinalis* [ganado equino]). Estas miasis migratorias o progresivas dibujan trayectos serpiginosos en la piel similares a la larva migratoria, pero de mayor tamaño y con progresión más lenta.

Tratamiento

En la miasis forunculosa, las larvas deben ser extraídas mediante desbridamiento quirúrgico bajo anestesia local. Otra alternativa es la aplicación de compuestos oclusivos como parafina líquida o vaselina, ocluyendo el opérculo de la larva, lo que facilita su extracción. No se debe intentar la extrusión mediante compresión, pues las larvas presentan ganchos que impiden su eliminación. La miasis de las heridas requiere desbridamiento quirúrgico. La ivermectina oral se ha demostrado eficaz en todos los tipos de miasis.

Para evitar la infestación en las zonas endémicas se deben emplear repelentes de insectos para reducir las picaduras por mosquitos (*D. hominis*) y evitar el contacto con zonas arenosas y calentar la ropa húmeda (mosca tumbu).

PICADURAS

Por artrópodos

Clase Arachnida

Subclase *Acari*

Trombicúlidos (ácaros rojos o «colorines»)

La afectación cutánea se produce por larvas (niguas) con tres pares de patas en época otoñal. Estas larvas forman grupos en zonas de vegetación baja, por lo que sus picaduras se producen típicamente tras excursiones al monte. En Asia, estos ácaros pueden ser vectores del tifus de los matorrales.

Las picaduras son pápulas, habones o ampollas, agrupadas y muy pruriginosas, especialmente si ha habido exposición previa, y se localizan sobre todo en la región distal de las extremidades inferiores, en la región genital y en bordes de la ropa, como cintura, axilas y/o codos.

Generalmente, la larva se desprende tras la picadura. El tratamiento consiste en lavado con agua y jabón, y la aplicación de corticosteroides tópicos.

Garrapatas

Los pacientes con picaduras de garrapatas suelen presentarse con la garrapata adherida, siendo este el motivo de consulta. Ocasionalmente, pueden ser malinterpretadas como lunares de reciente aparición (e-Fig. 48-7).

A continuación se describen todos sus rasgos:

- **Patogenia.** Se dividen en las familias *Argasidae* (garrapatas blandas) e *Ixodidae* (garrapatas duras), que es la más importante en la transmisión de patógenos.
- **Clínica.** Las picaduras son poco sintomáticas, con eritema y costra hemática central, posteriormente se induran y forman un nódulo. Es típica la inflamación ganglionar regional. Las lesiones curan espontáneamente en 2-3 semanas, aunque pueden persistir si se forman granulomas a cuerpo extraño, seudolinfomas o evolucionan hacia un linfoma B cutáneo de la zona marginal por inoculación de *Borrelia burgdorferi*. En zonas pilosas suele dejar una placa alopécica transitoria.
- **Tratamiento.** Cuando se presentan adheridas a la piel, deben extraerse sin demora tirando de la cabeza lentamente con unas pinzas y conservarlas en formol para facilitar su identificación. Se evitará apretar, girar o retorcer el cuerpo para minimizar el riesgo de transmisión de patógenos. En pacientes asintomáticos no está justificada la profilaxis antibiótica, aunque si esta se realizara debería hacerse la pauta completa (Fig. 48-8).

En cuanto a las enfermedades producidas por garrapatas, estas son:

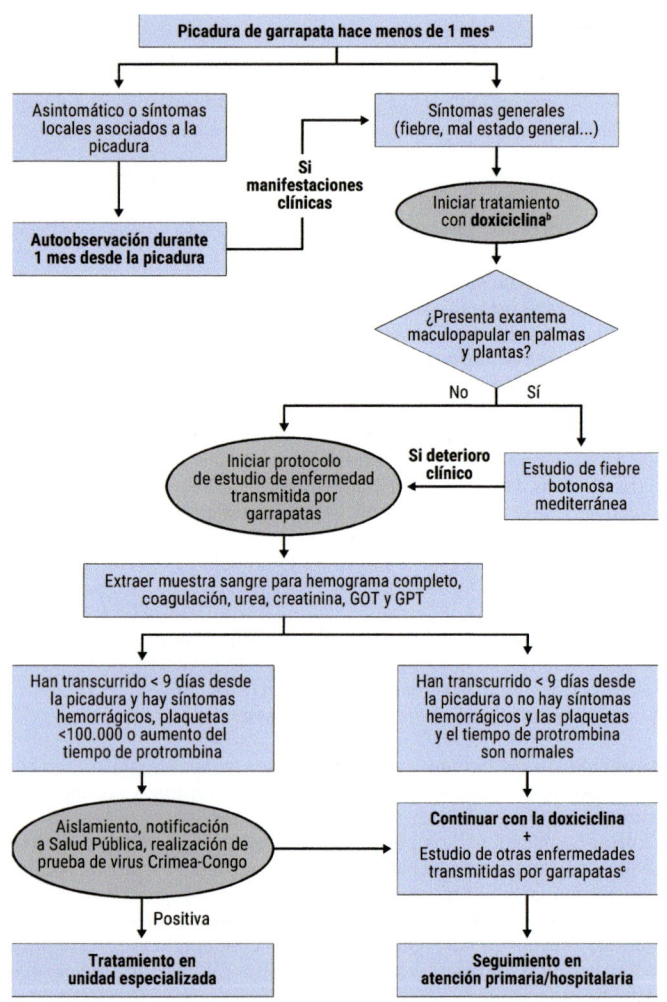

Figura 48-8. Algoritmo de actuación ante la picadura de garrapata.
FHCC: fiebre hemorrágica de Crimea-Congo; GOT: aspartato-aminotransferasa; GPT: alanina-aminotransferasa.

- **Rickettsiosis:**
  - **Fiebre botonosa (*Rickettsia conorii*).** Es la rickettsiosis más extendida en la cuenca mediterránea, África y el subcontinente indio. Se transmite por *Rhipicephalus sanguineus*, la garrapata habitual de los perros, de color marrón con un escudo no decorado. Característicamente, se manifiesta con fiebre alta (> 39 °C), cefalea intensa y mialgias. En la mayoría de los casos, se acompaña de un exantema macular, que suele iniciarse 3-6 días tras el inicio del cuadro clínico, comenzando en las muñecas y los tobillos y con afectación palmoplantar (**e-Fig. 48-9**). Es típica la presencia en el punto de la picadura de una escara necrótica rodeada por un halo eritematoso, generalmente denominada *tache noire*, aunque solo está presente en el 50 % de los pacientes.
  - **Tibola o debonel (*Rickettsia slovaca*).** Acrónimos de *tick-borne lymphadenopathy* y *Dermacentor borne, necrosis, erythema, lymphadenopathy*, respectivamente. Producido por *R. slovaca*, transmitida por la picadura de la garrapata dura *Dermacentor marginatus*. Durante su etapa adulta, en meses fríos, esta garrapata habitualmente vive en animales grandes de pelo largo. Por ello, como el resto de *Dermacentor*, cuando afecta a humanos es frecuente encontrarla en el cuero cabelludo. Clínicamente, se caracteriza por la presencia de una escara necrótica circundada de un halo eritematoso y linfadenopatías regionales, generalmente cervicales y occipitales. Hasta en un 50 % de los casos se puede asociar a sintomatología general similar al resto de las rickettsiosis, como fiebre alta, cefalea intensa y mialgias. El diagnóstico se realiza mediante prueba de la reacción en cadena de la polimerasa específica para *R. slovaca* o serologías, aunque es muy frecuente que tenga reacciones cruzadas con diversas especies de *Rickettsia*, como *R. conorii*.
  - **Tratamiento de la rickettsiosis.** La doxiciclina es el fármaco de elección para tratar cualquier rickettsiosis en pacientes de todas las edades, y debe iniciarse de inmediato en pacientes con signos y síntomas indicativos de rickettsiosis. En adultos, la dosis recomendada es de 100 mg/12 horas durante 10-21 días. En niños de 2-8 años, la administración de pautas cortas de doxiciclina no se asocia a manchas o decoloración de la dentadura (< 45 kg: a dosis de 2,2 mg/kg/12 horas durante 36 horas; > 45 kg: 100 mg/12 horas durante 36 horas). En casos leves en niños y en embarazadas, los macrólidos son una alternativa (azitromicina 10 mg/kg/24 horas sin superar 500 mg/día durante 3 días o claritromicina 15 mg/kg/día, en 2 dosis, 7 días), aunque han demostrado una eficacia menor, por lo que no deben emplearse en cuadros graves. Otras opciones son: josamicina (se puede utilizar en el embarazo) y cloranfenicol (uso intravenoso en casos graves o intolerancia oral).
- **Enfermedad de Lyme.** Zoonosis producida por *Borrelia burgdorferi, Borrelia afzelii* o *Borrelia garinii*. Se transmite por garrapatas *Ixodes* (garrapatas duras con patas negras u oscuras y escudo no adornado y pequeño en comparación con el abdomen), siendo la tasa de infección muy baja cuando la garrapata permanece < 48 horas adherida. *Borrelia garinii* y *B. afzelii* son las causas más frecuentes en Europa, pudiendo explicar por qué el linfocitoma y la acrodermatitis crónica atrófica son más frecuentes que en Estados Unidos, mientras que el eritema crónico migratorio es menos común.

- **Clínica.** La enfermedad se caracteriza por una erupción eritematosa anular asintomática, que crece centrífugamente a partir de la picadura, con aclaramiento central parcial, y que suele alcanzar al menos 5 cm de diámetro (eritema crónico migratorio). En Europa, esta fase se acompaña de sintomatología sistémica más leve y desaparece al cabo de varias semanas, para evolucionar hacia la fase secundaria.
- **Tratamiento.** El tratamiento de elección es el empleo de doxiciclina oral, 100 mg cada 12 horas durante 2 semanas. En niños menores de 8 años, embarazadas o mujeres en período de lactancia, la alternativa es el tratamiento oral con amoxicilina 500 mg cada 8 horas o cefuroxima 500 mg cada 12 horas, durante 14 días.
- **Profilaxis.** En general, no se recomienda el uso de antibioticoterapia profiláctica. En los pacientes de áreas endémicas (> 20 % de garrapatas infectadas) en los que la garrapata haya sido identificada como *Ixodes scapularis*, haya estado fijada durante > 36 horas y la profilaxis pueda iniciarse en las 72 horas posteriores a la eliminación de la garrapata, una dosis única de 200 mg de doxiciclina puede reducir el riesgo de desarrollar enfermedad de Lyme.

• **Fiebres hemorrágicas virales.** Las garrapatas ixódidas son vectores de la enfermedad de Kyasanur (India), la fiebre hemorrágica de Omsk (Oriente Medio) y la fiebre hemorrágica de Crimea-Congo (Europa Oriental, Rusia, Oriente Medio y África). Se manifiestan como cuadros febriles autolimitados con erupción petequial. Si se complican, producen equimosis y shock hipovolémico por hemorragia interna. La más importante es la fiebre de Crimea-Congo, ya que puede transmitirse de persona a persona por contacto con secreciones, sangre o vómitos y causar epidemias en el medio hospitalario. El reservorio principal son los herbívoros (ciervos, liebres, conejos y ganado). En 2016 se confirmó el primer caso en España por picadura por garrapata y su transmisión nosocomial a un profesional sanitario. Se ha detectado este virus en garrapatas capturadas en animales silvestres de Extremadura, Castilla-La Mancha, Castilla y León, Madrid y Andalucía.
• **Otras enfermedades transmitidas por garrapatas.** Parálisis por garrapata, anaplasmosis (ehrlichiosis), fiebre recurrente endémica, babesiosis, encefalitis por arbovirus.

Orden *Araneae*

Inoculan su veneno a través de dos quelíceros, cuyas incisiones facilitan el diagnóstico. La mayoría de las picaduras de araña solo causan una reacción local inflamatoria y/o necrótica.

Loxoscelismo

La forma cutánea puede evolucionar hacia la formación de una escara necrótica. En ocasiones, puede desarrollarse en las primeras 24 horas la forma cutaneovisceral, con afectación grave del estado general.

En España, el loxoscelismo se produce únicamente en el área mediterránea, causado por la picadura de la araña *Loxosceles rusfescens*, araña violinista o araña reclusa parda mediterránea, produciendo generalmente cuadros locales leves (**e-Fig. 48-10**).

Las formas cutáneas solo requieren analgesia y frío local, evitando el desbridamiento hasta que no se haya delimitado el área de necrosis para prevenir la difusión del veneno hacia tejidos sanos. El antídoto se reserva para los casos con afectación visceral, siendo efectivo en las primeras 6 horas.

Latrodectismo

El género *Latrodectus* (viudas negras) en España está representado por *Latrodectus tredecimguttatus*. Son arañas grandes de color negro brillante y abdomen redondeado, con 13 manchas rojas rodeadas de un halo blanco. La picadura de la araña hembra produce un cuadro sistémico (latrodectismo) por la α-latrotoxina. Entre 20 y 120 minutos después de la picadura, aparece una intensa agitación psicomotriz, sudoración profusa, opresión torácica y espasmos musculares. Horas después, predomina la contractura de la musculatura torácica, abdominal («vientre en tabla») y cervical (rigidez de nuca), con una facies latrodectísmica típica, miosis, sialorrea, taquipnea, taquicardia e hipertensión. La analítica muestra leucocitosis, elevación de la creatina-cinasa y, a veces, albuminuria. El punto de inoculación solo presenta eritema leve y el dolor local es infrecuente. El diagnóstico es difícil en ausencia del antecedente de picadura de araña. El cuadro suele ser autolimitado y se resuelve en 7 días, reduciéndose a 48 horas cuando se administra el antídoto. El tratamiento se basa en un manejo sintomático con analgésicos y relajantes musculares. El antídoto se reserva para los casos con hipertensión o contracturas musculares que no responden.

Orden *Scorpionida*

La picadura de escorpión produce dolor intenso, parestesias y linfangitis. En nuestro medio no existen especies peligrosas. Se realiza tratamiento conservador con hielo local y analgésicos.

Clase Insecta

Orden *Diptera*

Muchas especies transmiten enfermedades tropicales, que deben ser consideradas especialmente en pacientes con fiebre procedentes del trópico.

Mosquitos

Las hembras del mosquito común (*Culex pipiens*) y del mosquito tigre (*Aedes albopictus*) producen picaduras con formación de habones o ampollas, especialmente en meses cálidos. La reacción exagerada a la picadura de artrópodos puede hacernos sospechar cuadros hematológicos de base, especialmente leucemia linfática crónica. El **mosquito tigre (A. albopictus)** se encuentra en el valle del Ebro, Levante y Aragón. Este mosquito, cuya llegada se describió en 2004, puede ser vector de diversas infecciones víricas:

- **Dengue.** Los primeros casos de dengue autóctono en España se diagnosticaron en 2018. Los síntomas típicos son fiebre alta, dolor retroocular, cefalea y artromialgias, junto con un exantema morbiliforme que deja islotes blanquecinos (**e-Fig. 48-11**), edema distal de las extremidades y disestesias al contacto con la piel. Si en el exantema predominan las petequias y/o las áreas equimóticas, puede tratarse de un caso de dengue hemorrágico, que tiene peor pronóstico y se produce más frecuentemente en casos de reinfección por diferentes serotipos.
- **Zika.** En España, de momento solo se han descrito casos importados (Caribe y Sudamérica). El virus del zika cursa con fiebre, conjuntivitis, síntomas seudogripales y un exantema inespecífico, que se resuelve en unos 7-12 días. Este virus puede ser causa de microcefalia cuando infecta a mujeres embarazadas.

Flebótomos (*Phlebotominae*)

Son una subfamilia de dípteros hematófagos de 2-3 mm de color amarillento. Se reproducen en zonas arenosas y húmedas, y son activos durante el amanecer y el atardecer. Su picadura es el medio de transmisión de la bartonelosis, de algunas infecciones por arbovirus y, especialmente, de la leishmaniasis.

La **leishmaniasis** es un grupo de infecciones crónicas, tanto zoonóticas como humanas, causadas por más de 20 especies de *Leishmania*.

La enfermedad tiene una distribución mundial, pero es endémica de América Latina y determinadas zonas de África y Asia. En España es endémica en la cuenca mediterránea, aunque en los últimos años ha habido brotes en otras áreas, como la zona metropolitana de Madrid.

Se distinguen cuatro patrones clínicos diferentes: cutáneo, mucocutáneo, cutáneo difuso y visceral. La manifestación de un cuadro clínico depende tanto de la subespecie de *Leishmania* —y por tanto de la geografía— como de la respuesta inmunitaria del huésped.

Tanto la leishmaniasis mucocutánea como la cutánea difusa son más frecuentes en el «nuevo mundo».

En cuanto a la **leishmaniasis cutánea o botón de Oriente**, generalmente, comienza como una pápula pequeña y bien circunscrita en el punto de inoculación, que suele aumentar de tamaño lentamente durante semanas hasta formar un nódulo o placa que tiende a ulcerarse. Las lesiones pueden ser únicas, múltiples o incluso presentar un patrón esporotricoide.

Esta forma frecuentemente va a afectar a áreas expuestas, como las extremidades, la cara, las orejas o el cuello (**Fig. 48-12** y **e-Fig. 48-13**).

A continuación se describen su diagnóstico y tratamiento:

- **Diagnóstico.** Debe descartarse en toda úlcera o picadura tórpida en áreas expuestas. El diagnóstico de confirmación puede realizarse tanto mediante

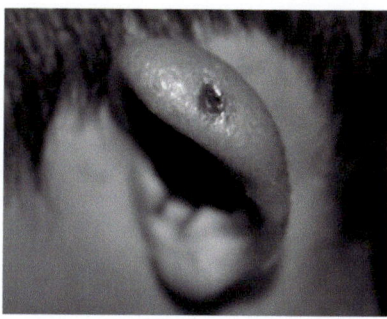

Figura 48-12. Leishmaniasis cutánea. Úlcera auricular asociada a edema del tercio superior del pabellón, refractaria a tratamiento antibiótico tópico y oral, en un niño de 5 años. Se realizó la prueba de reacción en cadena de la polimerasa del exudado de la misma, que fue positivo para *Leishmania*, resolviéndose tras tratamiento con antimoniato de meglumina.

la prueba de reacción en cadena de la polimerasa del exudado como a partir de una biopsia cutánea, donde hasta en un 50 % de los casos se demostrarían amastigotes (CD1a+) en el interior de los macrófagos, especialmente en la dermis papilar. En formas crónicas y en pacientes en tratamiento con antifactor de necrosis tumoral puede ser más difícil detectar los amastigotes en la biopsia, siendo de elección la realización de una prueba de reacción en cadena de la polimerasa.

• **Tratamiento.** Sin tratamiento, la leishmaniasis cutánea del «viejo mundo» generalmente se resuelve en 2-16 meses en función de la especie (mejor pronóstico en *Leishmania major* y más prolongado en *Leishmania tropica*).

La elección del tratamiento depende de la localización, el estado inmunitario del huésped, la edad y, en definitiva, la gravedad de la infección.

En las formas localizadas, el tratamiento de elección son los antimoniales pentavalentes (antimoniato de meglumina) intralesionales, repitiendo varios ciclos.

El tratamiento sistémico está indicado en formas diseminadas o en pacientes de alto riesgo, como inmunocomprometidos, lesiones de gran tamaño (> 5 cm), pacientes con múltiples lesiones (más de cuatro), linfadenopatía regional de gran tamaño y/o pacientes con afectación mucosa o de zonas de gran importancia estética o funcional. En casos de leishmaniasis mucocutánea o cutánea de alto riesgo, el tratamiento de elección son los antimoniales pentavalentes parenterales o la miltefosina. En cambio, en la leishmaniasis visceral el tratamiento de elección es la anfotericina B liposomal.

Orden *Hemiptera*

El chinche de la cama (*Cimex lectularius*) se alimenta de sangre por la noche y produce lesiones lineales de prurigo estrófulo o ampollas (**e-Fig. 48-14**).

Los redúvidos pueden ser vectores de la enfermedad de Chagas, producida por *Trypanosoma cruzi*. Cuando el chagoma está próximo al párpado, aparece edema palpebral y una adenopatía preauricular (signo de Romaña). El tratamiento con benznidazol durante la fase aguda permite su curación y evita las secuelas gastrointestinales y cardíacas.

Orden *Hymenoptera*

Las picaduras de abejas, avispas y hormigas producen dolor y reacción local inflamatoria. Las abejas dejan clavado su aguijón. En ataques masivos por enjambres de abejas (*Apis mellifera*) o avispas, especialmente del avispón asiático gigante o *Vespa velutina* (detectada en España por primera vez en 2010), se desarrollan cuadros tóxicos con hemólisis, rabdomiólisis, fracaso renal y shock. Los individuos sensibilizados desarrollan anafilaxia o, días después, enfermedad del suero ante una única picadura. Estos pacientes serán remitidos a alergología, donde debe intentarse una inmunoterapia específica. El paciente debe llevar una jeringuilla con adrenalina y estar entrenado para autoinyectarse.

Por animales marinos

Cnidarios

Son animales invertebrados con cápsulas punzantes (nematocistos) agrupadas en tentáculos que se activan en contacto con otros animales para inocular sus toxinas en la piel.

Carabela portuguesa (*Physalia physalis*)

Tiene forma de campana flotante de color azulado o rosado y múltiples tentáculos que pueden alcanzar los 30 metros. Su presencia, aunque más frecuente en la costa atlántica, también se ha confirmado en aguas mediterráneas. El contacto con *P. physalis* produce una sensación de descarga eléctrica, con parestesias y entumecimiento doloroso. La lesión muestra las improntas lineales de los tentáculos, con formación de vesículas, necrosis cutánea y úlceras en las horas siguientes. Si tras tocar el animal se frotan los ojos, se puede desarrollar una conjuntivitis tóxica. La pigmentación posinflamatoria persiste durante meses, con posibilidad de dejar cicatrices. El veneno puede producir espasmo arterial y gangrena digital e incluso llegar a producir un cuadro sistémico con náuseas, dolor abdominal, mialgias, irritabilidad, disnea, opresión torácica e incluso la muerte.

Medusas y anémonas

Producen lesiones inflamatorias lineales, ardor y dolor intenso. Ante una picadura, deben retirarse los tentáculos, limpiando la piel con agua de mar. Los analgésicos y los corticosteroides tópicos resuelven los síntomas agudos. Tras la resolución, puede permanecer una pigmentación flagelada en la zona de la picadura (**e-Fig. 48-15**). La «erupción del bañista» es una dermatitis en la zona de contacto con larvas de celentéreos, que afecta a las áreas cubiertas por el traje de baño (**e-Fig. 48-16**). El prurito aparece cuando los nematocistos se activan al secarse el bañador sobre la piel, al ducharse con agua dulce con el bañador o apoyarse sobre la tabla de surf. Únicamente requiere antihistamínicos orales y corticosteroides tópicos.

Corales

Producen abrasiones en buzos, que suelen infectarse y producir celulitis. Los fragmentos de su exoesqueleto calcáreo que quedan dentro de las heridas pueden generar granulomas a cuerpo extraño. Los nematocistos de los corales verdaderos son casi inocuos y solo producen un eritema pruriginoso transitorio. Las heridas deben irrigarse con suero fisiológico para retirar cuerpos extraños, añadiendo profilaxis antitetánica y cobertura antibiótica de *Vibrio vulnificus* en caso de infección, con doxiciclina y cefalosporinas de tercera generación.

Equinodermos

Las púas calcáreas de los erizos y estrellas de mar producen heridas muy dolorosas, parestesias locales y, frecuentemente, infección secundaria. Los fragmentos de las púas tiñen las heridas de color oscuro o violáceo. Una ecografía o una radiografía simple permiten localizar las púas para planificar su extracción quirúrgica y prevenir granulomas a cuerpo extraño.

Peces marinos

El pez araña habitualmente habita fondos arenosos de aguas poco profundas de la costa mediterránea. La picadura se produce a través de su espina dorsal, al ser pisado por un bañista o cuando los pescadores los retiran de sus redes. Su picadura es muy dolorosa, con tumefacción y linfadenitis del miembro afectado. Los síntomas sistémicos incluyen cefalea, náuseas, diaforesis, mareo y síncope. Debe sumergirse el pie en agua caliente para desestabilizar el veneno, irrigar con suero la herida, pautar analgesia y profilaxis antitetánica.

Si se produce una celulitis en la proximidad de una herida expuesta al medio marino, como en el caso de las heridas por corales y equinodermos, además de a los patógenos habituales (*S. aureus* y *S. pyogenes*), debe cubrirse empíricamente a *V. vulnificus*. A partir de una infección de partes blandas, que puede presentar ampollas y/o áreas purpúricas, *V. vulnificus* es capaz de producir septicemia en cuestión de horas en pacientes con hepatopatía crónica y otras formas de inmunosupresión.

MORDEDURAS

En la **figura 48-17** se ofrece el algoritmo para el manejo clínico de mordeduras animales y humanas.

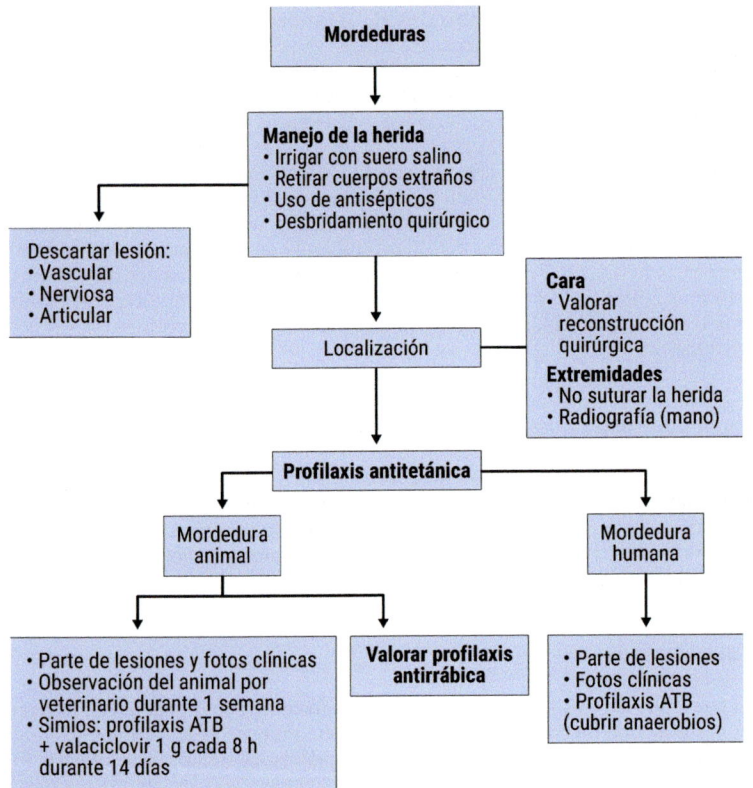

Figura 48-17. Algoritmo del manejo clínico de mordeduras animales y humanas. ATB: antibiótica.

Mamíferos

Humanos

Se produce por un golpe con la mano cerrada sobre la boca (mordedura pasiva) o por la mordedura activa del agresor. Suelen infectarse por flora bucal mixta aerobia y anaerobia al cabo de 12-24 horas, pudiendo complicarse con tenosinovitis, artritis séptica y osteomielitis de la mano. El tratamiento consiste en limpiar la herida y realizar profilaxis antitetánica y antibiótica con amoxicilina-ácido clavulánico o clindamicina.

Perros o gatos

Tras una mordedura por perro o gato, es frecuente la infección mixta por *Pasteurella multocida* y anaerobios. Los finos dientes del felino pueden inocular los gérmenes en el periostio de los huesos de la mano y generar tenosinovitis u osteomielitis.

La infección más grave transmitida a través de la mordedura de un mamífero es la rabia. Esta zoonosis tiene su reservorio natural en animales salvajes, que transmiten la infección a animales domésticos o directamente al hombre. El virus presente en la saliva contamina las heridas por mordedura y se propaga a través de los nervios hacia el sistema nervioso central. Tras un período de incubación variable, se desarrollan parestesias en la zona de inoculación, fiebre, cefalea y malestar. Después aparece encefalitis aguda con agitación, hiperreflexia, disfagia, salivación espumosa, parálisis y muerte al cabo de 1 semana.

Ante toda mordedura de mamíferos carnívoros debe realizarse un manejo como si fueran portadores de la rabia. Además de la limpieza de la herida con alcohol, la medida más urgente en un individuo no vacunado es administrarle inmunoglobulina antirrábica (20 UI/kg, un 50 % alrededor de la mordedura y otro 50 % en el muslo o brazo). La vacuna consiste en 4-5 dosis (días 0, 3, 7, 14 y 28), determinando los anticuerpos antirrábicos a las 2 semanas de la cuarta y quinta dosis, y realizando un refuerzo adicional si estos son negativos. En individuos vacunados con anterioridad y con determinación positiva de anticuerpos solo se administrarán dos dosis de la vacuna (días 0 y 3).

Ratas

La mordedura tanto de ratas de laboratorio como silvestres puede infectarse por *Streptobacillus moniliformis*, produciendo la enfermedad por mordedura de rata, caracterizada por fiebre, cefalea, poliartralgias y un exantema con afectación palmoplantar. La incubación varía entre 1 y 5 días. El diagnóstico se confirma a partir del aislamiento de *S. moniliformis* en los hemocultivos, cultivos del líquido sinovial o del pus de la herida. También puede haber infección por *Spirillum minus* (Asia), que origina un cuadro clínico similar con un período de incubación más largo (21 días). El tratamiento en ambos casos es con penicilina 200.000 UI cada 4 horas durante 5-7 días o doxiciclina 100 mg cada 12 horas en alérgicos.

Mordedura de reptiles (serpientes)

Familia Viperidae

Solo existen tres especies en España: *Vipera aspis* (Pirineo y prepirineo), *Vipera seoanei* (noroeste peninsular) y *Vipera lataste* (resto de la península ibérica). Su mordedura forma dos incisiones separadas por unos 6 mm (**e-Fig. 48-18**). Aunque su veneno es similar, solo el 50 % de las mordeduras son sintomáticas, con una mortalidad inferior al 1 %. Los efectos locales consisten en dolor irradiado a toda la extremidad, inflamación, linfangitis y adenopatías locales. Posteriormente, aparecen equimosis y livideces acrales, pudiendo evolucionar hacia la gangrena. Los síntomas generales más frecuentes son gastrointestinales, hipotensión y taquicardia. También pueden aparecer disnea, convulsiones, hemólisis, rabdomiólisis e insuficiencia renal.

Familia Colubridae

En España, solo *Malpolon monspessulanus* (bastarda) y *Macroprotodon cucullatus* (coagulla) son venenosas. Como los colmillos están en la zona posterior de su maxilar, su mordedura tiene forma de U y no suele inocular veneno.

El tratamiento consiste en trasladar al paciente al hospital en decúbito lateral, controlando las constantes vitales. Hay que limpiar la herida con antisépticos, aplicar hielo para disminuir la absorción del veneno y mantener la extremidad elevada e inmóvil. Los torniquetes están contraindicados salvo que el traslado supere la hora. Entonces se aplicará aflojándose cada 15 minutos durante 30 segundos. En el hospital, se realizará electrocardiograma, bioquímica con creatina-cinasa, hemograma, hemostasia y profilaxis antitetánica. Se debe revisar periódicamente la extremidad en busca de signos de síndrome compartimental, necrosis o infección. El suero antiofídico Pasteur es el antídoto para el veneno de las víboras y se utiliza cuando la presión arterial sistólica es menor de 80 mmHg; existe toxicidad sistémica (hemólisis, rabdomiólisis, insuficiencia renal y deterioro cognitivo) o tumefacción de la extremidad mayor del 50 %. Se administran 10 mL, por vía subcutánea en la extremidad afectada, y 20-50 mL por vía intravenosa cuando hay síntomas sistémicos o hipotensión. Se recomienda disponer de adrenalina por si hay anafilaxia.

BIBLIOGRAFÍA

Bolognia J, Schaffer JV, Cerroni L. Dermatología. Barcelona: Elsevier; 2019.

Guía de actuación ante Picadura de Garrapata - sanidad.gob.es [Internet]. 2016 [consulta el 1 de octubre de 2023]. Disponible en: https://www.sanidad.gob.es/profesionales/saludPublica/enfermedadesEmergentes/Crimea_Congo/docs/Guia_actuacion_picadura_garrapata_20161014.pdf

Rodríguez Arranz C. Grupo de Patología Infecciosa de la Asociación Española de Pediatría de Atención primaria. Junio 2016. Enfermedades transmitidas por garrapatas en pediatría. Disponible en http://www.aepap.org/grupos/grupo-de-patologiainfecciosa/contenido/documentos

Rodríguez-Jiménez P. Manual de dermatología para residentes. Barcelona: Glosa; 2019.

Infecciones de transmisión sexual. Dermatosis en el paciente con infección por el virus de la inmunodeficiencia humana

49

C. Labrandero y P. Hernández Bel

PUNTOS CLAVE

- Las infecciones de transmisión sexual son un problema de salud pública en aumento, especialmente entre menores de 25 años. Los nuevos diagnósticos de infección por el virus de la inmunodeficiencia humana han disminuido gracias a la profilaxis preexposición.
- La causa más frecuente de úlcera genital es la herpética y, en segundo lugar, la infección por sífilis.
- Está aumentando el uso de la prueba de la reacción en cadena de la polimerasa de exudado cutáneo para el diagnóstico de úlceras genitales y uretritis.
- La causa más frecuente de uretritis aguda infecciosa es la infección por *Neisseria gonorrhoeae*, aunque las coinfecciones son frecuentes.
- Los pacientes con virus de la inmunodeficiencia humana pueden presentar manifestaciones específicas de ciertas patologías.

INFECCIONES DE TRANSMISIÓN SEXUAL

Introducción

Las infecciones de transmisión sexual (ITS) son actualmente un problema de salud pública en nuestro país, tanto por el aumento de casos —sobre todo en pacientes menores de 25 años— como por las complicaciones o secuelas que pueden producir. En la última década, según la Red Nacional de Vigilancia Epidemiológica, se han duplicado los casos de infecciones por gonorrea, sífilis o *Chlamydia*. Esto supone un desafío para la práctica clínica diaria del dermatólogo, quien debería estar implicado en el manejo de estos pacientes y en cortar la cadena de transmisión epidemiológica de los contactos. Desde la introducción de la profilaxis preexposición en pacientes con riesgo de contagio de virus de la inmunodeficiencia humana (VIH), las cifras de nuevos casos han disminuido; sin embargo, han aumentado las de otras ITS.

En este capítulo se repasan las principales características de las ITS más frecuentes y su tratamiento.

Anamnesis, exploración física y pruebas complementarias

La evaluación integral de las ITS requiere un enfoque clínico riguroso que abarque tanto la anamnesis como la exploración física, respaldado por pruebas complementarias específicas.

La anamnesis desempeña un papel fundamental y es crucial indagar en detalles sensibles sobre la práctica sexual: número de parejas sexuales en 1 año, sexo con hombres, con mujeres o con ambos, uso de métodos barrera como preservativo, preguntar específicamente sobre el tipo de práctica sexual (sexo oral sin preservativo, sexo anal insertivo o receptivo), ITS previas, consumo de tóxicos para el acto sexual (*chem sex*) y/o necesidad de profilaxis posexposición para el VIH previamente.

Se explorarán los genitales, las regiones perianal y anal, y la cavidad oral, siendo necesario en ocasiones un examen físico completo según la sospecha diagnóstica.

Las pruebas complementarias son fundamentales para confirmar el diagnóstico de sospecha y para realizar el cribado sobre otras ITS, ya que es frecuente observar coinfecciones en el mismo paciente: serologías, exudados mucocutáneos para cultivo bacteriológico y prueba de la reacción en cadena de la polimerasa (PCR), prueba de Tzanck y en casos necesarios biopsia.

> ❗ Las ITS representan un importante problema de salud pública en la actualidad. Son fundamentales para establecer el diagnóstico correcto una anamnesis exhaustiva, una exploración física completa y la realización de pruebas complementarias.

Úlceras genitales, anales o perianales

La causa más frecuente de úlcera genital en nuestro medio es la **traumática**. Dentro de las úlceras por ITS, la primera causa es la infección por el virus del herpes simple y, en segundo lugar, la sífilis. Estas infecciones también pueden presentarse como úlcera anal u oral. Otras causas menos comunes son: linfogranuloma venéreo, chancroide y granuloma inguinal. La presencia de úlceras genitales se ha relacionado con un aumento del riesgo de infección por VIH. Los tratamientos se recogen en la **tabla 49-1**.

Herpes simple

El virus del herpes simple de tipo 2 es la primera causa de úlcera genital. No obstante, están aumentando los casos de virus del herpes simple de tipo 1 a nivel genital por prácticas de sexo oral, especialmente en mujeres jóvenes. Se trata de una infección crónica y recidivante sobre todo en los primeros años tras el contagio. La transmisión de la infección es posible incluso sin lesiones activas, aunque aumenta el riesgo con la presencia de estas.

Clínicamente, se presenta con pródromos como escozor, parestesias o dolor, seguido a las horas de eritema y edema, sobre el que aparecen vesículas dispersas

Tabla 49-1. Tratamiento de elección según la causa de la úlcera genital

Patología		Recurrencia	Supresivo	Embarazo	Manejo parejas sexuales[a]
Herpes genital	**Primoinfección** Aciclovir 400 mg/8 h v.o. durante 7-10 días o Famciclovir 250 mg/8 h v.o. durante 7-10 días o Valaciclovir 1 g/12 h v.o. durante 7-10 días	**Recurrencia** Aciclovir 800 mg/8 h v.o. durante 2 días o Famciclovir 1 g/12 h v.o. durante 1 día o Valaciclovir 500 mg/12 h v.o. durante 3-5 días	**Supresivo** Aciclovir 400 mg/12 h v.o. o Valaciclovir 500 mg/24 h o 1 g/24 h v.o.[a] o Famciclovir 250 g/12 h v.o.	Aciclovir o valaciclovir grupo A Se recomienda a partir de la semana 36 inicio de pauta supresiva Aciclovir 400 mg/8 h v.o. o valaciclovir 500 mg/12 h v.o.	Sin evidencia
Sífilis primaria	Tabla 49-2				
Linfogranuloma venéreo	Doxiciclina 100 mg/12 h v.o. durante 21 días	Alternativas Azitromicina 1 g/7 días durante 3 semanas o Eritromicina 500 mg/6 h durante 21 días			Tratamiento parejas sexuales 60 días previos

(Continúa)

Tabla 49-1. Tratamiento de elección según la causa de la úlcera genital *[cont.]*

Patología		Embarazo	Manejo parejas sexuales[a]
Chancroide	Azitromicina 1 g dosis única o Ceftriaxona 250 mg i.m. dosis única o Ciprofloxacino 500 mg/12 h durante 3 días o Eritromicina 500 mg/8 h durante 7 días		Tratamiento parejas sexuales 10 días previos
Granuloma inguinal (donovanosis)[b]	Azitromicina 1 g/7 días o 500 mg/24 h durante mínimo 3 semanas	Alternativas Doxiciclina 100 mg/12 h durante mínimo 3 semanas o Eritromicina 500 mg/6 h durante mínimo 3 semanas o Cotrimoxazol (160 mg/800 mg/12 h durante mínimo 3 semanas	Examinar parejas sexuales 60 días previos y ofrecer tratamiento. No hay evidencia sobre tratamiento empírico

[a]Se prefieren dosis de 1 g/día si las recurrencias superan la frecuencia de 10 al año.
[b]La pauta de tratamiento debe prolongarse hasta la resolución completa de las lesiones.

o agrupadas en racimo (**e-Fig. 49-1**). Es frecuente en los genitales, sobre todo en el glande o la cara interna del prepucio, al ser una zona de roce frecuente, que únicamente se vea la erosión por rotura temprana de las vesículas (**e-Fig. 49-2**). Si las erosiones confluyen, únicamente se observará una úlcera de mayor tamaño. Las lesiones suelen resolverse en 7-14 días. Se acompaña generalmente de adenopatías inguinales bilaterales.

La primoinfección es más intensa, suelen observarse más vesículas que afectan a una mayor superficie y asocian más eritema o edema. El paciente puede referir dolor intenso, mal estado general o sensación distérmica. La recidiva es más frecuente con el virus del herpes simple de tipo 2 en los primeros dos años tras el contagio, las lesiones suelen afectar a una menor área y siempre aparecen en la misma localización. Factores como la menstruación, el estrés, las infecciones, la inmunosupresión, etc., pueden favorecer las recidivas. En caso de presentar más de 4-6 brotes anuales, es recomendable la pauta supresiva.

La PCR sobre exudado cutáneo de la lesión es el método diagnóstico de elección y permite especificar el tipo.

Sífilis

La sífilis —también llamada *lúes*— es una enfermedad infecciosa crónica causada por la bacteria *Treponema pallidum*. La enfermedad se transmite fundamentalmente por contacto sexual. Alrededor de un 30-60 % de los contactos sexuales de un individuo afecto de sífilis precoz van a adquirir la sífilis. La entrada de *T. pallidum* se da especialmente en áreas de microtraumatismos, generalmente en las mucosas. *Treponema pallidum* puede transmitirse por vía transplacentaria a partir de una madre infectada. La transmisión de la infección al feto es más alta si la sífilis materna es de menos de 2 años de duración, ya que con el tiempo disminuye, aunque el riesgo de transmisión no desaparece nunca. La infección puede provocar aborto espontáneo o muerte perinatal. La infección puede afectar a cualquier órgano produciendo múltiples presentaciones clínicas, por lo que se llama a esta enfermedad *la gran simuladora*. La sífilis congénita representa un problema epidemiológico en zonas geográficas donde no se realiza un seguimiento correcto de los embarazos.

Estadios de la sífilis

La sífilis no tratada puede pasar por tres **estadios**. Se inicia con los estadios infecciosos primarios y secundarios, que pueden evolucionar a un estadio latente con una duración de meses o años. La infección latente es aquella que carece de manifestaciones clínicas y solo es detectada por pruebas serológicas. Puede evolucionar hacia un estadio terciario caracterizado por la afectación cardiovascular, neurológica y complicaciones cutáneas profundas.

> **!** La sífilis precoz incluye los estadios primario, secundario y la sífilis latente precoz. Y la sífilis tardía incluye la sífilis latente tardía y la sífilis terciaria.

El riesgo de desarrollar manifestaciones clínicas y de infección se da especialmente en las fases primarias, en las secundarias y en las fases latentes precoces, en los primeros 2 años de infección.

Sífilis primaria

La sífilis primaria se caracteriza por el desarrollo de una **úlcera cutánea**. Se adquiere generalmente por contacto sexual con una lesión infecciosa cutánea de la piel o de mucosas. Presenta un período de incubación de 10-90 días (media de 3 semanas), tras el cual aparece una úlcera o chancro en la zona de contagio. Generalmente, los chancros son solitarios, pero pueden ser múltiples. Un 5 % de las lesiones son extragenitales, la mayoría localizadas en la mucosa labial u oral. Los chancros se inician como pequeñas pápulas de 0,3-2 cm de diámetro que evolucionan a úlceras de base limpia, y característicamente el borde está indurado o gomoso, lesión que se denomina *chancro duro* (**e-Fig. 49-3**). Suelen ser indoloras, aunque si se sobreinfecta el paciente puede referir dolor. Asocian adenopatías regionales indoloras. Son frecuentes las infecciones asintomáticas que pasan desapercibidas en el cérvix en mujeres y las áreas perianal y rectal en homosexuales. Estas lesiones se resuelven de forma espontánea, pero si no se trata la infección pueden evolucionar a los siguientes estadios.

Sífilis secundaria

Aparece 3-8 semanas después de la sífilis primaria, tras producirse una diseminación hematógena y linfática del treponema. La sífilis secundaria se caracteriza por un amplio abanico de manifestaciones clínicas (síndrome seudogripal, adenopatías múltiples generalizadas, afectación mucocutánea). La distribución y morfología de las lesiones suele ser variada y confundirse con otras muchas enfermedades cutáneas. Las lesiones de la sífilis secundaria —sifílides— suelen tener un inicio insidioso y son poco inflamatorias, con escaso dolor o prurito. La forma más frecuente es la roséola sifilítica, que consiste en una erupción maculopapular generalizada escamosa no pruriginosa que afecta al tórax, el abdomen y las extremidades superiores (**e-Fig. 49-4**). Es muy característica la **afectación palmoplantar**, donde se presentan como pápulas y placas anulares u ovales de borde discretamente elevado con un collarete descamativo. Las lesiones palmoplantares suelen ser simétricas, se inician como una pápula hiperqueratósica (clavo sifilítico) y progresivamente se extienden, desarrollando un collarete descamativo llamado *collarete de Biett* (**e-Fig. 49-5**). Cuando las lesiones se localizan en el cuero cabelludo, producen una alopecia irregular o a mechones —alopecia apolillada— no cicatricial en la región parietooccipital. Las lesiones ubicadas en la región anogenital adoptan una morfología papular y verrucosa y se denominan *condilomas planos* o *condiloma lata* (**e-Fig. 49-6**). Pueden aparecer también lesiones en mucosas en forma de pequeñas úlceras superficiales o grandes placas grisáceas. Más infrecuente es la presencia de placas anulares con hiperpigmentación central en la cara, dolor faríngeo sifilítico, placas y nódulos granulomatosos. En la sífilis maligna pueden aparecer lesiones diseminadas similares a chancros primarios. Los pacientes con sífilis secundaria pueden presentar una remisión espontánea de las lesiones, pero un 25 % muestran recidivas durante el primer año. La bacteriemia con vasculitis diseminada que se produce en el curso de la sífilis secundaria puede acompañarse de un amplio abanico de síntomas, incluyendo hepatitis, iritis, nefritis y problemas neurológicos. Estas complicaciones de la sífilis secundaria son relativamente infrecuentes, observándose en menos del 10 % de los individuos afectos. Los pacientes con sífilis secundarias que no reciben tratamiento mejoran espontáneamente en el período de 3-6 semanas, pudiendo presentar nuevos episodios con clínica similar y evolucionar en caso de no recibir tratamiento. Un 25 % de los pacientes tienen episodios recurrentes de sífilis secundaria, con recurrencia del exantema cutáneo, la ulceración mucosa y la fiebre. Estas recurrencias son raras después de 2 años desde el inicio de la infección.

Sífilis latente

Se define como una sífilis caracterizada por una positividad a los anticuerpos sin otra evidencia de enfermedad. La sífilis latente precoz o temprana es aquella que acontece en el primer año de la infección, y a partir del año se considera tardía. Los pacientes con sífilis latente de duración no determinada deben ser tratados como si tuviesen una sífilis latente tardía.

Sífilis terciaria

Un pequeño número de pacientes con sífilis no tratada o tratada de forma inadecuada desarrollarán —tras un período de incubación de 10-20 años— lesiones sistémicas con afectación cardiovascular, del sistema nervioso central (neurosífilis) y granulomas sistémicos (gomas). Entre las manifestaciones meningovasculares destaca la neurosífilis parenquimatosa, que cursa con afectación de la médula espinal y el cerebro. La afectación de la columna dorsal se conoce como *tabes dorsal*. La sífilis cardiovascular puede afectar a cualquier vaso de gran calibre y se caracteriza por una aortitis proximal, pudiendo ocasionar insuficiencia aórtica y cardíaca, estenosis del *ostium* de la coronaria (manifestándose con *angor pectoris*) y necrosis de la media aórtica (manifestándose como aneurisma de la aorta). La sífilis gomatosa se caracteriza por lesiones granulomatosas y destructivas que pueden afectar a cualquier territorio, especialmente la piel y el hueso.

Sífilis e infección por el virus de la inmunodeficiencia humana

La sífilis, como enfermedad ulcerada de la mucosa genital, facilita y es un cofactor para la transmisión del VIH. Se asocia con un aumento en el riesgo de adquirir y transmitir el VIH, y la infección por VIH altera el curso de la sífilis aumentando su progresión. Las características clínicas de la sífilis en pacientes con VIH se comentarán, más adelante.

Diagnóstico

En la actualidad, el método diagnóstico de elección de la sífilis es la **serología**. La visualización del treponema con microscopia de campo oscuro o inmunofluorescencia está en desuso por su dificultad técnica. Existen dos tipos de pruebas serológicas para el diagnóstico de sífilis: treponémicas o reagínicas.

Las pruebas treponémicas o no reagínicas (prueba de absorción de anticuerpos antitreponémicos fluorescentes [FTA-Abs], prueba de hemaglutinación de *Treponema pallidum* y prueba de microhemaglutinación de *Treponema pallidum*) son específicas de la infección por treponema, son las primeras en positivizar tras el contagio (5-15 días tras el chancro y aproximadamente 3-6 semanas tras el contagio) y permanecen generalmente elevadas, aunque se administre el tratamiento; es lo que se conoce como «estigma sifilítico».

Los anticuerpos reagínicos o no treponémicos (VDRL y reagina plasmática rápida) detectan anticuerpos no específicos inducidos por la presencia del treponema. Son anticuerpos cuantitativos que descienden con el tratamiento hasta la negativización y, por tanto, sirven para monitorizar la respuesta a este. Existe un porcentaje de pacientes que persiste con títulos bajos de estos anticuerpos a pesar del tratamiento. Ciertas situaciones clínicas como embarazo, enfermedades del tejido conjuntivo, hepatopatías crónicas, drogadicción, infección por VIH, tuberculosis e infecciones agudas por virus del herpes pueden asociarse con pruebas no treponémicas positivas en ausencia de positividad para las pruebas treponémicas (FTA-Abs), lo que se conoce como *reacciones falsamente positivas*.

Como método serológico de cribado se emplean las pruebas no reagínicas, ya que son las primeras en positivizar y permanecen positivas a pesar del tratamiento.

En los últimos años se ha extendido el empleo de la **PCR** en muestras mucocutáneas para el diagnóstico de sífilis; se trata de una técnica rápida y sencilla, que puede adelantarse a la elevación de los anticuerpos treponémicos en la sífilis primaria, disminuyendo los falsos negativos del período ventana. Tiene una mayor sensibilidad en muestras de chancro que en las de sífilis secundaria, probablemente por la ulceración de la lesión.

En la **tabla 49-2** se recoge el tratamiento de la sífilis según el estadio.

> ! Las pruebas treponémicas o no reagínicas son específicas de la infección por treponema y, al ser las primeras en positivizar, en la actualidad se prefieren como método serológico de cribado. Los anticuerpos reagínicos o no treponémicos sirven para monitorizar la respuesta al tratamiento. La utilización de la PCR para detección del ADN de *T. pallidum* del exudado cutáneo en la lesión primaria disminuye los falsos negativos del período ventana de la sífilis.

Linfogranuloma venéreo

Es una enfermedad de transmisión sexual causada por los serotipos L1, L2 y L3 de *Chlamydia trachomatis*. Produce inflamación y supuración de los ganglios linfáticos de drenaje y, al mismo tiempo, destrucción y cicatrización de los

Tabla 49-2. Tratamiento de elección para cada estadio de sífilis

	Alternativa[a]	Embarazo	VIH	Parejas sexuales
Sífilis precoz: primaria, secundaria y latente temprana	Penicilina G benzatina 2,4 millones UI i.m. dosis única	La mujer gestante debe ser tratada con la primera línea de tratamiento apropiada para cada estadio, y en caso de alergia a penicilina debe ser desensibilizada	Deben recibir el mismo tratamiento que los pacientes sin infección por VIH según el estadio; no existen suficientes datos sobre la eficacia de las segundas líneas de tratamiento en estos pacientes	Parejas sexuales < 90 días: tratar independientemente de serologías Parejas sexuales > 90 días: esperar resultados serológicos; en caso de no estar disponibles de manera inmediata tratar Requieren realización de serologías por riesgo incrementado: parejas sexuales 3 meses previos al inicio de síntomas de sífilis primaria, 6 meses previos al inicio de síntomas de sífilis secundaria y 12 meses previos al diagnóstico de sífilis latente temprana
	Doxiciclina 100 mg/12 h o 200 mg/24 h durante 14 días o Azitromicina 1 g v.o. dosis única			
Sífilis tardía: terciaria y latente tardía	Penicilina G benzatina 2,4 millones UI i.m./ semana durante 3 semanas			Realizar prueba diagnóstica a parejas sexuales de larga duración
	Doxiciclina 100 mg/12 h o 200 mg/24 h durante 21-28 días			
Neurosífilis	Penicilina G cristalina acuosa 3-4 millones UI i.v. cada 4 h o 18-24 millones UI/ día infusión continua durante 10-14 días			
	Penicilina G procaína 2,4 millones UI i.m. cada 24 h + probenecid 500 mg/6 h v.o. durante 10-14 días o Ceftriaxona 1-2 g/24 h i.v. durante 10-14 días			

[a]Siempre que exista alergia a penicilinas, se recomienda desensibilización a esta.
VIH: virus de la inmunodeficiencia humana.

tejidos vecinos. En nuestro medio era una infección rara, aunque en los últimos años el aumento de casos la ha convertido en una enfermedad de declaración obligatoria. El período de incubación es de 4-21 días. Se inicia como una úlcera genital indolora, que con frecuencia pasa desapercibida y cura sin dejar cicatriz, seguida de inflamación de los ganglios de drenaje (**e-Fig. 49-7**), que se hacen dolorosos y finalmente supuran (bubones). Puede acompañarse de fiebre, astenia, anorexia y malestar general. En la mujer pueden aparecer fístulas entre la vagina y el recto. En fases más avanzadas aparece elefantiasis de genitales o masas excrecentes rectales y abscesos. El diagnóstico se realiza actualmente mediante PCR.

Chancroide

El chancroide o chancro blando es una infección poco frecuente con una mayor prevalencia en algunas partes del mundo como África, Caribe y el Sudeste asiático. Está causada por *Haemophilus ducreyi*. La infección tiene un período de incubación corto, de unos 3-7 días, tras el cual se desarrollan múltiples pápulas y pústulas que evolucionan hacia úlceras múltiples, blandas y muy dolorosas. Las lesiones pueden evolucionar hacia la curación espontánea o pueden dejar cicatrices profundas y fimosis. Frecuentemente se asocian a adenopatías bilaterales dolorosas que pueden llegar a fistulizar a la piel y puede observarse supuración. El diagnóstico puede confirmarse mediante la tinción de Gram, la realización de cultivo en medios especiales o la PCR.

Granuloma inguinal o donovanosis

Se trata de una ITS causada por *Klebsiella granulomatis,* anteriormente conocida como *Calymmatobacterium granulomatis*, bacteria intracelular gramnegativa común en regiones tropicales y subtropicales. Es más frecuente en hombres que practican sexo con hombres sexualmente activos, en especial entre los que practican sexo anal. Alrededor del 50 % de los infectados presentan lesiones anales.

Clínicamente, se manifiesta en forma de una pápula o un nódulo indoloro ulcerado y friable que sangra con facilidad. Progresa lentamente y produce destrucción del tejido genital vecino. La infección extragenital puede extenderse hacia órganos genitourinarios o intrabdominales. El diagnóstico se hace en la mayoría de las ocasiones por biopsia de las lesiones y examen de estas para detectar la presencia de cuerpos de Donovan (inclusiones citoplásmicas en el interior de los macrófagos).

Infecciones que cursan con uretritis, proctitis, cervicitis y faringitis

Son infecciones que cursan con la presencia de secreción mucopurulenta o mucosa asociada a dolor o prurito en el área afectada. La más frecuente es la afectación de la uretra masculina, uretritis, y se trata de una de las urgencias de

ITS más común; suele presentarse como disuria o escozor asociado a secreción mucopurulenta. El resto de las localizaciones afectadas suelen cursar asintomáticas o paucisintomáticas; la proctitis puede desarrollarse con secreción mucosa o dolor con la defecación. En algunos pacientes coexiste la infección en distintas localizaciones, por lo que ante una uretritis se debe preguntar por odinofagia y síntomas rectales.

Cabe recordar que las uretritis pueden ser secundarias a procesos no infecciosos, como causas traumáticas, tumorales, etc.

Etiología

Tradicionalmente, las uretritis se han dividido, por su comportamiento clínico y agente etiológico, en **uretritis gonocócicas** y en **uretritis no gonocócicas**.

La causa más frecuente de uretritis es la gonocócica, producida por *N. gonorrhoeae*. Este microorganismo tiene un período de incubación corto, y el cuadro clínico aparece 2-5 días después del contagio sexual. El paciente refiere una secreción purulenta y abundante en la uretra, que es más evidente por la mañana después de retener la orina toda la noche, y disuria con sensación de quemazón en la micción («supuración matutina») (**e-Fig. 49-8**). En un 25 % de los casos, la clínica es más leve, similar a las uretritis no gonocócicas. La infección puede extenderse para afectar a la próstata, las vesículas seminales y el epidídimo, pero si se administra tratamiento, estas complicaciones son raras. Aproximadamente un 50 % de mujeres refieren síntomas de uretritis y cervicitis, pero con mayor frecuencia que en el varón la infección es asintomática. Clínicamente, puede aparecer disuria, exudado purulento cervical, eritema, edema y sangrado intermenstrual. La enfermedad pélvica inflamatoria es una posible complicación. La infección gonocócica también puede localizarse a nivel rectal, produciendo una proctitis variable con dolor en la defecación y síntomas inespecíficos, a nivel faríngeo o a nivel oftalmológico, que se observa por contagio directo o en la actualidad raramente en los recién nacidos por contagiarse en el canal del parto. La gonococia diseminada (síndrome artritis-dermatitis) se caracteriza por la tríada de dermatitis, tenosinovitis y poliartritis migratoria. Desde el punto de vista cutáneo, se presenta con lesiones petequiales o pustulares acrales (**e-Fig. 49-9**). La afectación articular puede progresar a oligoartritis séptica, siendo la causa más frecuente de artritis séptica en adultos jóvenes sexualmente activos. Suele aparecer tras una infección asintomática, por la que no ha recibido tratamiento, y es algo más habitual en mujeres.

Dentro de las uretritis no gonocócicas, la infección por *C. trachomatis* se relaciona con un 40 % de los casos, sobre todo en varones menores de 30 años. Otras causas de uretritis son infecciones por *Mycoplasma genitalium*, *Trichomonas vaginalis* y especies de *Haemophilus*. El período de incubación es más prolongado que la uretritis gonocócica —sobre 7-21 días—, y su sintomatología es escasa. Cursa con un discreto exudado uretral mucoide y mínima o moderada disuria. Las complicaciones asociadas a infección por *C. trachomatis* en varones incluyen epididimitis, prostatitis y artritis reactivas. En mujeres, puede progresar a enfermedad pélvica inflamatoria y a infertilidad.

Tratamiento

El esquema de tratamiento se encuentra resumido en la **tabla 49-3**.

Debido al aumento de casos de uretritis por coinfección de *N. gonorrhoeae* y *C. trachomatis*, el esquema de tratamiento empírico debe incluir un tratamiento eficaz contra ambos patógenos.

Cabe destacar el aumento de resistencia a macrólidos de *M. genitalium*, por lo que, como se indica en la tabla, el tratamiento dependerá de conocer esta resistencia.

Diagnóstico

Es fundamental realizar el diagnóstico etiológico para la prevención de complicaciones, el tratamiento de las parejas sexuales, la vigilancia epidemiológica, así como para la detección temprana de resistencia a antibióticos.

La toma de muestras, si es posible, se debe realizar antes de administrar tratamiento si está disponible; se obtendrá exudado uretral para cultivo o realización de PCR. La PCR ofrece un diagnóstico rápido y es necesaria para la detección de *C. trachomatis*; sin embargo, realizar cultivo y antibiograma puede ser fundamental en algunos casos.

Monkeypox o Mpox

Mpox es un virus ADN del género *Orthopoxvirus*, similar a la viruela, endémico en la República Democrática del Congo y en algunas zonas de África, que en el año 2022 se extendió fuera del continente produciendo brotes de miles de casos en Europa y Estados Unidos. La transmisión se produce principalmente por contacto con lesiones cutáneas, y la mayoría de los casos se observan en hombres que practican sexo con hombres contagiados durante la práctica sexual.

Las **manifestaciones clínicas generales** que en la mayoría de los casos preceden a las lesiones cutáneas incluyen: fiebre, malestar general, astenia, mialgias y linfadenopatías. Las lesiones cutáneas presentan un patrón evolutivo característico: comienzan como máculas eritematosas que evolucionan a pápulas y vesículas o seudopústulas; estas últimas desarrollan un aspecto umbilicado característico (**e-Fig. 49-10**). Con el tiempo, se transforman en úlceras cubiertas con costra que al curar dejan áreas cicatriciales o hipopigmentadas llamativas. Las lesiones pueden presentar una distribución generalizada, pero también pueden agruparse en áreas donde se ha producido el contagio durante la práctica sexual, como la región perioral, genital o perianal y los dedos.

Como tratamiento local se emplean antibióticos tópicos en las úlceras, aunque si se observa edema importante puede ser necesario administrar corticosteroides orales. Como antivirales destaca tecovirimat en casos concretos. La vacunación se ha ofrecido en grupos de riesgo para prevenir contagios.

Tabla 49-3. Tratamiento de elección según la causa de la uretritis

			Parejas sexuales
Tratamiento empírico	Ceftriaxona 500 mg i.m. dosis única + doxiciclina 100 mg/12 h durante 7 días o azitromicina 1 g dosis única RAM a penicilina:		
Gonorrea	Ceftriaxona 500 mg[a] i.m. dosis única	Gentamicina 240 mg i.m. dosis única + azitromicina 2 g v.o. dosis única	Cefixima 800 mg v.o. dosis única[b]	Evaluar, realizar pruebas diagnósticas y tratar a parejas sexuales < 60 días
Chlamydia	Doxiciclina 100 mg/12 h durante 7 días	Azitromicina 1 g dosis única o Levofloxacino 500 mg/24 h durante 7 días		Evaluar, realizar pruebas diagnósticas y tratar a parejas sexuales < 60 días
Mycoplasma genitalium	Prueba de resistencia disponible Sensible a macrólidos: doxiciclina 100 mg/12 h v.o. 7 días seguido de azitromicina 1 g/24 h primer día + azitromicina 500 mg/24 h 3 días más Resistente a macrólidos: doxiciclina 100 mg/12 h 7 días seguido de moxifloxacino 400 mg/24 h 7 días	Prueba de resistencia no disponible: doxiciclina 100 mg/12 h 7 días seguido de moxifloxacino 400 mg/24 h 7 días		Falta evidencia. Hacer pruebas a parejas sexuales y ofrecer tratamiento según los resultados
Haemophilus influenzae* o *parainfluenza				
Tricomoniasis	Metronidazol 2 g azitromicina dosis única	Tinidazol 2 g v.o. dosis única		Tratamiento de parejas sexuales actuales

[a]Si el peso > 150 kg, la dosis debe ser de 1 g.
[b]Alternativa menos eficaz.
RAM: reacción adversa a un medicamento.

Condilomas acuminados

Los condilomas acuminados o verrugas anogenitales son la ITS más frecuente de nuestro medio y están producidas en un 90 % de los casos por el virus del papiloma humano (VPH) tipos 6 y 11. Los tipos 16, 18, 31, 33 y 35 ocasionalmente pueden encontrarse en condilomas acuminados y se asocian a un mayor riesgo de evolución a carcinoma escamoso. El período de incubación del VPH oscila desde pocas semanas hasta años, y un elevado porcentaje de los pacientes presenta una infección latente o subclínica con un curso indolente. Clínicamente, pueden presentarse como verrugas vulgares, pápulas filiformes rosadas —*cresta galli*— o con morfología «en coliflor» afectando a las regiones perineal y genital, los pliegues inguinales y el ano (**e-Fig. 49-11**). Pueden ser muy variables en tamaño y llegar a formar grandes lesiones exofíticas. El diagnóstico principalmente es clínico, aunque es posible realizar un estudio histológico y la detección del VPH sobre lesiones atípicas (pigmentadas, ulceradas, resistentes al tratamiento, etc.). Ante la presencia de condilomas acuminados anales, se recomienda la exploración con anoscopia o rectoscopia para descartar afectación interna. Aunque las verrugas anogenitales son raras en niños y suele tratarse de un contagio inocente de verrugas cutáneas de otras localizaciones causadas por genotipos de VPH no genitales, siempre se debe descartar un posible abuso sexual.

El tratamiento de estas lesiones es muy amplio y se resume en la **tabla 49-4.** En ausencia de tratamiento, en algunos pacientes las lesiones se resuelven espontáneamente. En la actualidad, la implementación de la vacuna frente al VPH previene del contagio de los genotipos incluidos en la misma, habitualmente los de mayor riesgo de evolución a carcinoma.

Otras infecciones

Molluscum contagiosum

Se trata de una infección epidérmica causada por un virus perteneciente a la familia *Poxviridae*. Se da predominantemente en niños y, cuando aparece en la zona genital, suele estar relacionada con la transmisión sexual. La clínica consiste en pápulas hemisféricas de pequeño tamaño que presentan una umbilicación central, color piel o rosada, con un tamaño generalmente en el rango de ≥ 2 mm (**e-Fig. 49-12**). Estas lesiones tienden a agruparse alrededor de la zona púbica o los genitales externos, con una variabilidad en el número que oscila entre unas pocas y más de un centenar de lesiones. En la dermatoscopia, se observan lóbulos amarillentos en el centro, y en la periferia vasos radiales «en corona» (**e-Fig. 49-13**). Su aparición en la cara de un individuo adulto obliga a considerar la existencia de inmunosupresión, como en el contexto de la infección por el VIH. El diagnóstico se establece principalmente mediante la evaluación clínica y puede corroborarse mediante el análisis directo de material del interior de las pápulas o mediante histología. En ambos casos, se observa la presencia de cuerpos de inclusión citoplasmáticos, también conocidos como *cuerpos de Henderson-Paterson*. Como tratamiento, destacan el curetaje, el afeitado, el láser de dióxido de carbono o la aplicación de agentes irritantes como el hidróxido potásico.

Tabla 49-4. Tratamientos más frecuentes para condilomas acuminados	
	Tratamientos aplicados por el médico
Imiquimod al 5 % crema: 3 días a la semana no consecutivos durante un máximo de 16 semanas. Dejar actuar unas 6-10 h por aplicación	Crioterapia
Sinecatequina pomada: 3 veces al día durante un máximo de 16 semanas	Extirpación: láser de dióxido de carbono, escisión tangencial con tijeras, afeitado, curetaje, electrocoagulación
Podofilotoxina	Ácido tricloroacético

Tabla 49-5. Tratamiento de las causas más frecuentes de secreción vaginal		
	Tratamiento	**Parejas sexuales**
Vaginosis bacteriana	Metronidazol 500 mg/12 h v.o. durante 7 días	
Vulvovaginitis candidiásica	Clotrimazol o miconazol intravaginal Fluconazol 150 mg v.o. dosis única	
Tricomoniasis	Metronidazol 500 mg/12 h v.o. durante 7 días	Deben tratarse todas las parejas sexuales con la misma pauta

Secreción vaginal

Las infecciones que se asocian de manera más frecuente con secreción vaginal son la vaginosis bacteriana, la vulvovaginitis candidiásica y la tricomoniasis. Únicamente la última se considera una ITS, pero es necesario comentar las otras entidades para su diagnóstico diferencial. El tratamiento se recoge en la **tabla 49-5.**

Vaginosis bacteriana

Consiste en la sustitución de la flora vaginal habitual por un sobrecrecimiento de bacterias anaerobias como *Gardnerella vaginalis*, *Prevotella bivia*, etc. Es la causa más frecuente de descarga vaginal, que en la mayoría de los casos es asintomática. En la exploración, se observan paredes vaginales normales no eritematosas, un flujo escaso de consistencia acuosa y color grisáceo o blanquecino con un olor característico a pescado. Se ha relacionado con un mayor riesgo de contagio de otras ITS. No se ha demostrado el beneficio de tratar a la pareja sexual para evitar recidivas. Para su diagnóstico se pueden emplear los criterios clínicos de Amsel y una tinción de Gram, en la que se observarían *clue cells*.

Vulvovaginitis candidiásica

Principalmente está causada por *Candida albicans*. Produce prurito vaginal intenso, dispareunia, disuria externa y secreción vaginal. En la exploración, se observan edema y eritema vulvar, secreción vaginal densa blanquecina. Para su diagnóstico se puede realizar cultivo en medio de Sabouraud o visión directa con hidróxido de potasio.

Tricomoniasis

Se estima que es una de las ITS bacterianas más prevalentes, pero no es de declaración obligatoria ni se recomienda el cribado de la población general. Aunque la mayoría de los casos son paucisintomáticos, puede producir secreción vaginal maloliente de color amarillo-grisáceo. En la exploración, se observa eritema en las paredes vaginales y en el cérvix con aspecto «en fresa». En varones puede producir clínica de uretritis, epididimitis o prostatitis. Para el diagnóstico se puede realizar PCR, cultivo o visualización en fresco.

DERMATOSIS EN EL PACIENTE CON INFECCIÓN POR EL VIRUS DE LA INMUNODEFICIENCIA HUMANA

Introducción

La infección por VIH se relaciona con un amplio número de enfermedades cutáneas. Aunque algunas de ellas son características y únicas de este virus, la gran mayoría son patologías conocidas que se manifiestan de una manera atípica o resistente al tratamiento en comparación con la población general. La **inmunodeficiencia** es el principal factor para el desarrollo de las múltiples manifestaciones cutáneas, pero también influyen otros como la necesidad de antibioticoterapia múltiple, efectos adversos a la terapia antirretroviral o el síndrome de reconstitución inmune.

En la tabla 49-6 se recogen las diferentes patologías más características de la infección por VIH. Algunas de ellas servirán para alertar de la sospecha diagnóstica o como buenos marcadores de progresión de la enfermedad. Afortunadamente, desde la introducción de la terapia antirretroviral, muchas de ellas han disminuido en frecuencia.

Profilaxis preexposición

En España, la Agencia Española de Medicamentos y Productos Sanitarios autorizó la indicación de tenofovir disoproxil fumarato 300 mg más emtricitabina 200 mg,

Tabla 49-6. Características clínicas y manifestaciones cutáneas de las patologías en pacientes con infección por el virus de la inmunodeficiencia humana

Patología	Manifestaciones clínicas
Infecciones víricas	
Síndrome retroviral agudo (primoinfección por VIH)	El 80 % de los pacientes 2-6 semanas tras el contagio. Cuadro gripal: fiebre, mialgias, exantema morbiliforme en cara y tronco, linfadenopatías generalizadas, aftas orales y/o genitales, etc.
Herpes simple	Inmunidad adecuada: similar al herpes simple en pacientes inmunocompetentes. Inmunodeficiencia: aumento de brotes, úlceras crónicas y profundas, afectación de localizaciones atípicas, diseminación de las lesiones, mala respuesta a antivirales
Virus de la varicela-zóster	Varicela con más lesiones y retraso en la curación. Mayor riesgo de neumonitis, hepatitis y encefalitis Riesgo aumentado de herpes zóster con mayor número de lesiones, multimetaméricas, diseminadas, úlceras persistentes con mala respuesta al tratamiento, cicatrices profundas, neuralgia posherpética
Molluscum contagiosum	Lesiones más grandes (> 1 cm), confluentes, verrucosas y diseminadas
VPH	Mayor riesgo de infección por VPH y disminución de la aclaración del mismo. Verrugas vulgares y condilomas de mayor tamaño, múltiples y persistentes. Mayor riesgo de evolución a carcinoma epidermoide (anal, pene, vulva, cérvix) en relación con VPH de alto riesgo. Epidermodisplasia verruciforme-*like*
Virus de Epstein-Barr	Leucoplasia vellosa oral (e-**Fig. 49-14**): placas verrucosas, vellosas, adheridas, que afectan a la cara lateral de la lengua. Indica progresión de la enfermedad. Se resuelven con terapia antirretroviral
Citomegalovirus	La reactivación de citomegalovirus se asocia con recuento de CD4 < 100/mm³. Lo más frecuente: retinitis, esofagitis y colitis. Afectación cutánea poco frecuente: úlceras mucocutáneas anogenitales, placas verrucosas pigmentadas, etc.

(Continúa)

Tabla 49-6. Características clínicas y manifestaciones cutáneas de las patologías en pacientes con infección por el virus de la inmunodeficiencia humana [cont.]

Patología	Manifestaciones clínicas
Infecciones fúngicas	
Candidiasis	Placas blanquecinas que afectan a mucosa yugal y lengua, acompañándose de disfagia. Erosiones linguales profundas, infección esofágica, infección vaginal intratable. Paroniquia crónica y onicodistrofia
Dermatofitosis	Afectación extensa especialmente de la ingle y el pie con queratodermias gruesas. La onicomicosis blanca subungueal proximal es indicación de descartar inmunosupresión
Criptococosis diseminada	Se asocia con recuento de CD4 < 100/mm³. Pápulas umbilicadas similares al *molluscum contagiosum*, nódulos ulcerados, pústulas, etc. Infección pulmonar y del sistema nervioso central. Mayor frecuencia de infección fúngica diseminada en general (histoplasmosis, aspergilosis, etc.)
Infecciones bacterianas	
Staphylococcus aureus	Mayor riesgo de infección por *Staphylococcus aureus* resistente a meticilina
Sífilis	Presentaciones poco frecuentes: chancros múltiples, lesiones concomitantes de sífilis primaria y secundaria, úlceras grandes y dolorosas, queratodermia palmoplantar, lesiones anulares y sífilis maligna (secundarismo que se manifiesta como pápulas o nódulos ulceronecróticos). Mayor riesgo de neurosífilis. Fenómeno prozona en la serología (prueba no treponémica falsos negativos)
Angiomatosis bacilar	Se asocia con recuento de CD4 < 100/mm³. Producida por *Bartonella quintana* o *Bartonella henselae*. Pápulas o nódulos firmes cutáneos o subcutáneos, de color rojo violáceo, que pueden sangrar o ulcerarse
Micobacterias	Tuberculosas o no tuberculosas. Clínicamente: úlceras, abscesos, pápulas o nódulos eritematovioláceos, placas verrucosas. Puede no observarse el hallazgo típico de granuloma caseoso en la biopsia

Otras	Fascitis necrosante, nocardiosis, malacoplaquia, infección por *Pseudomonas* (foliculitis de las piscinas, otitis externa maligna y ectima gangrenoso)
Infecciones parasitarias	
Leishmania	Lesiones cutáneas diseminadas, tendencia a la ulceración. Mayor riesgo de progresión a visceral
Estrongiloidosis	Mayor riesgo de estrongiloidosis diseminada. Eosinofilia. Manifestaciones cutáneas: urticaria, erupción petequial y larva *currens*
Infestaciones y picaduras	
Sarna	Sarna noruega: placas gruesas hiperqueratósicas. Afectación del polo cefálico
Demodicosis	Erupción papulopustular, descamación, sensación de quemazón en cara y cuello por sobrecrecimiento de *Demodex*
Picaduras	Reacción inflamatoria exagerada a picaduras de insectos
Dermatosis papuloescamosas	
Dermatitis seborreica	Más frecuente. Lesiones más papulares o prominentes. Lesiones más extensas. Resistente al tratamiento
Psoriasis	Mayor gravedad de la enfermedad y resistencia al tratamiento. Mayor incidencia de artritis psoriásica. Coexistencia de varios subtipos clínicos en el mismo paciente
Pitiriasis *rubra pilaris*	Fitiriasis *rubra pilaris* asociada al VIH o tipo VI: solapamiento con la presentación clásica, pápulas eritematosas foliculares, espinas hiperqueratósicas, acné *conglobata* e hidradenitis supurativa

(Continúa)

Tabla 49-6. Características clínicas y manifestaciones cutáneas de las patologías en pacientes con infección por el virus de la inmunodeficiencia humana [cont.]

Patología	Manifestaciones clínicas
Dermatosis papuloescamosas	
Otras	Xerosis, ictiosis adquirida en miembros inferiores, mayor prevalencia de DA en la infancia
Dermatosis papulares pruriginosas	
Erupción papular pruriginosa	Pápulas eritematosas no foliculares simétricas en extremidades y tronco. Histológicamente, infiltrado linfocítico y eosinófilo perivascular e intersticial
Foliculitis eosinofílica	Pápulas y pústulas foliculares muy pruriginosas en polo cefálico y parte alta del tronco
Dermatosis fotocondicionadas	
Porfiria cutánea tarda, dermatitis actínica crónica, granuloma anular fotosensible, erupciones liquenoides fotodistribuidas	
Otras: aftas orales de gran tamaño, estomatitis aguda necrosante, vasculitis, telangiectasias lineales en el tórax, liquen mixedematoso papular localizado	
Neoplasias	
Sarcoma de Kaposi	Lesiones más destructivas y diseminadas. Predilección por cabeza y cavidad oral. Es necesaria exploración de órganos internos como pulmones, orofaringe o tubo digestivo. Se correlaciona con estado inmunitario (e-Figs. 49-15 y 49-16).
Cáncer cutáneo	Mayor riesgo de melanoma, epidermoide, basocelular, Merkel y tumores sebáceos. Tumores múltiples y de comportamiento más agresivo
Linfoma	Más frecuente linfoma B no Hodgkin asociado a virus de Epstein-Barr. Se debe considerar la posibilidad de leucemia/linfoma de linfocitos T del adulto asociada a HTLV-1

HTLV-1: virus linfotrópico de células T humanas tipo 1; VIH: virus de la inmunodeficiencia humana; VPH: virus del papiloma humano.

1 comprimido al día, como tratamiento preventivo de la infección por VIH. Los objetivos de la profilaxis preexposición en España son reducir la incidencia de nuevas infecciones por VIH y mejorar la salud sexual de las personas en riesgo. La profilaxis preexposición se dirige a grupos específicos en situaciones de alto riesgo, y los criterios de selección se basan en factores de riesgo y se actualizan periódicamente (**Tabla 49-7**); en cualquier caso, el paciente debe tener más de 18 años y se debe descartar la infección por VIH previamente. El seguimiento de las personas en profilaxis preexposición debe incluir pruebas de VIH y detección de otras ITS, evaluaciones de la función renal y hepática, y asesoramiento sobre prácticas sexuales seguras.

> **!** Los pacientes más afectados por este recrudecimiento dentro de las ITS son los jóvenes de entre 20 y 40 años, sobre todo los hombres que practican sexo con hombres debido a una sensación de falta de miedo e información frente al VIH y otras ITS. Ante el diagnóstico de una ITS, es mandatorio realizar un despistaje de otras ITS.

Tabla 49-7. Criterios de selección

Hombres que practican sexo con hombres con al menos dos de los siguientes criterios de alto riesgo:
a. Más de 10 parejas sexuales diferentes en el último año
b. Sexo anal sin protección en el último año
c. Uso de drogas relacionado con el mantenimiento de relaciones sexuales sin protección en el último año
d. Administración de profilaxis posexposición en varias ocasiones en el último año
e. Al menos una ITS bacteriana en el último año

En personas transexuales que tengan prácticas sexuales de alto riesgo, se aplicarán los mismos criterios que para el grupo de hombres que practican sexo con hombres

Otras poblaciones a considerar:
1. Personas que se inyectan drogas y comparten material de inyección, incluidos en programas de intercambio de jeringuillas y/o terapia sustitutiva de opiáceos, y que mantienen relaciones sexuales sin protección
2. Personas que ejercen la prostitución expuesta a relaciones sexuales sin protección
3. Personas altamente vulnerables:
   a. Relaciones sexuales sin protección en el último año con múltiples parejas sexuales distintas y con desconocimiento de su estado serológico
   b. Relaciones sexuales sin protección en el último año con parejas procedentes de grupos de población con alta prevalencia de VIH (países con alta prevalencia [> 1 %] o con personas que se inyectan drogas)
   c. Con antecedentes de ITS ulcerativas en el último año

ITS: infección de transmisión sexual; VIH: virus de la inmunodeficiencia humana.

BIBLIOGRAFÍA

Blanes M, Belinchón I, Merino E, Portilla J, Sánchez-Payá J, Betlloch I. Prevalencia y características de las dermatosis relacionadas con la infección por VIH en la actualidad. Actas Dermosifiliogr. 2010;101(8):702-9.

Bolognia JL, Schaffer JV, Cerroni L. Dermatology. 4ª ed. Philadelphia: Elsevier-OHCE; 2017.

Grau Echevarría A, Peñuelas Leal R, Martínez Domenech Á, et al. Clinical and Demographic Features of 49 Patients With Human Monkeypox Virus-Confirmed Infection in a Tertiary Care Center in Valencia, Spain: A Descriptive Study. Sex Transm Dis. 2023;50(2):66-73.

Labrandero Hoyos C, Peñuelas Leal R, Casanova Esquembre A, et al. Diagnostic value of Treponema pallidum PCR test in real practice. Australas J Dermatol. 2023;64(1):e56.

Patel R, Kennedy OJ, Clarke E, et al. 2017 European guidelines for the management of genital herpes. Int J STD AIDS. 2017;28(14):1366-79.

Sweeney EL, Whiley DM, Murray GL, Bradshaw CS. Mycoplasma genitalium: enhanced management using expanded resistance-guided treatment strategies. Sex Health. 2022;19(4):248-54.

Tiplica GS, Radcliffe K, Evans C, et al. 2015 European guidelines for the management of partners of persons with sexually transmitted infections. J Eur Acad Dermatol Venereol. 2015;29(7):1251-7.

Workowski KA, Bachmann LH, Chan PA, et al. Sexually Transmitted Infections Treatment Guidelines, 2021. MMWR Recomm Rep. 2021;70(4):1-187.

Neoplasias cutáneas

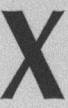

Tumores cutáneos benignos

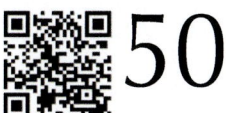

50

M. Vela Ganuza y C. Sarró Fuente

 PUNTOS CLAVE

- Los tumores cutáneos benignos en su conjunto constituyen uno de los principales motivos de consulta en dermatología.
- Resulta fundamental su conocimiento y su diagnóstico diferencial con las lesiones malignas. El estudio histológico se debe realizar siempre que existan dudas diagnósticas.
- Al tratarse de lesiones benignas, por lo general no precisan tratamiento por motivos médicos. Dicho manejo (exéresis u otros métodos ablativos) se reserva para lesiones sintomáticas o que ocasionen molestia estética.

INTRODUCCIÓN

Los tumores cutáneos benignos se pueden clasificar en tumores epidérmicos, quistes, tumores anexiales y tumores de la dermis e hipodérmicos. Debido a la gran cantidad de entidades que engloba este capítulo, se incluyen tablas a modo de resumen y se desarrollan solo los apartados más importantes.

PROLIFERACIONES Y TUMORES EPIDÉRMICOS BENIGNOS

Son aquellos que se originan a partir de los **queratinocitos** (Tabla 50-1).

Lentigo solar

Tumor benigno muy frecuente, especialmente en personas mayores de 60 años de origen caucásico. Se presenta como una mácula color marrón de bordes bien definidos en zonas fotoexpuestas. En el examen dermatoscópico, se observan bordes netos o «apolillados» y un patrón homogéneo o «seudorretículo» pigmentado (e-Fig. 50-1).

Estas lesiones están constituidas por una hiperplasia epidérmica con proliferación variable de melanocitos y acumulación de melanina en los queratinocitos en respuesta a la exposición a radiación ultravioleta. Histológicamente, se aprecia prolongación y fusión de las crestas interpapilares, adelgazamiento de la epidermis y pigmentación de la capa basal.

Tabla 50-1. Proliferaciones y tumores epidérmicos benignos

Lentigo solar	Acantoma acantolítico (disqueratósico)
Queratosis seborreica:	Acantoma epidermolítico
• Dermatosis papulosa *nigra*	Acantoma de células grandes
• Estucoqueratosis	Nevo epidérmico
• Queratosis folicular invertida	Nevo epidérmico verrugoso inflamatorio lineal
Queratosis liquenoide	Nevo comedoniano
Poroqueratosis	Acantosis *nigricans*
Enfermedad de Flegel	Hiperqueratosis nevoide del pezón y la areola
Acroqueratosis verruciforme	
Cuerno cutáneo	Papilomatosis confluente y reticulada
Acantoma de células claras	Papulosis de células claras
Disqueratoma verrucoso	

El diagnóstico diferencial engloba la queratosis seborreica, la queratosis actínica pigmentada, el nevo melanocítico y el lentigo maligno. Siempre que exista duda diagnóstica, es recomendable el estudio histológico.

 Aunque los lentigos solares no precisan tratamiento, su manejo con láser es eficaz cuando suponen un problema estético.

Queratosis seborreica

Es el tumor epidérmico benigno más frecuente. Suele aparecer en mayores de 40 años y localizarse en la cara y el tronco. Se manifiesta en forma de pápulas o placas por lo general parduzco-amarillentas con superficie rugosa y bordes netos (e-Fig. 50-2). En la **dermatoscopia** se suelen observar quistes de *milium*, comedones, estructuras cerebriformes o «en huella digital» y vasos en horquilla. Algunos procesos se han asociado con la aparición rápida de queratosis seborreicas, como el embarazo, las dermatosis inflamatorias concomitantes (eritrodermia) y las neoplasias malignas internas (signo de Leser-Trélat). Algunas entidades enumeradas en la tabla 50-1 son variantes de queratosis seborreicas:

- Dermatosis papulosa *nigra*: pápulas hiperpigmentadas milimétricas en la región facial de individuos de piel oscura (fototipos V-VI).
- Estucoqueratosis: pápulas y placas blanco-grisáceas milimétricas en las extremidades inferiores (sobre todo el dorso de los pies y los tobillos) de personas de edad avanzada.
- Queratosis folicular invertida: variante endofítica de la queratosis seborreica irritada. Clínicamente, es una pápula firme, de rosada a marrón oscuro, solitaria, por lo general localizada en la cara de individuos adultos.

> **!** Aunque normalmente el diagnóstico clínico y dermatoscópico es claro, cuando las queratosis seborreicas están irritadas pueden ser difíciles de diferenciar de otras lesiones queratinizantes tanto benignas como malignas.

Además, es de especial importancia tener presente la existencia del melanoma verrucoso (melanoma seborreico-*like*) por su dificultad diagnóstica. Por lo tanto, ante la menor duda siempre es aconsejable el estudio histológico.

Otras entidades que pueden simular queratosis seborreicas son: lentigo solar, verruga vulgar, condiloma acuminado, nevo melanocítico, poroqueratosis, acrocordones y tumor del infundíbulo folicular.

Acroqueratosis verruciforme

Enfermedad de herencia autosómica dominante, en ocasiones asociada a la enfermedad de Darier. Se caracteriza por la presencia de numerosas pápulas queratósicas del color de la piel en el dorso de las manos y los pies. Histológicamente, son características la papilomatosis y la hiperqueratosis «en campanario de iglesia».

Acantoma de células claras

Se presenta como una pápula o placa, habitualmente solitaria, roja brillante, en la pierna. Puede tener un collarete descamativo periférico «en oblea». Dermatoscópicamente, el patrón de la vascularización puede asemejar un collar de perlas. Histológicamente, presenta paraqueratosis sobre una piel con acantosis y queratinocitos pálidos.

Acantoma de células grandes

Pápula o placa bien delimitada, eritematoparduzca, por lo general en zonas fotoexpuestas. De ligero predominio en mujeres. Probablemente se trate de una variante de lentigo solar o queratosis seborreica que histológicamente presenta queratinocitos de gran tamaño.

Poroqueratosis

Constituyen un grupo de dermatosis adquiridas o hereditarias. Se manifiestan como pápulas o placas eritematomarronáceas bien delimitadas por una lámina queratósica fina en la periferia (**e-Fig. 50-3**). Existen múltiples variantes clínicas con características específicas en cuanto a morfología, distribución y comportamiento. Todas ellas se caracterizan por la presencia histológica de una columna de paraqueratosis (lamela cornoide) sobre una invaginación epidérmica. Se han publicado casos aislados de malignización a carcinoma epidermoide, aunque el riesgo es bajo.

Los **tipos** son: poroqueratosis actínica superficial diseminada, poroqueratosis de Mibelli, poroqueratosis lineal, poroqueratosis diseminada eruptiva, poroqueratosis palmoplantar y diseminada, poroqueratosis *punctata* y poroqueratosis *ptychotropica*.

Nevo epidérmico

Se manifiesta como pápulas o placas papilomatosas hiperpigmentadas que siguen una distribución a lo largo de las líneas de Blaschko (**e-Fig. 50-4**). Estos nevos aparecen generalmente desde el nacimiento o durante el primer año de vida. Pueden estar causados por mosaicismos secundarios a mutaciones en *FGFR3*, *PIK3CA*, *HRAS*, queratinas 1 o 10, u otros genes. Existen formas localizadas (las más frecuentes) y otras en el contexto de síndromes (asociando manifestaciones extracutáneas).

 Los pacientes con síndrome del nevo epidérmico presentan anomalías asociadas, fundamentalmente de los sistemas musculoesquelético y nervioso central.

Nevo epidérmico verrucoso inflamatorio lineal

Pápulas o placas eritematodescamativas de aspecto psoriasiforme con distribución lineal, típicamente localizadas en una extremidad. El 75 % aparece antes de los 5 años de edad, y es más frecuente en el sexo femenino. La mayor parte de las lesiones remiten espontáneamente en la edad adulta. Se ha propuesto una posible asociación entre el nevo epidérmico verrucoso inflamatorio lineal y la artritis.

Nevo comedoniano

Hamartoma benigno de la infancia que se manifiesta en forma de múltiples comedones agrupados linealmente (**e-Fig. 50-5**). El 50 % son congénitos y el resto suele aparecer antes de los 10 años de vida. Pueden tener origen en mosaicismos por mutaciones en *FGFR2*.

Enfermedad de Flegel (hiperqueratosis lenticular *perstans*)

Entidad poco frecuente que se presenta como pápulas queratósicas lenticulares de distribución simétrica en la zona distal de las extremidades. Suele aparecer a partir de la quinta década de vida y puede tener herencia autosómica dominante.

Queratosis liquenoide

Representa una fase inflamatoria del lentigo solar, la queratosis seborreica o la queratosis actínica. Se manifiesta en forma de pápulas eritematosas o eritematoparduzcas en zonas con daño solar crónico, sobre todo en el escote, los brazos y la región pretibial (**e-Fig. 50-6**). Por dermatoscopia es característico el «punteado en pimienta». La histología es prácticamente idéntica al liquen plano, pero se distingue por su correlación clínica «punteado en pimienta». La dermatoscopia en la región facial puede ser difícil de distinguir de un lentigo maligno con regresión.

Papilomatosis reticulada y confluente (de Gougerot-Carteaud)

Pápulas marronáceas hiperqueratósicas en un patrón confluente, formando en la periferia un aspecto reticulado. Aparecen durante la pubertad y afectan al cuello, el escote y las zonas inframamarias. Suelen responder bien al tratamiento con tetraciclinas orales.

QUISTES CUTANEOMUCOSOS

Los quistes son cavidades incluidas en la dermis o hipodermis, revestidas por un epitelio que produce el material contenido en su interior. Se diferencian de los seudoquistes en que estos carecen de revestimiento epitelial. Pueden clasificarse en función del epitelio que los tapiza (escamoso o no escamoso), o bien por su origen anexial o no anexial (**Tabla 50-2**).

El quiste cutáneo más frecuente es el epidermoide (**e-Fig. 50-7**). Son nódulos color piel o amarillentos, de consistencia firme y, por lo general, con comedón central.

Tabla 50-2. Clasificación de los quistes cutaneomucosos

Quistes anexiales	Quistes no anexiales	Seudoquistes
Foliculares • Epidermoide • *Milium* • Triquilemal • Esteatocistoma • Vellosos **Ductales** • Hidrocistoma ductal • Epidermoide ductal **Apocrinos** • Hidrocistoma apocrino	**Por trastornos del desarrollo** • Broncogénico • Del conducto tirogloso • Del conducto onfalomesentérico • Branquial • Tímico • Ciliado cutáneo de las extremidades inferiores • Ciliado vulvar • Del rafe medio • Labial • Dermoide **Origen ginecológico** • Endometriosis • Endosalpingiosis	• Mucocele • Quiste mucoide digital o mixoide • Ganglión o quiste sinovial • Seudoquiste del pabellón auricular • Quiste sinovial metaplásico cutáneo

Tabla 50-3. Resumen de los principales tipos de quistes

Tipo de quiste	Localización	Características	Histología
Epidermoide (de inclusión epidérmico)	Cara y tronco	Los más frecuentes. Nódulo bien definido, en ocasiones con comedón central	Capa granulosa Láminas de queratina hojaldrada
Milium	Cara Lactantes: cara, paladar y encías	Pápulas puntiformes blanquecinas • Primarios • Secundarios (a dermatosis inflamatorias o traumatismos)	Igual que el epidermoide
Triquilemal (pilar)	Cuero cabelludo (90 %) Escroto	A veces hereditarios (AD)	Sin capa granulosa Queratina compacta
Triquilemal proliferante	Cuero cabelludo (90 %) Espalda	Mujeres ancianas	Grado de atipia variable
Pilonidal	Zona sacrococcígea	Suele presentarse con inflamación y dolor	Queratina, pelos, tejido de granulación
Quiste velloso eruptivo	Tronco (zona del escote)	Pápulas milimétricas color piel o azuladas. Si son múltiples, frecuentemente es hereditario (AD)	Tallos vellosos y queratina en el interior de la cavidad quística
Esteatocistoma	Tronco, axilas, ingles	Único de origen en la glándula sebácea Solitarios o múltiples (AD)	Cutícula eosinófila Pequeños lobulillos sebáceos en la pared
Dermoide	Cara (cola de ceja en lactantes)	Pelo, glándulas sebáceas, ecrinas, apocrinas, músculo liso	Descartar conexión con sistema nervioso central antes de su exéresis

(Continúa)

Tabla 50-3. Resumen de los principales tipos de quistes [cont.]

Tipo de quiste	Localización	Características	Histología
Hidrocistoma • Apocrino • Ecrino	Cara	Translúcidos (tono azulado) • Apocrinos: solitarios • Ecrinos: solitarios o múltiples	• Apocrino: una o más capas epiteliales y secreción por decapitación • Ecrinos: dos capas epiteliales
Mucocele	Labio inferior (mucosa)	Nódulo translúcido Por rotura de conductos salivales menores	Sin revestimiento epitelial Espacios en el tejido conjuntivo rellenos de material mucinoso
Quiste mucinoso digital (mixoide)	Dorso de los dedos de las manos (falange distal)	Drenan material gelatinoso	Sin revestimiento epitelial Hendiduras en la dermis con mucopolisacáridos ácidos
Ganglión (quiste sinovial)	Muñeca, dorso del pie, rodilla		Espacio quístico con mucina rodeado de tejido fibroso

AD: herencia autosómica dominante.

Las características clínicas e histológicas de los principales quistes cutaneomucosos se resumen en la **tabla 50-3**.

Tratamiento

Siempre que sean sintomáticos, el tratamiento de elección es la exéresis completa.

> **!** Los quistes pueden presentar episodios de inflamación o infección, en cuyo caso requieren drenaje y tratamiento antibiótico.

Los quistes triquilemales y epidermoides proliferativos deben tratarse con resección quirúrgica completa, dada la posibilidad de crecimiento agresivo local y recidivas.

En algunos quistes más superficiales se pueden emplear otros métodos ablativos como láser o electrodesecación (por ejemplo, en quistes de *milium*, hidrocistomas, mucocele). En otras lesiones (mucocele, quiste mixoide, ganglión) se valorará la inyección intralesional de corticosteroides.

TUMORES ANEXIALES BENIGNOS

Las neoplasias anexiales benignas derivan de los anejos cutáneos: unidad foliculosebácea (folículo piloso, glándula sebácea y glándula sudorípara apocrina) y glándula ecrina (**Fig. 50-8**).

Tumores benignos con diferenciación folicular (derivados del folículo piloso)

Tricoepitelioma

Suele manifestarse como una pápula o nódulo del color de la piel en la cara (predominantemente en la nariz) o la parte superior del tronco. Cuando son múltiples y hereditarios suelen tener origen en mutaciones en el gen de la cilindromatosis (*CYLD*) en el seno del síndrome de Brooke-Spiegler.

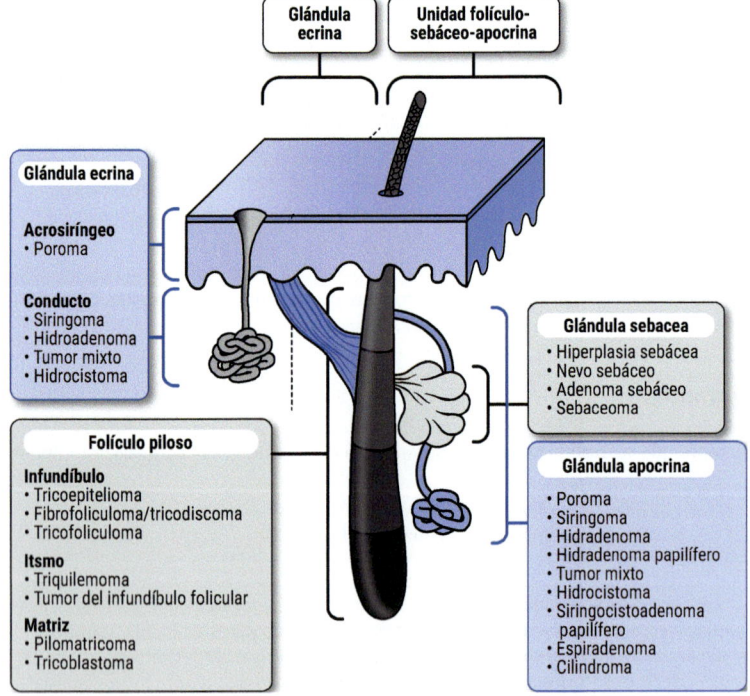

Figura 50-8. Clasificación de los tumores anexiales benignos.

Tricodiscoma/tricofoliculoma

Pápulas blanquecinas, de aspecto cupuliforme, de escasos milímetros de diámetro localizadas principalmente en la nariz, la frente y las mejillas, aunque también pueden localizarse en el cuello y el tronco.

Histológicamente, el fibrofoliculoma es una lesión típicamente vertical o perpendicular a la epidermis, ya que está centrada en el folículo piloso. Se caracteriza por la presencia de largas y delgadas proyecciones epiteliales, del tipo del manto folicular, que en ocasiones terminan en glándulas sebáceas maduras, y que están típicamente rodeadas por un estroma fibrovascular con variable componente mixoide.

El tricodiscoma es, a diferencia del anterior, una lesión orientada horizontalmente, es decir, paralela a la epidermis, constituida exclusivamente por un estroma idéntico al fibrofoliculoma, rodeado en la base por unidades folículo-sebáceas. Se asocian al síndrome de Birt-Hogg-Dubé

Pilomatrixoma

Típicamente, aparece en la infancia o adolescencia y se manifiesta como un nódulo solitario del color de la piel o ligeramente azulado (**e-Fig. 50-9**). Puede localizarse en cualquier superficie cutánea pilosa, aunque se manifiesta con mayor frecuencia en la cara o en la parte superior del tórax. Son lesiones firmes al tacto por la calcificación y la fibrosis acompañantes. Las formas múltiples pueden asociarse a distrofia miotónica, síndrome de Turner o síndrome de Gardner (cuando es quístico).

Tumores benignos con diferenciación sebácea

Hiperplasia sebácea

Las hiperplasias sebáceas no constituyen una neoplasia verdadera, sino una dilatación de las glándulas sebáceas. Son frecuentes en mayores de 50 años y suelen estar localizadas en la cara. Se manifiestan en forma de pápulas umbilicadas amarillentas o color de la piel (**e-Fig. 50-10**). Por dermatoscopia se aprecian estructuras amarillentas (por su contenido graso) y vasos «en corona».

Nevo sebáceo (de Jadassohn o nevo organoide)

Malformación congénita (hamartoma) que comprende elementos foliculares, sebáceos y apocrinos, además de una hiperplasia epidérmica. Los nevos sebáceos aparecen con frecuencia en el cuero cabelludo o la cara. Se manifiestan como una placa amarillenta aterciopelada (**e-Fig. 50-11**). Un porcentaje de ellos desarrolla tumores anexiales secundarios, en su mayoría benignos (tricoblastomas y siringocistoadenomas papilíferos). Pese a lo que se creía históricamente, el riesgo de desarrollar un carcinoma basocelular es inferior al 1 %. Por este motivo, salvo molestia estética o aparición de lesiones secundarias, la actitud es expectante.

Tumores benignos con diferenciación apocrina o ecrina

Poroma

Los poromas son un grupo de neoplasias anexiales benignas con diferenciación poroide (ductal terminal). Suelen manifestarse como pápulas, placas o nódulos solitarios, de coloración rojiza o rojo-azulada. Dermatoscópicamente, se describe una vascularización prominente de distribución «en flor de cerezo». Se localizan típicamente en la cabeza, el cuello y las palmas o las plantas. Generalmente, es un diagnóstico incidental al biopsiar lesiones clínicamente inespecíficas en estas localizaciones.

Siringoma

Tumor anexial benigno con una diferenciación fundamentalmente ductal (siríngea). Se manifiesta como una pápula pequeña, de consistencia firme y del color de la piel. Cuando aparecen, suelen ser múltiples y se localizan en la región periorbitaria, cervical, el tronco superior y los genitales (**e-Fig. 50-12**). Son más frecuentes en poblaciones asiáticas y en personas con síndrome de Down.

TUMORES BENIGNOS DÉRMICOS E HIPODÉRMICOS

En la **tabla 50-4** se muestra un resumen de los principales tumores benignos dérmicos e hipodérmicos.

Neurofibroma

Los neurofibromas son tumores benignos compuestos por una proliferación del tejido neuromesenquimal junto con fibras nerviosas residuales. La forma solitaria es relativamente frecuente. Se presenta como una pápula o nódulo del color de la piel, de consistencia blanda o gomosa (**e-Fig. 50-13**). Cuando son múltiples, hay que descartar que sean secundarios a una neurofibromatosis. Los neurofibromas plexiformes son patognomónicos de la neurofibromatosis tipo 1 y conllevan una probabilidad más alta de transformación maligna (2-13 %). Se manifiestan como masas dérmicas y subcutáneas, abultadas o pediculadas, en ocasiones hiperpigmentadas. Se localizan preferentemente en el tronco y la raíz de los miembros.

Tabla 50-4. Resumen de los principales tumores benignos dérmicos e hipodérmicos

Origen muscular	Leiomioma: • Piloleiomioma • Leiomioma genital • Angioleiomioma Hamartoma del músculo liso
Origen neural	Neurofibroma Neuroma Schwannoma Mixoma de la vaina nerviosa Neurotecoma celular Tumor de células granulares (de Abrikossoff) Perineuroma Tumores benignos derivados de heterotopia meníngea y neuroglial Tumores neuroendocrinos cutáneos benignos
Origen óseo/ cartilaginoso	Osteoma *cutis* Condroma extraesquelético
Origen tejido conjuntivo	Fibroma blando/acrocordón Angiofibroma Dermatofibroma Fibroqueratoma acral Fibromixoma acral superficial Fibroma esclerótico de la piel Fibroma pleomórfico de la piel Angiohistiocitoma de células multinucleares Dermatomiofibroma Tumor de células gigantes de la vaina sinovial Fibroma de la vaina sinovial Fascitis nodular Nevo del tejido conjuntivo Fibroma digital infantil Miofibromatosis infantil Miofibroma cutáneo del adulto Fibroma aponeurótico calcificante Hamartoma fibroso de la infancia Fibromatosis: palmar (contractura de Dupuytren), plantar (enfermedad de Ledderhose), pene (enfermedad de La Peyronie) y almohadillas de los nudillos (*kuckle-pads*)
Origen adiposo	Nevo lipomatoso superficial Lipoma Angiolipoma Lipoblastoma Lipoma de células fusiformes Lipoma pleomorfo Hibernoma

(Continúa)

Tabla 50-4. Resumen de los principales tumores benignos dérmicos e hipodérmicos *[cont.]*	
Origen vascular	Hemangioma infantil Hemangioma congénito (rápidamente involutivo, no involutivo, parcialmente involutivo) Angioma «en penacho» Hemangioma fusocelular Hemangioma epitelioide Granuloma piógeno (hemangioma capilar lobular) Otros

Pólipo fibroepitelial/fibroma blando/acrocordón

Son muy frecuentes en la población adulta. Se manifiestan como pápulas pediculadas del color de la piel o hiperpigmentadas. Aparecen habitualmente en zonas de pliegue (cervical, axilar, inguinal, inframamario). Su tratamiento se realiza en caso de irritación, traumatismo o bien por motivos estéticos.

Angiofibroma cutáneo/pápula fibrosa

Pápulas cupuliformes color piel-rojizo localizadas en la cara de adultos, frecuentemente en la nariz. En la histología presentan una silueta en forma de cúpula con estroma de colágeno denso compacto, fibroblastos fusiformes y estrellados, y aumento del número de vasos sanguíneos dilatados. Cuando son múltiples, hay que considerar una posible genodermatosis (esclerosis tuberosa, neoplasia endocrina múltiple tipo 1, síndrome de Birt-Hogg-Dubé, neurofibromatosis tipo 2).

Algunos autores también incluyen dentro de este término las pápulas perladas del pene. Estas últimas corresponden a pequeñas pápulas distribuidas circunferencialmente alrededor de la corona del glande, presentes en hasta un 30 % de los varones después de la pubertad.

Dermatofibroma

Pápula o nódulo hiperpigmentado, de morfología redondeada y firme al tacto. Se observa principalmente en adultos, preferentemente en las extremidades inferiores. Presenta el característico «signo del hoyuelo», que consiste en la depresión del tumor al pellizcarlo lateralmente. En la dermatoscopia se observa con frecuencia un parche fibroso central blanquecino rodeado por retículo pigmentado fino (**e-Fig. 50-14**). Aunque no se conoce su etiología precisa, se piensa que algunos aparecen como resultado de traumatismos o picaduras de artrópodo.

Histológicamente, existe una proliferación dérmica nodular de fibroblastos e histiocitos fusiformes, con hiperplasia e hiperpigmentación de la epidermis suprayacente.

Lipoma

Tumor muy frecuente derivado de tejido adiposo maduro. Se presenta como un nódulo subcutáneo de consistencia blanda y móvil (**e-Fig. 50-15**). Los lipomas suelen ser solitarios, pero hasta un 10 % de los pacientes tienen tumores múltiples, por lo general en el contexto de una lipomatosis o de un síndrome multisistémico (síndrome de Proteus, síndrome de Gardner, enfermedad de Cowden y síndrome de Bannayan-Riley-Ruvalcaba).

Granuloma piógeno

Consiste en una lesión papulosa o polipoide, rojiza, muy friable y de crecimiento rápido. A menudo, los bordes laterales están delimitados por un «collarete» epidérmico. Pueden desarrollarse a cualquier edad, pero son más comunes en niños y adultos jóvenes. Durante el embarazo son relativamente frecuentes en la mucosa gingival (granuloma gravídico).

Su origen se ha relacionado con traumatismos o irritaciones, y se ve facilitado por la presencia de alteraciones vasculares preexistentes. Se han descrito casos asociados al uso de retinoides sistémicos, indinavir, inhibidores de BRAF y del receptor del factor de crecimiento epidérmico.

En el estudio histológico se aprecia una proliferación bien delimitada de capilares de pequeño tamaño, agrupados en lobulillos por bandas fibrosas densas.

El diagnóstico diferencial del granuloma piógeno es de especial importancia, ya que puede confundirse con el melanoma amelanótico u otras neoplasias malignas ulceradas de rápido crecimiento. En pacientes inmunodeprimidos, también habría que considerar el sarcoma de Kaposi o la angiomatosis bacilar. En los casos en los que el diagnóstico es dudoso, es imprescindible la extirpación completa para su estudio histológico. En los granulomas piógenos sintomáticos también existen otras opciones terapéuticas: afeitado seguido de electrocoagulación de la base, timolol tópico, láser y aplicación de sal común en oclusión.

BIBLIOGRAFÍA

Bolognia JL, Schaffer JV, Cerroni L, Callen JP. Dermatología. Barcelona: Elsevier; 2018.

Pérez-Muñoz N, Llamas-Velasco M, Castillo-Capponi G, et al. Dermatopathology of Cutaneous Cystic Lesions: A Practical Review With Diagnostic Clues and Pitfalls. Am J Dermatopathol. 2019;41(11):783-93.

Rodríguez-Jiménez P. Manual de Dermatología para Residentes. Barcelona: Glosa; 2019.

Tellechea O, Cardoso JC, Reis JP, et al. Benign follicular tumors. An Bras Dermatol. 2015;90(6):780-96; quiz 797-8.

Tumores melanocíticos benignos

51

M. Recio-Monescillo

 PUNTOS CLAVE

- Los nevos melanocíticos son neoplasias benignas, generalmente adquiridas.
- Existe una gran variedad de subtipos clínicos e histopatológicos.
- El conocimiento de sus características clínicas es básico para diferenciarlos del melanoma, que constituye el principal diagnóstico diferencial, y, por tanto, ante la observación de características atípicas, se debe hacer una biopsia escisional de la lesión para su estudio histopatológico.

INTRODUCCIÓN

Las neoplasias melanocíticas benignas se engloban, generalmente, bajo el término de *nevos melanocíticos*. Estas lesiones, habitualmente pigmentadas, son derivadas de la proliferación de melanocitos, que casi siempre se originan en la unión dermoepidérmica y desde ahí, a medida que evolucionan, tienen tendencia a penetrar en la dermis. Cuando los melanocitos comienzan a proliferar en la unión dermoepidérmica, sin llegar a formar nidos, conforman una lesión benigna denominada *lentigo simple* o *juvenil*, que se presenta clínicamente como una mácula pigmentada regular, y que representaría la lesión precursora de los nevos melanocíticos. Existen otras lesiones benignas pigmentadas, como las efélides, los lentigos solares, las «manchas café con leche» y las máculas melanóticas. En ninguno de estos casos se observa histopatológicamente una proliferación de melanocitos y, por tanto, no deben considerarse neoplasias melanocíticas, aunque forman parte del diagnóstico diferencial de estas.

EPIDEMIOLOGÍA

La incidencia y la prevalencia de los nevos melanocíticos cambian con la edad y con la raza. No parece haber diferencias en el número de nevos melanocíticos entre ambos sexos. En la pubertad, se desarrollan particularmente rápido. Las personas de raza caucásica tienen nevos melanocíticos con mayor frecuencia que los asiáticos y afroamericanos, sobre todo las de fototipo claro. Sin embargo, los nevos melanocíticos en zonas acrales son más frecuentes en africanos, afroamericanos y asiáticos. Los factores genéticos y ambientales, fundamentalmente la exposición solar, determinarán el desarrollo de nevos melanocíticos en cada individuo.

ETIOPATOGENIA

Se desconoce el mecanismo por el cual los melanocitos de la unión dermoepidérmica proliferan agrupándose en nidos o tecas y originan un nevo melanocítico. Se han descrito mutaciones en numerosos genes que, en interacción con factores ambientales, parecen asociarse a la aparición de estas lesiones. La mayoría de los nevos melanocíticos son adquiridos, aumentan en número desde la infancia y a lo largo de la vida adulta, para permanecer estables o regresar a partir de entonces. También existen algunos nevos melanocíticos que están presentes ya en el momento del nacimiento, y la naturaleza congénita o adquirida de un nevo melanocítico es importante por el mayor potencial de degenerar en melanoma de las lesiones congénitas.

CLÍNICA E HISTOPATOLOGÍA

> **!** Los nevos melanocíticos suelen manifestarse clínicamente como pequeñas máculas o pápulas, habitualmente pigmentadas, que pueden afectar a cualquier región de la superficie corporal incluyendo mucosas, aunque son especialmente frecuentes en la cara, el tronco, la región genital, y en los individuos de raza negra en las palmas y en las plantas.

En general, la mayoría de los nevos melanocíticos, tanto congénitos como adquiridos, se inician por una proliferación de los melanocitos normalmente presentes a lo largo de la unión dermoepidérmica, que se agrupan formando tecas o nidos. En esta fase juntural, las lesiones son planas o solo ligeramente elevadas sobre la piel sana adyacente y muestran grados variables de hiperpigmentación. A medida que la lesión evoluciona y los melanocitos van penetrando en la dermis, se va haciendo más elevada y adquiere la morfología de una pápula simétrica de superficie ligeramente papilomatosa, con pigmentación homogénea y bordes regulares y lisos. En esta fase reciben el nombre de *nevos melanocíticos compuestos*. En su última fase evolutiva, cuando se pierde el componente de melanocitos neoplásicos en la unión dermoepidérmica, se convierte en una lesión exofítica, menos pigmentada, que a veces adquiere una morfología pediculada, denominándose entonces *nevo melanocítico intradérmico*.

Desde el punto de vista histopatológico, la mayoría de los nevos melanocíticos, con la excepción de los nevos azules y las melanocitosis dérmicas, se originan a partir de una proliferación de melanocitos en la unión dermoepidérmica que tienden a agruparse en nidos o tecas, y constituyen un nevo melanocítico juntural. A medida que la lesión evoluciona, los melanocitos neoplásicos tienden también a invadir la dermis, y los nevos junturales se transforman primero en nevos melanocíticos compuestos, con tecas junturales y tecas en la dermis superficial, y posteriormente en nevos melanocíticos fundamentalmente intradérmicos, en los que se pierde el componente juntural o este es muy escaso y la lesión está constituida por nidos de melanocitos que ocupan un espesor variable de la dermis. Esta evolución desde nevo juntural a nevo compuesto y nevo intradérmico va acompañada de un cambio morfológico de los melanocitos que constituyen los nidos o tecas de células névicas. En los nevos junturales, los melanocitos de las tecas junturales son melanocitos epitelioides o células névicas tipo A, con abundante citoplasma eosinófilo pálido y núcleo vesiculoso. Los nidos intradérmicos superficiales están constituidos por melanocitos linfocitoides o células névicas tipo B, que recuerdan a linfocitos porque son células névicas con escaso citoplasma y un núcleo redondo e hipercromático. En las lesiones intradérmicas de largo tiempo de evolución, los melanocitos de las áreas más profundas de la lesión muestran morfología de células fusiformes o células névicas tipo C, y con frecuencia se agrupan en estructuras que recuerdan pequeñas fibras nerviosas, constituyendo la diferenciación neuroide de un nevo melanocítico. Este cambio morfológico de las células névicas desde la superficie a la profundidad de la lesión se denomina *maduración* y es un signo histopatológico muy útil a favor de la benignidad de la lesión, ya que los melanomas no muestran este tipo de maduración, y muchas veces los melanocitos neoplásicos de un melanoma son más grandes y más epitelioides en las áreas profundas que en las superficiales de la lesión.

Existen una serie de nevos melanocíticos adquiridos que poseen algunas características clínicas y/o histopatológicas distintivas, para ser considerados individualmente.

Nevo displásico o nevo de Clark

Uno de los más frecuentes es el denominado **nevo displásico o nevo de Clark**. Se trata de un nevo melanocítico habitualmente adquirido, con predilección por asentar en el tronco y con morfología «en huevo frito», ya que está constituido por una zona central papulosa y un halo maculoso periférico (**e-Fig. 51-1**). Con frecuencia, la superficie de la zona papulosa central es ligeramente papilomatosa. Desde el punto de vista histopatológico, existen dos variantes de nevo de Clark, el nevo de Clark juntural y el nevo de Clark compuesto. Es importante utilizar los criterios histopatológicos de atipia citológica y, sobre todo, de atipia arquitectural para diferenciar el nevo de Clark del melanoma *in situ* o del melanoma.

Existe un cuadro clínico —muy raro en nuestro medio y más frecuente entre anglosajones—, que se denomina *síndrome de nevo displásico* o *síndrome B-K*, en el que los pacientes afectados muestran una incidencia familiar de un número muy elevado de nevos melanocíticos de Clark, alguno de ellos de gran tamaño, salpicados por toda la superficie corporal. Estos pacientes tienen un elevado riesgo de degeneración en melanoma de alguno de estos nevos displásicos, y constituyen la causa más frecuente de melanomas de incidencia familiar, por lo que se requiere un seguimiento periódico de estas lesiones, con extirpación quirúrgica de cualquier lesión sospechosa para diagnosticar precozmente la posible degeneración maligna. Ahora bien, la degeneración en melanoma de los nevos de Clark esporádicos está muy discutida y no parecen presentar un mayor riesgo de malignización que otros nevos melanocíticos adquiridos junturales.

Nevo de Miescher

Otro nevo frecuente es el denominado **nevo de Miescher**, que suele ser un nevo melanocítico de largo tiempo de evolución que adopta una morfología de lesión papulosa, hemisférica, ligeramente hiperpigmentada o del color de la piel normal, de superficie lisa y que asienta preferentemente en la cara de personas de edad avanzada (**e-Fig. 51-2**). Parece ser que este nevo de Miescher es más frecuente en mujeres que en hombres, y a veces contiene gruesos folículos pilosos. Histopatológicamente, el nevo de Miescher es una lesión exo-endofítica o completamente endofítica, predominantemente intradérmica o con escaso componente juntural, con forma de V abierta hacia arriba y que se extiende hasta la dermis reticular profunda o incluso la hipodermis.

Nevo melanocítico de Unna

El **nevo melanocítico de Unna** es una lesión exofítica, pediculada y de consistencia blanda, de superficie papilomatosa, que recuerda a un acrocordón o un fibroma péndulo de pequeño tamaño (**e-Fig. 51-3**). Se localiza preferentemente en grandes pliegues cutáneos y es también un nevo melanocítico característicamente de adultos y personas de edad avanzada. Histopatológicamente, el nevo de Unna es también una lesión exofítica, de superficie papilomatosa, predominantemente intradérmica o con escaso componente juntural, en la que los nidos de melanocitos están confinados en una dermis papilar ensanchada y se observan grietas entre los cordones verticales de células névicas que simulan espacios vasculares.

Nevo de Spitz

El **nevo de Spitz** es la variante menos frecuente de nevo melanocítico, habitualmente adquirido, con características clínicas e histopatológicas propias que permiten diferenciarlo del resto de los nevos melanocíticos. La verdadera frecuencia del nevo de Spitz en la población general es desconocida, y la mayoría de las estadísticas proceden de laboratorios de patología, calculando su frecuencia respecto al número total de biopsias o de nevos melanocíticos.

El caso típico es muy característico, apareciendo como una pápula única, cupuliforme, de superficie lisa, coloración rosada o rojiza y consistencia firme, que asienta en la cara de un niño (**e-Fig. 51-4**). Sin embargo, son posibles variaciones en todas estas características clínicas. Lo más frecuente es que el nevo de Spitz se origine durante la infancia, aunque puede aparecer a cualquier edad, y en todas las series existe un porcentaje variable de casos que se manifiestan en la adolescencia o en la vida adulta.

Un hecho clínico bastante característico del nevo de Spitz es su rápido crecimiento, alcanzando su tamaño final en unos pocos meses. Además, este tamaño final suele ser algo mayor que el de otros nevos melanocíticos adquiridos. No obstante, el nevo de Spitz rara vez sobrepasa 1 cm de diámetro. Al igual que el resto de los nevos melanocíticos adquiridos, el nevo de Spitz inicialmente es aplanado y maculoso, correspondiendo a su fase juntural, y a medida que se hace compuesto e intradérmico tiende a ser más papuloso.

La localización más habitual es la cara, seguida de las extremidades, aunque cualquier localización es posible y se han descrito casos incluso en la mucosa bucal.

A pesar de que habitualmente se trata de lesiones únicas, también existen casos de nevos de Spitz múltiples, que aparecen distribuidos de manera dispersa por toda la superficie corporal, o bien agrupados en una determinada zona, constituyendo en este último caso la variante denominada *nevo de Spitz agminado*. Desde el punto de vista clínico, el color rosado o rojizo de la lesión determina que el nevo de Spitz se confunda frecuentemente con un angioma o un granuloma piógeno. Esta coloración rosada se debe a la escasez de pigmento melánico y a la abundante vascularización. También se han descrito lesiones intensamente pigmentadas, y para algunos autores el denominado *nevo fusocelular pigmentado* o *nevo de Reed*, que es una lesión de color intensamente negro, no sería más que una variante hiperpigmentada del nevo de Spitz. Otras formas clínicas de nevo de Spitz poco frecuentes son las lesiones pediculadas, translúcidas, de superficie descamativa o erosionada. También se han descrito casos de nevo de Spitz rodeado por un halo hipocrómico similar al del nevo de Sutton.

Histopatológicamente, al igual que en el resto de los nevos melanocíticos adquiridos, dependiendo del tiempo de evolución de la lesión, el nevo de Spitz puede ser juntural, compuesto o intradérmico. Debido al pleomorfismo celular y a la reacción inflamatoria que frecuentemente salpica la lesión, no es raro que inicialmente se piense que se trata de una lesión maligna. Sin embargo, la naturaleza benigna del nevo de Spitz puede establecerse por sus características arquitecturales, ya que habitualmente se trata de una lesión simétrica, bien delimitada en sus márgenes laterales y que, cuando existe componente intradérmico, madura de superficie a profundidad. Se entiende por maduración la disminución del tamaño de las células neoplásicas de superficie a profundidad de la lesión.

En la mayoría de las lesiones están presentes dos tipos celulares: células poligonales y células fusiformes. Las células poligonales, también denominadas *epitelioides* o *mioblastoides*, poseen un amplio citoplasma eosinófilo y un núcleo vesiculoso con nucléolo grande y prominente. No es raro que alguna de estas células poligonales sea multinucleada y destaque claramente sobre el resto de las células tumorales. El segundo tipo celular está constituido por células fusiformes, de menor tamaño y con un núcleo ovalado, que no muestra las características de atipia y pleomorfismo que se observan entre las células poligonales. El citoplasma de estas células fusiformes, aunque de menor tamaño, es también eosinófilo y perfectamente visible. Con relativa frecuencia, se observan imágenes de mitosis, tanto entre las células fusiformes como entre las poligonales. Estas mitosis son más habituales en las áreas superficiales de la lesión y se corresponden con el rápido crecimiento observado desde el punto de vista clínico.

Cuando existe componente juntural, las células neoplásicas del nevo de Spitz se agrupan en grandes nidos o tecas elongados, con su diámetro mayor vertical y con amplias grietas de separación entre estos nidos y los queratinocitos vecinos de la epidermis. Además de los nidos junturales, es frecuente observar células névicas aisladas o pequeños grupos celulares salpicando las capas altas de la epidermis, incluso en las capas granulosa y córnea.

La epidermis que recubre un nevo de Spitz habitualmente es hiperplásica, con hiperqueratosis, hipergranulosis y crestas epidérmicas alargadas. Esta hiperplasia de la epidermis es menos marcada o está ausente en lesiones completamente intradérmicas de larga evolución. Un hallazgo llamativo y bastante frecuente en el nevo de Spitz consiste en la presencia de unos cuerpos redondeados, sin núcleo y de coloración eosinófila, denominados *cuerpos de Kamino*, que son más frecuentes en las capas bajas de la epidermis sobre el vértice de las papilas dérmicas, bien entre los queratinocitos o en el interior de los nidos junturales de melanocitos. Los cuerpos de Kamino son positivos a la reacción del ácido peryódico de Schiff y resistentes a la diastasa, y se tiñen de color azulado con la tinción tricrómica de Masson. Aunque no son exclusivos del nevo de Spitz, ya que se han descrito también en otros nevos melanocíticos y en el melanoma maligno, sí son especialmente frecuentes en esta variante de nevo melanocítico adquirido. Parece ser que estos cuerpos de Kamino están constituidos fundamentalmente por membrana basal.

Existen otras muchas variantes histopatológicas descritas de nevo de Spitz, que incluyen el nevo de Spitz intraepidérmico, pagetoide, desmoplásico, hialinizado, granulomatoso, tubular, angiomatoide, polipoide, plexiforme, etc.

Nevos de Sutton

Algunos nevos melanocíticos adquiridos en su evolución se rodean de un halo hipocrómico y muestran grados variables de regresión, que puede llegar a ser completa (e-Fig. 51-5). Estos **nevos con halo o nevos de Sutton** se deben a la existencia de anticuerpos antimelanocito, que destruyen las células del nevo y los melanocitos de la unión dermoepidérmica de la piel perinévica. Habitualmente, este vitíligo perinévico se repigmenta y, si la regresión del nevo ha sido completa, no queda ninguna lesión residual donde previamente asentaba el nevo melanocítico.

Otra variante clínica de nevos melanocíticos la constituyen los **nevos de Spilus**. Estas lesiones pueden ser congénitas o adquiridas y se componen de una mancha marrón claro de tamaño variable y múltiples máculas más pigmentadas en su interior (e-Fig. 51-6). El potencial de malignizar de estas lesiones se debe contemplar individualmente por cada una de las máculas que la componen.

> ! Los nevos melanocíticos en **localizaciones especiales**, como genitales, mucosas, conjuntiva, regiones acrales o mamas, pueden tener características clínicas e histopatológicas que dificultan su diferenciación del melanoma.

Nevos azules

Aunque la mayoría de los nevos melanocíticos se originan por una proliferación de melanocitos de la unión dermoepidérmica, existen también algunos nevos melanocíticos que desde su origen son lesiones exclusivamente intradérmicas y carecen de componente juntural. Estas lesiones son los **nevos azules** y sus variantes, y se cree que son el resultado de la proliferación de melanocitos que en su migración embriológica desde la cresta neural no llegan a alcanzar la unión dermoepidérmica y quedan atrapados en el espesor de la dermis. Estos nevos azules son intensamente pigmentados, y su coloración azulada se debe a que existe abundante pigmento también en las áreas profundas de la lesión. Se trata de pápulas hemisféricas de superficie lisa, coloración azul oscura o negruzca, de consistencia firme y que se localizan preferentemente en el cuero cabelludo, la frente, la cara, el dorso de las manos y los pies, la región glútea y los tobillos (**e-Fig. 51-7**). Con respecto a la histopatología del nevo azul, tradicionalmente se distinguen dos variantes:

- Nevo azul tipo común: por definición, intradérmico puro (sin componente juntural) y constituido por células fusiformes, con largas dendritas y abundante contenido melánico. Se observa «colagenización» de la dermis entre los fascículos de melanocitos hiperpigmentados.
- Nevo azul tipo celular: también intradérmico puro por definición, pero predominantemente constituido por células redondeadas u ovaladas, más que fusiformes, y menor contenido melánico. Al igual que en el nevo azul común, los haces de colágeno entre los nidos de células névicas son más gruesos y escleróticos que los de la dermis sana adyacente.

Esta distinción entre nevos azules comunes y celulares ha sido postulada por algunos autores basándose en que los nevos azules celulares presentan mayor potencial de degenerar en melanoma que los nevos azules comunes. No obstante, la degeneración maligna de un nevo azul es excepcional, y en muchos nevos azules coexisten áreas de nevo azul común con otras de nevo azul celular, por lo que algunos autores no utilizan este sistema de clasificación y hablan genéricamente de nevos azules.

Melanocitosis dérmicas

Existen una serie de procesos que se denominan genéricamente **melanocitosis dérmicas**, que conceptualmente están estrechamente relacionadas con los nevos azules, ya que se trata de proliferaciones melanocíticas exclusivamente intradérmicas y con abundante pigmento melánico en las áreas profundas, lo que confiere una coloración azulada a la lesión. Estas melanocitosis dérmicas muestran una morfología de mácula o placa azulada, que a veces abarca grandes áreas de la superficie cutánea y han recibido diversos nombres dependiendo de cuál sea la región anatómica afectada. La más frecuente es la **mancha mongólica**, así llamada por ser especialmente frecuente en individuos de raza mongólica, y que consiste en una o varias máculas azuladas situadas en la región lumbosacra, que habitualmente están ya presentes en el momento del nacimiento. La mayoría de las manchas mongólicas desaparecen durante la primera década de la vida y es raro que persistan en la vida adulta.

El **nevo de Ota** es otra melanocitosis dérmica que afecta unilateralmente a la piel inervada por las dos primeras ramas del trigémino, por lo que la lesión consiste en una pigmentación maculosa azulada o grisácea de la frente, la región periorbitaria, la esclerótica, la conjuntiva, la mejilla y el ala nasal (**e-Fig. 51-8**). A veces, la pigmentación también se extiende a la mucosa nasal y bucal, y el conducto auditivo externo homolateral. Este nevo de Ota es poco frecuente en nuestro medio y parece ser más común entre japoneses. Una lesión similar que afecta al hombro y a la región acromioclavicular es el **nevo de Ito** (**e-Fig. 51-9**). Todas las melanocitosis dérmicas muestran la misma histopatología, que consiste en la presencia de escaso número de melanocitos fusiformes, con largas dendritas y abundante contenido melánico salpicados intersticialmente entre los haces de colágeno de la dermis. Algunas melanocitosis dérmicas están constituidas por un número tan escaso de melanocitos dendríticos fusiformes que es fácil confundirlas histopatológicamente con piel normal.

Nevos congénitos

Los **nevos melanocíticos congénitos** son lesiones que están presentes en el momento del nacimiento y son menos frecuentes que los adquiridos, ya que parece ser que solo el 1 % de los recién nacidos tienen uno o más nevos melanocíticos en el momento de nacer. Se trata de lesiones de mayor tamaño que los nevos melanocíticos adquiridos, que afectan a veces a grandes áreas de la superficie corporal con una distribución «vestimentaria». La superficie de la lesión suele ser rugosa o papilomatosa, y con frecuencia se observan gruesos tallos pilosos terminales en su interior (**e-Fig. 51-10**). Los nevos melanocíticos congénitos se han clasificado en pequeños, cuando miden menos de 1,5 cm en su diámetro mayor; medianos, cuando miden entre 1,5 y 20 cm; grandes, cuando la lesión mide 20-40 cm, y gigantes, cuando superan los 40 cm. La importancia del tamaño está en la posibilidad de degeneración en melanoma, porque, aunque la proporción varía mucho de unas series a otras, está claro que los nevos melanocíticos congénitos muestran mayor potencial de degenerar en melanoma que los nevos melanocíticos adquiridos y que esta probabilidad es mayor cuanto mayor es el tamaño de la lesión. Los nevos melanocíticos congénitos también muestran algunas características histopatológicas diferentes a los nevos melanocíticos adquiridos. Aunque estas características histopatológicas no son absolutamente distintivas y pueden observarse también en nevos melanocíticos adquiridos, la infiltración de anejos, paredes vasculares o nervios por células névicas, así como la presencia de células névicas dispuestas perivascularmente o «en fila india» entre los haces de colágeno en las áreas profundas de la lesión, y la extensión a la dermis reticular profunda y la hipodermis son signos histopatológicos a favor de la naturaleza congénita de un nevo melanocítico.

Con respecto a los nevos melanocíticos congénitos, no hay ninguna duda de que presentan mayor potencial de degenerar en melanoma que los nevos melanocíticos adquiridos, especialmente cuando se trata de lesiones de gran tamaño. El problema es que, debido a la gran extensión y profundidad de estos nevos melanocíticos congénitos gigantes, no siempre es posible técnicamente llevar a cabo una extirpación quirúrgica completa de lesiones en determinadas localizaciones anatómicas. En estos casos, se recomienda un seguimiento periódico de por vida de estos pacientes, con biopsia de cualquier lesión sospechosa que se desarrolle sobre un nevo melanocítico congénito.

DIAGNÓSTICO

El diagnóstico de los nevos melanocíticos es clínico y se realiza mediante exploración física. Es importante para el dermatólogo conocer todas las variantes y las peculiaridades clínicas de las lesiones melanocíticas benignas para establecer el diagnóstico. La dermatoscopia es una herramienta que facilita el diagnóstico clínico de las lesiones melanocíticas y ayuda al dermatólogo a tomar una decisión en caso de dudas diagnósticas, habiendo demostrado una mayor precisión diagnóstica que la simple exploración física. El diagnóstico definitivo se realiza mediante el estudio histopatológico de la lesión, que permitirá diferenciar en la mayoría de los casos los nevos melanocíticos de los melanomas mediante el análisis del patrón arquitectural, citológico e inmunohistoquímico. La biología molecular (hibridación genómica comparada o hibridación fluorescente *in situ*) puede ser de ayuda cuando el análisis histopatológico sigue ofreciendo dudas.

La microscopia confocal constituye una nueva herramienta diagnóstica que permite analizar *in vivo* las lesiones melanocíticas con una resolución casi histológica desde una perspectiva axial. Esta técnica requiere un entrenamiento del clínico y puede ser de gran utilidad, especialmente, en lesiones pigmentadas faciales, de gran extensión, en las que una biopsia incisional podría no ser representativa.

TRATAMIENTO

Los nevos melanocíticos no requieren tratamiento. Se debe realizar una extirpación escisional en caso de dudas diagnósticas con melanoma, para establecer un diagnóstico histopatológico. Si se sospecha que se trata de un nevo de Spitz, se recomienda generalmente su extirpación, dada la atipia histopatológica de estas lesiones y su difícil diferenciación con los tumores spitzoides en algunas ocasiones.

PRONÓSTICO Y SEGUIMIENTO

Los nevos melanocíticos son neoplasias benignas que no afectan al pronóstico ni a la calidad de vida de los pacientes. No existe un consenso en cuanto al seguimiento que debe realizarse de ellos. Se recomienda hacer un seguimiento periódico del paciente con más de 100 nevos melanocíticos, con más de 50 nevos melanocíticos y alguno atípico o antecedente familiar de melanoma, con síndrome del nevo atípico o que tenga antecedente personal de melanoma. Los nevos melanocíticos congénitos requieren un seguimiento especial, en caso de gran tamaño, debido a su mayor riesgo de desarrollar melanoma.

BIBLIOGRAFÍA

Balin SJ, Barnhill RL. Neoplasias melanocíticas benignas. En: Bolognia JL. Dermatology. 4ª ed. New Haven: Elsevier; 2018; p. 1954-88.

De la Fouchardiere A. Blue naevi and the blue tumour spectrum. Pathology. 2023;55(2):187-95.

Fernández-Flores A. Modern Concepts in Melanocytic Tumors. Actas Dermosifiliogr. 2023;114(5):402-12.

Marghoob AA. Congenital melanocytic nevi. Evaluation and management. Dermatol Clin. 2002;20(4):607-16, viii.

Requena C, Requena L, Kutzner H, Sánchez Yus E. Spitz nevus: a clinicopathological study of 349 cases. Am J Dermatopathol. 2009;31(2):107-16.

Carcinoma basocelular

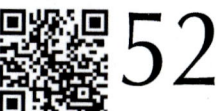

52

L. Martos Cabrera y P. Rodríguez Jiménez

PUNTOS CLAVE

- El carcinoma de células basales es el cáncer más frecuente en el ser humano, surge de los queratinocitos de la capa basal de la epidermis y sus anejos, y, aunque presenta un bajo potencial metastásico, es un tumor localmente agresivo.
- Entre los factores de riesgo más importantes destacan: fototipo I-II, radiación ultravioleta acumulada y alteraciones genéticas en la vía de Hedgehog.
- El tratamiento de elección para los carcinomas de células basales de bajo riesgo es la escisión quirúrgica con márgenes de 4-6 mm, mientras que para los carcinomas de células basales de alto riesgo es la cirugía micrográfica de Mohs.

INTRODUCCIÓN

El carcinoma de células basales o basocelular (CBC) es un cáncer de piel común que surge de la capa basal de la epidermis y sus apéndices. Estos tumores se han denominado tradicionalmente *epiteliomas* debido a su bajo potencial metastásico. Sin embargo, el término *carcinoma* es apropiado, ya que son localmente agresivos y destructivos de la piel y las estructuras circundantes, incluido el hueso.

EPIDEMIOLOGÍA

Las estimaciones de la incidencia de CBC son imprecisas, ya que en la mayoría de los países no existe un registro de este tipo de cáncer, a pesar de que es el más común del ser humano. La incidencia de CBC aumenta con la edad; las personas de 55-75 años tienen una incidencia 100 veces mayor que las personas menores de 20 años. El riesgo global de desarrollar un CBC a lo largo de la vida es del 30-40 %.

En cuanto a la historia natural de la enfermedad, la mayoría de los CBC permanecen localizados y su tasa de crecimiento es variable. Sin embargo, algunos se vuelven localmente agresivos o metastásicos, y la adquisición de aberraciones genéticas puede estar asociada con un comportamiento biológico agresivo.

ETIOPATOGENIA

Entre los factores de riesgo para el desarrollo de CBC se incluyen factores ambientales, fenotípicos y genéticos. La exposición a la radiación ultravioleta de la luz solar es el factor de riesgo más importante para el CBC. Otros factores de riesgo establecidos serían la exposición crónica al arsénico, la radioterapia, la terapia inmunosupresora a largo plazo o el recientemente identificado uso crónico de tiacidas.

Entre los rasgos fenotípicos, destacan la pigmentación clara de la piel, el cabello y el color de ojos claros, y la capacidad de bronceado deficiente (**fototipos I-II**). Además, los pacientes con antecedentes personales de CBC tienen un mayor riesgo de sufrir lesiones posteriormente (el 40-50 % desarrollarán otra lesión dentro de los 5 primeros años).

Existen variantes genéticas predisponentes al desarrollo de CBC, además de los impulsores mutacionales específicos de CBC. Entre ellos, los polimorfismos de la línea germinal en los genes que determinan los rasgos pigmentarios, como el receptor de melanocortina-1 (*MC1R*), el homólogo humano de la proteína de señalización agutí (*ASIP*) y la tirosinasa (*TYR*). Los genes que afectan a la respuesta inmune también pueden influir en la susceptibilidad para presentar un CBC (la variación genética en el locus CTLA4).

Entre los trastornos hereditarios que están asociados con un riesgo mucho mayor de desarrollar CBC a una edad temprana y con una mayor morbilidad se incluyen:

- Síndrome de carcinoma nevoide de células basales (o síndrome de Gorlin). Se trata de un trastorno multisistémico raro de herencia autosómica dominante causado, en la mayoría de los casos, por mutaciones de la línea germinal del gen parcheado humano (*PTCH1*).
- Síndrome de Rombo. De patrón autosómico dominante. Aparecen carcinomas basocelulares junto con atrofoderma *vermiculata*, milia, hipotricosis, tricoepiteliomas y vasodilatación periférica con cianosis.
- Síndrome de Bazex-Dupré-Christol. Trastorno dominante ligado al cromosoma X caracterizado por hipotricosis congénita, atrofodermia folicular, milia y múltiples CBC.
- Xeroderma pigmentoso. De carácter autosómico recesivo, raro, debido a mutaciones en cualquiera de los ocho genes involucrados en la reparación del daño del ADN inducido por la radiación ultravioleta.
- Síndrome de Muir-Torre. Afección autosómica dominante rara causada por mutaciones en los genes de reparación de ADN: *MLH1*, *MSH2* y *MSH6*, siendo estos CBC con diferenciación sebácea.
- Albinismo oculocutáneo. Trastornos de la biosíntesis de melanina que se presentan con un espectro de alteraciones visuales e hipopigmentación de la piel y el cabello.

CARACTERÍSTICAS CLÍNICAS

Aproximadamente, el 70 % de los CBC aparecen en la región facial, y el 15 % se presentarán en el tronco, siendo infrecuentes en áreas como el pene, la vulva o la piel perianal. La presentación clínica de CBC se puede dividir en tres grupos, según la histopatología de la lesión:

- Nodular (80 % de los casos). Se presentan como una pápula rosada o de color piel (**e-Fig. 52-1**) con un brillo perlado, o translúcido, y con frecuencia se observan vasos telangiectásicos dentro de la lesión. Se puede observar un borde «enrollado», donde la periferia está más elevada que el centro. La ulceración es frecuente, y el término *ulcus roden*s se refiere a estos CBC nodulares ulcerados (**e-Fig. 52-2**) destructivos.
- Superficial (15 % de los CBC). Ocurren con mayor frecuencia en el tronco y generalmente se presentan como máculas, parches o placas finas ligeramente descamativas de color rojo claro a rosado (**e-Fig. 52-3**). El centro de la lesión a veces muestra un aspecto atrófico y la periferia puede estar bordeada por finas pápulas translúcidas. Un brillo perlado puede ser evidente cuando se ilumina un CBC superficial. Suelen ser asintomáticos y tienden a crecer lentamente; varían en tamaño desde máculas que miden solo unos pocos milímetros de diámetro hasta lesiones de varios centímetros de diámetro si no se tratan.
- Infiltrativo (5-10 %). Estas lesiones suelen ser pápulas o placas lisas de color piel o rosa muy claro, que con frecuencia son atróficas; suelen tener una consistencia firme o endurecida, con bordes mal definidos. Agrupa los subtipos histológicos infiltrativo, morfeiforme/esclerodermiforme y micronodular.

Se han descrito varios otros subtipos de CBC. El carcinoma de células basoescamosas es infrecuente y presenta un comportamiento agresivo. Tanto los CBC nodulares como los superficiales pueden producir pigmento, denominándose entonces *CBC pigmentados* cuando este ocupa la totalidad de la lesión (v. **e-Fig. 52-1**). No es infrecuente que en una misma lesión tumoral coexistan varios subtipos histológicos, siendo recomendable que solo conste en el informe anatomopatológico el subtipo más agresivo.

> ❗ El CBC más habitual es el nodular, y no es infrecuente que coexistan subtipos histológicos

DIAGNÓSTICO

Clínico y dermatoscópico

A menudo se puede hacer el diagnóstico basándose en el examen clínico (exploración física y dermatoscopia). Las características dermatoscópicas del CBC son la falta de una red pigmentada (típicamente se asocia con lesiones melanocíticas) y la presencia de uno o más hallazgos característicos del CBC, como vasos arboriformes, nidos ovoides azul grisáceos y ulceración (**e-Figs. 52-4, 52-5** y **52-6**).

Histológico

Se recomienda realizar una biopsia incisional para proporcionar una confirmación patológica del diagnóstico y determinar el subtipo histológico. Las biopsias por afeitado o mediante biopsia-punch pueden ser apropiadas para el diagnóstico de CBC (se debe tener en cuenta que las biopsias que eliminan solo una parte de la lesión no siempre brindan una evaluación precisa del subtipo histológico de un tumor). Algunos especialistas optan por tratar las lesiones sin biopsia cuando estas exhiben características típicas, en ausencia de características clínicas de alto riesgo y si el paciente tiene antecedentes de múltiples CBC similares de bajo riesgo. Este proceder no está exento de riesgos (las características histológicas de un tumor ofrecen información adicional sobre el riesgo de recurrencia o el diagnóstico erróneo de un tumor diferente como, por ejemplo, un melanoma amelanótico).

La histología en el CBC nodular consiste en una proliferación nodular dérmica relativamente circunscrita, con adhesión epidérmica o folicular presente de forma variable, de grandes lobulillos basaloides, con empalizada nuclear periférica y con formación de hendiduras entre los lobulillos tumorales y el estroma. El pleomorfismo es generalmente leve, la actividad mitótica y apoptótica variable y a veces es visible una necrosis en masa (**e-Fig. 52-7**).

En las formas infiltrativas y micronodulares, aparecen pequeños nidos basaloides, irregulares o angulosos, con una infiltración difusa en la dermis y a veces en el subcutis, pudiendo observarse diferentes grados de invasión perineural. En el subtipo morfeiforme, lo anterior se acompaña de un estroma denso y esclerótico

En la forma de CBC superficial, los lobulillos basaloides aislados sobresalen del margen inferior de la epidermis paralela a esta.

Estadificación

Ciertas características clínicas y patológicas del CBC están asociadas con un riesgo elevado de recurrencia después del tratamiento. El CBC recurrente puede reaparecer meses o años después del tratamiento inicial, lo que lleva a la destrucción del tejido local, morbilidad, mayor riesgo de metástasis y la necesidad de un nuevo tratamiento.

La National Comprehensive Cancer Network de 2021 ha propuesto como características que identifican los CBC con baja/alta probabilidad de recurrencia las que se muestran en la **tabla 52-1**.

En cuanto a la estadificación, se recomienda utilizar la clasificación propuesta por el grupo de la European Association of Dermato-Oncology, que clasifica el CBC en común, localmente avanzado o metastásico. Las pruebas de imagen no son necesarias a no ser que se sospeche invasión ósea o del tejido celular subcutáneo, fascia o nervios (principalmente en la órbita), en cuyo caso se puede solicitar una tomografía computarizada para la valoración de la infiltración ósea o una resonancia magnética para la extensión en tejidos blandos, siendo en muchas ocasiones pruebas no lo suficientemente sensibles para determinar la presencia tumoral.

Tabla 52-1. Definición de carcinoma basocelular de alto y bajo riesgo

Parámetros	Bajo riesgo	Alto riesgo
Clínicos		
Localización[a]/Tamaño	< 20 mm de diámetro en el tronco y las extremidades, excluyendo genitales, pretibial, manos y pies	Área M Área H Cuello y cuero cabelludo Manos, pies y genitales ≥ 20 mm de diámetro en el tronco y las extremidades
Bordes	Bien delimitados	Mal delimitados
Primario *versus* recurrencia	Primario	Recurrencia
Inmunosupresión	No	Sí
Sitio de radioterapia previa o proceso inflamatorio crónico	No	Sí
Histológicos		
Patrón de crecimiento	Superficial o nodular	Infiltrante micronodular, morfeiforme, esclerosante o mixto
Subtipo histológico	Infundibuloquístico, fibroepitelioma de Pinkus	Basoescamosa (queratinizante) o carcinosarcomatosa
Afectación perineural	No	Sí

[a] El área L consta del tronco y las extremidades (excluyendo manos, pies, unidades ungueales, pretibial y tobillos); el área M consta de mejillas, frente, cuero cabelludo, cuello y pretibial; y el área H consta del centro de la cara, párpados, cejas, piel periorbitaria, nariz, labios, mentón, mandíbula, piel/surcos preauriculares y posauriculares, sien, oído, genitales, manos y pies.

> **!** En tumores localmente avanzados, es mejor solicitar una tomografía computarizada para valorar la infiltración ósea y una resonancia magnética para la infiltración de tejidos blandos. Sin embargo, en ocasiones estas pruebas no son capaces de detectar la presencia tumoral cuando esta es muy pequeña.

TRATAMIENTO

El tratamiento de CBC está indicado debido a los efectos localmente invasivos, agresivos y destructivos de este tumor en la piel y los tejidos circundantes. Las opciones de tratamiento para CBC incluyen escisión quirúrgica simple, cirugía micrográfica de Mohs, curetaje y electrocoagulación, agentes tópicos, terapia fotodinámica, crioterapia, radioterapia y tratamientos sistémicos. Las ventajas y desventajas de cada uno de ellos se resumen en la **tabla 52-2**.

Tabla 52-2. Ventajas y desventajas de las principales modalidades de tratamiento del carcinoma basocelular

Modalidad de tratamiento	Ventajas	Desventajas
Escisión quirúrgica	• Margen controlado • Generalmente se realiza bajo anestesia local • Limita el daño innecesario • La cicatriz resultante se puede optimizar tanto estética como funcionalmente	• Ocasionalmente se realiza bajo sedación o anestesia general • Tasa de curación más baja en comparación con cirugía micrográfica de Mohs • **Sacrificio innecesario de tejido normal** que en áreas críticas o estéticamente sensibles da como resultado una desfiguración potencialmente innecesaria
Cirugía micrográfica de Mohs	• **100 % control del margen** • Tasa de curación más alta para CBC mientras se preserva el tejido normal • No requiere sedación ni anestesia general	• Mayor coste (excepto radioterapia) • Invasiva • Procedimiento prolongado • Requiere **formación especial**
Criocirugía	• No requiere sedación ni anestesia general • Rentable • Relativamente rápida: requiere una sola visita • Excelentes resultados estéticos • Buena tasa de curación en tumores seleccionados apropiadamente	• Sin margen controlado • Requiere experiencia por parte del médico y cuidado de las heridas

(Continúa)

Tabla 52-2. Ventajas y desventajas de las principales modalidades de tratamiento del carcinoma basocelular [*cont.*]

Modalidad de tratamiento	Ventajas	Desventajas
Curetaje y electro-coagulación	• No requiere sedación ni anestesia general • Rentable • Relativamente rápido: requiere una sola visita • Cuidado de la herida sencillo • Muy adecuado para **múltiples lesiones** • Excelentes resultados estéticos • Buena tasa de curación en tumores seleccionados apropiadamente	• Sin margen controlado • Tasa de recurrencia alta con lesiones más grandes (> 5 mm) en sitios de alto riesgo • Precaución en pacientes con **marcapasos**
Radioterapia	• No invasiva • Relativamente indolora • Ahorro relativo de estructuras críticas • Alta tasa de curación para lesiones seleccionadas • Pacientes que de otro modo **no son candidatos** para cirugía	• Sin margen controlado • Requiere múltiples visitas • Peores resultados estéticos a largo plazo • Evitar en general en pacientes jóvenes, en el tronco o las extremidades y en sitios previamente irradiados • **Más cara**
Fluorouracilo e imiquimod tópicos	• No invasivos • Rara vez causan cicatrices • Pacientes que de otro modo no son candidatos para cirugía	• Únicamente para **CBC superficiales** ubicados en áreas de bajo riesgo • **Reacción inflamatoria**, puede ser mal tolerada • Requieren aplicación prolongada

CBC: carcinoma basocelular.

La selección del tratamiento depende de las características del tumor, como el tamaño, la localización y la histología, así como de la tolerabilidad del tratamiento, el costo y las preferencias del paciente. Las lesiones con alto riesgo de recurrencia pueden beneficiarse de la extirpación con procedimientos quirúrgicos que permitan una evaluación completa del margen periférico y profundo, como la cirugía micrográfica de Mohs o la escisión por etapas con evaluación del margen circunferencial o cirugía micrográfica de Mohs en diferido.

La **localización y el tamaño del tumor** van a ser los determinantes más importantes para la elección del tratamiento adecuado por los siguientes motivos:

- Muchas áreas de la región facial representan planos de división embriológicos; estos sitios ofrecen relativamente poca resistencia a la invasión tumoral.
- Los sitios de alto riesgo a menudo tienen una alta densidad de folículos pilosos y glándulas sebáceas, lo que hace que las posibilidades de eliminar todas las células tumorales con métodos más superficiales sean menores.
- La afectación de estructuras críticas, como el párpado, o áreas estéticamente sensibles dificulta la extirpación completa del tumor sin deterioro estético o funcional.
- Los tumores grandes pueden tener un crecimiento subclínico extenso, lo que requiere márgenes de escisión más amplios para la eliminación de la enfermedad, lo cual deriva en tasas más bajas de respuesta a las terapias destructivas.

> **!** El tratamiento de elección es la cirugía; solo se recomienda usar tratamientos destructivos en localizaciones de bajo riesgo.

El enfoque de los autores para el tratamiento y el seguimiento del CBC con bajo o alto riesgo de recurrencia se muestra en el algoritmo de la **figura 52-8**.

La escisión se puede realizar en un entorno ambulatorio bajo anestesia local y suele ser un procedimiento bien tolerado. El defecto quirúrgico generalmente se repara de inmediato, ya sea mediante el cierre directo o mediante el uso de plastias locales o injertos libres de piel. Esto permite que la cicatrización de heridas se complete en 1-2 semanas. Los resultados estéticos y funcionales a largo plazo suelen ser superiores que con la radioterapia.

La cirugía micrográfica de Mohs y la evaluación completa del margen periférico y profundo circunferencial son los tratamientos preferidos para los CBC con alto riesgo de recurrencia, en particular para los tumores de cabeza y cuello, manos y pies, pretibiales y genitales (**Fig. 52-9**).

La cirugía de Mohs, en principio (**Fig. 52-9**), no es indicación para CBC primarios en el tronco o las extremidades que carecen de características clínicas o histopatológicas agresivas, porque otros procedimientos tienen una eficacia similar y consumen menos tiempo y recursos.

Para los tumores localmente avanzados y enfermedad metastásica, cuando el CBC no es susceptible de tratamiento quirúrgico o radioterapia, existen terapias sistémicas con inhibidores de la vía Hedgehog (por ejemplo, vismodegib, sonidegib) o inhibidores del punto de control inmunitario (anti-PD1).

Los inhibidores de la vía de señalización de Hedgehog bloquean la proliferación y la diferenciación del CBC uniéndose al receptor *Smoothened*, que es una molécula análoga a los receptores acoplados a las proteínas G que regula positivamente la vía Hedgehog, activando los factores de transcripción de los genes implicados en la proliferación, la diferenciación y la supervivencia.

Los efectos adversos más frecuentes, que se producen en al menos un 10 % de los pacientes tratados, son por orden de frecuencia: espasmos musculares, alopecia, disgeusia, náuseas y vómitos, fatiga y pérdida de peso. La mayoría de los efectos adversos son leves o moderados y ocurren precozmente tras el inicio del tratamiento: náuseas y vómitos tras > 1 semana de tratamiento (reversibles), calambres musculares y disgeusia o ageusia tras > 1 mes de tratamiento (reversibles tras unas 6 semanas), astenia tras > 2 meses de tratamiento (reversible en unas

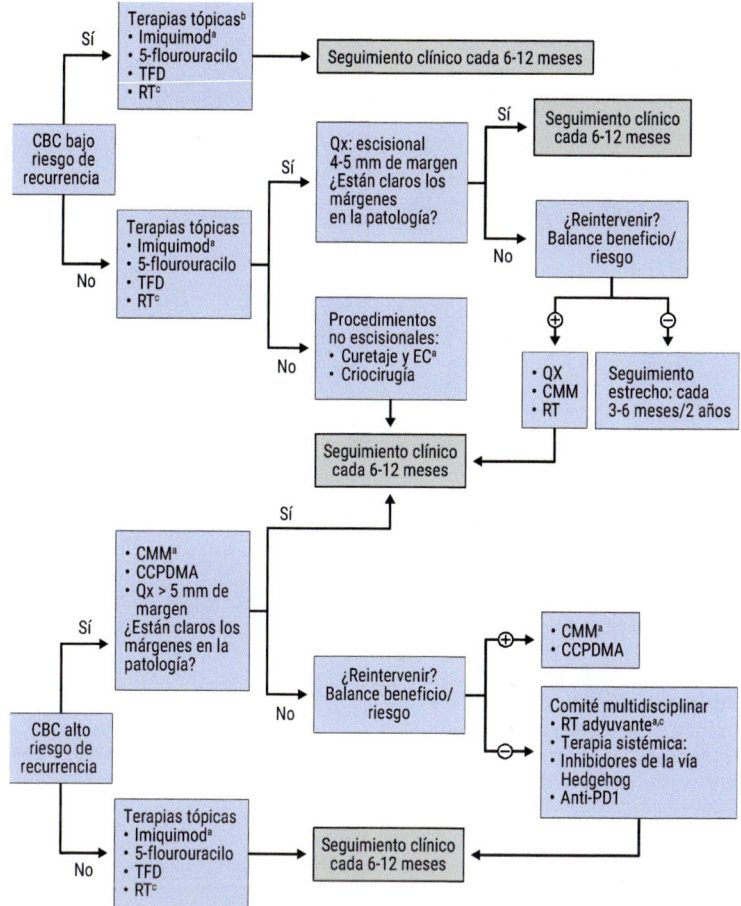

Figura 52-8. Algoritmo de tratamiento y seguimiento del carcinoma basocelular.
[a] Método preferido. [b] Los CBC recurrentes después del tratamiento con terapias tópicas o terapia fotodinámica se consideran tumores de alto riesgo. Estas lesiones se tratan mejor con una nueva escisión convencional o cirugía de Mohs. [c] La radioterapia no está indicada en pacientes < 60 años debido al riesgo de complicaciones locales a largo plazo y en pacientes con síndromes genéticos que predisponen a cánceres de piel (por ejemplo, síndrome de Gorlin, xeroderma pigmentoso). [d] En pacientes con múltiples comorbilidades médicas o una esperanza de vida limitada anticipada, el seguimiento clínico estrecho para un CBC de bajo riesgo puede ser una opción razonable. [e] Los candidatos no quirúrgicos incluyen pacientes mayores con múltiples comorbilidades que pueden no tolerar la cirugía, pacientes con enfermedad localmente avanzada y pacientes que rechazan la cirugía.
CBC: carcinoma basocelular; CCM: cirugía micrográfica de Mohs; CCPDMA: evaluación completa del margen periférico y profundo circunferencial; EC: electrocoagulación; Qx: cirugía convencional; RT: radioterapia; TFD: terapia fotodinámica.

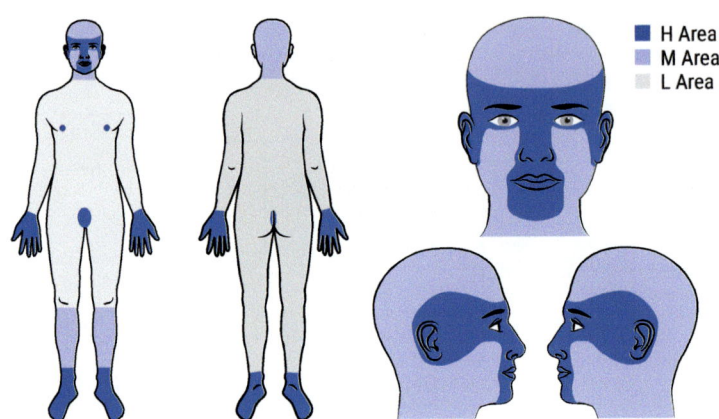

Figura 52-9. Zonas de alto riesgo (azul oscuro).

4 semanas), alopecia tras > 3 meses de tratamiento (reversible en unos 6-12 meses) y pérdida de peso tras > 6 meses de tratamiento. Es importante comprobar bien las interacciones medicamentosas de estos fármacos y monitorizar los niveles de creatina-cinasa por su posible toxicidad muscular.

Los niveles de respuesta parcial son elevados, y se consigue un control de la enfermedad pese a no lograr la remisión completa del tumor.

PRONÓSTICO Y SEGUIMIENTO

El pronóstico para la mayoría de los pacientes con CBC de alto riesgo es excelente. Aproximadamente, el 50 % de las recurrencias ocurren en los 2 primeros años, alcanzando el 66 % en los 3 primeros años.

> ! El riesgo global de padecer un CBC es del 30-40 % a lo largo de la vida.

La enfermedad metastásica es extremadamente rara (0,0029-0,0500 %). En general, se ha considerado que el CBC metastásico tiene un pronóstico más sombrío que parece mejorar con el uso del inhibidor de la vía Hedgehog vismodegib.

Se recomienda un seguimiento estrecho después del tratamiento para detectar recurrencias locales y nuevos cánceres de piel. Es aconsejable realizar una reevaluación cada 6 meses durante el primer año después del tratamiento y luego anualmente durante un período de 3-5 años (v. **Fig. 52-8**). La evaluación periódica debe incluir la inspección visual y la palpación de la piel y las estructuras adyacentes (recurrencias profundas), y se debe preguntar a los pacientes sobre cualquier cambio visible, textural o sensorial del área tratada. Cualquier área sospechosa se deberá biopsiar para su estudio histológico. En ausencia de un tumor recurrente, en un nuevo CBC primario u otras lesiones inducidas por el daño actínico (por ejemplo, queratosis actínicas), el seguimiento adicional puede realizarse a intervalos más largos según el criterio del médico.

BIBLIOGRAFÍA

Fernández-Figueras MT, Malvehi J, Tschandl P, et al.; Study Group Collaborators (Validation Group). Position paper on a simplified histopathological classification of basal cell carcinoma: results of the European Consensus Project. J Eur Acad Dermatol Venereol. 2022;36(3):351-9.

Grob JJ, Gaudy-Marqueste C, Guminski A, et al. Position statement on classification of basal cell carcinomas. Part 2: EADO proposal for new operational staging system adapted to basal cell carcinomas. J Eur Acad Dermatol Venereol. 2021;35(11):2149-53.

Mosterd K, Krekels GA, Nieman FH, et al. Surgical excision versus Mohs' micrographic surgery for primary and recurrent basal-cell carcinoma of the face: a prospective randomised controlled trial with 5-years' follow-up. Lancet Oncol. 2008;9:1149.

National Comprehensive Cancer Network (NCCN). NCCN Clinical Practice Guidelines in Oncology: Basal cell skin cancer. Version 1.2023. Plymouth Meeting, PA: National Comprehensive Cancer Network; 2023.

Peris K, Fargnoli MC, Garbe C, et al. Diagnosis and treatment of basal cell carcinoma: European consensus-based interdisciplinary guidelines. Eur J Cancer. 2019;118:10.

Queratosis actínicas y carcinoma espinocelular

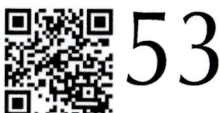53

A. Conde-Ferreirós

 PUNTOS CLAVE

- El carcinoma queratinocítico, también denominado *cáncer cutáneo no melanoma*, constituye la neoplasia maligna más frecuente en los sujetos de raza caucásica.
- El principal factor de riesgo de los carcinomas queratinocíticos es la exposición crónica a la radiación ultravioleta.
- Ante queratosis actínicas que muestren una apariencia clínica atípica o que no respondan a los tratamientos estándar, debe obtenerse una biopsia para evaluación histológica y descartarse la presencia de un carcinoma epidermoide cutáneo (CEC) invasivo.
- Ante el diagnóstico de CEC invasivo, se debe realizar una palpación exhaustiva de la cadena ganglionar del territorio de drenaje linfático del tumor.
- La cirugía constituye la primera línea de tratamiento en el CEC invasivo. En las neoplasias no invasivas (queratosis actínicas y CEC *in situ*) se pueden emplear fármacos de aplicación tópica como fármacos quimioterapéuticos tópicos o inmunomoduladores y otros tratamientos destructivos locales (crioterapia).
- El tratamiento y el seguimiento del CEC debe adecuarse al riesgo que presente cada paciente de forma individual. Por tanto, se estratificará el riesgo del CEC teniendo en cuenta sus características clínicas e histológicas. Aquellos factores de alto riesgo clínico son: tamaño ⩾ 2 cm, localizado en la oreja, el labio y la sien; CEC recurrente, con márgenes mal definidos; CEC que se desarrolla en pacientes inmunodeprimidos; CEC de rápido crecimiento, y aquellos que presenten síntomas sugestivos de infiltración perineural (dolor o parestesias). Los factores de alto riesgo histológico son: invasión > 6 mm, invasión más allá de la grasa, CEC con pobre grado de diferenciación o CEC que presente infiltración perineural de nervios más profundos que la grasa o que afecte a nervios gruesos ⩾ 0,1 mm.
- La mayoría de los eventos adversos ocurren durante los 2 primeros años tras el desarrollo del tumor primario. Por tanto, durante este tiempo el seguimiento del paciente cobra especial importancia.

INTRODUCCIÓN

Los carcinomas queratinocíticos son las neoplasias más frecuentes en los seres humanos. El carcinoma espinocelular, también denominado *carcinoma epidermoide cutáneo* o *carcinoma escamoso cutáneo* (CEC), constituye el 20 % de todos los cánceres de piel y representa una de las formas más agresiva de cáncer de piel no melanoma, en contraposición con el carcinoma basocelular.

A diferencia de los CEC, las queratosis actínicas (QA) son neoplasias cutáneas que consisten en proliferaciones de queratinocitos atípicos que se limitan a la epidermis, sin invadir la dermis. Las QA se han caracterizado a lo largo de la historia como lesiones precancerosas o premalignas, aunque en los últimos años se ha intentado redefinir las QA como auténticas neoplasias malignas, porque estas lesiones son, en esencia, carcinomas escamosos cutáneos intraepiteliales en evolución. Las QA no presentan riesgo de metástasis a no ser que estas lesiones evolucionen a un carcinoma invasivo. La probabilidad de que una QA dada evolucione a un CEC invasivo se ha calculado en un 0,075-0,096 % por lesión al año.

EPIDEMIOLOGÍA

La incidencia de QA y CEC está directamente relacionada con la latitud y con la radiación ultravioleta (UV) acumulada. Hay, además, una relación directa entre la incidencia y la latitud, de modo que cuanto más cercanos están los sujetos al ecuador, mayor es su exposición a la radiación UV. En Australia, en 2002, el riesgo acumulado a la edad de 70 años de tener al menos un carcinoma basocelular o CEC fue del 70 % en los hombres y del 58 % en las mujeres. La incidencia también aumenta con la edad, con un incremento acusado del carcinoma basocelular en los hombres mayores de 60 años. En los menores de 40 años, la mayoría de los casos de cáncer cutáneo no melanoma se encuentran en mujeres —a expensas del carcinoma basocelular especialmente—, pero a los 80 años la incidencia en los hombres supera a la de las mujeres en una relación de 2-3:1. La incidencia exacta de CEC resulta difícil de determinar debido a su exclusión de los registros nacionales de cáncer, incluyendo el programa estadounidense Surveillance, Epidemiology, and End Results (SEER) del National Cancer Institute. Al año, se estiman en torno a un millón de casos de CEC en Estados Unidos, mientras que la prevalencia de QA en este país en 2004 se estimaba de 39,5 millones y suponían hasta un 10 % de las consultas anuales.

Existe cierta tendencia al descenso de la incidencia del CEC en Australia mientras se mantiene estable en Estados Unidos, pero sigue incrementándose en Europa. Este aumento en la incidencia parece relacionado con el envejecimiento de la población y con el mayor enfoque en la detección precoz del cáncer de piel. No obstante, el incremento en la frecuencia de CEC se mantiene en estudios que excluyen los casos de CEC *in situ*. Las medidas de prevención primaria están probablemente detrás del descenso que ha comenzado a percibirse en Australia.

ETIOPATOGENIA Y FACTORES DE RIESGO

Las QA son una de las lesiones cutáneas más frecuentemente encontradas en la práctica clínica. Aparecen en piel dañada por el sol en la cabeza (especialmente en aquellas personas con alopecia), el cuello, la parte superior del tronco y las extremidades. Los sujetos con mayor riesgo de sufrir una QA son los ancianos, los individuos que tienen fototipos cutáneos más claros y los que presentan ante-cedentes de exposición crónica al sol.

Factores de riesgo ambientales

La radiación UV constituye el principal factor de riesgo para desarrollar cáncer cutáneo. Las QA se relacionan más especialmente con la radiación UV ambien-tal recibida a lo largo de la vida del individuo. Las mutaciones del gen supresor tumoral *p53* inducidas por la radiación UV desempeñan una función fundamental en la formación de la QA y su evolución a CEC. También, el empleo de cabinas de radiación UV ha demostrado ser un factor de riesgo de desarrollo de CEC. La exposición especialmente al arsénico, pero también a hidrocarburos aromáticos policíclicos (alquitrán, brea y hollín), nitrosaminas y agentes alquilantes, se aso-cia al desarrollo de CEC. Finalmente, las infecciones por el virus del papiloma humano, especialmente por tipos 16 y 18, se han asociado con el desarrollo del CEC, especialmente en la región anogenital y periungueal.

Factores de riesgo constitucionales

El riesgo de desarrollar CEC también aumenta con la edad, y su incidencia lo hace de manera abrupta a partir de los 60 años, sobre todo en hombres. Los fototipos cutáneos más bajos (pieles más claras) manifiestan un mayor riesgo de desarrollar QA y CEC debido a su mayor susceptibilidad a la radiación UV. El CEC también puede observarse en pacientes de raza negra, aunque con una frecuencia muy inferior, normalmente asociado a zonas de traumatismos o cicatrices previas, y a menudo con un retraso en el diagnóstico que se relaciona con mayor mortali-dad. El CEC que aparece sobre lesiones crónicas —especialmente cicatrices por quemaduras— se conoce tradicionalmente con el término de **úlcera de Marjolin** (**e-Fig. 53-1**). El tiempo de latencia entre la úlcera primaria y el desarrollo del CEC es prolongado. Estos CEC tienden a aparecer a edades más tempranas y suelen exhibir un curso más agresivo.

Los pacientes trasplantados de órgano sólido presentan 65-100 veces más probabilidades de desarrollar un CEC que la población general. Se estima que, en los 10 años posteriores al trasplante, el 30 % de los pacientes desarrollarán un CEC y, dentro de los 20 años, hasta un 70 % de los pacientes trasplantados estarían afectados. Además, en los pacientes que han desarrollado un cáncer cutáneo no melanoma, el 75 % presentará otro tumor cutáneo en los próximos 5 años. El riesgo de cáncer en pacientes sometidos a trasplante de órganos es proporcional a la cantidad de terapia inmunosupresora requerida, y es mayor en el trasplante cardíaco, seguido del renal y en menor medida del hepático. Los pacientes trasplantados desarrollan CEC a edades más tempranas, y su pro-nóstico es significativamente peor que en los pacientes inmunocompetentes. En estudios recientes se ha demostrado que el ruxolitinib, un inhibidor selectivo de las cinasas de la familia Jano (JAK) 1 y 2, confiere un riesgo superior de desarrollar cáncer cutáneo no melanoma, especialmente de CEC en pacientes con JAK2 no mutada.

Algunas genodermatosis se asocian a un mayor riesgo de CEC:

- Defectos en la línea terminal de reparación de ADN que provocan una mayor inestabilidad genómica (xeroderma pigmentoso y síndrome de Ferguson-Smith).
- Alteración de la pigmentación cutánea (albinismo oculocutáneo).
- Perturbación de las vías moleculares clave involucradas en la patogenia del CEC.

Existen otras enfermedades genéticas que exhiben una mayor susceptibilidad frente a la radiación UV (fotogenodermatosis) y, por lo tanto, mayor riesgo de CEC. Este grupo está constituido por el síndrome de Rothmund-Thomson, el síndrome de Bloom y el síndrome de Werner. El CEC es más frecuente en otras enfermedades hereditarias como la epidermólisis ampollosa, el síndrome de KID (*keratitis ichtyiosis deafness*), el síndrome de Lewandowski-Lutz o el síndrome de Muir-Torre.

> ! El principal factor de riesgo de los tumores queratinocíticos es la exposición a la radiación UV. Otros factores son la exposición a radiación ionizante, arsénico y sustancias químicas orgánicas, así como la infección por el virus del papiloma humano, la inmunodepresión y la predisposición genética.

CARACTERÍSTICAS CLÍNICAS: QUERATOSIS ACTÍNICAS, CARCINOMA ESCAMOSO CUTÁNEO *IN SITU* Y CARCINOMA ESCAMOSO INVASIVO

Las QA suelen observarse como pápulas eritematosas y rasposas con descamación blanquecina o amarillenta. Los pacientes pueden referir dolor a la palpación. Las QA pueden medir unos milímetros o ser grandes placas confluentes de varios centímetros de diámetro, especialmente en los pacientes con daño actínico crónico. Uno de los primeros signos es un eritema ligero con descamación casi imperceptible, aunque algunas lesiones carecen de eritema visible y se presentan únicamente como una escama ligera con bordes mal definidos. Las lesiones suelen agruparse en las zonas de mayor exposición solar acumulada, como la parte superior del hélix en los pabellones auriculares, la parte superior de la frente, la región supraorbitaria, el dorso nasal, el área malar, el dorso de las manos, la cara anterior de las piernas y el cuero cabelludo alopécico. Las QA pueden remitir espontáneamente, pero pueden reaparecer en el mismo lugar. Entre los subtipos clínicos de QA están la variante clásica ya descrita, la hipertrófica (o hiperqueratósica), la pigmentada, la liquenoide, la atrófica, la bowenoide y la queilitis actínica.

La queilitis actínica representa la QA en los labios, en la mayoría de las ocasiones en el labio inferior (e-Fig. 53-2). Clínicamente, se presentan como áreas blanquecinas (leucoplaquia), erosiones o áreas fisuradas que pueden exhibir cierta descamación. El potencial de evolución a un CEC es mayor en la queilitis actínica que en la QA clásica, y deben biopsiarse aquellas zonas induradas o resistentes al tratamiento para garantizar que no se trate de un carcinoma escamoso invasivo.

El CEC *in situ* se denomina habitualmente *enfermedad de Bowen* cuando se localiza en la piel, tanto en áreas fotoexpuestas como en zonas protegidas de la radiación UV. Desde un punto de vista clínico, se presenta como placas rosadas, ligeramente descamativas y ovaladas que crecen de manera centrífuga durante años. Al contrario que el CEC invasivo, su palpación no demuestra que se encuentre infiltrada. Cuando el CEC *in situ* se localiza en el pene, el glande, la vulva o la cavidad oral se denomina con el epónimo de *eritroplasia de Queyrat* (**e-Fig. 53-3**). Más recientemente se tiende a reservar el término *eritroplasia de Queyrat* para describir clínicamente esta entidad, mientras que desde el punto de vista patológico se tiende a abandonar el término de *eritroplasia de Queyrat* y se denomina *neoplasia intraepitelial de pene* o *neoplasia intraepitelial vulvar*. Clínicamente, se presenta como lesiones maculopapulosas de color rojo intenso de bordes generalmente bien definidos. Al igual que ocurre en la queilitis actínica, en la enfermedad de Bowen y en particular en el CEC *in situ* que asienta en mucosas (neoplasia intraepitelial de pene, neoplasia intraepitelial vulvar), exhiben un mayor riesgo de evolucionar a CEC invasivo y al desarrollo de metástasis.

La *papulosis bowenoide* es un término usado cuando se encuentran cambios histopatológicos de CEC *in situ* dentro de verrugas genitales, habitualmente debido a la infección por una cepa oncógena como el virus del papiloma humano 16 o 18. De forma práctica, los dermatólogos prefieren a menudo usar este término cuando hay presentes múltiples pápulas, y no llamarlo CEC *in situ*, porque las lesiones pocas veces se hacen invasivas. El aspecto clínico puede variar de pequeñas pápulas marrones en el pene a pápulas rosadas perianales o placas onduladas rosadas a marrones en los pliegues inguinales.

El queratoacantoma es una variante de CEC que se origina con una pápula que crece de manera rápida y da lugar a un nódulo crateriforme muy bien circunscrito con un núcleo queratósico que después puede resolverse en meses para dejar una cicatriz atrófica (**e-Fig. 53-4**). La mayoría de las lesiones aparecen en la cabeza y el cuello o en zonas expuestas al sol de las extremidades. Puede asociar síntomas de dolor espontáneo o a la presión. El queratoacantoma muestra distintas presentaciones clínicas: solitario (la forma de presentación más frecuente), múltiple, agrupado, centrífugo marginado, gigante, subungueal, palmoplantar, intraoral, múltiple de regresión espontánea (Ferguson-Smith), múltiple que no remite y eruptivo generalizado (Grzybowski). Los queratoacantomas también se ven en pacientes con el síndrome de Muir-Torre y pueden tener una diferenciación sebácea. Además, los queratoacantomas múltiples se han asociado a exposiciones a sustancias químicas, inmunodepresión, inhibidores de BRAF e infección por el virus del papiloma humano.

El síndrome de Ferguson-Smith es un trastorno autosómico dominante debido a mutaciones en *TGFBR1* que codifica el receptor para el factor de crecimiento transformante β de tipo 1. Aparecen múltiples queratoacantomas dentro de zonas expuestas al sol, habitualmente a partir de la tercera década de la vida. Las lesiones suelen remitir en semanas o meses, pero se han descrito ejemplos excepcionales de metástasis. Los queratoacantomas múltiples de tipo Grzybowski se presentan como miles de pápulas que parecen milios o xantomas eruptivos en fase temprana. Surgen con rapidez y pueden resolverse lentamente a lo largo de meses. Los pacientes tienen a menudo cicatrices, ectropión y una cara que parece una máscara.

La mayoría de los CEC invasivos se desarrollan en sitios de exposición solar crónica (cabeza y cuello, antebrazos y dorso de las manos) en pacientes de piel clara, ancianos, y con cierta predisposición por el género masculino (**Fig. 53-5**).

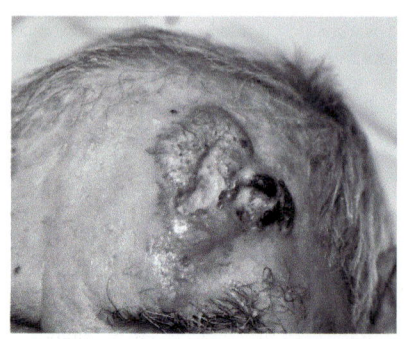

Figura 53-5. Carcinoma escamoso cutáneo ulcerado de 6 × 4 cm en la región frontal.

Los CEC invasivos se originan a partir de queratinocitos epidérmicos; generalmente, son el resultado de la progresión de lesiones precursoras, como QA o enfermedad de Bowen, pero también pueden desarrollarse sobre otras lesiones preexistentes, como heridas o úlceras crónicas, radiodermitis, cicatrices de quemaduras o lupus eritematoso discoide (**e-Fig. 53-6**). Clínicamente, suelen presentarse como lesiones de color rosado, papulosas o nodulares, aunque en ocasiones pueden ser placas o adquirir un aspecto papilomatoso. Con el paso del tiempo suelen volverse lesiones exofíticas. De forma habitual se acompañan de hiperqueratosis. Estas lesiones se suelen palpar ligeramente infiltradas sobre la piel subyacente. La evolución natural del CEC también varía, desde lesiones de crecimiento lento hasta otras de crecimiento rápido con dolor ligero o intenso. Hay que destacar que las parestesias, la anestesia y el dolor pueden ser signos de invasión perineural por el tumor.

CARACTERÍSTICAS HISTOLÓGICAS

Histopatológicamente, en las QA se observa una proliferación de queratinocitos atípicos con pleomorfismo nuclear, especialmente en la capa basal. Es un hallazgo prácticamente constante la presencia de paraqueratosis en la capa córnea. Estos cambios displásicos se suelen restringir a las capas basales de la epidermis, sin afectar a la dermis.

En los CEC *in situ* (enfermedad de Bowen), los cambios displásicos suelen afectar a todo el espesor de la epidermis, y es característico que en la enfermedad de Bowen la capa basal de la epidermis esté respetada y, al menos de manera focal, se componga de pequeños queratinocitos basaloides comprimidos dispuestos «en empalizada».

Los queratoacantomas suelen tener una morfología crateriforme. El tumor está formado por queratinocitos bien diferenciados con un citoplasma brillante, eosinófilo, rodeado de un núcleo lleno de material cornificado. Suele haber un infiltrado inflamatorio rico en linfocitos y, a menudo, eosinófilos. Son frecuentes pequeños abscesos intratumorales de neutrófilos, y puede observarse neurotropismo. A medida que la lesión remite, la arquitectura abovedada se aplana y aparece la fibrosis en la base de la lesión. La atipia citológica suele ser mínima en los queratoacantomas.

Desde un punto de vista histopatológico, el CEC invasivo consiste en nidos y nódulos de epitelio escamoso anormal que a menudo se originan en la superficie inferior de la epidermis e invaden la dermis a diversas profundidades. Los queratinocitos neoplásicos tienen citoplasma abundante, eosinófilo, ocasionalmente disqueratósico o claro y núcleos grandes, a menudo vesiculares o basófilos con nucléolos visibles y un número variable de mitosis (en muchas ocasiones atípicas). Los queratinocitos son más pequeños y tienen núcleos más basófilos en la periferia de los nidos tumorales y son más grandes hacia el centro de los nidos, donde se ven figuras de queratinización de células individuales, lo que conduce a la producción de perlas córneas eosinófilas (remolinos escamosos). Los CEC que contienen mayor número de remolinos escamosos suelen ser tumores mejor diferenciados. Los nidos tumorales pueden extenderse de forma profunda e invadir los tejidos subyacentes (grasa subcutánea, músculos, cartílagos, fascia y huesos). Una característica de los carcinomas escamosos es la presencia de desmosomas interepiteliales que ayudan a identificar el origen queratinocítico del tumor, aunque en CEC pobremente diferenciados la presencia de desmosomas puede ser difícil de identificar. En el CEC pobremente diferenciado, las células tumorales pueden infiltrar individualmente la dermis o formar pequeños nidos, lo que se conoce como gemación tumoral o *tumor budding* (**e-Fig. 53-7**). El tumor suele desencadenar una reacción inflamatoria que consiste en linfocitos, células plasmáticas y algunos eosinófilos que rodean los vasos del estroma y, ocasionalmente, penetran en los nidos tumorales.

Desde 1921, los CEC se clasifican en cuatro grados de diferenciación histológica en función del porcentaje de células tumorales que se asemejan al epitelio escamoso sano. De forma práctica, se suelen clasificar en **CEC bien diferenciados** (los CEC en los que las células tumorales se parecen al epitelio escamoso habitual), **CEC moderadamente diferenciados**, **CEC sin áreas claras de queratinización** y **CEC pobremente diferenciados** (CEC en los que es difícil determinar el linaje de los queratinocitos). La presencia de una mala diferenciación se asocia a un peor pronóstico. A pesar de estos datos, el pobre grado de diferenciación dejó de considerarse un factor de riesgo que determinase el estadio T en la octava edición de la clasificación del American Joint Committee on Cancer (AJCC).

Variantes histológicas del carcinoma epidermoide cutáneo invasivo

La Organización Mundial de la Salud reconoce varios subtipos de CEC que muestran diferencias en la presentación clínica y en la epidemiología. Identificar las diferentes variantes histológicas cobra importancia porque el pronóstico del CEC difiere en función de las características histopatológicas que presenten los tumores.

Carcinoma epidermoide cutáneo acantolítico

Los CEC acantolíticos o adenoides representan el 2-4 % de todos los casos de CEC y se caracterizan por la formación de estructuras seudoglandulares intratumorales como resultado de una acantólisis extensa. Esta variante de CEC se había considerado como un subtipo de peor pronóstico, pero en series recientes parece que la presencia de acantólisis no confiere mayor agresividad. Aunque la octava edición del AJCC (AJCC8) no considera el CEC acantolítico como un CEC de alto riesgo, algunas guías clínicas como la National Comprehensive Cancer Network califican esta variante histológica como un CEC de alto riesgo (**e-Fig. 53-8**).

Carcinoma epidermoide cutáneo adenoescamoso o mucoepidermoide

El CEC adenoescamoso es una variante rara que se encuentra con más frecuencia en los genitales. Se distingue histológicamente del CEC convencional por la coexistencia de queratinocitos que expresan queratina 7 y estructuras tubulares mucosecretoras que secretan mucina. Su contenido es positivo para mucicarmina y azul alcián. Se ha considerado como una variante CEC de alto riesgo.

Carcinoma epidermoide cutáneo verrucoso

El CEC verrucoso constituye una forma bien diferenciada de CEC que exhibe un crecimiento localmente invasivo, pero un bajo potencial metastásico (**e-Fig. 53-9**). Se presenta como una lesión bien definida, exofítica, que se asemeja a verrugas de gran tamaño. Según su ubicación anatómica, se clasifican como tumor de Buschke-Lowenstein (CEC verrucoso que afecta al pene, el escroto o la región perianal) y carcinoma *cuniculatum* (CEC verrugoso plantar).

Carcinoma epidermoide cutáneo fusocelular o sarcomatoide

Otra variante histopatológica de CEC, relativamente poco frecuente, es el CEC de células fusiformes. Se observa principalmente en áreas crónicamente expuestas al sol y en pacientes ancianos. La identificación histológica del origen epitelial del tumor no siempre resulta evidente, lo que implica el diagnóstico diferencial con otras neoplasias de células fusiformes (fibroxantoma atípico, sarcomas o melanomas). La tinción inmunohistoquímica demuestra positividad con citoqueratinas (particularmente CK5-6, 34βE12 y el antígeno de membrana epitelial) por parte de las células tumorales, aunque en algunos casos pueden expresarse tanto citoqueratinas como vimentina. El pronóstico de los CEC fusocelulares que surgen en sitios expuestos crónicamente al sol no es especialmente agresivo, aunque se ha descrito que los casos que ocurren en el contexto de la radioterapia tienen un pronóstico más desalentador.

DIAGNÓSTICO

El diagnóstico de las QA, CEC *in situ* y CEC invasivo es eminentemente clínico. La inspección visual se realiza mejor palpando a la vez con el fin de detectar lesiones que pueden no ser fácilmente visibles. El dolor a la palpación debe alertar al clínico sobre la posibilidad de que la lesión haya evolucionado a un carcinoma invasivo.

El dolor también puede ser un síntoma de que la lesión se encuentre infectada o exhiba infiltración perineural (IPN). Además, en aquellas lesiones en las que exista una duda diagnóstica, el análisis histopatológico suele resultar exitoso.

TRATAMIENTO

Queratosis actínicas y carcinoma epidermoide *in situ*

En el tratamiento de las QA y CEC *in situ* se distinguen dos pilares fundamentales. Por un lado, aquellos tratamientos destructivos, dirigidos a eliminar directamente la lesión, y, por otro lado, los tratamientos inmunomoduladores, que se encargan de potenciar la respuesta inmune del paciente frente a los queratinocitos displásicos del tumor. La combinación de tratamientos puede ser adecuada ante la necesidad de eliminar primero las lesiones clínicamente evidentes mediante un procedimiento destructivo y, a continuación, tratar el campo de cancerización con tratamientos inmunomoduladores.

> **!** Las QA que muestren una apariencia clínica atípica o que no respondan al tratamiento deben biopsiarse para su evaluación histológica y descartar la presencia de un CEC invasivo.

Tratamientos destructivos

Por lo general, los tratamientos destructivos están enfocados a eliminar lesiones puntuales. La crioterapia, la electrocirugía (electrocoagulación), la aplicación de ácido tricloroacético al 30-50 % o la cirugía (especialmente en las QA hipertróficas) son ejemplos de tratamientos destructivos. La vaporización con láser de dióxido de carbono es una de las técnicas que tiene especial interés en el tratamiento de la queilitis actínica, CEC *in situ* y papulosis bowenoide.

Tratamientos inmunomoduladores

Los tratamientos inmunomoduladores se encargan de potenciar la respuesta inmunológica del paciente frente a la proliferación anómala de queratinocitos atípicos. Los tratamientos inmunomoduladores son productos de aplicación tópica en áreas de piel más o menos extensas y están enfocados a tratar el **campo de cancerización**. Este término se refiere a un área de tejido en el cuerpo que ha experimentado cambios preneoplásicos o precancerosos como resultado de la exposición crónica a factores de riesgo como la radiación UV en la piel. Estos cambios pueden incluir mutaciones genéticas, inflamación crónica y otras alteraciones celulares que aumentan el riesgo de desarrollar cáncer en esa área. La existencia del campo de cancerización tiene implicaciones terapéuticas importantes, pues si solo se trata la lesión o lesiones clínicamente visibles, se eliminan las lesiones, pero el campo persiste y con el tiempo surgirán nuevas lesiones. Por el contrario, si se trata el campo, se eliminan no solo las lesiones evidentes, sino también las subclínicas y los clones de células destinadas a convertirse en QA, con lo que se previene el desarrollo de nuevas QA y de CEC invasivo, se obtienen remisiones más prolongadas y aumenta el intervalo entre sesiones de tratamiento para las QA. Por tanto, siempre que sea posible se debe tratar el campo de cancerización con el objetivo de evitar que lesiones subclínicas puedan progresar a lesiones clínicamente visibles y puedan acabar en un CE invasivo. Los tratamientos inmunomoduladores más empleados son el imiquimod en crema (concentración al 3,75-5 %), el 5-fluorouracilo en crema (concentración al 3-5 %), el diclofenaco en gel al 3 % y la tirbanibulina en crema al 1 %.

Otro de los tratamientos que se pueden emplear en las QA y en la enfermedad de Bowen es la terapia fotodinámica. Esta involucra el uso de una sustancia fotosensible, llamada *fotosensibilizador*, y la exposición controlada a la luz para destruir aquellas células displásicas que conforman las QA. Las sustancias fotosensibles que se emplean en la piel son el aminolevulinato de metilo y el ácido 5-aminolevulínico. Después de aplicar alguna de estas moléculas en la zona precancerosa, se deja incubar el producto durante 3 horas protegiéndolo de la luz visible. El producto va a ser absorbido por las células neoplásicas. Después de la incubación, se expone el área afectada a una fuente de luz con una longitud de onda específica. La luz activa el fotosensibilizador acumulado en las células objetivo y la interacción entre el fotosensibilizador activado y la luz da como resultado una reacción fotoquímica que produce oxígeno singlete y otros radicales libres altamente reactivos. Estos compuestos dañan las células objetivo, destruyéndolas, mientras que las células sanas circundantes generalmente permanecen intactas. Esto es lo que se conoce como *terapia fotodinámica convencional*. Otra modalidad es la terapia fotodinámica con luz de día, en donde la fuente de luz utilizada para generar la reacción fotoquímica es la luz visible. En este caso, se aplica la sustancia fotosensibilizante en la zona que se desea tratar y posteriormente se indica al paciente que se exponga a la luz visible durante 2-3 horas.

> **!** En un paciente con varias QA es aconsejable realizar tratamiento del campo de cancerización.

Tratamiento del carcinoma epidermoide cutáneo invasivo

El objetivo principal del tratamiento de los CEC es la extirpación completa del tumor y la máxima preservación de la funcionalidad y la estética. La extirpación quirúrgica con márgenes libres constituye la primera línea de tratamiento. Sin embargo, existen una serie de consideraciones particulares de cada paciente que pueden llevar a elegir la radioterapia como tratamiento primario y lograr resultados generales óptimos.

En este punto, antes de elegir el tratamiento óptimo en cada caso, conviene identificar aquellos CEC que exhiben un riesgo elevado de desarrollar eventos adversos. Esto es, distinguir los CEC de bajo riesgo y los CEC de alto riesgo. No existe una definición universal del CEC de alto riesgo. Los factores de riesgo incluidos en los sistemas de estadificación del CEC se pueden utilizar como una guía en la selección de pacientes de alto riesgo. En términos generales, se consideran CEC de alto riesgo aquellos que exhiben un riesgo de recaída, metástasis ganglionares y/o a distancia superior al 5 %. Esto va a estar determinado por la presencia de una serie de factores denominados *de alto riesgo* (Tabla 53-1).

En los CEC de bajo riesgo, se recomienda la extirpación quirúrgica convencional con márgenes clínicos de 4-6 mm y evaluación histopatológica de los márgenes quirúrgicos. No se recomienda reconstruir el defecto mediante colgajo hasta que no se compruebe que los márgenes se encuentran libres de tumor. Se permite curación por segunda intención, injerto de piel o cierre directo por planos. Otras

Tabla 53-1. Factores de riesgo clínicos e histológicos para categorizar al carcinoma epidermoide cutáneo como de bajo o alto riesgo

		CEC bajo riesgo	CEC alto riesgo
Factores de riesgo clínicos	**Tamaño horizontal**	< 20 mm	≥ 20 mm
	Localización del CEC	Fuera de zona H facial	Oreja, labio, sien
	CEC primario *versus* recurrente	Primario	Recurrente
	Bordes	Bien definidos	Mal definidos
	Estado inmunitario del paciente	Inmunocompetente	Inmunodeprimido
	Velocidad de crecimiento	Lenta	Rápida
	Síntomas asociados	Asintomático	Dolor, parestesias
Factores de riesgo histopatológicos	**Espesor tumoral**	≤ 6 mm	> 6 mm
	Profundidad de invasión	Dermis	Más allá de la grasa
	Grado de diferenciación	Bueno o moderadamente diferenciado	Pobre grado de diferenciación
	Invasión perineural	No	Sí (≥ 0,1 mm, invasión de nervios más profundos que la dermis)

CEC: carcinoma epidermoide cutáneo.

opciones terapéuticas recomendadas son la cirugía micrográfica Mohs, la cirugía con control de márgenes o la radioterapia (en aquellos pacientes no candidatos a cirugía como primera opción terapéutica).

En los CEC de alto riesgo, la primera opción terapéutica es la cirugía micrográfica de Mohs u otras técnicas quirúrgicas que permitan un examen de los márgenes quirúrgicos. En caso de no realizar control de márgenes, se aconseja cirugía convencional con márgenes de 10 mm. Al igual que en CEC de bajo riesgo, se recomienda reparar el defecto quirúrgico con un cierre directo por planos, un cierre por segunda intención o con la colocación de injerto de piel. No debería repararse un defecto quirúrgico mediante un colgajo de piel si no existe un análisis histopatológico que confirme que la pieza se encuentra correctamente extirpada. En aquellos CEC de alto riesgo que no sean candidatos a cirugía, se puede plantear tratamiento con radioterapia o tratamiento sistémico. Las terapias sistémicas de primera línea que se emplean en el CEC son anticuerpos monoclonales como el cemiplimab y el pembrolizumab. Otros quimioterapéuticos clásicos que se emplean en el CEC son fármacos derivados de los platinos (carboplatino, cisplatino), paclitaxel, 5-fluorouracilo, capecitabina o fármacos inhibidores del receptor del factor de crecimiento epidérmico como el cetuximab.

Se debe considerar el tratamiento con radioterapia adyuvante en los CEC con IPN radiológica o clínica (dolor, parestesias), IPN histológica (IPN multifocal, es decir, ≥ 3 ramas nerviosas, IPN que afecte a nervios ≥ 0,1 mm o IPN de nervios más profundos que la dermis), CEC con diámetro tumoral ≥ 6 cm, tumores recurrentes, CEC extirpados con márgenes quirúrgicos estrechos donde no se pueda reextirpar el área cercana al tumor, CEC con estroma desmoplásico o CEC infiltrativos (tumor *budding*) en pacientes crónicamente inmunodeprimidos.

Todas las decisiones de tratamiento deben individualizarse para tener en cuenta los factores particulares y las preferencias de cada paciente.

> **!** El tratamiento de primera línea en el CEC es la extirpación quirúrgica con márgenes apropiados para cada tumor. No se debería reconstruir un defecto quirúrgico en un CEC de alto riesgo sin comprobar que el tumor se encuentra correctamente extirpado.

ESTADIFICACIÓN DEL CARCINOMA ESCAMOSO CUTÁNEO

Antes de realizar cualquier tratamiento, debe hacerse un examen riguroso para descartar adenopatías regionales. En caso de existir, hay que confirmar que se trata de metástasis mediante una punción aspiración con aguja fina o biopsia. En la detección de la extensión tumoral subclínica, los estudios de imagen radiológicos constituyen el método de elección. Sin embargo, no se ha establecido cuál es la prueba de imagen más adecuada ni qué subgrupo de pacientes requerirían dichos estudios.

El año 2017 se publicó la nueva edición del AJCC (AJCC8), que incluyó cambios en el CEC. Este sistema incluye cambios sustanciales en los estadios T2 y T3 con la idea de convertirlos en estadios más homogéneos que el estadio T2 de la séptima edición del AJCC (AJCC7), en el que se centraban la mayor parte de los tumores de mal pronóstico, pero a costa de una gran heterogeneidad pronóstica y baja especificidad. En la **tabla 53-2** figura la clasificación de los parámetros T,

Tabla 53-2. Sistema de estadificación T, N, M del American Joint Committee on Cancer para el carcinoma epidermoide cutáneo de cabeza y cuello (octava edición)

T	**Tx**	El tumor primario no puede ser determinado
	T0	Sin evidencia de tumor primario
	Tis	Carcinoma *in situ*
	T1	< 2 cm de diámetro
	T2	≥ 2 cm, pero < 4 cm de diámetro mayor
	T3	Tumor ≥ 4 cm de diámetro mayor, mínima erosión del hueso, infiltración perineural[a] o invasión profunda[b]
	T4	Tumor con afectación ósea extensa cortical o medular (T4a), invasión de la base del cráneo a través del foramen de la base del cráneo (T4b)
N	**NX**	La afectación ganglionar no puede determinarse (extirpación previa por otro motivo, hábito corporal, etc.)
	N0	Ausencia de afectación ganglionar clínica/radiológica
	N1	Metástasis en un ganglio ipsilateral aislado ≤ 3 cm de diámetro mayor, ENE (–)
	N2	**N2a:** metástasis en un ganglio ipsilateral aislado 3-6 cm de diámetro mayor, ENE (–) **N2b:** metástasis en múltiples ganglios ipsilaterales, < 6 cm, ENE (–)
	N3	**N3a:** metástasis en un ganglio linfático > 6 cm, ENE (–) **N3b:** metástasis en cualquier ganglio/s y ENE (+)
M	**M0**	Ausencia de metástasis a distancia
	M1	Metástasis a distancia

[a]La invasión perineural para clasificar un tumor como T3 debe ser de nervios ≥ 0,1 mm, más profundos que la dermis, o afectación clínica o radiológica de afectación de nervios nominados sin afectación o invasión de la base del cráneo. [b]La invasión profunda se define como espesor tumoral mayor de 6 mm o invasión más allá de la grasa subcutánea.
ENE: extensión extranodal o extracapsular, definida como extensión a través de la cápsula del ganglio linfático en el tejido conjuntivo circundante, con o sin reacción estromal.

Tabla 53-3. Sistema de estadificación TNM del American Joint Committee on Cancer para el carcinoma epidermoide cutáneo de cabeza y cuello (octava edición)*

T1	N0	M0	**Estadio I**
T2	N0	M0	**Estadio II**
T3	N0, N1	M0	**Estadio III**
T1	N1	M0	**Estadio III**
T2	N1	M0	**Estadio III**
T1-T3	N2	M0	**Estadio IV**
Cualquier T	N3	M0	**Estadio IV**
T4	Cualquier N	M0	**Estadio IV**
Cualquier T	Cualquier N	M1	**Estadio IV**

*Se incluye la localización en el labio inferior; se excluye el carcinoma de párpado. Se excluyen tumores de vulva, pene, región perineal y resto de localizaciones fuera de la cabeza y el cuello.

N y M, según la AJCC8, y en la **tabla 53-3** se recoge el TNM derivado de dicha clasificación. Los cambios más relevantes en esta nueva edición de la AJCC se producen en el estadio T3. Uno de ellos es la incorporación del tamaño ≥ 4 cm como un factor de riesgo que clasifica a un CEC como T3. Otro de los cambios importantes que se ha incorporado en la AJCC8 es que un CEC también se clasifica como T3 si invade de forma profunda. Concretamente, en la AJCC8 se tiene en cuenta un espesor > 6 mm como factor de riesgo que clasifica a un CEC como estadio T3. Además, en esta nueva edición la definición de invasión en profundidad se amplía para incluir a aquellos tumores que invaden más allá de la grasa. A raíz de ello, la AJCC8 decide incluir esta característica para clasificar a los CEC que la presentan como tumores en estadio T3.

La presencia de IPN es otra característica que confiere peor pronóstico a los CEC que la manifiesten (**e-Fig. 53-10**). Esta, concretamente la invasión de nervios gruesos (≥ 0,1 mm de grosor), se asoció a un pronóstico más desfavorable, y esta característica ha sido considerada por la AJCC8 para clasificar a un CEC que la presente como un CEC en estadio T3.

El pobre grado de diferenciación es un factor de riesgo que se considera relevante en otros sistemas de estadificación como el del Brigham and Women´s Hospital (BWH) y en la antigua versión de la clasificación del AJCC (AJCC7), pero no ha sido considerado en la reciente edición del AJCC (AJCC8). Esto supone una limitación del sistema AJCC8, ya que este factor puede resultar útil para identificar subgrupos de tumores con mayor riesgo de eventos desfavorables. Otra limitación de la AJCC8 es que únicamente resulta aplicable en CEC que se localicen en la cabeza y el cuello. Para CEC que se desarrollen en otras localizaciones es necesario emplear otros sistemas de estadificación como el impulsado por el BWH o la AJCC7.

La afectación ósea es un hallazgo excepcional en los CEC. La AJCC8 establece que la mínima erosión ósea se clasifique como CEC en estadio T3 y los tumores que invaden la cortical del hueso o base del cráneo se cataloguen en estadio T4.

PRONÓSTICO Y SEGUIMIENTO

Se ha establecido que el 13-50 % de los pacientes con CEC desarrollarán otro CEC en un plazo de 5 años. Esto representa al menos un aumento de riesgo 10 veces mayor en comparación con la población general. Los pacientes con un CEC previo también tienen un mayor riesgo de desarrollar melanoma cutáneo y carcinoma basocelular, y los pacientes con múltiples CEC previos presentan un riesgo aún mayor. En pacientes trasplantados y otros pacientes sometidos a terapia inmunosupresora, se debe considerar disminuir el nivel de terapia inmunosupresora o incorporar/sustituir los regímenes inmunosupresores clásicos (ciclosporina, micofenolato) por inhibidores de *mTOR* (sirólimus) en casos de cáncer de piel potencialmente mortal o de desarrollo de múltiples tumores.

En aquellos pacientes con múltiples QA o varios CEC existen estrategias preventivas que pueden ayudar a reducir el número de nuevos tumores. Entre ellas, destacan los retinoides orales (acitretina e isotretinoína). También la nicotinamida ha demostrado ser útil en la prevención de CEC, aunque parece que sus efectos terapéuticos disminuyen rápidamente tras el cese de su toma.

Queratosis actínicas y carcinoma epidermoide cutáneo *in situ*

Tanto los tratamientos destructivos como los tratamientos tópicos inmunomoduladores tienen tasas de eficacia variables, que rondan el 40-80 % según la opción terapéutica empleada. A pesar de ello, las recurrencias son frecuentes. A menudo, aparecen otras nuevas QA en el área de cancerización y por tanto de riesgo para el desarrollo de cáncer cutáneo invasivo. Por ello, el paciente con QA debe ser seguido con cierta periodicidad a diferentes intervalos en función del número de lesiones, el perfil del paciente, los factores de riesgo asociados y otras circunstancias individuales, insistiendo en el diagnóstico/tratamiento precoz y en las medidas de fotoprotección. No existe un protocolo de seguimiento estandarizado, y las recomendaciones sobre el seguimiento varían en función del riesgo individual de cada paciente. De forma general, en pacientes que presenten múltiples QA, CEC *in situ* y CEC de bajo riesgo se aconseja seguimiento cada 3-12 meses los primeros 2 años, y posteriormente cada 6-12 meses los siguientes 3 años hasta el quinto año. A partir de entonces, sería suficiente una exploración dermatológica anual.

Estas recomendaciones deben aplicarse especialmente en aquellos pacientes inmunosuprimidos o aquellos con queilitis actínica o enfermedad de Bowen, donde las recurrencias son especialmente frecuentes. En particular, los CEC *in situ* exhiben tasas de recaída que oscilan entre el 1 y el 13 % en trabajos retrospectivos y entre el 0 y el 50 % en artículos prospectivos. Los CEC *in situ* muestran una mayor tendencia a evolucionar hacia un CEC invasor y al desarrollo de metástasis locorregionales, por lo que es necesario mantener un seguimiento más estrecho y prolongado que en los pacientes con QA aisladas.

Carcinoma epidermoide cutáneo invasor

Tras la cirugía, la supervivencia global en el CEC es superior al 90 %, con tasas de metástasis en los ganglios linfáticos que rondan el 4 %, aunque un estudio reciente en Reino Unido rebajó estas cifras a un 1,2 % en mujeres y un 2,2 % en varones, mientras que las tasas de mortalidad se sitúan en torno al 2 %. El CEC es un importante problema de salud pública responsable de un gran número de muertes por su elevada incidencia. Teniendo en cuenta su incidencia (aproximadamente un millón de casos al año en Estados Unidos) y la mortalidad global atribuible al CEC (estimada en el 2 %), se producen en torno a 15.000 muertes al año, lo cual duplica las muertes atribuibles al melanoma (www.skincancer.org). El CEC es, sin duda, responsable de la mayoría de las muertes por cáncer de piel en pacientes ancianos, pero la exclusión del CEC de gran parte de los registros nacionales de cáncer, incluido el SEER, hace difícil la estimación de su frecuencia y mortalidad.

Factores de mal pronóstico asociados al carcinoma epidermoide cutáneo

Desde el punto de vista clínico, los principales factores asociados a mal pronóstico en el CEC son:

- Tamaño horizontal del tumor (> 2 cm y especialmente ≥ 4 cm).
- Localización del CEC (labio, oreja y sien).
- CEC recurrentes.
- CEC que ocurren en pacientes con alteraciones inmunitarias.

    Desde el punto de vista histológico, los principales factores de mal pronóstico son:

- Espesor tumoral (≥ 6 mm).
- Invasión más allá de la grasa subcutánea.
- IPN (nervios gruesos ≥ 0,1 mm o nervios profundos).
- Pobre grado de diferenciación.
- Infiltración linfovascular.
- Tumor *budding*.
- Estroma desmoplásico.

Al igual que en los CEC *in situ* y los CEC de bajo riesgo, no existe un protocolo de seguimiento estandarizado, pero en estos CEC que reúnen características que los califican como de alto riesgo se recomienda un seguimiento más estrecho, especialmente los 2 primeros años (cada 3-6 meses), ya que el 70-80 % de las recurrencias del CEC cutáneo se desarrollan dentro de los 2 años posteriores al tratamiento inicial. Por lo tanto, es fundamental un seguimiento estrecho de estos pacientes durante este período. Posteriormente, se recomienda seguir a los pacientes cada 6 meses durante 3 años y a continuación cada 6-12 meses de por vida. Aunque no se encuentran estandarizadas, cobran especial importancia las pruebas de imagen en el seguimiento de los CEC de alto riesgo. La ecografía de partes blandas constituye una prueba diagnóstica barata y sensible; es especialmente útil en pacientes con CEC de alto riesgo de cabeza y cuello, ya que los ganglios son habitualmente superficiales. La tomografía computarizada (TC) es una prueba de imagen con gran versatilidad, ya que permite examinar tanto la afectación ósea como las partes blandas o la invasión en la base del cráneo. Por otro lado, la resonancia magnética es una prueba más sensible ante la sospecha de afectación nerviosa o si se desea definir con más exactitud la infiltración tumoral en planos tisulares. Por su parte, la tomografía por emisión de positrones es especialmente útil en la detección temprana de metástasis y en la valoración de la respuesta al tratamiento en aquellos pacientes con metástasis ganglionares y/o a distancia para determinar si existe enfermedad persistente o recurrente, y el grado de esta. En definitiva, la vigilancia continua a largo plazo de estos pacientes es esencial, al igual que la educación del paciente sobre la protección solar y el autoexamen regular de la piel.

> **!** La mayoría de los eventos adversos ocurren durante los 2 primeros años tras el desarrollo del tumor primario. Por tanto, durante este tiempo el seguimiento del paciente cobra especial importancia.

BIBLIOGRAFÍA

Amin MB, Edge S, Greene F, et al. AJCC Cancer Staging Manual. 8ª ed. New York: Springer; 2017.

Bolognia JL, Schaffer JV, Lorenzo C. Dermatology. 4ª ed. Philadelphia: Elsevier; 2018.

Fitzpatrick TB, Eisen AZ, Wolff K, et al. Fitzpatrick's Dermatology in General Medicine. 9ª ed. New York: McGraw-Hill; 2019.

National Comprehensive Cancer Network. NCCN Clinical Practice Guidelines in Oncology. Squamous Cell Skin Cancer. Version 1.2023. Disponible en: https://www.nccn.org

Stang A, Khil L, Kajüter H, et al. Incidence and mortality for cutaneous squamous cell carcinoma: comparison across three continents. J Eur Acad Dermatol Venereol. 2019;33(S8):6-10.

Melanoma cutáneo

54

I. Villegas, R. Mendoza Albarrán
y R. P. Román Cheuque

PUNTOS CLAVE

- El melanoma es el responsable del 90 % de las muertes por cáncer de piel, y su incidencia está en aumento en los últimos años.
- Aunque la mayoría de los casos son esporádicos, existen síndromes familiares que se asocian a mutación en *CDKN2A*, entre otras.
- El orden de frecuencia por subtipos es: extensión superficial, nodular, melanoma lentigo maligno y lentiginoso acral.
- El diagnóstico clínico se confirma por histología, donde muestra expresión de S-100, HMB-45, Melan-A, SOX10. También es posible determinar la presencia de la mutación *BRAF* mediante inmunohistoquímica o secuenciación.
- Para la clasificación T del TNM se tienen en cuenta el espesor de Breslow y la presencia de ulceración.
- La adyuvancia en melanoma está indicada y financiada en España para los estadios IIB-C, IIIC-D y IV resecados, y se realiza con inmunoterapia durante 1 año.
- La terapia dirigida con dabrafenib y trametinib tiene indicación en adyuvancia, pero no está financiada actualmente en España para esta indicación.
- Previamente al tratamiento sistémico del paciente metastásico es necesario disponer de un estudio de extensión completo (tomografía por emisión de positrones-tomografía computarizada, tomografía computarizada corporal ± resonancia magnética craneal), expresión de *BRAF*, PD-L1 (*programmed death ligand*), niveles de S-100 y lactato-deshidrogenasa.
- La doble inmunoterapia es la más eficaz, pero su uso está limitado a metástasis cerebral o expresión de PD-L1 negativo.
- Por lo general, se recomienda inmunoterapia en primera línea del paciente metastásico independientemente de la mutación *BRAF*, salvo situaciones de rápida progresión, alta carga tumoral o resistencia primaria a la inmunoterapia.
- El protocolo de manejo de los efectos adversos inmunomediados se basa en el uso de pulsos de metilprednisolona con disminución progresiva mediante pauta oral de prednisona y asociación precoz de inmunosupresor organoespecífico.

INTRODUCCIÓN Y EPIDEMIOLOGÍA

El melanoma es un tumor maligno de origen en los melanocitos con incidencia en aumento tanto en España como en el resto del mundo. Su origen es primariamente cutáneo, aunque también puede aparecer en el globo ocular, las meninges y las mucosas. Clínicamente, puede manifestarse como máculas, pápulas o tumores, algunos muy pigmentados, aunque también existen sin pigmento (amelanóticos). Todos los melanomas, incluso aquellos en estadios no avanzados, inicialmente pueden llegar a metastatizar; según algunas series, alrededor de un 15 % de todos los melanomas lo harán en algún momento de su evolución.

Epidemiología y factores de riesgo

A continuación se ofrecen los principales datos epidemiológicos:

- Representa alrededor del 90 % de las muertes asociadas al cáncer de piel.
- Es el sexto cáncer más frecuente en países desarrollados.
- Causa alrededor de 47.000 muertes/año a nivel mundial.
- La incidencia en Europa es de 10-25 nuevos casos por cada 100.000 habitantes.
- Recientemente se ha registrado un considerable aumento de su incidencia en toda Europa en todas las edades, particularmente en varones mayores de 60 años.
- Constituye el 4-10 % de los tipos de cáncer diagnosticados en España.
- Las tasas de incidencia en España corresponden a la media de los países mediterráneos de Europa.

Este incremento de la incidencia en las últimas décadas puede estar relacionado con una mejora en los métodos de diagnóstico, con el envejecimiento de la población y con factores externos, como la exposición a la luz solar de personas con fototipo de alto riesgo.

Existen diferencias relativas en el lugar de aparición del melanoma según la edad y el género del paciente, que se resumen en la tabla 54-1.

Bases genéticas del melanoma

El Grupo Español de Melanoma resume las bases genéticas del melanoma, teniendo como principal, pero no único, desencadenante las mutaciones en el

Tabla 54-1. Localizaciones relativas más frecuentes del melanoma según sexo y edad	
Sexo	**Localización**
Mujer	Extremidades, parte inferior de las piernas
Hombre	Tronco
Edad	
Nacimiento-adulto joven	Tronco y extremidades
Edad avanzada	Cabeza y cuello

ADN producidas por la radiación ultravioleta. Las alteraciones más comunes son de dos tipos fundamentales:

- Inactivación de genes supresores de tumores como *CDKN2A/p14ARF* y *CDKN2B*.
- Mutación de genes como *BRAF* y *NRAS*.

En general, los melanomas que aparecen en la piel que se expone al sol de forma intermitente tienen mutaciones en *BRAF* o *NRAS*, mientras que los que aparecen en la piel que sí está habitualmente expuesta al sol presentan mutaciones diferentes (**Tabla 54-2**).

VARIANTES CLINICOPATOLÓGICAS Y DIAGNÓSTICO

Variantes

Dos son las variantes principales:

- ***In situ.*** Melanocitos atípicos invaden solamente la epidermis, respetando la membrana basal.
- **Invasivo.** Los melanocitos invaden progresivamente la dermis y/o las capas profundas. Se suele dividir en cuatro subtipos clinicopatológicos clásicos, en orden de frecuencia:

Tabla 54-2. Factores de riesgo del melanoma

	Fenotípicos	Ambientales
Historia familiar de MM	Fototipos I y II	Quemaduras solares
Historia personal de MM	Número de nevos elevado	Exposición intermitente a dosis altas de radiación ultravioleta
Síndromes melanoma-dominantes: Síndrome del nevo displásico, mutaciones *CDKN2A*, *CDK4*, *BAP1*, *POT1* (entre otras)	Nevos atípicos (mayor riesgo cuanto mayor es el número)	PUVA o camas de bronceado
Síndromes hereditarios con neoplasias múltiples: Li-Fraumeni, xeroderma *pigmentosum*, Cowden	Nevos congénitos (gigantes)	Radioterapia
Variantes MCR-1		Inmunosupresión

MM: melanoma; PUVA: psoralenos y rayos ultravioleta A.

- **Extensión superficial** (41 %). Inicialmente, presenta una fase de crecimiento horizontal o radial, manifestándose como una mácula que lentamente evoluciona a placa, a menudo con múltiples colores y áreas de regresión. Histopatológicamente, suele presentar una invasión dermoepidérmica por melanocitos atípicos con distribución pagetoide.
- **Nodular** (16 %). Suele presentarse como una pápula o nódulo exofítico marrón oscuro o negro (aunque puede ser rojo en los amelanóticos), muchas veces erosionado o sangrante. No siempre cumple los criterios ABCDE.
- **Melanoma lentigo maligno** (3-14 %). Corresponde a un lentigo maligno que se ha hecho invasivo. Generalmente se localiza en áreas fotoexpuestas en personas de edad avanzada (es excepcional antes de los 40 años) y tiene una incidencia mayor en la raza blanca.
- **Melanoma lentiginoso acral** (1-10 %). Típicamente palmoplantar o subungueal. Es más frecuente en varones y en la raza afroamericana. Se suele presentar como una lesión pigmentada plana, de bordes irregulares y con zonas de regresión. Cuando su localización es ungueal plantea problemas de diagnóstico con lesiones benignas como hemorragia, hematoma, onicomicosis, paroniquia o granuloma piógeno.

Diagnóstico clínico

El diagnóstico inicial de melanoma se basa principalmente en la clínica y en la exploración física. Los criterios clínicos clásicamente se resumen con el acrónimo ABCDE (**Fig. 54-1**; A: asimetría; B: bordes irregulares; C: coloración heterogénea; D: diámetro mayor de 6 mm; E: evolución). Son lesiones que están en constante crecimiento, cambiando de forma y/o color. Pueden también ulcerarse o desarrollar un componente nodular a lo largo del tiempo. El melanoma muestra un polimorfismo clínico en su presentación que puede verse en las **e-Figs. 54-2**, **54-3**, **54-4**, **54-5**, **54-6**, **54-7** y **54-8**.

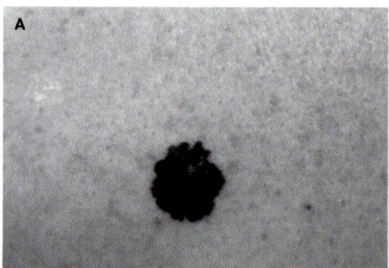
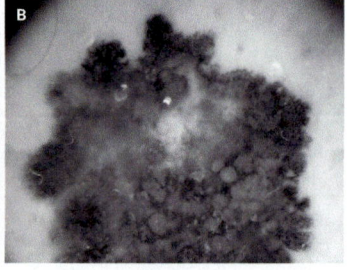

Figura 54-1. Imágenes clínica y dermatoscópica que ilustra el cumplimiento del algoritmo clínico de diagnóstico de melanoma (ABCDE). Lesión asimétrica (A), de bordes irregulares (B), coloración heterogénea (C), de diámetro mayor de 6 mm (D) y que ha cambiado en los últimos meses (E).

Tabla 54-3. Hallazgos dermatoscópicos típicos del melanoma

Asimetría de colores

Asimetría estructural

Retículo atípico

Puntos/glóbulos/manchas de pigmento irregulares

Proyecciones irregulares

Áreas hiperpigmentadas

Estructuras blanco-brillantes

Crisálidas

Áreas de regresión

Velo azul-blanquecino

Vascularización atípica

Patrón paralelo de la cresta (palmas y plantas)

El signo «del patito feo» hace referencia a aquella lesión melanocítica diferente respecto al resto de las que presenta el paciente, lo que puede ser un signo de malignidad.

Es necesario recordar que algunos del tipo nodular y/o amelanóticos pueden no presentar las características recién comentadas. Para estos casos se ha propuesto la regla EFG (del inglés *elevated firm and growing*), que recomienda la extirpación de las lesiones sobreelevadas y firmes que presenten un crecimiento progresivo.

La dermatoscopia es una técnica diagnóstica no invasiva y accesible, y las guías actuales recomiendan su utilización siempre que sea posible, dado que aumenta la sensibilidad y especificidad en el diagnóstico del melanoma. Los hallazgos típicos dermatoscópicos del melanoma se resumen en la **tabla 54-3**.

En pacientes de alto riesgo con múltiples nevos clínicamente atípicos, el seguimiento digital mediante fotografía y dermatoscopia permite detectar cambios sutiles que pueden sugerir la presencia de un melanoma. La microscopia confocal es un método no invasivo que permite el estudio histológico *in vivo* de la epidermis y la dermis papilar, por lo que es de utilidad en el diagnóstico de tumores cutáneos y puede evitar exéresis innecesarias.

Diagnóstico histopatológico

Toda lesión clínicamente sospechosa debe ser estudiada histológicamente con tinción de hematoxilina-eosina. Las guías europeas requieren que el informe contenga la siguiente información mínima:

- Diagnóstico y subtipo de melanoma.
- Espesor (Breslow, expresado en milímetros).
- Ulceración (sí/no).
- Número de mitosis por milímetro cuadrado.
- Microsatelitosis (sí/no).
- Distancia a los bordes laterales y profundos.
- Opcional: fase de crecimiento (horizontal/vertical), presencia de regresión tumoral, presencia de linfocitos infiltrantes del tumor, invasión vascular y/o perineural y nivel de expresión de PD-L1 en células tumorales (TPS [*tumor proportion score*]), o en estas y el infiltrado inflamatorio (CPS [*combined positive score*]).

Inmunohistoquímica

En casos de lesiones atípicas dudosas, la positividad para tinciones S-100, Melan-A, HMB45 y SOX10 puede ser de utilidad para confirmar el origen melanocítico del tumor.

Diagnóstico molecular

El estudio de las mutaciones en el gen *BRAF*^{v600} está especialmente indicado en las decisiones terapéuticas en melanomas localmente avanzados e irresecables o metastásicos, por la posible diana terapéutica con inhibidores de *BRAF*^{v600} y *MEK*. En el resto de los casos es necesario considerar el coste-beneficio.

En caso de lesiones melanocíticas de malignidad dudosa, las técnicas de citogenética molecular de hibridación fluorescente *in situ* y la hibridación genómica comparada permiten la detección de anomalías genéticas.

Diagnóstico diferencial

El diagnóstico diferencial del melanoma incluye otras lesiones **melanocíticas pigmentadas** (por ejemplo, nevos congénitos, adquiridos comunes y atípicos), lesiones **no melanocíticas pigmentadas** (queratosis seborreicas, lentigos actínicos, dermatofibromas, carcinomas basocelulares pigmentados) y otros **tumores no pigmentados** (hemangioma, carcinoma basocelular, carcinoma espinocelular y otros).

HISTORIA NATURAL

El melanoma en general presenta **dos fases de crecimiento**:

- **Radial.** Fase inicial, se corresponde con un melanoma mínimamente invasor. El crecimiento se considera horizontal/radial. Se diferencian tres clases de melanoma con este tipo de crecimiento (extensión superficial, melanoma lentigo maligno y lentiginoso acral).

Tabla 54-4. Conceptos clave en melanoma avanzado	
Satelitosis	Nidos tumorales o ganglios (macroscópicos o microscópicos) situados hasta a 2 cm del tumor primario
Metástasis en tránsito	Nidos tumorales a más de 2 cm del tumor primario en dirección relativa hacia los ganglios linfáticos regionales
Microsatelitosis	Concepto histopatológico, nidos tumorales microscópicos adyacentes al tumor primario separados de este por tejido normal

- **Vertical.** Segunda fase, donde el crecimiento es hacia planos profundos. Al alcanzar vasos sanguíneos/linfáticos, adquiere la capacidad de metastatizar. Existen melanomas de tipo nodular que pueden saltarse la fase de crecimiento radial.

Metástasis

El melanoma posee un alto potencial metastásico, pudiendo metastatizar prácticamente a cualquier órgano o tejido, con una evolución clínica muy variable (Tabla 54-4). La diseminación del melanoma puede ocurrir a través de tres vías principales:

- Metástasis a un ganglio linfático regional (50 %).
- Satelitosis o metástasis en tránsito (20 %).
- Metástasis a distancia (30 %): piel, pulmón, hígado, sistema nervioso central. Infrecuentes: óseas, gastrointestinal, riñón.

Melanoma hereditario

El 5-10 % de los pacientes con melanoma tienen algún antecedente familiar de melanoma. No obstante, algunos casos de melanoma familiar se deben a hábitos de exposición solar compartidos entre familiares con un fototipo similar de riesgo.

En conjunto, alrededor del 45 % de los melanomas de origen familiar se atribuyen a mutaciones de los genes *CDKN2A* o *CDK4*. Los genes *CDKN2A, CDK4* y *TERT* se encuentran implicados en el denominado *síndrome del nevo displásico y melanoma familiar*, caracterizado por la presencia de múltiples nevos (muchos de ellos displásicos), historia familiar y/o personal de melanoma, e historia familiar y/o personal de otros tumores (de páncreas, ginecológicos, cerebrales y otros). Otros genes como *BAP1* y *MITF* también se han asociado al melanoma hereditario.

La **tabla 54-5** indica los datos en la historia clínica de un paciente que deben hacer sospechar un melanoma hereditario y, por lo tanto, valorar la realización de un estudio genético. En caso de confirmarse la mutación, se deberá ofrecer consejo genético, realizar un seguimiento estrecho e investigar a otros familiares de primer grado.

Tabla 54-5. Criterios de sospecha

Sospechar melanoma hereditario si cumple cualquiera de los siguientes criterios:

- Dos melanomas primarios o
- Dos familiares de primer grado con MM o 1 MM + 1 CP

CP: cáncer de páncreas; MM: melanoma.

Tabla 54-6. Melanoma hereditario: síndromes más frecuentes asociados al melanoma y principales genes implicados

Síndromes donde predomina el melanoma	Síndromes con incidencia aumentada de melanoma
Melanoma hereditario y síndrome del nevo displásico y otros tumores (síndrome del nevo displásico y melanoma familiar): • CDKN2A/CDK4 • TERT • POT1	Cáncer de mama y ovario hereditarios: • BRCA-1 y BRCA-2
Melanoma cutáneo, uveal, BAPomas y otros tumores: • BAP1	Síndrome de Li-Fraumeni: • TP53
Melanoma cutáneo y otros tumores (principalmente renal): • MITF1	Xeroderma pigmentoso: • XPC, XPD, XPA
	Síndrome de Cowden: • PTEN

Por otro lado, otros síndromes con predisposición al cáncer también tienen un riesgo superior de melanoma (**Tabla 54-6**).

ESTADIFICACIÓN Y CLASIFICACIÓN TNM

En 2017 se publicó la octava edición del American Joint Committee on Cancer Staging (AJCC) para la estadificación del melanoma (**Tabla 54-7**). Esta última edición ha sido muy criticada por discrepancias con la previa en la supervivencia de estadios equivalentes que pueden afectar a la traslación de resultados de ensayos clínicos, siendo especialmente relevante para el estadio III. En dos grandes cohortes europeas de la séptima edición del AJCC frente a la octava, la supervivencia específica a los 5 años para el melanoma en estadio III fue del 67 % frente al 77 %, y a los 10 años fue del 56 % frente al 69 %, respectivamente (**Tabla 54-8**).

Tabla 54-7. Clasificación TNM del melanoma según el American Joint Committee on Cancer, 8ª edición

Clasificación T	Índice de Breslow	Ulceración
Tx	El tumor primario no puede ser determinado (tras curetaje)	
T0	Sin evidencia de tumor primario	
Tis	Melanoma *in situ*	
T1	$\lesssim$ 1 mm	a: < 0,8 mm sin ulceración b: < 0,8 mm con ulceración o 0,8-1 mm con o sin ulceración
T2	> 1-2 mm	a: sin ulceración b: con ulceración
T3	> 2-4 mm	a: sin ulceración b: con ulceración
T4	> 4 mm	a: sin ulceración b: con ulceración

Clasificación N	Descripción	
Nx	La afectación ganglionar no puede determinarse	
N0	Ausencia de afectación ganglionar clínica/radiológica	
N1	N1a: micrometástasis en un ganglio (clínicamente oculto) N1b: ganglio clínicamente detectado N1c: metástasis en tránsito, satélites o microsatélites sin afectación ganglionar	
N2	N2a: micrometástasis en 2-3 ganglios (clínicamente ocultos) N2b: metástasis en 2-3 ganglios linfáticos N2c: metástasis en un ganglio (oculta o clínica) y metástasis en tránsito, satélites o microsatélites	
N3	N3a: 4 o más micrometástasis en ganglios N3b: 4 o más metástasis en ganglios, al menos una de ellas clínicamente evidente o presencia de conglomerado adenopático N3c: 2 o más micrometástasis o metástasis ganglionares clínicamente detectables o presencia de conglomerado y presencia de metástasis en tránsito, satélites o microsatélites	

(Continúa)

Tabla 54-7. Clasificación TNM del melanoma según el American Joint Committee on Cancer, 8ª edición [cont.]

Clasificación M	Sitio	LDH sérica
M0	Sin evidencia de metástasis a distancia	
M1a	Metástasis a distancia en piel, tejidos blandos y/o ganglios linfáticos no regionales	0: normal 1: elevada
M1b	Pulmón con/sin M1a	0: normal 1: elevada
M1c	Órganos distintos al SNC con/sin M1a/b	0: normal 1: elevada
M1d	SNC	0: normal 1: elevada

LDH: lactato-deshidrogenasa; SNC: sistema nervioso central.

Tabla 54-8. Estadios del melanoma cutáneo*

	Tis	T0	T1a	T1b	T2a	T2b	T3a	T3b	T4a	T4b
N0	0		IA		IB	IIA		IIB		IIC
N1a			IIIA			IIIB		IIIC		
N1b			IIIB					IIIC		
N1c			IIIB					IIIC		
N2a			IIIA			IIIB		IIIC		
N2b		IIIC		IIIB				IIIC		
N2c					IIIC					
N3a					IIIC					IIID
N3b				IIIC						IIID
N3c				IIIC						IIID

*Cualquier T, Tis con cualquier N y M1 se considera estadio IV.

Tabla 54-9. Factores de mal pronóstico en el melanoma cutáneo	
Clínicos	**Histológicos**
Edad avanzada Varón Localización (tronco, cabeza y cuello) Nivel sérico de lactato- deshidrogenasa	Índice de Breslow Presencia de ulceración Índice mitótico (número de mitosis/mm^2) Nivel de invasión de Clark Afectación ganglionar (peor pronóstico si el ganglio es clínicamente detectable) Regresión histológica Invasión vascular y/o linfática

Factores pronósticos

Alrededor del 90 % de los melanomas se diagnostican como tumores primarios sin evidencia de metástasis en el momento del diagnóstico. La supervivencia especí-fica a 10 años de estos tumores es del 75-95 %. El pronóstico y la supervivencia dependen de numerosos factores, tanto clínicos como histológicos. Actualmente, se considera que los principales factores pronósticos en términos de supervivencia de los pacientes con melanoma son la afectación ganglionar y el índice de Breslow del tumor primario. No obstante, existen muchos otros factores capaces de influir en el pronóstico de estos pacientes (Tabla 54-9).

TRATAMIENTO

Generalidades

El tratamiento del melanoma es fundamentalmente quirúrgico en la mayoría de los casos. En los melanomas estadio IIB-C y IIIC-D resecados, se dispone de finan-ciación de adyuvancia con inmunoterapia durante un 1 en algunas comunidades autónomas. Los melanomas irresecables o metastásicos requieren de un abordaje individualizado según el paciente y las características de su enfermedad (mutación *BRAF*, localización de las metástasis, tratamientos previos, etc.).

Tratamiento quirúrgico

El tratamiento del melanoma primario es la escisión quirúrgica con márgenes clínicos de 1-3 mm, prefiriéndose esta a la biopsia incisional siempre que sea posible. Según el índice de Breslow, se realiza una ampliación de márgenes de 0,5-2 cm por cada lado y hasta la fascia muscular acompañada de una biopsia selectiva de ganglio centinela (BSGC) en aquellos casos con espesor mayor de 0,8 mm o ulcerados en los que se haya descartado enfermedad diseminada. Se recomienda realizar esta intervención a las 4-6 semanas del diagnóstico. Para su realización se inyecta un radiotrazador (nanocoloide marcado con tecnecio-99m) por vía subcutánea en la proximidad de la cicatriz del melanoma primario, y se monitoriza su migración mediante una linfogammagrafía para detectar la primera estación linfática (ganglio centinela). La linfadenectomía se ofrece en aquellos casos en los que se presente un conglomerado adenopático o la BSGC muestre características de alto riesgo como extensión extracapsular o elevada carga tumoral, siendo discutidos estos casos en el comité multidisciplinar de tumores. Actualmente, ni la BSGC ni la linfadenectomía han demostrado un aumento de la supervivencia global; sin embargo, ofrecen datos de estadificación y justifican la adyuvancia, así como un mejor control locorregional de los pacientes. La cirugía de metástasis tiene indicación en casos de metástasis únicas u oligometastásicas donde se pueda asegurar una resección completa de la enfermedad, y siempre que sea posible se acompañará de un tratamiento sistémico.

Tratamiento médico

El tratamiento médico del melanoma está actualmente indicado como adyuvancia durante 1 año, y como tratamiento en el melanoma metastásico o irresecable hasta progresión o toxicidad inaceptable. En los últimos años se han publicado datos prometedores sobre neoadyuvancia.

Adyuvancia

La adyuvancia en el melanoma está indicada en pacientes sin evidencia de metástasis macroscópicas, pero con elevado riesgo de metástasis microscópicas no detectables. Los pacientes en los que la adyuvancia con inmunoterapia ha demostrado una mejora de la supervivencia libre de progresión (SLP) y la supervivencia global son aquellos con melanoma estadio III-IV resecado. Recientemente, el ensayo fase III KEYNOTE-716 ha aportado datos de tasa de SLP a 18 meses del 86 % de pembrolizumab, con respecto al 77 % con placebo, en adyuvancia para estadio IIB-C resecados, que incluso han llevado a la aprobación por la Food and Drug Administration estadounidense y la European Medicines Agency de este fármaco para la adyuvancia en estos pacientes, y está disponible en algunas comunidades autónomas en España. La terapia dirigida con dabrafenib y trametinib también ha demostrado una reducción notable del riesgo de recaída en melanoma estadio III *BRAF V600E* o *V600K*. Actualmente, en España solo está financiada la inmunoterapia para adyuvancia de melanoma estadio IIB-C y IIIC-D resecado con monoterapia de pembrolizumab o de estadio IV con nivolumab. Estos fármacos bloquean la molécula PD-1 expresada en linfocitos, cuya función es coinhibidora en la interacción del linfocito T y la célula tumoral, y promueven una activación de estos hacia un fenotipo citotóxico, más eficaz en la destrucción de células tumorales.

La dosis recomendada de nivolumab es de 3 mg/kg administrado por vía intravenosa durante 60 minutos cada 2 semanas durante 1 año. Si existe buena tolerancia, puede considerarse aumentar la dosis a 6 mg/kg y administrar cada 4 semanas a partir del tercer o cuarto ciclo. Si el peso fuera superior a 80 kg, se recomienda usar la dosis fija del fármaco: 240 mg/480 mg cada 2/4 semanas.

Pembrolizumab se administra a dosis de 200 mg cada 3 semanas o 400 mg cada 6 semanas, mediante perfusión intravenosa en 30 minutos durante 1 año.

Aunque no disponga de financiación actualmente en España, la dosis de dabrafenib y trametinib indicadas en ficha técnica para la adyuvancia durante 1 año es de dabrafenib 150 mg/12 horas y trametinib 2 mg/24 horas por vía oral sin influencia con la alimentación.

Neoadyuvancia

La neoadyuvancia tiene un papel en aquellos pacientes que son subsidiarios de resección quirúrgica completa de su enfermedad, fundamentalmente en el estadio III. El objetivo principal de la neoadyuvancia es facilitar la resecabilidad; secundariamente, aporta información sobre la respuesta tumoral al fármaco empleado, lo cual podría ser de utilidad para personalizar el tratamiento adyuvante posterior. En el mejor de los casos, esta neoadyuvancia podría conllevar incluso una respuesta completa de la enfermedad.

Se han descrito tasas de respuesta patológica completa (pRC) de hasta el 40 % de los pacientes tratados con neoadyuvancia. Estas tasas de pRC desglosadas por tratamientos son del 47 % con inhibidores de *BRAF/MEK*, del 43 % con ipilimumab 1 mg/kg y nivolumab 3 mg/kg, y del 20 % con monoterapia anti-PD-1. También existen datos de un estudio de neoadyuvancia en melanoma IIIB/C/D y IV (M1a) con nivolumab y relatlimab, donde se observó una tasa de pCR del 52 %. Además, según los datos publicados, la tasa de pCR se correlacionó de forma significativa ($p < 0,001$) con la SLP, de forma que los pacientes con pCR tenían una SLP a 2 años del 89 % frente al 50 % en los pacientes sin pCR. Los mejores datos se obtuvieron en los pacientes tratados con inmunoterapia, donde se alcanzó una SLP a 2 años del 96 % de los pacientes, siendo del 79 % la de los pacientes tratados con terapia dirigida.

En conclusión, parece ser que la combinación de ipilimumab 1 mg/kg y nivolumab 3 mg/kg en un total de dos ciclos previos a cirugía es la que ofrece mejores resultados hasta la fecha.

Actualmente, la adyuvancia en España no está aprobada por la Agencia Española de Medicamentos y Productos Sanitarios; sin embargo, podrían beneficiarse algunos pacientes seleccionados y cuyos casos se han discutido en el comité de tumores.

Tratamiento del melanoma metastásico

El tratamiento del melanoma metastásico es principalmente sistémico, excepto en aquellos casos en los que sea posible la resección completa, fundamentalmente los oligometastásicos. Previamente a la elección del tratamiento del melanoma metastásico, debe realizarse un estudio de extensión mediante TC corporal o PET-TC y resonancia magnética craneal, además de conocer el estado de la mutación *BRAF* y el porcentaje de expresión de PD-L1 en biopsia del melanoma primario o la última metástasis resecada. También va a condicionar la elección del tratamiento si la progresión se produce durante una línea de tratamiento, en adyuvancia o si se produce *de novo* o más allá de 6 meses tras haber suspendido un tratamiento

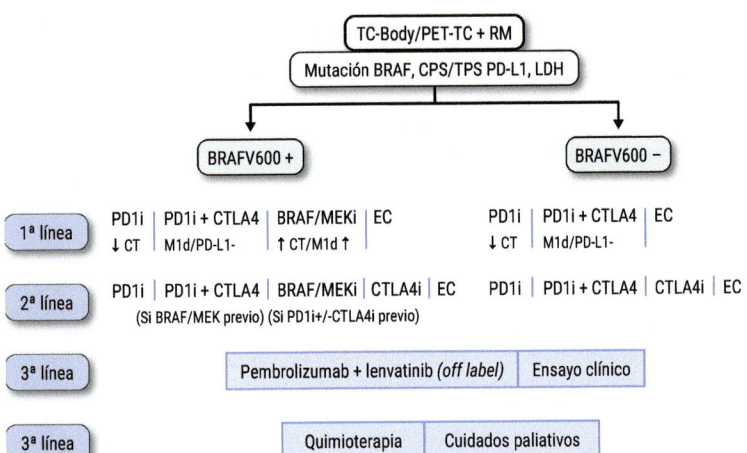

Figura 54-9. Algoritmo terapéutico de melanoma metastásico *de novo* o más allá de 6 meses tras suspender un tratamiento previo.
CPS PD-L1: expresión de PD-L1 en tumor y células del infiltrado inflamatorio intratumoral; ↑/↓CT: alta/baja carga tumoral; CTLA4i: ipilimumab; EC: ensayo clínico; LDH: lactato-deshidrogenasa; M1d: metástasis cerebral; PD1i: inhibidor de PD1; TPS PD-L1: expresión de PD-L1 en células tumorales.

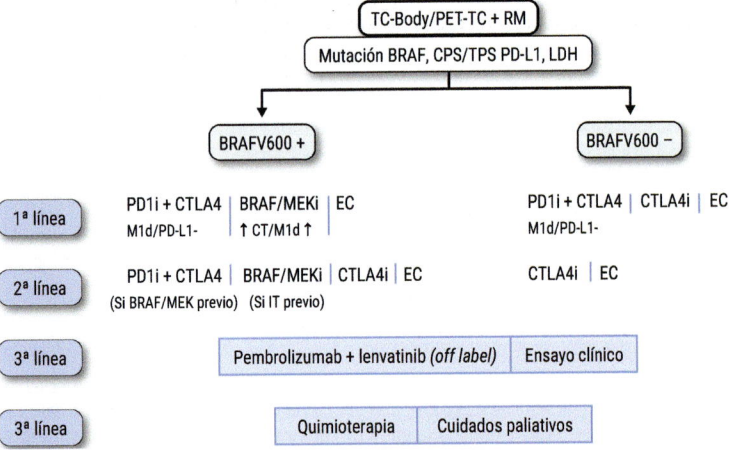

Figura 54-10. Algoritmo terapéutico de melanoma metastásico que progresa durante el tratamiento o antes de 6 meses después de la suspensión del tratamiento previo.
CPS PD-L1: expresión de PD-L1 en tumor y células del infiltrado inflamatorio intratumoral; ↑/↓CT: alta/baja carga tumoral; CTLA4i: ipilimumab; EC: ensayo clínico; LDH: lactato-deshidrogenasa; M1d: metástasis cerebral; PD1i: inhibidor de PD1; TPS PD-L1: expresión de PD-L1 en células tumorales.

sistémico previo (**Figs. 54-9** y **54-10**). La respuesta al tratamiento se reevalúa mediante estudios de imagen cada 6-12 semanas de forma individualizada según cada paciente y el tipo de tratamiento. La PET-TC y la resonancia magnética craneal combinadas son las pruebas más sensibles para la detección de metástasis extracraneales e intracraneales. La respuesta radiológica se valora, según la escala RECIST 1.1, como: respuesta completa, respuesta parcial, enfermedad estable y progresión de la enfermedad. Esta escala tiene una modificación denominada iRECIST para los pacientes tratados con inmunoterapia, por su respuesta distinta a la quimioterapia clásica, donde es posible una respuesta inicial conocida como *seudoprogresión* debido al aumento del infiltrado inflamatorio intratumoral. La escala iRECIST añade una «i» inicial a las formas de respuestas del RECIST 1.1 e incluye dos categorías nuevas: progresión de la enfermedad indeterminada y progresión de la enfermedad confirmada.

El tratamiento sistémico se prolongará mientras se observe beneficio clínico o hasta que el paciente no tolere el tratamiento.

El desarrollo del tratamiento médico del melanoma metastásico se encuentra detallado en el **capítulo 65**.

PROTOCOLO DE SEGUIMIENTO

El seguimiento del paciente con melanoma varía en función del estadio en cuanto a periodicidad de exploración física y pruebas complementarias. No existe un consenso global acerca del seguimiento y las pruebas de imagen, aunque existen puntos comunes en varias de las guías actuales más conocidas (European Association of Dermato-Oncology, National Comprehensive Cancer Network, alemana). Estos puntos en común son un seguimiento periódico durante 10 años, exceptuando el melanoma *in situ*, y la limitación de solicitud de pruebas de imagen en los estadios más avanzados (**Tabla 54-10**).

Tabla 54-10. Adaptación de las recomendaciones de las últimas guías en el protocolo de seguimiento del Hospital Puerta del Mar (Cádiz)

Estadio	Duración	Anamnesis y exploración	Pruebas complementarias
0 **(in situ)**	5 años	1er-5° años: anuales	No
IA	10 años	1er-3er años: semestrales 4°-10° años: anuales	No
IB, IIA	10 años	1er año: cuatrimestrales 2°-5° años: semestrales 6°-10° años: anuales	Ecografía ganglionar en cada visita Analítica (proteína S-100 + LDH)

(Continúa)

Tabla 54-10. Adaptación de las recomendaciones de las últimas guías en el protocolo de seguimiento del Hospital Puerta del Mar (Cádiz) *[cont.]*

Estadio	Duración	Anamnesis y exploración	Pruebas complementarias
IIB, IIC, III	10 años	1er-2° años: cuatrimestrales 3er-5° año: semestral 6°-10° años: anuales	Analítica (proteína S-100 + LDH) Ecografía ganglionar en cada visita TC corporal/PET-TC semestral IIC-III: PET-TC anual 3 años y RM craneal semestral 2 años
IV	10 años	Trimestral	TC corporal/PET-TC trimestral/semestral + estudios individualizados

LDH: lactato-deshidrogenasa; PET-TC: tomografía por emisión de positrones-tomografía computarizada; RM: resonancia magnética; TC: tomografía computarizada.

BIBLIOGRAFÍA

Amaria RN, Postow M, Burton EM, et al. Neoadjuvant relatlimab and nivolumab in resectable melanoma. Nature. 2022;611(7934):155-60.

Eggermont AMM, Blank CU, Mandala M, et al. Longer Follow-Up Confirms Recurrence-Free Survival Benefit of Adjuvant Pembrolizumab in High-Risk Stage III Melanoma: Updated Results From the EORTC 1325-MG/KEYNOTE-054 Trial. J Clin Oncol. 2020;38(33):3925-36.

Eggermont AMM, Chiarion-Sileni V, Grob JJ, et al. Adjuvant ipilimumab versus placebo after complete resection of high-risk stage III melanoma (EORTC 18071): a randomised, double-blind, phase 3 trial. Lancet Oncol. 2015;16(5):522-30.

Garbe C, Amaral T, Peris K, et al. European consensus-based interdisciplinary guideline for melanoma. Part 1: Diagnostics: Update 2022. Eur J Cancer. 2022;170:236-55.

Garbe C, Amaral T, Peris K, et al. European consensus-based interdisciplinary guideline for melanoma. Part 2: Treatment - Update 2022. Eur J Cancer. 2022;170:256-84.

Garbe C, Keim U, Suciu S, et al. Prognosis of Patients With Stage III Melanoma According to American Joint Committee on Cancer Version 8: A Reassessment on the Basis of 3 Independent Stage III Melanoma Cohorts. J Clin Oncol. 2020;38(22):2543-51.

Keung EZ, Gershenwald JE. The eighth edition American Joint Committee on Cancer (AJCC) melanoma staging system: implications for melanoma treatment and care. Expert Rev Anticancer Ther. 2018;18(8):775-84.

Long GV, Hauschild A, Santinami M, et al. Adjuvant Dabrafenib plus Trametinib in Stage III *BRAF* -Mutated Melanoma. N Engl J Med. 2017;377(19):1813-23.

Luke JJ, Rutkowski P, Queirolo P, et al. Pembrolizumab versus placebo as adjuvant therapy in completely resected stage IIB or IIC melanoma (KEYNOTE-716): a randomised, double-blind, phase 3 trial. Lancet. 2022;399(10336):1718-29.

Menzies AM, Amaria RN, Rozeman EA, et al. Pathological response and survival with neoadjuvant therapy in melanoma: a pooled analysis from the International Neoadjuvant Melanoma Consortium (INMC). Nat Med. 2021;27(2):301-9.

Robert C, Grob JJ, Stroyakovskiy D, et al. Five-Year Outcomes with Dabrafenib plus Trametinib in Metastatic Melanoma. N Engl J Med. 2019;381(7):626-36.

Rozeman EA, Menzies AM, Van Akkooi ACJ, et al. Identification of the optimal combination dosing schedule of neoadjuvant ipilimumab plus nivolumab in macroscopic stage III melanoma (OpACIN-neo): a multicentre, phase 2, randomised, controlled trial. Lancet Oncol. 2019;20(7):948-60.

Seymour L, Bogaerts J, Perrone A, et al. iRECIST: guidelines for response criteria for use in trials testing immunotherapeutics. Lancet Oncol. 2017;18(3):e143-52.

Smyth MJ, Ngiow SF, Teng MW. Targeting regulatory T cells in tumor immunotherapy. Immunol Cell Biol. 2014;92(6):473-4.

Weber J, Mandala M, Del Vecchio M, et al. Adjuvant Nivolumab versus Ipilimumab in Resected Stage III or IV Melanoma. N Engl J Med. 2017;377(19):1824-35.

Weber JS, Schadendorf D, Del Vecchio M, et al. Adjuvant Therapy of Nivolumab Combined With Ipilimumab Versus Nivolumab Alone in Patients With Resected Stage IIIB-D or Stage IV Melanoma (CheckMate 915). J Clin Oncol. 2023;41(3):517-27.

Linfomas cutáneos primarios

J. Torre Castro

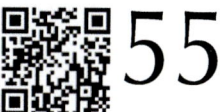

55

PUNTOS CLAVE

- Los linfomas cutáneos primarios más habituales son de linfocitos T (75 %). Entre estos, el más frecuente es la micosis fungoide, que supone más del 50 % de los linfomas primarios cutáneos.
- La micosis fungoide tiene una evolución progresiva en forma de parche, placa y tumor. Las formas iniciales limitadas a la piel con lesiones en parche y placa tienen buen pronóstico. La afectación ganglionar y de sangre periférica no es común, y les confiere un peor pronóstico.
- El tratamiento de la micosis fungoide en estadios iniciales se basa en terapia dirigida a la piel (corticoterapia tópica, fototerapia, etc.). En formas más avanzadas, a lo anterior se suman las terapias sistémicas (metotrexato, bexaroteno, etc.). En los últimos años se ha desarrollado la inmunoterapia con brentuximab (anti-CD30 conjugado) o mogamulizumab (anti-CCR4).
- Los trastornos linfoproliferativos CD30-positivos constituyen una entidad que muestra dos formas clínicas diferenciadas: la papulosis linfomatoide y el linfoma anaplásico de células grandes.
- Los linfomas cutáneos de linfocitos B suponen en torno al 25 % de los linfomas primarios cutáneos. En el diagnóstico, es obligado descartar que se trate de la afectación cutánea de un linfoma sistémico. Los dos subtipos más habituales, el linfoma centrofolicular y el linfoma/proceso linfoproliferativo de la zona marginal, tienen un comportamiento indolente y buen pronóstico. El linfoma B difuso de célula grande, tipo pierna, tiene un comportamiento agresivo y los esquemas de tratamiento se basan en radioterapia y quimioterapia.

INTRODUCCIÓN

Los linfomas cutáneos primarios (LCP) son un grupo heterogéneo de linfomas no Hodgkin, con características clínicas, histopatológicas y pronósticas diferenciadas, que tienen en común la ausencia de enfermedad ganglionar o visceral en el momento del diagnóstico. Únicamente la micosis fungoide (MF) y el síndrome de Sézary (SS) se consideran siempre LCP, pese a la posibilidad de que se detecte enfermedad extracutánea al diagnóstico.

Según la última clasificación de la Organización Mundial de la Salud-European Organisation for Research and Treatment of Cancer (OMS-EORTC) (**Tabla 55-1**), los LCP se dividen en dos grupos: los LCP de células B (LCPCB) y los LCP de células T

(LCPCT), entre los que destaca la MF, el LCP más frecuente (en torno al 50 % de todos los casos de LCP). Los recientes avances en biología molecular facilitan que algunas de las entidades provisionales estén en proceso de redefinición o que se haya adaptado la nomenclatura de entidades clásicas. Por ejemplo, en la última versión de la International Consensus Classification (2022), el LCPCB de la zona marginal pasa a denominarse *proceso linfoproliferativo primario cutáneo de la zona marginal*. Sin embargo, para homogeneizar los términos y facilitar una primera aproximación al estudio de los LCP, se mantendrán en este capítulo los términos propuestos en la tabla 55-1.

El diagnóstico de los LCP se basa en la correlación entre los datos clínicos, histopatológicos, inmunohistoquímicos y moleculares. Esto es de vital importancia, hasta el punto de que hay entidades histopatológicamente tan similares que no pueden diferenciarse entre sí en ausencia de datos clínicos, y viceversa.

Por ello, ante un paciente con sospecha de LCP, será primordial realizar una **anamnesis exhaustiva**, haciendo hincapié en la fecha de inicio de las lesiones, la temporalidad, la distribución o la respuesta a tratamientos previos; una **exploración**

Tabla 55-1. Clasificación de la Organización Mundial de la Salud-European Organisation for Research and Treatment of Cancer de 2018 de los linfomas cutáneos primarios

Linfoma cutáneo primario de la zona marginal
Linfoma cutáneo primario centrofolicular
Linfoma cutáneo primario difuso de células B grandes, tipo pierna
Linfoma cutáneo primario difuso de células B grandes intravascular
Úlcera mucocutánea VEB positiva

Linfomas primarios cutáneos de células T y células NK

Micosis fungoide:
• Micosis fungoide foliculotropa
• Piel laxa granulomatosa
• Reticulosis pagetoide
Síndrome de Sézary
Linfoma/leucemia de células T del adulto
Trastornos linfoproliferativos cutáneos primarios CD30+:
• Linfoma anaplásico de células grandes primario cutáneo
• Papulosis linfomatoide
Linfoma T subcutáneo paniculítico
Linfoma de células NK/T extraganglionar, tipo nasal
Infección crónica activa por VEB
Linfoma cutáneo primario de células T, subtipos infrecuentes:
• Trastorno linfoproliferativo primario cutáneo de célula pequeña/mediana CD4+
• Linfoma T γ/δ
• Linfoma cutáneo primario epidermotropo agresivo CD8+
• Proceso linfoproliferativo cutáneo primario acral CD8+
• Linfoma cutáneo primario periférico T, no especificado

NK: *natural killer*; VEB: virus de Epstein-Barr.

física general que incluya la palpación de cadenas ganglionares accesibles, si es preciso; y la realización de al menos una **biopsia cutánea** para el estudio histopatológico. En el caso de que las lesiones sean múltiples, se recomienda biopsiar más de una y, siempre que sea posible, es adecuado obtener una muestra en fresco para realizar estudios de biología molecular.

Los estudios inmunofenotípicos pertinentes para cada tipo de LCP se comentarán al revisar las entidades. En general, un panel básico para el estudio de LCPCB debería incluir: CD20, CD79a, CD3, CD5, BCL6, CD10, BCL2, MUM-1 y CD23. Adicionalmente, podría ser de utilidad el estudio de IgM, FOXP-1, cadenas ligeras κ y λ (en caso de diferenciación plasmocelular) o EBER y CD30 (en caso de presencia de células similares a las de Reed-Sternberg o necrosis). En el caso de los LCPCT, debería incluir: CD2, CD3, CD5, CD7, CD4, CD8, CD30 y PD1.

En caso de afectación de sangre periférica o ganglionar, el estudio de los marcadores anteriores también puede determinarse por citometría de flujo.

Los estudios de biología molecular permiten un análisis más exhaustivo en casos seleccionados e incluyen los estudios de reordenamiento de TCR (*T-cell receptor*) en los LCPCT y de IgH (inmunoglobulina pesada) en los LCPCB (linfomas cutáneos primarios de células B) o, de forma excepcional, análisis mutacionales o de expresión génica.

En cuanto al resto de pruebas complementarias (analíticas, pruebas de imagen, biopsia de médula ósea, etc.), se detallarán en los apartados correspondientes.

Para la estadificación de los LCP se utiliza el sistema TNMB para la MF y el SS, y TNM para el resto de LCP no MF/SS (**Tablas 55-2, 55-3** y **55-4**).

Tabla 55-2. Sistema de clasificación TNMB para micosis fungoide y síndrome de Sézary

T

T1: Parches (T1a) o placas (T1b) abarcando < 10 % de la superficie corporal
T2: Parches (T2a) o placas (T2b) abarcando > 10 % de la superficie corporal
T3: Tumores
T4: Eritrodermia

N

N0: No afectación clínica ni patológica de los ganglios linfáticos
N1: Afectación de una región linfática de drenaje al área de la piel afecta
N2: Afectación de dos o más regiones linfáticas o de cualquier área linfática que no sea de drenaje del área cutánea afecta
N3: Afectación de ganglios linfáticos centrales

M

M0: No hay evidencia de afectación extracutánea (no ganglionar)
M1: Afectación extracutánea (no ganglionar) por la enfermedad

B

B0: ≤ 5 % de los linfocitos en sangre periférica son atípicos (células de Sézary)
B1: > 5 % de células de Sézary, pero no se cumplen los criterios para considerarse B2
B2: ≥ 1.000 células de Sézary clonales por μL

Tabla 55-3. Estadificación al diagnóstico y supervivencia de los pacientes con micosis fungoide

	T	N	M	B	SE 5 años (%)
IA	1	0	0	0,1	98
IB	2	0	0	0,1	89
IIA	1,2	1,2	0	0,1	89
IIB	3	0-2	0	0,1	56
III	4	0-2	0	0,1	51
IVA1	1-4	0-2	0	2	41
IVA2	1-4	3	0	0-2	23
IVB	1-4	0-3	1	0-2	18

Tabla 55-4. Sistema de clasificación de la ISCL/EORTC para linfoma cutáneo primario no micosis fungoide/no síndrome de Sézary

T

T1: Afectación única de la piel
T1a: Lesión solitaria < 5 cm de diámetro
T1b: Lesión solitaria > 5 cm de diámetro
T2: Afectación regional de la piel: múltiples lesiones limitadas a una región del cuerpo o a dos regiones contiguas
T2a: La enfermedad se encuentra en un área de < 15 cm de diámetro
T2b: La enfermedad se encuentra en un área > 15-< 30 cm de diámetro
T2c: La enfermedad se encuentra en un área > 30 cm de diámetro
T3: Afectación cutánea generalizada
T3a: Múltiples lesiones que afectan a dos regiones no contiguas
T3b: Múltiples lesiones que afectan a tres o más regiones

N

N0: No afectación clínica ni patológica de los ganglios linfáticos
N1: Afectación de una región linfática de drenaje al área de la piel afecta
N2: Afectación de dos o más regiones linfáticas o de cualquier área linfática que no sea de drenaje del área cutánea afecta
N3: Afectación de ganglios linfáticos centrales

M

M0: No hay evidencia de afectación extracutánea (no ganglionar)
M1: Afectación extracutánea (no ganglionar) por la enfermedad

LINFOMAS CUTÁNEOS PRIMARIOS DE CÉLULAS B

Los LCPCB suponen en torno al 20-25 % del total de los LCP. Hay cinco subtipos (v. **Tabla 55-1**), siendo los dos más frecuentes el linfoma centrofolicular y el linfoma de la zona marginal, que suponen en conjunto el 80-90 % de todos los LCPCB (**e-Fig. 55-1**). Ambos son linfomas indolentes, con supervivencias superiores al 95 % a 5 años. Suelen manifestarse como nódulos o tumores eritematovioláceos, únicos o con distribución regional. Los linfomas centrofoliculares tienen predilección por el área de la cabeza y el cuello, mientras que los linfomas de la zona marginal suelen afectar a la región superior del tronco y las extremidades superiores.

Histopatológicamente, se caracterizan por la presencia de infiltrados linfoides de distribución nodular o difusa que afectan a la dermis, respetando la epidermis. Los linfomas centrofoliculares expresan CD20, PAX5 y BCL6, y suelen ser CD10 y BCL2 negativos. En los casos con positividad intensa para BCL2 y coexpresión de CD10 o expresión de BCL2 en más del 50 % de las células tumorales debe descartarse claramente la afectación cutánea de un linfoma sistémico. Los linfomas de la zona marginal expresan CD20, CD79a y BCL2, y son negativos para CD10 y BCL6. Cuando hay diferenciación plasmocelular evidente, se aprecia además expresión monotípica de cadenas ligeras (κ y λ), así como de cadenas pesadas (inmunoglobulina [Ig] G, IgA, IgE o IgM).

En ambos subtipos debe descartarse al diagnóstico una posible afectación sistémica basal mediante una prueba de imagen (tomografía computarizada [TC] o tomografía por emisión de positrones-TC [PET-TC]), y se recomienda solicitar una analítica básica con hemograma y fórmula leucocitaria, bioquímica, lacta-to-deshidrogenasa y β_2-microglobulina, así como serologías (virus de las hepatitis B y C, virus del herpes humano de tipo 8, virus de Epstein-Barr, citomegalovirus, *Borrelia burgdorferi*). El estudio de médula ósea es controvertido y habitualmente se recomienda en el caso de que otras pruebas de estadificación previas resulten positivas.

En cuanto al **tratamiento**, en general se opta por terapias poco agresivas, dado que se trata de entidades de comportamiento indolente. En caso de lesiones únicas o con distribución regional puede optarse por radioterapia, extirpación quirúrgica (lesiones pequeñas, abordables), corticoterapia intralesional o rituximab intralesional. En pacientes refractarios o con lesiones extensas puede optarse por rituximab intravenoso, siendo excepcional requerir quimioterapia.

El LCP difuso de células B grandes, tipo pierna, supone el tercero en frecuencia de los LCPCB. Suele presentarse como nódulos o tumores en los miembros inferiores, aunque puede aparecer en otras localizaciones. Es un linfoma agresivo, con una supervivencia global a los 5 años del 50-60 %. Es frecuente la diseminación extracutánea (45 % de los casos), sobre todo ganglionar y al sistema nervioso central. Histopatológicamente, se observa una proliferación difusa de células grandes que son positivas para MUM1, BCL2 e IgM, con expresión variable de BCL6 hasta en un 75 % de los casos y negatividad para CD10 (**e-Fig. 55-2**). En casos confirmados, tanto la realización de pruebas de imagen (preferiblemente PET-TC) como la biopsia de médula ósea son mandatorias. El tratamiento es habitualmente sistémico con poliquimioterapia (R-CHOP [rituximab, ciclofosfamida, doxorrubicina, vincristina, prednisona]), a la que puede asociarse radioterapia sobre el tumor.

Tabla 55-5. Linfomas cutáneos primarios de células B más frecuentes

	Linfoma centrofolicular	Linfoma de la zona marginal	Linfoma cutáneo primario difuso de células B grandes, tipo pierna
Presentación	Pápula o nódulo eritematovioláceos	Pápula o nódulo eritematovioláceos	Nódulos infiltrados
Localización	Cabeza y cuello	Tronco y miembros superiores	Miembros inferiores
Inmunohisto-química	CD20, BCL6 + BCL2 – (si +, pensar en sistémico)	CD20, BCL2 + BCL6, CD10 –	CD20, MUM1, BCL2, IgM +
Comporta-miento	Indolente	Indolente	Agresivo
Tratamiento primera línea	Radioterapia, cirugía, corticoterapia intralesional, rituximab intralesional	Radioterapia, cirugía, corticoterapia intralesional, rituximab intralesional	R-CHOP + radioterapia
Tratamiento segunda línea	Rituximab i.v.	Rituximab i.v.	

R-CHOP: rituximab, ciclofosfamida, doxorrubicina (hidroxidaunomicina), vincristina y prednisona.

La úlcera mucocutánea positiva al virus de Epstein-Barr es una entidad propia de pacientes inmunodeprimidos o de edad avanzada. Suele presentarse como una úlcera única y bien circunscrita en la mucosa oral, la piel o el tracto gastrointestinal, y su tratamiento consiste en manejar la inmunosupresión subyacente, de ser posible.

El LCP difuso de células B grandes intravascular es un linfoma agresivo, con supervivencias del 20-30 % a los 3 años. La diseminación sistémica, especialmente al sistema nervioso central, es frecuente. El tratamiento está basado en la poliquimioterapia.

Las características más particulares de los tres subtipos más frecuentes de LCPCB se recogen en la **tabla 55-5**.

LINFOMAS CUTÁNEOS PRIMARIOS DE CÉLULAS T

Los LCPCT suponen en torno al 75 % del total de LCP. Constituyen un grupo heterogéneo de LCP, con un amplio abanico de comportamiento biológico, desde entidades indolentes y sin impacto en la supervivencia a otras con un curso clínico muy agresivo y que asocian una mortalidad elevada. Por ello, tanto las pruebas complementarias al diagnóstico como el tratamiento diferirán en función de la entidad. La MF y el SS se consideran siempre LCP, y el estudio de extensión al diagnóstico tiene como objetivo cuantificar la enfermedad extracutánea. En los otros LCPCT, la ausencia de afectación extracutánea inicial es un criterio necesario para el diagnóstico.

Micosis fungoide

La MF es el LCP más frecuente, con una incidencia de 5-6 casos/1.000.000 habitantes/año. Es más frecuente en pacientes de edad media (55-60 años), con leve predominio del sexo masculino, aunque puede diagnosticarse a cualquier edad, incluso la pediátrica. La forma clínica clásica está definida por la aparición progresiva de lesiones tipo parche, habitualmente en zonas no fotoexpuestas, que eventualmente evolucionan en placas, para acabar algunas de ellas progresando a tumores (**e-Figs. 55-3** y **55-4**). Los tres tipos de lesión pueden coexistir, y la progresión no ocurre en todos los pacientes (hasta un 70 % de los pacientes se considera que tendrán un estadio precoz de la enfermedad a lo largo de la vida, IA-IIA) (v. **Tabla 55-3**). Pese a que se han descrito múltiples formas clínicas e histopatológicas particulares, la OMS-EORTC reconoce tres variantes clinicopatológicas de MF con entidad propia, con diferencias en el pronóstico: la MF foliculotropa, la reticulosis pagetoide y la piel laxa granulomatosa. La MF foliculotropa se presenta como pápulas foliculares, placas alopécicas, lesiones quísticas o comedones, preferentemente en la zona de la cabeza y el cuello. Se ha asociado con un curso clínico más agresivo, aunque no está del todo claro. La reticulosis pagetoide o enfermedad de Woringer-Kolopp suele presentarse como una lesión única, de aspecto psoriasiforme, e histopatológicamente se caracteriza por un marcado epidermotropismo en una epidermis acantósica. La piel laxa granulomatosa se manifiesta como áreas localizadas de piel muy laxa, redundante, en los pliegues inguinales y axilares.

El Modified Severity-Weighted Assessment Tool (mSWAT) es un índice clínico muy útil para el seguimiento de los pacientes con MF, que asigna un valor de entre 1 y 400 en función del tipo de lesión que presente el paciente (parche, 1 punto; placa, 2 puntos; tumor, 4 puntos) y del porcentaje de superficie corporal afectada por cada tipo de lesión. Además, en la exploración física de pacientes con MF, es fundamental prestar atención a los territorios ganglionares palpables.

Histopatológicamente, la MF es un linfoma de linfocitos T CD4 epidermotropos. En las lesiones de parche y placa, estos linfocitos se disponen en la dermis superficial, cerca de la unión dermoepidérmica, «en fila india», con epidermotropismo de linfocitos atípicos y poca espongiosis asociada (**e-Fig. 55-5**). Los microabscesos de Pautrier son acumulaciones intraepidérmicas de linfocitos tumorales. En la fase tumoral se pierde el epidermotropismo y predomina el infiltrado dérmico profundo. En la MF foliculotropa, los linfocitos tumorales presentan una disposición perifolicular. Inmunohistoquímicamente, las células son positivas para CD3, con pérdida de otros marcadores pan-linfocito T, como CD5 y CD7. Habitualmente son CD4, aunque se han descrito fenotipos CD8 (más frecuente en lesiones hipopigmentadas en edad pediátrica). La transformación a célula grande CD30+ puede ocurrir en estadios avanzados.

Las pruebas complementarias recomendadas al diagnóstico incluyen analítica con hematimetría, bioquímica y serologías (virus de la inmunodeficiencia humana, de las hepatitis B y C, y HTLV I/II [virus linfotrópico de células T humanas tipo 1/2]), así como frotis y estudio de citometría de flujo en sangre periférica. La realización de pruebas de imagen (TC, PET-TC) y de biopsia de médula ósea se reserva para casos de estadio avanzado, adenopatías palpables, presencia de síntomas B o alteraciones analíticas (como signos de insuficiencia medular).

El SS se considera una entidad independiente de la MF, aunque están íntimamente relacionados. Se caracteriza por una eritrodermia de instauración rápida acompañada de un intenso prurito y linfadenopatías generalizadas, asociado a la presencia en sangre periférica de > 1.000 células de Sézary clonales/µL. La causa más frecuente de fallecimiento son las complicaciones infecciosas, siendo la mediana de supervivencia de los pacientes de 2-4 años (**e-Fig. 55-6**).

El tratamiento de la MF dependerá del momento evolutivo. En estadios precoces, se opta por terapia dirigida a la piel, mientras que en estadios más avanzados es necesario un tratamiento sistémico e incluso el trasplante de progenitores hematopoyéticos. Un algoritmo de tratamiento se propone en la **tabla 55-6**.

En cuanto a tratamientos para el manejo de la MF/SS específicos de este campo en dermatología, cabe destacar:

- Bexaroteno: es un derivado de la vitamina A que se une específicamente a receptores X de los retinoides (rexinoide). Se asocia a efectos adversos específicos, como son hipertrigliceridemia e hipotiroidismo central.
- Brentuximab vedotina: formado por un agente antitumoral, la monometilauristatina E, unida a un anticuerpo monoclonal anti-CD30. Está indicado en pacientes adultos con MF y linfoma anaplásico de células grandes (LACG), tras, al menos, un tratamiento sistémico. Sus efectos adversos más específicos son neurotoxicidad periférica y neutropenia.
- Mogamulizumab: anticuerpo monoclonal anti-CCR4 autorizado en el tratamiento de pacientes adultos con MF en estadios III y IVA, y SS. Es especialmente útil en pacientes con afectación de sangre periférica o eritrodermia.
- Fotoféresis extracorpórea: consiste en la administración oral de 8-metoxipsoraleno al paciente, seguida de aféresis leucocitaria con irradiación ultravioleta extracorpórea y reinfusión de las células al paciente.
- Irradiación corporal total con electrones: el baño de electrones puede ser de utilidad en pacientes sintomáticos (prurito intenso) en estadios evolucionados de la enfermedad. En este caso, se administran dosis de radioterapia de 12-36 Gy, entre 4 y 6 Gy por semana.

Procesos linfoproliferativos CD30+

Los procesos linfoproliferativos CD30+ son el segundo grupo en frecuencia de LCPCT, suponiendo hasta un 25 %. En este grupo se incluyen la papulosis linfomatoide y el LACG. Clínicamente, la papulosis linfomatoide se caracteriza por brotes recurrentes de pápulas que tienden a ulcerarse y se resuelven de forma

Tabla 55-6. Algoritmo de tratamiento propuesto para la micosis fungoide y el síndrome de Sézary

Estadio	Primera línea	Segunda línea
IA	Abstención Corticoterapia tópica Fototerapia (UVB-be)	Retinoides Metotrexato Fototerapia (PUVA) Mostaza nitrogenada
IB/IIA	Corticoterapia tópica Fototerapia (UVB-be, PUVA)	Retinoides (+ PUVA) Metotrexato Interferón Mostaza nitrogenada
IIB	**Tumores únicos o poco numerosos**	
	Radioterapia Cirugía Retinoides ± PUVA / metotrexato	Brentuximab Mono-QT (gemcitabina, doxorrubicina) Alo-TPH
	Tumores múltiples	
	Retinoides ± PUVA / metotrexato	Brentuximab Mono-QT (gemcitabina, doxorrubicina) Alo-TPH
III	Fotoféresis extracorpórea Retinoides ± PUVA / metotrexato	Mogamulizumab ICTE Mono-QT (gemcitabina, doxorrubicina) Alo-TPH
IVA1/SS	Fotoféresis extracorpórea Retinoides ± PUVA / metotrexato	Mogamulizumab ICTE Mono-QT (gemcitabina, doxorrubicina) Alo-TPH
IVA2	Retinoides ± PUVA / metotrexato	Brentuximab Mogamulizumab Alemtuzumab Mono-QT (gemcitabina, doxorrubicina) Alo-TPH
IVB	Retinoides ± PUVA / metotrexato	Brentuximab Alemtuzumab Mono-QT (gemcitabina, doxorrubicina) Alo-TPH

Alo-TPH: trasplante alogénico de progenitores hematopoyéticos; ICTE: xxxxxx; mono-QT: monoquimioterapia; PUVA: fotoquimioterapia con psoralenos y rayos ultravioleta A; SS: síndrome de Sézary; UVB-be: rayos ultravioleta B de banda estrecha.

espontánea en semanas, dejando cicatriz o hiperpigmentación residual. El LACG suele ser una lesión única, ulcerada, de crecimiento rápido (**e-Fig. 55-7**). Los procesos linfoproliferativos CD30+ pueden asociarse a otros linfomas, sobre todo a MF, lo que obliga a una exploración física exhaustiva. En un paciente con MF en el que se diagnostique un LACG, es necesario establecer el diagnóstico diferencial con una MF transformada. Al diagnóstico, se recomienda realizar una prueba de imagen (TC, PET-TC) para descartar que se trate de una afectación secundaria de un linfoma CD30+ primario ganglionar.

Histopatológicamente, los procesos linfoproliferativos CD30+ se caracterizan por la presencia en la dermis de linfocitos grandes, pleomórficos, que expresan CD30. La expresión de *ALK* en un LACG debe hacer sospechar que se trata de una enfermedad sistémica que afecta a la piel.

Una vez se haya descartado la afectación sistémica o la asociación con otros linfomas, el pronóstico de los procesos linfoproliferativos CD30+ es bueno, con supervivencias del 95-100 % a los 5 años.

Otros linfomas primarios cutáneos de células T

El resto de LCPCT se recoge en la **tabla 55-1**. Entre ellos, hay linfomas de comportamiento indolente, como el linfoma paniculítico, el proceso linfoproliferativo cutáneo primario acral CD8+ o el trastorno linfoproliferativo primario cutáneo de célula pequeña/mediana CD4+; y otros de curso agresivo, como el linfoma T γ/δ, el LCP epidermotropo agresivo CD8+ o el linfoma de células *natural killer*/T extraganglionar, tipo nasal.

Para una mayor profundización en el estudio de los linfomas cutáneos, el autor recomienda, entre otras lecturas, la *Guía multidisciplinar para el abordaje diagnóstico y terapéutico del paciente con linfoma cutáneo primario*, que ha sido elaborada y cuenta con el aval científico del Grupo Español de Linfomas/Trasplante Autólogo de Médula Ósea, la Academia Española de Dermatología y Venereología, la Sociedad Española de Oncología Radioterápica y la Sociedad Española de Anatomía Patológica.

BIBLIOGRAFÍA

Campo E, Jaffe ES, Cook JR, et al. The International Consensus Classification of Mature Lymphoid Neoplasms: a report from the Clinical Advisory Committee. Blood. 2022;140(11):1229-53. Fe de erratas en: Blood. 2023;141(4):437.

Willemze R, Cerroni L, Kempf W, et al. The 2018 update of the WHO-EORTC classification for primary cutaneous lymphomas. Blood. 2019;133(16):1703-14. Fe de erratas en: Blood. 2019;134(13):1112.

Otras neoplasias cutáneas malignas frecuentes y metástasis cutáneas

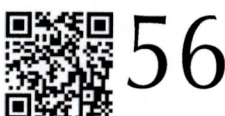

56

J. L. Sanz Cabanillas y M. Juan Cencerrado

> **PUNTOS CLAVE**
>
> - Las neoplasias anexiales malignas constituyen un grupo heterogéneo de carcinomas poco frecuentes y habitualmente de bajo grado de malignidad que se distinguen entre sí por su diferenciación folicular, sebácea, apocrina, ecrina o mixta.
> - Las neoplasias anexiales malignas suelen presentar características clínicas inespecíficas, por lo que el diagnóstico requiere el estudio histológico. El tratamiento más eficaz en la mayoría de los casos es la cirugía micrográfica de Mohs.
> - El sarcoma de Kaposi es un tipo de sarcoma vascular con cuatro variantes clínicas: el clásico, que afecta a las extremidades en pacientes ancianos; el endémico africano; el de pacientes inmunodeprimidos, y el asociado a sida. En todas las variantes se ha demostrado que el virus del herpes humano de tipo 8 es el agente etiológico.
> - El angiosarcoma cutáneo es una neoplasia cutánea de mal pronóstico, que tiende a la recidiva y con una baja supervivencia a los 5 años. Existen tres variantes: el idiopático no asociado a linfedema, el asociado a linfedema crónico y el que aparece sobre áreas de piel irradiada.
> - El carcinoma de células de Merkel es un tumor agresivo con alta tendencia a la recidiva y a la metástasis.

NEOPLASIAS ANEXIALES MALIGNAS

En la **tabla 56-1** se muestra la clasificación de las principales neoplasias anexiales malignas.

Carcinoma sebáceo

Introducción

El carcinoma sebáceo es un adenocarcinoma con diferenciación sebácea. Existen dos variantes clínicas, el ocular y el extraocular. Esta distinción se basa tanto en la localización anatómica del tumor como en que tradicionalmente se ha considerado que el carcinoma sebáceo ocular tenía mayor potencial metastásico que el extraocular. Sin embargo, estudios recientes indican unos datos de supervivencia similares.

Tabla 56-1. Clasificación de las principales neoplasias anexiales malignas

Neoplasias anexiales malignas con diferenciación sebácea	Neoplasias anexiales malignas con diferenciación ecrina o apocrina
Carcinoma sebáceo	Porocarcinoma
	Carcinoma anexial microquístico
Neoplasias anexiales malignas con diferenciación folicular	Carcinoma adenoide quístico
Pilomatrixcarcinoma	Siringocistoadenoma papilífero
	Hidroadenoma papilífero
	Hidroadenoma apocrino
	Tumor mixto maligno
	Cilindrocarcinoma
	Espiradenocarcinoma
	Carcinoma tubular
	Carcinoma papilar
	Carcinoma mucinoso
	Carcinoma de células en anillo de sello
	Enfermedad de Paget extramamaria

Clínica

> ! Suele desarrollarse en pacientes de edad avanzada y las lesiones son poco características: placas o nódulos eritematosos que pueden ulcerarse, siendo en ocasiones de color amarillento y confundiéndose con lesiones inflamatorias (e-Fig. 56-1).

La localización más frecuente es la región periorbitaria, pero pueden aparecer en cualquier lugar de la cabeza y el cuello, y con menos frecuencia el tronco. Los pacientes con síndrome de Muir-Torre pueden desarrollar carcinomas sebáceos.

Anatomía patológica

Se presenta como una lesión mal delimitada, asimétrica y poco circunscrita; con células que se organizan en nidos y lóbulos, e islotes epiteliales que infiltran la dermis, la epidermis o la conjuntiva, y frecuentemente se extiende a tejido celular subcutáneo. El grado de diferenciación citológico es variable y algunos sebocitos son completamente maduros. La presencia de conductos con morfología similar al conducto sebáceo puede ser una clave diagnóstica importante. La adipofilina constituye un marcador inmunohistoquímico útil en estos tumores.

Tratamiento

El carcinoma sebáceo es un carcinoma anexial con una capacidad metastásica considerable, aunque variable.

El tratamiento de elección es la extirpación quirúrgica, siendo la cirugía micrográfica de Mohs la mejor alternativa terapéutica. La radioterapia adyuvante en casos recurrentes o en las metástasis se ha mostrado eficaz.

Porocarcinoma

Introducción

El porocarcinoma es una neoplasia muy poco frecuente que puede ser **de linaje ecrino o apocrino**. La mayoría de los casos de porocarcinoma aparecen *de novo*, aunque también hay casos que provienen de una malignización de un poroma preexistente de largo tiempo de evolución.

Clínica

Aparece sobre todo en personas de edad avanzada y más frecuentemente en las extremidades inferiores.

Suele desarrollarse como una lesión nodular o tumoral con superficie ulcerada y otras veces verrucosa (**e-Fig. 56-2**). El sangrado es un signo frecuente.

Anatomía patológica

Algunos porocarcinomas muestran poca atipia citológica, aunque también pueden presentar características arquitecturales típicas de lesiones malignas, con asimetría y mala delimitación. Está compuesto por agregados de **células neoplásicas de dos tipos: poroides y cuticulares**. Estas células infiltran la dermis y muestran frecuentemente epidermotropismo, que en algunos casos es tan marcado que es difícil establecer desde el punto de vista histopatológico si se trata de una lesión primaria o una metástasis epidermotropa (**e-Fig. 56-3**).

Tratamiento

La mayoría de los porocarcinomas son de bajo grado, aunque aproximadamente el 20 % de los porocarcinomas descritos produjeron metástasis a los ganglios linfáticos regionales, normalmente debido al retraso en el diagnóstico. El primer tratamiento es la extirpación mediante la cirugía micrográfica de Mohs, con la que se observa menor tasa de recurrencias y metástasis.

Carcinoma anexial microquístico

Introducción

El carcinoma anexial microquístico, también conocido como *carcinoma esclerosante de conductos sudoríparos*, es una neoplasia de crecimiento lento localizada preferentemente en la piel de la **región nasolabial y periorbitaria**. En la serie de casos más extensa, se observó un mayor predominio en el lado izquierdo, lo que parece indicar que la exposición a la luz ultravioleta (durante la conducción) podría contribuir a la carcinogénesis.

Clínica

El carcinoma anexial microquístico se presenta generalmente en **adultos jóvenes o de mediana edad**, con mayor frecuencia en mujeres y ocasionalmente en niños. Consiste en un nódulo o placa solitaria de consistencia firme, cuya superficie puede presentar aspecto de piel normal, atrófica o descamativa, y raramente se ulcera (**e-Fig. 56-4**).

Anatomía patológica

El carcinoma anexial microquístico se extiende profundamente en la dermis y, con frecuencia, infiltra el tejido celular subcutáneo, pudiendo afectar incluso a la fascia y al músculo esquelético subyacente. Es frecuente la extensión perineural. Este tipo de carcinoma se caracteriza por su diferenciación bifásica o multifásica dispuestas de forma estratificada horizontal. Las áreas superficiales presentan focos quísticos pequeños (microquísticos) con queratinización folicular o ístmica rodeados de células escamosas eosinófilas o pálidas. También pueden aparecer zonas que recuerdan a la vaina folicular externa. Estas estructuras epiteliales están inmersas en un estroma densamente desmoplásico o esclerótico.

Tratamiento

El carcinoma anexial microquístico es un tumor localmente destructivo. La **cirugía micrográfica de Mohs** es su tratamiento de elección debido a su mala delimitación y su extensión profunda. Es resistente a la radioterapia y apenas existe experiencia con la quimioterapia.

> ! Las metástasis son muy poco frecuentes, pero se trata de una neoplasia que muestra tendencia a la recidiva local.

Enfermedad de Paget extramamaria

Introducción

La enfermedad de Paget extramamaria es una neoplasia poco frecuente.

> ! Puede ser primaria y constituir un adenocarcinoma intraepitelial (> 75 %) o secundaria debido a la diseminación de una neoplasia adyacente o contigua (normalmente anorrectal o urotelial, aunque también prostática, ovárica, cervical o endometrial).

Puede convertirse en un proceso invasivo y metastatizar a través del sistema linfático. La localización más habitual es el área genital.

Clínica

Aparece con mayor frecuencia en **mujeres de edad avanzada**. Suele presentarse como una placa eritematosa y descamativa con bordes bien delimitados asintomática o acompañada de prurito y quemazón (**e-Fig. 56-5**).

Anatomía patológica

Se caracteriza por la **presencia intraepitelial de células de Paget**, que son células grandes, con citoplasma amplio y pálido, y un núcleo redondo y pleomórfico con nucléolos prominentes. A veces, muestra vacuolización citoplasmática o incluso formaciones glandulares intraepidérmicas. Se distribuyen como células aisladas o en pequeños grupos salpicadas por todas las capas del epitelio de la epidermis y los anejos, conformando un patrón pagetoide. Es importante diferenciar la enfermedad de Paget extramamaria de un melanoma pagetoide o una neoplasia intraepitelial.

Tratamiento

Hay que buscar posibles neoplasias malignas internas asociadas. La enfermedad de Paget extramamaria muestra un comportamiento indolente, aunque con recidivas frecuentes, pero son pocos los casos descritos en los que se han originado metástasis a ganglios linfáticos. La extirpación completa es el tratamiento de elección.

> ! La **cirugía micrográfica de Mohs** es la que ha mostrado mejores resultados. Otros tratamientos son el imiquimod al 5 % y 5-fluorouracilo en crema, la radioterapia local, la terapia fotodinámica o la ablación con láser de dióxido de carbono. Se debe contemplar un seguimiento a largo plazo.

NEOPLASIAS VASCULARES MALIGNAS

Sarcoma de Kaposi

Introducción

El sarcoma de Kaposi (SK) es una enfermedad crónica y prolongada producida por el **virus del herpes humano de tipo 8**, que es el causante de todas las variantes clínicas del SK. Existen cuatro tipos principales: clásico, endémico africano, debido a inmunodepresión y epidérmico relacionado con el sida.

Epidemiología

A continuación se describe la epidemiología de los diferentes tipos de SK:

- **SK clásico.** Se produce en ancianos; es más frecuente en hombres.
- **SK endémico africano.** Tiene una incidencia del 1-10 %, con predominio masculino. La variante linfoadenopática afecta principalmente a los niños.
- **SK debido a inmunosupresión.** Afecta a personas que están inmunodeprimidas, sobre todo debido a medicamentos sistémicos como inhibidores de la calcineurina, prednisona o antineoplásicos. Las lesiones pueden remitir después del cese del tratamiento inmunodepresor. Es más frecuente en hombres.
- **SK epidémico relacionado con el sida.** Ocurre principalmente en hombres que tienen relaciones sexuales con otros hombres. Puede empeorar en el contexto del síndrome inflamatorio de reconstitución inmunitaria.

Patogenia

Muestra una naturaleza endotelial, pero no está claro si el fenotipo endotelial es vascular, linfático o una combinación de ambos. Además, no está claro si el SK presenta una naturaleza hiperplásica o neoplásica. Muchas células que forman una placa o nódulo de SK son células fusiformes que muestran marcadores paraendoteliales y marcadores de diferenciación vascular sanguínea y linfática. El virus del herpes humano del tipo 8 puede infectar tanto las células endoteliales linfáticas como las vasculares sanguíneas y provocar su reprogramación transcripcional.

Clínica

Manifestaciones clínicas de los diversos tipos de SK:

- **SK clásico.** Se caracteriza por máculas de color rosado a rojo violáceo de crecimiento lento, que pueden formar placas, nódulos o tumores. Aparece generalmente en la parte distal de las extremidades inferiores. Los pacientes con SK clásico de larga evolución pueden presentar lesiones en la boca y el tubo digestivo.
- **SK endémico africano.** Se puede clasificar en cuatro subgrupos: nodular, florido, infiltrante y linfoadenopático. La variante nodular es similar al SK clásico en su evolución y presentación. Los tipos florido e infiltrante son más agresivos. El linfoadenopático afecta sobre todo a niños, los tumores primarios afectan a los ganglios linfáticos y su evolución es fulminante y mortal.
- **SK debido a inmunodepresión.** Es similar al SK clásico.
- **SK epidémico o relacionado con el sida.** Afecta a pacientes infectados por el virus de la inmunodeficiencia humana con deterioro inmunitario avanzado. La presentación clínica es variable: algunos pacientes solo presentan una lesión, mientras que otros muestran una enfermedad cutánea diseminada. Las máculas y las placas suelen ser ovaladas y pueden presentarse a lo largo de las líneas de tensión de la piel, como en el tronco, la cara, la región bucal, el tubo digestivo o los ganglios linfáticos (**e-Fig. 56-6**).

Anatomía patológica

La presentación histológica del SK no varía entre los diferentes subtipos clínicos, pero sí con el estadio de la lesión. La etapa de mancha muestra una proliferación dérmica superficial de pequeños vasos angulados revestidos por células endoteliales apenas visibles, indicativas de vasos linfáticos. En la etapa de placa, la proliferación vascular se extiende para abarcar la dermis más profunda y puede afectar al tejido celular subcutáneo. En la fase nodular, se produce la sustitución del colágeno dérmico por células endoteliales fusiformes. No suele existir pleomorfismo ni cifras importantes de figuras mitóticas.

> **!** Hay células fusiformes que forman fascículos de intersección y están separadas por espacios característicos en forma de hendidura que contienen eritrocitos, dando lugar al **«signo del promontorio»**, muy característico del SK.

La demostración del antígeno nuclear asociado a la latencia (LANA-1) del virus del herpes humano de tipo 8 ha resultado un marcador muy sensible y específico de SK.

Diagnóstico diferencial

Dependiendo de la fase, el diagnóstico se hará con determinadas entidades:

- Fase de mancha y nodular: malformaciones capilares, estadio temprano de varios tumores vasculares, hemangioendotelioma kaposiforme, hemangioma de células fusiformes o angiosarcoma.
- Fase tardía: puede parecerse tanto clínica como histológicamente a la acroangiodermatitis de Mali relacionada con insuficiencia venosa crónica.

> ! Otras entidades que pueden imitar al SK son las metástasis cutáneas, la leucemia o el linfoma cutáneo, así como las manifestaciones cutáneas de la panarteritis nodosa y el eritema *elevatum diutinum*.

Tratamiento

El SK es una entidad con una **alta tasa de recurrencia**. En pacientes inmunocompetentes de edad avanzada con enfermedad estable, una opción es la observación y seguimiento del paciente. La cirugía es útil para el diagnóstico histológico y la curación de lesiones solitarias. Para las manchas se ha utilizado crioterapia, láser, terapia fotodinámica o imiquimod tópico.

> ! La radioterapia es una opción de tratamiento para el paciente que presenta SK multifocal pero relativamente localizado.

El SK rápidamente evolutivo, el SK pulmonar y la afectación visceral sintomática son indicaciones para quimioterapia sistémica o tratamientos sistémicos que inhiben la angiogenia como bevacizumab (anticuerpo antifactor de crecimiento del endotelio vascular) e inmunomoduladores como la talidomida y la lenalidomida. El tratamiento antirretroviral es útil con el SK relacionado con el sida al disminuir la cantidad de virus y aumentar la cifra de CD4.

Angiosarcoma

Introducción

El término *angiosarcoma* se ha utilizado para englobar a todas las neoplasias malignas de origen endotelial. Los angiosarcomas fueron descritos por Caro y Stubenrauch en 1945. Tres años después, Stewart y Treves describieron la asociación entre el angiosarcoma y el linfedema posmastectomía. La forma cutánea de angiosarcoma, que afecta principalmente a la cara y al cuero cabelludo de los ancianos, fue caracterizada por Wilson-Jones en 1964.

Epidemiología

Los angiosarcomas son neoplasias poco habituales que aparecen con mayor frecuencia en **hombres caucásicos**, con la mayor incidencia en **personas mayores de 70 años**. Los casos que ocurren en la infancia o la adolescencia son poco frecuentes y suelen aparecer alrededor de vísceras o en asociación con linfedema crónico o congénito, radiodermatitis crónica o inmunodepresión.

Patogenia

Los angiosarcomas son proliferaciones clonales de células transformadas de forma maligna que expresan **diferenciación endotelial**. En los angiosarcomas, se ha observado un aumento de los genes de tirosina-cinasa del receptor vascular específico, como *TIE1*, *KDR*, *FLT1* y *TEK*. En los angiosarcomas provocados por la radiación y asociados a linfedema, se observa una amplificación de *MYC*.

> **!** La radioterapia es un factor de riesgo independiente para el desarrollo de angiosarcoma.

Entre las exposiciones ambientales están el cloruro de vinilo, el dióxido de torio, el arsénico, el radio y los esteroides anabólicos.

Clínica

> **!** La forma más frecuente de este tipo de tumor es el angiosarcoma cutáneo (sin linfedema) en los ancianos.

La mayoría (> 70 %) de estos tumores aparecen en pacientes mayores de 40 años, y aproximadamente el 50 % afectan a la cabeza y el cuello. Suele aparecer una mancha similar a un hematoma de aspecto aparentemente benigno en la parte central de la cara, la frente o el cuero cabelludo. Las lesiones más avanzadas son nódulos violáceos con tendencia a la ulceración y el sangrado. El pronóstico es malo, con una supervivencia inferior al 15 % a los 5 años (**e-Fig. 56-7**).

Los angiosarcomas que surgen en el contexto de linfedema crónico se presentan como nódulos violáceos firmes o una placa endurecida sobre un fondo de edema duro y sin fóvea. Más del 90 % de todos los angiosarcomas asociados con linfedema aparecen después de la mastectomía y la disección de los ganglios linfáticos (síndrome de Stewart-Treves); la cara interna de la parte superior del brazo es el lugar de afectación más frecuente. El 10 % aparece en otras formas de linfedema crónico, como el congénito, el producido por filarias, el traumático y el idiopático. La duración del linfedema antes de la aparición del angiosarcoma oscila entre 4 y 27 años.

Aunque la incidencia es muy baja (< 0,05 % en pacientes con cáncer de mama), el mayor uso de cirugía con conservación de la mama junto con la irradiación se ha traducido en un aumento de los sarcomas posirradiación. Aparecen como placas o nódulos infiltrantes en la piel en el área de tejido irradiado o cerca del mismo, con un intervalo postratamiento medio de 6 años.

La prueba de extensión más útil es la **resonancia magnética**.

Anatomía patológica

Las áreas bien diferenciadas muestran una red anastomótica de vasos sinusoidales, revestidos por una sola capa de células endoteliales de atipia nuclear de leve a moderada. Estos vasos muestran un patrón muy infiltrante. En las áreas menos diferenciadas, las células endoteliales con pleomorfismo nuclear y actividad mitótica más marcados forman proyecciones papilares. En las áreas mal diferenciadas, la formación luminal puede no aparecer y la actividad mitótica suele ser alta. En tumores asociados con linfedema crónico, los tumores pueden conservar las características linfáticas.

Tratamiento

Está indicada la **extirpación quirúrgica con márgenes amplios**. Incluso con márgenes negativos, la tasa de recidiva y la probabilidad de enfermedad metastásica son altas, y ello se explica en parte por la tendencia de este tumor a la multifocalidad. Ha habido casos que mostraron respuesta a paclitaxel o talidomida y a quimioterapia con propranolol más vinblastina. La radioterapia puede ser paliativa, pero no mejora la supervivencia.

TUMORES NEUROENDOCRINOS

Carcinoma de células de Merkel

Introducción

 El carcinoma de células de Merkel (CCM) es un tumor cutáneo raro y agresivo que afecta principalmente a adultos mayores, con alta tendencia a la recidiva y a la metástasis.

Es una proliferación de células que comparten características estructurales e inmunohistoquímicas con células de origen neuroectodérmico, como las células de Merkel cutáneas.

Epidemiología

Tumor poco frecuente que aparece sobre todo en ancianos. Sus principales factores de riesgo son la exposición solar y la inmunosupresión.

Etiopatogenia

Las células de Merkel cutáneas están situadas en la capa basal de la epidermis y tienen función mecanorreceptora. Históricamente, se ha creído que el CCM deriva de estas células, aunque esta hipótesis a día de hoy es controvertida, ya que pueden originarse a partir de una célula madre multipotente con características neuroendocrinas.

Por otro lado, el **papilomavirus de células de Merkel** se ha relacionado con la patogénesis de este tumor, que infecta el 60-80 % de estos carcinomas. Este virus se integra en el genoma de las células tumorales codificando proteínas con funciones oncogénicas.

Las mutaciones producidas por las radiaciones ultravioleta también desempeñan un papel en el CCM, sobre todo en aquellos que son negativos para el poliomavirus.

Características clínicas

El CCM es un tumor con características clínicas inespecíficas, que suele presentarse como un nódulo de rápido crecimiento, indoloro y del color de la piel o rojo. Aparece principalmente en adultos mayores con fototipo de piel claro y en áreas fotoexpuestas, **especialmente la cabeza y el cuello**, y también en las extremidades.

Clínicamente, tiene un comportamiento agresivo con rápido crecimiento y riesgo de diseminación ganglionar y recidiva. Según las series, en el momento del diagnóstico el 65 % de los pacientes presentan enfermedad local, un 26 % afectación ganglionar y un 8 % diseminación metastásica. La supervivencia global a los 5 años del grupo con afectación local fue del 51 %, mientras que en el grupo con afectación ganglionar y sistémica fueron del 35 % y del 14 %, respectivamente.

Diagnóstico

El diagnóstico del CCM se establece tras el análisis histológico de la pieza tumoral. Se han de realizar tinciones de hematoxilina/eosina, así como técnicas de inmunohistoquímica que apoyarán el diagnóstico.

Histológicamente, se trata de un infiltrado dérmico que no suele afectar a la epidermis. Este infiltrado está conformado por células redondeadas, pequeñas, homogéneas y con grandes núcleos basófilos y citoplasma escaso. Estas células presentan numerosas mitosis y pueden tener invasión linfovascular, siendo esta un factor de mal pronóstico.

> ! El diagnóstico diferencial ha de realizarse con los llamados *tumores de células peque-*
> *ñas azules*, principalmente con el carcinoma de células pequeñas de pulmón, neu-
> roblastoma, sarcoma de Ewing, carcinoma ecrino poco diferenciado y melanoma.

La inmunohistoquímica presenta características de células epiteliales y neuroendocrinas, y es muy útil en el diagnóstico diferencial. El CCM tiene positividad para las citoqueratinas, siendo especialmente relevante en el diagnóstico las
citoqueratinas de bajo peso (CK20, CK 5/6 y CK 7). Por otro lado, el CCM puede
presentar positividad a otros marcadores neuroendocrinos como cromogranina,
sinaptofisina, somatostatina, calcitonina y péptido intestinal vasoactivo.

Otro marcador de utilidad es el factor 1 de transcripción tiroidea, el cual
es negativo en el CCM, mientras que otros tumores del diagnóstico diferencial
—como el tumor de células pequeñas de pulmón— suelen ser positivos.

Tratamiento

Tras el diagnóstico histológico del tumor es necesaria una exploración completa
para descartar clínicamente afectación ganglionar o diseminación a distancia. Es
necesario realizar **pruebas de imagen al inicio del diagnóstico**, siendo la prueba de
elección la **tomografía por emisión de positrones-tomografía computarizada** o la
tomografía corporal en caso de que la primera no esté disponible. Si clínicamente
hay sospecha de afectación en el sistema nervioso central (cefalea, vómitos, focalidad
neurológica), estaría indicada la realización de una resonancia magnética cerebral.

> ! La exploración ganglionar es imprescindible para la estadificación y manejo
> del CCM, siendo recomendable la realización de una biopsia selectiva del gan-
> glio centinela o la toma de muestras mediante punción con aguja fina o biopsia
> con aguja gruesa si existen adenopatías clínicamente sospechosas. La biopsia
> selectiva del ganglio centinela ha de realizarse en el momento de la extirpa-
> ción definitiva del tumor.

El tratamiento primario del tumor debe realizarse mediante la extirpación completa hasta la fascia o el periostio. La extirpación puede realizarse con **márgenes de
1-2 cm o cirugía de Mohs**, siempre que esta no retrase la utilización de radioterapia
posterior. A continuación, se recomienda la **radioterapia del lecho quirúrgico** en
pacientes con tumores de alto riesgo (tumor de más de 1 cm o los localizados en la
cabeza y el cuello, o inmunosupresión o con infiltración linfovascular). Por lo tanto,
la mayoría de los pacientes se beneficiarán de la cirugía con radioterapia posterior.

En pacientes con afectación ganglionar (N+), la toma de decisiones se hará de
manera multidisciplinar, pudiendo realizarse radioterapia y/o linfadenectomía.

Para la enfermedad metastásica (M+) se prefiere el manejo en ensayos clínicos
si es posible. Hay que considerar la combinación de terapia sistémica, radioterapia
o cirugía. Como tratamiento sistémico, se prefiere la utilización de inmunoterapia
anti-PDL-1 (*programmed death ligand*) (avelumab) y anti-PD1 (*programmed death*)
(nivolumab, pembrolizumab).

Seguimiento

Mediante exploración física y pruebas de imagen en estadios avanzados. Durante los 3 primeros años se realizará cada 3-6 meses y posteriormente cada 6-12 meses.

SARCOMAS CUTÁNEOS

Dermatofibrosarcoma *protuberans*

Introducción

El dermatofibrosarcoma *protuberans* (DFSP) es un sarcoma de tejidos blandos localmente agresivo y poco común. Es un tumor con **alta capacidad de recurrencia local y en muy pocos casos metastatiza (menos del 5 %)**.

Epidemiología

Se trata de un tumor poco frecuente, con una incidencia de 0,8-5 casos por millón de habitantes/año. Afecta principalmente a adultos de entre 30 y 50 años, con un ligero predominio en varones.

Etiopatogenia

En más del 90 % de los DFSP se ha identificado una translocación única t (17;22), que resulta generalmente en formación de cromosomas en anillo. Estos cromosomas producen la fusión entre los genes *PDGFB/COL1A1*.

Presentación clínica

Inicialmente, se presenta como una placa indurada y asintomática que va aumentando progresivamente de tamaño durante meses o años. A menudo, se observa una piel atrófica de color marrón, amarillento o rojizo. A medida que el tumor va creciendo adquiere una consistencia más firme y va desarrollando nódulos en su interior, y la piel circundante puede tener aspecto telangiectásico.

> **!** El DFSP afecta principalmente al tronco y las extremidades proximales, generalmente en los hombros y el tórax. Normalmente, se localiza en la dermis y el tejido celular subcutáneo, y es móvil y no está adherido a planos profundos, aunque en casos de muchos años de evolución puede llegar a invadir estructuras más profundas como músculo, periostio y hueso.

Existen diversos tipos clínicos de DFSP, como la variante pigmentada (Bednar) o la variante fibrosarcomatosa.

La diseminación a ganglios linfáticos y a distancia es muy rara en el DFSP, siendo más frecuente en pacientes que presentan múltiples recidivas locales.

Diagnóstico

Histológicamente, se observa un tumor infiltrando la dermis y que está conformado por células fusiformes monomórficas, con baja actividad mitótica, con núcleo grande y elongado. Tienen una disposición en fascículos entrelazados de manera irregular denominado *patrón estoriforme*. Suele existir una zona de transición o zona de Grenz entre la epidermis y el tumor.

La densidad de células es mucho mayor en la zona central del tumor, desde la que se emiten proyecciones digitiformes capaces de infiltrar el tejido celular subcutáneo y planos más profundos (músculo y hueso), incluso a gran distancia del tumor. Debido a esta extensión a distancia, el DFSP tiene alta capacidad de recurrencia local por la dificultad para establecer los límites tumorales.

El DFSP normalmente **tiñe positivamente para CD34+, hialuronato y vimentina, y negativamente para el factor XIIIa**. El CD34 es un marcador útil para diferenciar el DFSP del dermatofibroma y otros tumores de tejidos blandos.

Tratamiento

El quirúrgico es el tratamiento de elección en el DFSP. Debido a la forma de crecimiento del tumor mediante proyecciones digitiformes, su extensión puede pasar desapercibida en un estudio histológico convencional, lo que explica el alto porcentaje de recurrencia local. Los tumores con alta capacidad de recurrencia tienen mayor probabilidad de invadir planos profundos y se asocian con mayor capacidad de invasión ganglionar o a distancia, siendo la diseminación infrecuente en el DFSP.

Existe mucha variabilidad respecto a las técnicas quirúrgicas para la extirpación del DFSP, pero se prefiere la cirugía con márgenes amplios o la **cirugía de Mohs** a la cirugía con márgenes estrechos. En diferentes series se han observado tasas de recurrencia del 25-60 % en cirugías con márgenes conservadores. La cirugía con márgenes amplios (1-5 cm) presenta unas tasas de recurrencia del 4-47 %, con un promedio del 6-8 %. Existe gran variabilidad entre las series en los centímetros de margen utilizado y la inclusión de fascia muscular, prefiriéndose márgenes de 3-5 cm. La cirugía de Mohs es hoy en día una de las técnicas de elección para el DFSP, especialmente en los tumores grandes, recurrentes o en áreas anatómicas como la cabeza y el cuello. Las tasas de recurrencia con dicha técnica se estiman en el 1 %.

La radioterapia adyuvante se indica generalmente después de una resección con márgenes amplios en tumores grandes o cuando los márgenes son próximos o positivos y no es posible continuar la resección quirúrgica. Algunos autores proponen, cuando la cirugía de Mohs/cirugía con márgenes amplios no está disponible, realizar una cirugía con márgenes estrechos seguida de radioterapia posterior.

Debido a la presencia de la translocación única t (17;22), que produce una expresión alterada del receptor PDGFB (*platelet-derived growth factor subunit B*), se planteó la posibilidad de utilizar fármacos inhibidores de la tirosina-cinasa. Para el DFSP se han publicado trabajos con buenas respuestas al imatinib en enfermedad localmente avanzada, recurrente o metastásica. Se está estudiando su uso en neoadyuvancia para tumores de gran tamaño irresecables o recurrentes.

Seguimiento

La mayoría de las recurrencias locales se vuelven evidentes en los 3 primeros años, llegando incluso a aparecer pasados los 5 años.

Fibroxantoma atípico y sarcoma dérmico pleomórfico

Introducción

El fibroxantoma atípico (FXA) es una neoplasia maligna formada por células fusiformes, pleomórfica y poco común, que se presenta como un nódulo solitario de color rojizo en la cabeza y el cuero cabelludo. El sarcoma dérmico pleomórfico es un sarcoma pleomórfico indiferenciado que se inicia en la piel y que comparte características histológicas con el FXA, pero con peor pronóstico.

Epidemiología

Se trata de tumores poco comunes con una incidencia desconocida. Afectan principalmente a adultos mayores entre la séptima y la octava década de la vida, con predilección en los varones.

Etiopatogenia

Se ha propuesto como factor de riesgo para desarrollar dichos tumores las mutaciones producidas por la radiación ultravioleta. Otros factores destacables serían la inmunosupresión, la radioterapia previa o las quemaduras. El origen celular de estos tumores no está claro, aunque se sugiere que pudieran originarse a partir de los miofibroblastos o células similares a los fibroblastos.

> **!** En general, el FXA tiene buen pronóstico, con posibles recidivas locales y raras metástasis. Cuando aparecen, suele ser en ganglios linfáticos. El sarcoma dérmico pleomórfico tiene un comportamiento más agresivo que el FXA, con un riesgo de metástasis que puede ser del 10-20 % de los casos según algunos autores.

Presentación clínica

El FXA y el sarcoma dérmico pleomórfico se presentan generalmente como una pápula o nódulo firme de color rojizo, que puede ulcerarse o sangrar y que aparece principalmente en la cabeza y el cuello.

Tabla 56-2. Clínica de las metástasis cutáneas más frecuentes según su localización y su forma de presentación

Localización	Neoplasia maligna primaria
Cuero cabelludo	Pulmón, riñón, mama
Cabeza y cuello	Carcinoma epidermoide (laringe, orofaringe), pulmón, mama
Extremidades superiores	Pulmón, riñón, colon, mama
Espalda y tórax	Pulmón, mama
Abdomen	Colon, pulmón, estómago, ovario, mama
Pelvis	Colon, ovario
Extremidades inferiores	Melanoma, pulmón, riñón
Tipo de presentación clínica	**Neoplasia maligna primaria**
Nódulos	Cualquier metástasis
Carcinoma inflamatorio o en forma de erisipela	Mama (más frecuente), pulmón, ovario, próstata, digestivos
En coraza o morfeiforme	Mama (más frecuente), pulmón, digestivos, riñón
Enfermedad de Paget (en pezón y areola)	Mama
Alopecia neoplásica	Mama (más frecuente), pulmón, riñón
Similar a granuloma piógeno	Carcinoma renal de células claras, carcinoma hepatocelular

Diagnóstico

Se trata de un tumor dérmico bien circunscrito que puede comunicar con la epidermis o bien estar separado por una banda de colágeno (zona de Grenz). Está formado por células fusiformes con núcleo prominente y células epitelioides. Es frecuente encontrar mitosis atípicas, pleomorfismo celular y células multi-nucleadas gigantes. La presencia de invasión en el tejido celular subcutáneo, índice alto de mitosis, presencia de necrosis y/o presencia de invasión perineural o perivascular sugieren que el tumor pueda ser un sarcoma dérmico pleomórfico en vez de un FXA.

Tabla 56-3. Histopatología de las metástasis cutáneas más frecuentes

Adenocarcinoma: CEA + y normalmente p40/p63, D2-40 (podoplanina) negativos

Adenocarcinoma de mama	Células «en fila india» (carcinoma lobular) o en estructura glandular (carcinoma ductal) o anillo de sello	CK7, mamoglobina, GATA 3 y GCDFP-15 + ER/PR +/−
Adenocarcinoma de colon	Células cilíndricas con mucina y formación de glándulas	CK20, CDX2 y villina +
Adenocarcinoma de pulmón		CK7 y napsina A + TTF-1 +/−
Adenocarcinoma de ovario		CA125, CK7, ER/PR, mesotelina, WT-1 (seroso), PAX8
Carcinoma espinocelular	Células productoras de queratina	CK y p40/p63
Melanoma		S-100, HMB45, MITF, melan-A +
Carcinoma microcítico de pulmón	Células con citoplasma escaso y nucléolos poco definidos	Queratinas, TTF-1 y CD56 + Marcadores neuroendocrinos: enolasa neuronal específica, cromogranina y sinaptofisina +/− CK20 −
Carcinoma de células claras renal	Citoplasma claro y muy vascular	Expresión simultánea de EMA y vimentina, CD10, RCC-Ma, napsina A
Vejiga y urotelial	Células en nidos o láminas	p40/p63, CK5/6, CK7, CK20, GATA3 +

La inmunohistoquímica es una herramienta importante en el diagnóstico diferencial con otros tumores de células fusiformes como el melanoma desmoplásico. El S-100 es negativo en el FXA y positivo en el melanoma desmoplásico y la tinción para citoqueratinas es negativa en el FXA y positiva en el carcinoma epidermoide con células fusiformes.

En la dermatoscopia se observa un patrón vascular atípico con vasos lineales, puntiformes, en horquilla y tortuosos.

Tratamiento

El tratamiento de elección es la **cirugía de Mohs o la cirugía con márgenes amplios (2 cm)** si la primera no está disponible. La radioterapia adyuvante es una opción adicional, principalmente si no se han podido asegurar los márgenes quirúrgicos libres de tumor.

METÁSTASIS CUTÁNEAS

La **tabla 56-2** ofrece las principales manifestaciones clínicas de las metástasis cutáneas más frecuentes según su localización y forma de presentación, mientras que en la **tabla 56-3** se detallan los hallazgos anatomopatológicos característicos de las metástasis cutáneas más frecuentes.

BIBLIOGRAFÍA

Bola J, Schaffer JV, Cerroni L. Neural and Neuroendocrine Neoplasms (Other than Neuro-fibromatosis). En: Bolognia J, Schaffer JV, Cerroni L. Dermatology. 4ª ed. Philadelphia: Elsevier; 2018.

Bolognia J, Schaffer JV, Cerroni L. Dermatology. 4ª ed. Philadelphia: Elsevier; 2018.

Bernárdez C, Requena L. Treatment of Malignant Cutaneous Adnexal Neoplasms. Actas Dermosifiliogr (Engl Ed). 2018;109(1):6-23.

Mendenhall WM, Scarborough MT, Flowers FP. Dermatofibrosarcoma protuberans: Epidemiology, pathogenesis, clinical presentation, diagnosis, and staging. UpToDate. 2022.

National Comprehensive Cancer Network. Merkel Cell Carcinoma, Version 1.2023. NCCN Clinical Practice Guidelines in Oncology.

Genodermatosis y situaciones especiales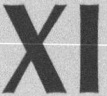

Ictiosis, eritroqueratodermias y otras enfermedades relacionadas

57

E. Muñoz Aceituno

> **PUNTOS CLAVE**
>
> - La ictiosis es una enfermedad genética poco común cuyo diagnóstico puede ser desafiante, ya que no siempre existe una correlación entre el fenotipo y el genotipo.
> - La clínica típica incluye descamación generalizada de la piel, con diferentes grados de hiperqueratosis y eritema.
> - En la actualidad no existe tratamiento curativo, por lo que el tratamiento es sintomático con emolientes, queratolíticos y retinoides tópicos y orales, entre otros.
> - El manejo de los pacientes con ictiosis debe llevarse a cabo idealmente en unidades multidisciplinares.

ICTIOSIS

Introducción

La palabra *ictiosis* deriva del griego *ichthy*, que significa «pescado», por la similitud con la piel de estos pacientes, dado que presentan una descamación generalizada con diferentes grados de hiperqueratosis y eritema. Los pacientes con ictiosis a menudo experimentan prurito, infecciones cutáneas recurrentes o hipohidrosis, lo que conlleva una disminución de su calidad de vida. Además de los problemas cutáneos, la ictiosis puede acompañarse de alteraciones nutricionales, problemas oftalmológicos y auditivos, lo que justifica que el enfoque de tratamiento deba ser integral y multidisciplinario.

Epidemiología

La ictiosis es una enfermedad genética poco común. Su frecuencia varía según el tipo de afectación, ya que existen varios subtipos con distintas prevalencias. La ictiosis vulgar es la más frecuente, con una prevalencia de aproximadamente 1 de cada 250 habitantes, seguida de la deficiencia de esteroide sulfatasa o ictiosis recesiva ligada al cromosoma X, con una prevalencia de 1 de cada

3.000-6.000 habitantes. El resto de las ictiosis son extremadamente raras, con una prevalencia de menos de 1 afectado por cada 100.000 habitantes.

 La forma de ictiosis más frecuente es la ictiosis vulgar, seguida de la deficiencia de esteroide sulfatasa.

Etiopatogenia

Los trastornos hereditarios de la queratinización son el resultado de mutaciones en genes que están involucrados en la síntesis o metabolización de proteínas y lípidos esenciales para la diferenciación de queratinocitos. En la **tabla 57-1** se muestra un resumen de las principales formas de ictiosis, el tipo de herencia de cada una y los genes más frecuentemente implicados.

Tabla 57-1. Resumen de las principales formas de ictiosis no sindrómicas, su tipo de herencia y los genes más frecuentemente implicados

Enfermedad	Herencia	Genes implicados
Ictiosis vulgar	Autosómica semidominante	*FLG*
Ictiosis recesiva ligada al cromosoma X	Recesiva ligada al cromosoma X	*STS*
Ictiosis arlequín	Autosómica recesiva	*ABCA12*
Ictiosis lamelar	Autosómica recesiva	*TGM1, ALOX12B, ABCA12, NIPAL4*
Eritrodermia congénita ictiosiforme	Autosómica recesiva	*TGM1, ALOXE3, ALOX12B, NIPAL4, ABCA12, CYP4F22*
Bebe colodión autorresolutivo	Autosómica recesiva	*TGM1, ALOXE3, ALOX12B*
Ictiosis «en traje de baño»	Autosómica recesiva	*TGM1*
Ictiosis epidermolítica	Autosómica dominante	*KRT1/KRT10*
Ictiosis epidermolítica superficial	Autosómica dominante	*KRT2*
Histrix de Curth-Macklin	Autosómica dominante	*KRT1*
Nevo epidermolítico	Mutaciones somáticas	*KRT1/KRT10*

Clasificación

En la actualidad, se emplea la clasificación clínica de Sorèze (2009):

- Ictiosis no sindrómicas:
  - Ictiosis comunes:
    - Ictiosis vulgar.
    - Deficiencia de esteroide sulfatasa o ictiosis recesiva ligada al cromosoma X.
  - Ictiosis congénitas autosómicas recesivas:
    - Ictiosis laminar.
    - Eritrodermia congénita ictiosiforme.
    - Ictiosis arlequín.
  - Ictiosis queratinopáticas:
    - Ictiosis epidermolítica.
    - Ictiosis epidermolítica superficial.
    - Ictiosis «en confeti».
    - *Histrix* de Curth-Macklin.
- Sindrómicas:
  - Síndrome de Netherton.
  - Síndrome de Sjögren-Larsson.
  - Enfermedad por depósito de lípidos con ictiosis.
  - Tricotiodistrofia con ictiosis.

Características clínicas

En los siguientes párrafos se describen brevemente algunas de las formas más relevantes de ictiosis.

La **ictiosis vulgar** está asociada con mutaciones heterogéneas en el gen de la filagrina y se hereda de manera semidominante, con una penetrancia del 90 % en heterocigotos. Los síntomas incluyen eritema y descamación de la piel, que tiende a progresar durante la infancia y luego mejora con la edad. Las áreas de mayor humedad, como las flexuras, suelen estar menos afectadas. La hiperlinealidad palmar es una característica común, así como la predisposición a la dermatitis atópica. La histología muestra hipogranulosis. En la **e-figura 57-1** se puede observar el muslo de un paciente con ictiosis vulgar y en la **e-figura 57-2**, hiperlinealidad palmar en el mismo paciente.

La **deficiencia de esteroide sulfatasa o ictiosis recesiva ligada al cromosoma X** es la segunda forma más común de ictiosis y afecta a hombres, mientras que las mujeres son portadoras asintomáticas. En la **figura 57-3** se puede observar un ejemplo de enfermedad transmitida con herencia recesiva ligada al cromosoma X. La deficiencia de esteroide sulfatasa se produce por una deleción parcial o total del gen *STS*, lo cual conduce a la acumulación de sulfato de colesterol en el estrato córneo, lo que provoca una disminución de la descamación y la permeabilidad de la piel. En casos de mujeres embarazadas con un feto afecto, puede haber una deficiencia de esteroide sulfatasa en la placenta, lo que provoca niveles bajos de estrógenos y puede impedir que el trabajo de parto se inicie de forma espontánea.

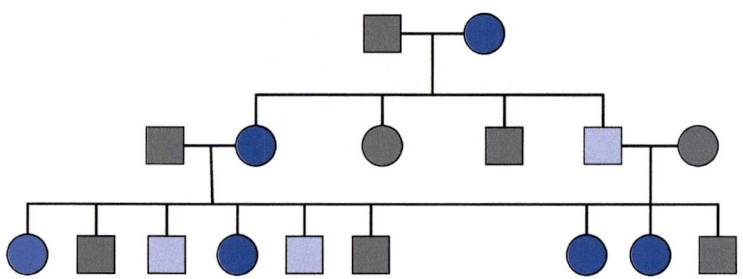

Figura 57-3. Ejemplo de transmisión de enfermedad con herencia recesiva ligada al cromosoma X. Figuras redondas: mujeres. Figuras cuadradas: varones. Color gris oscuro: sano. Color azul claro: afecto. Color azul oscuro: portadora. Las mujeres no padecen la enfermedad, solo pueden ser portadoras, puesto que el segundo cromosoma X compensa la mutación del cromosoma afecto. Las mujeres portadoras tienen un 50 % de posibilidades de que sus hijos varones presenten la enfermedad. La enfermedad no puede ser transmitida de padre a hijo, puesto que no se otorga ningún cromosoma X; sin embargo, en el caso de hijas de padre afecto, todas ellas serán portadoras.

Clínicamente, se observan escamas poligonales oscuras, siendo típicos un aspecto de «cuello sucio» y la afectación preauricular, respetando el resto de la cara. En la e-figura 57-4 se observan escamas poligonales en las piernas de un paciente afecto.

La **ictiosis epidermolítica** se produce por mutaciones en los genes de queratina 1 y 10. Al nacer, se manifiesta con eritrodermia y erosiones. En la infancia, se observa una mejoría en la fragilidad cutánea, apareciendo hiperqueratosis con un patrón «en empedrado» en áreas de extensión y formación de crestas en las flexuras. Cuando la mutación afecta a la queratina 1, se asocia con una hiperqueratosis palmoplantar grave. En las e-figuras 57-5 y 57-6 se muestran las piernas de dos pacientes diferentes con ictiosis epidermolítica por mutación en *KRT10*.

En la **ictiosis «en confeti»**, además, se observan islas de piel respetada que van aumentando con el tiempo; esto se produce por la corrección espontánea de un alelo mutante patógeno del gen *KRT10* por recombinación mitótica. La e-figura 57-7 muestra la espalda de una paciente con ictiosis «en confeti», en la que se observan las islas de piel respetada que aparecen sobre la piel afecta circundante, con marcado eritema y descamación.

El **bebé colodión** es un fenotipo al nacer característico de las ictiosis autosómicas recesivas. Está asociado a la deficiencia de transglutaminasa 1. En este trastorno, se observa un engrosamiento del estrato córneo al nacer, una membrana que recubre la piel del recién nacido, en ocasiones acompañado de ectropión, *eclabium* e hipoplasia del cartílago nasal y auricular. En las primeras 2-3 semanas de vida, se produce el desprendimiento de la membrana, revelando el fenotipo característico de la enfermedad. Aproximadamente, el 10 % de los casos son autorresolutivos, dejando tras de sí una piel sana. En la tabla 57-2 se enumeran las diferentes enfermedades que pueden tener una presentación inicial como bebé colodión.

La **ictiosis laminar o lamelar** está causada por una mutación en el gen de la transglutaminasa 1 (*TGM1*). Se caracteriza por escamas grandes de color marrón

Tabla 57-2. Enfermedades que pueden tener una presentación al nacer como bebé colodión

Enfermedad	Genes más frecuentemente implicados
Ictiosis congénitas autosómicas recesivas	*TGM1, ALOXE3, ALOX12B, NIPAL4, ABCA12, CYP4F22*
Síndrome de Sjögren-Larsson	*ALDH3A2*
Enfermedad de Gaucher	*GBA*
Síndrome queratitis-ictiosis-sordera	*GJB2, GJB6*
Tricotiodistrofia	*ERCC2/XPD, ERCC3/XPB, GTF2H5*
Enfermedad por depósito de lípidos con ictiosis	*ABHD5*
Displasia ectodérmica anhidrótica	*EDA, EDAR*

con bordes sobreelevados que pueden erosionarse. El eritema es **mínimo o nulo**. Es frecuente la presencia de grandes escamas en el cuero cabelludo, lo que puede provocar una alopecia cicatricial periférica. La presentación clínica incluye bebé colodión, ectropión, *eclabium*, hipoplasia nasal y auricular, así como hipohidrosis/anhidrosis. La afectación de las palmas y las plantas es variable. En la **e-figura 57-8** se muestran las piernas de un paciente con ictiosis laminar.

La **ictiosis «en traje de baño»** es una variante asociada a mutaciones sensibles a la temperatura en *TGM1*. En ella, las lesiones tienden a manifestarse en zonas corporales más cálidas, respetando la cara y las extremidades.

En cuanto a la **eritrodermia ictiosiforme congénita**, los genes *ALOXE3* y *ALOX12B* son los más frecuentemente asociados a esta enfermedad. En estos pacientes se observa eritrodermia con descamación muy fina. Con frecuencia sufren hipohidrosis y en ocasiones pueden presentar *eclabium* y ectropión. Puede haber afectación palmoplantar, pero más leve que en la ictiosis laminar. En las **e-figuras 57-9** y **57-10** se muestran las plantas y el dorso de los pies en una paciente adulta con eritrodermia ictiosiforme congénita. En la **e-figura 57-11** se observa un bebé con eritrodermia ictiosiforme congénita.

La **ictiosis arlequín** presenta un fenotipo más o menos grave según el tipo de mutación en el gen *ABCA12*. Estos pacientes nacen prematuros, con una media de 35 semanas, y un estrato córneo engrosado como una armadura, el cual se desprende al mes de vida, dejando tras de sí un fenotipo parecido a una eritrodermia ictiosiforme congénita grave. La supervivencia por lo general es baja; aproximadamente la mitad sobreviven al período neonatal gracias al avance en los cuidados neonatales y un uso temprano de retinoides orales.

El **síndrome de Netherton** es una enfermedad autosómica recesiva causada por mutación en el gen *SPINK5*, que conlleva una disminución de la función de la proteína LEKT1, causando un aumento de la actividad proteolítica en el estrato córneo. Al nacer, se observa eritrodermia y una descamación que evoluciona a placas serpiginosas con borde doble (ictiosis lineal circunfleja). También se constata tricorrexis *invaginata*, mostrando el tallo piloso un aspecto de bambú. Presentan un prurito persistente que puede ser muy invalidante. Estos pacientes también sufren una disregulación inmune con atopia, elevación de la inmunoglobulina E, eosinofilia e infecciones frecuentes. Asimismo, puede observarse enteropatía con atrofia vellosa. En la **e-figura 57-12** se observan las piernas de un bebé con síndrome de Netherton.

El **síndrome Sjögren-Larsson** es de herencia autosómica recesiva por mutación en el gen *ALDH3A2*, que conlleva una deficiencia de la enzima aldehído graso deshidrogenasa microsomal, por lo que se produce una acumulación de metabolitos tóxicos. En el nacimiento, se observa eritema, descamación e hiperqueratosis; el eritema mejora y la hiperqueratosis empeora con el tiempo. Además, hay una afectación palmoplantar y un prurito importante. Al final del primer año de vida se puede observar un retraso en el desarrollo, tetraplejia progresiva, retraso mental y convulsiones.

La **enfermedad por depósito de lípidos con ictiosis** se debe a una mutación en el gen *ABHD5*. Con frecuencia estos pacientes nacen como bebé colodión. Se observa un eritema variable y descamación fina. Sufren una fibrosis hepática que marcará el pronóstico; además pueden presentar cataratas, sordera, retraso en el desarrollo y miopatía.

La **tricotiodistrofia con ictiosis** es un grupo heterogéneo de enfermedades neuroectodérmicas. En ocasiones, los pacientes nacen como bebé colodión y posteriormente presentan eritrodermia, pelo corto y frágil, alteraciones ungueales y fotosensibilidad. También se observa microcefalia, micrognatia y orejas prominentes. Tienen afectación neurológica con retraso mental, ataxia, parálisis espástica y atrofia cerebelar.

En la **tabla 57-3** se resumen las principales formas de ictiosis sindrómicas.

Tabla 57-3. Resumen de las principales formas de ictiosis sindrómicas, su tipo de herencia y los genes más frecuentemente implicados

Enfermedad	Herencia	Genes implicados
Síndrome de Netherton	Autosómica recesiva	*SPINK5*
Síndrome de Sjögren-Larsson	Autosómica recesiva	*ALDH3A2*
Enfermedad por depósito de lípidos con ictiosis	Autosómica recesiva	*ABHD5*
Tricotiodistrofia con ictiosis	Autosómica recesiva	*ERCC2XPD, ERCC3/XPB, GTF2H5/TTDA*

Diagnóstico

Diagnosticar la ictiosis puede ser desafiante, ya que no siempre existe una correlación entre el fenotipo y el genotipo. Esto subraya la importancia de realizar una evaluación clínica minuciosa del paciente, una historia familiar detallada y pruebas genéticas para un diagnóstico preciso.

Cuando nace un bebé con sospecha de ictiosis, debe realizarse una historia clínica completa en la que se incluyan datos acerca de la posible consanguineidad de sus padres, historia familiar de nevo epidérmico, ictiosis o eritroqueratodermia. También hay que reflejar los posibles diagnósticos prenatales, si ha existido prematuridad y el tipo de parto. Se necesita una exploración física detallada, una analítica sanguínea que incluya inmunoglobulina E, un frotis de sangre periférica, pruebas de audición, exploración oftalmológica y sopesar la necesidad de realizar biopsia o radiografías para valorar epífisis si las lesiones son unilaterales o con distribución en mosaico.

En el estudio anatomopatológico de biopsias cutáneas pueden observarse características histológicas específicas de los diferentes tipos de ictiosis, lo que ayudará en la orientación diagnóstica. Por ejemplo, en el síndrome de Netherton se observa una hiperqueratosis paraqueratósica con un infiltrado perivascular linfohistiocitario en la dermis papilar, con ausencia de capa granulosa y una inmunohistoquímica negativa para LEKTI.

También es necesario realizar un estudio genético, idealmente con un panel multigénico, salvo si el diagnóstico es evidente con la clínica o los hallazgos en las pruebas complementarias, en cuyo caso puede realizarse el estudio sobre el gen específico que se sospeche. No obstante, hasta en el 15-20 % de los casos no se llega al diagnóstico genético por variantes patogénicas indetectables o desconocidas.

Tratamiento

Dada la complejidad de la patología, el manejo de los pacientes con ictiosis debe llevarse a cabo en unidades multidisciplinares lideradas por dermatología en las que participen oftalmólogos, otorrinolaringólogos, nutricionistas, enfermeros, genetistas, psicólogos y neurólogos, entre otros.

En la actualidad, no existe tratamiento curativo, sino solo sintomático, el cual consiste en el uso de crema hidratante varias veces al día y baños prolongados una o dos veces al día, lo cual ayuda en la exfoliación y disminuye el prurito y el sobrecrecimiento bacteriano en las escamas. Al agua del baño se puede añadir bicarbonato sódico, sal, vinagre, lejía o aceites. También es fundamental evitar el sobrecalentamiento, evitando dentro de lo posible la exposición al calor, bebiendo abundante agua, usando una camiseta mojada, etc., sobre todo antes de la pubertad, momento en el que la hipohidrosis puede ir mejorando progresivamente.

Como primera línea de tratamiento para reducir la escama se emplean queratolíticos tópicos, entre los que destacan los α-hidroxiácidos (ácido glicólico al 5-10 % y ácido láctico al 5-12 %), los β-hidroxiácidos (ácido salicílico normalmente hasta un 20 %, y al 50 % solo en zonas específicas como las palmas y las plantas) y la urea al 10-20 %.

Los retinoides son análogos de la vitamina A que modulan la maduración epidérmica y la diferenciación de queratinocitos. En su forma tópica, por lo general, tienen un papel limitado en la ictiosis; sin embargo, el tazaroteno tópico ha demostrado su utilidad en el tratamiento de contracturas en ictiosis arlequín y en el ectropión en la ictiosis lamelar. Los retinoides sistémicos son útiles en casos con mucha hiperqueratosis y descamación con respuesta insuficiente a los tratamientos tópicos. Sin embargo, con frecuencia la ictiosis epidermolítica y el síndrome de Netherton responden mal por aumento de la fragilidad cutánea. En la **tabla 57-4** se muestra la respuesta esperable al tratamiento con queratolíticos, retinoides tópicos y orales para diferentes formas de ictiosis.

Otros tratamientos disponibles son la aplicación de N-acetilcisteína al 5-10 % más urea al 5 % dos veces al día, con una absorción sistémica mínima, pero que produce un olor a azufre característico. Otra opción es la carbocisteína tópica al 10 % más urea al 5 %; esta formulación no produce mal olor.

El campo de los fármacos biológicos ha experimentado un gran desarrollo en los últimos años para el tratamiento de diferentes patologías; en el caso de la ictiosis, se han empelado en diversas ocasiones con un resultado variable,

Tabla 57-4. Respuesta esperable a diferentes tratamientos para cada forma de ictiosis

Enfermedad	Queratolíticos	Retinoides tópicos	Retinoides orales
Ictiosis vulgar	Pueden considerarse si se toleran	Pueden considerarse si se toleran	No se recomiendan
Ictiosis recesiva ligada al cromosoma X (deficiencia de esteroide sulfatasa)	Favorables	Favorables	Favorables
Ictiosis epidermolítica	Favorables	Favorables	Favorables
Ictiosis epidermolítica superficial	Favorables	Favorables	Pueden considerarse si se toleran
Ictiosis «en confeti»	No se recomiendan	Pueden considerarse si se toleran	Favorables
Ictiosis arlequín	No se recomiendan	Pueden considerarse si se toleran	Favorables

fundamentalmente se han utilizado fármacos antiinterleucina (anti-IL) 17 y fármacos anti-IL-4 y anti-IL-13.

La terapia génica en la ictiosis constituye un área prometedora de investigación. Aunque aún se encuentra en las primeras etapas de investigación y desarrollo, los avances en la terapia génica ofrecen esperanza para el tratamiento futuro de la ictiosis, abriendo la posibilidad de abordar la causa subyacente de la enfermedad y mejorar la calidad de vida de los pacientes afectados.

> ! En la actualidad no existe tratamiento curativo, solo tratamiento sintomático, fundamentalmente con baños prolongados, emolientes, queratolíticos y retinoides tópicos y orales.

ERITROQUERATODERMIAS

La **eritroqueratodermia** *variabilis* es una enfermedad autosómica dominante caracterizada por un eritema evanescente de minutos a horas de duración, fundamentalmente durante la infancia, con bordes geográficos o circinados que coalescen, rodeados de un halo blanquecino. Además, posteriormente o de forma simultánea al eritema, aparecen placas hiperqueratósicas estables durante meses, simétricas, con bordes bien delimitados. La enfermedad se estabiliza durante la pubertad y mejora con el tiempo.

La **eritroqueratodermia progresiva simétrica** se caracteriza por placas hiperqueratósicas policíclicas con eritema de base, bordes bien delimitados y estables, distribuidas de forma simétrica en las extremidades, las nalgas y las mejillas. El 50 % de los pacientes presentan además queratodermia palmoplantar.

Finalmente, en el **síndrome queratitis-ictiosis-sordera,** los pacientes presentan eritrodermia al nacer y durante la infancia, con aparición posterior de placas hiperqueratósicas simétricas con bordes bien delimitados. También se observa un engrosamiento difuso de la piel, con aspecto granulado y queratodermia palmoplantar. Estos pacientes sufren una sordera congénita neurosensorial y queratitis progresiva desde el nacimiento.

ENFERMEDADES ICTIOSIFORMES DOMINANTES LIGADAS AL CROMOSOMA X

El **síndrome CHILD** (del inglés *Congenital **H**emidysplasia with **I**chthyosiform erythroderma [or nevus] and **L**imb **D**efects*) es una enfermedad que afecta a mujeres, puesto que en varones es letal. Se produce por una mutación en el gen *NSDHL*, lo cual conlleva una alteración en el metabolismo del colesterol. En el nacimiento, se observa eritema y piel engrosada de forma unilateral, con la cara respetada. Durante la infancia mejora el eritema, pero empeora la hiperqueratosis, apareciendo un aspecto verrucoso más acentuado en los pliegues. También se observan alteraciones óseas ipsilaterales.

El **síndrome de Conradi-Hünermann-Happle** es una variante de condrodisplasia *punctata* de herencia dominante ligada al cromosoma X. Este síndrome afecta a mujeres, puesto que en varones es letal. Se produce por una mutación en el gen *EBP*, la cual produce un defecto en la **síntesis de colesterol**. En el nacimiento, se observa un eritema generalizado e hiperqueratosis siguiendo las líneas de Blaschko, que en la infancia deja paso a una atrofodermia. Se observa condro-displasia *punctata* en las epífisis de huesos largos, la tráquea y las vértebras, así como malformaciones faciales y cataratas.

BIBLIOGRAFÍA

Gutiérrez-Cerrajero C, Sprecher E, et al. Ichthyosis. Nat Rev Dis Primers. 2023;19:2.

Oji V, Tadini G, Akiyama M, et al. Revised nomenclature and classification of inherited ich-thyoses: results of the First Ichthyosis Consensus Conference in Sorèze 2009. J Am Acad Dermatol. 2010;63(4):607-41.

Pruszkowski A, Bodemer C, Fraitag S, et al. Neonatal and infantile erythrodermas: a retros-pective study of 51 patients. Arch Dermatol. 2000;136:875-80.

Takeichi T, Akiyama M. Inherited ichthyosis: Non-syndromic forms. J Dermatol. 2016;43:242-51.

Vahlquist A, Bygum A, Gånemo A, et al. Genotypic and clinical spectrum of self-improving collodion ichthyosis: ALOX12B, ALOXE3, and TGM1 mutations in Scandinavian patients. J Invest Dermatol. 2010;130:438-43.

Queratodermias, enfermedad de Darier y enfermedad de Hailey-Hailey

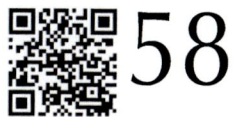 **58**

I. Loizate Sarrionandia y M. Herrero Moyano

 PUNTOS CLAVE

- Las queratodermias palmoplantares son un grupo heterogéneo de dermatosis caracterizadas por el engrosamiento de las palmas y las plantas.
- Pueden ser adquiridas o hereditarias.
- No hay una clasificación unánimemente aceptada para las queratodermias palmoplantares hereditarias, pero cada vez en más casos el análisis molecular confirma el diagnóstico.
- La enfermedad de Darier y la enfermedad de Hailey-Hailey son genodermatosis infrecuentes, con herencia autosómica dominante, y se caracterizan por un defecto en la adhesión entre los queratinocitos de la epidermis.
- El estudio genético confirma el diagnóstico. En la enfermedad de Darier hay una mutación en el gen *ATP2A2* y en la enfermedad de Hailey-Hailey, en el gen *ATP2C1*.
- En la enfermedad de Darier destacan las pápulas queratósicas costrosas rojo-marronáceas en áreas seborreicas y áreas intertriginosas, y las lesiones ungueales sirven como clave diagnóstica. Por otro lado, en la enfermedad de Hailey-Hailey se forman en áreas intertriginosas ampollas flácidas que dan lugar a placas erosionadas, exudativas y costrosas.
- Los hallazgos histológicos más frecuentes en la enfermedad de Darier son acantólisis y disqueratosis con la presencia de cuerpos redondos y granos. En la enfermedad de Hailey-Hailey, se observa acantólisis extensa «en pared de ladrillos desmoronada».

QUERATODERMIA PALMOPLANTAR

Introducción

Las queratodermias palmoplantares (QPP) representan un grupo heterogéneo de trastornos de la queratinización de etiología genética o adquirida en los que el hallazgo clínico principal es la hiperqueratosis (engrosamiento epidérmico excesivo) de las palmas y las plantas.

Las QPP **hereditarias** son causadas por mutaciones en genes que codifican diversos tipos de proteínas, como:

- Proteínas que son componentes del **citoesqueleto** (por ejemplo, queratinas).

843

- Proteínas que intervienen en la adhesión intercelular, como componentes de **desmosomas y hemidesmosomas** (por ejemplo, desmogleínas y desmocolinas).
- Proteínas que participan en la **comunicación** intercelular, como componentes de canales transmembrana (por ejemplo, **conexinas**).
- Proteínas que intervienen en la **señalización** celular (por ejemplo, SLURP1).

Las QPP **adquiridas** pueden deberse a múltiples causas:

- Con frecuencia, son secundarias a **dermatosis inflamatorias**, como psoriasis, eccema crónico de manos, pitiriasis *rubra pilaris*, liquen plano, penfigoide ampolloso, tiña o sarna noruega.
- **Enfermedades sistémicas o infecciosas.** Por ejemplo, alrededor del 10 % de los pacientes con artritis reactiva (síndrome de Reiter) presentan queratodermia blenorrágica. Suele aparecer en forma de máculas y pápulas eritematosas en la zona plantar y palmar, que se transforman en placas vesiculosas, a menudo hiperqueratósicas, y pústulas estériles.
- Fármacos o tóxicos (por ejemplo, arsénico).
- Síndromes paraneoplásicos, siendo el más conocido el síndrome de Bazex. Este se asocia sobre todo a carcinomas escamosos de la vía respiratoria superior y el tubo digestivo. Se manifiesta con placas psoriasiformes con un tinte azulado en zonas acras (hélix, nariz, dedos, palmas y plantas). Los cambios cutáneos preceden a los síntomas del cáncer en al menos 6 meses en la mayoría de los casos (**e-Fig. 58-1**).

> **!** En un adulto con queratodermia de aparición reciente, además de dermatosis inflamatorias o por fármacos, se debe tener en mente un síndrome paraneoplásico.

- Queratodermia climatérica, que se manifiesta con placas hiperqueratósicas en zonas de presión plantar, con fisuración dolorosa en mujeres mayores de 45 años, sobre todo alrededor de la menopausia. Suele coexistir con hipertensión y obesidad, y es más frecuente en climas fríos y en usuarias de sandalias.
- En relación con un agente físico, como el contacto con agua. La queratodermia acuagénica se presenta con edema y pápulas translúcidas blanquecinas en las palmas poco después de la inmersión en el agua, por lo general en asociación con dolor urente, que desaparecen 10-60 minutos después de secar las manos. La mayoría de los casos son idiopáticos, aunque hasta un 50 % de los pacientes con fibrosis quística presentan este signo. También se han descrito dos casos relacionados con los inhibidores de la ciclooxigenasa-2.

Queratodermias palmoplantares hereditarias

Las QPP hereditarias son un grupo de enfermedades genéticas con una gran heterogeneidad de fenotipos y genotipos, lo cual hace difícil su clasificación. De hecho, no existe una clasificación aceptada unánimemente. El uso cada vez más extendido de métodos de secuenciación genética ha permitido identificar mutaciones en varios genes (genes que codifican queratinas, las conexiones, la loricrina y muchos más), y así conocer las bases moleculares de este grupo tan heterogéneo de trastornos. La evaluación de todo el tegumento, las membranas mucosas, los dientes, los tejidos periodontales, las uñas y el pelo es fundamental para distinguir entre las formas de QPP.

Para clasificar la enfermedad, se ha atendido a diversos criterios, entre los que se incluyen:

- Presencia o ausencia de **otras características** cutáneas o extracutáneas:
  - **No sindrómicas** o aisladas.
  - Asociadas a otras **genodermatosis** (por ejemplo, ictiosis, epidermólisis bullosa, displasia ectodérmica).
  - **Sindrómicas**, asociadas a la afectación de otros órganos como componente de un síndrome (por ejemplo, síndrome de Papillon-Lefèvre).
- **Morfología** de las lesiones:
  - **Difusa.** La hiperqueratosis acral afecta a toda la superficie palmar y plantar. En los primeros años de vida, las QPP difusas pueden empezar con un patrón focal que progresivamente confluye y se hace difuso.
  - **Focal.** Limitada a determinadas zonas:
    - **Numular.** Se produce una hiperqueratosis dolorosa y circunscrita a las zonas de las plantas que soportan peso, parecida a callosidades (**e-Fig. 58-2**).
    - **Estriada.** Suele tener forma lineal en las palmas y focal o difusa en las plantas.
    - **Punteada.** Pápulas hiperqueratósicas simétricas aisladas en las palmas y confluentes en las plantas. Son causadas por mutaciones en los genes *AAGAB* y *COL14A1*. Se han descrito varios tipos.
  - *Transgrediens* frente a **no** *transgrediens*:
    - *Transgrediens.* La hiperqueratosis se extiende más allá de las palmas y las plantas, como las superficies dorsales de las manos y los pies, la cara interna de las muñecas, la zona del tendón de Aquiles, los codos y las rodillas.
    - **No** *transgrediens.* La hiperqueratosis puede mostrar una demarcación nítida en el borde palmar o plantar.
  - **Mutilante.** Aparecen bandas constrictivas alrededor de los dedos que pueden llevar a la necrosis.
  - Características diferenciales. Son fundamentalmente **borde eritematoso**, **hiperhidrosis** asociada y **extensión** más allá de la superficie palmoplantar.
  - Otras características, como eccema, lesiones en forma de estrella de mar, almohadillas de los nudillos, atrofia, lesiones orales, cambios ungueales, ampollas, sordera, etc.
- **Histología.** El hallazgo principal es la hiperqueratosis. En algunos casos, se observa citólisis en los queratinocitos de la capa granular (**hiperqueratosis epidermolítica**).
- Modo de **herencia**:
  - Autosómica dominante (AD).
  - Autosómica recesiva.
  - Ligada al cromosoma X.
  - También se ha descrito herencia mitocondrial.
- **Defecto genético/vía molecular alterada.**

Tratamiento

Aun no existe un tratamiento curativo para las QPP, por lo que el tratamiento sintomático sigue siendo el pilar en la mayoría de los protocolos. En cuanto al tratamiento tópico, se utilizan agentes queratolíticos como los emolientes con urea o la vaselina salicílica. Son de utilidad los procedimientos mecánicos mediante cureta o bisturí, sobre todo en las QPP focales.

En relación con el tratamiento oral, aunque se utilizan retinoides orales, no existe evidencia con respecto a la dosis adecuada, por lo que esta se determina en función de la experiencia individual.

Respecto al tratamiento de las complicaciones, ante la presencia de anillos de constricción en los dedos, hay que tratarlos mediante cirugía. Ante infecciones fúngicas y bacterianas, se instaurará un tratamiento antifúngico o antibacteriano específico. En presencia de comorbilidades, en QPP sindrómicas el abordaje debe ser multidisciplinar.

En las tablas 58-1, 58-2 y 58-3 se describen las características clínicas y los hallazgos histopatológicos de los principales tipos de QPP.

> ! ¿Qué hacer ante un niño con QPP? Revisar sus antecedentes familiares, describir las características morfológicas de la QPP; revisar todo el tegumento, las mucosas, el pelo y las uñas; descartar clínica sistémica asociada y, por último, realizar el estudio genético, que dará el diagnóstico definitivo.

ENFERMEDAD DE DARIER Y ENFERMEDAD DE HAILEY-HAILEY

La enfermedad de Darier (ED), o disqueratosis folicular, y la enfermedad de Hailey-Hailey, o pénfigo benigno familiar, son genodermatosis infrecuentes, con patrón de herencia AD, que se caracterizan por un defecto en la adhesión entre los queratinocitos de la epidermis. La ED fue descrita en 1889 por Jean Darier y James C. White. La enfermedad de Haley-Haley fue caracterizada en 1939 por los hermanos Howard y Hugh Hailey. Ambas enfermedades se diagnostican clínicamente y se confirman con estudio histológico. No existe tratamiento curativo y el control de la sintomatología supone un reto.

Enfermedad de Darier

Introducción

La ED, o disqueratosis folicular, tiene una clínica mucocutánea característica, con pápulas y placas queratósicas en áreas seborreicas, pápulas palmoplantares, anomalías ungueales y pápulas blanquecinas en la mucosa oral. La enfermedad es consecuencia de la disfunción de una bomba de calcio del retículo endoplásmico (SERCA2) que da lugar a una señalización anómala de Ca^{2+} intracelular que provoca acantólisis (pérdida de adhesión de las células suprabasales) y disqueratosis.

Tabla 58-1. Queratodermias palmoplantares difusas no sindrómicas

Enfermedad	Heren-cia	Gen y producto del gen mutado	Inicio de la clínica	Clínica	Trans-grediens	Afectación fuera de las palmas y las plantas	Hiperhi-drosis	Muti-lante	Histología	Otros datos
QPP difusa epidermolítica (Vörner) y no epidermolítica (Unna)	AD	*KRT1 KRT9* Codifica: queratina 1 y queratina 9	Al nacer o primera infancia	Eritema palmoplantar Hiperqueratosis difusa, gruesa y amarillenta limitada a las palmas y las plantas Borde de la hiperqueratosis eritematosa. Puede haber contracción de dedos de manos y pies	No	Sí Cambios en la lámina ungueal	Sí Puede provocar maceración y fisuración Prurito y mal olor pueden indicar infecciones fúngicas o bacterianas secundarias	No	Hiperqueratosis epidermolítica. Degeneración granular de las células en las capas granulosa y espinosa *No en todas las biopsias se ve epidermólisis	Clínicamente indistinguibles QPP hereditaria más común en raza blanca Mutaciones en *KRT9* enfermedad más grave que las de *KRT1*
QPP epidermolítica de Greither. QPP *trans-grediens* y *progrediens*	AD	*KRT1* Codifica: queratina 1	Infancia	Hiperqueratosis gruesa amarillenta con eritema. Se extiende a la superficie dorsal de manos y pies, y sobre el tendón de Aquiles (*transgrediens*), con halo eritematoso Mutilante	Sí	Sí Hiperqueratosis en rodillas, codos, tendón de Aquiles y flexuras	Sí	Sí	Hiperqueratosis, acantosis y epidermólisis	

(Continúa)

Tabla 58-1. Queratodermias palmoplantares difusas no sindrómicas *[cont.]*

Enfermedad	Herencia	Gen y producto del gen mutado	Inicio de la clínica	Clínica	*Transgrediens*	Afectación fuera de las palmas y las plantas	Hiperhidrosis	Mutilante	Histología	Otros datos
QPP difusa por mutaciones en *DSG1*	AD	*DSG1* Codifica: desmogleína 1	Al nacer o primera infancia	Hiperqueratosis gruesa	No	Uñas: onicólisis leve con coloración amarillenta	No	No	Hiperqueratosis y acantólisis en la capa granular de la epidermis	Mutaciones homocigotas en *DSG1* síndrome complejo con QPP y dermatitis grave
Mal de Meleda	AR	*SLURP1* Codifica: proteína relacionada con Ly6/uPAR-1	Al nacer o primera infancia	Hiperqueratosis cérea, gruesa, con halo eritematoso de borde neto, *transgrediens* y progresiva Hiperqueratosis circunferencial de los dedos. Puede producir bandas de constricción *(pseudoainhum)*, amputaciones espontáneas y contracturas en flexión Hiperhidrosis frecuente Maceración, mal olor, infección fúngica	Sí	Hiperqueratosis en rodillas y codos Eritema perioral y periocular Uñas engrosadas y coiloniquia	Sí	Sí	Hiperqueratosis ortoqueratósica y acantosis. Infiltrado inflamatorio perivascular	Descrito por primera vez en la isla Mljet (Croacia) en 1826; con muchos casos en esta región. Se ha descrito en todo el mundo

Tipo Gamborg-Nielsen/Norrbotten	AR	*SLURP1*		Fenotipo similar al mal de Meleda, pero con hiperqueratosis menos grave y sin deformidades ungueales ni queratosis a distancia, excepto en los nudillos	Sí	Almohadillas en los nudillos	Sí	Sí	Hiperqueratosis no epidermolítica	Se describió en Norrbotten (Suecia)
Tipo Bothnia	AD	*AQP5* Codifica: proteína del canal de agua acuaporina 5	Primera infancia	Hiperqueratosis palmoplantar con eritema Cambios blanquecinos tras la exposición al agua Hiperhidrosis Infecciones fúngicas frecuentes	Sí	Dorso de manos y pies	Sí	No	Hiperqueratosis y acantosis. No epidermolítica. Conducto sudoríparo dilatado en el estrato córneo IF: expresión de *AQP5* en la capa granular	Alta prevalencia del 0,3-0,55 % en las dos provincias más septentrionales de Suecia, alrededor del golfo de Botnia

(Continúa)

Tabla 58-1. Queratodermias palmoplantares difusas no sindrómicas *[cont.]*

Enfermedad	Heren-cia	Gen y producto del gen mutado	Inicio de la clínica	Clínica	Trans-grediens	Afectación fuera de las palmas y las plantas	Hiperhi-drosis	Muti-lante	Histología	Otros datos
Tipo Nagashima	AR	*SERPINB7* Codifica: inhibidor de la proteinasa expresado en las capas superiores de la epidermis	Infancia	Hiperqueratosis leve con eritema *Transgrediens* Tras exposición al agua: aspecto blanquecino y esponjoso Hiperhidrosis, mal olor, infección fúngica secundaria	Sí	Hiperquera-tosis rodillas, codos, tendón de Aquiles	Sí	No	Hiperquera-tosis y engrosamiento epidérmico. Sin disqueratosis. Paraqueratosis en la capa más baja del estrato córneo (justo encima de la capa granular)	QPP más común en poblaciones asiáticas Prevalencia en Japón y China 1,2 y 3,1 por 10.000 habitantes Portadores 1 de cada 50
QPP con mutaciones en SERPINA12	AR	*SERPINA12* Codifica: inhibidor de vaspina (serina proteasa derivada del tejido adiposo visceral)	Infancia	Similar al tipo Nagashima, con hiperqueratosis eritematosa, maceración, infección fúngica Con exposición al agua: empeoran los síntomas		Se extiende a muñeca y tendón de Aquiles y la parte anterior de la pierna Hiperquera-tosis codos y rodillas	Sí		Hiperquerato-sis no epidermolítica	

| de Huriez | AD | Desconocido | Infancia | Hiperqueratosis difusa no eritematosa | No | Escleroatrofia extremidades distales. Esclerodactilia Xerosis Cambios ungueales (hipoplasia, estrías, acropaquia y decoloración blanca) | Hipohidrosis | No epidermolítico. Engrosamiento de colágeno dérmico. Vasos dilatados | En piel escleroatrófica aparición precoz de carcinomas escamosos agresivos |
| Eritema queratolítico invernal | CTSB | CTSB | Infancia a edad adulta temprana | Episodios de eritema palmoplantar difuso, seguidos de engrosamiento epidérmico y formación de ampollas secas y descamación palmoplantar. Variación estacional (coincidiendo con el frío) | Sí | Se puede extender a dorso de manos, antebrazos, extremidades inferiores y nalgas Prurito intenso | Sí | No epidermolítico Espongiosis y acantólisis con hiperqueratosis paraqueratósica |

AD: autosómico dominante; AR: autosómico recesivo; QPP: queratodermia palmoplantar.

Tabla 58-2. Queratodermia palmoplantar focal, estriada y punteada

Enfermedad	Patrón de herencia	Gen mutado	Inicio de la clínica	Clínica palmoplantar	Otra clínica	Histología
Paquioniquia congénita	AD	*KRT6A, KRT6B, KRT6C, KRT16, KRT17*	Infancia	Tras el nacimiento o en los primeros años eritema palmoplantar. Después aparece hiperqueratosis focal en palmas (más leve) y plantas, en zonas de roce o presión. Las lesiones plantares son dolorosas con ampolla subyacente	Engrosamiento de la lámina ungueal Quistes pilosebáceos Leucoqueratosis de mucosa oral Queratosis folicular Esteatocistoma Dientes natales	Hiperqueratosis con o sin paraqueratosis
QPP focal	AD	*KRT6C, KRT16, DSG1, TRPV3*	Infancia	Hiperqueratosis focal en palmas y plantas. Son dolorosas y se desencadenan por el roce	Hiperhidrosis Leucoqueratosis oral o genital leve	
Estriada						
Tipo I	AD	*DSG1*	Infancia o adolescencia	Hiperqueratosis lineal en palmas (en áreas de flexión de dedos). En plantas, hiperqueratosis focal en áreas de roce y presión	Hiperqueratosis en codos y rodillas Hiperhidrosis, mal olor, dolor plantas	Hiperqueratosis y acantólisis

Tipo	Herencia	Gen	Edad de inicio	Clínica	Otros	Histología
Tipo II	AD	*DSP*			Fisuras	Hiperqueratosis, acantólisis y condensación de la red de filamentos de queratina en las capas celulares suprabasales
Tipo III	AD	*KRT1*				
Punteada						
Tipo IA (tipo Buschke-Fischer-Brauer)	AD	*AAGAB*	Infancia a adolescencia	Múltiples pápulas queratósicas milimétricas con hendidura central. Aparecen entre la infancia y la adolescencia, y van aumentando en número y en tamaño y confluyen. Pueden ser dolorosas	Empeoran con exposición al agua	Hiperqueratosis e hipergranulosis con depresión epidérmica central
Tipo IB	AD	*COL14A1*	Infancia a adolescencia		Asociación con cáncer de colon	
Tipo II (tipo poroqueratosis)	AD	Desconocido	Adolescencia	Pápulas queratósicas milimétricas en palmas y plantas	En varones, hipoplasia sebácea	Característica la columna de células paraqueratósicas (lamela cornoide) sobre depresión epidérmica con capa granular disminuida o ausente

(Continúa)

Tabla 58-2. Queratodermia palmoplantar focal, estriada y punteada [cont.]

Enfermedad	Patrón de herencia	Gen mutado	Inicio de la clínica	Clínica palmoplantar	Otra clínica	Histología
Punteada						
Tipo III acroqueratoelastoidosis	AD	Desconocido	Adolescencia a edad adulta	Después de la adolescencia aparecen pápulas hiperqueratósicas translúcidas, a veces umbilicadas, en las caras laterales de palmas y plantas		Hiperqueratosis e hipergranulosis. Disminución de fibras elásticas fragmentadas (elastorrexis)
Hiperqueratosis focal acral	AD	Desconocido	Adolescencia a edad adulta	Múltiples pápulas hiperqueratósicas y crateriformes que se unen en placas en las caras dorsal y lateral de manos y pies	*Transgrediens*	Hiperqueratosis sobre una depresión epidérmica crateriforme. Hipergranulosis y acantosis
Acroqueratodermia papulotranslúcida hereditaria	AD	Desconocido	Adolescencia	Pápulas lisas, translúcidas, de color blanco amarillento, principalmente en los márgenes de palmas y plantas	*Transgrediens* Empeoramiento de las pápulas al exponerse al agua Pelo fino y escaso	Hiperqueratosis y hipergranulosis

AD: autosómico dominante; QPP: queratodermia palmoplantar.

Tabla 58-3. Queratodermias palmoplantares sindrómicas

Enfermedad	Patrón de herencia	Gen
QPP con sordera neurosensorial		
Síndrome de Vohwinkel o QPP mutilante	AD	*GJB2*
QPP con sordera	AD	Codifica una proteína de unión de huecos conexina 26
Síndrome KID (queratosis, ictiosis y sordera)	AD	
Ictiosis *hystrix* con sordera	AD	
Bart-Pumphrey o síndrome de almohadillas en los nudillos, leuconiquia y sordera neurosensorial	AD	
QPP mitocondrial con sordera	Vía materna con penetrancia y expresividad variable	Mutación *A7445G* en el ADN mitocondrial
QPP con ictiosis y audición normal		
Síndrome de Vohwinkel con ictiosis o queratodermia loricrina	AD	*LOR* Loricrina: proteína de la envoltura cornificada
Síndrome KLICK (queratosis lineal con ictiosis congénita y queratodermia esclerosante)	AR	*POMP* Proteína de maduración del proteasoma

(Continúa)

Tabla 58-3. Queratodermias palmoplantares sindrómicas [cont.]

Enfermedad	Patrón de herencia	Gen
QPP con periodontitis		
Síndrome de Papillon-Lefèvre	AR	*CTSC*
Síndrome de Haim-Munk	AR	*CTSC*
QPP asociada a cardiomiopatía y pelo lanoso		
Síndrome de Carvajal	AR	*DSP*
Enfermedad de Naxos	AR	*JUP*
QPP con cardiomiopatía arritmogénica del ventrículo derecho	AD	*DSC2*
QPP asociada a displasia ectodérmica		
Síndrome de Clouston	AD	*GJB6*
Síndrome de Naegeli-Franceschetti-Jadassohn	AD	*KRT14*
Displasia odontoonicodérmica	AR	*WNT10A*
Síndrome de Schöpf-Schulz-Passarge	AR	*WNT10A*
Síndrome de fragilidad cutánea	AR	*KPK1*

QPP asociada a un mayor riesgo de cáncer

Síndrome de Howell-Evans (tilosis con cáncer de esófago)	AD	*RHBDF2*
Síndrome de Huriez	AD	*SMARCAD1*
Síndrome de Cowden tipo I	AD	*PTEN*
Síndrome de Olmsted	AD	*TRPV3, MBTPS2*
Síndrome PLACK	AR	*CAST*
Enfermedad de Cole o síndrome de hipopigmentación-QPP *punctata*	AD	*ENPP1*

AD: autosómico dominante; AR: autosómico recesivo; QPP: queratodermia palmoplantar.

Epidemiología

La ED puede presentarse en todas las etnias y afecta de manera similar a ambos sexos. La prevalencia es de 1-4/100.000 habitantes/año y la incidencia estimada, 4 por millón de habitantes por 10 años.

Etiopatogenia

La enfermedad es causada por mutaciones en el gen *ATP2A2* situado en el cromosoma 12q23-24. Se han descrito más de 350 mutaciones hasta la fecha. La proteína codificada por este gen es la isoforma 2 de la Ca^{2+}ATPasa del retículo endoplásmico (SERCA2). Esta enzima regula la concentración de Ca^{2+} intracelular y del retículo endoplásmico, transportando calcio hacia el interior del retículo endoplásmico y manteniendo bajos los niveles de calcio citosólico. Su disfunción altera el desarrollo y la función de los desmosomas y las uniones intercelulares, lo que afecta a la adhesión de los queratinocitos suprabasales adyacentes, provocando acantólisis (pérdida de adhesión) y apoptosis de los queratinocitos.

La ED se hereda con un patrón AD con penetrancia completa y expresividad variable. La historia familiar en ocasiones es desconocida por ser la clínica muy sutil.

Los patrones de afectación y las manifestaciones clínicas de la enfermedad varían mucho de un individuo a otro. No parece haber correlación entre genotipo y fenotipo. La gravedad clínica puede variar enormemente incluso dentro de una misma familia que comparta la misma mutación.

Características clínicas

A continuación se detallan las principales características clínicas:

- **Lesiones cutáneas.** En la mayoría de los pacientes, la enfermedad se inicia entre los 6 y los 20 años, con un pico en la pubertad. Presentan pápulas queratósicas costrosas rojo-marronáceas agrupadas en áreas seborreicas (tronco, línea de implantación capilar, cara, laterales del cuello) y áreas intertriginosas (pliegue axilar, inguinal y submamario) (**e-Fig. 58-3**). Tiene distribución simétrica. Las lesiones tienden a confluir formando grandes placas hiperqueratósicas verrucosas, que adquieren olor fétido a causa del sobrecrecimiento bacteriano. En raras ocasiones forman placas fungoides maceradas en las axilas y las ingles. Es frecuente la presencia de pápulas palmoplantares queratósicas y pequeñas depresiones o *pits*. La mitad de los pacientes presenta en el dorso de las manos y los pies pápulas planas de color piel a marronáceas parecidas a verrugas planas o queratosis seborreicas.
- **Lesiones ungueales.** Sirven como clave diagnóstica, ya que la gran mayoría de los pacientes las presentan y son muy específicas. Muestran estrías longitudinales rojas y blancas (eritroniquia o leuconiquia lineal), hiperqueratosis subungueal y muescas distales en forma de V porque las uñas son frágiles y tienden a romperse distalmente.

> ❗ Cuando se sospecha ED, es fundamental mirar las uñas y las mucosas, ya que sirven como clave diagnóstica.

- **Lesiones mucosas.** En algunos pacientes pueden aparecer pápulas blanquecinas rugosas, sobre todo en el paladar duro, que son asintomáticas; menos frecuentemente afectan a las encías y la lengua, y en raras ocasiones pueden verse en la faringe, el esófago o la mucosa anogenital. En muy pocos casos provocan obstrucción de las glándulas salivares.
- **Lesiones oculares.** La afectación ocular es infrecuente. Pueden aparecer placas hiperqueratósicas verrucosas en el borde anterior del párpado, que se asocian con blefaritis y ojo seco; más raramente aparecen lesiones corneales.
- **Síntomas.** El prurito es frecuente, así como ardor, dolor y mal olor.
- **Manifestaciones sistémicas.** La SERCA2 se expresa en la mayoría de los tejidos, y la homeostasis del calcio intracelular tiene gran importancia, por lo que se piensa que otros órganos también pueden verse afectados. Hay estudios que asocian la ED a afecciones no dermatológicas, como trastornos neuropsiquiátricos (epilepsia, discapacidad intelectual leve, trastorno bipolar y esquizofrenia), diabetes e insuficiencia cardíaca.

Curso clínico y complicaciones

La gravedad de la clínica es variable. Tiene un curso crónico, con exacerbaciones frecuentes debido a factores externos como el calor, la sudoración, la exposición solar, la fricción y la infección. Fármacos como el litio, la azatioprina, los interferones y los antagonistas del calcio pueden provocar brotes, por lo que se recomienda evitar o controlar estos factores agravantes.

Las complicaciones más frecuentes son las infecciones bacterianas (*Staphylococcus aureus*, principalmente) y fúngicas (cándida y dermatofitos). Estas infecciones provocan exacerbaciones de la enfermedad, con mal olor y, en ocasiones, lesiones vegetantes.

Una complicación infrecuente pero grave es la erupción variceliforme de Kaposi por el virus del herpes simple (VHS). Se manifiesta con vesículas y fiebre que aparecen de repente. Un frotis de Tzanck o una prueba de reacción en cadena de la polimerasa (PCR) pueden confirmar el diagnóstico.

> ❗ Ante la aparición brusca de vesículas acompañadas de fiebre y malestar, hay que pensar en infección por VHS y tratarla con antivirales.

Variantes clínicas

Las variantes clínicas de la ED son:

- **Variante segmentaria:**
  - Mosaicismo tipo 1. Presenta una distribución unilateral de las lesiones a lo largo de las líneas de Blaschko y está causado por mutaciones somáticas poscigóticas precoces durante la embriogénesis.
  - Mosaicismo tipo 2. Se presenta en pacientes con ED generalizada que, además, presentan una banda lineal de mayor gravedad. Se debe a una mutación heterocigota de la línea germinal y una pérdida de heterocigosis del alelo «tipo salvaje» en un área segmentaria.
- **Variante acral hemorrágica.** Es infrecuente. Se manifiesta con máculas, pápulas o ampollas hemorrágicas en las extremidades, las palmas, las plantas y el dorso de los dedos, además de los otros signos de la ED descritos previamente.
- **Acroqueratosis verruciforme de Hopf.** Existe controversia en cuanto a clasificarla como una variante alélica de la ED o una entidad aparte. También tiene un patrón de herencia AD y se presenta como pápulas planas semejantes a verrugas planas o queratosis seborreicas en el dorso de las extremidades, indistinguibles de las que aparecen en la ED.

Histopatología

Las alteraciones histológicas diagnósticas son focales y requieren una búsqueda cuidadosa. Los hallazgos más específicos son principalmente dos:

- Acantólisis: pérdida de adhesión celular de desmosomas que provoca una hendidura suprabasal.
- Disqueratosis: apoptosis de queratinocitos con condensación nuclear y aglutinación de la queratina perinuclear. Se observan dos tipos de células disqueratósicas:
  - «Cuerpos redondos»: son queratinocitos acantolíticos, agrandados y eosinofílicos en el estrato espinoso. Poseen un núcleo oscuro y citoplasma claro rodeado por un anillo brillante de haces de queratina colapsados.
  - «Granos»: pequeñas células ovales en el estrato córneo con citoplasma muy eosinófilo con restos nucleares paraqueratósicos encogidos.

La epidermis sobre los focos de acantólisis y disqueratosis está engrosada con acantosis, hiperqueratosis y columnas de paraqueratosis. En la dermis superficial existe un infiltrado inflamatorio perivascular leve-moderado.

> ! Las alteraciones histológicas son focales y pueden pasar desapercibidas si no se realiza una búsqueda cuidadosa.

Diagnóstico

La sospecha diagnóstica se basa en los hallazgos clínicos descritos anteriormente. Las lesiones ungueales características son de gran ayuda para el diagnóstico, así como los antecedentes familiares. El diagnóstico se confirma mediante biopsia cutánea con examen histológico. Los estudios genéticos no son necesarios si los hallazgos clínicos y patológicos coinciden. Sin embargo, el estudio genético, si está disponible, podría complementar e incluso reemplazar a la biopsia.

Ante la sospecha de una sobreinfección bacteriana o fúngica, los cultivos son útiles para determinar el tratamiento antibiótico o antifúngico adecuado. En pacientes con lesiones vesiculares que sugieran una sobreinfección por VHS, un frotis de Tzanck o una PCR pueden confirmar el diagnóstico.

Diagnóstico diferencial

El diagnóstico diferencial se plantea fundamentalmente con la dermatitis seborreica, el pénfigo seborreico, la enfermedad de Grover y la enfermedad de Hailey-Hailey. En el caso de presentar masas vegetantes, el diagnóstico diferencial se realiza con el pénfigo vegetante y el pioderma gangrenoso vegetante.

Tratamiento

El tratamiento no es curativo y se dirige a aliviar la sintomatología (irritación, prurito y mal olor), mejorar la apariencia cutánea y prevenir la sobreinfección.

- **Medidas generales:**
  - Disminuir el roce, sobre todo en áreas intertriginosas, mediante el uso de ropa holgada de algodón.
  - Mantener la piel seca, disminuir la sudoración y protegerse del sol.
  - Uso diario de emolientes con queratolíticos como urea, ácido láctico o salicílico.
  - Lavados antisépticos, por ejemplo, con geles que contienen clorhexidina, o baños con lejía diluida (al 4-6 %), para prevenir la colonización, la sobreinfección y el mal olor.
  - Tratamiento precoz de las infecciones.
- **Tratamiento tópico.** Dirigido a controlar la inflamación cutánea, reducir la hiperqueratosis y aplanar las lesiones papulares:
  - Corticosteroides tópicos: se pueden aplicar de forma temporal y en períodos cortos. Se recomiendan los de potencia baja-media. Su eficacia es variable.
  - Inhibidores de la calcineurina: tacrólimus y pimecrólimus. Pueden ser efectivos y son seguros a largo plazo, con menos efectos secundarios que los corticosteroides tópicos.
  - Retinoides tópicos: son otra opción, pero debido a la frecuente irritación puede ser necesaria una pauta a días alternos o su combinación con corticosteroides tópicos.
  - Antibióticos y antifúngicos tópicos: su uso intermitente puede ser útil para reducir el mal olor asociado a las sobreinfecciones.
- **Inyecciones intralesionales de toxina botulínica A.** Algunos estudios han utilizado 50-100 UI por zona de inyección. Bloquea la liberación de acetilcolina en las terminales nerviosas, inhibiendo la producción de sudor, que es un factor desencadenante. Se ha utilizado ampliamente para el

tratamiento de la ED, y se ha conseguido mejoría clínica e, incluso, remisión completa en las zonas inyectadas. Es eficaz durante un período de 3-8 meses.

- **Tratamiento sistémico.** La mayor evidencia en cuanto a la eficacia la tienen los retinoides orales, en particular la acitretina. Pero su uso se ve limitado por los efectos secundarios y la recurrencia tras el cese. Se utiliza en casos graves que no responden al tratamiento tópico.
- **Tratamiento quirúrgico/destructivo.** Es una alternativa para lesiones focales recalcitrantes en las flexuras o la zona glútea. Se puede realizar escisión e injerto de piel parcial, dermoabrasión o extirpación con láser de dióxido de carbono o de erbio:YAG.

> ! El tratamiento se dirige a mejorar los síntomas y prevenir la sobreinfección. Es importante recordar que son frecuentes el prurito, el dolor y el mal olor, y hay que intentar controlarlos.

Enfermedad de Hailey-Hailey (pénfigo benigno familiar)

Introducción

La enfermedad de Hailey-Hailey (EHH) es una entidad infrecuente con herencia AD. Está alterada la adhesión entre los queratinocitos, lo que causa acantólisis en el estrato espinoso, con una imagen histológica característica de «pared de ladrillos desmoronada». Se manifiesta con ampollas dolorosas, erosiones, maceración e infecciones secundarias en las flexuras, especialmente en las axilas y las ingles. Es una enfermedad crónica, con múltiples recurrencias, y las opciones de tratamiento son limitadas.

Epidemiología

Se estima que su prevalencia es alrededor de 1 entre 50.000.

Etiopatogenia

Se hereda con un patrón AD, con penetrancia completa y expresividad variable. Dos tercios de los pacientes presentan historia familiar de EHH, siendo el resto mutaciones *de novo* o una expresión fenotípica reducida en el familiar afecto que pasa desapercibida.

La EHH se debe a una mutación en el gen *ATP2C1* (3q22.1). Se han descrito más de 180 mutaciones causantes de la enfermedad. Este gen codifica una Ca^{2+}ATPasa asociada al aparato de Golgi (hSPCA1), que transporta calcio y magnesio al interior del aparato de Golgi de los queratinocitos. La disminución de la concentración de Ca^{2+} en el aparato de Golgi parece que provoca un procesamiento defectuoso de los desmosomas y, por tanto, una acantólisis.

Características clínicas

La EHH se inicia entre la segunda y la tercera décadas de la vida; en ocasiones, aparece más tardíamente, pero muy rara vez en la infancia. Las lesiones se localizan en áreas intertriginosas, como la región retroauricular, partes laterales del cuello, axilas, pliegues antecubitales, ombligo, región inguinal, región genital y perianal. La afectación de los pliegues inframamarios y la vulva es frecuente en mujeres. Habitualmente, la distribución es simétrica. La lesión primaria son vesículas o ampollas flácidas sobre piel eritematosa, que tienden a extenderse periféricamente produciendo formas anulares. Se rompen fácilmente, pasando desapercibidas en ocasiones y dando lugar a placas erosionadas exudativas, costrosas, fisuradas y dolorosas (**e-Fig. 58-4**). Los pacientes más afectos pueden presentar erosiones extensas y lesiones vegetantes húmedas malolientes. Las lesiones curan sin dejar cicatriz y dejan una hiperpigmentación posinflamatoria. Las lesiones mucosas son infrecuentes. El 50-70 % de los pacientes presentan leuconiquia longitudinal, que puede ser una clave diagnóstica.

Las lesiones son muy dolorosas y presentan ardor y prurito. También se caracterizan por mal olor, sobre todo en sobreinfecciones bacterianas.

Recientemente, se han descrito las características dermatoscópicas de la EHH, que consisten en áreas irregulares rosadas y blancas separadas por surcos rosados junto con vasos polimorfos.

Presenta un curso crónico con brotes y remisiones, difíciles de predecir. Con la edad, los brotes suelen ser menos frecuentes. Son factores agravantes la fricción, el calor, la radiación ultravioleta, la humedad, la sudoración, la colonización microbiana y las infecciones, el embarazo y dermatosis intercurrentes como la escabiosis. Las lesiones provocan dolor, prurito y olor fétido, lo que merma la calidad de vida del paciente y conlleva aislamiento social.

Complicaciones

La complicación más frecuente son las infecciones bacterianas (*Staphylococcus aureus, Streptococcus pyogenes*), fúngicas (especies de *Candida*) y víricas (herpes simple), sobre todo sobre placas erosionadas y maceradas, causando exacerbación de las lesiones.

La erupción variceliforme de Kaposi es infrecuente y, al igual que en la ED, hay que sospecharla ante la aparición de fiebre y vesículas que se extienden rápidamente. Requiere inicio de terapia antiviral. También pueden aparecer lesiones intertriginosas recalcitrantes asociadas al VHS. Ayudan al diagnóstico de estas la inmunofluorescencia directa o una PCR.

Variantes clínicas

En raras ocasiones la EHH se presenta de forma segmentaria:

- Mosaicismo tipo 1: se debe a una mutación heterocigota poscigótica de gravedad similar a la del tipo no mosaico. Se distribuye en líneas, parches o lesiones localizadas.

- Mosaicismo tipo 2: área segmentaria de mayor afectación en el paciente con EHH generalizada. Pérdida somática del alelo salvaje que causa una homocigosis segmentaria.

Histopatología

Presenta acantólisis extensa con células acantolíticas aisladas o en grupos que asemejan una pared de ladrillos desmoronada. La disqueratosis es menos frecuente que en la ED. La inmunofluorescencia directa es negativa, lo que permite diferenciarla del pénfigo vulgar. Presenta hiperqueratosis paraqueratósica. La dermis muestra infiltrado inflamatorio linfohistiocítico perivascular o difuso.

Diagnóstico diferencial

Fundamentalmente, ha de hacerse con el intertrigo candidiásico, la dermatitis irritativa, el liquen simple crónico, la psoriasis invertida, el pénfigo vegetante (tipo Hallopeau), la ED o el eritrasma.

Diagnóstico

Ante la sospecha clínica, se debe realizar biopsia con inmunofluorescencia directa para descartar otras enfermedades ampollosas. Se puede hacer estudio mutacional en sangre periférica del gen *ATP2C1*.

Tratamiento

No existe tratamiento curativo, y su abordaje se dirige a evitar y controlar las exacerbaciones, las infecciones y la inflamación. Las recomendaciones se basan en pequeñas series de casos, casos clínicos aislados y la experiencia de los dermatólogos. No hay guías terapéuticas y los tratamientos sistémicos no siempre son efectivos. Es importante transmitir esta información al paciente.

Recomendaciones generales

Se recomienda utilizar ropa ligera, así como evitar el sobrepeso y los ambientes calurosos. Para el cuidado de los grandes pliegues se pueden usar preparados de óxido de zinc, baños con lejía diluida y geles antisépticos para reducir la colonización microbiana y disminuir el riesgo de sobreinfección. Asimismo, se deben tratar las infecciones con un antibiótico adecuado.

> ! Es fundamental recordar que los factores agravantes son la fricción, el calor, la radiación ultravioleta, la humedad, la sudoración y la colonización microbiana y las infecciones, por lo que hay que poner atención en evitarlos.

Tratamiento tópico

Se basa en:

- **Corticosteroides tópicos.** Suelen ser el tratamiento de primera línea. Los más potentes parecen ser más eficaces, pero también presentan más efectos secundarios, especialmente en zonas intertriginosas. Por lo tanto, hay que usar la menor potencia efectiva y en ciclos cortos (5-7 días) para el tratamiento de las exacerbaciones agudas. A menudo, se utilizan combinaciones con agentes antimicrobianos tópicos para disminuir el riesgo de infecciones secundarias.
- **Inhibidores tópicos de la calcineurina.** Son útiles para el control a largo plazo de la inflamación y seguros en zonas intertriginosas.
- **Antibióticos y antifúngicos tópicos.**

Tratamiento sistémico

Las opciones son:

- Retinoides orales: los resultados son variables.
- Corticosteroides orales: se pueden usar para el manejo de las exacerbaciones graves durante períodos cortos.
- Naltrexona: a dosis bajas es un tratamiento novedoso y prometedor para los pacientes con EHH, y algunos autores opinan que debería considerarse como terapia de segunda línea.
- Anticolinérgicos orales: también pueden beneficiar a estos pacientes al disminuir la sudoración.

Asimismo, forman parte de este abordaje sistémico:

- **Toxina botulínica A intralesional.** Entre 50 y 300 UI por zona de inyección. Se ha utilizado ampliamente para el tratamiento de la EHH, con resultados satisfactorios, ya que se ha constatado mejoría clínica e, incluso, la remisión completa en las zonas inyectadas. Bloquea la liberación de acetilcolina en las terminales nerviosas, inhibiendo la producción de sudor por las glándulas ecrinas. Algunos autores creen que debería considerarse como primera línea de tratamiento.
- **Tratamiento quirúrgico.** Con una ablación suficientemente profunda de las zonas cutáneas afectadas en la dermis, puede conseguirse una ausencia de síntomas a largo plazo o incluso de por vida en las zonas tratadas. Se puede realizar mediante escisión amplia e injerto, dermoabrasión, láser de dióxido de carbono y de erbio:YAG.

> ! Se debe tener en cuenta que las lesiones provocan dolor, prurito y olor fétido, lo que merma la calidad de vida del paciente y le lleva, en ocasiones, a aislamiento social. Es un tema que hay que abordar en la consulta e intentar remediarlo.

BIBLIOGRAFÍA

Ben Lagha I, Ashack K, Khachemoune A. Hailey-Hailey Disease: An Update Review with a Focus on Treatment Data. Am J Clin Dermatol. 2020;21(1):49-68.

Guerra L, Castori M, Didona B, Castiglia D, Zambruno G. Hereditary palmoplantar keratodermas. Part I. Non-syndromic palmoplantar keratodermas: classification, clinical and genetic features. J Eur Acad Dermatol Venereol. 2018;32(5):704-19.

Guerra L, Castori M, Didona B, Castiglia D, Zambruno G. Hereditary palmoplantar keratodermas. Part II: syndromic palmoplantar keratodermas - Diagnostic algorithm and principles of therapy. J Eur Acad Dermatol Venereol. 2018;32(6):899-925.

Rogner DF, Lammer J, Zink A, Hamm H. Darier and Hailey-Hailey disease: update 2021. J Dtsch Dermatol Ges. 2021;19(10):1478-501.

Yoneda K, Kubo A, Nomura T, et al.; Committee on Guidelines for the Management of PPKs. Japanese guidelines for the management of palmoplantar keratoderma. J Dermatol. 2021;48(8):e353-67.

Neurofibromatosis y complejo de esclerosis tuberosa

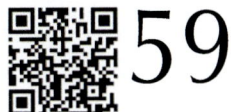

59

S. Berenguer-Ruiz y C. Guerrero Ramírez

NEUROFIBROMATOSIS

Introducción

El término *neurofibromatosis* (NF1) engloba un grupo de trastornos genéticos hereditarios que afectan al sistema nervioso. Este capítulo se centrará en la NF1, que es el síndrome neurocutáneo más frecuente. Sus criterios diagnósticos, establecidos en 1988 por los National Institutes of Health (NIH), otorgan a los dermatólogos un papel fundamental en el diagnóstico de la enfermedad.

Epidemiología

La incidencia de la NF1 es aproximadamente de 1/3.000 nacidos vivos. Aunque tiene un patrón de herencia autosómico dominante, la mitad de los casos de NF1 presentan una mutación espontánea y no tienen antecedentes familiares de la enfermedad.

Etiopatogenia

El gen de la NF1 se localiza en el cromosoma 17 y codifica una proteína llamada *neurofibromina*. Esta proteína se expresa en las células de Schwann, los melanocitos, los leucocitos, las células suprarrenales y otras células del sistema nervioso central (**Fig. 59-1**).

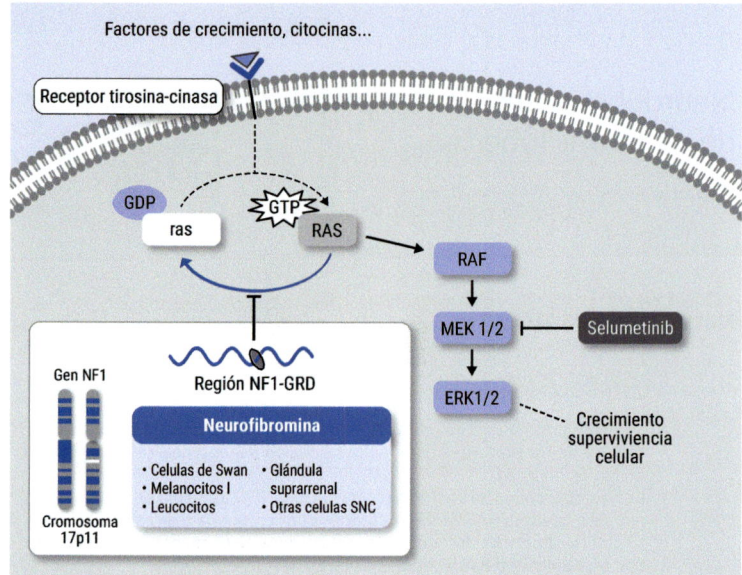

Figura 59-1. Resumen simplificado del papel de la neurofibromina en la vía metabólica RAS/MAPK. La neurofibromina, una proteína activadora de GTPasa, ejerce una función inhibidora sobre la vía RAS-MAPK. Las proteínas de la vía RAS/MAPK desempeñan un papel fundamental en la proliferación, diferenciación, supervivencia y muerte celular. Además, las mutaciones en línea germinal provocan anomalías en el desarrollo. RAS es una proteína G y, por tanto, necesita GTP para su actividad. En condiciones normales, la neurofibromina favorece la conversión de GTP a GDP interrumpiendo la señal de la vía MEK. ERK: cinasa regulada por señales extracelulares; GDP: difosfato de guanosina; GTP: trifosfato de guanosina; GTPasa: guanosina trifosfatasa; MAPK: proteína cinasa activada por mitógenos; SNC: sistema nervioso central.

Más del 80 % de los pacientes con NF1 presentan una mutación que permite predecir el truncamiento de la neurofibromina y aproximadamente el 5 % de los pacientes tienen una deleción extensa que abarca todo el gen *NF1*. Aunque existen algunas excepciones, en la gran mayoría de los casos no hay correlación entre genotipo y fenotipo. Entre estas excepciones destaca la deleción del exón 17, que da lugar a un fenotipo con «manchas café con leche» (MCCL) y efélides en ausencia de neurofibromas.

Manifestaciones clínicas

Las manifestaciones clínicas de la NF1 pueden afectar a diferentes órganos. La piel suele ser el primer órgano afectado. Las manifestaciones cutáneas aparecen en diferentes períodos del desarrollo (**Fig. 59-2**) y constituyen cuatro de los siete

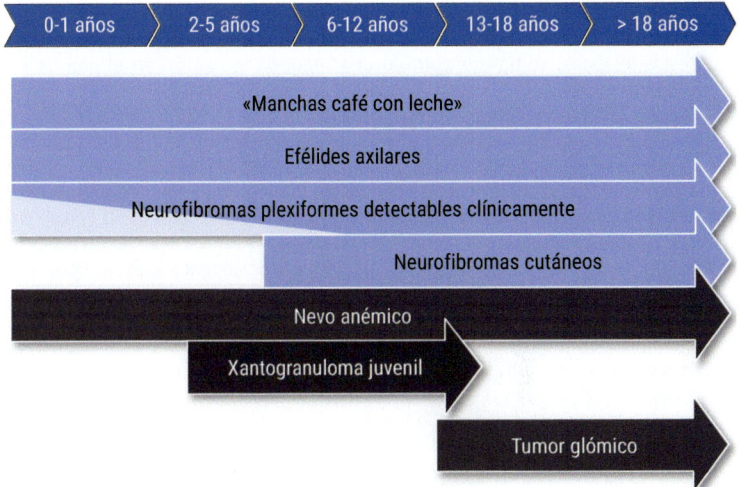

Figura 59-2. Edad de inicio de las manifestaciones cutáneas diagnósticas (en azul) y frecuentes de la neurofibromatosis (en gris).

criterios diagnósticos de la enfermedad. Además, existen otras manifestaciones cutáneas que, pese a no estar incluidas como criterios diagnósticos, se relacionan frecuentemente con la NF1.

Manifestaciones cutáneas

Las principales manifestaciones cutáneas diagnosticas son:

- **MCCL.** Se trata de máculas uniformemente pigmentadas, de color pardo o marrón oscuro (dependiendo del fototipo), homogéneas, con bordes lisos y regulares (e-Fig. 59-3A). Se distribuyen aleatoriamente por todo el cuerpo, a excepción del cuero cabelludo, las palmas y las plantas. Pueden ser visibles desde el nacimiento o hacerse evidentes durante el primer año de vida y generalmente van aumentado en número entre el primer y el segundo año de vida. Constituyen el signo cutáneo más frecuente, ya que está presente en cerca del 99 % de los pacientes. Para que una lesión hiperpigmentada pueda considerarse una MCCL típica y, por tanto, ser etiquetada como un criterio diagnóstico, tiene que cumplir una serie de criterios en cuanto a número (más de seis), tamaño (más de 5 mm en prepúberes y más de 15 mm en pospúberes) y morfología.

> **!** No todas las máculas hiperpigmentadas son MCCL. Las MCCL típicas son máculas o manchas con **tono homogéneo, borde liso y regular**.

Histológicamente, se observa un aumento de melanina en la capa basal junto con melanosomas gigantes, sin incremento del número de melanocitos. En estas lesiones, se ha demostrado una segunda mutación en el gen de la NF1 del alelo sano.

Las MCCL no son patognomónicas de la enfermedad, un 20 % de la población sana presenta una lesión aislada, el 4 % tiene dos y menos del 1 % de la población muestra tres lesiones. Además, existen otras enfermedades en las que también se observan MCCL, aunque generalmente sin la morfología típica o en número insuficiente. Entre estos trastornos, destaca el síndrome de Legius (o NF1-*like*). En este síndrome, producido por mutaciones en el gen *SPRED1*, los pacientes pueden presentar tanto MCCL como efélides axilares y asociar macrocefalia, lipomas, fenotipo Noonan y dificultades en el aprendizaje. En otros trastornos como el síndrome de McCune-Albright, las MCCL suelen tener un tamaño mayor, un borde irregular, con morfología «en costa de Maine» y están limitadas a un segmento o se presentan con distribución blaschkoide. Este síndrome no es hereditario y asocia pubertad precoz y displasia fibrosa poliostótica. En el síndrome de Noonan asociado a lentiginosis (anteriormente conocido como *síndrome de LEOPARD*), las MCCL suelen ser más oscuras, de tono café negro, a menudo son heterogéneas, y con frecuencia los bordes tienden a ser más poligonales que redondeados.

- **Efélides.** Las efélides axilares, tradicionalmente denominadas *signo de Crowe*, constituyen uno de los criterios diagnósticos de la NF1. Aparecen en la zona inguinal y/o axilar a partir de los 2 años de vida, aunque también pueden observarse en otras localizaciones (cara, cuello y tronco). Clínicamente, son máculas de 1-2 mm de color marrón claro. Desde el punto de vista histológico, son indistinguibles de las MCCL.
- **Neurofibromas.** Tumores benignos que derivan de la vaina neural de los nervios periféricos. La presencia de al menos dos neurofibromas cutáneos o un único neurofibroma plexiforme constituye un criterio diagnóstico de NF1.

La terminología utilizada para designar los distintos **tipos clínicos de neurofibromas** no es homogénea, y las mismas lesiones se denominan de diferentes formas dependiendo de los autores. Atendiendo a los criterios de los NIH, los neurofibromas se dividen en neurofibromas cutáneos y neurofibromas plexiformes. Histológicamente, se clasifican en tres grandes grupos: localizados, difusos y plexiformes.

Para facilitar su estudio, en este capítulo se describen los tipos de neurofibromas considerados en las clasificaciones clínicas más utilizadas:

- **Neurofibromas cutáneos.** Son el tipo de neurofibroma más frecuente. Suelen manifestarse como pequeñas pápulas o nódulos del color de la piel o ligeramente hiperpigmentados, de tacto blando y depresibles, que durante su evolución adquieren un aspecto sésil o pediculado (**e-Fig. 59-3B**). Es característico el «signo del ojal» (depresión de la lesión a la presión con el dedo). Comienzan a percibirse en torno a los 4-5 años y aumentan notablemente durante la adolescencia y el embarazo (presentan receptores hormonales). Histológicamente, son lesiones dérmicas con patrón localizado.
  Otros tipos de neurofibromas cutáneos incluyen máculas de color azul-rojo, causadas por la presencia de vasos sanguíneos de paredes gruesas y tejido neurofibromatoso en la dermis papilar, así como máculas seudoatróficas, que

resultan de la sustitución del colágeno en la dermis reticular por tejido neurofibromatoso.

- **Neurofibromas subcutáneos.** Son tumores que aparecen en la dermis y el tejido celular subcutáneo. Se caracterizan por ser menos delimitados y más firmes que los neurofibromas cutáneos (**e-Fig. 59-3C**). Alrededor del 20 % de los pacientes con NF1 tienen al menos un neurofibroma subcutáneo. Se localizan habitualmente en la cabeza y el cuello. No suelen asociar pigmentación ni hipertricosis. Histológicamente, pueden presentar tanto un patrón localizado como plexiforme.

- **Neurofibromas plexiformes.** Siguen el trayecto de los nervios y forman nódulos o masas firmes. Las lesiones superficiales y/o difusas suelen empezar a manifestarse clínicamente hacia los 4-5 años; estas lesiones pueden estar cubiertas por hiperpigmentación e hipertricosis, lo que a veces lleva a diagnosticarlos erróneamente como nevos melanocíticos congénitos, MCCL atípicas, nevos de Becker o hamartomas de músculo liso (**e-Fig. 59-3D**). Pueden causar deformidades, dolor o déficits neurológicos. Son congénitos, aunque en ocasiones pasan desapercibidos hasta que se realiza una resonancia magnética, especialmente en el caso de los neurofibromas plexiformes internos o profundos. El 25 % de los pacientes con NF1 presentan neurofibromas plexiformes clínicamente manifiestos. El término *plexiforme* hace referencia a un rasgo histológico y, en consecuencia, se debería considerar que un neurofibroma es plexiforme si se dispone de un estudio anatomopatológico. Sin embargo, la mayoría de las clasificaciones clínicas incluyen este tipo de neurofibromas como una entidad independiente.

> **!** Es muy importante palpar las lesiones. Es necesario palpar las MCCL de mayor tamaño (especialmente aquellas que se acompañan de hipertricosis y/o bordes irregulares peor definidos) porque existe la posibilidad de que se trate de un neurofibroma plexiforme.

- **Neurofibromas profundos o internos.** No se relacionan con la piel, como en el caso de los neurofibromas viscerales o paraespinales. Suelen manifestarse desde el nacimiento, pero tardan en desarrollarse y hacerse **sintomáticos**. Tienen morfología nodular o difusa y pueden presentarse en cualquier localización, de la que dependerá su sintomatología y morbilidad.

Otras manifestaciones cutáneas

Además de las ya descritas, otras manifestaciones cutáneas pueden ser:

- **Tumores glómicos.** Tienden a ser numerosos y recidivantes. Se localizan en regiones acrales, especialmente en la zona subungueal, y producen dolor paroxístico con la presión y con los cambios de temperatura.
- **Xantogranuloma juvenil.** Se localizan principalmente en la cabeza y el cuello. Suelen apreciarse en niños menores de 2 años, aunque por lo general desaparecen espontáneamente antes de los 5 años (**e-Fig. 59-4**).

- **Nevo anémico.** Su localización más frecuente es la región preesternal; se trata de máculas pálidas de contornos polilobulados que se hacen más evidentes al frotar la zona, en contraste con el eritema de la piel normal circundante. Están presentes desde el nacimiento o desde los primeros meses de vida. Se encuentran en el 50 % de los niños con NF1 confirmada. No se han descrito casos de nevo anémico en relación con otras rasopatías en series amplias o revisiones.

> **!** Tanto el nevo anémico como el xantogranuloma juvenil son lesiones frecuentes en pacientes con NF1. Pueden observarse en niños menores de 2 años. En esta etapa, muchos pacientes solo presentan MCCL como criterio diagnóstico de la enfermedad, ya que otros estigmas se desarrollan en etapas más tardías. Algunos autores sugieren que la detección de nevo anémico o xantogranuloma juvenil en pacientes con MCCL y/o efélides sin diagnóstico definitivo de NF1 apoyaría firmemente el diagnóstico de NF1, aunque actualmente no se considera un criterio diagnóstico de esta enfermedad.

Otros estigmas y síntomas cutáneos

Hiperpigmentación generalizada, prurito, máculas hipopigmentadas (en número y tamaño insuficientes para ser considerados criterios de esclerosis tuberosa).

Diagnóstico

El diagnóstico de la NF1 es clínico; los primeros criterios fueron propuestos en 1988 por los NIH y se revisaron en 2021 (**Tabla 59-1**).

Estos criterios son muy sensibles y específicos en niños mayores de 8 años; sin embargo, solo el 45 % de los niños afectados cumplen criterios de la enfermedad durante el primer año de vida. Cuando se realiza un análisis completo y multiescalonado del gen *NF1* es posible detectar una mutación subyacente en el 95 % de los pacientes afectados.

> **!** Un estudio genético negativo no descarta el diagnóstico de NF1.

Complicaciones y manifestaciones en otros órganos

Las complicaciones asociadas con NF1 pueden incluir problemas neurológicos, trastornos del aprendizaje, deformidades óseas, hipertensión arterial y tumores malignos.

Neoplasias

Existe un riesgo relativo cinco veces superior al de la población general. Las neoplasias más frecuentes en la edad pediátrica son los gliomas intracraneales

Tabla 59-1. Criterios diagnósticos revisados para la neurofibromatosis

A: Los criterios diagnósticos de la NF1 se cumplen en un individuo que no tenga un progenitor afectado con NF1 si se cumplen dos o más de los siguientes criterios:

- Seis o más «manchas café con leche» > 5 mm en individuos prepuberales y > 15 mm en individuos pospuberales[a]
- Efélides en las regiones axilar o inguinal (signo de Crowe)[a]
- Dos o más neurofibromas de cualquier tipo o un neurofibroma plexiforme
- Gliomas ópticos
- Dos o más nódulos de Lisch en el iris identificados mediante un examen con lámpara de hendidura, o dos o más anomalías coroideas, que se describen como nódulos brillantes y parcheados detectados mediante técnicas de imagen específicas como la tomografía de coherencia óptica o imágenes de reflectancia en infrarrojo cercano
- Lesiones óseas específicas como: displasia esfenoidal, arqueamiento anterolateral de la tibia o seudoartrosis de un hueso largo
- Una variante patógena y en heterocigosis del gen *NF1* con una fracción de alelos variante del 50 % en tejido aparentemente normal como los glóbulos blancos

B: Si un niño tiene un padre que cumple con los criterios mencionados en A (diagnóstico confirmado de NF1) y tiene al menos uno de los criterios de A, puede ser diagnosticado de NF1

[a]Al menos uno de los criterios pigmentarios debe ser bilateral.
NF1: neurofibromatosis.

(20 %), seguidos por el tumor maligno de vaina nerviosa periférica. La leucemia mielomonocítica juvenil, los meduloblastomas y los linfomas no Hodgkin son también más habituales en la edad pediátrica, mientras que los tumores estromales gastrointestinales (4-25 %), los feocromocitomas (0,1-5 %), el cáncer de mama y los tumores carcinoides son más comunes en la edad adulta.

En cuanto a **la transformación maligna de los neurofibromas plexiformes a tumor maligno de vaina nerviosa periférica**, se produce más frecuentemente en adultos jóvenes y ocurre en el 3-15 % de los pacientes con NF1. Los síntomas de alarma incluyen aumento brusco de tamaño, cambio de textura, dolor intenso y déficits neurológicos. Existe un riesgo aumentado de transformación en casos de deleción completa del gen *NF1* y en zonas sobre las que se haya realizado radioterapia.

Trastornos neuropsicológicos

La mayor parte de los pacientes tienen un coeficiente intelectual normal. Pueden presentar una mayor frecuencia de trastorno por déficit de atención e hiperactividad y de trastornos del espectro autista.

Anomalías óseas

Las principales anomalías óseas son displasia de huesos largos, escoliosis y osteoporosis.

Alteraciones cardiovasculares

Estas son hipertensión, estenosis pulmonar y estenosis de la arteria renal.

Tratamiento

El manejo de los pacientes con NF1 se debe llevar a cabo en unidades multidisciplinares. Los neurofibromas cutáneos dolorosos o pruriginosos pueden extirparse mediante cirugía, electrocoagulación o láser de dióxido de carbono. En neurofibromas plexiformes graves e inoperables, puede plantearse el tratamiento farmacológico. Selumetinib, un inhibidor oral de MEK1/2 (proteína cinasa activada por mitógenos), es el primer tratamiento aprobado para los neurofibromas plexiformes inoperables en pacientes mayores de 3 años. Además, se están realizando estudios para evaluar su efectividad en otros tumores asociados a la NF1.

 Selumetinib es un inhibidor de MEK1/2 aprobado para el tratamiento de los neurofibromas plexiformes inoperables.

Pronóstico y seguimiento

El pronóstico en la NF1 es variable, aunque la mayoría de los pacientes sobrepasan los 70 años. Existe una mayor tasa de mortalidad por cáncer en menores de 50 años, a expensas del cáncer de mama y la leucemia mielomonocítica juvenil.

Se recomienda el seguimiento periódico para evaluar alteraciones en el desarrollo y el desarrollo de neoplasias (**Tabla 59-2**). En la transición de la infancia a la edad adulta, se aconseja realizar una resonancia magnética cerebral y una de cuerpo completo para detectar posibles tumores cerebrales y evaluar la carga de neurofibromas plexiformes internos.

Tabla 59-2. Resumen del seguimiento y exploraciones complementarias de los pacientes con neurofibromas

Examen dermatológico anual

Exploración oftalmológica: al diagnóstico y posteriormente anual

Control de la tensión arterial

Exámenes radiológicos para la detección de alteraciones esqueléticas (macrocefalia, escoliosis y anomalías de las extremidades por seudoartrosis) e intervención ortopédica de forma precoz para evitar complicaciones

COMPLEJO DE ESCLEROSIS TUBEROSA

PUNTOS CLAVE

- El complejo de esclerosis tuberosa es un trastorno autosómico dominante causado por mutaciones en *TSC1* y *TSC2*.
- Hasta en un 75 % de los casos se debe a mutaciones espontáneas *de novo*.
- Las principales manifestaciones cutáneas incluyen máculas hipopigmentadas (primera manifestación de la enfermedad), angiofibromas faciales, colagenomas y fibromas ungueales.
- Son habituales las convulsiones, la discapacidad intelectual y las alteraciones neuropsiquiátricas.

Introducción

El complejo de esclerosis tuberosa (CET) es un trastorno neurocutáneo multisistémico caracterizado por una predisposición a la aparición de hamartomas en diferentes órganos como la piel, el sistema nervioso central, los riñones, los pulmones, los ojos y el corazón, y que se asocia al desarrollo de trastornos neuropsiquiátricos. Las alteraciones cutáneas, en forma de manchas hipopigmentadas, suelen ser la primera manifestación de la enfermedad.

Epidemiología

La prevalencia del CET se estima en torno a 1:6.000 y 1:10.000 nacidos vivos. En el 65-75 % de los casos, la enfermedad aparece *de novo*, sin antecedentes familiares de esta. Aproximadamente, el 30 % de los casos de CET son heredados de forma autosómica dominante y un 70 % de los casos se deben a mutaciones esporádicas. Las mutaciones en el gen *TSC2* son cuatro veces más frecuentes en los casos *de novo*; sin embargo, en los casos familiares se encuentra la misma incidencia de mutaciones en ambos genes.

Etiopatogenia

La etiología del CET se atribuye a mutaciones en dos genes clave: *TSC1* y *TSC2*, ubicados en los cromosomas 9q34 y 16p13, respectivamente. Las mutaciones en *TSC2* son más frecuentes que las del gen *TSC1*, en una proporción de 3 a 1. Estos genes codifican para las proteínas hamartina (producto de TSC1) y tuberina (producto de TSC2). La interacción entre la hamartina y la tuberina da lugar a una inhibición indirecta de una proteína denominada mTOR. Esta regulación se logra mediante la inhibición de Rheb (proteína enriquecida homóloga de Ras en el cerebro), una proteína de unión al trifosfato de guanosina cuya función es activar mTOR. La vía mTOR forma parte de una compleja vía de señalización intracelular que establece conexiones entre el metabolismo y la proliferación celular. Además, mTOR tiene implicaciones en la sinaptogénesis, y las alteraciones en esta proteína —como ocurre en el CET— provocan modificaciones en la organización y la señalización neuronal.

Características clínicas

Manifestaciones mucocutáneas

El desarrollo de las diferentes manifestaciones dermatológicas sigue un patrón dependiente de la edad (**Fig. 59-5**).

Las principales manifestaciones mucocutáneas son:

- **Máculas hipomelanóticas.** En su mayoría, son congénitas, aunque en algunos casos aparecen a lo largo del primer año de vida cuando se adquiere la pigmentación cutánea definitiva. Pueden presentar diversas morfologías (poligonales, ovaladas, lanceoladas, «en huella digita» o «en hoja de fresno») (**e-Fig. 59-6A**). Las máculas hipomelanóticas no son específicas del CET. Aproximadamente, el 5 % de la población general presenta una mancha hipopigmentada, el 1 % tiene dos lesiones y menos del 1 % de la población sana presenta más de tres lesiones hipopigmentadas. Para ser consideradas criterio diagnóstico, debe haber más de tres manchas de un tamaño superior a 5 mm. Desde una perspectiva histológica, estas máculas poseen un número normal de melanocitos con melanosomas escasos y pequeños. En casos de duda o lesiones poco visibles, la luz de Wood resulta útil para facilitar su identificación.
- **Máculas «en confeti».** Máculas hipopigmentadas agrupadas de pequeño tamaño (aproximadamente 1-2 mm), más frecuentes en las extremidades. Constituyen un criterio menor de la enfermedad.

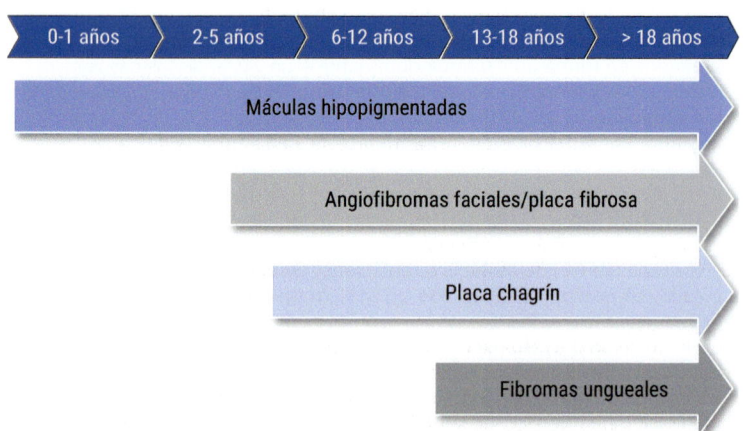

Figura 59-5. Edad de inicio de las manifestaciones cutáneas diagnósticas de la esclerosis tuberosa.

- **Angiofibromas faciales.** Comienzan a aparecer en la zona centrofacial a partir de los 2 primeros años de vida, y hacia la adolescencia el 80 % de los pacientes con CET presenta angiofibromas. Las lesiones pueden comenzar como máculas eritematosas en las mejillas y la frente, y madurar posteriormente para formar pápulas de superficie brillante y color rosado o rojizo. Desde el punto de vista histológico, estas lesiones se caracterizan por una proliferación irregular de tejido fibroso y vasos sanguíneos, lo que puede dar lugar a la compresión de las estructuras anexiales. Pueden existir angiofibromas en la población general; por tanto, se requiere la presencia de al menos tres lesiones como criterio diagnóstico para la CET (**e-Fig. 59-6B**).
- **Placa cefálica.** Se observa en el 25 % de los pacientes con CET. Generalmente, se localizan a nivel frontal unilateral, pero también pueden situarse en la cara o el cuero cabelludo. Se trata de placas de consistencia gomosa o firme, de superficie lisa o rugosa, y cuya coloración varía de una tonalidad similar a la piel sana a más rosada, roja o incluso marrón. Pueden ser congénitas, aunque generalmente se desarrollan de forma gradual durante los primeros 10 años de vida. Histológicamente, son similares a los angiofibromas.
- **Placas chagrín o *shagreen* o placa «en piel de zapa».** Su localización típica es la región lumbosacra y se desarrollan hacia los 2 años, aunque a veces aparecen antes. Pueden observarse en la mitad de los pacientes con CET. Clínicamente, se manifiestan como placas del color de la piel, ligeramente sobreelevadas, marronáceas, de superficie irregular, que pueden llegar a medir hasta 10 cm. Un rasgo distintivo es la presencia de aberturas foliculares prominentes, pero ligeramente deprimidas, que dan un aspecto de piel «de cerdo» (**e-Fig. 59-6C**).
- **Fibromas periungueales (tumores de Koenen).** Nódulos carnosos originados en el pliegue ungueal lateral. Son más frecuentes después de la pubertad. Pueden ser periungueales (más comunes en los pies) o subungueales (más habituales en las manos) (**e-Fig. 59-6D**).
- **Punteado del esmalte dental y fibromas intraorales.**

Manifestaciones en otros órganos y complicaciones

El CET también puede presentar otras manifestaciones además de las cutáneas:

- **Manifestaciones neurológicas.** La presencia de crisis convulsivas puede ser la primera manifestación de CET en el recién nacido. El 10-15 % de los niños con espasmos epilépticos tienen CET.
- **Manifestaciones oftalmológicas.** Los hamartomas retinianos se presentan en el 40-50 % de los pacientes con CET. No suelen producir disminución de la agudeza visual.
- **Trastornos neuropsiquiátricos asociados al CET.** Estos son discapacidad intelectual, trastorno por déficit de atención/hiperactividad, trastornos del espectro autista, trastornos psiquiátricos y déficits neuropsicológicos, así como dificultades escolares y laborales. El trastorno del espectro autista es el más frecuente.
- **Manifestaciones renales.** Los angiomiolipomas renales se desarrollan durante la infancia, con un mayor riesgo de crecimiento durante la adolescencia y la edad

adulta. El 2-3 % de los pacientes con CET tienen poliquistosis renal autosómica dominante, por un síndrome de genes contiguos *TSC2-PKD1*, y en torno al 50 % de los pacientes presentan quistes renales simples.

- **Manifestaciones pulmonares.** La linfangioleiomiomatosis, la hiperplasia micronodular neumocitaria multifocal y los quistes pulmonares se desarrollan durante la edad adulta y pueden producir disnea, neumotórax o quilotórax.
- **Manifestaciones cardíacas.** Los rabdomiomas cardíacos aparecen durante el período fetal, siendo detectables en la ecografía a las 20-30 semanas de gestación, y tienden a regresar en los 3 primeros años de vida.

Diagnóstico

Criterios diagnósticos

Los criterios diagnósticos de la Conferencia de Consenso Internacional sobre la Esclerosis Tuberosa, actualizados en 2021, permiten el diagnóstico del CET sobre la base del análisis genético y/o los hallazgos clínicos. El diagnóstico definitivo se define por la presencia de ≥ 2 criterios mayores o 1 criterio mayor y ≥ 2 criterios menores. Se considera «CET posible» en presencia de 1 rasgo mayor o 2 rasgos menores.

Criterios clínicos

En la **tabla 59-3** se muestran los criterios clínicos para la esclerosis tuberosa.

Tabla 59-3. Criterios diagnósticos para la esclerosis tuberosa revisados en 2021 por la Conferencia de Consenso Internacional sobre la Esclerosis Tuberosa*

Criterios mayores

Manchas hipomelanóticas (≥ 3, diámetro ≥ 5 mm)
Angiofibromas faciales (≥ 3) o placa cefálica fibrosa
Fibromas ungueales (≥ 2)
Piel «de zapa»
Hamartomas retinianos múltiples
Múltiples tuberes corticales/líneas de migración radial (en la sustancia blanca)
Nódulos subependimarios
Astrocitoma subependimario de células gigantes
Rabdomioma cardíaco
Linfangioleiomiomatosis
Angiomiolipomas (≥ 2; riñón >> otros órganos, p. ej., hígado)

(Continúa)

Tabla 59-3. Criterios diagnósticos para la esclerosis tuberosa revisados en 2021 por la Conferencia de Consenso Internacional sobre la Esclerosis Tuberosa* *[cont.]*

Criterios menores

Lesiones cutáneas «en confeti»
Depresiones del esmalte dental (≥ 3)
Fibromas intraorales (≥ 2)
Parche anémico retiniano
Quistes renales múltiples
Hamartomas extrarrenales
Lesiones óseas escleróticas

*En cursiva, los cambios en relación con los criterios de 2012.

Criterios genéticos

La identificación de una variante patogénica de *TSC1* o *TSC2* a partir de tejido no lesional es suficiente para realizar un diagnóstico definitivo de CET.

Las variantes patogénicas en los genes *TSC1* o *TSC2* se pueden detectar en el 85-90 % de los pacientes que cumplen con los criterios diagnósticos. Una prueba genética negativa no excluye el diagnóstico de CET en un individuo aparentemente afectado.

> **!** Una prueba genética negativa no excluye el diagnóstico de CET. Aproximadamente el 10-15 % de los CET no tienen una variante patogénica identificada mediante pruebas genéticas.

Aunque las lesiones cutáneas pueden pasar desapercibidas inicialmente y en muchos casos la primera manifestación detectada son las alteraciones neurológicas, a menudo se considera la posibilidad de CET en lactantes asintomáticos con máculas hipomelanóticas múltiples. La figura 59-7 recoge el abordaje de esta situación.

Complicaciones

Las principales complicaciones se describen a continuación:

- Alteraciones de la función renal y desarrollo de enfermedad renal crónica: pueden ser consecuencia de alteraciones en el parénquima renal por los propios angiomiolipomas o por las cirugías de estos.
- Alteraciones neurológicas: la epilepsia es la causa de mayor discapacidad; el inicio precoz de las crisis y el retraso en el control de estas (por retraso

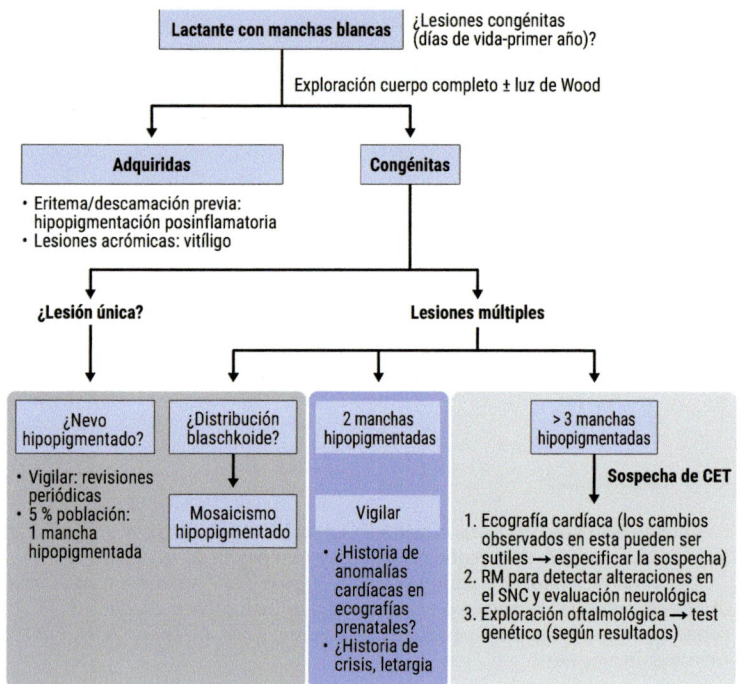

Figura 59-7. Estudio de un lactante derivado a dermatología por manchas blancas. CET: complejo de esclerosis tuberosa; RM: resonancia magnética; SNC: sistema nervioso central.

diagnóstico, tratamiento inadecuado o falta de respuesta a este) se relacionan con un peor resultado cognitivo, conductual y mayor probabilidad de epilepsia farmacorresistente.

- Riesgo aumentado de neoplasias: existe una mayor prevalencia de tumores neuroendocrinos. En torno al 2-5 % de los pacientes desarrollan un carcinoma de células renales a edades tempranas.
- Oftalmológicas: aunque son excepcionales, los hamartomas astrocíticos retinianos con crecimiento progresivo pueden producir desprendimiento total de retina exudativo y glaucoma neovascular.

Tratamiento

El manejo de los pacientes con CET debe realizarse en una unidad multidisciplinar. Los puntos clave en estos pacientes son el control temprano de las crisis epilépticas, así como el manejo de los trastornos neuropsiquiátricos asociados y el control de la función renal. Actualmente, los inhibidores de mTOR sistémicos están aprobados para el tratamiento de los angiomiolipomas renales, el astrocitoma subependimario de células gigantes y como tratamiento adyuvante en epilepsias refractarias. Muchos pacientes presentan mejoría en las lesiones cutáneas mientras reciben un inhibidor de mTOR sistémico para otras manifestaciones relacionadas con la enfermedad.

Tratamiento de las lesiones cutáneas

Los inhibidores tópicos de mTOR (rapamicina/sirólimus) pueden emplearse para tratar los angiofibromas, las placas fibrosas y las máculas hipomelanóticas. El tratamiento es más eficaz si se inicia antes de los 10 años, y los resultados máximos se observan a los 3 meses. Las lesiones pueden recidivar tras la interrupción. En caso de sangrado o dolor puede plantearse la extirpación quirúrgica o el tratamiento láser.

Pronóstico y seguimiento

La supervivencia de un paciente con CET es variable y está ligada a la gravedad de las manifestaciones neurológicas de la enfermedad, el desarrollo de una insuficiencia renal y neoplasias malignas. El Grupo de Consenso Internacional sobre el CET, en su última guía de 2021, recomienda realizar un examen detallado de la piel en el momento del diagnóstico y posteriormente un seguimiento anual.

BIBLIOGRAFÍA

Carton C, Evans DG, Blanco I, et al. ERN GENTURIS tumour surveillance guidelines for individuals with neurofibromatosis type 1. EClinicalMedicine. 2023;56:101818.

Caruana M, Hatami A, Marcoux D, Perreault S, McCuaig CC. Isotretinoin for the treatment of severe acneiform eruptions associated with the MEK inhibitor trametinib. JAAD Case Rep. 2020;6(10):1056-8.

Hernández-Martín A, Duat-Rodríguez A. Neurofibromatosis tipo 1: más que manchas café con leche, efélides y neurofibromas. Parte I. Actualización sobre los criterios dermatológicos diagnósticos de la enfermedad. Actas Dermosifiliogr. 2016;107(6):454-64.

Legius E, Messiaen L, Wolkenstein P, et al. Revised diagnostic criteria for neurofibromatosis type 1 and Legius syndrome: an international consensus recommendation. Genet Med. 2021;23(8):1506-13.

Northrup H, Aronow ME, Bebin EM, et al.; International Tuberous Sclerosis Complex Consensus Group. Updated International Tuberous Sclerosis Complex Diagnostic Criteria and Surveillance and Management Recommendations. Pediatr Neurol. 2021;123:50-66.

Epidermólisis bullosa hereditaria y displasias ectodérmicas

60

M. E. Gimeno Ribes y J. Riera Monroig

◎ **PUNTOS CLAVE**

- La epidermólisis bullosa hereditaria constituye un conjunto heterogéneo de enfermedades con gravedad diferente según el nivel de la epidermis en el que se produce la mutación y el grado de déficit de la proteína implicada.
- Se clasifica en simple, juntural, distrófica y síndrome de Kindler. Las formas distróficas recesivas graves presentan afectación multiorgánica y tienen una esperanza de vida limitada. El tratamiento actual se limita a medidas de soporte y la prevención de complicaciones.
- Las displasias ectodérmicas se caracterizan por una alteración en la formación de los anejos cutáneos. Sus manifestaciones son la disminución o ausencia de sudoración, alteraciones dentales e hipotricosis, entre otras.

EPIDERMÓLISIS AMPOLLOSAS

Introducción

La epidermólisis bullosa (EB) hereditaria representa un grupo de enfermedades genéticas caracterizadas por una fragilidad mecánica de la piel con formación de ampollas y erosiones ante traumatismos mínimos. Globalmente, afectan aproximadamente a 1/20.000-50.000 recién nacidos. Se clasifican por el nivel en el que existe un defecto por el que se forman ampollas y erosiones ante un traumatismo. Su gravedad abarca desde una repercusión leve o escasa hasta implicar riesgo vital a edades tempranas. Existen cuadros graves asociados a afectación de órganos más allá de piel y las mucosas, y complicaciones infecciosas, nutricionales, funcionales y neoplásicas, entre otras.

La EB se divide en **cuatro grupos** dependiendo del punto donde se produce la ampolla: EB simple (la más frecuente), EB juntural, EB distrófica y síndrome de Kindler. Se han descrito más de 20 genes que codifican para proteínas estructurales, la mutación de las cuales da lugar a diferentes formas de EB. Cada una tiene distintos fenotipos clínicos, hallazgos ultraestructurales y patrones hereditarios. La identificación de las mutaciones causales permite establecer el diagnóstico definitivo, ofrecer consejo genético en caso de ser necesario y posiblemente guiar la investigación en tratamientos dirigidos en el futuro.

Etiopatogenia

En la piel normal, la membrana basal epidérmica está constituida por queratino-citos basales con hemidesmosomas, la lámina lúcida, la lámina densa y la dermis papilar superior (**Fig. 60-1**).

Las formas de EB simple o epidermolíticas conforman ampollas intraepidér-micas en la porción inferior de los queratinocitos basales. Están ocasionadas en

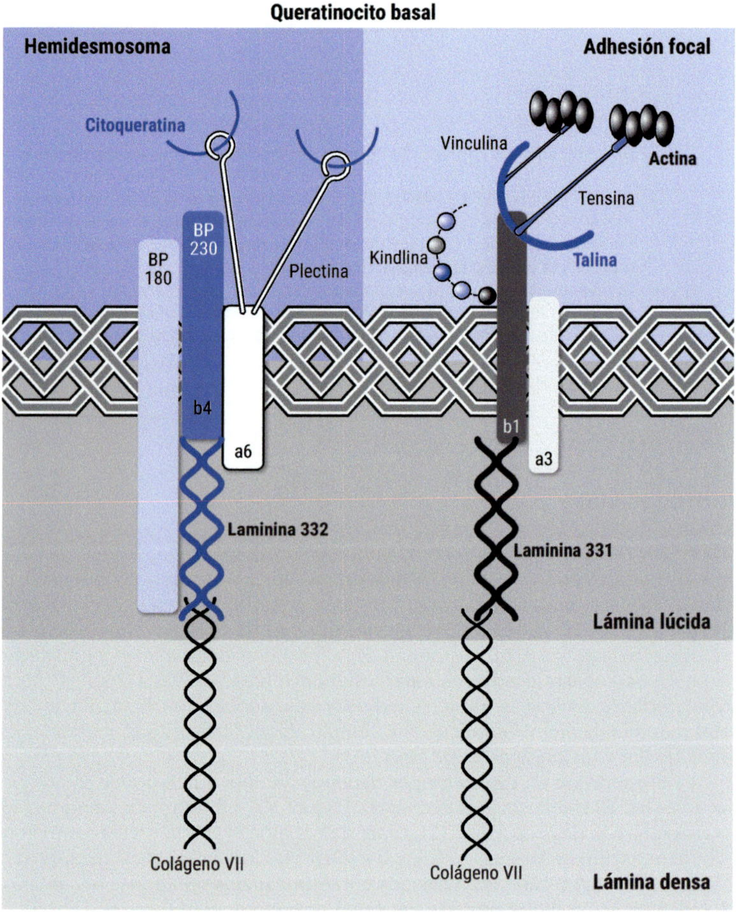

Figura 60-1. Unión dermoepidérmica. Esquema de los complejos de adhesión. Las adhe-siones focales se conectan con los microfilamentos de actina. Los hemidesmosomas están unidos al citoesqueleto de citoqueratinas.

su gran mayoría por defectos congénitos en las queratinas 5 y 14 o en la plectina (**Tabla 60-1**).

En las formas junturales, se produce una separación en la unión dermoepidérmica. Las ampollas asientan en la lámina lúcida. Responden a una herencia

Tabla 60-1. Epidermólisis bullosas simples		
Subtipo	**Clínica**	**Genes implicados**
Suprabasal	*Acral peeling skin syndrome*	*TGM5* (transglutaminasa 5)
	Superficial	Desconocido
	Acantolítica	*DSP* (desmoplaquina), *JUP* (placoglobina)
	Síndrome de fragilidad cutánea y:	
	• *Woolly hair syndrome*	*DSP*
	• Carencia de placoglobina	*JUP*
	• Síndrome de displasia ectodérmica	*PKP* (placofilina 1)
Basal	Localizada	*KRT5*, *KRT14* (queratinas 5 o 14)
	Generalizada grave	*KRT5*, *KRT14* (queratinas 5 o 14)
	Generalizada intermedia	*KRT5*, *KRT14* (queratinas 5 o 14)
	Con pigmentación	*KRT5*, *KRT14* (queratinas 5 o 14)
	Con eritema circinado migratorio	*KRT5*, *KRT14* (queratinas 5 o 14)
	Autosómica recesiva (K14)	*KRT14*
	Con distrofia muscular	*PLEC1* (plectina)
	Con atresia de píloro	*PLEC1*, *ITGA6*, *ITGB4* (integrina α6b4)
	Tipo Ogna	*PLEC1*
	Autosómica recesiva (BPAG1-e, BP230)	*DST* (distonina)
	Autosómica recesiva exofilina 5 (Slac2-b)	*EXPH5* (exofilina)

autosómica recesiva y están producidas por mutaciones en la laminina 332, el colágeno XVII o la integrina α6β4.

Las formas distróficas o dermolíticas tienen un plano de clivaje inferior a la unión, por lo que las ampollas se desarrollan por debajo de la lámina densa. Las causan defectos del colágeno VII, heredado de forma dominante o recesiva.

En el caso del **síndrome de Kindler**, se trata de un patrón de herencia autosómico recesivo con defecto de la kindlina 1, con un patrón mixto con separación que afecta tanto al interior como por encima de la membrana basal.

> **!** Las EB hereditarias se caracterizan por fragilidad cutánea, pudiendo asociar alteraciones en otros órganos y sistemas. Hay más de 20 genes implicados, y se clasifican según el plano de separación en simples, junturales y distróficas.

Dentro de estos grupos, a su vez, hay múltiples subtipos que difieren tanto en la clínica cutánea y los signos extracutáneos asociados como en la forma de transmisión y los genes implicados. Con los nuevos conocimientos de biología molecular han cambiado algunos aspectos de las clasificaciones. En cuanto a la correlación entre transmisión y clínica, en las formas dominantes las fibras de anclaje están reducidas en número, mientras que en las recesivas están ausentes o tienen formas muy rudimentarias.

En lo que respecta a la clínica, su gravedad y distribución dependerá del subtipo y de la edad, así como de factores externos como la sudoración o la fricción. Las formas simples mejoran habitualmente con la edad. Por otra parte, las cicatrices, los quistes de *milium* y las distrofias ungueales son más frecuentes en las formas distróficas. Se pueden afectar también las mucosas oral, conjuntival, gastrointestinal o genitourinaria. En el diagnóstico diferencial de las EB hay que incluir otras enfermedades genéticas, las infecciones o las enfermedades ampollosas autoinmunes de la infancia.

> **!** Las formas con herencia autosómica recesiva son más graves que las de patrón dominante. Es importante realizar un diagnóstico diferencial con otras enfermedades genéticas, infecciosas o ampollosas autoinmunes de la infancia.

Dentro de las **EB simples** existen formas localizadas y generalizadas. Las EB localizadas se caracterizan por la aparición de ampollas, principalmente palmoplantares, que comienzan con la deambulación, aunque puede ser más tardíamente. Se trata de ampollas que aparecen con el traumatismo o la fricción, sobre todo en estaciones cálidas, que raramente son hemorrágicas y cuya evolución natural es a la formación de erosiones que cicatrizan *ad integrum*, sin secuelas permanentes. Pueden asociar alteraciones ungueales y la aparición de ampollas en la mucosa oral. Las EB simples generalizadas suelen manifestarse desde el nacimiento, con ampollas que afectan a áreas extensas del tegumento cutáneo, también a las mucosas, y que se pueden acompañar de complicaciones graves como sepsis o malnutrición asociada a la dificultad para una correcta alimentación. En formas graves, las ampollas no siempre se desencadenan por traumatismo o fricción, sino que pueden aparecer por calor o procesos inflamatorios. Curan sin dejar cicatrices, aunque es posible la hipopigmentación o la hiperpigmentación posinflamatoria. Generalmente, mejoran con la edad, si bien es constante la fragilidad cutánea.

En las **EB junturales** aparecen ampollas tensas, en ocasiones con contenido hemorrágico, y con una cicatrización retardada con formación de abundante tejido de granulación. Las heridas persistentes conllevan con frecuencia su sobreinfección, desnutrición y anemia. Asimismo, la afectación de mucosas es extensa en los territorios otorrinolaringológico, respiratorio, digestivo y ocular. Se acompañan de distrofia ungueal y alteraciones dentarias. Las formas graves, presentes al nacer, pueden causar la muerte en los primeros meses de vida. Existen algunas formas limitadas a ciertas localizaciones que pueden tener un curso más indolente, con una supervivencia mayor.

Las **EB distróficas** se caracterizan por la aparición de ampollas que curan con cicatrices atróficas y quistes de *milium*. Se clasifican según el patrón hereditario. Las formas recesivas aparecen precozmente con ampollas generalizadas, sobre todo en las extremidades, así como una extensa afectación mucosa, acompañada de complicaciones dentales y estenosis esofágica, aunque pueden aparecer en cualquier localización del tracto digestivo, con la consiguiente malnutrición. La reaparición de ampollas sobre cicatrices y su dificultad en la cicatrización conllevan erosiones y úlceras con gran dificultad para la cicatrización (**e-Fig. 60-2**). Las cicatrices atróficas provocan sindactilias y contracturas en flexión de las articulaciones, que desembocan en un impedimento para realizar las actividades de la vida diaria y una incapacidad progresiva. La esperanza de vida no suele superar los 40 años, debido a las complicaciones y al alto riesgo de desarrollo de carcinomas escamosos agresivos. Las formas dominantes, si bien se manifiestan también al nacer o en los primeros años de vida, suelen afectar predominantemente a zonas expuestas a traumatismos frecuentes, respetando las mucosas y los dientes. Las cicatrices suelen localizarse en el dorso de las manos, las rodillas y los codos, y revisten menor gravedad, sin afectar a la funcionalidad de las manos y los pies, y con una mejoría progresiva de la fragilidad cutánea con el tiempo. Sí aparecen atrofia cutánea «en papel de fumar», quistes de *milium* y alteraciones ungueales, mayoritariamente anoniquia (**e-Figs. 60-3** y **60-4**). Generalmente, la supervivencia no está comprometida (**Tablas 60-2** y **60-3**).

> **!** Las formas simples curan sin secuelas y suelen mejorar con el tiempo; las junturales son más graves y potencialmente mortales, y en las distróficas quedan cicatrices atróficas y quistes de *milium*.

Diagnóstico

El diagnóstico completo de la EB requiere una combinación entre el reconocimiento de las manifestaciones clínicas, la biopsia con técnicas de inmunomapeo y el estudio genético de biología molecular dirigida.

Varias características clínicas permiten una primera orientación del subtipo. Cuando se constata la presencia de ampollas localizadas únicamente en las palmas y las plantas, se debe sospechar una forma simple localizada. Los casos que presentan queratodermia palmoplantar confluente orientan a formas simples graves.

Tabla 60-2. Epidermólisis bullosas junturales

Subtipo	Clínica	Genes implicados
Generalizada	Grave	*LAMA3*, *LAMB3*, *LAMC2* (cadenas a3, b3 y g2 de laminina 332)
	Intermedia	*LAMA3*, *LAMB3*, *LAMC2*, *COL17A* (colágeno XVII-BP180)
	Con atresia de píloro	*ITGA6*, *ITGB4*
	Con inicio retardado	*COL17A*
	Con patología renal o respiratoria	*ITGA3* (subunidad α3 de integrina α3b1)
Localizada	Localizada	*LAMA3*, *LAMB3*, *LAMC2*, *COL17A*, *ITGB4*
	Invertida	*LAMA3*, *LAMB3*, *LAMC2*
	Con patología oculolaringocutánea	LAMA3

Si se trata de una ampolla con distribución agrupada, figurada, debe orientar, entre otros diagnósticos, a una forma de EB simple grave. La hiperpigmentación reticulada suele verse en formas simples con pigmentación moteada.

La localización de vesículas, ampollas y erosiones en las axilas y las ingles llevará a sospechar formas junturales, distrófica recesiva o inversa. La presencia de abundante tejido de granulación es más sugestiva de formas junturales. Las formas distróficas cursan con cicatrices abundantes papiráceas y con anoniquia o distrofia ungueal. Las formas distróficas suelen presentar estas características en zonas acrales, codos y rodillas, mientras que las recesivas, en toda la superficie corporal, afectando incluso a las mucosas. Asimismo, los subtipos distróficos pruriginosos es posible verlos como nódulos tipo prurigo que coalescen en placas lineales (v. e-Fig. 60-4).

Existen otras genodermatosis que cursan con despegamiento cutáneo, como algunos tipos de ictiosis epidermolíticas, la porfiria eritropoyética congénita de Günther o el síndrome de Mendes da Costa.

La determinación del plano de separación es necesaria para poder continuar con el diagnóstico. Idealmente, la **biopsia** se debe tomar del borde de una ampolla reciente, para valorar una fase inicial de la separación con estudio de inmunomapeo, y en alguna ocasión microscopia electrónica. En caso de no presentar ampolla, se procede en casos no graves a la inducción del despegamiento con una goma en la cara interna del brazo, evitando zonas acrales con tendencia a formar ampollas. En la biopsia, se determina el plano de separación, así como la

Tabla 60-3. Epidermólisis bullosas distróficas

Tipo	Subtipo	Clínica	Genes implicados
Distrófica	Recesiva	Generalizada grave	*COL17A* (colágeno VII)
		Generalizada intermedia	
		Invertida	
		Pretibial	
		Localizada	
		Pruriginosa	
		Con patología nutricional transitoria	
		Centrípeta	
	Dominante	Generalizada	
		Acral	
		Pretibial	
		Patología ungueal aislada	
		Con patología nutricional transitoria	
Kindler	Recesiva		*KIND1* (kindlina 1)

expresión anormal de las proteínas de la membrana basal, ya esté disminuida o ausente. Posteriormente, se realiza un primer estudio dirigido a los genes sospechosos, aunque cada vez es más común gracias a las nuevas técnicas realizar un estudio de exoma. Una vez realizado el diagnóstico completo, se puede llevar a cabo un estudio a los progenitores y familiares, principalmente con el objetivo de ofrecer consejo genético en formas graves.

> **!** Para llegar al diagnóstico se requiere de historia clínica, exploración física, biopsia del borde de una ampolla reciente y estudios de biología molecular.

Complicaciones por aparatos

La afectación de las formas simples más frecuentes generalmente se limita a la piel. Las causadas por defectos en la plectina asocian distrofia muscular, con un inicio en la adolescencia o incluso en la edad adulta.

En las EB junturales, sin embargo, existe un mayor riesgo de sufrir afectación otorrinolaringológica, en la laringe y la tráquea, y también se complican con mayor frecuencia con sepsis. En los casos junturales por mutación de las integrinas *ITGA6* e *IGTB4*, los recién nacidos pueden asociar atresia pilórica.

En la EB distrófica, especialmente en las formas recesivas, las manifestaciones cutáneas son más graves, pudiendo desarrollar sindactilias, osteoporosis, microstomía y alteraciones dentales, úlceras a nivel corneal, esofágico o uretral. También se pueden complicar con fracaso renal y miocardiopatía. Estos pacientes tienen un riesgo > 50 % de desarrollar carcinomas escamosos a los 30 años, siendo este tumor, además, la primera causa de mortalidad.

En el cuarto subtipo, el síndrome de Kindler, destaca una poiquilodermia progresiva con atrofia cutánea «en papel de fumar», pudiendo asociar alteraciones en la mucosa oral, digestivas y ectropión.

La afectación esofágica corresponde a la formación de adherencias y estrechamientos que pueden llegar a una obstrucción. En formas distróficas, pueden aparecer como complicación de ampollas en la zona esofágica que causan dolor y disfagia. Una alteración en el intestino delgado trae como consecuencia cuadros oclusivos y malabsortivos, mientras que, si es en el intestino grueso, aparece estreñimiento, tanto por las fisuras anales recurrentes como por una ingesta baja en fibra. La anemia es una complicación frecuente, debida al bajo aporte nutricional y al consumo por la inflamación crónica.

Una afectación del tracto genitourinario puede provocar estrechamientos en la vía que, en última instancia, desemboquen en hidronefrosis.

Las dificultades para alcanzar un estado nutricional adecuado conllevan un fallo de medro, una pubertad tardía, anemia e hipoalbuminemia, así como una peor cicatrización de las heridas.

En el sistema musculoesquelético, el riesgo de osteoporosis y fracturas está incrementado. Asimismo, las formas distróficas recesivas evolucionan a una fusión progresiva por tejido cicatricial de los dedos con una contractura en flexión de estos.

Las complicaciones oculares descritas incluyen blefaritis, erosiones corneales, simbléfaron, ectropión o queratitis.

La cardiomiopatía dilatada es específica de las formas simples con herencia autosómica dominante con mutaciones de *KLHL24*. En algunos casos, aparece cardiopatía hipertrófica por acumulación de filamentos de desmina. Es importante la detección precoz para el seguimiento y tratamiento dirigido, ya que, dada la afectación cutánea limitada de este subgrupo, puede perderse fácilmente el seguimiento. En casos graves pueden aparecer miocardiopatías como consecuencia de las alteraciones nutricionales, la sobrecarga de hierro o las infecciones víricas.

El dolor y el prurito tienen un gran impacto en la calidad de vida de los pacientes, por lo que, tras el manejo de las lesiones cutáneas, constituyen una de las principales áreas de tratamiento. El dolor puede provenir de múltiples localizaciones: piel, mucosas, musculoesquelético, dental, asociado a fisuras anales o neuropático.

> **!** Son frecuentes el dolor y el prurito, con gran afectación de la calidad de vida. Posibles complicaciones son la sepsis, malabsorción y fallo de medro, carcinomas escamosos, osteoporosis y sindactilias.

Tratamiento

En España, existen centros de referencia de enfermedades minoritarias, con el fin de facilitar el diagnóstico y tratamiento en este caso de las EB. Actualmente, no se dispone de medidas curativas o que modifiquen significativamente el curso de la enfermedad, por lo que el manejo sintomático y la prevención de complicaciones constituyen el pilar fundamental del tratamiento. Es de suma importancia el manejo multidisciplinar junto con enfermería, así como un soporte psicológico y de material para curas. Se debe educar a los familiares y a los pacientes afectos. En los últimos años, se está investigando la utilidad de terapias traslacionales con terapia celular, genética, proteica o farmacológica para corregir el error molecular subyacente directa o indirectamente.

> **!** El tratamiento actual se basa en medidas de prevención y curas de las lesiones. Es imprescindible detectar la aparición de carcinomas escamosos y tratarlos.

El **manejo general** se basa en minimizar el traumatismo mecánico, el tratamiento de las heridas y medidas para evitar la infección. En este sentido, se recomiendan tejidos blandos, protección de las zonas de roce, así como baños con antisépticos como lejía diluida o vinagre blanco diluido para reducir la colonización bacteriana. Se deben evitar adhesivos, así como un uso indiscriminado de antibióticos tópicos o sistémicos sobre las heridas. Los apósitos de plata son útiles en heridas muy colonizadas o infectadas, aunque no deben aplicarse a largo plazo por el riesgo de absorción sistémica. El drenaje de ampollas puede favorecer la curación, siempre con material estéril y manteniendo el techo de la ampolla intacto. En presencia de abundante tejido de granulación de las heridas, se recomienda usar corticosteroides tópicos de alta potencia. Los casos que presentan hiperhidrosis plantar mejoran con la aplicación tópica de cloruro de aluminio. Se ha utilizado la inyección de toxina botulínica, con disminución de la formación de ampollas a nivel plantar, así como del dolor asociado. En Europa se ha aprobado el primer fármaco con indicación en EB distrófica recesiva y juntural, el oleogel-S10, que contiene triterpenos (betulina, lupeol) con propiedades antiinflamatorias, antimicrobianas y antitumorales y que, usados de forma tópica, favorecen la epitelización de las heridas. Sin embargo, los resultados son modestos.

Es importante el control del desarrollo de carcinomas escamosos, sobre todo en niños mayores o adultos con formas recesivas de EB distróficas, recurriendo a biopsias en úlceras crónicas que no curan. Los carcinomas escamosos que aparecen en estos pacientes son especialmente agresivos y metastatizan con frecuencia, a pesar de haber sido extirpados con márgenes quirúrgicos libres. El tratamiento de elección es la cirugía, reservando la quimioterapia y la radioterapia para casos paliativos. Existen estudios con efectividad *in vitro* de algunos inhibidores multicinasa, como rigosertib.

En formas graves, se recomienda un manejo multidisciplinar, incluyendo cuidados orales y dentales, así como soporte nutricional si es preciso y el manejo de las complicaciones añadidas. El reflujo gastroesofágico es frecuente y se trata médicamente con inhibidores de la bomba de protones o con antagonistas H2. Los pacientes con estenosis esofágicas, más frecuentes en formas distróficas recesivas o en el síndrome de Kindler, pueden requerir de dilataciones endoscópicas repetidas o de gastrostomías para lograr un estado nutricional adecuado. El edema esofágico se puede reducir con pautas cortas de corticosteroides orales. Un signo de alarma que debe hacer pensar en un posible carcinoma escamoso en la orofaringe o el esófago proximal es la disfagia acompañada de una pérdida desproporcionada de peso. Cualquier intervención quirúrgica en un paciente con EB requiere de un manejo especializado para evitar que se produzcan despegamientos cutáneos o mucosos durante la misma.

Hay medidas preventivas de la fusión de los dedos de manos y pies basadas en guantes y vendajes, aunque con escasa eficacia, necesitando en muchos casos una corrección quirúrgica.

En cuanto al tratamiento de la anemia, los suplementos orales de hierro son mal tolerados, de modo que normalmente se precisan infusiones intravenosas de hierro para recuperar los depósitos. Generalmente, se recurre a transfusiones cuando la anemia es sintomática o las cifras de hemoglobina son inferiores a 8 mg/dL.

Se recomienda el uso preventivo de lubricantes oculares, aunque las complicaciones no siempre se pueden evitar y requieren de un tratamiento oftalmológico dirigido.

No se debe olvidar que muchos casos se acompañan de dolor intenso, siendo necesario el empleo de analgésicos y, en casos graves, el seguimiento conjunto con especialistas de la unidad del dolor. Se ha propuesto el uso de terapias basadas en cannabinoides para la mejoría del dolor y el prurito. Puede ser beneficiosa la introducción de pregabalina, gabapentina o amitriptilina para el dolor neuropático y el prurito. Se han reportado casos de uso de dupilumab en pacientes con prurito refractario en EB distrófica pruriginosa.

Las líneas de investigación se están focalizando en los tratamientos dirigidos con el fin de modificar el curso de la enfermedad.

A día de hoy, no existe ningún tratamiento curativo autorizado. El único tratamiento con ensayos clínicos específicos aprobado por la Agencia Europea de Medicamentos para favorecer la cicatrización en estos pacientes es el oleogel-S10. Se trata de un tratamiento tópico que contiene extracto seco de la corteza del abedul, con alto contenido en triterpenos, y que ha demostrado una reducción temporal en la curación de las úlceras, particularmente en pacientes con EB distrófica recesiva. Por otro lado, están en desarrollo terapias celulares, como la administración intradérmica alogénica de fibroblastos para restaurar la expresión de colágeno VII y mejorar la cicatrización en formas distróficas recesivas. También se puede restaurar la expresión de colágeno VII por fibroblastos autólogos con modificación de COL7A1 producidos con terapia génica mediante lentivirus. Se han reportado también casos de uso de células estromales mesenquimales alogénicas de forma intradérmica o intravenosa, con mejoría de la cicatrización, el dolor, el prurito y, globalmente, la calidad de vida.

Asimismo, se han propuesto terapias celulares, como el trasplante de progenitores hematopoyéticos, y terapias génicas con sistemas CRISPR-Cas9 basadas en la edición de las proteínas alteradas. Hay reportes de terapia génica de aquellos que codifican para la laminina 332. Están en estudio terapias génicas con diversos sistemas de vectores. Se han usado también autoinjertos en casos de mosaicismos, con la ventaja de evitar los potenciales efectos adversos de los vectores virales.

Hay estudios en modelos animales de transferencia de las proteínas deficitarias, concretamente el colágeno VII. Como curiosidad, el losartán, que se usa normalmente como antihipertensivo, ha demostrado en modelos animales reducir la inflamación y la fibrosis, así como la progresión tumoral en formas distróficas recesivas. Esto plantea la posibilidad de emplearlo como tratamiento a largo plazo. Con el trasplante de progenitores hematopoyéticos se han observado resoluciones completas, aunque los mecanismos subyacentes no están bien esclarecidos y el riesgo de mortalidad es elevado. Están en estudio procedimientos con células madre para la inducción de la expresión de los genes defectuosos.

> **!** Se debe valorar también el manejo multidisciplinar del resto de las alteraciones. Existen múltiples tratamientos en desarrollo con triterpenos y terapia celular.

Pronóstico y seguimiento

El pronóstico y la evolución son muy variables, dependiendo del subtipo de EB y de las comorbilidades asociadas. Hay varias escalas validadas para cuantificar la actividad de la enfermedad, así como otras para evaluar aspectos subjetivos. Concretamente, la calidad de vida está gravemente afectada tanto en los pacientes como en sus familiares. Los tres principales aspectos que influyen en ella son el cuidado de las heridas, el dolor y el prurito, por lo que su manejo debe considerarse prioritario en estos pacientes. En estas enfermedades, el soporte psicológico es de suma importancia.

Los progenitores con hijos afectos y mutaciones conocidas tienen la opción de realizar un diagnóstico prenatal en los embarazos sucesivos por coriocentesis en la semana 12 o amniocentesis hasta la semana 16 de gestación.

DISPLASIAS ECTODÉRMICAS

Se trata de un gran grupo heterogéneo de enfermedades genéticas caracterizadas por anomalías en dos o más estructuras ectodérmicas mayores, ya sean el pelo, las uñas, los dientes o las glándulas sudoríparas. Se pueden afectar también las glándulas sebáceas y las mucosas. La incidencia es de unos 7 casos por 10.000 recién nacidos. Entre las alteraciones epidérmicas destacan la **xerosis** o la **descamación superficial**, pudiendo aparecer también eccema. Los casos que cursan con anhidrosis o hipohidrosis se acompañan de una alteración de la termorregulación que conlleva tanto intolerancia al calor como, en casos extremos, una hipertermia. A nivel capilar, se observan hipotricosis/alopecia o pelo más fino e hipopigmentado. Las uñas pueden ser distróficas o mostrar leuconiquia o coiloniquia. Son frecuentes las alteraciones dentales, con número disminuido y morfología cónica. Algunos pacientes sufren también displasias corneales, alteraciones del aparato lacrimal o cataratas. Las conocidas como «formas puras» son las que tienen anomalías de los derivados ectodérmicos. Sin embargo, hay formas complejas en las que coexisten alteraciones oculares, del desarrollo de los miembros o una fisura labiopalatina.

> ! RECUERDA: Las displasias ectodérmicas tienen alteración de dos o más estructuras ectodérmicas mayores. La xerosis es la principal manifestación. Los casos con hipohidrosis tienen riesgo de desarrollar hipertermia.

Displasias ectodérmicas hipohidróticas y anhidróticas

Introducción

Es un grupo de trastornos con características clínicas comunes: pelo escaso o ausente, dientes en forma de clavija y disminución en la capacidad de sudoración. Asimismo, los afectados presentan una displasia ungueal y una dismorfia más o menos evidente. Es característica la intolerancia al calor debido a la hipohidrosis.

Epidemiología

La forma más frecuente es la ligada al cromosoma X, lo cual justifica la mayor prevalencia en el sexo masculino. Su incidencia es de 0,5-2 de 10.000 varones recién nacidos, sin predilección por ninguna etnia. En las mujeres portadoras, aparecen generalmente manifestaciones más leves, pero pueden ser graves en casos de inactivación del cromosoma X. Hay formas menos frecuentes que siguen un patrón de herencia autosómica dominante o recesiva.

Patogenia

Las mutaciones causales afectan a los genes de la vía de transducción de la ectodisplasina que está implicada en la morfogénesis de células epiteliales del folículo piloso, los dientes y las glándulas ecrinas. Cuando se altera este desarrollo, se producen aplasia, hipoplasia o displasia de las estructuras mencionadas. La activación de la vía de la ectodisplasina durante el desarrollo conlleva una traslocación del factor de transcripción NFκB al núcleo de las células epiteliales, con lo que se alteran diversos genes diana. Cuando se modifica la expresión génica, hay cambios en la proliferación y la supervivencia celular. Se han identificado los genes *EDA* (ectodisplasina), *EDAR* (receptor A de la ectodisplasina) y *EDARADD* (*EDAR associated death domain*). Los casos en que se afecta el gen *IKBKG*, que codifica para la proteína NEMO, asocian inmunodeficiencia, con infecciones cutáneas y aparición de aftas.

Clínica

Los recién nacidos con displasia ectodérmica pueden presentar membrana tipo colodión o descamación importante. El pelo del cuero cabelludo está ausente o, si es escaso, tiene poca pigmentación, aunque puede oscurecerse durante la pubertad. El pelo secundario sexual suele ser normal, aunque el vello corporal también suele ser escaso o ausente. La mayoría de los varones afectos son incapaces de sudar, lo que conlleva una elevación de la temperatura corporal, sobre todo en el contexto de actividad física o entornos cálidos, lo que puede derivar en una hipertermia sintomática. Durante la infancia, presentan frecuentemente fiebre de origen desconocido y puede ser fatal cuando no se reconoce el cuadro. La piel es suave y los dermatoglifos pueden estar afectos debido a la ausencia de poros ecrinos. La hiposecreción afecta también a las glándulas salivales y lacrimales, así como a las mucosas nasosinusal y bronquial. Es frecuente la xerosis cutánea y la aparición de eccemas. De hecho, la atopia afecta a dos tercios de los pacientes. También son comunes las arrugas periorbitarias y la hiperpigmentación. En la evolución, se pueden ver hiperplasias sebáceas en la cara. Las uñas suelen estar respetadas. Tanto la dentición primaria como la secundaria están afectadas. Los dientes pueden estar ausentes, en número reducido y con alteraciones morfológicas, lo que dificulta la alimentación correcta. La facies se altera también debido a una osteogénesis anormal, pudiendo aparecer una nariz «en silla de montar», labios evertidos o una frente abombada. Dichas alteraciones maxilofaciales pueden constituir un problema a la hora de la realización de intervenciones para implantes dentales. Las secreciones nasales y el cerumen son más espesos, con infecciones respiratorias frecuentes y voz ronca. Durante la infancia, se observan reflujo gastroesofágico y problemas para la ingesta. Ocasionalmente, puede aparecer amastia unilateral o bilateral. Cuando se afectan mujeres con la forma ligada al cromosoma X, se pueden dar diversos escenarios; así, algunas son portadoras sin clínica, otras tienen afectación limitada en forma de menor densidad capilar, algunos dientes alterados, distribución parcheada de las glándulas sudoríparas a lo largo de las líneas de Blaschko o hiperpigmentación relativa de la piel que no tiene anejos. También pueden ser mujeres con todas las manifestaciones anteriormente descritas, debido a la inactivación de uno de los cromosomas X.

Anatomía patológica

No suele ser necesaria la biopsia cutánea, pero se considera diagnóstica la ausencia de glándulas ecrinas en una biopsia de cuero cabelludo o palmas. En el caso del cabello, se identifica un diámetro reducido o variable del tallo piloso y bandas paralelas oscuras de diferente longitud en forma de «código de barras».

Diagnóstico diferencial

La mayoria de los pacientes presentan herencia ligada al cromosoma X. En casos esporádicos, resulta útil el diagnóstico molecular. Las mutaciones de *WNT10A* en homocigosis o las formas heterocigóticas compuestas dan un fenotipo de displasia ectodérmica hipohidrótica sin dismorfia facial, aparte de causar displasia odontoonicodérmica y síndrome de Schöpf-Schulz-Passarge. Las mutaciones en heterocigosis de *WNT10A* representan formas leves de displasia ectodérmica hipohidrótica o hipodontia aislada. En el momento del nacimiento, se puede confundir con una ictiosis en los recién nacidos con membrana colodión. Asimismo, en los niños con fiebre recurrente, frecuentemente se piensa en infecciones antes de reconocer las manifestaciones típicas de displasia ectodérmica hipohidrótica.

Existen formas que asocian inmunodeficiencia si las mutaciones afectan al gen *IKBKG* (NEMO), diferenciándose por la clínica y los hallazgos de laboratorio debidos a anomalías del sistema inmune.

Tratamiento

Con el fin de evitar la hipertermia, se debe controlar la temperatura externa, y aplicar métodos externos para el enfriamiento. Los emolientes son clave para mejorar la sequedad cutánea. Desde los 3 años se pueden usar dentaduras y, en más mayores, se recomienda la corrección de la dentadura con implantes. Muchos casos precisan de seguimiento multidisciplinar para el tratamiento del resto de las manifestaciones, como las infecciones respiratorias, el infrapeso y la hiposecreción salival. El objetivo sería la **corrección del defecto** para conseguir modificar la historia natural de la enfermedad. En modelos murinos y caninos, con la administración de proteína recombinante EDA intraútero o posnatal, se ha observado la corrección parcial o total del fenotipo. Se están realizando estudios en niños con formas ligadas al cromosoma X.

> **!** Las formas hipohidróticas o anhidróticas se deben a mutaciones en la vía de la ectodisplasina, la mayoría con patrón hereditario ligado al cromosoma X. Existe una hiposecreción generalizada, xerosis y eccemas, así como alteraciones capilares, dentales y maxilofaciales.

Displasias ectodérmicas hipohidróticas con inmunodeficiencia

Se trata de una condición poco frecuente, con clínica muy similar a las formas clásicas, pero asociando anomalías inmunes.

Patogenia

El patrón hereditario más frecuente es el recesivo ligado al cromosoma X causado por mutaciones en *IKBKG* (también conocido como NEMO) que codifica para una subunidad de una cinasa reguladora que activa NFκB en las vías de la ectodisplasina y del factor de necrosis tumoral α. Afecta primariamente a varones, y hay una elevada proporción de mosaicismos somáticos en las células T. También se han descrito formas autosómicas dominantes de mutaciones en el gen *NFKB1A*, con menor señalización de esta vía, debido a que el inhibidor de NFκB es resistente a la degradación.

Clínica

Suelen tener anomalías menos importantes de estructuras ectodérmicas. Pueden aparecer hipodontia, dientes cónicos, hipotricosis, menor capacidad para la sudoración, abombamiento frontal, arrugas periorbitarias y labios evertidos. Una clave diagnóstica sería una dermatitis atópica o seborreica-*like* que deriva en una eritrodermia. También puede aparecer hiperpigmentación reticulada. Manifestaciones inflamatorias extracutáneas observadas en estos pacientes incluyen colitis —hasta en un cuarto de los casos—, así como artritis crónica. La inmunodeficiencia conlleva el desarrollo de infecciones bacterianas de repetición, sobre todo respiratorias y cutáneas. Hay una mala respuesta de anticuerpos frente a antígenos polisacáridos, una disgammaglobulinemia (descenso de los niveles de inmunoglobulina G con aumento de niveles de inmunoglobulinas M y A), así como una menor actividad de las células *natural killer*. Los pacientes con patrón de herencia autosómica dominante asocian deficiencia grave de células T. Algunos niños presentan osteoporosis o linfedema. Las mujeres portadoras pueden tener manifestaciones leves de incontinencia pigmentaria.

Tratamiento

Las inmunoglobulinas intravenosas no han demostrado reducir el número de infecciones. El defecto inmune se podría corregir con el alotrasplante de progenitores hematopoyéticos, pero con potenciales complicaciones postrasplante.

 Las mutaciones de *IKBKG* (NEMO) asocian inmunodeficiencia. El tratamiento incluye medidas para evitar la hipertermia, emolientes y corrección de las alteraciones dentales. Está en estudio la administración de proteína recombinante.

Displasia ectodérmica hidrótica (síndrome de Clouston)

Patogenia

Se trata de una enfermedad con herencia autosómica dominante por mutaciones *missense* en el gen *GJB6*, que codifica para la proteína conexina 30 y que se cree está regulada por el factor de transcripción p63. Las conexinas forman uniones comunicantes y *GJB6* se expresa en los queratinocitos.

Clínica

Se afectan primariamente el pelo y las uñas, con dientes y capacidad de sudoración normales. Son frecuentes la alopecia parcheada y el pelo frágil, escasamente pigmentado y rizado. Las uñas son blancas, pequeñas y se van engrosando con el paso del tiempo. En los adultos, el crecimiento ungueal está enlentecido, con engrosamiento y separación distal del lecho. Puede haber hiperqueratosis palmoplantar progresiva, así como pápulas correspondientes a los acrosiringios ecrinos que también aparecen en superficies extensoras de las extremidades. La escasez de pestañas aumenta el riesgo de conjuntivitis, blefaritis. Se han descrito casos de leucoplaquia oral.

Histología

En las biopsias de las palmas y las plantas engrosadas se ve ortohiperqueratosis, con una capa granular normal. Cuando se biopsian lesiones papulares, se observa una siringofibroadenomatosis ecrina caracterizada por proliferación de estructuras ductales en un estroma fibrovascular.

Diagnóstico diferencial

Las alteraciones capilares en formas hidróticas las diferencian de la paquioniquia congénita. En pacientes con mutaciones de *GJB2*, se ha descrito un fenotipo tipo displasia ectodérmica hidrótica con sordera asociada.

Tratamiento

En caso de onicodinia puede recurrirse a la avulsión ungueal. La hiperqueratosis palmoplantar es de difícil manejo, pudiendo emplearse α-hidroxiácidos o urea.

BIBLIOGRAFÍA

Bardhan A, Bruckner-Tuderman L, Chapple ILC, et al. Epidermolysis bullosa. Nat Rev Dis Primer. 2020;6(1):78.

Bolognia JL, Schaffer JV, Cerroni L. Dermatology. 4 ed. Philadelphia: Elsevier; 2018.

García-Martín P, Hernández-Martín A, Torrelo A. Displasias ectodérmicas: revisión clínica y molecular. Actas Dermosifiliogr. 2013;104(6):451-70.

Pǎrvǎnescu Panǎ RD, Watz CG, Moacǎ EA, et al. Oleogel Formulations for the Topical Delivery of Betulin and Lupeol in Skin Injuries—Preparation, Physicochemical Characterization, and Pharmaco-Toxicological Evaluation. Molecules. 2021;26(14):4174.

Saurat JH, Lipsker D, Thomas L, Borradori L, Lachapelle JM. Dermatologie et infections sexuellement transmissibles. 6ª ed. Issy-les-Moulineaux: Elsevier Masson; 2016.

Dermatosis del embarazo

61

L. M. Guzmán Pérez y V. Velasco

 PUNTOS CLAVE

- La incidencia real de las dermatosis del embarazo es difícil de establecer en vista de la escasa frecuencia con la que se presentan algunas de ellas y, por otra parte, debido que a menudo no son referidas al dermatólogo para su clasificación y diagnóstico correcto.
- Resulta imprescindible identificar la importancia de cada estudio complementario según la sospecha clínica, así como interpretar adecuadamente la información que aportan, a fin de evitar la solicitud de pruebas que carecen de relevancia diagnóstica y, sobre todo, para evitar retrasos en la toma de decisiones.
- Las distintas dermatosis del embarazo comparten múltiples similitudes clínicas entre sí, hecho que dificulta en muchas ocasiones el diagnóstico en la primera consulta. Sin embargo, es importante perseguir el diagnóstico certero tomando en cuenta el riesgo de complicaciones maternas o fetales que conllevan algunas de estas enfermedades.

INTRODUCCIÓN

El embarazo representa un lapso finito en la vida de la mujer en el que se suceden modificaciones, en su mayoría transitorias, en múltiples órganos, incluyendo la piel. En líneas generales, las dermatosis del embarazo son el resultado de la interacción entre cambios fisiológicos o patológicos que ocurren durante la gestación (de carácter inmunológico, hormonal e incluso mecánico) en mujeres con algún factor predisponente de base, como la carga genética o patologías subyacentes. Aunque la mayoría de los casos son benignos y autolimitados, algunas de estas enfermedades traen consigo un mayor riesgo de complicaciones, tanto maternas como fetales, por lo que resulta necesario el diagnóstico y abordaje tempranos.

PENFIGOIDE GESTACIONAL

Epidemiología

La incidencia estimada es de alrededor de 1 caso cada 50.000 embarazos. Es más prevalente en pacientes con HLA-DR3 y HLA-DR4, y raramente se asocia a tumores trofoblásticos.

Etiopatogenia

Se cree que el penfigoide gestacional es una **dermatosis autoinmune** iniciada por la expresión anómala de antígenos del complejo principal de histocompatibilidad de clase II (de haplotipo paterno) que estimulan una respuesta alogénica con producción materna de autoanticuerpos fijadores del complemento de la subclase inmunoglobulina (Ig) G1 dirigidos contra la membrana basal placentaria, la cual, a continuación, presenta una reacción cruzada con la piel que provoca el depósito de C3 a lo largo de la unión dermoepidérmica, provocando en última instancia la separación entre la epidermis y la dermis.

Características clínicas

El acrónimo SELLE (síntomas, etapa del embarazo, lesiones clínicas, localización y evolución) abarca los datos mínimos que deben valorarse durante la evaluación clínica de una dermatosis en el embarazo (**Tabla 61-1**). Así pues, en el penfigoide gestacional se observa:

- Síntoma: prurito.
- Etapa del embarazo: suele comenzar en la etapa final del embarazo, aunque puede aparecer en cualquier trimestre o incluso en el puerperio.

Tabla 61-1. Dato clínico distintivo de la enfermedad: hallazgo clínico en el que una dermatosis en concreto se diferencia del resto

Dato clínico evaluado	Las DE coinciden en la presencia de los siguientes hallazgos clínicos	Excepción a la norma (dato clínico distintivo de cada enfermedad)
Síntoma	Prurito como síntoma principal	**PPE:** ausencia de prurito. Se pueden presentar otros síntomas sistémicos
Etapa del embarazo	Desarrollo en la segunda mitad del embarazo	**EAE:** primera mitad del embarazo
Lesión clínica	Presencia de lesiones cutáneas primarias	**CIE:** solo lesiones cutáneas secundarias al rascado
Localización	Localización afectada variable	**EPE:** las lesiones se localizan en las estrías (> 90 %)
Evolución del cuadro	Resolución con el parto	**PG:** reagudización con el parto en el 75 % de los casos

CIE: colestasis intrahepática del embarazo; DE: dermatosis del embarazo; EAE: erupción atópica del embarazo; EPE: erupción polimorfa del embarazo; PG: penfigoide gestacional; PPE: psoriasis pustulosa del embarazo.

- Lesiones clínicas: pápulas y placas eritematoedematosas anulares que posteriormente pueden asociar vesículas agrupadas sobre una base eritematosa para finalmente dar lugar a la ampolla tensa distintiva de esta dermatosis, aunque no siempre está presente.
- Localización: clásicamente, se inicia en la zona periumbilical para luego generalizarse, respetando normalmente la cara y las mucosas.
- Evolución: las lesiones habitualmente regresan durante las últimas semanas del embarazo, aunque el 75 % de las pacientes presenta una reagudización con el parto y la reversión en las semanas o meses siguientes.

Diagnóstico

La confirmación diagnóstica requiere de **biopsia cutánea** para inmunofluorescencia directa (IFD), la cual en el 100 % de los casos revela depósito de C3 en la membrana basal y en un tercio de los mismos, depósito adicional de IgG. El estudio histológico suele mostrar datos inespecíficos y la típica ampolla subepidérmica se observa en una minoría de los casos.

La inmunofluorescencia indirecta (IFI) convencional puede detectar anticuerpos contra la membrana basal en aproximadamente el 20-30 % de los casos, mientras que la IFI con adición de complemento revela autoanticuerpos IgG1 en casi todas las pacientes.

La determinación de los títulos de anticuerpos mediante ELISA BP180-NC16A puede ser útil en el diagnóstico, el seguimiento de la actividad de la enfermedad y el control del tratamiento.

Riesgos y complicaciones maternas

La recurrencia de la enfermedad en futuros embarazos se describe hasta en la mitad de las pacientes, con un comportamiento clínico habitualmente más grave y asociado a un inicio más temprano. Se han descrito también las recidivas con la menstruación o con la toma de anticonceptivos orales. Además, las mujeres con antecedente de penfigoide gestacional pueden tener un riesgo más alto de desarrollar patología autoinmune, más frecuentemente enfermedad de Graves.

Riesgos y complicaciones fetales

Aumento del riesgo de prematuridad y recién nacido pequeño para la edad gestacional. El 10-13 % de los casos presenta penfigoide gestacional neonatal con afectación cutánea leve y transitoria.

> **!** El riesgo de prematuridad y de recién nacido pequeño para la edad gestacional se correlaciona con la gravedad de la enfermedad.

Tratamiento

Corticoterapia tópica o sistémica según la gravedad clínica. La pauta oral habitual de inicio consiste en **prednisolona** 0,5 mg/kg/día, cuya dosis se irá disminuyendo progresivamente al detenerse la formación de ampollas o se incrementará en caso de reagudización. Los pocos casos corticorrefractarios pueden beneficiarse de plasmaféresis durante el embarazo. El tratamiento con Ig endovenosa, azatioprina y dapsona ha demostrado ser efectivo; sin embargo, no hay que olvidar que se trata de una patología que no asocia mayores riesgos para la madre, por lo que durante la gestación se deberá valorar el riesgo-beneficio que supone la administración de cada tratamiento.

Pronóstico y seguimiento

El pronóstico maternofetal es bueno y, en general, el seguimiento a largo plazo no es necesario; sin embargo, es recomendable la participación del dermatólogo en la planificación de futuros embarazos.

ERUPCIÓN POLIMORFA DEL EMBARAZO

Epidemiología

La incidencia es aproximadamente de 1:160 a 1:200 embarazos. Alrededor del 70 % de los casos se da en primigestas.

Etiopatogenia

La frecuente presentación en embarazos múltiples y la disposición habitual de las lesiones sobre las estrías gravídicas apoyan la hipótesis de la distensión como factor participante en la patogenia de esta enfermedad. Se cree que la distensión abdominal produce un daño del tejido conjuntivo subyacente que lleva a la exposición de antígenos dérmicos, originando la activación de una respuesta inflamatoria local que explica la aparición inicial de la erupción en el interior de las estrías. A continuación, se produce una respuesta cruzada al colágeno en la piel de otras áreas del cuerpo, dando lugar a la erupción generalizada. Sin embargo, la distensión cutánea parece ser insuficiente para producir esta enfermedad, puesto que no se observa el desarrollo de estrías ni de erupciones tras someter la piel a este factor de forma aislada, por ejemplo, mediante expansores con fines quirúrgicos y reconstructivos.

Otros factores estudiados que se cree que participan en la patogenia de esta enfermedad son el incremento de la concentración de progesterona (mayor en embarazos múltiples) y una posible respuesta inmune a antígenos fetales en tejido materno (quimerismo periférico).

Características clínicas

Los rasgos fundamentales de la erupción polimorfa del embarazo son:

- Síntoma: prurito.
- Etapa del embarazo: tercer trimestre del embarazo (85 %) o posparto inmediato (15 %).
- Lesiones clínicas: pápulas y placas eritematoedematosas iniciales y, conforme progresa la enfermedad, cerca de la mitad de los casos muestra características clínicas muy variables (lesiones «en diana», vesículas, placas eccematosas e incluso eritema generalizado).
- Localización: más del 90 % de los casos desarrollan lesiones dentro o en las adyacencias de las estrías del abdomen (**e-Fig. 61-1**) y muslos proximales. Posteriormente, se extiende al resto del tronco y las extremidades, pero en general respeta la cara, las palmas y las plantas. En contraste con el penfigoide gestacional, suele respetar el área periumbilical (**e-Fig. 61-2**).
- Evolución: las lesiones desaparecen en las siguientes 4-6 semanas.

Diagnóstico

Es clínico. La histología es variable e inespecífica, la IFD irrelevante desde el punto de vista diagnóstico, la IFI es negativa y la analítica sanguínea es normal, por lo que la realización de pruebas complementarias se reserva para casos dudosos o para descartar otras dermatosis.

Tratamiento

Corticosteroides tópicos, emolientes y antihistamínicos orales. En caso de afectación más grave, una pauta corta de corticosteroides sistémicos ha demostrado ser segura y efectiva.

Complicaciones y pronóstico

No existen riesgos para la salud materna y fetal asociados a esta enfermedad, por lo que el pronóstico es bueno; habitualmente no se produce recidiva.

COLESTASIS INTRAHEPÁTICA DEL EMBARAZO

Epidemiología

La incidencia de la colestasis intrahepática del embarazo es muy variable según la región, siendo más frecuente en Sudamérica, con una tasa de incidencia cercana al 30 % entre las indias araucanas de Chile y Bolivia. Por el contrario, en Europa y Norteamérica la tasa de incidencia es del 0,1-1,5 %. Estas diferencias se deben probablemente a los distintos criterios de notificación de cada país, sumado a factores genéticos y culturales.

Etiopatogenia

El acontecimiento central es la disminución de la excreción de ácidos biliares y, a continuación, el incremento de las concentraciones séricas de estos. Varios estudios han encontrado mutaciones en genes que codifican las proteínas transportadoras de bilis que pueden predisponer a la colestasis intrahepática del embarazo. Otro factor contribuyente es la elevación de estrógenos y progesterona propia de la gestación, ya que los metabolitos de estas hormonas son capaces de saturar el sistema de transporte hepático y reducir la excreción de bilis. La aparición habitual en la segunda mitad del embarazo y la mayor prevalencia de esta enfermedad en embarazos múltiples (situaciones que se asocian a mayor concentración hormonal), así como la resolución de la enfermedad tras el parto, apoyan la importancia del factor hormonal en esta patología. Otros factores asociados son la carencia de selenio y algunas enfermedades hepáticas.

Características clínicas

Las principales son:

- Síntomas: prurito intenso y generalizado, que empeora por las noches y mejora progresivamente con el curso del embarazo. Otros síntomas relacionados con la colestasis pueden ser acolia, coluria, esteatorrea y sangrado.
- Etapa del embarazo: generalmente se desarrolla entre el segundo y el tercer trimestres.
- Lesiones clínicas: no se observan lesiones cutáneas primarias, y las lesiones secundarias al rascado van de pequeñas excoriaciones hasta un prurigo nodular pronunciado. Otro signo clínico que se debe valorar es la presencia de ictericia, ya que se asocia a episodios más graves.
- Localización: normalmente, el prurito se inicia en la zona palmoplantar, para luego generalizarse.
- Evolución: se resuelve al cabo de días o semanas tras el parto.

> ! En caso de persistencia tras el parto, se deben descartar otras causas de colestasis, especialmente la cirrosis biliar primaria.

Diagnóstico

La **elevación de ácidos biliares** por encima de 11 μmol/L es diagnóstica. Sin embargo, el prurito suele preceder a esta alteración varias semanas, por lo que se debe repetir el análisis cuando los valores sean normales pero la clínica sea sugestiva.

Bioquímicamente, se puede observar un patrón de hepatitis colestásica con o sin prolongación del tiempo de protrombina. La histopatología es inespecífica, y la IFD y la IFI son negativas. Para excluir otras causas de colestasis puede ser útil la realización de serologías de hepatitis virales y la ecografía hepática.

Riesgos y complicaciones maternas

La recurrencia en futuros embarazos se observa en el 45-70 % de las pacientes. La recidiva con anticonceptivos orales es habitual. También hay riesgo de hemorragias durante y después del parto como consecuencia de la deficiencia de vitamina K debida a la malabsorción de vitaminas liposolubles asociada a la colestasis.

Riesgos y complicaciones fetales

La colestasis intrahepática del embarazo está asociada a riesgo incrementado de prematuridad, sufrimiento fetal intraparto, síndrome de dificultad respiratoria y muerte fetal.

Tratamiento

A fin de disminuir la concentración de los ácidos biliares, se debe administrar de forma precoz y hasta la finalización de la gestación **ácido ursodesoxicólico** oral a dosis de 15 mg/kg/día en 2-3 tomas al día o, con independencia del peso corporal, 1 g diario. Se puede incrementar la dosis hasta 21 mg/kg/día en caso de persistencia de prurito tras al menos 1 semana de tratamiento. La mejoría sintomática se observa típicamente al cabo de 1-2 semanas y la mejoría bioquímica, en 3-4 semanas.

Hay que realizar controles analíticos y administrar vitamina K según las necesidades. Resulta imprescindible la vigilancia estrecha maternofetal, y se recomienda la finalización del embarazo cuando suponga más riesgos que beneficios, tomando en cuenta la maduración fetal y los valores de ácidos biliares en sangre materna. Así, ante niveles de ácidos biliares de 100 μmol/L o mayores, el parto se debe ofrecer a las 36 semanas de gestación, mientras que con niveles de ácidos biliares inferiores a 100 μmol/L el parto se recomendará a las 36-39 semanas.

Pronóstico

El pronóstico materno es bueno en general. El pronóstico fetal se correlaciona con los niveles maternos de ácidos biliares, con un incremento del riesgo fetal del 1-2 % por cada 1 μmol/L por encima de los 40 μmol/L.

ERUPCIÓN ATÓPICA DEL EMBARAZO

Se define como una reagudización o como el primer episodio de dermatitis atópica durante el embarazo.

Epidemiología

Es el trastorno pruriginoso más común en las mujeres embarazadas, ya que representa el 50 % de las dermatosis del embarazo. Su incidencia puede llegar a 1 de cada 5 o 1 de cada 20 embarazos. Las pacientes suelen referir antecedentes personales o familiares de atopia (asma, eccema o rinitis alérgica); sin embargo, solo el 20 % tiene el antecedente personal de dermatitis atópica; en la mayoría de los casos, los cambios cutáneos atópicos suceden por primera vez durante el embarazo.

Etiopatogenia

Dentro de los cambios inmunológicos que ocurren durante el embarazo normal, a fin de propiciar la supervivencia fetal, destaca el desbalance inmunitario con predominio de la respuesta TH2 sobre la TH1. Del mismo modo, la dermatitis atópica es considerada una enfermedad mediada por citocinas TH2. En este sentido, se considera que la aparición de la erupción atópica del embarazo es el resultado de la dominancia TH2 propia de la gestación sobre el desequilibrio ya presente en la mayoría de las pacientes atópicas.

Características clínicas

Se detallan a continuación:

- Síntoma: prurito.
- Etapa del embarazo: ocurre típicamente en el primer trimestre del embarazo y en el 75 % de las pacientes aparece antes del tercer trimestre.
- Lesiones clínicas: se presenta en el 66 % de los casos como placas eccematosas y en el 33 % restante como una erupción papulosa con lesiones típicas de prurigo.
- Localización: las lesiones eccematosas se distribuyen sobre las zonas típicamente afectadas en la dermatitis atópica, como la cara, el cuello, el tronco (e-Fig. 61-3) y las flexuras. La erupción papular es más común en el tronco y la región extensora de las extremidades.
- Evolución: es variable. Se suele observar una respuesta rápida tras el inicio del tratamiento.

Diagnóstico

La histología es inespecífica, la IFD y la IFI son negativas, y en la analítica sanguínea solo destaca un incremento en la concentración sérica de IgE hasta en el 70 % de las pacientes. Por tanto, se trata de un **diagnóstico clínico de exclusión** que requiere la presencia de lesiones sugestivas en pacientes con diátesis atópica o elevación de la IgE y tras descartar otras dermatosis del embarazo.

Tratamiento

Corticosteroides tópicos, antihistamínicos, emolientes y antipruriginosos tópicos. La urea (10 %), el polidocanol, la pramoxina y el mentol por vía tópica son seguros en el embarazo. La radiación ultravioleta B y los corticosteroides sistémicos han demostrado efectividad en casos graves o refractarios.

Riesgos, complicaciones y pronóstico

El pronóstico maternofetal es excelente y no asocia riesgos vitales. Sin embargo, las recidivas en los embarazos siguientes son frecuentes.

PSORIASIS PUSTULOSA GENERALIZADA DURANTE EL EMBARAZO

Se trata de una variante de la psoriasis pustulosa generalizada. Sin embargo, dada la importancia de su reconocimiento y tratamiento temprano a fin de prevenir riesgos maternofetales, algunos autores la incluyen en las discusiones sobre las dermatosis del embarazo.

Clínica

Las manifestaciones clínicas habituales son:

- Síntomas: el prurito suele estar ausente. Sin embargo, pueden aparecer otros síntomas sistémicos como fiebre, anorexia, náuseas, vómitos y diarrea.
- Etapa del embarazo: habitualmente se presenta en el tercer trimestre.
- Lesiones clínicas: placas eritematosas circunferenciales con pústulas superpuestas en la periferia. Posteriormente, se erosionan y forman costras en el centro. También pueden presentarse erosiones en la boca y el esófago, así como pústulas subungueales y onicólisis.
- Localización: suele iniciarse en las flexuras y luego se generaliza, respetando las manos, los pies y la cara.
- Evolución: usualmente se resuelve de forma espontánea tras el parto.

Diagnóstico

Los hallazgos clínicos a menudo suelen ser suficientes para establecer el diagnóstico.

La histopatología es similar a la psoriasis pustulosa en mujeres no embarazadas, revelando pústulas espongiformes con neutrófilos, hiperplasia epidérmica y paraqueratosis. Tanto la IFD como la IFI son negativas.

En la analítica sanguínea a menudo se observa leucocitosis con neutrofilia, hipoalbuminemia, hipoparatiroidismo con hipocalcemia, niveles bajos de vitamina

D y elevación de la velocidad de eritrosedimentación. Los cultivos de sangre y exudado de pústulas son estériles.

Complicaciones maternas

Alteraciones hidroelectrolíticas, sepsis e hipocalcemia que puede provocar delirio, tetania y convulsiones. Se han descrito recurrencias con la menstruación o con la toma de anticonceptivos orales. Las recurrencias en los siguientes embarazos suelen ocurrir de forma precoz y con una presentación clínica más grave.

Complicaciones fetales

Aumento del riesgo de restricción de crecimiento intrauterino, prematuridad y muerte.

Tratamiento

Corticosteroides sistémicos a dosis que varían según la respuesta y gravedad clínica entre 15 y 80 mg por día. La mayoría de las pacientes permanecen con terapia oral hasta el período posparto, y luego se reducen muy lentamente para evitar rebrotes. La ciclosporina o los inhibidores del factor de necrosis tumoral también son de primera línea para los casos graves.

Las **medidas generales** son inicio oportuno del tratamiento, reanimación con líquidos y electrolitos, vigilancia y seguimiento clínico-analítico materno y monitorización fetal. La inducción del parto es una opción de tratamiento para pacientes con enfermedad grave o recalcitrante cuyo embarazo está cercano a término o por encima de la semana 37 de gestación.

Pronóstico y seguimiento

Suele resolverse espontáneamente después del parto.

CAMBIOS FISIOLÓGICOS EN EL EMBARAZO

El desarrollo de signos o síntomas cutáneos durante el embarazo es una constante. Los cambios pigmentarios destacan por su frecuencia, afectando hasta al 100 % de las embarazadas según algunos autores, e incluyen la hiperpigmentación de los pezones, areolas, genitales externos, línea alba (**e-Fig. 61-4**) y cambios en los nevos. El melasma afecta a más de la mitad de las pacientes y puede tratarse de un cambio persistente tras la finalización del embarazo. Las estrías gravídicas también son un hallazgo frecuente, y afectan al área abdominal, las caderas y en menor medida a las mamas. La hiperemia propia del embarazo puede reflejarse a nivel cutáneo con eritema palmar y/o angiomas. Todas las estructuras cutáneas pueden experimentar cambios, por lo que son múltiples los hallazgos en la piel y los anejos, la mayoría de ellos de carácter transitorio. Finalmente, aun en ausencia de signos cutáneos, el prurito es un síntoma frecuente en esta etapa, probablemente causado por modificaciones en la actividad de las glándulas de la piel bajo la influencia hormonal. Aunque la mayoría de los cambios cutáneos en el embarazo implican una repercusión estrictamente estética, resulta esencial reconocer estos hallazgos a fin de lograr su clasificación adecuada dentro de lo fisiológico o patológico.

TERAPIA DERMATOLÓGICA EN EL EMBARAZO

Siempre que sea posible, el tratamiento de las afecciones cutáneas durante el embarazo irá orientado según la etiología subyacente. Las distintas opciones terapéuticas van desde medidas no farmacológicas o tratamiento sintomático hasta terapia inmunosupresora (**Figs. 61-5**, **61-6** y **61-7**).

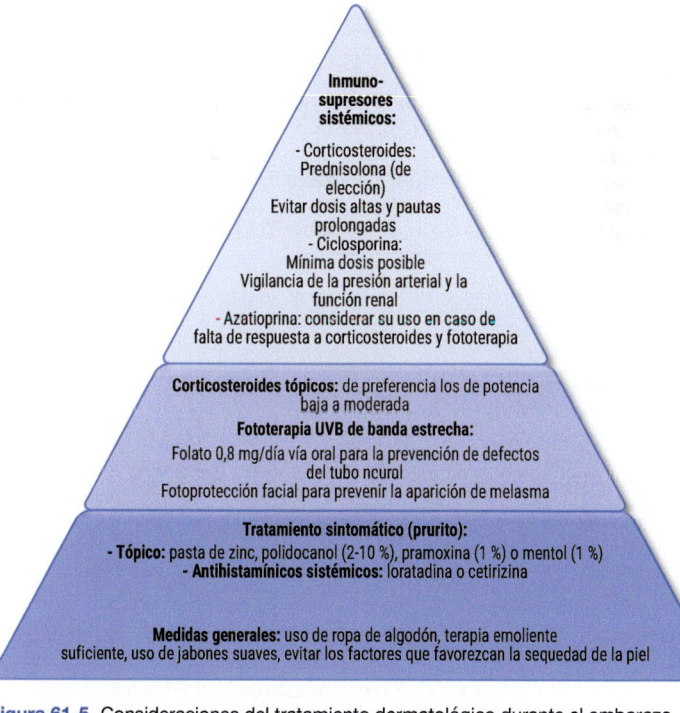

Inmuno-supresores sistémicos:

- Corticosteroides: Prednisolona (de elección) Evitar dosis altas y pautas prolongadas
- Ciclosporina: Mínima dosis posible Vigilancia de la presión arterial y la función renal
- Azatioprina: considerar su uso en caso de falta de respuesta a corticosteroides y fototerapia

Corticosteroides tópicos: de preferencia los de potencia baja a moderada

Fototerapia UVB de banda estrecha:
Folato 0,8 mg/día vía oral para la prevención de defectos del tubo neural
Fotoprotección facial para prevenir la aparición de melasma

Tratamiento sintomático (prurito):
- **Tópico:** pasta de zinc, polidocanol (2-10 %), pramoxina (1 %) o mentol (1 %)
- **Antihistamínicos sistémicos:** loratadina o cetirizina

Medidas generales: uso de ropa de algodón, terapia emoliente suficiente, uso de jabones suaves, evitar los factores que favorezcan la sequedad de la piel

Figura 61-5. Consideraciones del tratamiento dermatológico durante el embarazo.

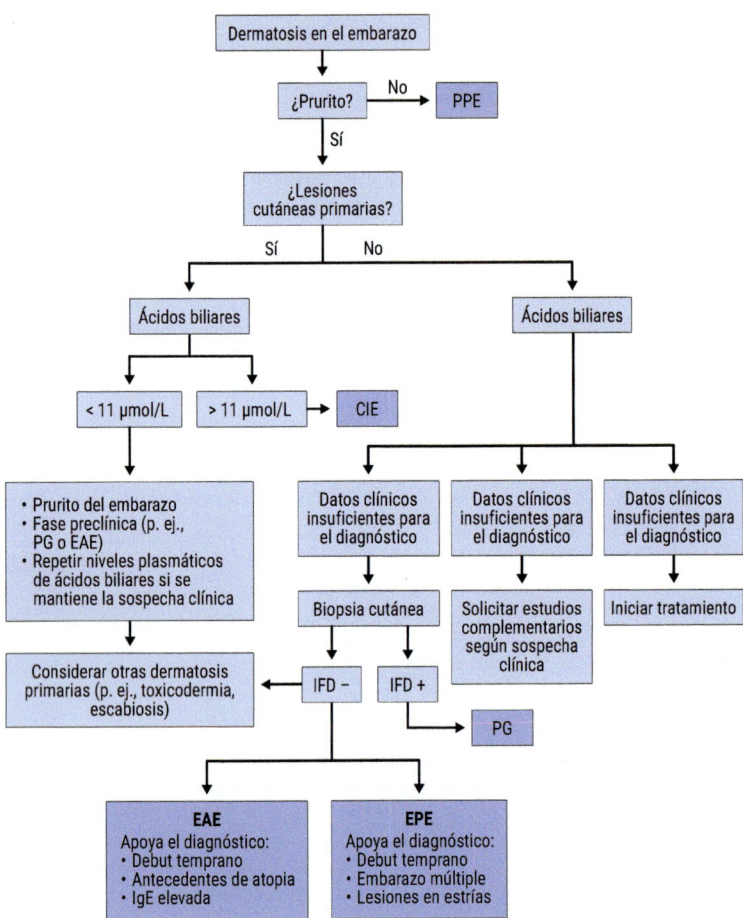

Figura 61-6. Algoritmo diagnóstico de las dermatosis del embarazo.
CIE: colestasis intrahepática del embarazo; EAE: erupción atópica del embarazo; EPE: erupción polimorfa del embarazo; IFD: inmunofluorescencia directa; IgE: inmunoglobulina E; PG: penfigoide gestacional; PPE: psoriasis pustulosa del embarazo.

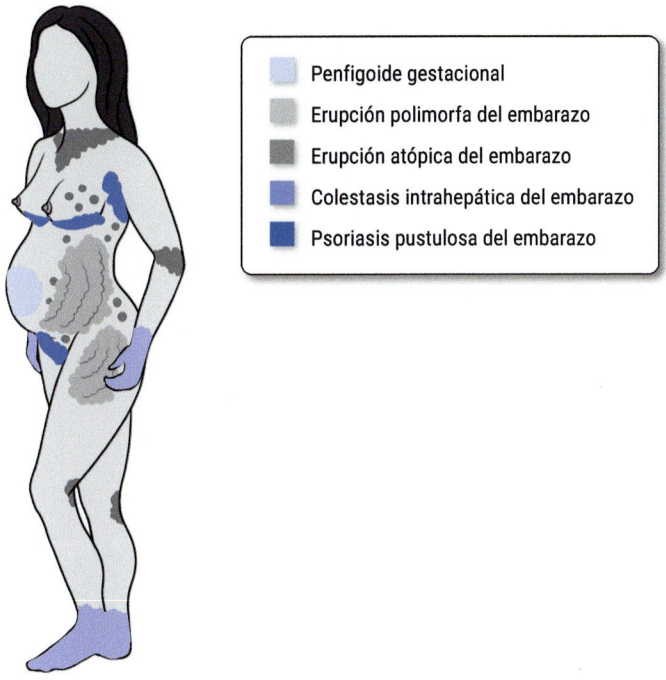

Penfigoide gestacional

Erupción polimorfa del embarazo

Erupción atópica del embarazo

Colestasis intrahepática del embarazo

Psoriasis pustulosa del embarazo

Figura 61-7. Localizaciones más frecuentemente afectadas por las dermatosis del embarazo: área periumbilical en el penfigoide gestacional; estrías de muslos y abdomen en la erupción polimorfa del embarazo; prurito palmoplantar en la colestasis intrahepática del embarazo; zonas típicamente afectadas en la dermatitis atópica o pápulas dispersas por zonas de roce del tronco en la erupción atópica del embarazo; flexuras en la psoriasis pustulosa del embarazo.

BIBLIOGRAFÍA

Bolognia JL, Schaffer JV, Cerroni L. Dermatology. 4.ª ed. Londres: Elsevier Health Sciences; 2017.

Dávila I, Del Cuvillo A, Mullol J, et al. Use of second generation H1 antihistamines in special situations. J Investig Allergol Clin Immunol. 2013;23 Suppl 1:1-16.

Guerra Tapia A. Embarazo y piel. Cambios fisiológicos y trastornos con repercusión estética. Actas Dermosifiliogr. 2002;93(1-2):77-83.

Himeles JR, Pomeranz MK. Recognizing, diagnosing, and managing pregnancy dermatoses. Obstet Gynecol. 2022;140(4):679-95.

Stefaniak AA, Pereira MP, Zeidler C, Ständer S. Pruritus in pregnancy. Am J Clin Dermatol. 2022;23(2):231-46.

Psicodermatología

E. de la Rosa-Fernández y M. Herrero Moyano

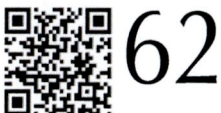

62

 PUNTOS CLAVE

- La comorbilidad psiquiátrica es muy frecuente en la consulta dermatológica.
- Existen una serie de trastornos psiquiátricos primarios que se atienden en las consultas de dermatología que es preciso saber reconocer y tratar.
- Es necesario un abordaje integral del paciente atendiendo al trastorno cutáneo y a las comorbilidades psicosociales en el mismo tiempo.
- Se recomienda que el dermatólogo esté familiarizado con el uso de un psicofármaco de cada grupo.

INTRODUCCIÓN

Durante siglos, la interacción entre la psique y la piel ha sido objeto de análisis en la medicina. Incluso en la antigua Grecia, Hipócrates, considerado el fundador de la medicina moderna, planteaba reflexiones sobre esta relación entre la mente y la piel. La piel es el órgano más extenso del cuerpo humano y a menudo transmite visualmente información sobre una amplia gama de enfermedades que pueden tener su origen en diversos puntos del cuerpo e incluso en la esfera mental. En sintonía con esto, la psicodermatología se basa en una evaluación holística de los pacientes. Esta subespecialidad de la dermatología se encarga de un campo en el que la salud mental se entrelaza con la salud cutánea.

Es conocida la relación que tiene el estado emocional con las patologías cutáneas y viceversa, estimándose que alrededor de un tercio de los pacientes atendidos en las consultas de dermatología presentan comorbilidad psiquiátrica.

Además, algunas veces se presentan en nuestras consultas pacientes con trastornos psiquiátricos primarios; y son precisamente estos últimos los que en muchas ocasiones se mostrarán más reacios a la valoración psiquiátrica y más aún a iniciar un tratamiento psiquiátrico, por lo que el abordaje diagnóstico y terapéutico puede ser complejo. Debido a esto, algunos autores argumentan que los dermatólogos deberían ser capaces de utilizar al menos un inhibidor selectivo de la recaptación de serotonina (ISRS) y un antipsicótico para poder manejar los trastornos psicodermatológicos más frecuentes. En la **tabla 62-1** se resumen las características de algunos psicofármacos de cada grupo.

Tabla 62-1. Fármacos útiles en el tratamiento de trastornos psicodermatológicos

Familia	Fármaco	Pauta y posología	Ventajas	Desventajas
Antipsicóticos				
	Risperidona	Iniciar a 1 mg/24 h (noche) (máximo: 4 mg/24 h)	Menos efecto metabólico que olanzapina. El antipsicótico atípico con mayor evidencia	Mayor extrapiramidalismo que aripiprazol
	Aripiprazol	Iniciar a 1 mg/24 h (máximo: 10 mg)	Menores efectos secundarios que el resto de antipsicóticos. Disponible en presentaciones *depot*	Menor evidencia que risperidona
	Pimozida	Iniciar a 1 mg/24 h, aumentar 1 mg/2 semanas hasta respuesta (< 5 mg habitualmente)	Mayor cantidad de publicaciones (delirio de parasitosis)	Prolongación del intervalo QT (necesario ECG previo). Frecuentes interacciones farmacológicas, efectos adversos extrapiramidales y anticolinérgicos
Antidepresivos				
ISRS	Escitalopram	Iniciar a 5-10 mg diarios (máximo: 20 mg)	Bien tolerados, pocos efectos adversos. Si no hay respuesta en 6 semanas cambiar	Respuesta lenta. Pueden causar efectos secundarios digestivos y de la esfera sexual. No se deben suspender de manera brusca. El escitalopram puede alargar el intervalo QT
	Sertralina	Iniciar a 50 mg diarios (máximo: 200 mg)		

Antidepresivos tricíclicos	Doxepina	Iniciar a 10 mg/24 h (noche). Aumentar cada 1-2 semanas (máximo: 150 mg)	Útil en prurito y depresión mayor	Causa sedación. Aumento de peso, hipotensión y efectos anticolinérgicos
Antiepilépticos				
	Gabapentina	Iniciar a 300 mg/24 h y aumentar 300 mg cada 5 días (máximo: 3.600 mg/24 h)	Útiles en dolor neuropático, epilepsia, neuralgias y disestesias	Ajustar según la función renal. Causan somnolencia. La retirada debe ser gradual
	Pregabalina	Iniciar a 150 mg/24 h, aumentar 150 mg semanales (máximo: 600 mg/24 h)		

ECG: electrocardiograma; ISRS: inhibidor selectivo de la recaptación de serotonina.

Fisiopatología

La conexión entre el sistema nervioso y la piel se inicia desde sus etapas embrionarias, al compartir un origen común en el ectodermo, que más tarde dará lugar al sistema nervioso, la epidermis y el esmalte dental. Este vínculo en el origen de ambos sistemas se utiliza a menudo para comprender la relación entre la mente y la piel, aunque en el desarrollo y persistencia de estas patologías las características psicológicas y los factores socioculturales parecen desempeñar un papel más influyente que el origen biológico común.

Perspectiva del tema

Los trastornos psicodermatológicos son heterogéneos y no existe una clasificación estandarizada. A la hora de dividir los trastornos, frecuentemente se utiliza la clasificación de Koo *et al.*, que ubica a casi todos los pacientes en una de las siguientes cuatro categorías:

- **Trastornos psiquiátricos primarios.** Los signos cutáneos observados son producidos por el propio paciente.
- **Trastornos psiquiátricos secundarios.** Las enfermedades cutáneas son las que condicionan las alteraciones psicológicas.
- **Trastornos psicofisiológicos.** Enfermedades cutáneas primarias influenciadas por factores psicológicos.
- **Prurito psicógeno y disestesias.** Los pacientes presentan únicamente síntomas sensitivos. Son patologías sin signos de enfermedad cutánea primaria ni trastorno médico subyacente.

TRASTORNOS PSIQUIÁTRICOS PRIMARIOS CON MANIFESTACIONES DERMATOLÓGICAS

Resulta útil clasificarlos según la psicopatología subyacente, ubicando así estos trastornos en las distintas entidades psicopatológicas de ansiedad, depresión, psicosis y obsesión-compulsión. Esta categorización de las diferentes entidades facilita el abordaje diagnóstico y terapéutico de los pacientes y sus trastornos.

Espectro de esquizofrenia y otros trastornos psicóticos

Delirios de parasitosis o enfermedad de Ekbom

El delirio de parasitosis puede clasificarse además como un trastorno delirante de subtipo somático que implica sensaciones corporales. El *Manual Diagnóstico y Estadístico de los Trastornos Mentales*, 5ª edición, define *trastorno delirante* como la presencia de una o más ideas delirantes que duran al menos 1 mes. Los pacientes afectos acuden a consulta con la convicción de tener una infección parasitaria a pesar de todas las pruebas en contra. Es una entidad poco común e incapacitante que se manifiesta a los 55 años de media y es más frecuente en mujeres. El 80 % de los pacientes presentan comorbilidad psiquiátrica o la presentaron en el pasado (depresión en un 75 %). A la exploración física, se observan excoriaciones y ulceraciones en zonas fácilmente accesibles del cuerpo, con mayor prevalencia en el lado no dominante del paciente. Las sensaciones referidas pueden ser mordeduras, hormigueos o picaduras. Además, suelen insistir en que las pelusas de la ropa y los restos de piel son pruebas de la presencia de parásitos o sus larvas y a menudo los muestran en un pequeño recipiente: el llamado «signo de la caja de cerillas».

Ante la sospecha de este cuadro clínico, es necesario descartar previamente cuadros de infestaciones cutáneas, fármacos desencadenantes (anfetaminas y cocaína), causas orgánicas de prurito u otros trastornos psiquiátricos.

Tratamiento

El tratamiento de los trastornos delirantes son los fármacos antipsicóticos. Tradicionalmente, se ha utilizado la pimozida para el tratamiento del delirio de parasitosis. Sin embargo, en la actualidad se recomiendan antipsicóticos de segunda generación, que han demostrado su efectividad y presentan un perfil de efectos adversos más favorable. La risperidona y el aripiprazol serían fármacos de primera línea, y la olanzapina, de segunda línea por un mayor riesgo de efectos adversos (sedación, aumento de peso y síndrome metabólico).

Los efectos secundarios extrapiramidales y metabólicos son los principales factores que limitan la elección del tratamiento. En general, se recomienda iniciar a dosis bajas e ir aumentando progresivamente la dosis. Cabe destacar que se suele conseguir la efectividad del tratamiento a dosis más bajas que en la esquizofrenia. El tratamiento se debe mantener al menos durante 2-6 meses; la respuesta clínica a los antipsicóticos se estima en el 50-100 %.

Debido a la plena convicción de las ideas delirantes, el objetivo del dermatólogo no debe ser confrontar los delirios del paciente. Este probablemente se mostrará reacio a realizar tratamiento antipsicótico, por lo que se recomienda que el facultativo lo plantee como un tratamiento útil para controlar los síntomas desagradables.

> **!** Aunque la pimozida es el tratamiento clásico en el delirio de parasitosis, en la actualidad se prefieren antipsicóticos con mayor perfil de seguridad como la risperidona y el aripiprazol.

Espectro de trastornos obsesivo-compulsivos y relacionados

Trastorno corporal dismórfico

Consiste en una preocupación excesiva por defectos físicos leves o inexistentes, asociando pensamientos o comportamientos repetitivos centrados en esas preocupaciones, lo que causa un malestar significativo en los pacientes. La prevalencia en la población general es < 2 %, pero en las consultas de dermatología o cirugía estética se estima en el 10-15 %.

Esta preocupación se centra principalmente en la piel, el pelo o estructuras corporales como la nariz, las mamas o los genitales. Los pacientes asocian rituales que consumen mucho tiempo en su día y que incluyen mirarse al espejo, maquillarse, acicalarse excesivamente y compararse con los demás. La insatisfacción con su aspecto físico lleva a estos pacientes a buscar continuamente ayuda de especialistas para corregir los efectos percibidos; sin embargo, muchos informan de un empeoramiento de su queja inicial después de someterse a procedimientos. Estos pacientes tienen una mala calidad de vida, que frecuentemente asocia aislamiento social. Además, se estima que hasta en un 30 % de los casos realizarán conductas autolíticas.

Tratamiento

Es preciso que los facultativos reconozcan este trastorno a tiempo y eviten intervenciones innecesarias. Para su manejo, se recomiendan los ISRS y la terapia cognitivo-conductual como tratamiento de primera línea. En ausencia de respuesta, debe probarse otro ISRS.

Trastornos de conducta repetitiva centrados en el cuerpo

Se trata de una serie de trastornos de control de los impulsos clasificados dentro de los trastornos obsesivos-compulsivos y trastornos relacionados. Los pacientes que los sufren son incapaces de resistirse a impulsos o deseos que pueden ser perjudiciales para ellos, lo que les produce malestar y frustración. Antes del acto (compulsión), presentan una ansiedad o tensión que se ve aliviada cuando esta se realiza (tirarse del pelo, pellizcarse la piel, morderse las mejillas, etc.) (**Tabla 62-2**). En estos cuadros es característico que las compulsiones se centren en el propio cuerpo del individuo. Además, los pacientes sienten malestar y frustración al ser incapaces de detener esta actividad.

En cuanto al manejo de estos trastornos, los metanálisis han demostrado superioridad de la terapia de reversión de hábitos frente a los fármacos; se trata de una terapia conductual que pretende que el paciente tome conciencia de sus impulsos y sus desencadenantes, desarrolle una respuesta menos disruptiva a esos impulsos y refuerce las conductas positivas mediante el apoyo social (**Fig. 62-1**). Además de esta terapia, frecuentemente se puede utilizar medicación como tratamiento complementario. Existe un posible papel de los psicofármacos como tratamiento complementario de la terapia de reversión de hábitos.

A continuación, se comentarán algunos de los trastornos de conducta repetitiva centrados en el cuerpo más frecuentes.

Trastorno por excoriación

Se caracteriza por la compulsión repetitiva y consciente de rascarse, pellizcarse o frotarse la piel, provocando lesiones cutáneas. Puede ocurrir en forma de ritual o de

Tabla 62-2. Trastornos de conductas repetitivas centradas en el cuerpo y signos clínicos

Parte del cuerpo	Conducta	Signos clínicos
Pelo	Tricotilomanía	Alopecia, pelos rotos (v. texto)
Uñas	Onicofagia	Uñas cortas, distrofia ungueal, piel periungueal y cutículas dañadas
	Onicotilomanía	Distrofia canaliforme media de Heller
Piel	Trastorno por excoriación	Heridas, úlceras o cicatrices en la parte superior del antebrazo, piernas, zona genital u otras áreas accesibles (v. texto)
	Lavado de manos excesivo	Dermatitis irritativa
	Hurgamiento de nariz y oídos	Erosión de la piel de estas localizaciones
Boca	Chupeteo de labios	Queilitis y dermatitis perioral
	Mordisqueo del interior de las mejillas	Formación de fibroma de la mordedura, ulceraciones o líneas blancas paralelas al arco dental

forma inadvertida cuando la mano se encuentra con alguna irregularidad cutánea (comedones, queratosis seborreicas, foliculitis, etc.). Se calcula que alrededor del 1 % de la población general lo sufre, siendo más frecuente en mujeres y con dos picos de incidencia: adolescencia y mujeres de mediana edad.

Las lesiones pueden ser *de novo* o a partir de lesiones previas; se localizan en zonas accesibles, principalmente en el dorso de las manos o los antebrazos, la cara, el cuero cabelludo, la espalda alta y las nalgas. Se presentan como excoriaciones, erosiones lineales, ulceraciones, etc., característicamente en diferentes estadios de evolución. Es importante descartar excoriaciones causadas por prurito generalizado, dermatosis ampollosas, liquen plano u otras enfermedades cutáneas.

Se diagnostica una vez descartadas causas primarias del prurito. En cuanto al **tratamiento**, en primer lugar, deben tratarse las afectaciones cutáneas como requieran: antihistamínicos o compresas frías si hay prurito, emolientes, antibióticos, etc.

Pueden ser útiles para prevenir el daño vendajes o apósitos que eviten el hábito de manera mecánica. A la hora de abordar el trastorno, la terapia de reversión de hábitos es el tratamiento de primera línea. Además, de manera complementaria se pueden utilizar psicofármacos, principalmente ISRS. La N-acetilcisteína también podría ser eficaz (1.200-2.400 mg/día).

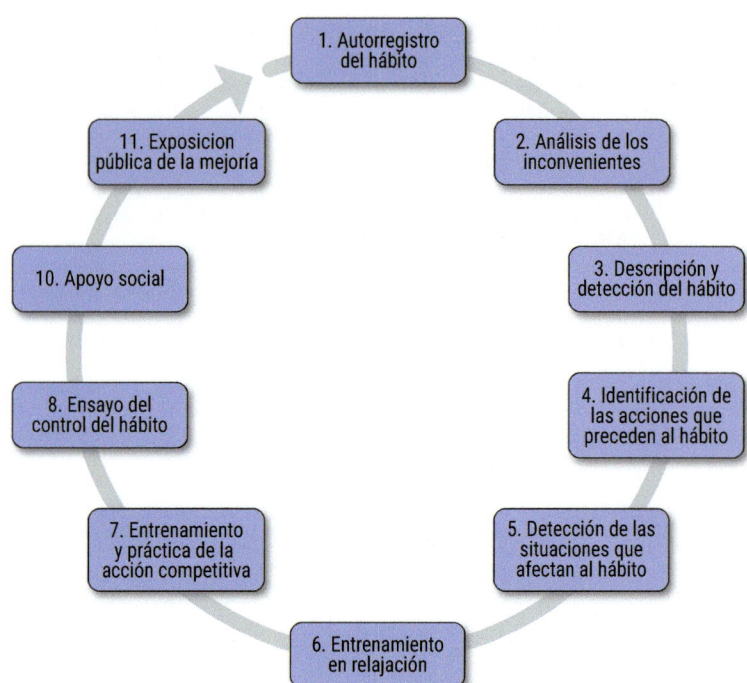

Figura 62-1. Terapia de reversión de hábitos. Desarrollada por Azrin y Nun, se basa en la conciencia del hábito, establecer una respuesta competitiva, motivación y generalización de esta respuesta.

Tricotilomanía

Trastorno de la conducta que consiste en el arrancamiento recurrente del cabello, con pérdida de este, a pesar de los esfuerzos por disminuir o detener el comportamiento. Esto genera un malestar clínicamente significativo o deterioro funcional y no puede explicarse por otro trastorno mental, consumo de sustancias o afección médica.

La prevalencia es del 1-2 %, es 10 veces más frecuente en mujeres que en hombres y se suele iniciar en la pubertad; además, se relaciona con otros trastornos como son la ansiedad, la depresión y los trastornos de control de los impulsos. Las zonas más frecuentemente afectadas son el cuero cabelludo (vértex y parietal), las cejas, las pestañas y el pubis. Es frecuente que los pacientes presenten simultáneamente pérdida de cabello en parches, cabellos visiblemente rotos y zonas en las que vuelve a crecer. El hallazgo físico clásico es el de cabellos de longitud variable distribuidos dentro de las zonas de alopecia, junto a zonas sin alopecia (**e-Figs. 62-2** y **62-3**).

Dentro del diagnóstico diferencial hay otros tipos de alopecia, y para su diagnóstico puede ser de utilidad la tricoscopia, donde son típicos los puntos negros, pelos rotos a distintas longitudes y los pelos «en tulipán».

En cuanto al **tratamiento**, cuando el hábito se da en preescolares, se suele resolver espontáneamente, a diferencia de en otras edades, que precisarán tratamiento. El tratamiento de primera línea en este y todos los trastornos repetitivos centrados en el cuerpo es la terapia de reversión de hábitos, que ha mostrado superioridad frente a la farmacoterapia. Los fármacos que han demostrado alguna utilidad son los ISRS y la N-acetilcisteína.

> ❗ Los trastornos de conductas repetitivas centradas en el cuerpo son relativamente frecuentes en las consultas de dermatología, y el tratamiento psicológico es de primera línea en todos ellos.

Trastornos con síntomas somáticos y relacionados

Dermatitis facticia

También conocida como *dermatitis artefacta*, es una enfermedad en la que el paciente se autoinflige lesiones en la piel de manera deliberada.

La causa subyacente de este cuadro son problemas emocionales o psicológicos inconscientes. No existe un motivo racional ni búsqueda de ganancias secundarias (simulación), como tampoco un trastorno de control de los impulsos. Es relativamente frecuente la comorbilidad con el trastorno de personalidad límite o con una mala adaptación al estrés. La lesión de la piel será entonces una manifestación física de la angustia emocional.

En cuanto a su epidemiología, se trata de un trastorno infrecuente que puede aparecer en cualquier edad, aunque se cree mucho más frecuente en mujeres (ratio 8:1).

Los pacientes producen sus lesiones de múltiples maneras: rascado, quemaduras, cortes, etc., de ahí que su presentación clínica sea heterogénea (úlceras, excoriaciones, vesículas, edema, etc.), aunque habitualmente se localizarán en zonas al alcance de las manos. Además, clínicamente en muchas ocasiones presentan bordes redondeados o lineales y distribuciones atípicas que orientan a un origen externo (**e-Figs. 62-4** y **62-5**).

El diagnóstico puede ser complejo, ya que los pacientes habitualmente no reconocen ser los causantes de las lesiones, y estas a su vez pueden simular gran variedad de dermatosis. Sin embargo, lo extraño en la cronología, distribución y morfología de las lesiones orientará a un origen externo. La entrevista clínica con el paciente puede orientar también a trastornos psiquiátricos subyacentes.

Se trata de un diagnóstico difícil, que en muchas ocasiones requerirá biopsias para descartar una dermatosis primaria. Una vez realizado el diagnóstico, el abordaje se basa en el **tratamiento** de las lesiones y principalmente de los problemas psiquiátricos y emocionales subyacentes; en muchas ocasiones, los pacientes se beneficiarán de tratamiento psiquiátrico (antipsicóticos, antidepresivos o ansiolíticos). En los casos en que las lesiones se dan tras un estrés transitorio, el pronóstico es mejor.

> ❗ Cuando se sospecha en un paciente una dermatitis facticia, es primordial abordar los problemas psiquiátricos subyacentes

TRASTORNOS PSIQUIÁTRICOS SECUNDARIOS A TRASTORNOS DERMATOLÓGICOS

Las diferentes afecciones dermatológicas también pueden desencadenar trastornos psiquiátricos secundarios por diferentes causas: compromiso vital, compromiso estético, interferencia en las actividades cotidianas, síntomas asociados como prurito o dolor, etc.

Al igual que en el resto de las patologías, las enfermedades dermatológicas afectan al bienestar de los pacientes, algo que se ve representado en la cantidad de escalas de calidad de vida desarrolladas para las diferentes dermatosis. En muchos casos, la apariencia física alterada debido a enfermedades de la piel deriva en problemas de autoestima, depresión y ansiedad, lo que a su vez puede afectar significativamente a la calidad de vida de los pacientes y tener repercusiones incluso sociales y laborales. En ocasiones, esta disminución de la autoestima condiciona conductas de evitación de situaciones que les generen ansiedad, como pueden ser eventos sociales, relaciones afectivas o sexuales.

Por este motivo, cuando el dermatólogo se enfrenta al tratamiento de pacientes dermatológicos, es preciso que realice un enfoque holístico de los pacientes. La atención médica debe incluir la evaluación y el manejo de las dimensiones psicológicas de estas condiciones, brindando apoyo para la salud tanto física como mental de los pacientes. Esto no solo mejora su calidad de vida, sino que también promueve una atención integral en la práctica dermatológica.

> ❗ Por la alta comorbilidad entre la patología psiquiátrica y la dermatológica, la anamnesis en dermatología debe abordar aspectos de la esfera psicosocial.

TRASTORNOS PSICOFISIOLÓGICOS

Al igual que los trastornos dermatológicos afectan a la esfera psiquiátrica, puede ocurrir lo contrario: que factores emocionales condicionen exacerbaciones de trastornos cutáneos de base. El empeoramiento de las diferentes dermatosis por trastornos emocionales es algo frecuente en las consultas de dermatología y que es posible ver en la mayoría de las patologías, sobre todo las dermatosis inflamatorias, autoinmunes e infecciosas: *alopecia areata*, liquen plano, hidradenitis, psoriasis, acné, urticaria, herpes simple, pénfigo, etc.

Aunque son múltiples y complejas las causas que subyacen a los trastornos psicofisiológicos, destaca la importancia del eje hipotálamo-hipofisario-suprarrenal y el sistema simpático (**Fig. 62-6**). Este es un importante eje neuroendocrino

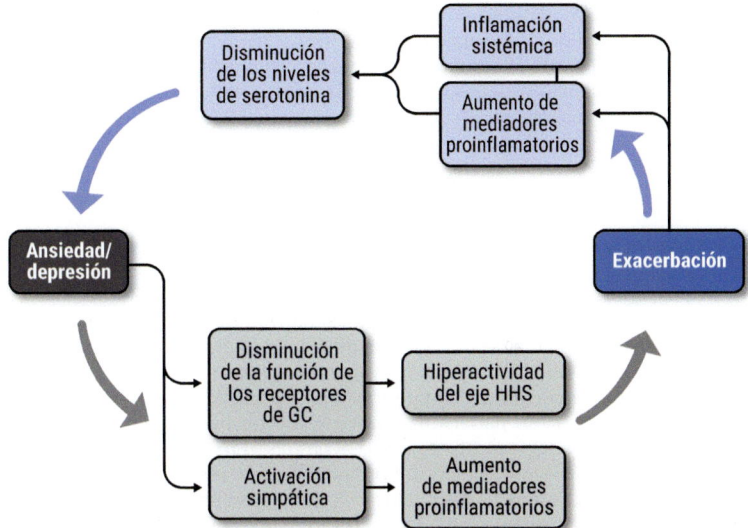

Figura 62-6. Relación entre trastornos psicológicos y exacerbación de procesos dermatológicos.
GC: glucocorticoides; HHS: hipotálamo-hipófisis-suprarrenal.

con funciones como la regulación del estrés, el sistema inmune, el gasto energético, el aparato digestivo, los estados de ánimo, etc. Por ello, las desregulaciones en este sistema se han visto implicadas en enfermedades autoinmunes, el síndrome de fatiga crónica y fibromialgia, el síndrome de intestino irritable o la depresión mayor.

 Es frecuente que las exacerbaciones de las enfermedades dermatológicas se relacionen con períodos de peor estado emocional.

PRURITO PSICÓGENO Y DISESTESIAS

Prurito psicógeno

El prurito se define como una sensación desagradable que produce deseo de rascado. Este puede originarse por causas dermatológicas, farmacológicas, digestivas, renales, etc. Se denomina *prurito psicógeno* cuando se han descartado motivos dermatológicos o sistémicos que lo justifiquen. En esta entidad no existen lesiones cutáneas primarias, y las que se observan son secundarias al rascado, principalmente excoriaciones, y en caso de rascado crónico, liquen simple crónico y prurigo nodular.

Aunque los episodios de prurito sean impredecibles con inicios y finales abruptos, existen una serie de localizaciones más frecuentemente afectadas, como son las piernas, los brazos, la espalda y los genitales. En muchas ocasiones, existirán cuadros de ansiedad o depresión concomitantes, y es habitual que el estado emocional de los pacientes module la sintomatología.

Tratamiento

Para el manejo del prurito se recomienda un cuidado básico de la piel: emolientes dos veces al día, duchas de agua templada cortas y con jabón suave, evitar lana y tejidos rugosos, y mantener las uñas cortas.

En el prurito psicógeno, en ocasiones se utilizan tratamientos tópicos con propiedades antiinflamatorias (corticosteroides), anestésicas (lidocaína) o antiirritantes (capsaicina), con resultados variables. A menudo, se utilizan antihistamínicos de primera generación (hidroxicina y difenhidramina) por su efecto sedante, aunque al no haber una causa de prurito basada en histamina el efecto suele ser escaso o nulo. La doxepina es un antidepresivo tricíclico con efecto antihistamínico y sedante de acción prolongada, que puede mejorar la sintomatología; se inicia con 10 mg nocturnos y se puede aumentar hasta 100 mg. Otros antidepresivos como los ISRS u otros tricíclicos pueden ser útiles, sobre todo ante una depresión o ansiedad subyacente. La pregabalina y la gabapentina también resultan de utilidad.

Disestesias

Son trastornos heterogéneos caracterizados por sensaciones cutáneas desagradables (prurito, ardor, hormigueo, escozor, dolor, etc.), sin base orgánica ni sustrato anatómico identificable. En muchas ocasiones, subyacen trastornos ansioso-depresivos donde los signos somáticos están en primer plano, que frecuentemente aparecen o se exacerban con el estrés psicológico o físico y mejoran al tratar el trastorno subyacente.

Son más comunes en mujeres y, aunque pueden afectar a cualquier región del cuerpo, tienden a limitarse a regiones con mayor densidad de inervación epidérmica como la cara, el cuero cabelludo o el perineo.

Los trastornos más destacados de este grupo serían el síndrome de la boca ardiente y la vulvodinia y escrotodinia. Entre los tratamientos frecuentemente usados en estas entidades destacan los antihistamínicos, los antidepresivos tricíclicos y los ISRS.

Síndrome de la boca urente

Se caracteriza por una sensación de quemazón constante, habitualmente acompañada de disgeusia. Afecta a toda la mucosa oral o puede estar localizada en la lengua, el paladar o los labios. Los pacientes suelen relacionar el inicio con una manipulación dental o protésica. Frecuentemente, la clínica se exacerba ante algunos alimentos (picantes y ácidos, sobre todo). Es mucho más prevalente en mujeres, y la edad de inicio suele ser a partir de los 50 años.

Ante esta sintomatología es preciso descartar dermatitis de contacto (implantes o dentaduras), xerostomía, candidiasis, patología tumoral o causas farmacológicas. Además, se recomienda realizar analítica con hemograma, glucosa, iones, folato, vitamina B_{12} y TSH.

En cuanto al **tratamiento**, es fundamental mantener una buena higiene oral y evitar la xerostomía. Se recomienda tratar cualquier trastorno psiquiátrico u odontológico subyacente. Frecuentemente, se utilizan fórmulas tópicas que contienen clonazepam, capsaicina o anestésicos como lidocaína. Pueden ser útiles la terapia cognitivo-conductual y el ácido lipoico. Los fármacos que han mostrado una mayor eficacia son los antidepresivos tricíclicos (doxepina o amitriptilina).

Vulvodinia y escrotodinia

Consiste en un dolor urente persistente en los genitales que puede extenderse a los muslos, sin alteraciones en la exploración física. En la mayoría de los casos, existe dispareunia, lo que produce una gran limitación en la vida sexual de estos pacientes. Esta entidad es mucho más frecuente en mujeres y, como corresponde a las disestesias, existe una asociación con depresión, fibromialgia y síndrome de intestino irritable.

Ante cuadros de este tipo es importante descartar infecciones (bacterianas, víricas o fúngicas) y cuadros inflamatorios como liquen o dermatitis de contacto.

Por lo que se refiere a su **tratamiento**, es importante que el paciente tome medidas que le ayuden a controlar los síntomas, como aplicar emolientes o evitar irritantes. Los tratamientos tópicos con lidocaína, gabapentina, capsaicina, amitriptilina o estrógenos han demostrado mejoría de la sintomatología. También pueden ser útiles los antidepresivos y la psicoterapia.

BIBLIOGRAFÍA

Campbell EH, Elston DM, Hawthorne JD, Beckert DR. Diagnosis and management of delusional parasitosis. J Am Acad Dermatol. 2019;80(5):1428-34.

Elsayed M, Connor CJ. Editor's pick: Beneath the skin: The relationship between psychological distress and the immune system in patients with psoriasis. EMJ Dermatol. 2018;108-17.

Ha EL, Magid M. Psychopharmacology in dermatology: Five common disorders. Clin Dermatol. 2023;41(1):112-20.

Koo J. Psychotropic agents in dermatology. Dermatol Clin. 1994;11:215-24.

Tomas-Aragones L, Consoli SM, Consoli SG, et al. Self-Inflicted Lesions in Dermatology: A Management and Therapeutic Approach – A Position Paper From the European Society for Dermatology and Psychiatry. Acta Derm Venereol. 2017;97(2):159-72.

Urgencias en dermatología

V. Espiga-Prieto y P. Chicharro

63

⊚ **PUNTOS CLAVE**

- La patología urgente dermatológica es, en su mayoría, de baja gravedad, pero hay determinadas enfermedades de alta morbimortalidad que requieren un diagnóstico y un tratamiento precoces.
- El diagnóstico etiológico no podrá ser definitivo en muchas ocasiones, por lo que habrá que instaurar tratamientos empíricos adecuadamente dirigidos.
- En algunos casos de urticaria/angioedema, de toxicodermias o de eritrodermia, será necesaria la estabilización hemodinámica del paciente, para lo que es fundamental una adecuada formación y/o la colaboración de otros especialistas.

INTRODUCCIÓN

La patología dermatológica supone el 8-10 % del total de las urgencias hospitalarias. Aunque las consultas dermatológicas por las que la población acude a urgencias son muy variadas, se deben tener en cuenta una serie de afecciones que constituyen verdaderas urgencias médicas cuyo diagnóstico y tratamiento precoces son fundamentales para reducir la morbimortalidad. En este capítulo se revisarán las dermatosis más relevantes en urgencias, ya sea por frecuencia o por gravedad.

INFECCIONES: BACTERIANAS, VÍRICAS Y MICÓTICAS

Infecciones bacterianas

Impétigo, erisipela y celulitis

Estas infecciones cutáneas se diferencian fundamentalmente por la profundidad de la afectación, alcanzando la epidermis en el caso del impétigo; la dermis y el tejido subcutáneo superficial en la erisipela, y llegando al tejido celular subcutáneo profundo en la celulitis. Los microorganismos más habitualmente implicados son *Staphylococcus aureus* y *Streptococcus pyogenes*. No obstante, es importante valorar la presencia de factores como la inmunodepresión, la exposición a entornos con altos niveles de humedad, las mordeduras por animales o los antecedentes de bacterias con perfiles de resistencia antibiótica. En estos casos, habrá que descartar otros agentes como *Pseudomonas, Klebsiella,* etc. De igual forma, será importante descartar la presencia de dermatosis pre-existentes que condicionen un punto de entrada para la infección. Desde el punto de vista clínico, el impétigo se caracteriza por una mácula eritema-tosa, con evolución a vesiculopústula que rompe, dejando costras melicéricas (**e-Fig. 63-1**). En el caso del impétigo ampolloso, aparecerán ampollas intraepi-dérmicas, locales, provocadas por la toxina exfoliatina de *S. aureus* grupo 2, fago 71. La erisipela cursa como una placa eritematoedematosa, con bordes bien definidos, y signos flogóticos clásicos, pudiendo asociar síntomas generales como fiebre o adenopatías. La celulitis presenta una forma clínica muy parecida a la erisipela, pero con bordes mal definidos (**e-Fig. 63-2**).

Foliculitis

Es la infección del folículo piloso, que puede ser superficial o profunda, causada en la mayoría de los casos por *S. aureus*. Se manifiesta como pústulas o pápulas eritematosas, habitualmente centradas por un pelo. Si la afectación es más pro-funda, la inflamación local aumenta, siendo máxima en el caso del forúnculo, con la formación de un ántrax cuando coinciden varios forúnculos agrupados. En casos sin mejoría tras tratamiento o exposición a ambientes de alta humedad, habrá que descartar agentes atípicos como *Pseudomonas*.

Ectima gangrenoso

Es una infección cutánea por bacterias gramnegativas (fundamentalmente *Pseu-domonas*, pero también otras como *Escherichia coli* o *Proteus* spp.). Afecta a pacientes inmunosuprimidos/deprimidos y/o en el contexto de gravedad. Cursa como una mácula eritematoviolácea/ampolla hemorrágica que progresa a úlcera necrótica con eritema perilesional (**e-Fig. 63-3**). Precisa tratamiento antibiótico intravenoso de amplio espectro con cobertura antipseudomonas.

Síndrome de la escaldadura estafilocócica

Aunque no sea una infección directa de la piel, se produce por la disemina-ción hematógena de toxinas exfoliatinas. Es más frecuente en recién nacidos y menores de 5 años, con un foco de infección habitualmente extracutáneo. Cursa con un eritema escarlatiniforme con aparición progresiva de extensas lesiones ampollosas (epidérmicas), típicamente con signo de Nikolsky positivo, sin afectación de mucosas y con afectación del estado general. Los cultivos locales suelen ser negativos. El tratamiento consistirá principalmente en la repo-sición hidroelectrolítica, estableciéndose un tratamiento antibiótico empírico de amplio espectro.

En la **tabla 63-1** se resume el tratamiento antibiótico de las principales infec-ciones bacterianas de la piel.

Tabla 63-1. Tratamiento de las infecciones bacterianas

	Microorganismos más frecuentes	Tratamiento empírico
Impétigo	*Staphylococcus aureus* *Streptococcus pyogenes*	**Tópico:** **mupirocina** o **ácido fusídico**/12 h, 5-7 días **Sistémico:** De elección: **cefuroxima** 250 mg/12 h o **cloxacilina** 500 mg/6 h Segunda línea: eritromicina 250 mg/6 h o clindamicina 300 mg/6 h o amoxicilina/ácido clavulánico 875/125 mg/8 h **SARM sospecha o confirmación:** **doxiciclina** 100 mg/12 h, **clindamicina** 300 mg/6 h o **trimetoprim-sulfametoxazol** 160-800 mg/12 h
Erisipela	*Staphylococcus aureus* *Streptococcus pyogenes*	De elección: **amoxicilina/ácido clavulánico** 875/125 mg/8 h Plantear tratamiento de celulitis si hay datos de gravedad
Celulitis	*Staphylococcus aureus* *Streptococcus pyogenes*	**Celulitis de cualquier localización en una persona previamente sana: amoxicilina/ácido clavulánico** 875/125 mg/8 h, **cefditoreno** 400 mg/12 h, **moxifloxacino** 400 mg/día o **clindamicina** 300 mg/6 h **Celulitis de cualquier localización en una persona con comorbilidad o inmunocomprometida:** **cefotaxima** 1-2 g/8 h i.v. o **ceftriaxona** 1-2 g/día i.v. + **cloxacilina** 2 g/4 h i.v., **linezolid** 600 mg/12 h v.o. o i.v., **tedizolid** 200 mg/día v.o. o i.v., **daptomicina** 6-8 mg/kg/día o **dalbavancina** 1 g i.v. seguido de 500 mg i.v. al cabo de 7 días o 1.500 mg en una sola dosis **Celulitis o fascitis necrosante: piperacilina-tazobactam** 4-0,5 g/6 h i.v. o **meropenem** 1 g/6 h o 2 g/8 h i.v. + **linezolid** 600 mg/12 h i.v. o **clindamicina** 600 mg/6-8 h i.v. **Celulitis en herida por mordedura: amoxicilina/ácido clavulánico** 1-2/0,2 g/6 h i.v., **ertapenem** 1-2 g/día i.v., **moxifloxacino** 400 mg/día v.o. o i.v. o la asociación de **cefotaxima** 1-2 g/8 h i.v. o **ceftriaxona** 1-2 g/día i.v. + **clindamicina** 600 mg/6-8 h i.v.
Foliculitis	*Staphylococcus aureus*	De elección: **mupirocina** o **ácido fusídico** tópicos, cada 12 h. También, clindamicina en emulsión cada 12 h Sospecha o confirmación de *Pseudomonas*: puede emplearse **ciprofloxacino** 500-750 mg/12 h v.o.

SARM: *Staphylococcus aureus* resistente a la meticilina.

Infecciones víricas

Virus del herpes simple

Los virus del herpes simple de tipo 1 (VHS-1) y de tipo 2 (VHS-2) son patógenos ubicuos que provocan principalmente infecciones orolabiales y genitales, con una altísima prevalencia en la población. La transmisión es principalmente por contacto directo o con secreciones locales, siendo importante recordar que puede producirse durante períodos asintomáticos de diseminación vírica. Aunque el VHS-1 suele afectar a piel y mucosas extragenitales y el VHS-2 a la zona genital, no están estrictamente limitados a estas localizaciones. La clínica habitual consiste en vesículas agrupadas, dolorosas, que aparecen sobre una base eritematosa, con progresión a pústulas, erosiones y/o úlceras, con un característico borde festoneado. La primoinfección podrá ser asintomática o con una clínica similar a lo descrito, pero más florida y acompañada frecuentemente por síntomas generales. Será típico el curso en brotes locales con episodios de latencia. Una variante con mayor gravedad es el eccema herpético o erupción variceliforme de Kaposi, en la que se produce una infección generalizada por VHS, que en la mayoría de los casos precisará tratamiento sistémico.

Virus de la varicela-zóster

Es el causante de la **varicela** y el **herpes zóster**. La varicela es la infección primaria por el virus de la varicela-zóster y es generalmente sintomática. Tras pródromos de afectación general, aparece una erupción de máculas y pápulas pruriginosas y eritematosas, con progresión cefalocaudal. Las lesiones evolucionan a vesículas transparentes y posteriormente a pústulas y costras, siendo habitual la presentación simultánea de lesiones en distintas fases de desarrollo. El herpes zóster consiste en la reactivación de la infección por el virus de la varicela-zóster latente y se desarrolla en alrededor del 20 % de los adultos sanos y en el 50 % de las personas inmunodeprimidas, con sustancial morbilidad y mortalidad en este último grupo. En la mayoría de los pacientes, se inicia con síntomas de prurito, disestesia o dolor con una distribución dermatómica. Posteriormente, aparecen vesículas agrupadas sobre una base eritematosa siguiendo esa misma distribución, y con una evolución de las lesiones en fases similares a las de la varicela. La complicación más frecuente es la neuralgia posherpética, que afecta al 10-20 % del total de pacientes con herpes zóster, y tanto su incidencia como su gravedad se ven aumentadas con la edad. El inicio precoz del tratamiento antiviral es fundamental para evitar complicaciones. En pacientes inmunocomprometidos puede existir una diseminación del zóster, con un incremento sustancial de la gravedad.

El tratamiento de las infecciones víricas se expone en la **tabla 63-2**.

Infecciones micóticas

Las infecciones micóticas cutáneas más habitualmente atendidas en un servicio de urgencias son infecciones superficiales, que invaden solo estrato córneo, pelo y/o uñas. A continuación se describen las más frecuentes como consulta urgente.

Tabla 63-2. Tratamiento de las infecciones víricas

	Microorganismo	Tratamiento
Herpes simple	VHS	**Tópico:** antisépticos y/o antibióticos tópicos (en caso de sobreinfección) **Primoinfección:** aciclovir v.o. 200 mg, 5 veces al día, 7 días; famciclovir 500 mg/8 h, 5-7 días; valaciclovir 500 mg/12 h, 7-10 días **Recidivante/episódico:** aciclovir y valaciclovir, como en primoinfección, pero 5 días; famciclovir 125 mg/12 h, 5 días **Recurrencia/supresor:** aciclovir v.o. 400 mg/12 h/6 meses-1 año; valaciclovir 500 mg/ día/6 meses-1 año; famciclovir 250 mg/12 h/6 meses-1 año **Enfermedad grave:** aciclovir i.v. 5-10 mg/kg/8 h, 7 días
Varicela	VVZ (primoinfección)	**Niños:** tratamiento sintomático **Niños inmunocomprometidos:** aciclovir v.o. 20 mg/kg/8 h, 5 días **Adultos:** aciclovir oral 800 mg/5 veces al día, 5 días **Adultos inmunocomprometidos:** aciclovir i.v. 10 mg/kg/8 h, 7-10 días
Herpes zóster	VVZ (reactivación)	Antisépticos y antibióticos tópicos (en caso de sobreinfección) **Inmunocompetentes:** aciclovir oral 800 mg, 5 veces al día, 7 días; famciclovir 500 mg/8 h, 7 días; valaciclovir 1 g/8 h, 7 días **Inmunocomprometidos o casos graves:** aciclovir i.v., 10 mg/kg/8 h, 7-10 días

VHS: virus del herpes simple; VVZ: virus de la varicela-zóster.

Pitiriasis versicolor

Infección micótica superficial causada por distintas especies del género *Malassezia*, habitualmente recidivante. Suele cursar como múltiples máculas, ovaladas o redondeadas, que confluyen y forman placas con escama fina, pudiendo manifestarse con hipopigmentación (blanquecinas) o hiperpigmentación (eritematomarronáceas). El tronco y los hombros son las localizaciones más comunes. El tratamiento consiste en la aplicación de antifúngicos tópicos (derivados azólicos, ciclopirox, terbinafina) y, en formas más graves, derivados azólicos orales como el itraconazol (en micropartículas solubles) 100 mg/24 horas durante 7 días.

Dermatofitosis

Infecciones causadas por dermatofitos, que son hongos capaces de invadir tejidos queratinizados (pelo, piel y uñas) y multiplicarse. Se clasifican en tres géneros: *Microsporum, Trichophyton* y *Epidermophyton*. La presentación clínica dependerá de la localización (*tinea capitis, barbae, corporis* o herpes circinado, *cruris, pedis*, etc.). La clínica más habitual consiste en la aparición de placas eritematodescamativas, con pápulas o pústulas en periferia, con crecimiento centrífugo (**e-Fig. 63-4**). En casos tratados con corticosteroides tópicos, la descamación puede estar ausente y los signos pueden ser inespecíficos (tiña incógnita) (**e-Fig. 63-5**). El tratamiento se realiza con antifúngicos tópicos (derivados azólicos, ciclopirox, terbinafina) y, en casos extensos o de afectación de uñas o cuero cabelludo, con tratamientos orales con derivados azólicos como itraconazol, terbinafina o griseofulvina.

> ❗ Las infecciones cutáneas, en casos moderados-graves o cuando afecten a pacientes con factores de riesgo, precisarán tratamientos sistémicos empíricos con una cobertura adecuada.

INFESTACIONES

Las infestaciones son trastornos, habitualmente muy pruriginosos, causados en su mayoría por ácaros específicos del huésped que infestan la epidermis o insectos hematófagos que infestan el cuero cabelludo.

Sarna o escabiosis

Producida por el ácaro *Sarcoptes scabiei* variedad *hominis*. El síntoma predominante es un prurito muy intenso, agravado en la noche. La presentación clínica más habitual consiste en la aparición de pápulas y nódulos eritematosos, con descamación y excoriación variables, con predilección por el espacio interdigital de las manos, la cara flexora de las muñecas, las axilas, los flancos y el área perigenital. Un signo clásico es la formación de surcos, que representan el túnel que deja el ácaro en su desplazamiento por el estrato córneo (**e-Fig. 63-6**). Es fundamental realizar una adecuada anamnesis epidemiológica (convivientes y contactos). El tratamiento de inicio consiste en la aplicación de permetrina en crema al 5 %, cubriendo todo el tegumento desde el cuello en dirección caudal, en el paciente y todos los convivientes, por la noche y dejando actuar 8 horas, lavándose al día siguiente. Habrá que repetir el mismo proceso 1 semana más tarde. Cada vez es más habitual la ausencia de una respuesta adecuada. Por eso, otras alternativas son: ivermectina oral, 200 μg/kg (comprimidos de 3 mg) en dosis única, repetida 1 semana más tarde, o formulación de vaselina azufrada al 6 % (5-10 %), aplicada tres noches consecutivas, permaneciendo 8 horas o más cada aplicación. Es importante asociar medidas generales como el lavado de ropa a 60 °C y, en caso de no poder lavar alguna prenda, guardarla en una bolsa de plástico hermética durante 10 días.

Pediculosis

Es la infestación cutánea por el insecto hematófago *Pediculus humanus* variante *capitis* o piojo. La afectación es casi exclusiva del cuero cabelludo, con gran variabilidad del prurito descrito. El diagnóstico definitivo se establece mediante la identificación de las liendres y/o los piojos adultos en el cabello. El tratamiento de elección consiste en la aplicación de permetrina al 1 %, aplicada durante 10 minutos en el cabello seco, con posterior aclarado y una repetición a los 10-14 días. Es fundamental asociar medidas físicas como el peinado con una lendrera.

PICADURAS

Las picaduras o culicosis son producidas por la inoculación de tóxicos por parte de diversos animales (insectos, arácnidos, ofidios, animales marinos, etc.), con distintos grados de respuesta inflamatoria y posibilidades de infección. Las de artrópodos suelen producir pápulas eritematosas, pruriginosas, que pueden evolucionar a ampollas (culicosis bullosa). Una distribución lineal de este tipo de lesiones siempre tiene que hacer sospechar este origen. El tratamiento consiste en la aplicación de corticosteroides tópicos, siendo recomendable la asociación de un antibiótico tópico, sobre todo cuando el punto de entrada es necrótico o de un tamaño considerable. En casos de sospecha de infección, habrá que seguir pautas antibióticas como las descritas para las infecciones bacterianas. Los antihistamínicos orales pueden aliviar el prurito y acelerar la mejoría. En casos de picaduras múltiples de abejas o de algunas arañas, puede llegar a producirse un shock anafiláctico, precisando tratamiento urgente (v. el siguiente apartado).

URTICARIA Y ANGIOEDEMA

La **urticaria** se caracteriza por la aparición de habones y/o angioedema. Los habones son lesiones edematosas, rosadas o pálidas, pruriginosas, con eritema circundante y rápida resolución (menos de 24 horas) (**e-Fig. 63-7**), mientras que el **angioedema** consiste en la aparición de edema mal delimitado en tejidos profundos (dermis, tejido subcutáneo), que puede afectar a la orofaringe, con resolución en 2-3 días. Se habla de urticaria aguda cuando la aparición de habones (con o sin angioedema) ocurre durante un tiempo menor de 6 semanas. Si bien la urticaria aguda puede manifestarse en el contexto de procesos infecciosos o fenómenos alérgicos, incluyendo medicamentos, en la mayoría de los casos no será posible encontrar un desencadenante específico. Por el contrario, la urticaria crónica será aquella con aparición recurrente de lesiones durante un tiempo mayor de 6 semanas. Estas urticarias se dividen en la crónica espontánea (sin un claro desencadenante) y las inducibles, generalmente en relación con un desencadenante físico (por calor, frío, solar, etc.). La atención como urgencia de una urticaria suele corresponder habitualmente a urticarias agudas, en las que el trabajo diagnóstico se basará en la anamnesis y la exploración física. Será fundamental descartar la afectación de la vía aérea o la presencia de signos de shock anafiláctico, requiriendo, en este caso, tratamiento urgente. El tratamiento de la urticaria aguda se centrará en los antihistamínicos de segunda generación (desloratadina, ebastina, bilastina, etc.), pudiendo incrementar la dosis hasta cuatro veces al día. El tratamiento con corticosteroides se reservará para aquellos casos con algún signo de gravedad o presencia de angioedema (prednisona 0,5-1 mg/kg/día en ciclos cortos). Ante la sospecha de shock anafiláctico, se debe iniciar de forma urgente el tratamiento adecuado, siendo la actuación clave la administración de adrenalina.

Tratamiento del shock anafiláctico

Se basará en:

- Administrar **adrenalina 0,5 mg** intramuscular en la parte anterolateral del muslo. Se repetirá cada 5-15 minutos, según necesidad, y se valorará la vía intravenosa si no hay mejora.
- Asegurar la vía aérea y administrar oxigenoterapia a alto flujo (6 L/min).
- Realizar monitorización hemodinámica, asegurando la disponibilidad de acceso intravenoso.
- Reponer volumen con sueros isotónicos.
- Proceder a la administración intravenosa de antihistamínicos (dexclorfeniramina [ampollas de 5 mg/mL]) y corticosteroides (hidrocortisona [viales de 75 mg] o metilprednisolona [viales de 20 y 40 mg]), repetida según necesidad en la evolución.

> **!** En la presentación urgente de la urticaria o el angioedema, habrá que descartar la afectación de la vía aérea y los signos de shock anafiláctico.

DERMATOSIS REACTIVAS

Eritema multiforme

Se trata de una reacción inmunitaria mucocutánea, habitualmente en el contexto de una infección, que tiene lugar en pacientes predispuestos. En más del 90 % de los casos, el desencadenante es una infección (sobre todo por VHS, pero también otras como *Mycoplasma pneumoniae*), aunque también puede relacionarse con otros factores como la toma de fármacos. La clínica habitual consiste en la aparición rápida de lesiones eritematoedematosas con forma típica «en diana», con extensión simétrica en la cara y las extremidades, que puede afectar a la palma de las manos (e-Fig. 63-8). La afectación de mucosas es en forma erosivocostrosa. El diagnóstico es principalmente clínico, pudiendo encontrar en la histología: necrosis de queratinocitos, espongiosis o degeneración basal vacuolar en la epidermis, con edema e infiltrado linfocitario en la dermis. Aunque la resolución es espontánea en 1-2 semanas, se puede precisar tratamiento con corticosteroides sistémicos en casos de mayor afectación o tratamiento antiviral (de brote o profiláctico) (v. Tabla 63-2) en aquellos casos claramente vinculados a VHS.

Síndrome de Sweet

Es una dermatosis neutrofílica que cursa en brotes agudos y recurrentes, con pápulas y placas eritematoedematosas y dolorosas, bien definidas, con preferencia por la cabeza y las extremidades (típico en el dorso de las manos). A veces, pueden presentar un aspecto seudovesiculoso. Los brotes asocian frecuentemente fiebre, leucocitosis y malestar general. Aunque su patogenia es desconocida, es relativamente frecuente su asociación a enfermedad inflamatoria intestinal o procesos malignos (sobre todo hematológicos), así como a infecciones o fármacos. La histopatología es clave en el diagnóstico definitivo del cuadro, destacando la presencia de un infiltrado neutrofílico perivascular en la dermis. El tratamiento de primera línea serán los corticosteroides orales (prednisona 0,5-1 mg/kg/día), con alta eficacia. Como alternativas se pueden utilizar colchicina, dapsona o inmunosupresores.

Pitiriasis rosada de Gibert

Reacción inflamatoria descamativa autolimitada muy frecuente, sobre todo en jóvenes, con patrón estacional. Aunque se sospecha su relación con algún agente infeccioso de perfil vírico, su etiología se desconoce. El curso clínico clásico consiste en la aparición de una única placa eritematodescamativa, habitualmente en el tronco, de 2-7 cm de diámetro, redondeada u ovalada (lesión «en medallón» o «placa heráldica»). En las siguientes 1-2 semanas, se observará un exantema típico, que consiste en la aparición de múltiples placas similares a la primera, pero de menor tamaño (con un típico collarete descamativo periférico), con predominio en el tronco y la parte proximal de las extremidades (e-Fig. 63-9). La resolución es espontánea en semanas, sin precisar tratamiento, aunque es habitual la aplicación de corticosteroides tópicos, especialmente en las lesiones pruriginosas.

TOXICODERMIAS

Son alteraciones mucocutáneas asociadas a fármacos. Algunas toxicodermias pueden tener una alta morbimortalidad, por lo que es fundamental conocerlas para poder identificarlas precozmente.

Síndrome de Stevens-Johnson y necrólisis epidérmica tóxica

Son reacciones medicamentosas mucocutáneas infrecuentes que forman parte de un mismo espectro de enfermedad, pero con distinta gravedad. En más del 95 % de los casos existe un fármaco responsable definido (alopurinol, antinflamatorios no esteroideos, antiepilépticos, antibióticos, etc.), considerándose una respuesta inmunitaria frente a un complejo antigénico formado entre metabolitos farmacológicos y ciertos tejidos. Cursa con la aparición brusca de eritema y erosiones con despegamiento (signo de Nikolsky positivo), que afectan habitualmente a mucosas. Si el despegamiento afecta a < 10 % del tegumento, se habla de *síndrome de Stevens-Johnson*, mientras que si afecta a > 30 %, se habla de *necrólisis epidérmica tóxica*, existiendo un cuadro de solapamiento entre ambos porcentajes (**e-Fig. 63-10**). Suelen aparecer síntomas generales como fiebre, malestar o adenopatías. En la histología, se encuentra una necrosis de toda la epidermis, con ampolla subepidérmica, pero con un infiltrado inflamatorio escaso. Con el fin de mejorar el pronóstico, es crucial establecer un diagnóstico clínico precoz, para poder retirar el fármaco causante y empezar el tratamiento médico, que consistirá en medidas generales (reposición hidroelectrolítica, habitualmente en la unidad de cuidados intensivos o la unidad de quemados) y el empleo de distintos fármacos: inmunoglobulinas intravenosas (1 g/kg/día), ciclosporina (3-5 mg/kg/día), corticosteroides sistémicos (uso controvertido tras la fase inicial) o inhibidores del factor de necrosis tumoral α (como etanercept, 50 mg por vía subcutánea en dosis única).

Reacción a fármacos con eosinofilia y síntomas sistémicos

Exantema que asocia afectación sistémica (fiebre, adenopatías, hepatitis de perfil citopático, nefritis o neumonitis intersticial, o miocarditis) y alteraciones hematológicas (eosinofilia). Clínicamente, se presenta en forma de exantema maculopapular, con afectación predominante de la cara, el tronco y las extremidades, y descamación progresiva, pudiendo progresar a eritrodermia (**e-Fig. 63-11**). Es habitual la aparición de edema periorbitario y facial. Los fármacos más frecuentemente asociados son los antiepilépticos y, al cursar como una reacción de hipersensibilidad tardía, puede aparecen hasta 8 semanas tras la administración. El tratamiento incluye corticosteroides sistémicos e inmunoglobulinas intravenosas, en dosis similares a la necrólisis epidérmica tóxica.

Pustulosis exantemática generalizada aguda

Aparición brusca de pústulas no foliculares sobre una base eritematosa, con extensión cefalocaudal. Suele asociar fiebre. Los fármacos más implicados son los antibióticos, con resolución espontánea del cuadro clínico tras su suspensión, aunque la aplicación de corticosteroides orales es habitual.

> **!** Las toxicodermias son patologías de alta morbimortalidad. El inicio del tratamiento sistémico, en algunos casos con reposición hidroelectrolítica intensa, y la retirada del fármaco responsable son medidas fundamentales que deben iniciarse precozmente.

DERMATOSIS AMPOLLARES

En la tabla 63-3 se resumen las principales características de las dermatosis ampollares mediadas por la respuesta inmune más frecuentes.

PÚRPURA Y VASCULITIS

Habitualmente, se define la púrpura como una pigmentación de piel y/o mucosas debida a una extravasación hemática. Se habla de *petequias* cuando el tamaño es milimétrico y de *equimosis* o *hematomas* en las lesiones de mayor tamaño. La púrpura puede ser un signo clínico de múltiples procesos. El número, la distribución y la morfología de las lesiones purpúricas serán fundamentales a la hora de establecer una sospecha diagnóstica y de dirigir el estudio complementario. En la tabla 63-4 se muestran las principales causas de lesiones purpúricas.

Las vasculitis son un grupo heterogéneo de enfermedades caracterizadas por la presencia de inflamación de los vasos sanguíneos (v. Cap. 27). Aunque el diagnóstico definitivo requiere habitualmente la realización de distintas pruebas complementarias y tendrá que ser diferido, en el abordaje inicial o urgente se puede establecer el siguiente cuerpo de trabajo:

- Biopsia cutánea: es fundamental su realización en una lesión en fase inicial o activa. Se debe tomar una muestra para microscopia óptica convencional y para inmunofluorescencia directa.
- Determinación de la gravedad en relación con las manifestaciones sistémicas: síndrome constitucional, artralgias, mialgias, manifestaciones respiratorias o digestivas, afectación del área otorrinolaringológica, neuropatía, afectación renal, etc.
- Identificación de la causa:
  - Introducción reciente de fármacos nuevos.
  - Infecciones recientes.
  - Antecedentes oncológicos o hematológicos.
  - Pruebas analíticas: hemograma, coagulación, bioquímica con función renal y hepática, electroforesis de proteínas en suero, serologías para virus de la

Tabla 63-3. Características de las dermatosis ampollares mediadas por respuesta inmune más frecuentes

	Pénfigo vulgar	Penfigoide ampolloso	Dermatitis herpetiforme	Dermatosis ampollar IgA lineal
Clínica	Ampollas flácidas y erosiones generalizadas, sobre piel normal o base eritematosa. Signo de Nikolsky positivo. Afectación **mayoritaria de mucosa oral**	Vesículas y ampollas **tensas**, de pocos milímetros a varios centímetros de diámetro, sobre piel normal o eritematosa. Fase prodrómica: pápulas o lesiones urticariformes. Afectación 10-30 % de mucosa oral	Pápulas y vesículas agrupadas sobre base eritematosa. Típicas en superficies **extensoras** de extremidades. Rara afectación de mucosas	Vesículas o ampollas tensas dispuestas en **roseta**, con costra central, más frecuentes en abdomen inferior y axilas. Afectación de mucosas habitual en adultos
Diagnóstico (histología, inmunofluorescencia)	Ampolla **intraepidérmica** IFD: depósito pericelular de IgG y C3 IFI: anticuerpos circulantes contra superficie de células epiteliales	Ampolla **subepidérmica** IFD: depósito lineal de IgG y C3 a lo largo de la unión dermoepidérmica IFI: autoanticuerpos antimembrana basal	Ampolla subepidérmica con **neutrófilos** en papila dérmica IFD: IgA granular en papilas dérmicas IFI: anticuerpos antiendomisio	Ampolla **subepidérmica** con abundantes neutrófilos IFD: IgA lineal a lo largo de la unión dermoepidérmica IFI: títulos bajos de IgA antimembrana basal
Tratamiento	Enfermedad moderada-grave (primera línea) **Rituximab** (2 infusiones de 1 g separadas 1 semana) + prednisona oral de 1-1,5 mg/kg/día	**Corticosteroides** tópicos y orales Ahorradores de corticoides: azatioprina, micofenolato de mofetilo, metotrexato Otras terapias: inmunoglobulinas, rituximab, etc. Descartar desencadenantes farmacológicos como las gliptinas	Dieta sin **gluten** Dapsona: dosis iniciales de 25-50 mg en adultos y de 0,5 mg/kg en niños	De elección: dapsona a dosis iniciales de 25-50 mg en adultos, con dosis habitual de 100 mg/día Otras: prednisona oral a dosis bajas

IFD: inmunofluorescencia directa; IFI: inmunofluorescencia indirecta; Ig: inmunoglobulina.

Tabla 63-4. Principales causas de lesiones purpúricas

Púrpura no palpable	Púrpura palpable	Equimosis (con o sin petequias)	Lesiones proliferativas
Bacteriemia/ septicemia	Bacteriemia/ septicemia	Amiloidosis	Angioma
Capilaritis pigmentaria	Histiocitosis de células de Langerhans	Coagulación intravascular diseminada	Sarcoma de Kaposi
Coagulación intravascular diseminada	Paraproteinemia	Síndrome de Ehlers-Danlos	Angioqueratoma
Histiocitosis de células de Langerhans	Rickettsiosis	Linfoma T angioinmunoblástico	Granuloma piógeno
Crioglobulinemia	Vasculitis IgA	Púrpura de Bateman	
Parvovirus B19 (y otros virus)	Vasculitis leucocitoclástica	Livedo reticular	
Estasis	Vasculitis granulomatosas	Pioderma gangrenoso	
Rickettsiosis	Otras vasculitis	Escorbuto	
Trombocitopenia		Trombocitopenia	
Reacciones medicamentosas		Terapias anticoagulantes	
		Traumatismos	
		Vasculitis	

IgA: inmunoglobulina A.

inmunodeficiencia humana y hepatótropos, estudio de complemento, anticuerpos antinucleares, anticuerpos anticitoplasma de neutrófilo, proteinuria o crioglobulinas.
– Radiografía de tórax.
– Otras pruebas según el contexto clínico: hemocultivos, ecocardiografía, tomografía computarizada, etc.

El tratamiento de las vasculitis dependerá de la orientación diagnóstica, aunque lo más habitual será recurrir a los corticosteroides (por ejemplo, prednisona a dosis iniciales de 0,5-1 mg/kg/día).

ERITRODERMIA

La eritrodermia consiste en la presencia de eritema y descamación que afectan a más del 90 % de la superficie corporal (**e-Fig. 63-12**). Es frecuente la presencia de fiebre, visceromegalia y alteraciones analíticas con perfil de consumo o fase

Tabla 63-5. Datos orientativos para el diagnóstico de las formas más frecuentes de eritrodermia

Psoriasis	Antecedentes personales o familiares de psoriasis Afectación ungueal (*pitting*, onicólisis, «manchas de aceite») Placas psoriasiformes, áreas pustulosas Interrupción brusca de tratamientos sistémicos
Dermatitis atópica	Antecedentes familiares o personales de dermatitis atópica Rasgos atópicos Excoriaciones por rascado, áreas liquenificadas Puede haber adenopatías no patológicas
Linfoma cutáneo de células T	Adenopatías patológicas, visceromegalias Linfocitosis atípica en sangre o piel, con clonalidad para el receptor de células T Lesiones nodulares en fase tumoral Áreas de piel sana respetadas
Toxicodermias	Antecedente de introducción de fármaco en los últimos meses

aguda. Aunque es relativamente común que no se encuentre la causa, en más del 50 % de los casos se debe al empeoramiento de una dermatosis previa (psoriasis, dermatitis atópica, micosis fungoide, etc.) o a una toxicodermia. En niños, también es importante incluir las genodermatosis entre los diagnósticos. En la **tabla 63-5** se recogen algunas claves para el diagnóstico diferencial básico. El tratamiento debe incluir un control hidroelectrolítico adecuado, al que se pueden asociar corticosteroides sistémicos en dosis similares a la necrólisis epidérmica tóxica y, según la orientación diagnóstica, tratamientos como la ciclosporina (psoriasis o dermatitis atópica).

> **!** La eritrodermia es otra patología grave de alta mortalidad. Aunque algunos datos pueden orientar en la filiación etiológica, en ocasiones el tratamiento deberá ser empírico.

BIBLIOGRAFÍA

Borregón-Nofuentes P, Suárez-Fernández R. Urgencias en Dermatología. Piel (Barc). 2012;27:570-80.

Francés-Rodríguez L, Leiva-Salinas M. Las urgencias en dermatología. Actas Dermosifiliogr. 2015;106:322-3.

Patel T, Quow K, Cardones AR. Management of Infectious Emergencies for the Inpatient Dermatologist. Curr Dermatol Rep. 2021;10:232-42.

Quach HT, Johnson DB, LeBoeuf NR, et al. Cutaneous adverse events caused by immune checkpoint inhibitors. J Am Acad Dermatol. 2021;85:956-66.

Robinson SK, Jefferson IS, Agidi A, et al. Pediatric dermatology emergencies. Cutis. 2020;105:132-6.

Terapéutica dermatológica y exploraciones complementarias

XII

Tratamiento médico

M. Aparicio Domínguez

64

 PUNTOS CLAVE

- La terapéutica médica en dermatología engloba tanto la terapia tópica, local o intralesional, como la sistémica (oral, intravenosa, intramuscular, subcutánea), e incluye una gran variedad de grupos farmacológicos; entre los más empleados se encuentran los corticosteroides, los retinoides, los antimicrobianos y los inmunosupresores/inmunomoduladores.
- El tratamiento tópico en dermatología constituye una herramienta fundamental en el manejo de una amplia variedad de condiciones cutáneas y proporciona un enfoque localizado y dirigido, lo que minimiza los posibles efectos secundarios sistémicos.
- Los agentes inmunosupresores son fármacos empleados con frecuencia en el tratamiento de dermatosis inflamatorias e inmunomediadas, y requieren un estudio inicial previo y, generalmente, una monitorización durante el tratamiento que varía según el tipo de fármaco empleado.
- En los últimos años, se han desarrollado nuevos fármacos que actúan de forma selectiva sobre determinadas dianas del sistema inmunológico, incluyendo los fármacos biológicos y los inhibidores de la cinasa de Jano, que han revolucionado el tratamiento de varias afecciones cutáneas.

INTRODUCCIÓN

La terapia médica en dermatología abarca tanto la terapia tópica, local o intralesional, como la sistémica (oral, intravenosa, intramuscular, subcutánea). En este capítulo se abordarán aspectos de los principios básicos de la terapia tópica, los principales grupos farmacológicos empleados en la especialidad y la terapia dirigida (medicamentos biológicos y pequeñas moléculas) desde un punto de vista práctico. En los diferentes apartados no se han incluido las dosis pediátricas.

PRINCIPIOS DE LA TERAPÉUTICA TÓPICA

La terapia directamente aplicada en la piel permite alcanzar una dosis máxima en la región cutánea que se va a tratar, con un riesgo de efectos adversos sistémicos mínimo. Sin embargo, puede resultar poco práctico en lesiones cutáneas generalizadas e inefectivo cuando la lesión se encuentra a mayor profundidad de la dermis.

Los preparados tópicos constan de un principio activo y de un componente no activo (vehículo). En función de este último, las formulaciones tópicas se clasifican en:

- **Sólidos (polvos).** Presentan una acción secante y disminuyen la fricción al disminuir la humedad. Son especialmente útiles en áreas intertriginosas y en los pies.
- **Semisólidos:**
  - Pomadas: presentan mayor lipofilia. Su efecto es más emoliente y oclusivo. Sin embargo, son más difíciles de esparcir en la piel.
  - Cremas: se diferencia entre las emulsiones acuooleosas (W/O, más grasa) y las oleoacuosas (O/W, menos grasa).
  - Geles: pueden ser a base de alcohol o de agua (hidrogel), que se espesan con un agente gelificante. Proporcionan una sensación refrescante y no dejan impresión grasienta. Sin embargo, son poco oclusivos y generalmente no proporcionan hidratación. Son adecuados para regiones seborreicas y zonas pilosas.
  - Pastas: de consistencia elevada. Se pueden clasificar en pastas grasas (excipiente lipófilo) y pastas acuosas (excipiente hidrófilo).
- **Líquidos.** Como lociones, suspensiones (lociones que deben agitarse), soluciones.

El grado de absorción o potencia, a igualdad de principio activo, depende del grado de oclusión del vehículo y disminuye en este orden: pomada > crema > gel > loción > polvo. Por ello, las pomadas son el vehículo de elección en regiones palmoplantares que presentan una capa córnea gruesa. Asimismo, en lesiones agudas más exudativas se preferirán preparados acuosos menos oclusivos (cremas), mientras que en lesiones crónicas, secas o liquenificadas se optará por aquellas con mayor base grasa (pomadas). Otra consideración que se debe tener en cuenta es, por ejemplo, que en la región facial se emplearán vehículos con menos contenido graso para evitar la aparición de comedones, como geles o cremas con bajo contenido lipídico.

La absorción del medicamento tópico se ve influida no solo por el principio activo (aumentada si tiene mayor lipofilia y menor tamaño molecular), sino también por la integridad de la función barrera cutánea (alterada en varias dermatosis e inmadura en neonatos, lo cual aumenta la absorción), el grosor del estrato córneo y la localización anatómica (mayor absorción en las mucosas, la región facial y el escroto, y menor en regiones palmoplantares y las uñas), y el grado de oclusión (depende del tipo de vehículo, aplicación con vendajes oclusivos u oclusión natural en pliegues).

Para cuantificar la cantidad de aplicación resulta útil la unidad de cantidad en la yema del dedo (FTU, del inglés *finger tip unit*), que representa la cantidad de tópico dispensada con una boquilla de 5 mm de diámetro que se extiende desde el pliegue distal del dedo hasta la punta del dedo índice de un adulto. Así, 1 FTU equivale a unos 0,5 g y representa la cantidad adecuada para tratar una superficie corporal equivalente a las dos manos.

CORTICOSTEROIDES

Los esteroides son derivados del colesterol que presentan tres anillos hexano y un anillo pentano. En las **tablas 64-1** y **64-2** se muestran los principales corticosteroides tópicos y sistémicos empleados con mayor frecuencia en dermatología.

Farmacocinética

Los corticosteroides presentan una buena biodisponibilidad por vía oral. Se absorben en el intestino delgado, y en el plasma circulan unidos a la globulina transportadora de esteroides y, en menor medida, a la albúmina. En hepatopatías y nefropatías que cursan con una reducción de las proteínas plasmáticas, aumenta la fracción de corticosteroide libre (no unido a globulinas transportadoras), que es la fracción metabólicamente activa, incrementándose de esta forma la toxicidad. Además, merece la pena reseñar que algunos corticosteroides como la cortisona o la prednisona requieren activación hepática a sus metabolitos activos, hidrocortisona y prednisolona, respectivamente. Por ello, en hepatopatías graves es preferible el tratamiento con los metabolitos activados.

Mecanismo de acción

Son moléculas lipofílicas que ejercen su acción mediante la unión a receptores citoplasmáticos que se translocan al núcleo celular y actúan como factores de transcripción, uniéndose a la región promotora de ciertos genes y estimulando su expresión. Los corticosteroides ejercen sus efectos clínicos a través de una acción antinflamatoria, inmunosupresora y metabólica. Además, los diferentes compuestos difieren en su potencia mineralocorticoide, lo cual resulta interesante para escoger fármacos con baja potencia mineralocorticoide en pacientes con mayor riesgo de descompensación hidroelectrolítica. Otro factor importante es la duración de la acción; así, los de duración intermedia (24-36 horas) resultan útiles para realizar tratamiento a días alternos durante la reducción de dosis para permitir la recuperación del eje hipotálamo-suprarrenal entre toma y toma del fármaco. Asimismo, los de acción prolongada (36-72 horas) pueden ser útiles para realizar un tratamiento en «minipulsos», administrando el fármaco solo 2 días a la semana, dando también tiempo para la recuperación del eje entre los ciclos de administración y minimizando la probabilidad de sufrir efectos adversos.

Efectos adversos

A corto plazo, los principales son hiperglucemia, intolerancia digestiva, ansiedad e insomnio, incremento del apetito, debilidad muscular y retraso en la cicatrización de heridas. Son los efectos que pueden ocurrir con el tratamiento habitual en ciclos cortos para patologías agudas.

Tabla 64-1. Glucocorticoides sistémicos

	Presentaciones comercializadas	Dosis equivalentes (mg)	Duración de la acción	Potencia mineralocorticoide	Contraindicaciones
Prednisona	Comprimidos: 2,5, 5, 10 y 30 mg	5	24-36 h	0,25	Absolutas: • Alergia al principio activo o excipientes • Infección sistémica fúngica Relativas: • Tuberculosis activa • Infección sistémica • Úlcera péptica activa • Queratitis herpética • Psicosis o depresión graves
Prednisolona	Solución oral: 3 mg/mL 125 mL Gotas orales: 7 mg/mL 10 mL	5	24-36 h	0,25	
Metilprednisolona	Comprimidos: 4, 16 y 40 mg Ampollas: 8, 20 y 40 mg	4	24-36 h	0	
Deflazacort	Comprimidos: 6 y 30 mg	7,5	24-36 h	4	
Dexametasona	Comprimidos 1, 4, 8, 20 y 40 mg	0,75	36-54 h	0	

Tabla 64-2. Clasificación europea de los corticosteroides tópicos en función de su potencia

	Principios activos
GRUPO I: Potencia muy alta (correspondencia con clase I estadounidense y clase IV alemana)	• Dipropionato de betametasona al 0,05 % gel, pomada • Propionato de clobetasol al 0,05 % crema, espuma, gel, loción, pomada, champú, espray • Diflorasona diacetato al 0,05 % pomada • Valerato de diflucortolona al 0,3 % crema, pomada	• Fluocinonida al 0,1 % crema • Acetónido de fluocinonolona al 0,2 % crema, pomada • Halcinónido al 0,1 % crema, pomada, solución pomada • Propionato de halobetasol al 0,05 % crema, pomada
GRUPO II: Potencia alta (correspondencia con clase II-III estadounidense y clase III alemana)	• Amcinónido al 0,1 % crema, pomada • Dipropionato de beclometasona al 0,025 % pomada • Benzoato de betametasona al 0,025 % gel • Dipropionato de betametasona al 0,05 % crema, gel, loción, pomada • Valerato de betametasona al 0,10 % y 0,05 % pomada • Budesonida al 0,25 % crema, loción, pomada • Desónido al 0,05 % crema, espuma, gel, loción, pomada • Desoximetasona al 0,25 % crema, pomada • Diacetato de diflorasona al 0,05 % crema, pomada • Acetónido de fluclorolona al 0,025 % pomada, 0,2 % crema	• Acetónido de fluocinolona al 0,25 % y 0,20 % crema, pomada • Fluocinónido al 0,05 % crema, gel, pomada, solución • Flurandrenolona al 0,05 % crema, pomada • Propionato de fluticasona 0,05 % crema, loción, al 0,005 % pomada • Halcinónido al 0,01 % crema, pomada, solución • Aceponato de metilprednisolona al 0,1 % crema, emulsión, pomada • Furoato de mometasona al 0,1 % pomada • Prednicarbato al 0,25 % crema, pomada, solución • Acetónido de triamcinolona al 0,5 % y 0,1 % pomada

(Continúa)

Tabla 64-2. Clasificación europea de los corticosteroides tópicos en función de su potencia [cont.]

	Principios activos
GRUPO III: Potencia moderada **(correspondencia con clase IV-V estadounidense y clase II alemana)**	• Dipropionato de alclometasona al 0,05 % crema, pomada • Dipropionato de beclometasona al 0,025 % loción • Salicilato de beclometasona al 0,025 % crema, loción • Benzoato de betametasona al 0,025 % crema, pomada • Dipropionato de betametasona al 0,05 % loción • Valerato de betametasona al 0,10 % y 0,05 % crema, foam, loción, al 0,025 % pomada • Butirato de clobetasona al 0,05 % crema, pomada • Desoximetasona al 0,05 % crema, pomada • Acetónido de fluocinolona al 0,1 % y 0,00625 % crema, pomada, solución • Butilfluocortina al 0,75 % crema, pomada
	• Pivalato de flumetasona al 0,02 % crema, pomada • Flurandrenolona al 0,0125 % crema, loción • Halometasona al 0,05 % crema • Aceponato de hidrocortisona al 0,127 % crema, pomada • Butirato de hidrocortisona al 0,1 % crema, loción, pomada • Valerato de hidrocortisona al 0,2 % crema, pomada • Furoato de mometasona al 0,1 % crema, loción • Prednicarbato al 0,1 % crema, pomada • Acetónido de triamcinolona al 0,2 % espray, al 0,1 % y 0,04 % crema, pomada
GRUPO IV: Potencia baja **(correspondencia con clase VI-VII estadounidense y clase I alemana)**	• Dexametasona al 0,2 % y 0,1 % crema, gel, loción, pomada • Acetónido de fluocinolona al 0,0025 % crema, espuma, solución • Acetato de hidrocortisona/Hidrocortisona al 1,0 % y 0,5 % crema
	• Acetato de metilprednisolona al 0,25 % crema, pomada • Acetónido de triamcinolona al 0,025 % crema, loción

A largo plazo (síndrome de Cushing) destacan:

- Metabólicos: hiperglucemia, hiperlipidemia, aumento del apetito, redistribución central de la grasa («cara de luna llena», joroba interescapular, etc.) con atrofia muscular, alcalosis hipopotasémica.
- Hematológicos: linfocitosis con linfopenia y eosinopenia.
- Cutáneos: atrofia cutánea, estrías, púrpura por fragilidad, erupciones acneiformes (monomorfas, sin comedones), hirsutismo.
- Digestivos: úlcera péptica, reflujo gastroesofágico, náuseas.
- Cardiovasculares: hipertensión arterial, edemas.
- Musculoesqueléticos: osteoporosis, osteonecrosis de la cabeza femoral, miopatía por corticosteroides.
- Oftalmológicos: cataratas subcapsulares posteriores, glaucoma.
- Sistema nervioso central: cambios del estado de ánimo, psicosis esteroidea, neuropatía periférica.
- Supresión del eje hipotálamo-hipofisario-suprarrenal: puede ocurrir en tratamientos de más de 3-4 semanas de duración. Existe riesgo de crisis suprarrenal cuando se baja de dosis fisiológicas (7,5-10 mg de prednisona), por ello se recomienda la suspensión paulatina.
- Inmunosupresión con incremento del riesgo de infecciones.

Corticosteroides tópicos

Los corticosteroides tópicos se clasifican según su potencia clínica, la cual se evalúa mediante la intensidad de vasoconstricción cutánea que son capaces de inducir, que se correlaciona positivamente con el grado de efectividad clínica (v. **Tabla 64-2**).

Los principales efectos adversos de su aplicación tópica son la atrofia cutánea con formación de telangiectasias, púrpura por fragilidad, reacciones acneiformes en la cara y el tronco, aparición o empeoramiento de la rosácea y dermatitis perioral, cambios pigmentarios y, con menor frecuencia, hirsutismo. Otro efecto adverso que se debe tener en cuenta es el síndrome de abstinencia a corticosteroides tópicos, que consiste en la aparición de eritema (con o sin papulopústulas) con sensación urente cuando se interrumpe el tratamiento tópico, que ocurre fundamentalmente en pacientes que aplican el fármaco de forma crónica en la cara o los genitales. Además, el fracaso terapéutico de los corticosteroides tópicos y la exacerbación de la dermatitis después de su empleo deben llevar a sospechar una dermatitis alérgica de contacto. En estos casos, es fundamental realizar pruebas epicutáneas con lecturas retardadas (a los 7 días o más).

Corticosteroides sistémicos

En la **tabla 64-1** se pueden consultar los principales corticosteroides sistémicos.

Tabla 64-3. Retinoides tópicos y sistémicos

		Mecanismo (receptor estimulado)	Indicaciones	Contraindicaciones	Posología	Monitorización
Tópicos	TRETINOÍNA Crema 0,025/0,05/0,1 %	RAR α/β/γ	Acné vulgar leve-moderado	• Alergia al fármaco • Embarazo • Antecedente de cáncer cutáneo (tretinoína)	1 aplicación al día por la noche	No requiere
	ADAPALENO Crema/gel 0,1 %	RAR β/γ > α	Acné vulgar			
	TRIFAROTENO Crema 0,005 %	RAR γ > β/α	Acné vulgar en > 12 años			
	ISOTRETINOÍNA Cápsulas: 5, 10, 20, 30, 40 mg	Ninguno	Formas graves de acné vulgar, resistente a tratamiento tópico	• Alergia al fármaco • Embarazo • Dislipemia • Insuficiencia hepática • Hipervitaminosis A • Tratamiento simultáneo con tetraciclinas (isotretinoína y acitretina)	0,5-1 mg/ kg/día	En individuos jóvenes y sanos en tratamiento con isotretinoína: AS antes de comenzar y a los 2 meses con HEM, lipidograma, función hepática y test de embarazo

	Fármaco	Receptor	Indicaciones	Contraindicaciones / Anticoncepción	Dosis	Controles
Sistémicos	ACITRETINA Cápsulas: 10, 25 mg	RAR α/β/γ	Psoriasis Liquen plano Pustulosis palmoplantar Ictiosis Dermatitis disqueratósicas o hiperqueratósicas graves y refractarias	• Insuficiencia renal grave (acitretina) • Antecedente de pancreatitis, enfermedad tiroidea no controlada e infección sistémica activa (bexaroteno) Anticoncepción: Isotretinoína, alitretinoína, bexaroteno: 1 mes antes de comenzar hasta 1 mes después de finalizar Acitretina: 1 mes antes de comenzar hasta 2 años después de finalizar	25-50 mg/día	Acitretina e isotretinoína: AS con HEM, lipidograma, función hepática y test de embarazo antes de comenzar, a las 4 y a las 8 semanas. Después cada 3 meses Bexaroteno: AS con HEM, lipidograma, perfil tiroideo, función hepática y test de embarazo antes de comenzar. Lípidos y T_4 cada 2 semanas hasta estabilización. Luego HEM, lípidos y T_4 cada 2 meses Alitretinoína: AS con HEM, lípidos, perfil hepático y test de embarazo; antes de comenzar y posteriormente de forma mensual
	ALITRETINOÍNA Cápsulas: 10, 30 mg	RAR α/β/γ y RXR	Eccema de manos crónico grave que no responde a tratamiento tópico		10-30 mg/día	
	BEXAROTENO Cápsulas 75 mg	RXR	LCCT avanzado resistente al menos a un tratamiento sistémico		300 mg/m²/día	

AS: analítica sanguínea; cáps.: cápsulas; HEM: hemograma; LCCT: linfoma cutáneo de células T; RAR: receptor del ácido retinoico; RXR: receptor X retinoide; T_4: levotiroxina.

RETINOIDES

Los retinoides son análogos estructurales y funcionales de la vitamina A. La **tabla 64-3** proporciona un resumen de las principales características de los corticosteroides tópicos y sistémicos empleados en dermatología.

Farmacocinética

Los derivados retinoides son fármacos de composición lipídica con buena biodisponibilidad oral, la cual aumenta cuando se administran con alimentos, principalmente si son grasos. La isotretinoína y el bexaroteno se unen en más del 99 % a proteínas plasmáticas y apenas se acumulan en el hígado ni en el tejido adiposo. La acitretina (metabolito activo del etretinato) presenta una baja acumulación en el tejido graso; sin embargo, su administración conjunta con alcohol provoca que se reesterifiquen ciertas cantidades en etretinato, que presenta una acumulación mayor en el tejido adiposo, incrementando de esta forma su semivida y tiempo de eliminación.

Mecanismo de acción

Los retinoides ejercen su función a través de su interacción con los receptores de retinoides. Existen dos tipos de receptores: receptores de ácido retinoico (α, β y g) y receptor de retinoide X. Se localizan en el núcleo y se unen, incluso en el estado no ligado, a secuencias reguladoras de ADN específicas llamadas *elementos de respuesta a hormona retinoide* en las regiones promotoras de genes que responden a retinoides. Las principales acciones de los retinoides son la modulación de la proliferación y diferenciación epiteliales con alteración de la cohesión celular, efecto anticomedogénico y seboatrofiante (principalmente por la isotretinoína), antiinflamatorio y antitumoral en lesiones premalignas y malignas cutáneas.

Clasificación

Los retinoides se clasifican en:

- Primera generación (naturales, no aromáticos): tretinoína, isotretinoína, alitretinoína.
- Segunda generación (monoaromáticos): etretinato, acitretina.
- Tercera generación (poliaromáticos): adapaleno, bexaroteno, tazaroteno.
- Cuarta generación: trifaroteno.

Indicaciones

Las indicaciones aprobadas para los distintos retinoides se muestran en la **tabla 64-2**. Merece la pena destacar algunas indicaciones no aprobadas en la ficha técnica del fármaco pero que han demostrado efectividad. Por ejemplo, se ha comprobado el efecto beneficioso de la isotretinoína en el control de las lesiones inflamatorias de la rosácea resistente a otros tratamientos. La acitretina también ha demostrado efectividad en la pitiriasis *rubra pilaris*, así como en la prevención de lesiones premalignas y malignas cutáneas en individuos de alto riesgo (como receptores de trasplante, por ejemplo).

Efectos adversos

Con los retinoides tópicos, el efecto adverso más común es la irritación cutánea (dermatitis retinoide), que sucede durante el primer mes de tratamiento y suele disminuir a partir de entonces. Para conseguir que el paciente tolere el tratamiento puede reducirse la frecuencia, cantidad y/o duración de la aplicación del retinoide al inicio del tratamiento, junto con el empleo de productos hidratantes. Otro efecto adverso común es la disminución de la tolerancia a la luz ultravioleta (sensación de calor o ardor), por lo que se recomienda la aplicación nocturna. Efectos adversos menos frecuentes son la dermatitis alérgica de contacto y la hiperpigmentación o la hipopigmentación.

Los efectos adversos más comunes con el empleo de retinoides sistémicos son:

- Teratogenia: embriopatía retinoide (anomalías craneofaciales, tetralogía de Fallot, hidrocefalia con microcefalia, etc.).
- Cutáneos: la xerosis cutánea (prurito asociado, descamación palmoplantar frecuente) y mucosa (queilitis, ojo seco) es el efecto adverso más frecuente. La queilitis suele ser la primera manifestación. La fotosensibilidad también ha sido bien documentada. Otras manifestaciones menos comunes son la fragilidad ungueal, tejido de granulación exuberante (periungueal) y alopecia (efluvio telógeno principalmente).
- Óseos: son infrecuentes e incluyen la hiperostosis difusa de la columna, la formación de osteofitos vertebrales y la calcificación de tendones y ligamentos.
- Musculares: mialgias (poco frecuente).
- Sistema nervioso central: aumento de la presión intracraneal que puede conducir a síndrome de seudotumor cerebral. Se debe sospechar si el paciente refiere cefalea, náuseas o vómitos, o alteraciones visuales.
- Hipotiroidismo clínico y subclínico reversible: ocurre casi exclusivamente con el bexaroteno (40 % de los pacientes).
- Analíticos:
  - Dislipemia: hipertrigliceridemia (30-40 %) e hipercolesterolemia (20-30 %). Estos porcentajes son más elevados con el bexaroteno (hipertrigliceridemia en el 80 % e hipercolesterolemia en el 50 %).
  - Alteraciones de las enzimas hepáticas: se observa una elevación de las transaminasas transitoria en el 20 %. Ocurre en la semana 2-8 y suele revertir en las siguientes 2-4 semanas. Se observa una elevación persistente con toxicidad grave en el 1 %. Se recomienda suspender el tratamiento cuando la elevación supera tres veces el límite superior de la normalidad.
  - Leucopenia: ocurre con el bexaroteno en el 30 % de los pacientes.

Interacciones

Las más destacadas son las siguientes:

- Alcohol: incremento del riesgo de hepatotoxicidad, y en pacientes tratados con acitretina favorece la conversión a etretinato, con riesgo de acumulación y mayor toxicidad.
- Tetraciclinas: puede aumentar la presión intracraneal.
- Metotrexato: riesgo de toxicidad hepática sinérgica.
- Suplementos de vitamina A: riesgo de hipervitaminosis A.

OTROS FÁRMACOS TÓPICOS

En la **tabla 64-4** se resumen las características de otros productos tópicos de interés en dermatología.

ANTIMICROBIANOS

Antibióticos

Los antibióticos tópicos se emplean en dermatología en el tratamiento del acné, la rosácea y las infecciones bacterianas superficiales, y para prevenir infecciones después de la cirugía u otros procedimientos dermatológicos y en ciertas lesiones cutáneas.

Los antibióticos sistémicos se emplean para el tratamiento de infecciones cutáneas más generalizadas o infecciones sistémicas, y en la profilaxis perioperatoria. Además, los macrólidos y las tetraciclinas, gracias a sus propiedades antiinflamatorias, resultan de utilidad en otras afecciones dermatológicas como el acné, la rosácea o la dermatitis perioral.

Los principales antibióticos tópicos y orales con aplicación en dermatología se detallan en la **tabla 64-5**.

Antifúngicos

Los antifúngicos tópicos se emplean fundamentalmente para el tratamiento de las dermatofitosis. Otras indicaciones son el tratamiento de la pitiriasis versicolor, la candidiasis mucocutánea y la dermatitis seborreica.

Los antifúngicos sistémicos se utilizan para el tratamiento de dermatofitosis que afectan al cuero cabelludo o a las uñas, en infecciones fúngicas superficiales extensas o resistentes a terapia tópica y en infecciones con afectación sistémica (**Tabla 64-6**).

Antivíricos

En la **tabla 64-7** se muestran las indicaciones, posología, contraindicaciones y efectos adversos de los antivíricos empleados en el tratamiento de infecciones herpéticas.

Tabla 64-4. Otros fármacos tópicos de interés en dermatología

	Mecanismo de acción	Indicaciones	Contraindicaciones	Posología	Efectos adversos
SINECATEQUINAS Pomada 10 %	Desconocido. Parecen inhibir el crecimiento de los queratinocitos	Condiloma acuminado en adultos inmunocompetentes	Hipersensibilidad a sinecatequinas o extracto de té verde Inmunodeficiencia Insuficiencia hepática	Aplicar 3 veces al día hasta un máximo de 16 semanas	Irritación local Linfadenopatías
PODOFILOTOXINA Crema 0,15 % Solución 0,5 %	Citotóxico, impide la polimerización de la tubulina, bloqueando la síntesis de ADN	Condiloma acuminado en adultos	Hipersensibilidad a podofilotoxina Embarazo/lactancia Heridas abiertas	Aplicar 2 veces al día durante 3 días consecutivos, a intervalos semanales. Duración máxima: 4 semanas	Irritación local Hepatotoxicidad, nefrotoxicidad (raro)
BLEOMICINA Vial, 15.000 UI	Antineoplásico. Bloquea de fase M (mitosis) y G2 del ciclo celular	Uso fuera de ficha técnica: verrugas vulgares	Hipersensibilidad a bleomicina Embarazo Inmunosupresión	Intralesional 1 UI/mL (dosis máxima por sesión: 2 mL). Repetir cada 4-6 semanas hasta curación	Dolor durante la inyección Necrosis cutánea Fenómeno de Raynaud (raro)

(Continúa)

Tabla 64-4. Otros fármacos tópicos de interés en dermatología [cont.]

	Mecanismo de acción	Indicaciones	Contraindicaciones	Posología	Efectos adversos
CIDOFOVIR	Análogo de nucleósido fosfato acíclico del monofosfato de desoxicitidina. Inhibe la ADN polimerasa vírica	Uso fuera de ficha técnica: verrugas vulgares	Hipersensibilidad a cidofovir	Intralesional: 7,5-25 mg/mL (mediante dilución de preparado comercial: 75 mg/mL). Administración mensual hasta resolución Tópico (requiere formulación magistral): crema 1-3 %, 1-2 aplicaciones al día hasta un máximo de 16 semanas	Irritación local (tópico) Dolor durante la inyección (intralesional)
CANTARIDINA	Agente vesicante. Provoca la disrupción de los desmosomas, causando acantólisis	Uso fuera de ficha técnica: Verrugas vulgares • Condiloma acuminado • Molusco contagioso	Hipersensibilidad a cantaridina	Requiere formulación magistral: Cantaridina 0,7 % + verde brillante 0,005 % en colodión Cantaridina 1 % + podofilina 5 % + ácido salicílico 30 % en colodión elástico Aplicación en consulta. Lavar a las 2-6 h. Reaplicar cada 2-5 semanas hasta resolución	Ampollas, erosiones. Verruga «en donut» (falta de resolución en la periferia)

IMIQUIMOD Crema 3,75 y 5 %	Inmunomodulador. Activa receptor TLR7, potenciando una respuesta tipo Th1	Carcinoma basocelular superficial Queratosis actínica Condiloma acuminado	Hipersensibilidad a imiquimod	QA: 3 días/semana × 4 semanas CBC: 5 días/semana × 6 semanas Condiloma 3 días/ semana hasta resolución (máximo: 16 semanas)	Irritación local (eritema, edema, erosiones, prurito, dolor) Cefalea, parestesia/ hiperestesia local Anorexia, astenia, náuseas Mialgias
5-FLUOROURACILO Crema 4 %	Agente citostático análogo de la timina. Inhibe replicación y transcripción del ADN	Queratosis actínicas grado I/II	Hipersensibilidad a 5-FU Embarazo/lactancia Administración concomitante de brivudina o análogos	1 aplicación/día durante 4 semanas (si se tolera)	Irritación local (eritema, edema, erosiones, prurito, dolor)
5-FLUOROURACILO + ÁCIDO SALICÍLICO Solución 0,5 % + 10 %	Igual que 5-FU + acción queratolítica del ácido salicílico	Queratosis actínicas Verrugas vulgares	Igual que 5-FU + alergia a salicilatos e insuficiencia renal	QA: una aplicación/día hasta un máximo de 12 semanas Verrugas: 2-3 aplicacio- nes al día hasta 1 semana posterior a la resolución clínica (generalmente unas 6 semanas)	Irritación local (eritema, edema, erosiones, prurito, dolor) Cefalea

(Continúa)

Tabla 64-4. Otros fármacos tópicos de interés en dermatología [cont.]

	Mecanismo de acción	Indicaciones	Contraindicaciones	Posología	Efectos adversos
TIRBANIBULINA Pomada 1 %	Inhibición de la polimerización de la tubulina, lo que provoca la interrupción del ciclo celular y la apoptosis de las células proliferativas	Queratosis actínicas grado I	Hipersensibilidad a principio activo o excipientes	1 aplicación/día durante 5 días consecutivos	Irritación local (eritema, descamación, edema, erosiones, prurito, dolor)
DICLOFENACO Gel 3 %	Inhibidor de la síntesis de prostaglandinas. Mecanismo en QA desconocido	Queratosis actínicas	Alergia a AINE o saliciatos Último trimestre de embarazo	2 aplicaciones/día durante 60-90 días	Irritación local Dermatitis de contacto Parestesias/ hiperestesias locales
TACRÓLIMUS Pomada 0,03 y 0,1 % **PIMECRÓLIMUS** Crema 1 %	Inhibidor de la calcineurina, suprimiendo la liberación de IL-2 y bloqueando la proliferación de linfocitos T	Dermatitis atópica Fuera de ficha técnica: cualquier dermatitis inflamatoria/ eccematosa (principalmente en región facial/ intertriginosa)	Hipersensibilidad al principio activo o a macrólidos Para tacrólimus: inmunodeficiencia Menores de 2 años	2 aplicaciones/día. Una vez alcanzada la remisión se puede iniciar terapia de mantenimiento: 1 aplicación al día 2 veces a la semana	Irritación local Aumento del riesgo de infecciones locales Rubefacción tras toma de alcohol (con tacrólimus)

SIRÓLIMUS Solución oral 0,1 %	Inhibidor de mTOR, reduciendo la proliferación de linfocitos T y disminuyendo la producción de VEGF	Angiofibromas en esclerosis tuberosa	Hipersensibilidad al principio activo	Requiere formulación magistral (excepto la solución): sirólimus 0,1-1 % en pomada, crema, gel o solución Aplicar 1-2 veces al día	Irritación local (más frecuente con vehículo en gel o solución que con la pomada)
CAPSAICINA Crema 0,025 y 0,075 %	Activa el receptor vainilloide TRPV1, conduciendo a la depleción de sustancia P. Anestésico tópico	Neuralgia (posherpética, diabética, etc.) Neuropatías disestésicas (notalgia parestésica, prurito braquiorradial, meralgia parestésica, etc.)	Hipersensibilidad a la capsaicina	3-4 aplicaciones al día	Irritación local con sensación de quemazón. Suele mejorar con el tiempo
CALCIPOTRIOL Crema 0,05 %	Análogo vitamina D	Psoriasis	Alergia a la vitamina D Hipercalcemia Insuficiencia renal grave	1-2 aplicaciones/día Dosis máxima: 5 mg/ semanal	Irritación local (generalmente transitoria) Hipercalcemia (riesgo si se excede la dosis máxima)

(Continúa)

Tabla 64-4. Otros fármacos tópicos de interés en dermatología [cont.]

	Mecanismo de acción	Indicaciones	Contraindicaciones	Posología	Efectos adversos
CALCITRIOL Pomada 0,0003 %	Análogo vitamina D	Psoriasis	Alergia a la vitamina D Hipercalcemia Hiperparatiroidismo o hipoparatiroidismo Insuficiencia renal o hepática	2 aplicaciones/día Dosis máxima: 30 g/día	Irritación local Hipercalcemia (poco frecuente)
CALCIPOTRIOL + BETAMETASONA DIPROPIONATO Pomada, gel, espuma, crema	Análogo vitamina D + glucocorticoide alta potencia	Psoriasis	Alergia a la vitamina D o corticosteroides Hipercalcemia		Irritación local

Fármaco	Mecanismo	Indicaciones	Contraindicaciones	Posología	Efectos adversos
ÁCIDO SALICÍLICO 10-50 %	Queratolítico	Verrugas Hiperqueratosis localizadas	Hipersensibilidad al fármaco	1-2 veces/día	Irritación local
UREA 10-40 %	Queratolítico	Psoriasis Queratodermias Ictiosis	Hipersensibilidad al fármaco	Variable	Irritación local
HIDROQUINONA Gel 4 y 2% Crema 4 y 2 %	Inhibición de la enzima tirosinasa, provocando una despigmentación reversible por reducción de melanosomas	Hiperpigmentación cutánea Melasma Lentigo solar	Hipersensibilidad al fármaco Sobre heridas, mucosas, dermatitis, quemaduras solares < 12 años	1 vez al día por las noches. Tras 10-14 días se puede subir a 2 aplicaciones/día (si buena tolerancia)	Irritación local Ocronosis exógena (si tratamiento > 6 meses)
MINOXIDILO Solución 2 y 5 %	Vasodilatador. El mecanismo sobre la estimulación del crecimiento del pelo no está claramente establecido	Alopecia androgenética	Hipersensibilidad al fármaco	Aplicación de 1 mL cada 12 h Dosis máxima diaria: 2 mL	Irritación local (a veces en relación con propilenglicol) Hirsutismo en zonas adyacentes a la aplicación

5-FU: 5-fluorouracilo; AINE: antiinflamatorios no esteroideos; CBC: carcinoma basocelular; IL-2: interleucina-2; mTOR: *mammalian target of rapamicin*; QA: queratosis actínica; TLR: receptor de tipo *toll*; TRPV1: receptor de potencial transitorio V1; VEGF: *vascular endothelial growth factor*.

Tabla 64-5. Antibióticos tópicos y sistémicos de uso frecuente en dermatología

		Familia terapéutica/ mecanismo	Indicaciones	Contraindicaciones	Posología	Efectos adversos
Tópicos	Peróxido de benzoílo	Liberados de oxígeno reactivo	Acné Rosácea	Hipersensibilidad al medicamento	1-3 aplicaciones/día	Irritación Blanquea la ropa
	Ácido azelaico	Derivado del ácido dicarboxílico antimitótico	Acné Rosácea		2 aplicaciones/día	Irritación cutánea Dermatitis de contacto
	Eritromicina	Macrólido	Acné		2 aplicaciones/día	Irritación cutánea
	Clindamicina	Lincosamida	Acné		2 aplicaciones/día	Irritación cutánea
	Metronidazol	Nitroimidazol	Rosácea		1-2 aplicaciones/día	Sabor metálico, irritación cutánea, lagrimeo
	Mupirocina	Inhibidor de la isoleucil-ARN sintetasa	Infección superficial Descontaminación nasal		2 aplicaciones/día	Irritación cutánea Dermatitis de contacto

Ácido fusídico	Inhibidor de la síntesis proteica bacteriana	Infección superficial Grampositivos *aureus*		2 aplicaciones/día	Irritación cutánea Dermatitis de contacto
Retapamulina	Inhibidor de la síntesis proteica	Infección superficial S. aureus, estafilococos		2 aplicaciones/día	Irritación cutánea
Gentamicina	Aminoglucósido	Infección superficial		2 aplicaciones/día	Irritación cutánea
Sistémicos Penicilina G-benzatina	Penicilina	Sífilis	Alergia a penicilinas	Sífilis temprana: 2,4 MU i.m. dosis única Sífilis tardía: 2,4 MU i.m./semana durante 3 semanas	Reacción de hipersensibilidad Diarrea. Colitis seudomembranosa Hepatotoxicidad Nefritis intersticial
Cloxacilina	Penicilina	Infecciones estafilocócicas	Alergia a penicilinas	0,5-1 g/4-6 h	
Amoxicilina	Penicilina	Enfermedad de Lyme	Alergia a penicilinas	250-500 mg/6 h	

(Continúa)

Tabla 64-5. Antibióticos tópicos y sistémicos de uso frecuente en dermatología [cont.]

	mecanismo	Indicaciones	Contraindicaciones	Posología	Efectos adversos
Sistémicos Amoxicilina/ácido-clavulánico	Penicilina	Celulitis Mordeduras	Alergia a penicilinas	500-875 mg/8 h	Reacción de hipersensibilidad Diarrea. Colitis seudomembranosa Hepatotoxicidad Nefritis intersticial
Ampicilina	Penicilina	Impétigo Forunculosis	Alergia a penicilinas	125-500 mg/6 h	
Cefuroxima	Cefalosporina	Erisipela, celulitis, forunculosis, impétigo	Alergia a cefalosporinas	500 mg/12 h	Reacciones de hipersensibilidad Alteraciones hematológicas
Ceftriaxona	Cefalosporina	Gonorrea Enfermedad de Lyme Otras infecciones de partes blandas	Alergia a cefalosporinas	1-2 g/24 h i.m. o i.v.	
Ciprofloxacino	Quinolona de segunda generación	Celulitis u otras infecciones de tejidos blandos Infecciones por *Pseudomonas*	Alergia a quinolonas Miastenia grave Antecedente de tendinopatía por quinolona	250-500 mg/12 h	Molestias digestivas Tendinopatía Alteraciones hepáticas
Levofloxacino	Quinolona de tercera generación	Celulitis u otras infecciones de tejidos blandos	Alergia a quinolonas Miastenia grave Antecedente de tendinopatía por	250-750 mg/12 h	

			quinolona Embarazo/lactancia Epilepsia		
Doxiciclina	Terraciclina	Acné, rosácea, dermatitis perioral Enfermedad de Lyme Gonorrea, sífilis	Alergia a tetraciclinas Porfiria	50-200 mg/12-24 h	Esofagitis Fototoxicidad Pigmentación azulada cutánea (más con minociclina)
Minociclina	Tetraciclina	Similar a doxiciclina	Alergia a tetraciclinas	50-200 mg/12-24 h	
Clindamicina	Lincosamida	Celulitis, erisipela, impétigo, fascitis necrosante	Alergia a lincosanidos Meningitis	150-450 mg/6 h	Colitis seudomembranosa
Metronidazol	Nitroimicazol	Infección de piel y partes blandas	Hipersensibilidad a imidazoles Primer trimestre del embarazo	250-500 mg/6-8 h	Molestias digestivas Hepatotoxicidad Cefalea, sabor metálico Rinitis
Rifampicina	Rifamicina	Infección de piel y partes blandas Lepra Tuberculosis	Alergia a rifamicinas Enfermedad hepática activa Porfiria Lentes blandas de contacto	300-600 mg/12-24 h	Color anaranjado de sudor, orina, saliva, lágrimas Ictericia colestásica Síndrome seudogripal Leucopenia, trombopenia Necrosis tubular aguda

Tabla 64-6. Antifúngicos tópicos y sistémicos de uso frecuente en dermatología

	Familia terapéutica/ mecanismo de acción	Formulación	Indicaciones	Contraindicaciones	Posología	Efectos adversos/ Precauciones
Tópicos CLOTRIMAZOL	Imidazol	Crema, polvo, solución	Dermatofitosis Candidiasis cutánea Pitiriasis versicolor Dermatitis seborreica	Alergia a antifúngicos azólicos	2 veces/día durante 2-4 semanas	Dermatitis de contacto irritativa (aumenta con la oclusión)
MICONAZOL	Imidazol	Crema, espray				
KETOCONAZOL	Imidazol	Crema, gel				
SERTACONAZOL	Imidazol	Crema, gel, polvo, solución				
BIFONAZOL	Imidazol	Crema, pomada, polvo, espray				
FLUTRIMAZOL	Imidazol	Crema, gel, polvo, espray				

Tópicos				
TERBINAFINA	Alilamina	Crema, solución, espray	Dermatofitosis Pitiriasis versicolor Onicomicosis	Alergia a alilaminas Embarazo/lactancia	2 veces/día durante 2-4 semanas
AMOROLFINA	Morfolina	Barniz uñas	Onicomicosis Candidiasis ungueal	Alergia al medicamento	1 vez/día durante 2-4 semanas Onicomicosis: 1-2 veces/ semana durante 6-12 meses
NISTATINA	Poliénico		Candidiasis mucocutánea	Alergia al medicamento	2 veces/día durante 2-4 semanas
CICLOPIROXOLA-MINA	Piridonona	Crema, champú, barniz uñas, solución	Dermatofitosis Pitiriasis versicolor Onicomicosis Candidiasis cutánea		2 veces/día durante 2-4 semanas

(Continúa)

Tabla 64-6. Antifúngicos tópicos y sistémicos de uso frecuente en dermatología [cont.]

	terapéutica/ mecanismo de acción	Formulación	Indicaciones	Contraindicaciones	Posología	Efectos adversos/ Precauciones
Sistémicos ITRACONAZOL Comprimidos: 50 y 100 mg	Triazol		Dermatofitosis resistente a tópicos Onicomicosis Pitiriasis versicolor extensa	Alergia al fármaco Insuficiencia cardíaca Insuficiencia renal grave Embarazo	100-400 mg/ día según patología	Molestias digestivas Cefalea Insuficiencia cardíaca
FLUCONAZOL Cápsulas: 50, 100, 150, 200 mg	Triazol		Dermatofitosis resistente a tópicos Candidiasis cutánea, orofaríngea, esofágica, vaginal, balanitis	Alergia a azoles Tratamiento concomitante con fármacos prolongadores del intervalo QT (eritromicina, quinidina, pimozida, etc.)	50-400 mg/ día según patología	Molestias digestivas Aumento de transaminasas Prolongación del intervalo QT
TERBINAFINA Comprimidos 250 mg	Alilamina		Dermatofitosis resistente a tópicos Onicomicosis Pitiriasis	Alergia a alilaminas Insuficiencia renal o hepática graves	250 mg/día	Molestias digestivas Fotosensibilidad, LE cutáneo subagudo

GRISEOFULVINA (medicación extranjera o fórmula magistral)	Inhibidor de la t.bulina	versicolor extensa Tiña de la cabeza infantil Onicomicosis Infecciones fúngicas resistentes a tópicos	Alergia al fármaco Insuficiencia hepática grave Porfiria Embarazo/lactancia	10-20 mg/kg/ día en 2-3 dosis	Hepatotoxicidad Fotosensibilidad Fatiga, cefalea Molestias digestivas

LE: lupus eritematoso.

Tabla 64-7. Antivíricos

	Indicaciones	Contraindicaciones	Posología	Efectos adversos/precauciones
ACICLOVIR Comprimidos: 200, 800 mg Suspensión oral **VALACICLOVIR** Comprimidos: 500 mg, 1 g	VHS-1, VHS-2, VVZ	Alergia al fármaco	Aciclovir: VHS: 200 mg/8 h durante 5 días VVZ: 400 mg/8 g durante 7 días Valaciclovir: VHS: 500 mg/12 h durante 10 días VVZ: 1 g/8 h durante 7 días	Molestias digestivas Cefalea, convulsiones IR aguda (más con aciclovir i.v., por cristaluria)
FAMCICLOVIR Comprimidos: 125, 250, 500 mg	VHS-1, VHS-2, VVZ	Alergia al fármaco	VHS: 250 mg/12 h durante 5 días VVZ: 500 mg/8 h durante 7 días	Molestias digestivas Cefalea Aumento de bilirrubina y transaminasas
BRIVUDINA Comprimidos 125 mg	VVZ	Alergia al fármaco Inmunodeficiencia Administración concomitante de 5-fluoropirimidinas (5-FU, capecitabina, tegafur) Embarazo/lactancia	125 mg/día durante 7 días	Molestias digestivas
FOSCARNET Solución para perfusión	VHS-1, VHS-2. En pacientes inmunosuprimidos que no responden a aciclovir	Alergia al fármaco IR grave	40 mg/kg i.v. cada 8 h durante 2-3 semanas	IR aguda Hipocalcemia Molestias digestivas Anemia, leucopenia Dermatitis/úlceras en genitales

5-FU: 5-fluorouracilo; comp.: comprimidos; IR: insuficiencia renal; VHS: virus del herpes simple; VVZ: virus de la varicela-zóster.

INMUNOSUPRESORES E INMUNOMODULADORES

Los inmunosupresores clásicos son fármacos que se caracterizan por su acción sobre el sistema inmunológico no selectiva y su amplia experiencia de uso tanto en el campo dermatológico como en otros campos de la medicina.

Antes de comenzar el tratamiento con inmunosupresores o con fármacos biológicos o pequeñas moléculas se debe solicitar un estudio inicial, que en su mayor parte es común para todos:

- Analítica sanguínea con hemograma, función hepática y renal, y sistemático de orina. Test de embarazo en mujeres.
- Serologías para virus de las hepatitis B y C, y virus de la inmunodeficiencia humana.
- Cribado de tuberculosis: ensayo de liberación de interferón γ o prueba de Mantoux y radiografía de tórax.

Algunas consideraciones específicas en el estudio inicial:

- Ciclosporina: medición de la presión arterial en dos ocasiones al día al menos 2 días. Añadir perfil lipídico.
- Azatioprina: medición previa de la actividad de la tiopurina metiltransferasa (TPMT).
- Inhibidores de la cinasa de Jano (JAK): añadir perfil lipídico y creatinina-cinasa en la analítica.

Omalizumab, dupilumab y tralokinumab no requieren estudio inicial ni monitorización durante el seguimiento.

Antes de recibir terapia sistémica con estos fármacos, los pacientes deben tener su calendario vacunal actualizado. Las vacunas inactivadas (muertas) se pueden administrar en cualquier momento durante el tratamiento, pero puede producirse una disminución en la inmunogenicidad conseguida. Las vacunas de virus vivos están contraindicadas durante el tratamiento y deben administrarse, al menos, 1 mes antes de comenzar la terapia.

Las características de los principales inmunosupresores clásicos empleados en dermatología se resumen en la **tabla 64-8**.

TERAPIA DIRIGIDA

En los últimos años, los avances en la biología molecular han permitido el desarrollo de fármacos que actúan de forma selectiva sobre el sistema inmunológico alterando la diferenciación de los linfocitos T, bloqueando la acción de determinadas citocinas o de sus receptores, o bloqueando los mecanismos de señalización intracelular.

Terapia biológica

Los fármacos obtenidos a través de fuentes biológicas incluyen fundamentalmente factores de crecimiento, citocinas, anticuerpos monoclonales y proteínas de fusión.

Tabla 64-8. Inmunosupresores clásicos

	Mecanismo de acción	Indicaciones	Contraindicaciones	Posología	Monitorización	Efectos adversos
METOTREXATO Comprimidos 2,5 mg Jeringa precargada 7,5/10/15/20/25 mg	Antagonista del ácido fólico. Bloquea la fase S de la mitosis celular	Psoriasis y artritis psoriásica Pitiriasis *rubra pilaris* PLEVA Papulosis linfomatoide Dermatomiositis Penfigoide ampolloso Dermatosis neutrofílicas	• Hipersensibilidad al principio activo o a alguno de los excipientes • Pacientes con insuficiencia hepática grave • Alcoholismo • Pacientes con insuficiencia renal grave • Discrasias sanguíneas preexistentes • Infecciones crónicas o agudas graves y síndromes de inmunodeficiencia • Embarazo/lactancia	5-25 mg/semana v.o. o s.c. Suplementación con ácido fólico o folínico	Estudio inicial (v. texto) AS con HEM, perfil hepático y renal, a las 2 semanas del inicio, luego mensual los primeros 2 meses. Posteriormente cada 3 meses	Estomatitis, aftas orales, dolor abdominal, náuseas, diarrea Hepatotoxicidad Mielotoxicidad Inmunosupresión, infecciones Alopecia Neumonitis intersticial/fibrosis pulmonar Anticoncepción: durante y hasta 6 meses tras finalizar en las mujeres y 3 meses en los varones
CICLOSPORINA A Cápsulas 25, 50, 100 mg	Inhibidor de la calcineurina, suprimiendo	Dermatitis atópica Psoriasis	• Alergia al principio activo o excipientes	2,5-5 mg/kg/día repartidos en dos dosis al día	Estudio inicial (v. texto) Medición de la	Nefrotoxicidad y hepatotoxicidad HTA

	Mecanismo	Indicaciones	Contraindicaciones	Dosificación	Monitorización	Efectos adversos
	la liberación de IL-2 y bloqueando la proliferación de linfocitos T	Pioderma gangrenoso Enfermedad de Behçet	• Hipertensión no controlada • Insuficiencia renal grave • Combinación con fármacos inmunosupresores o fototerapia • Lactancia Relativas: • Embarazo • Infección grave • Inmunosupresión • Neoplasia activa		tensión arterial AS con HEM, perfil hepático y renal, lípidos y electrólitos, mensual los primeros 3 meses y luego cada 1-2 meses	Cefalea, temblor Hirsutismo, hiperplasia gingival Dolor abdominal, anorexia, diarrea Dislipemia, hipomagnesemia Calambres, mialgia Inmunosupresión, infecciones
AZATIOPRINA Comprimidos 50 mg	Profármaco de la 6-mercaptopurina. Antimetabolito de las purinas, bloqueando la síntesis de ADN y la mitosis	Lupus, dermatomiositis Pénfigo vulgar Poliarteritis nodosa Penfigoide ampolloso Pioderma gangrenoso	• Hipersensibilidad al principio activo o excipientes • Infecciones graves • Pancreatitis • Insuficiencia hepática grave • Insuficiencia medular grave • Embarazo/ lactancia	Ajuste a actividad de TPMT: Muy baja: contraindicado Intermedia: 0,5-1 mg/kg/día Normal: 1-3 mg/kg/día	Estudio inicial (v. texto) AS con HEM, perfil hepático y renal, con frecuencia semanal/ quincenal los primeros 2 meses de tratamiento. Luego cada 1-3 meses	Dolor abdominal, náuseas, anorexia Inmunosupresión, infecciones Mielotoxicidad Pancreatitis Reacción de hipersensibilidad Anticoncepción: durante y hasta 3 meses tras finalizar en mujeres y varones

(Continúa)

Tabla 64-8. Inmunosupresores clásicos [cont.]

	Mecanismo de acción	Indicaciones	Contraindicaciones	Posología	Monitorización	Efectos adversos
MICOFENOLATO DE MOFETILO Cápsulas 250, 500 mg Vial 500 mg	Inhibe la enzima monofosfato de inosina deshidrogenasa, bloqueando la síntesis de novo de las guaninas. Inhibe la síntesis de ADN preferentemente en linfocitos T y B	LES Vasculitis asociadas a ANCA Enfermedades ampollosas Lupus, dermatomiositis Pioderma gangrenoso	• Hipersensibilidad al principio activo o excipientes • Embarazo/ lactancia Relativas: • Infección sistémica • Enfermedad ulcerosa péptica	Dosis de inicio: 250-500 mg/ 12 h Se puede subir hasta 3 g al día (3 cáps./12 h)	Estudio inicial (v. texto) AS con HEM, perfil hepático y renal, semanal el primer mes, quincenal los siguientes 2 meses. Luego mensual	Molestias gastrointestinales Fatiga, insomnio, cefalea Piuria estéril HTA, edemas, hiperglucemia Mielotoxicidad Úlcera péptica Anticoncepción: durante y hasta 6 semanas tras finalizar en las mujeres y 12 semanas en los varones
CICLOFOSFAMIDA Comprimidos 50 mg Vial 500 y 1.000 mg	Agente citotóxico alquilante del ADN, bloqueando la replicación y transcripción del ADN. Además,	Vasculitis sistémicas Enfermedad de Behçet LES con afectación renal o pulmonar grave	• Hipersensibilidad al principio activo o excipientes • Infecciones activas • Disfunción grave de la médula ósea (en particular, pacientes	1-3 mg/kg/día	Estudio inicial (v. texto) AS con HEM, perfil hepático y renal, cada 15 días tras el inicio o cambios de dosis. Luego mensual	Anticoncepción: durante y tras 12 meses tras finalizar en las mujeres y 6 meses en los varones

suprime la función de linfocitos B y T	Vasculitis asociada a conectivopatía	pretratados con medicamentos citotóxicos o radioterapia) • Cistitis y obstrucciones urinarias • Toxicidad urotelial aguda por la quimioterapia o radioterapia • Embarazo/lactancia Relativas: insuficiencia hepática o renal grave

ANCA: anticuerpos antinucleares; AS: analítica sanguínea; HEM: hemograma; HTA: hipertensión arterial; IL-2: interleucina 2; LES: lupus eritematoso sistémico; PLEVA: *pityriasis lichenoides et varioliformis acute*; TPMT: tiopurina metiltransferasa.

Tabla 64-9. Terapia dirigida: terapia biológica y pequeñas moléculas

	Mecanismo de acción	Indicaciones	Contraindicaciones	Posología	Monitorización	Efectos adversos
ADALIMUMAB	Agente anti-TNF-α	Psoriasis (> 4 años) Artritis psoriásica Hidradenitis supurativa	• Hipersensibilidad al principio activo o a alguno de los excipientes • Tuberculosis activa u otras infecciones graves tales como sepsis e infecciones oportunistas • Insuficiencia cardiaca moderada a grave (menos para etanercept) Relativas: enfermedad desmielinizante, embarazo o lactancia (certolizumab si está permitido), LES, neoplasia activa, tuberculosis latente	80 mg s.c. en semana 0, seguido de 40 mg en semana 1. Luego 40 mg cada 2 semanas	Estudio inicial (v. texto) AS con HEM y perfil hepático a los 4 y 12 meses de comenzar el tratamiento. Posteriormente cada 3-6 meses	Aumento del riesgo de infecciones Desarrollo o empeoramiento de enfermedades desmielinizantes Empeoramiento de insuficiencia cardiaca preexistente Psoriasis paradójica Desarrollo de ANA o anti-ADN de doble hebra (ds), con menos frecuencia lupus inducido por fármacos Para infliximab: reacción a la infusión (18 %)
ETANERCEPT		Psoriasis (> 6 años) Artritis psoriásica		50 mg s.c. 2 veces a la semana durante 12 semanas. Luego 50 mg 1 vez a la semana hasta un período máximo de 24 semanas		
INFLIXIMAB		Psoriasis en adultos Artritis psoriásica		5 mg/kg i.v. (en 2 h) en semanas 0, 2, 6. Luego cada 8 semanas		
CERTOLIZUMAB		Psoriasis en adultos Artritis psoriásica		400 mg s.c. en semanas 0, 2 y 4. Luego 200 mg cada 2 semanas		

SECUKINUMAB	Anti-IL-17A	Psoriasis (> 6 años) Artritis psoriásica Hidradenitis supurativa	• Hipersensibilidad al principio activo o a alguno de los excipientes • Infecciones activas importantes (p. ej., tuberculosis activa)	300 mg s.c., en semanas 0, 1, 2, 3 y 4. Luego mensualmente	Estudio inicial (v. texto) AS con HEM y perfil hepático cada 3-6 meses	Reacción local en el sitio de inyección Infecciones de TRS Candidiasis mucocutánea Desarrollo o empeoramiento de EII Neutropenia (poco frecuente) Ideación suicida (brodalumab)
IXEKIZUMAB	Anti-IL-17A e IL-17A/F	Psoriasis (> 6 años) Artritis psoriásica	Además, para el brodalumab: • Enfermedad de Crohn activa	160 mg s.c. en semana 0, seguidos de 80 mg en semanas 1, 4, 6, 8, 10. Después 80 mg mensualmente		
BRODALUMAB	Antirreceptor de la IL-17A	Psoriasis en adultos		210 mg s.c. en semanas 0, 1 y 2. Luego 210 mg cada 2 semanas		
BIMEKIZUMAB	Anti-IL-17A, IL-17F e IL-17AF	Psoriasis en adultos Artritis psoriásica		320 mg s.c. en semanas 0, 4, 8, 12 y 16. Luego cada 8 semanas		

(Continúa)

Tabla 64-9. Terapia dirigida: terapia biológica y pequeñas moléculas [cont.]

	Mecanismo de acción	Indicaciones	Contraindicaciones	Posología	Monitorización	Efectos adversos
USTEKINUMAB	Anti-IL-12 e IL-23 (subunidad p40)	Psoriasis (> 6 años) Artritis psoriásica	• Hipersensibilidad al principio activo o a alguno de los excipientes • Infecciones activas importantes (p. ej., tuberculosis activa)	45 mg s.c. en semana 0, seguidos de 45 mg en semana 4. Luego 45 mg cada 12 semanas (si > 100 kg, la dosis es de 90 mg en vez de 45 mg)	Estudio inicial (v. texto) AS con HEM y perfil hepático cada 3-6 meses	Reacción local en el sitio de inyección Infecciones de TRS
GUSELKUMAB	Anti-IL-23 (subunidad p19)	Psoriasis en adultos Artritis psoriásica		100 mg s.c. en semanas 0 y 4. Luego cada 8 semanas		
RISANKIZUMAB	Anti-IL-23 (subunidad p19)	Psoriasis en adultos Artritis psoriásica		150 mg s.c. en semanas 0 y 4. Luego cada 12 semanas		
TILDRAKIZUMAB	Anti-IL-23 (subunidad p19)	Psoriasis en adultos		100 mg s.c. en semanas 0 y 4. Luego cada 12 semanas		

DUPILUMAB	Antirreceptor IL-4Rα (bloqueo de acción de IL-4 e IL-13)	DA moderada-grave en > 12 años DA grave entre 6 meses-11 años Prurigo nodular moderado-grave	• Hipersensibilidad al principio activo o a alguno de los excipientes	Dosis inicial de 600 mg s.c. Luego 300 mg cada 2 semanas	No requieren	DIOSD: conjuntivitis, ojo seco Eritema facial
TRALOKINUMAB	Anti-IL-13	DA moderada-grave en > 12 años		Dosis inicial de 600 mg s.c. Luego 300 mg cada 2 semanas		Conjuntivitis
OMALIZUMAB	Anti-IgE	Urticaria crónica espontánea en > 12 años con respuesta inadecuada al tratamiento con antihistamínicos H1		300 mg s.c. cada 4 semanas		Cefalea Infecciones de TRS

(Continúa)

Tabla 64-9. Terapia dirigida: terapia biológica y pequeñas moléculas [cont.]

	Mecanismo de acción	Indicaciones	Contraindicaciones	Posología	Monitorización	Efectos adversos
RITUXIMAB	Anti-CD20	Pénfigo vulgar moderado-grave	• Hipersensibilidad al principio activo, a proteínas murinas o a alguno de los excipientes • Infecciones graves, activas • Pacientes con inmunosupresión grave • Insuficiencia cardiaca grave	1 g en los días 0 y 14 Mantenimiento con 500 mg administrados a los 12 y 18 meses y después cada 6 meses si fuera necesario	Estudio inicial (v. texto) AS con HEM y perfil hepático cada 2-4 meses mientras se continúe con el tratamiento	Reacción infusional Incremento del riesgo de infecciones Incremento del riesgo de leucoencefalopatía multifocal progresiva y la activación del virus de la hepatitis B
BARICITINIB	Anti-JAK 1 y 2	Psoriasis en adultos *Alopecia areata* grave (SALT > 50) en adultos	• Hipersensibilidad al principio activo o a alguno de los excipientes • Embarazo Además, para el upadacitinib y abrocitinib: • Tuberculosis activa o infecciones graves activas • Insuficiencia hepática grave	4 mg/día. Una vez controlada la enfermedad, se puede descender a 2 mg/día	Estudio inicial (v. texto) AS con HEM, perfil hepático y renal, lipidograma, CK al mes de comenzar el tratamiento y luego cada 3 meses	Incremento del riesgo de infecciones Eccema *herpeticum*, herpes simple, herpes zóster Neutropenia, dislipemia, alteración perfil hepático

UPADACITINIB	Anti-JAK 1	DA moderada-grave en > 12 años Artritis psoriásica	15-30 mg/día	Infecciones de TRS Erupción acneiforme
ABROCITINIB	Anti-JAK 1	DA moderada-grave en adultos	100-200 mg/día	Náuseas Cefalea Erupción acneiforme

ANA: anticuerpos antinucleares; AS: analítica sanguínea; CK: creatín cinasa; DA: dermatitis atópica; DIOSD: enfermedad de la superficie ocular inducida por dupilumab; EII: enfermedad inflamatoria intestinal; HEM: hemograma; IgE: inmunoglobulina E; IL: interleucina; JAK: cinasa de Jano; LES: lupus eritematoso sistémico; SALT: herramienta de gravedad de la alopecia; TNF-α: factor de necrosis tumoral α; TRS: tracto respiratorio superior.

Tabla 64-10. Otros fármacos sistémicos de interés en dermatología

	Mecanismo de acción	Indicaciones	Contraindicaciones	Posología	Monitorización	Efectos adversos
INMUNOGLOBULINAS INTRAVENOSAS	Efecto inmunomodulador	Enfermedad de Kawasaki Reposición en inmunodeficiencias Fuera de ficha técnica: dermatomiositis	Hipersensibilidad al al fármaco Déficit de IgA	2-3 g/kg al mes, repartidos en dos días Las pautas de mantenimiento varían según la patología		Anafilaxia Síndrome de hiperviscosidad Trombosis Meningitis aséptica
CLOROQUINA Comprimidos 155 mg	Antipalúdicos	Lupus eritematoso cutáneo Fuera de ficha técnica: dermatomiositis, sarcoidosis, rosácea, liquen plano, morfea, PCT, EPL	Alergia a derivados de la cloroquina Anemia por déficit de G6PD Degeneración macular o retinopatía Psoriasis Miastenia grave	200-400 mg/ día	Estudio inicial: agudeza visual y FO. AS con HEM y función hepática y renal Seguimiento: FO anual a partir de los 5 años de tratamiento (salvo factores de riesgo de retinopatía, en cuyo caso se recomienda anual) AS con HEM y función hepática y renal mensual los 3 primeros meses. Luego cada 4-6 meses	Coloración azul-grisácea reversible Molestias digestivas Retinopatía (mayor riesgo con cloroquina) Exantema urticarial o liquenoide Hemólisis (si déficit de G6PD)
HIDROXICLOROQUINA Comprimidos 200 mg				155-310 mg/ día (1-2 comp.)		

QUINACRINA (medicación extranjera)				100 mg/día	AS con HEM y función hepática y renal antes de iniciar, mensual los 3 primeros meses, y luego cada 4-6 meses	Coloración amarillenta reversible Anemia aplásica (muchas veces precedida de una erupción liquenoide)
TALIDOMIDA Cápsulas 50 mg	Inhibición de la liberación y actividad del TNF-α	Fuera de ficha técnica: eritema nudoso leproso, prurigo actínico, dermatitis crónica actínica, lupus eritematoso cutáneo, prurigo nodular refractario, aftas asociadas a VIH y dermatosis neutrofílicas, escleromixedema	Hipersensibilidad al fármaco Embarazo	50-400 mg/día	Estudio inicial: AS con HEM, perfil hepático y renal y prueba de embarazo Seguimiento: AS con HEM, perfil hepático y renal cada 2 semanas los primeros 2 meses, luego mensual	Teratogenia Somnolencia Estreñimiento Neuropatía periférica irreversible (menos frecuente con lenalidomida)
LENALIDOMIDA Cápsulas 5, 10, 15, 20, 25 mg				10-20 mg/día		Xerosis y prurito. Edema periférico Leucopenia (poco frecuente) Trombosis (incremento del riesgo si administración concomitante de corticosteroides sistémicos)

(Continúa)

Tabla 64-10. Otros fármacos sistémicos de interés en dermatología [cont.]

	Mecanismo de acción	Indicaciones	Contraindicaciones	Posología	Monitorización	Efectos adversos
APREMILAST Comprimidos 10/20/30 y 30 mg	Inhibidor de PDE4	Psoriasis moderada-grave en adultos que no toleren o no hayan respondido a metotrexato, ciclosporina o fototerapia	Hipersensibilidad al fármaco Embarazo	Subida progresiva comenzando por 10 mg/día el día 1 hasta alcanzar la dosis de mantenimiento el día 6: 30 mg/12 h	Estudio inicial: AS con HEM y perfil hepático y prueba de embarazo Seguimiento: no requiere monitorización analítica	Náuseas y diarrea Nasofaringitis Pérdida de peso Cefalea Ideación suicida (poco frecuente)
DIMETILFUMARATO Comprimidos 30, 120 mg	Inmunomodulador y antinflamatorio. Se cree que su efecto se debe a la interacción con el glutatión reducido intracelular, inhibiendo la actividad del FN-κB	Psoriasis moderada-grave en adultos	Hipersensibilidad al fármaco Insuficiencia hepática o renal graves Trastornos gastrointestinales graves Embarazo/lactancia	Dosis de inicio: 30 mg/día Subida paulatina según tolerancia hasta dosis máxima: 240 mg/8 h	Estudio inicial: AS con HEM, perfil hepático y renal, análisis de orina, prueba de embarazo Seguimiento: AS con HEM, perfil hepático y renal cada 3 meses	Diarrea y molestias digestivas Rubefacción facial Leucopenia (linfopenia) Proteinuria

Fármaco	Mecanismo	Indicaciones	Contraindicaciones	Dosis	Seguimiento	Efectos adversos
(medicación extranjera)	Sulfonamida que inhibe la mieloperoxidasa de los neutrófilos, alterando también su quimiotaxis	Dermatitis herpetiforme, Lepra, Dermatosis IgA lineal, Pénfigo IgA, Dermatosis neutrofílicas, Lupus ampolloso, Eritema elevatum diutinum	Hipersensibilidad al fármaco, Déficit de G6PD, Enfermedad cardiopulmonar grave, Alergia a sulfonamidas	50-200 mg/día	Estudio inicial: AS con HEM, perfil hepático y renal, análisis de orina y actividad de G6PD. Seguimiento: AS con HEM, perfil hepático y renal cada 2 semanas los primeros 2 meses, luego cada 3 meses	Hemólisis y metahemoglobinemia, Anorexia, dispepsia, Agranulocitosis, neuropatía periférica (poco frecuentes)
COLCHICINA Comprimidos 0,5 y 1 mg	Inhibición del ensamblaje de los microtúbulos. Disminuye la quimiotaxia, la adhesión y la desgranulación de los neutrófilos	Fuera de ficha: dermatosis neutrofílicas, dermatosis IgA lineal, vasculitis cutánea de pequeño vaso, estomatitis aftosa	Hipersensibilidad, Insuficiencia renal o hepática graves, Embarazo	0,5 mg 2 o 3 veces al día	Estudio inicial: AS con HEM, perfil hepático y renal, y análisis de orina. Seguimiento: AS con HEM, perfil hepático y renal mensual los primeros 2 meses, luego cada 3 meses	Molestias digestivas (diarrea, náuseas, dolor abdominal), que son dosis dependientes. Neuropatía periférica, mielotoxicidad (poco frecuente, mayor riesgo si insuficiencia renal)

(Continúa)

Tabla 64-10. Otros fármacos sistémicos de interés en dermatología [cont.]

	Mecanismo de acción	Indicaciones	Contraindicaciones	Posología	Monitorización	Efectos adversos
YODURO POTÁSICO	Inmunomodulador. Suprime la migración y la toxicidad de los neutrófilos	Eritema nodoso Dermatosis neutrofílicas Esporotricosis	Hipersensibilidad a yoduros Enfermedad tiroidea Insuficiencia renal o cardiaca Enfermedad de Addison	Requiere formulación magistral Cápsulas (300 mg) o solución saturada (SSKI): comenzar con 1 cáps./día (o 10 gotas) y subir semanalmente hasta 1 cáps. (o 10 gotas)/8 h	Estudio inicial: AS con HEM, perfil hepático, renal y tiroideo. Prueba de embarazo Seguimiento: repetir TSH al mes	Erupción acneiforme Molestias digestivas Hipotiroidismo reversible Yododermia Hiperpotasemia

PROPRANOLOL Solución oral, 3,75 mg/mL	Bloqueante β	Hemangiomas infantiles con riesgo vital, alteración funcional o ulcerado	Hipersensibilidad al fármaco Lactantes < 5 semanas Enfermedad cardiovascular grave, bradicardia, e hipotensión Enfermedad pulmonar obstructiva	Dosis inicial: 1 mg/kg/día. Ir subiendo semanalmente hasta 3 mg/kg/día La dosis diaria debe dividirse en dos dosis, administradas cada 12 h	Medición de tensión arterial y frecuencia cardiaca cada 4-8 semanas	Trastornos del sueño Diarrea, vómitos Bradicardia Hipoglucemia Hipotensión Broncoespasmo

AS: analítica sanguínea; EPL: erupción polimorfa lumínica; FN-kB: factor nuclear potenciador de las cadenas ligeras k de las células B activadas; FO: fondo de ojo; G6PD: glucosa 6-fosfato deshidrogenasa; HEM: hemograma; IgA: inmunoglobulina A; PCT: porfiria cutánea tarda; PDE4: fosfodiesterasa-4; SSKI: solución oral de yoduro potásico; TNF-α: factor de necrosis tumoral α; TSH: hormona estimulante de la tiroides; VIH: virus de la inmunodeficiencia humana.

Los anticuerpos monoclonales son las moléculas con mayor peso en el tratamiento dermatológico. Los principales fármacos biológicos y sus características fundamentales se resumen en la **tabla 64-9**.

Terapia con pequeñas moléculas

Las principales moléculas pequeñas sintéticas con indicaciones en dermatología son los inhibidores JAK. Baricitinib, upadacitinib y abrocitinib son los agentes anti-JAK con indicaciones actuales en ficha técnica para afectaciones dermatológicas, y sus principales características se reseñan en la **tabla 64-9**.

OTROS TRATAMIENTOS SISTÉMICOS DE INTERÉS EN DERMATOLOGÍA

Véase la **tabla 64-10** para consultar todas las características de estos tratamientos sistémicos.

BIBLIOGRAFÍA

Barnes TM, Mijaljica D, Townley JP, Spada F, Harrison IP. Vehicles for drug delivery and cosmetic moisturizers: Review and comparison. Pharmaceutics. 2021;13(12):2012.

Bolognia JL, Schaffer JV, Cerroni L. Dermatology. 4ª ed. Philadelphia: Elsevier; 2018.

Dave R, Alkeswani A. An overview of biologics for psoriasis. J Drugs Dermatol. 2021;20(4):385-91.

Kang S, Amagai M. Fitzpatrick's dermatology. 9ª ed. New York: McGraw Hill; 2019.

Muhaj FF, George SJ, Nguyen CD, Tyring SK. Antimicrobials and resistance part II: Antifungals, antivirals, and antiparasitics. J Am Acad Dermatol. 2022;86(1):105-22.

Manejo del cáncer de piel avanzado. Tratamientos oncológicos

65

I. Villegas, A. Jiménez Antón y A. Claudio Oliva

PUNTOS CLAVE

- El cáncer de piel, en general, ha experimentado un aumento en su incidencia y mortalidad en los últimos años, con un incremento notable de casos avanzados.
- Los tratamientos médicos sistémicos para el cáncer de piel avanzado incluyen terapias dirigidas, como los inhibidores de BRAF y MEK y los inhibidores de la vía Hedgehog, la inmunoterapia con los diferentes inhibidores de puntos de control inmunitario PD-1 [programmed death], PD-L1 [programmed death ligand], CTLA-4 [cytotoxic T-lymphocyte antigen], LAG-3 [lymphocite activation gene] y la quimioterapia, aunque esta última ha sido relegada a casos específicos.
- El tratamiento sistémico tiene indicación como adyuvancia y tratamiento del melanoma irresecable o metastásico y en el cáncer cutáneo no melanoma en casos avanzados no candidatos a radioterapia o cirugía curativa.
- Previa selección del tratamiento en casos de melanoma, es necesario un estudio de extensión con tomografía computarizada corporal o tomografía por emisión de positrones-tomografía computarizada, niveles de lactato-deshidrogenasa, mutación *BRAF* y la expresión de PD-L1 en la biopsia (en el melanoma primario o en la última metástasis resecada).
- En el caso de melanomas metastásicos con mutación de *BRAF v600*, se indican y financian tres combinaciones de inhibidores de BRAF y MEK. Son de elección en alta carga tumoral o metástasis cerebrales sintomáticas, dada su rapidez de respuesta.
- La selección del tratamiento se ve influida por tratamientos previos, escalas de valoración funcional (Eastern Cooperative Oncology Group performance status, escala de Karnofsky) y la disponibilidad de financiación según el fármaco.
- Cemiplimab es el único fármaco anti-PD-1 aprobado por la Food and Drug Administration estadounidense y la European Medicines Agency para el tratamiento del carcinoma epidermoide cutáneo localmente avanzado no candidato a cirugía o radioterapia o metastásico.
- Cetuximab es un anticuerpo monoclonal dirigido contra el receptor del factor de crecimiento epidérmico indicado en el tratamiento del carcinoma epidermoide de cabeza y cuello metastásico o localmente avanzado en combinación con radioterapia.
- El carcinoma de células de Merkel es un tumor inmunosensible en el que avelumab (anti-PD-L1) se considera de primera línea en los casos avanzados o irresecables.
- Más de la mitad de los pacientes con carcinoma de células de Merkel avanzado no alcanzan respuestas duraderas.

INTRODUCCIÓN Y ANTECEDENTES

El cáncer de piel es el cáncer más frecuente en la especie humana y se suele clasificar en melanoma y cáncer cutáneo no melanoma. Aunque en el cómputo global de tumores malignos el cáncer de piel no es el que provoca la mayor mortalidad, en los últimos años ha aumentado tanto en incidencia como en mortalidad, y con ello el número de casos avanzados.

TIPOS DE TRATAMIENTO MÉDICO ONCOLÓGICO

La mayoría de los casos de cáncer cutáneo no melanoma y de melanoma se diagnostican en estadios precoces y pueden tratarse exitosamente con cirugía convencional. El uso de terapias sistémicas se limita a pacientes diagnosticados de melanoma avanzado o con presencia de enfermedad metastásica y a aquellos casos de cáncer cutáneo no melanoma con metástasis a distancia o enfermedad localmente avanzada que no son candidatos a cirugía o radioterapia.

A continuación, se describen las opciones de tratamientos sistémicos disponibles en la actualidad para los diferentes tumores malignos cutáneos.

Terapias dirigidas

Se trata de moléculas que van dirigidas a dianas concretas en una vía de señalización celular específica del tumor:

- **Inhibidores de BRAF y MEK.** Aproximadamente, la mitad de los melanomas cutáneos presentan la mutación V600 en el gen *BRAF* (implicado en la oncogénesis). La inhibición de *BRAF* produce una rápida regresión tumoral, y la adición de un fármaco inhibidor de MEK reduce la resistencia y disminuye la toxicidad cutánea (tumores queratinocíticos eruptivos) observada con el empleo de inhibidores de BRAF en monoterapia. Las combinaciones de inhibidores de BRAF y MEK actualmente disponibles (las dosis se desarrollarán en el siguiente apartado) son encorafenib-binimetinib, dabrafenib-trametinib y vemurafenib-cobimetinib, todas con eficacia y perfil de seguridad similares.
- **Inhibidores de la vía Hedgehog.** Inhiben la proteína *smoothened* (SMO) implicada en la vía de señalización celular Hedgehog, que culmina en la activación del factor de transcripción del oncogén asociado a glioma, encargado de la proliferación y crecimiento tumoral en el carcinoma basocelular (CBC). En el caso de los pacientes con CBC metastásico o localmente avanzado que no son susceptibles de tratamiento quirúrgico o radioterapia, se pueden emplear fármacos inhibidores de la vía Hedgehog, como vismodegib o sonidegib. Entre los efectos adversos más frecuentes se encuentran los espasmos musculares, el desarrollo de alopecia, la disgeusia o las náuseas.

Inmunoterapia

En los últimos años, la introducción de la inmunoterapia con fármacos inhibidores de diferentes puntos de control inmunitarios ha revolucionado el tratamiento de las neoplasias cutáneas malignas metastásicas o localmente avanzadas, alcanzando tasas de supervivencia libre de progresión (SLP) o supervivencia global (SG) superiores a los tratamientos preexistentes o la quimioterapia. Los puntos de control inmunológico se activan cuando las proteínas de la superficie de los linfocitos T reconocen y se unen a proteínas asociadas en otras células, como algunas células tumorales, inhibiendo la activación de los linfocitos T y, por tanto, la respuesta inmunológica. Los fármacos inhibidores de puntos de control inmunitarios funcionan bloqueando dicha unión, evitando la inhibición de los linfocitos T y permitiendo en consecuencia la destrucción de las células cancerígenas. Los efectos adversos más frecuentes de la inmunoterapia son astenia, artralgias o mialgias, aunque pueden producir cualquier reacción autoinmune, algunas graves y potencialmente mortales como hepatitis, colitis, neumonitis o miocarditis.

En la actualidad, se dispone de los siguientes tratamientos:

- **Inhibidores PD-1** (*Programmed Cell Death 1*), como nivolumab, pembrolizumab o cemiplimab, cuyas indicaciones y esquemas de tratamiento se desarrollarán en los siguientes apartados.
- **Inhibidores PD-L1** (*Programmed Death-ligand 1*), como avelumab, que, como se verá más adelante, está indicado en el tratamiento del CCM metastásico.
- **Inhibidores CTLA-4** (*Cytotoxic T Lymphocyte-Associated Protein 4*), como ipilimumab.
- **Inhibidores LAG-3** (*Lymphocyte Activating 3*), como relatlimab.

Quimioterapia

En la actualidad, con el desarrollo de la inmunoterapia y la terapia dirigida, la quimioterapia queda limitada a casos de neoplasias cutáneas malignas metastásicas o localmente avanzadas que han progresado a varias líneas de tratamiento, aunque con frecuencia se omite por completo por su escasa respuesta.

Los agentes quimioterápicos más utilizados para el tratamiento del melanoma avanzado son la dacarbazina y su profármaco temozolomida. Otros fármacos que han demostrado cierta actividad son las nitrosoureas, los platinos, los alcaloides de la vinca y los taxanos.

En cambio, en el tratamiento del carcinoma de células escamosas cutáneo avanzado o metastásico, suele emplearse la combinación de carboplatino junto con paclitaxel.

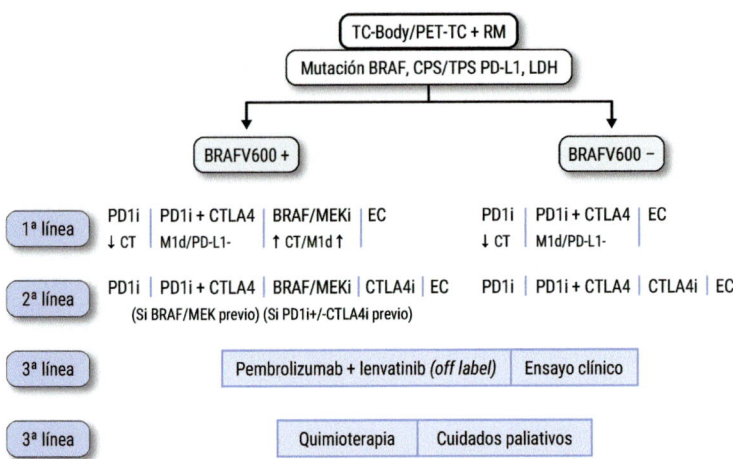

Figura 65-1. Algoritmo terapéutico del melanoma metastásico *de novo* o más allá de 6 meses tras suspender un tratamiento previo.
CPS PD-L1: expresión de PD-L1 en tumor y células del infiltrado inflamatorio intratumoral; ↑/↓ CT: alta/baja carga tumoral; CTLA4i: ipilimumab; EC: ensayo clínico; LDH: lactato-deshidrogenasa; M1d: metástasis cerebral; PD1i: inhibidor de PD1; TPS PD-L1: expresión de PD-L1 en células tumorales.

TRATAMIENTO MÉDICO DEL MELANOMA AVANZADO

Generalidades

El tratamiento del melanoma metastásico es principalmente sistémico, excepto en aquellos casos en los que sea posible la resección completa o la radioterapia estereotáxica, fundamentalmente aquellos oligometastásicos. Antes de la elección del tratamiento, es necesario disponer de un estudio de extensión mediante tomografía computarizada (TC) corporal o tomografía por emisión de positrones-TC y resonancia magnética craneal, además de conocer el estado de la mutación *BRAF* y el porcentaje de expresión de PD-L1 en la biopsia del melanoma primario o la última metástasis resecada. También va a condicionar la elección del tratamiento si la progresión se produce durante una línea de tratamiento, en adyuvancia o si se ocurre *de novo* o más allá de 6 meses tras haber suspendido un tratamiento sistémico previo (**Figs. 65-1** y **65-2**). El tratamiento sistémico se prolongará mientras se observe beneficio clínico o hasta que el paciente no tolere el tratamiento.

Monoterapia con anti-PD-1

Los anti-PD-1 con indicación para el tratamiento del melanoma irresecable o estadio IV son nivolumab y pembrolizumab, que constan de tasas objetivas de respuesta del 35-42 %.

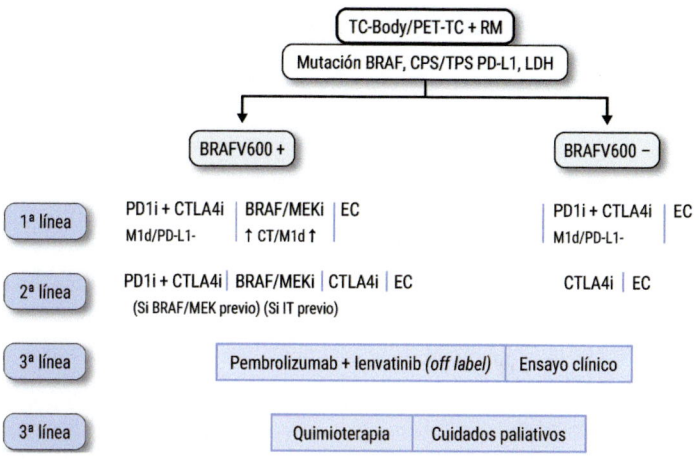

Figura 65-2. Algoritmo terapéutico del melanoma metastásico que progresa durante el tratamiento o antes de 6 meses después de la suspensión del tratamiento previo. CPS PD-L1 expresión de PD-L1 en tumor y células del infiltrado inflamatorio intratumoral; ↑/↓ CT: alta/baja carga tumoral; CTLA4i: ipilimumab; EC: ensayo clínico; LDH: lactato-deshidrogenasa; M1d: metástasis cerebral; PD1i: inhibidor de PD1; TPS PD-L1 expresión de PD-L1 en células tumorales.

La dosis recomendada de nivolumab para esta indicación es de 3 mg/kg cada 2 semanas o 6 mg/kg mensual, administrado por vía intravenosa durante 60 minutos, hasta progresión o toxicidad inaceptable.

En cuanto al pembrolizumab, la dosis recomendada es de 200 mg cada 3 semanas o 400 mg cada 6 semanas, administrada por vía intravenosa durante 30 minutos hasta progresión o toxicidad inaceptable.

La elección de la posología dependerá de las condiciones del paciente, sus preferencias y comorbilidades o la posibilidad de efectos inmunomediados.

Terapia diana

En el tratamiento sistémico del melanoma avanzado con mutación de *BRAFv600* tienen indicación y financiación las tres combinaciones de inhibidores de BRAF y MEK: vemurafenib-cobimetinib, dabrafenib-trametinib y encorafenib-binimetinib. La posología según la combinación se recoge en la **tabla 65-1**.

La combinación dabrafenib-trametinib obtuvo una SLP del 19 % (intervalo de confianza del 95 % [IC 95 %]: 15 a 22) a 5 años y una SG del 34 % (IC 95%: 30 a 38) a 5 años. En aquellos pacientes con respuesta completa, se asoció una supervivencia global del 71 % (IC 95 %: 62 a 69) a 5 años.

Las SLP y SG para encorafenib-binimetinib a 5 años fueron del 23 % y del 35 % en global, pero para aquellos pacientes con niveles normales de lactato-deshidrogenasa fueron del 31 % y del 45 %, respectivamente.

Tabla 65-1. Combinación de fármacos y su posología

	Posología
Vemurafenib + cobimetinib	Vemurafenib: 960 mg/12 h v.o. durante 28 días Cobimetinib: 60 mg/24 h v.o. durante 21 días
Dabrafenib + trametinib	Dabrafenib: 150 mg/12 h v.o. Trametinib: 2 mg/24 h v.o.
Encorafenib + binimetinib	Encorafenib: 450 mg/24 h v.o. Binimetinib: 45 mg/12 h v.o.

Cualquiera de las combinaciones se administra hasta la pérdida de beneficio clínico para el paciente o la aparición de toxicidad inaceptable.

La toxicidad más frecuentemente asociada con estos fármacos es la ya recogida en el apartado de adyuvancia. Es posible la reducción de dosis de las tres combinaciones según ficha técnica para favorecer el control de los efectos adversos.

Con respecto a los efectos secundarios de la terapia dirigida con inhibidores de BRAF y MEK, los más habituales son la presencia de pirexia, astenia o artralgias. La diarrea es el efecto adverso gastrointestinal notificado con mayor frecuencia. Otras reacciones adversas notificadas son la potencial cardiotoxicidad de estos agentes, como la disminución de la fracción de eyección o la prolongación del intervalo QT y la retinopatía.

Doble inmunoterapia con anti-PD-1 y anti-CTLA-4

La combinación de anti-PD1 y anti-CTLA-4, por su mecanismo de inhibición de estas dos moléculas, conlleva una mayor capacidad de activación del linfocito T. Actualmente, la combinación indicada para el tratamiento del melanoma metastásico es nivolumab con ipilimumab, aunque también es posible combinar de forma *off label* pembrolizumab e ipilimumab. Ipilimumab y nivolumab combinados han demostrado una superioridad en términos de SLP con respecto a las respectivas monoterapias (CheckMate-067), mostrando una tasa de respuesta del 49 % y una SG a 6,5 años del 49 %. La dosis según ficha técnica es de 1 mg/kg de nivolumab, administrado por vía intravenosa durante 30 minutos cada 3 semanas para las primeras cuatro dosis en combinación con 3 mg/kg de ipilimumab administrado por vía intravenosa durante 90 minutos. No se recomienda limitación de dosis por peso en la inducción con la combinación de ipilimumab y nivolumab. Después, se continúa con una segunda fase de mantenimiento en la que se administra como monoterapia 240/480 mg de nivolumab cada 2-4 semanas durante 30-60 minutos por vía intravenosa. Existe la posibilidad de combinar las dosis de estos fármacos de forma inversa: ipilimumab 1 mg/kg y nivolumab 3 mg/kg. Esta combinación es más segura y mantiene un perfil similar de respuestas respecto a la SG (59 % a 3 años). Aunque esta posología no está aprobada en el índice de posicionamiento terapéutico (IPT), se podría valorar en casos en los que interese reducir la posibilidad de efectos adversos inmunomediados.

La combinación de pembrolizumab e ipilimumab mostró tasas de respuesta del 65,8-76,7 %.

Actualmente, en España solo se dispone de financiación de ipilimumab y nivolumab para pacientes con metástasis cerebral o estadio IV con expresión de PD-L1 negativa.

Doble inmunoterapia con anti-PD-1 y anti-LAG-3

Lymphocyte-activation gene 3 (LAG-3) es una molécula inhibidora de la actividad del linfocito T. Relatlimab es un anticuerpo anti-LAG-3 que al bloquearlo restaura la función efectora de los linfocitos T exhaustos.

Actualmente está aprobado por la European Medicines Agency (EMA) el uso de relatlimab en combinación con nivolumab en primera línea de melanoma irresecable con expresión de PD-L1 negativa. La dosis aprobada es de 160 mg de relatlimab y 480 mg de nivolumab cada 4 semanas.

En el estudio RELATIVTY-047, la combinación ha demostrado una superioridad en la SLP, siendo esta de 10,1 meses con respecto a 4,6 meses en el brazo de nivolumab en monoterapia. La incidencia de efectos adversos inmunomediados de grado 3-4 es mayor para la combinación (18,9 %) que en la monoterapia (9,7 %).

Aún se precisan más estudios y datos de SG para ubicar este tratamiento en el algoritmo terapéutico.

Monoterapia con ipilimumab

Ipilimumab fue la primera molécula de inmunoterapia que mostró beneficio en la supervivencia global en dos ensayos clínicos de melanoma metastásico. Actúa inhibiendo la molécula CTLA-4 presente en los linfocitos T, promoviendo su activación hacia el fenotipo citotóxico.

Está aprobado en monoterapia para el tratamiento del melanoma en estadio IV y se administra en infusión intravenosa a dosis de 3 mg/kg cada 3 semanas en un total de cuatro ciclos.

Los efectos adversos inmunomediados más comunes asociados con su uso son: erupciones cutáneas, colitis, tiroiditis, hepatitis e hipofisitis.

La tasa de respuesta de ipilimumab en monoterapia es de aproximadamente el 15 % y la SG a 3 años del 22 %, por lo que ante la disponibilidad de otros fármacos como los anti-PD-1 se ha visto relegado a una segunda línea de tratamiento.

Combinación de pembrolizumab y lenvatinib

La combinación de pembrolizumab y lenvatinib, un inhibidor multicinasa, ha sido estudiada en el ensayo en fase II LEAP-004 para pacientes con melanoma en estadio III/IV que han progresado a monoterapia anti-PD-1/PD-L1 o la combinación de anti-CTLA-4 y PD-1. Se han obtenido SLP y SG a un 1 del 17,8 % y 54,5 %, respectivamente, con una mediana de 4,2 meses de SLP y 14 meses de SG. Estos datos apoyan esta combinación como una posible tercera línea de tratamiento en estos pacientes (v. **Figs. 65-1** y **65-2**), si bien aún no se dispone de aprobación en ficha técnica, por lo que debería ser solicitado *off-label*.

Quimioterapia

La quimioterapia en el melanoma avanzado ha quedado relegada a la última línea de tratamiento de pacientes refractarios a tratamientos previos de inmuno-terapia y/o terapia dirigida o con toxicidad grave a estos tratamientos. Aunque la quimioterapia puede reducir el tamaño tumoral y mejorar los síntomas, no ha demostrado mejorar la supervivencia. Las tasas de respuestas oscilan entre el 5 y el 12 %, con escasas respuestas completas. Los fármacos más empleados son dacarbacina, temozolomida, fotemustina, carboplatino y paclitaxel.

Otros

El tratamiento sistémico del melanoma avanzado o irresecable en muchas oca-siones va a requerir un abordaje individualizado del paciente y el uso de coad-yuvantes como pueden ser: interleucina-2, radioterapia estereotáxica, terapia oncolítica viral intratumoral, imiquimod. El fundamento de estos coadyuvantes se basa en la existencia de resistencias de las células tumorales al tratamiento principal. Normalmente, actúan mediante distintos mecanismos que favorecen la liberación de neoantígenos tumorales y/o favorecen la respuesta citotóxica de los linfocitos T con el fin de vencer la resistencia inmunitaria. Otra utilidad de estos coadyuvantes es el control de síntomas en casos concretos, como podrían ser tumores sangrantes o de gran tamaño que compriman estructuras vitales o produzcan dolor.

TRATAMIENTO MÉDICO DEL CARCINOMA EPIDERMOIDE AVANZADO

La mayoría de los casos de carcinoma epidermoide cutáneo (CEC) se diagnostican en estadios precoces, donde la cirugía resulta curativa. El uso de terapia sistémica se limita a pacientes diagnosticados de CEC localmente avanzado o que presen-tan metástasis a distancia y que no se pueden tratar con intención curativa con cirugía o radioterapia.

La primera línea del tratamiento sistémico del CEC es la inmunoterapia con anti-PD-1, quedando los inhibidores del receptor del factor de crecimiento epi-dérmico o la quimioterapia relegados a una segunda y tercera línea.

Inmunoterapia

Los fármacos inhibidores de PD-1, como cemiplimab, pembrolizumab o nivolu-mab, han demostrado ser eficaces y menos tóxicos que otros agentes disponibles para el tratamiento del CEC localmente avanzado o metastásico, siendo la primera elección de tratamiento en estos pacientes:

- **Cemiplimab.** Es el primer fármaco anti-PD-1 aprobado para el tratamiento del CEC metastásico o localmente avanzado no candidato a cirugía o radioterapia. La dosis recomendada es de 350 mg administrados como perfusión intravenosa cada 3 semanas, que puede continuar hasta progresión de la enfermedad o desarrollo de toxicidad inaceptable.
- **Pembrolizumab.** Se puede administrar *off-label* a dosis de 2 mg/kg cada 3 semanas o 4 mg/kg cada 6 semanas mediante perfusión intravenosa. El tratamiento puede continuar hasta progresión de la enfermedad o desarrollo de toxicidad inaceptable.
- **Nivolumab.** La dosis recomendada es de 3 mg/kg cada 2 semanas o 4 mg/kg cada 4 semanas *off-label* administrados mediante perfusión intravenosa, y puede continuar hasta progresión de la enfermedad o aparición de efectos adversos inaceptables.

Inhibidores del receptor del factor de crecimiento epidérmico

Cetuximab

Es un anticuerpo monoclonal quimérico cuya diana es el receptor del factor de crecimiento epidérmico indicado en el tratamiento del carcinoma epidermoide de cabeza y cuello metastásico o localmente avanzado. Cetuximab se administra mediante perfusión intravenosa semanal, siendo la primera dosis de 400 mg/m^2 de superficie corporal y todas las dosis semanales posteriores de 250 mg/m^2 de cetuximab por cada una, hasta progresión de la enfermedad o toxicidad inaceptable. Las principales reacciones adversas son las cutáneas, que se producen en más del 80 % de los pacientes y se manifiestan principalmente como una erupción acneiforme. La hipomagnesemia es otro efecto secundario que se produce en más del 10 % de los pacientes, por lo que debe monitorizarse de forma periódica.

Quimioterapia

El tratamiento con agentes quimioterapéuticos está indicado en pacientes con CEC localmente avanzado o metastásico que han progresado con inmunoterapia o en los que está contraindicada. El esquema de tratamiento empleado inicialmente con más frecuencia es la combinación de carboplatino y paclitaxel.

TRATAMIENTO MÉDICO DEL CARCINOMA BASOCELULAR AVANZADO

El CBC avanzado es aquel que es irresecable y no radiable con fines curativos por su extensión o localización en un área crítica (localmente avanzado) o aquellos infrecuentes casos metastásicos. Recientemente, se ha introducido el término

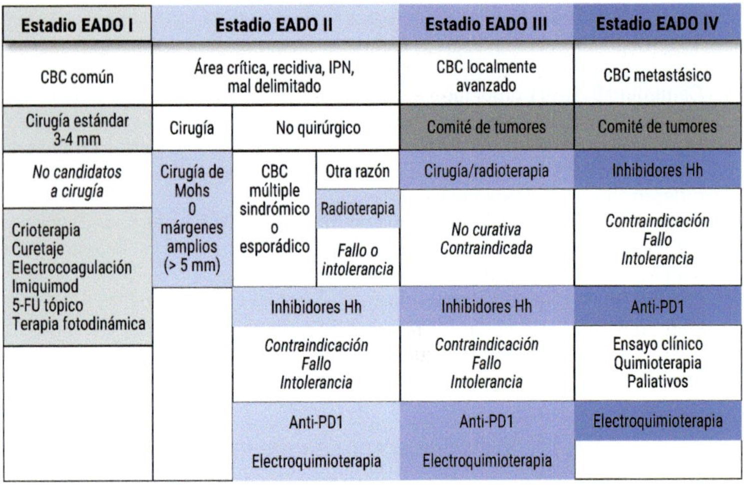

Estadio EADO I	Estadio EADO II			Estadio EADO III	Estadio EADO IV
CBC común	Área crítica, recidiva, IPN, mal delimitado			CBC localmente avanzado	CBC metastásico
Cirugía estándar 3-4 mm	Cirugía	No quirúrgico		Comité de tumores	Comité de tumores
No candidatos a cirugía	Cirugía de Mohs o márgenes amplios (> 5 mm)	CBC múltiple sindrómico o esporádico	Otra razón	Cirugía/radioterapia	Inhibidores Hh
Crioterapia Curetaje Electrocoagulación Imiquimod 5-FU tópico Terapia fotodinámica			Radioterapia	*No curativa Contraindicada*	*Contraindicación Fallo Intolerancia*
			Fallo o intolerancia		
		Inhibidores Hh		Inhibidores Hh	Anti-PD1
		Contraindicación Fallo Intolerancia		*Contraindicación Fallo Intolerancia*	Ensayo clínico Quimioterapia Paliativos
		Anti-PD1		Anti-PD1	Electroquimioterapia
		Electroquimioterapia		Electroquimioterapia	

Figura 65-3. Algoritmo terapéutico sugerido por la última actualización de las guías del manejo del carcinoma basocelular de la European Association of Dermato-Oncology.

difficult to treat BCC (CBC difícil de tratar) para definir a aquellos localmente avanzados o aquellos CBC comunes que por alguna razón presentan dificultades en su manejo. En la **figura 65-3** se muestra el algoritmo terapéutico basado en la nueva clasificación sugerida por la European Association of Dermato-Oncology.

Inhibidores de Hedgehog

En primera línea del tratamiento sistémico del CBC irresecable y no radiable se sitúan los inhibidores de Hedgehog vismodegib y sonidegib. Estos actúan sobre la proteína SMO suprimiendo así las proteínas Gli y frenando la proliferación y el crecimiento tumoral.

La dosis de vismodegib es de 150 mg diarios por vía oral, sin influencia en la alimentación. Es posible la realización de descansos terapéuticos en caso de efectos secundarios.

La dosis de sonidegib es de 200 mg diarios por vía oral en ayunas, pudiendo realizarse una reducción de dosis administrándose a días alternos en caso de efectos secundarios.

Inmunoterapia

La inmunoterapia con anti-PD-1 se sitúa actualmente como una segunda línea en el tratamiento sistémico del CBC avanzado con fallo a inhibidores de Hedgehog. Actualmente, el único anti-PD-1 aprobado por la EMA y la FDA para el CBC avanzado es cemiplimab, aunque en España aún no consta de precio reembolso, por lo que únicamente está disponible pembrolizumab *off-label*.

La dosis de cemiplimab es de 350 mg por vía intravenosa cada 3 semanas y de pembrolizumab, de 2-4 mg/kg cada 3-6 semanas.

TRATAMIENTO MÉDICO DEL CARCINOMA DE CÉLULAS DE MERKEL AVANZADO

El CCM es un tumor inmunosensible con respuestas alentadoras a la inmunoterapia. La evidencia actual empuja a ofrecer los **anticuerpos anti-PD-L1 como tratamiento sistémico de primera línea en el CCM avanzado (metastásico y/o recurrente)**, dado que consiguen respuestas mayores, más duraderas y con un mejor perfil de seguridad que la quimioterapia, que ha quedado relegada como opción paliativa tras fallo o contraindicación a la inmunoterapia (Tabla 65-2).

A pesar de alcanzar tasas de respuestas objetivas superiores al 50 % y de mayor duración que con la quimioterapia, casi el 50 % de los pacientes con CCM avanzado no obtienen un beneficio duradero. Los posibles mecanismos de resistencia continúan siendo desconocidos, y la singularidad del CCM avanzado no permite realizar estudios aleatorizados que arrojen luz sobre este problema.

Tabla 65-2. Terapéutica para el carcinoma de células de Merkel

Avelumab	Nivolumab	Pembrolizumab	Retifanlimab-dlwr
Anti-PD-L1	Anti-PD-1	Anti-PD-1	Anti-PD-1
10 mg/kg cada 2 semanas	3 mg/kg (dosis máxima: 240 mg) cada 2 semanas o 6 mg/kg (dosis máxima: 480 mg/kg) cada 4 semanas	2 mg/kg (dosis máxima: 200 mg) cada 3 semanas o 4 mg/kg (dosis máxima: 400 mg) cada 6 semanas	500 mg cada 4 semanas
Hasta progresión o efectos adversos inaceptables			
Primero aprobado por la FDA y único aprobado por la EMA	No aprobado	Aprobado por la FDA	Huérfano - aprobado por la FDA en marzo de 2023

Las National Comprehensive Cancer Network Guidelines® proponen pembrolizumab para los CCM localmente avanzados recurrentes como primera línea y avelumab o nivolumab para los CCM metastásicos. Las guías europeas no se posicionan en cuanto a preferencias por uno u otro.

CCM: carcinoma de células de Merkel; EMA: European Medicines Agency; FDA: Food and Drug Administration; PD-L1: *programmed death ligand*.

Por todo ello, se recomienda la participación en ensayos clínicos siempre que sea posible y apropiado.

Actualmente, se están llevando a cabo varios ensayos clínicos con nuevas terapias o nuevas combinaciones de terapias para el CCM avanzado y, además, también se está evaluando la inmunoterapia en el contexto adyuvante y neoadyuvante, con resultados prometedores.

Además de los regímenes de quimioterapia convencional con platinos y etopósido basados en su similitud histológica con el carcinoma microcítico de pulmón, se han publicado casos aislados sobre otros tratamientos para el CCM avanzado que se podrían considerar tras fallo o contraindicación a la inmunoterapia, como la terapia oncolítica viral intratumoral, los análogos de somatostatina o inhibidores de tirosina-cinasa como pazopanib.

BIBLIOGRAFÍA

Amaria RN, Postow M, Burton EM, et al. Neoadjuvant relatlimab and nivolumab in resectable melanoma. Nature. 2022;611(7934):155-60.

Arance A, De La Cruz-Merino L, Petrella TM, et al. Phase II LEAP-004 Study of Lenvatinib Plus Pembrolizumab for Melanoma With Confirmed Progression on a Programmed Cell Death Protein-1 or Programmed Death Ligand 1 Inhibitor Given as Monotherapy or in Combination. J Clin Oncol. 2023;41(1):75-85.

Brahmer JR, Abu-Sbeih H, Ascierto PA, et al. Society for Immunotherapy of Cancer (SITC) clinical practice guideline on immune checkpoint inhibitor-related adverse events. J Immunother Cancer. 2021;9(6):e002435.

Carlos G, Anforth R, Clements A, et al. Cutaneous Toxic Effects of BRAF Inhibitors Alone and in Combination With MEK Inhibitors for Metastatic Melanoma. JAMA Dermatol. 2015;151(10):1103.

Cowey CL, Robert NJ, Espirito JL, et al. Clinical outcomes among unresectable, locally advanced, and metastatic cutaneous squamous cell carcinoma patients treated with systemic therapy. Cancer Med. 2020;9(20):7381-7.

Dummer R, Flaherty KT, Robert C, et al. COLUMBUS 5-Year Update: A Randomized, Open-Label, Phase III Trial of Encorafenib Plus Binimetinib Versus Vemurafenib or Encorafenib in Patients With BRAF V600–Mutant Melanoma. J Clin Oncol. 2022;40(36):4178-88.

Garbe C, Amaral T, Peris K, et al. European consensus-based interdisciplinary guideline for melanoma. Part 2: Treatment - Update 2022. Eur J Cancer. 2022;170:256-84.

Gauci ML, Aristei C, Becker JC, et al. Diagnosis and treatment of Merkel cell carcinoma: European consensus-based interdisciplinary guideline – Update 2022. Eur J Cancer. 2022;171:203-31.

Haanen JBAG, Carbonnel F, Robert C, et al. Management of toxicities from immunotherapy: ESMO Clinical Practice Guidelines for diagnosis, treatment and follow-up. Ann Oncol. 2017;28:iv119-42.

Hodi FS, O'Day SJ, McDermott DF, et al. Improved Survival with Ipilimumab in Patients with Metastatic Melanoma. N Engl J Med. 2010;363(8):711-23.

Hughes BGM, Munoz-Couselo E, Mortier L, et al. Pembrolizumab for locally advanced and recurrent/metastatic cutaneous squamous cell carcinoma (KEYNOTE-629 study): an open-label, nonrandomized, multicenter, phase II trial. Ann Oncol. 2021;32(10):1276-85.

Jacobsen AA, Aldahan AS, Hughes OB, Shah VV, Strasswimmer J. Hedgehog Pathway Inhibitor Therapy for Locally Advanced and Metastatic Basal Cell Carcinoma: A Systematic Review and Pooled Analysis of Interventional Studies. JAMA Dermatol. 2016;152(7):816.

Jing H, Hettich M, Gaedicke S, Firat E, Bartholomä M, Niedermann G. Combination treatment with hypofractionated radiotherapy plus IL-2/anti-IL-2 complexes and its theranostic evaluation. J Immunother Cancer. 2019;7(1):55.

Larkin J, Chiarion-Sileni V, Gonzalez R, et al. Five-Year Survival with Combined Nivolumab and Ipilimumab in Advanced Melanoma. N Engl J Med. 2019;381(16):1535-46.

Lebbé C, Meyer N, Mortier L, et al. Evaluation of Two Dosing Regimens for Nivolumab in Combination With Ipilimumab in Patients With Advanced Melanoma: Results From the Phase IIIb/IV CheckMate 511 Trial. J Clin Oncol. 2019;37(11):867-75.

Long GV, Robert C, Butler MO, et al. Standard-Dose Pembrolizumab Plus Alternate-Dose Ipilimumab in Advanced Melanoma: KEYNOTE-029 Cohort 1C, a Phase 2 Randomized Study of Two Dosing Schedules. Clin Cancer Res. 2021;27(19):5280-8.

Luke JJ, Schwartz GK. Chemotherapy in the management of advanced cutaneous malignant melanoma. Clin Dermatol. 2013;31(3):290-7.

Maubec E, Petrow P, Scheer-Senyarich I, et al. Phase II Study of Cetuximab As First-Line Single-Drug Therapy in Patients With Unresectable Squamous Cell Carcinoma of the Skin. J Clin Oncol. 2011;29(25):3419-26.

Migden MR, Rischin D, Schmults CD, et al. PD-1 Blockade with Cemiplimab in Advanced Cutaneous Squamous-Cell Carcinoma. N Engl J Med. 2018;379(4):341-51.

Munhoz RR, Nader-Marta G, De Camargo VP, et al. A phase 2 study of first-line nivolumab in patients with locally advanced or metastatic cutaneous squamous-cell carcinoma. Cancer. 2022;128(24):4223-31.

Nghiem P, Bhatia S, Lipson EJ, et al. Durable Tumor Regression and Overall Survival in Patients With Advanced Merkel Cell Carcinoma Receiving Pembrolizumab as First-Line Therapy. J Clin Oncol. 2019;37(9):693-702.

Peris K, Fargnoli MC, Kaufmann R, et al. European consensus-based interdisciplinary guideline for diagnosis and treatment of basal cell carcinoma—update 2023. Eur J Cancer. 2023;192:113254.

Pflugfelder A, Kochs C, Blum A, et al. Malignant Melanoma S3-Guideline "Diagnosis, Therapy and Follow-up of Melanoma". JDDG J Dtsch Dermatol Ges. 2013;11(s6):1-116.

Robert C, Grob JJ, Stroyakovskiy D, et al. Five-Year Outcomes with Dabrafenib plus Trametinib in Metastatic Melanoma. N Engl J Med. 2019;381(7):626-36.

Topalian SL, Bhatia S, Hollebecque A, et al. Abstract CT074: Non-comparative, open-label, multiple cohort, phase 1/2 study to evaluate nivolumab (NIVO) in patients with virus-associated tumors (CheckMate 358): Efficacy and safety in Merkel cell carcinoma (MCC). Cancer Res. 2017;77(13_Suppl):CT074-CT074.

Terapias físicas

E. García Zamora

66

◉ **PUNTOS CLAVE**

- La radiación ultravioleta (UV) para el tratamiento de enfermedades cutáneas sigue siendo una terapia muy extendida. La irradiación de UVB de banda estrecha es la forma más utilizada hoy en día.
- La terapia fotodinámica es un procedimiento eficaz para el tratamiento de queratosis actínicas. La terapia fotodinámica con luz de día permite realizar el procedimiento en menos tiempo y abarata los costes.
- La longitud de onda de cada láser dermatológico, la profundidad de penetración en las capas de la piel y la capacidad de absorción de los cromóforos diana cutáneos permitirán identificar qué tipo de láser es más útil en el tratamiento de distintas lesiones cutáneas.

FOTOTERAPIA

La fototerapia usa la radiación ultravioleta (UV) para el tratamiento de las enfermedades cutáneas. Actualmente, incluye la irradiación con UVB de banda ancha (290-320 nm), UVB de banda estrecha (UVB-be) (311-313 nm), láser o lámpara de excímeros de 308 nm, UVA1 (340-400 nm), UVA (320-400 nm) sola o junto con psoralenos (PUVA) y la fotoquimioterapia extracorpórea (fotoféresis) (**Fig. 66-1**).

UVB de banda estrecha

Desde los años ochenta, la irradiación de UVB-be se ha convertido en la modalidad más utilizada de fototerapia para el tratamiento de diversas afecciones cutáneas. Hoy en día, existen distintos dispositivos que emiten radiación UVB-be, como cabinas cerradas de cuerpo entero (**e-Fig. 66-2**), unidades diseñadas para el tratamiento de las palmas y las plantas (**e-Fig. 66-3**), paneles portátiles e incluso unidades manuales fáciles de manejar en el propio domicilio del paciente.

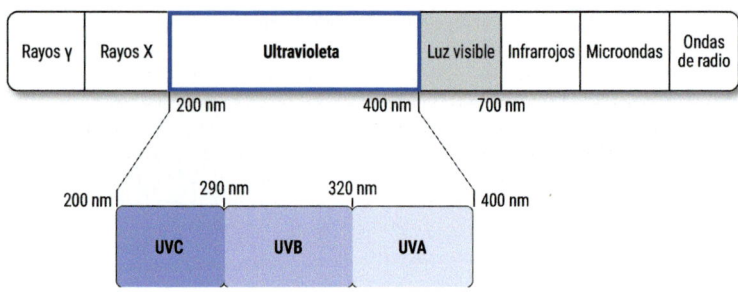

Figura 66-1. Espectro electromagnético.
UV: radiación ultravioleta.

Indicaciones

Las indicaciones principales de la UVB-be son:

- **Psoriasis.** Principalmente se usa para el tratamiento de las formas seborreica y *guttata*. La psoriasis en placas crónica parece más resistente al tratamiento con UVB-be, aunque la combinación de esta con retinoides sistémicos aumenta la eficacia y reduce el potencial cancerígeno de la fototerapia.
- **Linfoma cutáneo de linfocitos T.** Su uso principal es en la micosis fungoide en estadios iniciales (IA, IB y IIA), aunque resulta menos eficaz que la PUVA.
- **Vitíligo.**
- **Dermatitis atópica.**
- **Fotodermatosis.** Erupción solar polimorfa y protoporfiria eritropoyética. En estos casos, su uso es profiláctico, para preparar y adaptar la piel antes de un aumento previsto de la exposición solar.
- **Pitiriasis liquenoides y papulosis linfomatoides.** En casos resistentes o con una evolución prolongada. En el caso de la pitiriasis liquenoide aguda, la terapia con PUVA resulta más eficaz que la fototerapia con UVB-be.
- **Prurito.** El prurito resistente en pacientes con trastornos renales (prurito urémico), hepáticos o asociados a diabetes mellitus.

Efectos adversos

Cabe destacar:

- Quemaduras: eritema, xerosis cutánea, prurito, ampollas. En ocasiones, mayor frecuencia de infecciones recidivantes por el virus del herpes simple.
- Fotoenvejecimiento.
- Posible carcinogénesis a largo plazo.

Fototerapia con lámpara de excímeros de 308 nm

La lámpara de excímeros es un dispositivo de mano que emite una luz monocromática intensa con una longitud de onda de 308 nm, reproduciendo la longitud de onda del láser de excímeros. El tamaño del foco es de unos pocos centímetros cuadrados, por lo que solo se puede usar para dermatosis con extensión limitada. Sin embargo, puede dirigirse selectivamente a la piel afectada, reduciendo el número de tratamientos necesarios para inducir la resolución de las lesiones. Su principal utilidad es en la psoriasis y en el vitíligo.

UVA

Su espectro va desde los 320 nm a los 400 nm. A su vez, se subdividen en UVA1 (340-400 nm) y en UVA2 (320-340 nm). Además, la radiación UVA puede administrarse sola o junto con psoralenos.

UVA1

Penetran a mayor profundidad de la piel, llegando a estructuras de la dermis media y profunda. Se han utilizado para el tratamiento de la dermatitis atópica, dermatitis esclerosantes, enfermedad injerto contra huésped, urticaria pigmentosa y micosis fungoide. Sin embargo, su conocimiento actual es limitado y las lámparas tienen un precio elevado.

UVA con psoralenos

La PUVA se basa en la exposición a radiación UVA tras la administración de una sustancia fotosensibilizante (psoraleno). Estos psoralenos pueden administrarse por vía oral o tópica (soluciones, cremas o baños). Los psoralenos son furocumarinas lineales naturales que habitualmente se encuentran en plantas. Además, existen compuestos psoralenos sintéticos. Para la PUVA oral y tópica, actualmente el único psoraleno comercializado en nuestro país es el 8-metoxipsoraleno (8-MOP). La dosis oral recomendada es de 0,6 mg/kg (con un máximo de 60-70 mg por toma) unas 2 horas antes de la sesión.

En las últimas décadas, el uso de la terapia PUVA ha disminuido significativamente debido al mayor potencial carcinogénico que tiene esta terapia respecto a la radiación UVB-be. Su principal indicación hoy en día es la micosis fungoide. En el pasado se ha utilizado en psoriasis, vitíligo, dermatitis atópica, esclerodermia o enfermedad injerto contra huésped.

Fotoféresis

Es un procedimiento terapéutico inmunomodulador que combina la leucaféresis con la fototerapia. Inicialmente, se pasa la sangre del torrente sanguíneo del paciente a través de una máquina de fotoféresis, donde se separan las células mononucleares sanguíneas periféricas, obteniéndose un plasma rico en leucocitos. Dicho plasma es expuesto a un fotosensibilizante (solución de 8-MOP) junto con radiación UVA y finalmente se refunde de nuevo en el paciente. Este tratamiento tiene una duración aproximada de 3-4 horas y suele repetirse en 2 días consecutivos con intervalos de 2-4 semanas, aunque se han usado diferentes pautas de tratamiento y protocolos.

Se utilizó inicialmente para el tratamiento del linfoma cutáneo de células T eritrodérmico. Posteriormente, se aplicó en la enfermedad injerto contra huésped crónica, enfermedades ampollares, esclerosis sistémica o lupus, con resultados variables. Su mecanismo de acción no se conoce completamente; se piensa que la inducción de apoptosis de linfocitos y la formación de células dendríticas provocan una respuesta inmunológica contra las células patógenas.

Sus principales efectos adversos son la aparición de hipotensión y reflejo vasovagal durante el tratamiento. Además, puede acompañarse de cefalea, fiebre, náuseas y dolores musculares.

> ❗ La fototerapia UVB-be (311-313 nm) es la forma de fototerapia más utilizada en la actualidad. Su principal uso es en psoriasis en gotas, dermatitis atópica, micosis fungoide y vitíligo.

TERAPIA FOTODINÁMICA

Es una técnica que se basa en la destrucción selectiva de tejidos patológicos a través de una reacción fotoquímica. Esta reacción precisa de tres componentes: moléculas fotosensibilizadoras, longitudes de onda de luz fotoactivadoras y oxígeno tisular, lo que genera oxígeno singlete, una molécula muy reactiva que inicia distintas reacciones celulares que finalizan en una necrosis y apoptosis tisular.

Hoy en día, el uso de **fotosensibilizantes** sistémicos ha quedado en desuso frente a su uso tópico. Los fotosensibilizantes tópicos utilizados actualmente son derivados de las porfirinas (ácido 5-aminolevulínico y metilaminolevulinato). Tras su aplicación tópica, estos fotosensibilizantes son rápidamente incorporados por las células anómalas, con la consiguiente acumulación de protoporfirina IX, un producto intermedio fotosensible.

En cuanto a las fuentes de luz, en la terapia fotodinámica (TFD) convencional, una vez que la piel ha sido activada con la sustancia fotosensibilizante, se irradia la zona con lámparas de luz artificial incoherente (roja [625-740 nm] o azul [440-500 nm]). Para la elección de la fuente de luz hay que tener en cuenta los picos del espectro de absorción del fotosensibilizador; según la longitud de onda, la luz penetrará más o menos en las capas de la piel. En España, las lámparas más utilizadas son de luz roja de alrededor de 630 nm, con una energía de 37 J/cm^2 (**e-Figs. 66-4**, **66-5** y **66-6**).

Además de las lámparas de luz roja o azul, pueden usarse distintos dispositivos láseres (KTP, colorante pulsado, luz pulsada intensa). Sin embargo, son dispositivos más caros, más difíciles de utilizar y están menos estudiados.

Terapia fotodinámica con luz de día

En la última década se ha desarrollado una nueva forma de realizar TFD utilizando la exposición solar como fuente lumínica para activar el fotosensibilizante. La protoporfirina IX tiene un pico máximo de absorción en 410 nm y otros en el rango de la luz visible (400-700 nm).

La ventaja de esta modalidad es que no es necesario tiempo de incubación del fármaco tópico antes de que los pacientes se expongan a la luz solar. Además, abarata los costes, eliminando la necesidad de que un profesional sanitario maneje el dispositivo de luz artificial.

Una de las posibles limitaciones de esta técnica son las condiciones meteorológicas. Como regla general, si la latitud es < 45° (como en España), la TFD con luz de día puede realizarse durante todo el año, evitando días de lluvia, nieve, temperaturas inferiores a 10 °C o temperaturas excesivamente altas. Sin embargo, en países con latitudes >45° podría realizarse de abril a octubre.

Indicaciones de la terapia fotodinámica

Las principales son las siguientes:

- **Queratosis actínicas.** Para su tratamiento se puede utilizar tanto la TFD convencional como la TFD con luz de día. En este caso, están autorizados ambos fotosensibilizantes (ácido 5-aminolevulínivo y metilaminolevulinato).
- **Carcinoma basocelular superficial o nodular** (este último solo en caso de no ser posible una extirpación quirúrgica por comorbilidades del paciente). Existe autorización de ambos fotosensibilizantes, pero únicamente está aprobado el tratamiento con TFD convencional (irradiación con lámparas de luz roja).
- **Enfermedad de Bowen.** El único fotosensibilizante que tiene aprobación es el metilaminolevulinato y mediante el uso de TFD convencional.
- **Otras indicaciones.** Enfermedad de Paget extramamaria, micosis fungoide, poroqueratosis actínica, acné, fotoenvejecimiento o infecciones cutáneas (onicomicosis, verrugas víricas o condilomas acuminados).

Técnica de la terapia fotodinámica

En la **tabla 66-1** se muestra un resumen de los pasos para realizar el procedimiento de la TFD convencional y con luz de día.

En cuanto a las complicaciones de esta terapia, destaca el dolor durante el procedimiento, que suele aparecer segundos-minutos tras comenzar con la iluminación y es más intenso con la TFD convencional. El paciente puede describirlo como escozor, sensación de quemazón o pinchazos. Como tratamiento se han utilizado antinflamatorios, ventiladores de aire frío en la zona o la aplicación de compresas húmedas. A veces, puede ser necesaria la realización de bloqueos nerviosos, evitando en la medida de lo posible

Tabla 66-1. Técnica y pasos a seguir para realizar terapia fotodinámica convencional y con luz de día

	TFD convencional	TFD con luz de día
1. Aplicación de fotoprotector tópico	No	Aplicar fotoprotector tópico en la zona que se va a tratar y las zonas fotoexpuestas que contenga filtros orgánicos. El objetivo de este paso es bloquear la radiación UV
2. Preparación de la lesión o zona a tratar	Eliminar el componente queratósico previamente. Se puede realizar un suave legrado o aplicar un queratolítico los días previos al procedimiento	Eliminar el componente queratósico previamente. Se puede realizar un suave legrado o aplicar un queratolítico los días previos al procedimiento
3. Aplicación del fotosensibilizante	Aplicar una capa de MAL o ALA cubriendo la lesión y hasta 5 mm alrededor de esta. Posteriormente, cubrir la zona con plástico para una mejor absorción y a continuación tapar la zona para que quede oculta a la luz (puede usarse papel de aluminio). Será necesario esperar 3-4 h antes de destapar la zona y proceder con la iluminación	Aplicar una capa de MAL o ALA cubriendo la lesión y hasta 5 mm alrededor de esta. En este caso, no es necesario realizar ningún período de incubación
4. Iluminación	Irradiación perpendicular de la zona a tratar con lámparas de luz roja o azul. La distancia entre la lesión y la lámpara debe ser de 5-8 cm y el tiempo de iluminación habitual es de 8-10 min	El paciente saldrá al exterior para recibir luz solar durante aproximadamente 2 h
5. Retirar los restos de fotosensibilizante	Puede usarse una gasa empapada en suero salino	Puede usarse una gasa empapada en suero salino

ALA: ácido 5-aminolevulínico; MAL: metilaminolevulinato; TFD: terapia fotodinámica; UV: ultravioleta.

el uso de anestésicos locales, ya que los vasoconstrictores pueden limitar la presencia de oxígeno.

Otras complicaciones destacables son eritema local, eccema de contacto al fotosensibilizante o erupciones pustulosas estériles.

> La TFD es una opción eficaz y segura para el tratamiento de queratosis actínicas y carcinoma basocelular superficial. Puede usarse luz artificial (roja o azul), luz natural (TFD con luz de día) u otras fuentes de luz para iluminar la piel y aportar energía al fotosensibilizador.

CRIOCIRUGÍA

La criocirugía es una técnica mínimamente invasiva que utiliza temperaturas por debajo de 0 °C para destruir lesiones cutáneas. El criógeno más utilizado es el nitrógeno líquido, que hierve a –196 °C, y la modalidad más extendida de criocirugía es la crioterapia (e-Fig. 66-7). Actualmente, la crioterapia se utiliza principalmente para el tratamiento de lesiones benignas y premalignas (verrugas víricas, moluscos contagiosos, queratosis seborreicas, queratosis actínicas).

Técnicas crioquirúrgicas

A continuación se describen las técnicas crioquirúrgicas principales:

- **Abierta.** Es la modalidad más utilizada. Desde un contenedor metálico y a través de puntas o pulverizadores, se libera el criógeno sobre la lesión que se va a tratar.
- **Semiabierta.** Utiliza un dispositivo (cono, espéculo de otoscopio o placa con agujeros) para limitar el criógeno que se pulveriza en la zona que se va a tratar. Aporta más precisión, evita salpicaduras y respeta el tejido normal circundante.
- **Semicerrada.** Utiliza un cono metálico que por un extremo se une a la unidad que libera el criógeno y por el otro se mantiene en contacto con la piel. Genera una congelación muy potente.
- **Cerrada o de contacto.** El criógeno se administra a través de sondas metálicas en contacto con la piel, y el resto del criógeno sale por una manga de goma.
- **Con pinzas.** Muy útil para lesiones pediculadas. Se aplica el criógeno para congelar el instrumental metálico y posteriormente se agarra la lesión que se vaya a tratar.
- **Intralesional.** Se hace pasar una aguja a través de la lesión. Un extremo de la aguja se conecta a la unidad del criógeno y el otro atraviesa la lesión y sale de la piel permitiendo liberar el criógeno. Inicialmente, se ideó para el tratamiento de queloides.
- **Tira reactiva.** Se empapa un algodón en nitrógeno líquido y se aplica sobre la lesión.

La criocirugía es un procedimiento rápido y que no requiere preparación previa. Sin embargo, el tiempo de curación tras el tratamiento a menudo es más largo que en otros procedimientos. De forma inmediata suelen aparecer: edema, dolor, eritema o reacciones urticariales. Posteriormente, es habitual la formación de ampollas o costras. Aunque habitualmente el resultado estético es excelente, hay que tener en cuenta que pueden producirse hipo o hiperpigmentaciones residuales.

ELECTROCIRUGÍA

Engloba un grupo de intervenciones en las que, mediante la aplicación de energía eléctrica, se destruye, se corta o se coagula un tejido. Existen múltiples dispositivos de electrocirugía. Se basan en un mecanismo que modula la corriente eléctrica que se va a aplicar y un terminal que se aplica sobre el tejido y concentra la corriente. Se dividen en monopolar y bipolar según el número de puntas que tenga el terminal que contacta con el tejido que se va a tratar; y en biterminal o monoterminal según tenga o no un electrodo neutro o de dispersión (placa de tierra), además del terminal de tratamiento.

Técnicas de electrocirugía e indicaciones

Tres son las principales técnicas:

- **Electrodesecación y electrofulguración: técnicas monoterminales.** Se usan para tratar lesiones superficiales que solo afectan a la epidermis (queratosis seborreicas, acrocordones o dermatosis papulosa *nigra*). No sirve para el tratamiento de lesiones profundas y no realiza hemostasia. La corriente emitida produce un daño tisular superficial mediante deshidratación. Si se mantiene el electrodo a una distancia corta del tejido, se forma una chispa entre el electrodo y el tejido, dando lugar a la electrofulguración.
- **Electrocoagulación: técnica biterminal.** Su corriente penetra más en profundidad. Es útil para el tratamiento de tumores pequeños y, además, permite realizar la hemostasia durante un procedimiento quirúrgico más agresivo.
- **Electrosección: técnica biterminal.** Consigue al mismo tiempo la hemostasia y el corte de los tejidos. Además de su uso en cirugía dermatológica, se ha empleado para el tratamiento del rinofima y el acné queloideo de la nuca.

Hay que tener **precaución** cuando estas técnicas se usan en pacientes portadores de marcapasos o desfibriladores. Se recomienda evitar su uso cerca del marcapasos o del desfibrilador, usarlo en rachas cortas de pocos segundos de duración y a baja potencia. Para mayor seguridad, existe la opción de desprogramar el dispositivo del paciente antes de la cirugía para evitar la aparición de arritmias o reprogramación anómala, y reprogramarlo cuando finalice el procedimiento. Para el tratamiento de lesiones infecciosas (condilomas acuminados, verrugas víricas), se recomienda el uso de mascarilla o sistemas de aspiración para evitar inhalar partículas infectivas.

LÁSER

Los láseres en dermatología son unas fuentes de emisión de luz de características propias que interaccionan con los tejidos cutáneos. El principal factor que

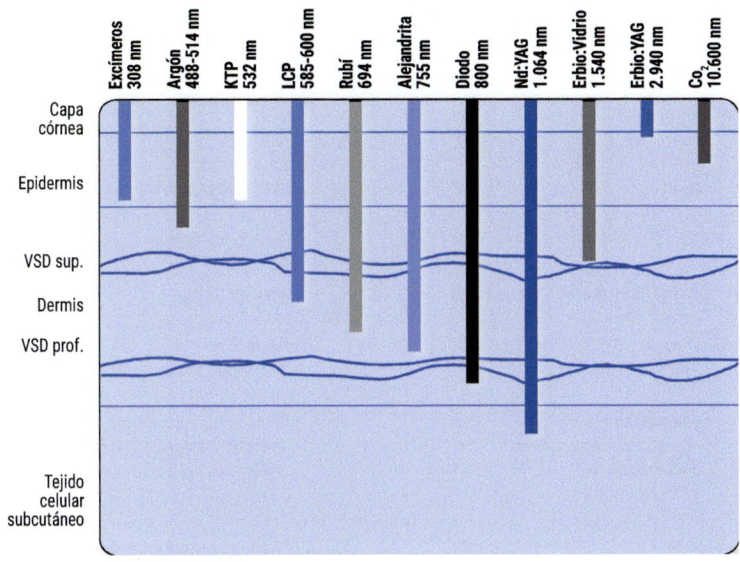

Figura 66-8. Tipos de láser y longitudes de onda.
LCP: láser de colorante pulsado; VSD prof.: vasos sanguíneos dérmicos profundos; VSD sup.: vasos sanguíneos dérmicos superficiales.

determina el efecto de un láser y su utilidad sobre la piel vendrá condicionado por su longitud de onda y, por tanto, por la mayor o menor penetración en las capas de la piel (**Fig. 66-8**).

Los láseres pueden emitir un haz continuo o pulsos de luz. Casi todos los láseres dermatológicos que se usan hoy en día emiten pulsos de luz. Los láseres con conmutación Q (*Q-switched*) producen pulsos cortos a una potencia muy alta, algo muy útil para la eliminación selectiva de tatuajes y lesiones pigmentadas.

La energía de la luz del láser es absorbida por un cromóforo diana presente en la piel. Los tres principales cromóforos de la piel son el agua, la hemoglobina y la melanina. Cada uno de estos cromóforos absorbe una determinada longitud de onda. Esto es lo que permite identificar las dianas específicas para distintas longitudes de onda de cada láser (**Tabla 66-2**).

RADIOTERAPIA

Consiste en la utilización y aplicación de radiaciones para destruir células cancerosas y reducir el tamaño de ciertos tumores. Su uso en dermatología hoy en día está destinado al tratamiento de neoplasias malignas, principalmente el carcinoma basocelular y el carcinoma epidermoide, aunque también se utiliza

Tabla 66-2. Láseres más utilizados en dermatología

Láser	Longitud de onda	Cromóforo
Excímeros	308	Proteínas
Argón	488-514	Hemoglobina, melanina
KTP	532	Hemoglobina, melanina
Colorante pulsado	585-600	Hemoglobina
• Rubí • Rubí *Q-switched*	694 694	• Melanina • Melanina, tatuajes negros y verdes
• Alejandrita • Alejandrita *Q-switched* • Alejandrita de picosegundos	755 755 755	• Melanina, desoxihemoglobina • Melanina, tatuajes negros y verdes • Melanina, tatuajes negros y verdes
Diodo	800	Melanina, hemoglobina
• Nd:YAG • Nd:YAG *Q-switched*	1.064 1.064	• Hemoglobina • Tatuajes negros
Erbio:Vidrio	1.540	Agua
Erbio:YAG	2.940	Agua
CO_2	10.600	Agua

en tumores menos prevalentes como el sarcoma de Kaposi, el carcinoma de células de Merkel, el angiosarcoma o linfomas cutáneos. Puede usarse con distintos objetivos:

- **Radioterapia con intención curativa.** La mayoría de los cánceres cutáneos pueden extirparse o tratarse con otras técnicas terapéuticas que generalmente son más rentables. Sin embargo, hay circunstancias clínicas en las que puede usarse con intención curativa:
  - Cuando el resultado funcional y/o estético es mejor que con la cirugía, principalmente por la localización o el tamaño del tumor.
  - En pacientes muy ancianos o con muchas comorbilidades en los que no es posible realizar una cirugía compleja.
- **Radioterapia adyuvante.** Se administra tras la cirugía. Se utiliza para evitar el riesgo de recidiva en tumores de alto riesgo (invasión perineural) o cuando la

extirpación quirúrgica del tumor no se ha realizado de manera completa y/o resulta imposible la reintervención.

• **Radioterapia paliativa.** Su uso queda limitado a pacientes ancianos con tumores muy avanzados en los que es imposible realizar un tratamiento curativo.

BIBLIOGRAFÍA

Eisen DB, Asgari MM, Bennett DD, et al. Guidelines of care for the management of actinic keratosis. J Am Acad Dermatol. 2021;85(4):e209-33.

Hernandez L, Mohsin N, Frech FS, Dreyfuss I, Vander Does A, Nouri K. Laser tattoo removal: laser principles and an updated guide for clinicians. Lasers Med Sci. 2022;37(6):2581-7.

Queirós C, Garrido PM, Maia Silva J, Filipe P. Photodynamic therapy in dermatology: Beyond current indications. Dermatol Ther. 2020;33(6):e13997.

Rathod DG, Muneer H, Masood S. Phototherapy. 2023 Feb 16. En: StatPearls [Internet]. Treasure Island (FL): StatPearls Publishing; 2023.

Zhang J, Wang Y, Wijaya WA, Liang Z, Chen J. Efficacy and prognostic factors of adjuvant radiotherapy for cutaneous squamous cell carcinoma: A systematic review and meta-analysis. J Eur Acad Dermatol Venereol. 2021;35(9):1777-87.

Cirugía dermatológica

M. Seguí-Olmedilla y R. Navarro

67

PUNTOS CLAVE

- Para la reconstrucción de defectos quirúrgicos tras la extirpación de tumores se prefiere el abordaje más sencillo que consiga el resultado deseado.
- Las principales opciones reconstructivas incluyen el cierre directo, los colgajos y los injertos.
- La cirugía micrográfica de Mohs es una técnica quirúrgica especializada que permite extirpar tumores de piel con una alta tasa de curación y con la máxima preservación de tejido sano.

INTRODUCCIÓN

La cirugía dermatológica o dermatología quirúrgica se puede definir como una parte integral de la dermatología que se dedica al tratamiento de las enfermedades de la piel, mucosas y anejos cutáneos que requieren el empleo de procedimientos quirúrgicos. La cirugía dermatológica es un pilar fundamental en la práctica clínica del dermatólogo, y el aumento de la edad poblacional y del cáncer cutáneo hace que su futuro sea prometedor.

EVALUACIÓN PREOPERATORIA

El cirujano debe realizar una evaluación preoperatoria exhaustiva, incluyendo una anamnesis y una exploración física, con el fin de identificar trastornos que puedan conducir a una complicación quirúrgica. Es responsabilidad del cirujano proporcionar información clara y detallada al paciente sobre las indicaciones de la intervención y los riesgos implicados, y se debe obtener el consentimiento informado por escrito. En la mayoría de las ocasiones, en los pacientes que son sometidos a cirugía dermatológica ambulatoria bajo anestesia local, y que se encuentran en su estado de salud habitual, no suele ser necesaria la realización de pruebas complementarias preoperatorias.

Existe consenso general en que los pacientes sometidos a una cirugía dermatológica deben continuar con sus fármacos anticoagulantes orales, antitrombóticos y antiplaquetarios, ya que el beneficio de reducir el riesgo de eventos tromboembólicos supera al riesgo leve de hemorragia intraoperatoria y posoperatoria. En pacientes en tratamiento con warfarina, se debe confirmar que el índice internacional normalizado esté dentro del rango terapéutico justo antes de la intervención. En pacientes seleccionados sometidos a cirugía y reconstrucción complejas, se debe considerar consultar con el médico prescriptor antes de modificar la medicación. El ácido acetilsalicílico o los antinflamatorios no esteroideos tomados para la prevención primaria o para el dolor se pueden suspender 5-7 días antes del procedimiento y después reiniciarlos dentro de las 24 horas posteriores.

La profilaxis antibiótica sistémica para prevenir la infección de la herida quirúrgica está indicada en las siguientes circunstancias:

- Si la herida está contaminada o infectada. El grado de contaminación de una herida quirúrgica en el momento de la cirugía es un factor de riesgo de infección importante.
- Pacientes en riesgo de sufrir una infección de herida quirúrgica según la localización (labios, mucosa oral, orejas, nariz, ingles o extremidades inferiores), la técnica utilizada (colgajos o injertos) o la patología subyacente (inmunosupresión, diabetes, obesidad, desnutrición, tabaquismo).
- Pacientes con alto riesgo de endocarditis infecciosa.
- Pacientes con riesgo de infección de prótesis articular.

ANTISEPSIA

Los antisépticos más utilizados en dermatología incluyen la clorhexidina y la povidona yodada. Entre ellos, la clorhexidina parece ser más efectiva para prevenir la infección y es el antiséptico más empleado en cirugía cutánea. Actúa rápidamente y es eficaz frente a bacterias grampositivas y gramnegativas y, además, su acción es prolongada. Sin embargo, se ha asociado a toxicidad en la córnea, el oído medio y el cartílago, por lo que no debería utilizarse cerca de estas zonas. La povidona yodada tiene un amplio espectro antimicrobiano, siendo eficaz para bacterias grampositivas y gramnegativas, así como frente a hongos, pero tiene una duración de acción más corta. Además, puede producir una dermatitis de contacto alérgica o irritativa.

ANESTESIA

Casi todos los procedimientos que se realizan en cirugía dermatológica se pueden llevar a cabo bajo anestesia local. Los anestésicos locales se dividen en dos grandes grupos: amidas (lidocaína, mepivacaína, bupivacaína, etidocaína, prilocaína, ropivacaína y levobupivacaína) y ésteres (procaína, cloroprocaína y tetracaína), siendo los del primer grupo los más utilizados. En la **tabla 67-1** se exponen las dosis máximas recomendadas de los anestésicos locales más utilizados.

Se pueden usar aditivos como la adrenalina y el bicarbonato sódico junto con los anestésicos locales. La adición de adrenalina reduce la hemorragia intraoperatoria, prolonga la duración de la anestesia entre el 100 y el 200 %, y disminuye la velocidad de absorción sistémica del anestésico, reduciendo su toxicidad. Las contraindicaciones absolutas de la adrenalina incluyen el

Tabla 67-1. Dosis máximas recomendadas de anestésicos locales

Anestésico	Dosis máxima (mg/kg)	Dosis máxima (mg)
Articaína		
Con vasoconstrictor	7,0	–
Bupivacaína		
Con vasoconstrictor	2,0	200
Lidocaína		
Con vasoconstrictor	7,0	500
Mepivacaína		
Sin vasoconstrictor	6,6	400
Con vasoconstrictor	6,6	400
Prilocaína		
Sin vasoconstrictor	8,0	600
Con vasoconstrictor	8,0	600

hipertiroidismo, el feocromocitoma y el uso en zonas acras en pacientes con arteriopatía periférica. Se debe ir con precaución y reducir la dosis en pacientes que toman bloqueantes β, inhibidores de la monoaminooxidasa, antidepresivos tricíclicos y fenotiacinas, así como en pacientes con hipertensión arterial grave o con una enfermedad cardiovascular importante (especialmente coronaria). La mezcla de bicarbonato sódico con el anestésico local a una concentración de 1:10 reduce significativamente el dolor de la inyección del anestésico al neutralizar el pH ácido del anestésico.

Los efectos secundarios al uso de anestésicos locales incluyen la reacción vasovagal (el más frecuente), la reacción alérgica (el más grave), las reacciones locales (hematomas, edema y parálisis motora transitoria) y la sobredosis. La mayoría de las reacciones alérgicas se relacionan con los anestésicos de tipo éster. Los conservantes añadidos a los viales multidosis, en especial el metilparabeno y el metabisulfito sódico, son en ocasiones la causa de la alergia.

En cuanto a la técnica, la gran mayoría de los procedimientos quirúrgicos dermatológicos se realizan con infiltración local. La aguja se debe insertar en la dermis creando un pequeño habón. Cuando se extirpan lesiones que alcanzan el tejido celular subcutáneo, es necesario inyectar la anestesia en profundidad, donde la pérdida de sensibilidad es más lenta. Es importante avisar al paciente del dolor que causa la punción de la aguja y la entrada del anestésico. Las molestias dependerán de la cantidad de anestésico, de la velocidad de la infiltración y de la zona que se anestesia.

MATERIALES DE SUTURA

Los materiales de sutura se clasifican en dos grupos: absorbibles y no absorbibles (**Tabla 67-2**). Las suturas que se utilizan para aproximar la dermis y las capas de tejido más profundas suelen ser absorbibles, mientras que las suturas para aproximar la epidermis normalmente son no absorbibles y se retiran sistemáticamente. Según su configuración física, las suturas se pueden dividir en monofilamento y multifilamento. Las suturas multifilamento pueden ser hiladas, torcidas o trenzadas. El trenzado sirve para aumentar la flexibilidad, la fuerza, la manipulación y la seguridad del nudo, pero puede erosionar los tejidos y también aumentar el riesgo de infección. Las suturas monofilamento tienen un coeficiente de fricción bajo y se deslizan fácilmente a través de los tejidos. Su desventaja es que son más rígidas y tienen más memoria, por lo que son más difíciles de manipular y la seguridad del nudo es menor, necesitando más lazadas.

Se debe seleccionar la sutura más pequeña que proporcione la fuerza adecuada para cada cierre. Aunque existe cierta variabilidad, dependiendo de la preferencia del cirujano y las características de la herida, las suturas más utilizadas para cada localización, así como el tiempo hasta su retirada, se exponen en la **tabla 67-3**.

ANATOMÍA

El cirujano dermatológico debe conocer la anatomía regional para obtener unos buenos resultados quirúrgicos. A la hora de planificar una intervención quirúrgica en la cabeza, hay que tener presentes las unidades estéticas y las líneas de unión que las separan. Las unidades estéticas representan áreas limitadas por líneas anatómicas frontera o de unión y que comparten similitud en color, textura, distribución del pelo, cantidad de grasa subcutánea y densidad de glándulas sebáceas. Las principales unidades estéticas comprenden: frente, nariz, mejillas, labios superior e inferior, mentón, orejas y cuero cabelludo. A su vez, estas unidades estéticas se subdividen en varias subunidades. Las líneas anatómicas frontera o de unión son la línea de implantación del pelo, las cejas, el surco alar, el surco nasolabial, el *filtrum*, el surco labiomentoniano y las líneas de unión piel-borde bermellón. Otras líneas más sutiles son: líneas preauriculares, surco nasofacial, borde infraorbitario, crestas laterales del dorso nasal y línea mandibular. Estas líneas son lugares excelentes para ocultar cicatrices quirúrgicas. En general, para reconstruir un defecto hay que intentar utilizar tejido de la misma unidad estética con el objetivo de preservar la uniformidad topográfica.

Asimismo, resulta de gran importancia conocer las distintas estructuras musculares y neurovasculares de la cabeza y el cuello, ya que ello permite al cirujano abordar correctamente las zonas anatómicas de riesgo, como el punto de Erb en el cuello, el nervio temporal a su paso por el arco cigomático y el nervio mandibular marginal en la línea mandibular, justo por delante del músculo masetero, evitando así posibles complicaciones.

Tabla 67-2. Suturas

Sutura (marcas)	Configuración	Fuerza tensora	Facilidad de manejo	Seguridad del nudo	Reactividad tisular
Absorbibles					
Cátgut simple	Monofilamento	Mala	Aceptable	Mala	Moderada
Cátgut crómico	Monofilamento	Mala	Mala	Mala	Menor que la simple
Cátgut de absorción rápida	Monofilamento	Mala	Aceptable	Mala	Baja
Ácido poliglicólico	Trenzada	20 % a 21 días	Buena	Buena	Baja
Poliglactina 910	Trenzada	75 % a 14 días	Buena	Buena	Baja
Polidioxanona	Monofilamento	60 % a 14 días	Mala	Moderada	Baja
Poliglecaprona 25	Monofilamento	50-60 % a 7 días	Aceptable	Moderada	Mínima
No absorbibles					
Seda	Trenzada	Baja	Es el patrón	Buena	Moderada
Nailon	Monofilamento	Buena	Aceptable	Mala	Baja
Polipropileno	Monofilamento	Buena	Buena	Mala	Mínima
Poliéster	Trenzada	Buena	Muy buena	Buena	Mínima

Adaptada de: Bolognia, 2018.

Tabla 67-3. Suturas más utilizadas en cada localización y tiempo de retirada

Localización	Sutura profunda	Sutura superficial	Tiempo de retirada
Cara	Poliglactina 910 o poliglecaprona 25 4/0, 5/0	Nailon o polipropileno 5/0, 6/0	7 días
Cuello	Poliglactina 910 o poliglecaprona 25 4/0	Nailon o polipropileno 4/0, 5/0	7-10 días
Tronco, extremidades	Poliglactina 910 3/0, 4/0 o poliglecaprona 25 (baja tensión) o polidioxanona (alta tensión)	Nailon o polipropileno 3/0, 4/0	10-14 días
Cuero cabelludo	No	Seda 3/0, 4/0	7-10 días
Mucosa	No	Seda 5/0, poliéster 5/0 o poliglactina 910 5/0	7 días

Adaptada de: Bolognia, 2018.

> **!** Las unidades estéticas son áreas cutáneas dentro de las líneas anatómicas frontera en las cuales la piel tiene unas características concretas.

ESCISIÓN FUSIFORME

La escisión fusiforme o en huso es probablemente la técnica más utilizada en dermatología quirúrgica. Se emplea para extirpar lesiones tanto benignas como malignas, para las cuales es suficiente realizar una extirpación en huso que permite el cierre del defecto por aproximación directa de los bordes.

A continuación se describe el proceso:

• **Diseño.** Idealmente, al diseñar una escisión fusiforme, su eje mayor debe seguir las líneas de tensión de la piel relajada o coincidir en las líneas de unión entre unidades estéticas o en el fondo de una arruga. La relación longitud-anchura del huso suele ser de 3:1 y los ángulos de los extremos se aproximan a los 50°, aunque el diseño puede variar en función de algunos factores como la localización, la elasticidad y el grosor de la piel.

- **Incisión.** Según el grosor o el tipo de piel, la incisión puede llevarse a cabo con un bisturí del n° 15, el más utilizado en la cara, o con uno del n° 23 cuando son incisiones más profundas, como en el tronco. El plano de la hoja del bisturí y la superficie de la piel debe formar un ángulo recto de 90°. Se inicia tensando la zona con la mano no dominante o con la colaboración de un ayudante, y se marca la incisión con el bisturí, de una sola pasada perpendicular a la superficie cutánea. La incisión vertical se completa hasta el plano adecuado arrastrando la hoja con mayor presión.

- **Extirpación.** Se sujeta la pieza por uno de sus extremos con una pinza de Adson con dientes o con una erina y se levanta ligeramente para proceder a separarla del tejido subyacente con una tijera de disección. El bisturí solo debe utilizarse en zonas en las que no haya riesgo de lesionar vasos o estructuras nerviosas.

- **Disección.** El objetivo de la disección es liberar tensión de la piel adyacente a la herida, preparándola para el cierre por aproximación directa de los bordes. Para ello, se emplea una tijera de disección de punta roma en regiones con riesgo de lesiones vasculonerviosas o de punta fina en el resto. Para levantar el borde de piel, se aconseja utilizar una erina debido a que es menos traumática, pero también puede levantarse el tejido con una pinza de Adson con dientes. La técnica favorita consiste en introducir las tijeras cerradas en el plano de disección y luego abrirlas en el interior del tejido. Así, más que cortar se distienden los tractos fibrosos de la dermis profunda y se evita seccionar los vasos y nervios. Generalmente, el nivel de la disección se realiza a la misma profundidad que la base de la herida, normalmente se sitúa en el tejido celular subcutáneo o en el plano fascial. Para cerrar un defecto cutáneo puede ser necesario disecar toda la herida hasta una distancia que sea al menos como el diámetro de la misma. Esto se puede comprobar juntando ambos bordes de la herida hasta que dichos bordes se aproximen lo suficiente para ser suturados sin tensión.

- **Hemostasia.** El procedimiento más usado para detener el sangrado de un vaso es su electrocoagulación. Para ello, es necesario visualizar el vaso sangrante y cogerlo con una pinza de Adson sin dientes y a continuación electrocoagularlo al tocarlo con el bisturí eléctrico. También se pueden electrocoagular pequeños vasos directamente. Cuando el vaso es de calibre más grueso, se aconseja tomarlo con un mosquito y ligar el vaso con una sutura reabsorbible.

- **Cierre por planos.** Cuando la disección es adecuada y se comprueba que la herida no sangra, se procede al cierre por planos. Se usan puntos sueltos profundos con sutura absorbible en el tejido celular subcutáneo y la dermis. La epidermis se cierra con puntos sueltos simples o continuos de un calibre menor. El resultado final tras una escisión fusiforme es una línea con los bordes de la herida en completa aposición y eversión.

COLGAJOS

Los colgajos cutáneos locales son procedimientos que permiten reconstruir pérdidas de sustancia que no se pueden reparar mediante un cierre directo. Un colgajo se define como una transferencia de tejido de una parte a otra del cuerpo y que mantiene su propia vascularización. Existen diferentes clasificaciones, pero en general los colgajos se clasifican según el suministro de sangre en colgajos *random* o de patrón aleatorio, cuando no hay referencia de un aporte vascular concreto (se nutre de ramas que van por debajo de la piel), y en colgajos axiales, cuando hay un aporte vascular determinado (existe un vaso que nutre concretamente al colgajo). Los que se realizan más frecuentemente en dermatología son los colgajos locales de patrón aleatorio.

Según el movimiento principal de la piel que realizan, se distinguen tres tipos de colgajos (**Tabla 67-4**) (**e-Figs. 67-1**, **67-2**, **67-3**, **67-4**, **67-5**, **67-6**, **67-7**, **67-8** y **67-9**):

- **Colgajo de avance.** La piel sigue un trayecto en línea recta hacia el defecto quirúrgico.
- **Colgajo de rotación.** Tiene una morfología semicircular y la piel rota sobre un pivote (extremo de un eje giratorio) hacia el defecto quirúrgico.
- **Colgajo de transposición.** Las dimensiones del colgajo son iguales o ligeramente inferiores al defecto, y para cubrirlo la piel gira sobre la base de su pedículo saltando un sector de piel sana.

El colgajo seleccionado deberá mantener las funciones vitales en primer lugar, así como lograr unos resultados estéticos aceptables. Cada unidad estética tiene unas determinadas características que plantean diferentes colgajos. Aunque existe

---

Tabla 67-4. Principales colgajos

Colgajos de avance

- Colgajo de avance V-Y/Y-V
- Colgajo de avance unilateral (colgajo en U)
- Colgajo de avance bilateral (colgajo en H o en bandera)
- Colgajo A-T
- Colgajo triangular de Burow
- Colgajo en isla

Colgajos de rotación

- Colgajo de rotación simple
- Colgajo de rotación simple con expansión pantográfica
- Colgajo de rotación bilateral
- Colgajo O-Z
- Colgajo en hacha

Colgajos de transposición

- Colgajo de Limberg (colgajo rómbico)
- Colgajo de Dufourmentel
- Colgajo nasolabial
- Colgajo en nota musical
- Colgajo de Webster en ángulo de 30°
- Colgajo glabelar
- Z-plastia
- Colgajo bilobulado
- Colgajo trilobulado

una gran variabilidad en la elección del colgajo para cada localización, hay algunos colgajos preferidos para cada subunidad estética (**Tabla 67-5**).

A la hora de diseñar un colgajo, en un primer momento, se deben dibujar en la piel las diferentes posibilidades reconstructivas. La supervivencia del colgajo dependerá de su vascularización: es muy importante diseñar correctamente la proporción longitud:anchura del colgajo. Todas las incisiones han de practicarse a 90° con respecto a la superficie de la piel, de manera que el borde del defecto y del colgajo concuerden. Asimismo, la base del defecto debe ser de profundidad uniforme y, análogamente, el grosor del colgajo ha de ser uniforme. Una vez hechas las incisiones y despegado parcialmente el colgajo, se puede comprobar si es suficiente para recubrir el defecto. En caso contrario, se prolongan las incisiones hasta conseguir un cierre sin tensión excesiva. Resulta esencial un despegamiento extenso del tejido subcutáneo adyacente, tanto del defecto como del colgajo. A continuación, la hemostasia ha de ser meticulosa y precisa, con visualización completa de toda la piel despegada. Por último, los puntos de sutura se iniciarán en las zonas clave para una correcta distribución de la tensión para después continuar suturando el resto de los bordes.

> **!** A la hora de realizar un colgajo, el despegamiento extenso, la hemostasia meticulosa y la precisión técnica son importantes para obtener un buen resultado.

INJERTOS

Los injertos se utilizan en la reconstrucción de pérdidas de sustancia que no pueden corregirse mediante un cierre por aproximación directa de los bordes o mediante un colgajo cutáneo local. Los injertos de piel libre se definen como fragmentos de piel en los que se ha seccionado su aporte sanguíneo local y se transfieren a otra zona corporal. En líneas generales, se distinguen dos tipos de injertos: injertos de piel total e injertos laminares.

El injerto de piel total está compuesto por epidermis y dermis completa, incluyendo estructuras anexiales como folículos pilosos y glándulas sudoríparas. Resultan particularmente útiles para la reconstrucción de la punta, el dorso, las alas y las paredes laterales de la nariz, así como de los párpados y el pabellón auricular (**e-Figs. 67-10** y **67-11**). Los resultados estéticos pueden ser muy buenos cuando se selecciona correctamente el área donante, que debe tener unas características similares (color, textura, pilosidad, grado de envejecimiento) al área receptora. La piel preauricular se emplea para reconstruir la mayoría de los defectos nasales. Para defectos de mayor tamaño, como los del cuero cabelludo, puede usarse la región clavicular como zona dadora. El párpado superior proporciona una piel excelente para defectos del párpado inferior. Los triángulos de Burow que se utilizan en el diseño de muchos colgajos, y que son habitualmente desechados durante la cirugía, se usan para ayudar al cierre del defecto quirúrgico. Para defectos quirúrgicos grandes, se puede recurrir a la cara interna de los brazos, del abdomen o de las ingles.

Una vez extirpada la lesión, se miden las dimensiones del defecto quirúrgico para obtener el injerto, que debe ser un 3-5 % mayor que el defecto a reparar, para compensar la tendencia a la contracción y encogimiento naturales después de

Tabla 67-5. Técnica reconstructiva de preferencia para cada subunidad estética

Subunidad estética	Colgajo de preferencia
Frente central	Bandera
Sien	Limberg
Cejas	Isla
Nariz dorso	Pannasal
Nariz lateral	Limberg
Nariz ala	Nasogeniano
Nariz punta	Bilobulado
Columela	Doble transposición
Párpado superior	Avance lateral
Párpado inferior	Tenzel
Canto externo	Limberg
Canto interno	Glabelar
Mejilla infraorbitaria	Pangeniano
Mejilla cigomática	Limberg
Mejilla bucal	Limberg
Mejilla parotídea	Limberg
Labio superior *filtrum*	A-T
Labio superior lateral	Isla
Labio superior bermellón	Celsus
Labio inferior central	A-T
Labio inferior bermellón	Turgut
Mentón	A-T
Oreja hélix	Avance hélix
Oreja antihélix	Limberg
Oreja concha	Puerta giratoria
Oreja lóbulo	Limberg
Retroauricular	Limberg
Cuero cabelludo	O-Z

Adaptada de: Russo, 2017.

que se haya extraído. El injerto se extrae con bisturí, sin profundizar más allá de la dermis. La pieza obtenida se deposita en un recipiente estéril con solución antibiótica. A continuación, con una tijera de punta fina, se procede a eliminar el tejido adiposo, hasta dejar una superficie dérmica blanca brillante. Esto es esencial para la supervivencia del injerto, ya que el tejido adiposo está poco vascularizado, por lo que no es un buen medio para el desarrollo de nuevos vasos entre el injerto y su lecho. Una vez preparado el injerto, se devuelve al recipiente estéril. El injerto se coloca sobre el lecho quirúrgico y se recorta si fuera necesario hasta que ajuste perfectamente; a continuación, se comienza la sutura. Es importante un correcto afrontamiento de los bordes epidérmicos, que se suturarán con puntos guía de un cabo largo en bordes opuestos del injerto (por ejemplo, a las 3, a las 6, a las 9 y a las 12 horarias), alternando con puntos interrumpidos convencionales. El injerto se cubre primero con un tul graso con antibiótico y por encima se coloca una gasa doblada sobre la que se anudarán los cabos largos, para que ejerza presión sobre el injerto y quede pegado al lecho. Finalmente, se cubre todo con gasas y un apósito para proteger la zona.

El injerto laminar está compuesto por epidermis y una parte de la dermis. Su gran ventaja es que, al tener menos tejido, requiere menos vascularización y por ello tiene mayor probabilidad de supervivencia, por lo que se puede colocar prácticamente en cualquier lecho receptor, incluidos aquellos con un aporte vascular limitado. Otras ventajas incluyen su capacidad para cubrir defectos de gran tamaño y para actuar como ventana de tratamiento para los tumores con alto riesgo de recidiva. Se obtienen con aparatos como cuchillas o dermatomos eléctricos o manuales. La zona donante más utilizada suele ser el muslo anteromedial. A la hora de obtener el injerto laminar, resulta de utilidad que un ayudante aplique tracción de la zona donante mientras se extrae el injerto. De la misma manera, el injerto debe ser situado y fijado sobre el defecto quirúrgico (**e-Fig. 67-12**).

CIRUGÍA MICROGRÁFICA DE MOHS

La cirugía micrográfica de Mohs (CMM) es una técnica quirúrgica especializada que permite extirpar tumores de piel de alto riesgo obteniendo altas tasas de curación y con la máxima preservación de tejido sano. A diferencia de la cirugía escisional estándar, en la que solo se estudia una pequeña proporción de los márgenes, en la CMM las muestras se cortan en secciones horizontales que permiten la evaluación de todos los márgenes periféricos y profundos del tumor.

La CMM está indicada en el tratamiento de tumores de piel localmente agresivos con alto riesgo de recidiva. El carcinoma basocelular es la indicación más frecuente; en general, la CMM debe reservarse para el carcinoma basocelular de alto riesgo en la cabeza y el cuello, especialmente si cumple alguno de los siguientes criterios clínicos y/o histológicos:

- Localización en la zona central de la cara, alrededor de los ojos, la nariz, los labios o las orejas.
- Bordes clínicos mal delimitados.
- Lesiones recurrentes o extirpadas de forma incompleta.
- Subtipos histológicos agresivos (morfeiforme, infiltrativo, micronodular y basoescamoso).
- Afectación perineural o perivascular.
- Tamaño > 2 cm.
- Cuando la preservación del tejido es importante (independientemente de su localización).

La CMM también se utiliza para extirpar otros tumores malignos de piel, como el carcinoma escamoso, el lentigo maligno, el dermatofibrosarcoma *protuberans*, la enfermedad de Paget extramamaria y el carcinoma anexial microquístico.

La CMM se realiza bajo anestesia local. En primer lugar, se marca sobre la piel el margen clínico del tumor, normalmente de 2 mm; a continuación, se reduce el volumen del tumor (*debulking*) con una cureta o con un bisturí. El tejido que se va a extirpar se orienta realizando marcas de referencia a las 12, a las 3, a las 6 y a las 9 horarias, tanto en el tejido a extirpar como en la piel correspondiente del paciente. Se realiza la escisión en un ángulo de 45° extirpando el tejido como una única capa completa con forma de plato. El primer paso del procesamiento del tejido es aplanar la pieza quirúrgica, asegurando que los márgenes periféricos biselados están en el mismo plano que el margen profundo. A continuación, se tiñen los bordes con diferentes colores. Para la correlación con el defecto quirúrgico, se dibuja un mapa de la lesión y el área correspondiente usando los mismos colores. Luego, la muestra se coloca sobre OCT (*optimal cutting temperature compound*) y se congela. El bloque de tejido se corta en un microtomo y se tiñen las secciones con hematoxilina-eosina para su estudio al microscopio. Se preparan cortes histológicos en sección horizontal para su evaluación. Si hay tumor presente, se marca su localización en el mapa. Si el margen lateral está afectado, se realiza una escisión adicional de tejido en el área afectada con un margen apropiado. En caso de que el tumor esté presente en el margen profundo, se hace una incisión a lo largo del interior del borde del defecto y se extirpa el tejido en profundidad. Los pases se repiten hasta que los márgenes se consideran limpios y finalmente se puede realizar la reconstrucción del defecto quirúrgico.

> **!** La CMM consigue la mayor tasa de curación basada en la evidencia para las neoplasias cutáneas.

RECURSOS *ONLINE*

El atlas *online* fundado por el Dr. Paco Russo, www.cirugiaderma.es de acceso gratuito, es de obligatorio conocimiento para cualquier todo interesado en cirugía dermatológica. Asocia un atlas de imágenes por topografía por decenas de dermatólogos españoles, así como un sinfín de técnicas y recursos quirúrgicos.

BIBLIOGRAFÍA

Bolognia JL, Schaffer JV, Cerroni L. Dermatology. 4ª ed. Philapelphia; Elsevier; 2018.

European Society for Micrographic Surgery (ESMS): Position document on the use of Mohs micrographic surgery and other micrographic surgery techniques in Europe (2019).

Nieto-Benito LM, Vilas-Boas P, Zaballos M, Llorente-Parrado C, Avilés-Izquierdo JA. Recommendations on Testing Before Outpatient Dermatologic Surgery. Actas Dermosifiliogr. 2019;110(6):469-73.

Russo F, Linares M, Iglesias ME, et al. Reconstruction Techniques of Choice for the Facial Cosmetic Units. Actas Dermosifiliogr. 2017;108(8):729-37.

Strickler AG, Shah P, Bajaj S, et al. Preventing complications in dermatologic surgery: Presurgical concerns. J Am Acad Dermatol. 2021;84(4):883-92.

Exploraciones complementarias en consulta

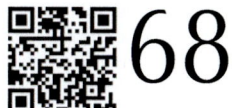

68

E. B. Sanz Cabanillas

> **PUNTOS CLAVE**
>
> - La dermatoscopia es la técnica no invasiva indispensable en cualquier consulta, especialmente en lesiones pigmentadas.
> - La microscopía confocal es una técnica de imagen en tiempo real útil para evaluar lesiones potencialmente tumorales sin necesidad de biopsia.
> - La ecografía cutánea se ha desarrollado en los últimos años como una técnica complementaria en lesiones tumorales, inflamatorias y fundamentalmente en la hidradenitis supurativa.
> - La luz de Wood es una técnica muy útil para el estudio de determinadas infecciones.

DERMATOSCOPIA

Introducción

La dermatoscopia, dermoscopia o microscopia de epiluminiscencia es una técnica no invasiva que permite visualizar estructuras y colores no visibles a simple vista, consiguiendo mejorar el diagnóstico clínico de lesiones melanocíticas y no melanocíticas (benignas o malignas) e, incluso, de patología inflamatoria.

Principios básicos

La luz visible incide sobre el estrato córneo de la piel y se produce una reflexión y dispersión de los rayos de luz que impide que puedan visualizarse las estructuras subyacentes. La dermatoscopia clásica utiliza un equipo con capacidad de magnificar la imagen, y un medio de interfase o inmersión que elimina la reflexión de la luz y hace transparente el estrato córneo, permitiendo la visualización de la epidermis y la dermis superficial. Los nuevos dermatoscopios de luz polarizada permiten conseguir el mismo efecto sin la necesidad del contacto directo ni el uso de una interfase líquida.

Existen equipos que magnifican hasta por 100 las estructuras de la piel, aunque los dermatoscopios de bolsillo que se utilizan habitualmente tienen 10 aumentos.

Signos básicos en la dermatoscopia

El color es un parámetro importante en el diagnóstico de las lesiones melanocíticas. Su interpretación y correcta identificación ayudan a comprender las estructuras que componen una lesión y su profundidad. Los colores que permite observar la dermatoscopia son: marrón claro, marrón oscuro, negro, azul, gris azulado, rojo, amarillo y blanco.

El pigmento más importante en el estudio de lesiones melanocíticas es la melanina. El color negro se debe a la presencia de melanina en el estrato córneo y la epidermis superficial; el color marrón se observa si el pigmento está en la epidermis o en la unión dermoepidérmica, y los tonos grises y azulados aparecen si el pigmento se localiza en la dermis. La hemoglobina es otro pigmento frecuente que se ve con tonos rojizos. Puede estar presente por hematíes extravasados, en lesiones ulceradas o delimitando estructuras vasculares. El color amarillo se produce por la presencia de queratina (o colesterol) en la epidermis y/o dermis, y el color blanco, por la falta de pigmento, atrofia o fibrosis.

Para catalogar una lesión como melanocítica, esta debe presentar al menos una de las seis características siguientes:

- **Retículo pigmentado.** Red o entramado de líneas pigmentadas que delimitan orificios hipopigmentados. Es el signo que con mayor frecuencia permite clasificar una lesión como melanocítica. Traduce la presencia de melanina en la unión dermoepidérmica.
- **Seudorretículo pigmentado.** Pigmento en la epidermis o dermis interrumpido por las aperturas foliculares y anexiales en la cara.
- **Glóbulos y puntos.** Estructuras simétricas, bien delimitadas, redondeadas, de color marrón o negro, y se corresponden con agregados de células que contienen pigmento melánico. Si tienen un diámetro mayor de 0,1 mm se denominan *glóbulos*. Los puntos son estructuras similares, pero con un tamaño menor de 0,1 mm. Pueden ser típicos o atípicos, en función de su distribución en la lesión y las diferencias existentes entre sí.
- **Proyecciones.** Comprenden las estrías radiales y los seudópodos. Las estrías radiales corresponden a extensiones centrífugas lineales del retículo pigmentado. Pueden aparecer de forma regular en la periferia de la lesión en lesiones benignas como el nevo de Spitz. Si son irregulares y asimétricas, son muy específicas de melanoma. Los seudópodos se asemejan a dedos o raquetas de tenis, y están en continuidad con la red de pigmento. Su significado es el mismo que el de las proyecciones radiales.
- **Velo azul-blanquecino.** Área irregular sin estructura, azul gris, cubierta por un velo blanquecino con aspecto de vidrio esmerilado. No abarca toda la lesión por definición. Es muy específica de melanoma, aunque también puede observarse en otras lesiones, como en carcinomas basocelulares (**e-Fig. 68-1**).
- **Patrón paralelo.** Distribución del pigmento en los surcos y crestas de la región palmoplantar.

Además, existen otras características dermatoscópicas que pueden ayudar al diagnóstico de lesiones melanocíticas o no melanocíticas:

- **Estructuras de regresión.** Áreas blanquecinas, mal definidas, de aspecto cicatricial. Se pueden presentar junto a estructuras azuladas en forma de múltiples puntos gris azulados («puntos en pimienta»). Estas estructuras se suelen observar en los melanomas.
- **Hipopigmentación.** Áreas con menos pigmentación dentro de una lesión pigmentada. En las lesiones benignas son regulares y centrales, mientras que son periféricas e irregulares en los melanomas.
- **Mancha de pigmento.** Área de pigmentación monocroma, densa y difusa. Puede aparecer en lesiones benignas con características más uniformes en cuanto a color y morfología, y en lesiones malignas de forma más irregular y en la periferia.
- **Estructuras vasculares.** Los patrones vasculares más significativos en dermatoscopia se detallan en la **tabla 68-1**.

Existen diferentes algoritmos para el diagnóstico de lesiones pigmentadas, como el análisis de patrones, la regla del ABCD de Stolz, los criterios de Menzies, la lista de los siete puntos de Argenziano y el diagnóstico en dos etapas. Son sistemas de evaluación que determinan si la lesión analizada es benigna o maligna en función de la puntuación asignada a cada uno de los signos dermatoscópicos observados.

Tabla 68-1. Estructuras vasculares de las lesiones cutáneas pigmentadas

Estructura vascular	Aspecto morfológico	Lesiones asociadas
Telangiectasias o vasos arboriformes	Vasos gruesos, superficiales, en forma de ramas de árbol	Carcinoma basocelular
Vasos «en corona»	Vasos finos que rodean el perímetro de la lesión	Hiperplasia de glándula sebácea
Vasos en coma	Vasos cortos, curvos y gruesos, localizados en la superficie del tumor	Nevos dérmicos o compuestos
Vasos puntiformes o en «cabeza de alfiler» (e-Fig. 68-2)	Bucles capilares de corta longitud. Agregados densos de puntos rojos	Melanomas de bajo espesor. Tumores epiteliales superficiales
Vasos «en horquilla»	Bucles capilares de gran longitud, rodeados de halo en tumores queratinizantes	Melanomas de mayor espesor. Carcinoma epidermoide, queratoacantoma, queratosis seborreica

Procedimiento diagnóstico en dos etapas

Se trata de un algoritmo muy útil y sencillo para la aproximación al diagnóstico de las lesiones pigmentadas (**Fig. 68-3**).

Primera etapa

En un primer paso, se intenta diferenciar si una lesión es melanocítica o no a través de la observación de alguna característica de lesión melanocítica: retículo pigmentado, seudorretículo pigmentado, glóbulos, proyecciones/seudópodos en la periferia, pigmentación azul homogénea, patrón paralelo en las palmas y las plantas. Las lesiones pigmentadas no melanocíticas pueden cumplir criterios de otras entidades: carcinoma

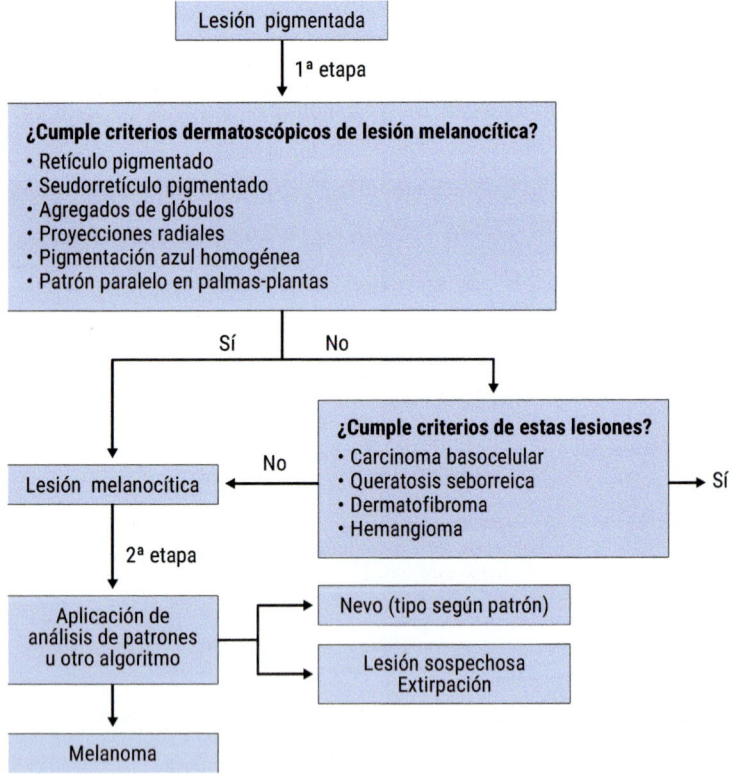

Figura 68-3. Procedimiento diagnóstico en dos etapas

basocelular, queratosis seborreica, dermatofibroma o hemangioma. Si la lesión no presenta criterios de lesión melanocítica ni de las no melanocíticas especificadas anteriormente, hay que plantearse que pueda tratarse de una lesión melanocítica, de modo que debe incluirse el melanoma en el diagnóstico diferencial.

Segunda etapa

Si finalmente se trata de una lesión melanocítica, hay que diferenciar entre melanoma, nevo benigno o lesión susceptible de ser vigilada o extirpada aplicando los algoritmos previamente mencionados (análisis de patrones, regla del ABCD, método de Menzies o lista de los siete puntos).

A continuación se hace un análisis detallado de los algoritmos para el diagnóstico de melanoma:

- **Análisis de patrones.** Pehamberger analizó más de 3.000 lesiones por dermatoscopia y logró determinar ciertas características que permitían definir si una lesión era o no benigna. Para ello, deben tenerse en cuenta unos criterios:
  - La presencia de un criterio es más importante que su ausencia, pero no debe excluirse el diagnóstico de melanoma si un criterio no se presenta.
  - Un solo criterio no hace el diagnóstico.
  - Algunos criterios son más importantes que otros.
  - La ausencia de un criterio definido no permite un diagnóstico; en este caso, no se puede descartar un melanoma.

  En una reciente revisión se han propuesto siete patrones globales. Cada uno de ellos hace referencia a la arquitectura global que predomina en una lesión:
  - **Patrón reticulado.** Se observa un retículo pigmentado en la mayor parte de la lesión. Se dice que es típico cuando es de color y densidad homogénea, con bordes más difusos en la periferia. Aparece en lesiones melanocíticas benignas. El retículo pigmentado atípico está formado por espacios irregulares y líneas de diferente grosor, y puede verse tanto en lesiones atípicas de comportamiento benigno como en melanomas. El seudorretículo es un patrón reticulado especial de las lesiones pigmentadas de la cara. Se observan líneas gruesas con múltiples orificios que se corresponden con las salidas de los conductos de los anejos.
  - **Patrón globular.** Aparecen estructuras redondeadas de diferente tamaño y color, desde el marrón claro hasta el marrón más oscuro. Cuando estas estructuras son de mayor tamaño, están íntimamente agregadas y son de forma angulada se habla de *patrón adoquinado*.
  - **Patrón homogéneo.** Pigmentación difusa de color variable (marrón, azul grisáceo o negro grisáceo), en ausencia de otras características locales distintivas. Puede aparecer en lesiones benignas como el nevo azul y en melanomas.
  - **Patrón «en estallido de estrellas».** Zona central muy pigmentada y proyecciones radiales periféricas. Es característico del nevo de Spitz (**e-Fig. 68-4**).
  - **Patrón paralelo.** Distribución del pigmento en los surcos y crestas de la región palmoplantar. El patrón paralelo del surco es característico de lesiones melanocíticas benignas, y el paralelo de la cresta, de melanoma.

- **Patrón multicomponente.** Se observan tres o más patrones en una lesión. Es muy sugestivo de malignidad.
- **Patrón inespecífico.** Ausencia de estructuras típicas. Aparece tanto en lesiones benignas como malignas. Se recomienda biopsiar lesiones con este patrón.

• **Regla del ABCD.** Evalúa las lesiones melanocíticas basándose en una serie de criterios a los que se asigna una puntuación:
  - **A. Asimetría.** En 0, 1 o 2 ejes perpendiculares, en el contorno, los colores y las estructuras (puntuación 0-2 × 1,3).
  - **B. Bordes.** Terminación brusca de la red de pigmento en 0-8 segmentos (puntuación 0-8 × 0,1).
  - **C. Color.** Puede ser blanco, rojo, marrón claro, marrón oscuro, azul gris, negro (puntuación 1-6 × 0,5).
  - **D. Estructuras dermatoscópicas.** Como retículo pigmentado, áreas sin estructura (áreas homogéneas), haces ramificados, puntos, glóbulos (puntuación 1-5 × 0,5).

  Después de verificar todos los criterios anteriores, se hace la respectiva multiplicación según el factor de corrección anotado entre paréntesis, lo cual ofrece un valor que sugiere si una lesión es benigna (< 4,75), sospechosa (4,8-5,45; se recomienda su vigilancia estrecha o escisión) o maligna (> 5,45).

• **Método de Menzies.** Fue descrito en 1996 por Menzies, quien definió los criterios recogidos en la **tabla 68-2**.

  Para establecer el diagnóstico dermatoscópico de melanoma se precisan la ausencia de los dos criterios negativos y la presencia de al menos uno de los criterios positivos.
  - Los signos locales con mayor asociación a melanoma son:
  - Retículo pigmentado atípico.

Tabla 68-2. Método de Menzies

Criterios negativos	Criterios positivos
Simetría de patrón: simetría en todos los ejes a partir del centro de gravedad de la lesión. No requiere simetría de la forma	Velo azul-blanquecino
	Múltiples puntos marrones
	Seudópodos
Presencia de un único color: negro, gris, azul, marrón oscuro, claro y rojo. El blanco no se puntúa como color	Proyecciones radiales (distribución irregular)
	Hipopigmentación cicatricial
	Puntos y glóbulos negros periféricos
	Policromía (5-6 colores)
	Múltiples puntos azul grises («en pimienta»)
	Retículo ensanchado

Tabla 68-3. Lista de los siete puntos de Argenziano	
Criterios mayores	**Criterios menores**
Retículo pigmentado atípico	Proyecciones irregulares
Velo azul-blanquecino	Puntos/glóbulos irregulares
Patrón vascular atípico	Manchas de pigmento irregulares
	Estructuras asociadas a regresión

– Proyecciones irregulares.
– Estructuras de regresión.
- **Lista de los siete puntos de Argenziano.** Descrita en 1998 por Argenziano (**Tabla 68-3**). Se asignan 2 puntos a los criterios mayores y 1 punto a cada uno de los criterios menores presentes en la lesión. Se tiene en cuenta la suma total:
  – ≥ 3: melanoma.
  – < 3: lesión benigna.
  En 2011, Argenziano *et al.* propusieron una revisión de esta lista otorgando 1 punto a todos los criterios y recomendaron la extirpación de la lesión si la puntuación es ≥ 1.

Queratosis seborreica

Se pueden observar las siguientes lesiones en la piel:

- Quistes tipo *milium*: estructuras de queratina, redondeadas, blanquecinas o amarillentas, en la superficie de la lesión.
- Tapones córneos: agregados de queratina de mayor tamaño que los anteriores y de color parduzco.
- Fisuras y criptas: son hendiduras lineales irregulares y depresiones en forma de criptas. Confieren a la lesión un aspecto cerebriforme.
- Vasos «en horquilla»: con un halo blanquecino alrededor y en la periferia de la lesión.
- Bordes mordidos o apolillados: en estadios iniciales.
- Huella digital: estructuras periféricas que se asemejan a los dermatoglifos.

Carcinoma basocelular

Sus principales rasgos son:

- Estructuras «en hojas de arce»: son áreas bulbosas marronáceas separadas del cuerpo del tumor (con una especificidad del 100 % y una sensibilidad del 17 %).
- Estructuras «en rueda de carro»: 100 % específicas y con un 10 % de sensibilidad (**e-Fig. 68-5**).
- Nidos y glóbulos ovoides grandes azul grisáceos (**e-Fig. 68-6**).

- Telangiectasias arboriformes.
- Ulceración: aparición precoz, a diferencia de lo que ocurre en el melanoma.

Dermatofibroma

Sus rasgos son los que se describen a continuación:

- Área central blanquecina de aspecto cicatricial.
- Retículo pigmentado: entramado de líneas finas, de color marrón claro, en la periferia de la lesión. Se corresponde con el pigmento de las crestas interpapilares. Se trata de una excepción de lesión de estirpe no melanocítica con retículo pigmentado.

Lesiones vasculares

El granuloma piógeno, el hemangioma, el angioqueratoma, el hematoma subungueal y subcórneo, por su similitud, pueden llegar a plantear problemas diagnósticos con el melanoma. La ausencia completa de red de pigmento en estas lesiones y otros criterios específicos de melanoma permiten diferenciarlos. Las características dermatoscópicas que aparecen en las lesiones vasculares tienen una alta sensibilidad y especificidad:

- Lagunas rojo azuladas (100 % específicas): son formaciones rojas o rojo azuladas, ovaladas, que traducen espacios vasculares en la dermis.
- Áreas hemorrágicas rojo azuladas: más oscuras según el grado de trombosis de la lesión.

MICROSCOPIA CONFOCAL

Introducción

Entre las herramientas no invasivas complementarias se encuentra la microscopia confocal de reflectancia (RCM). Esta permite la captura de imágenes *in vivo* con resolución celular de lesiones, paralelas a la superficie de la piel, a diferentes profundidades desde el estrato córneo hasta la dermis superficial. Ha habido una tasa de utilización cada vez mayor por parte de los dermatólogos. Sin embargo, existe una laguna de conocimiento sobre los principios ópticos, la terminología básica, las indicaciones clínicas y las limitaciones en el uso de la RCM.

Principios básicos

La fuente de luz utilizada en la RCM es un láser diodo de 830 nm de baja potencia que emite luz monocromática coherente. Se trata de un sistema de lentes ópticas y espejos a través del cual la luz incide focalmente en el tejido, es reflejada y atraviesa un orificio de entrada al detector; solo la luz del área focal fotografiada puede ingresar a través del orificio, mientras que la luz dispersada «fuera de foco» se bloquea.

Las imágenes aparecen en escala de grises y se basan en índices de refracción relativos de elementos tisulares; aquellos con un índice de refracción más alto aparecen más brillantes. La melanina, por ejemplo, tiene un alto índice de refracción de 1,7 y, por lo tanto, las células que contienen melanina se muestran más brillantes que los elementos del tejido circundante.

La imagen de la RCM básica es una «sección óptica» única que muestra instantáneamente un campo de visión de 0,5 × 0,5 mm en el plano horizontal. Al mover la lente del objetivo hacia la piel, el plano focal lleva a imágenes en profundidad.

Hay dos tipos de RCM, las de sonda ancha y las portátiles.

La RCM de sonda ancha requiere la fijación de la sonda a la piel. Se fija un anillo de tejido metálico a la piel con un adhesivo y una ventana de policarbonato desechable. Se coloca una gota de líquido de inmersión (comúnmente aceite mineral) sobre la piel antes de aplicar el conjunto de anillo-ventana, y se aplica un gel a base de agua a la lente del objetivo como otro medio de inmersión. A continuación, la sonda RCM se acopla magnéticamente al anillo de tejido. El dispositivo RCM de sonda ancha simula un procedimiento de biopsia por afeitado. El usuario puede controlar digitalmente el movimiento de la sonda en el plano horizontal y en el eje Z. Desde la superficie de la piel hasta la dermis superficial, se pueden capturar automáticamente pilas de secciones ópticas individuales de la misma área XY de la piel.

Por otro lado, el dispositivo portátil cuenta con una sonda más pequeña que no requiere fijación a la piel. Después de aplicar una gota de aceite de inmersión a la superficie, el movimiento en el plano XY depende del deslizamiento manual de la sonda RCM sobre la piel. Por lo tanto, la RCM portátil permite obtener imágenes de sitios anatómicos curvos (por ejemplo, las orejas).

La piel normal se observa a nivel del estrato córneo como una capa brillante con fisuras lineales oscuras que representan los dermatoglifos. La capa granular y la capa espinosa se muestran como un patrón «en panal» con contornos brillantes resultante de la unión entre los queratinocitos. En la capa basal, se observan células más brillantes cargadas de melanina que dan lugar a un patrón «en adoquines». En la unión dermoepidérmica, se forman anillos que corresponden a las papilas dérmicas y que están rodeados de queratinocitos. En la dermis superficial se observa fibrosis o elastosis que muestra un colágeno más refringente, y en la dermis reticular o más profunda se ven haces de colágeno más gruesos y melanófagos como células estrelladas de forma irregular con alto poder de refringencia.

Indicaciones clínicas

En la actualidad, la principal aplicación clínica es el diagnóstico de lesiones cutáneas con probabilidad de malignidad previa baja o moderada, sobre todo en casos en adultos con lesiones en áreas estéticamente sensibles o mala cicatrización de heridas o en los que se desaconseja la biopsia.

Diversos estudios han demostrado la precisión diagnóstica de la RCM. Para el diagnóstico de melanoma, muestra una sensibilidad del 93 % y una especificidad del 76 %. Para el carcinoma de células basales, se ha encontrado una sensibilidad del 97 % y una especificidad del 93 %. En el caso del carcinoma escamocelular, presenta una sensibilidad y una especificidad del 79-100 % y del 78-100 %, respectivamente.

La RCM puede tener un papel en la evaluación de los márgenes prequirúrgicos de cánceres de piel para facilitar la planificación quirúrgica en combinación con la tomografía de coherencia óptica.

Diferentes estudios han valorado otras aplicaciones, como el diagnóstico de trastornos inflamatorios como psoriasis, lupus eritematoso discoide, liquen plano o dermatitis de contacto; sin embargo, el uso de esta técnica en trastornos inflamatorios es limitado.

ECOGRAFÍA CUTÁNEA

Introducción

La ecografía dermatológica es una técnica por imagen no ionizante que utiliza la propiedad de los ultrasonidos (> 20.000 Hz) de producir ecos cuando encuentran un tejido diferente a su paso por el organismo. Como otras técnicas no invasivas, es un método diagnóstico de gran aplicación en dermatología debido a su inocuidad, bajo coste, accesibilidad y la posibilidad de aportar una mayor información complementaria, lo que ayudará al diagnóstico, manejo y monitorización de los diferentes procesos dermatológicos.

Principios básicos

El eco es un fenómeno acústico producido cuando una onda mecánica se refleja sobre una superficie y vuelve al emisor. Estas superficies se denominan *interfases reflectantes* y se van a representar como puntos más o menos blancos. Se trata de planos de separación entre dos medios con diferentes densidades. El ultrasonido puede reflejarse (mayor intensidad, más blanco, hiperecoico) o atravesar (menor intensidad, puntos negros, hipoecoico) un nuevo medio con una nueva densidad, encontrando nuevas interfases y produciendo nuevos ecos que pierden intensidad cada vez que atraviesan nuevas interfases. La intensidad se mide en decibelios (Db). Cuanto mayor sea la intensidad del ultrasonido, mayor profundidad conseguiremos alcanzar.

Cada medio tiene unas propiedades diferentes a la hora de transmitir el ultrasonido. La impedancia acústica es la resistencia a la propagación de la onda en el medio. De esta forma, los líquidos transmiten el ultrasonido casi sin pérdida de intensidad, los sólidos lo reflejan y el aire hace que el ultrasonido se disperse (por eso se utiliza un gel conductor que elimina la interfase de aire entre el transductor y la piel).

Dependiendo de la frecuencia, la onda sonora alcanzará más o menos interfases. Cuanto mayor sea la frecuencia, menor será la profundidad del ultrasonido.

También es importante la resolución, o la capacidad de discriminar dos interfases adyacentes, directamente proporcional a la frecuencia y la intensidad.

El estudio con ecografía Doppler color muestra estructuras en movimiento en una gama de color en función de si se alejan o se acercan a la sonda (rojo se acerca y azul se aleja). Se observará un aumento del flujo en los procesos infamatorios y en las lesiones vasculares.

El estudio *power* Doppler muestra los cambios de intensidad del Doppler, un único color con una escala visual de tonos (amarillo/naranja). La ecografía Doppler pulsado estudia las características hemodinámicas del flujo sanguíneo, si es arterial o venoso.

Para un examen óptimo, se sugiere realizar este tipo de ecografía con equipos Doppler color multicanal y sondas de frecuencia variable que alcancen frecuencias de 15 MHz o superiores. Habitualmente, se aplica una gran cantidad de gel sobre la piel o la superficie de las uñas para ajustar el foco en las capas más superficiales, distribuyendo uniformemente la presión de la sonda sin compresión de los vasos superficiales.

La piel está compuesta por tres capas: epidermis, dermis y tejido subcutáneo o hipodermis. La estructura ecográfica de las capas de la piel depende de sus componentes principales. En el caso de la epidermis, su ecogenicidad está influenciada por la presencia de queratina; en la dermis, por su contenido en colágeno, y en el tejido subcutáneo, por la cantidad de lóbulos grasos. En la ecografía, la epidermis aparece como una línea hiperecoica en la piel no glabra (es decir, no de las regiones palmar y plantar) y como líneas bilaminares hiperecoicas y paralelas en la piel glabra (palmas de las manos y plantas de los pies). La dermis aparece como una banda hiperecoica, generalmente menos brillante que la epidermis, y el tejido subcutáneo se muestra como una capa grasa hipoecoica con tabiques fibrosos hiperecoicos en el medio.

Indicaciones clínicas

Ecografía en patología benigna

En la **tabla 68-4** se pueden consultar las características ecográficas de la patología tumoral benigna.

Ecografía en patología maligna

En el caso de la patología maligna, la ecografía cutánea se posiciona como una técnica diagnóstica útil tanto como ayuda en el diagnóstico clínico como en la delimitación de los márgenes de la lesión, sobre todo en el caso de lesiones profundas. Además, permite conocer la presencia de invasión de estructuras vecinas o lesiones subclínicas mediante una técnica inocua y accesible.

En la ecografía, las lesiones del carcinoma de células basales aparecen como lesiones sólidas hipoecoicas, comúnmente con manchas hiperecoicas. Se ha informado de un ligero aumento en la vascularización en la parte inferior de la lesión. El carcinoma de células escamosas también es hipoecoico y más

Tabla 68-4. Características ecográficas de patología tumoral benigna

	Localización	Características ecográficas	Doppler
Quiste epidérmico	Dermis/ tejido celular subcutáneo	Lesión redondeada anecoica con refuerzo posterior	Negativo si no inflamatorio
Quiste triquilemal	Dermis/tejido subcutáneo en el cuero cabelludo	Lesión redondeada anecoica con líneas hiperecoicas	Negativo
Lipoma	Tejido celular subcutáneo	Lesiones ovaladas hipoecoicas con tractos hiperecoicos	Negativo
Pilomatrixoma	Dermis/ tejido celular subcutáneo	Lesión con centro hiperecoico con sombra acústica posterior y microcalcificaciones en el interior	Positivo (más frecuente en adultos)
Quiste mixoide	Dermis/ tejido celular subcutáneo	Lesión redondeada anecoica	Negativo
Quiste dermoide	Dermis en cola de ceja	Lesión ovalada anecoica con adelgazamiento de cortical subyacente	Negativo
Tumor glómico	Dermis	Lesión nodular hipoecoica con bordes bien definidos	Positivo con flujo arterial

agresivo en su presentación. En esta entidad no es infrecuente la afectación de capas más profundas o de ganglios linfáticos. En la ecografía, el melanoma aparece como lesiones hipoecoicas y a veces fusiformes, que comúnmente muestran una vascularización aumentada, lo que puede explicar su alto poder angiogénico.

La ecografía también puede representar metástasis satélite (< 2 cm de las lesiones primarias), en tránsito (≥ 2 cm de la lesión primaria) y ganglionares. Estas lesiones secundarias del melanoma aparecen como estructuras ovaladas hipoecoicas o heterogéneas; sin embargo, en ocasiones pueden ser anecoicas y simular abscesos o colecciones de líquido.

Ecografía en patología inflamatoria

Además, la ecografía ha resultado útil en el diagnóstico, seguimiento y pronóstico de patologías dermatológicas inflamatorias como psoriasis, morfea y sobre todo hidradenitis supurativa, siendo en esta última una herramienta indispensable en la estadificación de la enfermedad y como un paso previo a la intervención quirúrgica.

LUZ DE WOOD

Introducción

La luz de Wood es una lámpara de mercurio que emite radiación ultravioleta a una longitud de onda de 320-400 nm. Es una técnica diagnóstica habitual en la consulta dermatológica que solo precisa una lámpara y oscuridad en el momento de la exploración.

Principios básicos

El fenómeno de fluorescencia se produce porque existen diferentes sustancias capaces de absorber la radiación ultravioleta A. Una vez esta radiación es absorbida, hay una pérdida de energía y la emisión tiene lugar con una longitud de onda mayor (menos energía) en el rango visible.

Indicaciones clínicas

El haz de luz penetra hasta la dermis media y es útil en el diagnóstico de:

- Trastornos de la pigmentación:
  - **Vitíligo.** Facilita la visualización de las máculas hipopigmentadas, aumentando el contraste con la piel normal.
  - **Esclerosis tuberosa.** Evidencia las máculas hipopigmentadas.
  - **Lesiones hiperpigmentadas.** Facilita la localización de la hiperpigmentación: si aumenta el contraste con la luz (pigmentación epidérmica) y si no (pigmentación dérmica).
- **Micosis superficiales:**
  - **Pitiriasis versicolor.** Se observa una fluorescencia amarilla.
  - **Tiña favosa.** Producida por *Trichophyton schoenleinii*; fluorescencia de color blanco azulado.
  - **Tiñas del cuero cabelludo por *Microsporum*.** Fluorescencia verdosa muy característica.
- **Infecciones bacterianas:**
  - ***Propionibacterium acnes*.** Color naranja rojizo.
  - ***Corynebacterium minutissimum*.** Rojo coral.
- **Porfirias.** El examen con luz de Wood de la orina de los pacientes con porfiria cutánea tarda revela la presencia de uroporfirinas con una fluorescencia rojo-rosada. También es característico el depósito de porfirinas en el esmalte dental de los pacientes afectados de porfiria eritropoyética congénita.

EXAMEN DIRECTO EN MICOLOGÍA

Introducción

El examen directo es una técnica diagnóstica que permite observar el agente infeccioso directamente en la muestra patológica e iniciar tratamiento hasta obtener el resultado del cultivo.

Principios básicos

A la hora de elaborar la preparación, el material obtenido se coloca en un porta, se añade hidróxido de potasio al 10-30 % (habitualmente al 20 %) y se coloca un cubreobjetos. El proceso de disgregación de la queratina, que puede durar horas, se acelera calentando la muestra suavemente durante 2-3 segundos con un mechero o una lámpara de alcohol. Al disgregante se le puede añadir un colorante (como la solución de tinta negra Parker) para visualizar mejor las estructuras fúngicas.

Indicaciones clínicas

A través del microscopio óptico se observan diferentes estructuras que permiten alcanzar el diagnóstico ante la sospecha de enfermedades micóticas. Dependiendo de la interpretación de estas estructuras se visualizan:

- **Dermatofitos.** Las hifas se ven como filamentos hialinos, de bordes regulares, paredes paralelas, septadas y ramificaciones de color azul.
- **Levaduras.** Muestran un aspecto de blastoconidias en gemación y seudomicelios.
- **Pitiriasis versicolor.** Ofrece una imagen patognomónica, constituida por una mezcla de blastosporos con un collarete de gemación y seudomicelio corto y grueso.
- **Mohos oportunistas.** Rara vez se observan en el examen directo.

BIBLIOGRAFÍA

Catalano O, Wortsman X. Dermatology Ultrasound. Imaging Technique, Tips and Tricks, High-Resolution Anatomy. Ultrasound Q. 2020;36(4):321-7.

Rodríguez-Jiménez P, Estébanez Corrales A, Molina Ruiz AM, et al. Manual de dermatología para residentes. Madrid: Editorial Médica Panamericana; 2019; p. 892-901.

Wortsman X. Common applications of dermatologic sonography. J Ultrasound Med. 2012;31(1):97-111.

Wortsman X. Fundamentals and Introduction to Dermatology Sonography. Actual Med. 2014;99:5-8.

Índice analítico

*Los números de página seguidos de la letra **f** indican figura; los seguidos de **t**, tabla.*